U0939220

中国医学科技发展报告2017

The 2017 Annual Report of Medical Science and Technology Development in China

中国医学科学院

科 学 出 版 社

北 京

内 容 简 介

《中国医学科技发展报告 2017》是该系列报告的第八本。该报告较之以往版本首次宏观系统介绍了我国医学科技发展环境、医学科技投入产出等情况；并邀请院士、教授等顶级专家分别从疾病领域、药物领域、医疗器械领域、基础前沿交叉领域四个方面梳理了我国科学家在医学科技领域所做的具有代表性的工作和取得的主要成果，同时与世界典型国家进行对比，了解我国医学科技在世界上所处的地位，为明确我国在医学科技领域的发展方向提供参考。

我们希望，本报告能成为供所有想要了解中国医学科技发展情况的读者，特别是各级行政人员、政策和管理研究人员、科技工作者、以及国外政府和有关国际组织人员参考的一部具有权威性、全面性和客观性的重要文献。

图书在版编目(CIP)数据

中国医学科技发展报告. 2017/中国医学科学院编著. 一北京：科学出版社，2018.3

ISBN 978-7-03-056468-9

Ⅰ. ①中… Ⅱ. ①中… Ⅲ. ①医学–技术发展–研究报告–中国–2017 Ⅳ. ①R-12

中国版本图书馆 CIP 数据核字(2018)第 019821 号

责任编辑：李 悦 / 责任校对：郑金红
责任印制：肖 兴 / 封面设计：陈 敬

科学出版社 出版
北京东黄城根北街 16 号
邮政编码：100717
http: //www.sciencep.com

艺堂印刷（天津）有限公司 印刷
科学出版社发行 各地新华书店经销
*
2018 年 3 月第 一 版 开本：787×1092 1/16
2018 年 3 月第一次印刷 印张：34
字数：806 000

定价：238.00 元
（如有印装质量问题，我社负责调换）

《中国医学科技发展报告 2017》编委会

主　编　曹雪涛　王　辰　李国勤

副主编　张　学　张抒扬　池　慧

编委会　（按姓氏汉语拼音排序）

陈凯先　陈志南　程　京　丁　健　杜冠华　封志纯　付小兵　高　福　葛均波
顾东风　顾晓松　韩雅玲　赫　捷　侯凡凡　侯惠民　胡盛寿　黄璐琦　姜保国
蒋立新　金　奇　孔德领　李兰娟　李琦涵　林东昕　刘奕志　刘志红　陆　林
宁　光　乔　杰　邱贵兴　邵荣光　孙颖浩　田　伟　王广基　吴以岭　谢立信
杨宝峰　杨焕明　于金明　赵继宗　郑树森　周宏灏　周良辅　周　琪　庄　辉

编写组　（按姓氏汉语拼音排序）

阿基业　安新颖　毕　楠　曹艳林　常丽萍　陈　娟　陈　芳　陈康辰　陈立慧
陈盼盼　陈小刚　崔春舜　崔富强　邓　娟　董光辉　董显豪　董燕玲　杜　洋
杜然然　范少萍　范滕滕　冯芮华　高东平　高禹舜　宫小翠　管晓东　郭　薇
郭建萍　郭新彪　韩晓光　郝海平　胡　锦　黄　敏　黄华琼　黄晓军　黄旭东
黄昱铭　惠汝太　江　龙　蒋　松　蒋　慧　金浩杰　李　建　李　玲　李　洋
李建新　李秋平　李太生　栗占国　梁振洋　刘海鹰　刘思娣　刘亚军　龙晓宇
吕　玮　吕　扬　马莉莉　马梦颖　倪　萍　欧阳昭连　彭　歆　蒲江波　齐　燕
乔善义　秦　奕　邱五七　曲　彬　任善成　单连慧　沈　雳　沈华浩　盛斗年
施晓磊　史录文　孙洪强　孙晓北　覃文新　汤　欣　田　捷　王　存　王　佳
王　健　王　坤　王绿娅　王守宝　王天兵　王婷婷　王晓玲　王艳华　王志杰
魏　聪　魏　迪　魏晓瑶　吴　晨　吴安华　夏维波　夏　志　谢　兰　谢俊祥
谢伟伟　邢小平　熊德彩　徐　凯　徐　骁　徐东紫　徐志建　严　舒　晏归来
杨　超　杨　迪　杨　渊　杨功焕　杨世颖　杨向民　杨学礼　叶　华　叶新山
殷　环　尹继业　于鲁璐　余　辉　俞光岩　袁　强　袁宝珠　袁春平　岳伟华
张　嘉　张　冉　张　婷　张　伟　张　莹　张闯年　张化冰　张丽华　张琳琳
张路霞　张雅智　赵　萌　赵　越　赵明辉　郑　健　郑　昕　钟　华　周映红
周永称　周永胜　朱维良

前　言

“没有全民健康，就没有全面小康”，健康是人全面发展的基础，也是国家发展的重要保障。医学科技的发展是保障医学进步，促进人类健康的重要基础，对实现健康战略目标具有十分重要的意义。中国医学科学院作为我国唯一的国家级医学科学学术中心和综合性医学科学研究机构，长期以来对医学科技的发展战略，发展方向、发展趋势，以及一些重大问题进行战略性、综合性、前瞻性的系统研究，并形成了系列研究报告。这些报告是充分发挥中国医学科学院战略决策咨询作用，辅助国家有关决策，引领医学科技进步，支撑医疗卫生事业发展的重要文献。从 2009 年开始，中国医学科学院组织专家编写年度系列报告《中国医学科技发展报告》，由所属医学信息研究所具体落实，并长期跟踪开展相关研究。

《中国医学科技发展报告 2017》是该系列报告的第八本，较之以往版本首次宏观系统介绍了我国医学科技发展环境、医学科技投入产出等情况；并邀请院士、教授等顶级专家分别从疾病领域、药物领域、医疗器械领域、基础前沿交叉领域四个方面梳理我国科学家在医学科技领域所做的具有代表性的工作和取得的主要成果，同时对我国与世界典型国家进行对比，了解我国医学科技在世界上所处的地位，为明确我国在医学科技领域的发展方向提供参考。

本书共分为六章。第一章主要介绍中国医学科技发展环境，包括党的十九大相关内容、医学科技政策法律法规、医学人才发展现状等内容。第二章统计中国医学科研投入与科研产出，其中投入以国家医学科研项目及基金投入为主；产出使用文献计量的方法，从学术论文、申请及授权的专利、各国批准上市的药物，以及开展的临床试验项目等方面进行定量分析。第三章和第四章分别介绍药物领域、医疗器械领域的政策、产业发展情况、梳理重要研究进展，亮点事件和特别关注。第五章介绍医学科技疾病领域进展，从临床各个学科展开，总结概括各领域在基础研究、临床研究、预防技术研究上取得的进展。第六章介绍医学科技基础、前沿交叉领域进展，主要关注基因编辑、人体微生态、肿瘤微环境、癌症早期诊断物等方面的内容。

我们希望，本书能成为供所有想要了解中国医学科技发展情况的读者，特别是各级行政人员、政策和管理研究人员、科技工作者，以及国外政府和有关国际组织人员参考的一部具有权威性、全面性和客观性的重要参考资料。

本书是在国家卫生与计划生育委员会领导、中国医学科学院领导及有关部门的关心与支持下，并在多名院士及专家教授的大力协助下，经过多方人员的共同努力完成的。在此一并表示衷心的感谢。

《中国医学科技发展报告 2017》编委会

2018 年 2 月 1 日

目　　录

第一章　中国医学科技发展环境

创新是引领发展的第一动力，是建设现代化经济体系的战略支撑。中国日益增长的经济社会实力为医学科技创新提供了坚实的物质基础，工业制造水平和能力不断提高，人工智能和互联产业迅速发展、领先世界，医学科技相关基础设施不断完善，夯实了创新基础。中国不断加大科技投入，医学科技创新投资增长迅速，专利保护、产权制度、促进对外贸易、科研创新等基础性制度活力和潜能不断释放，强大的科研激励机制正在形成，高端人才队伍发展壮大。我国巨大的医学科技产品消费能力为医学科技创新提供了源源不断的动力，推动医学科技创新可持续发展。从整体上看，我国医学科技宏观发展环境进一步优化改善。

一、中国医学科技发展基础

李　建　冯芮华

中国医学科学院医学信息研究所

我国经济发展方式发生了根本性转变，由高速增长转向高质量发展阶段。在新的历史起点上，科技创新、建设世界科技强国成为国家基本战略。面向世界科技前沿、面向经济主战场、面向国家重大需求，加快各领域科技创新，掌握全球科技竞争先机成为我国科技发展的基本原则。医学科技创新是我国科技创新体系的重要领域和增长引擎，不断提高的居民健康水平以及人口老龄化等创造的巨大的健康科技市场，成为医学科技创新的内在动力，推动中国医药科技创新工作走向世界前列。

（一）不断增强的经济实力助推中国医学科技快速发展

2017 年，我国经济发展依然保持较高速度，科技创新投入力度稳步增长，科技创新成绩世界瞩目。时速 350km 的“复兴号”高铁列车投入运营，国产大飞机 C919 首飞，以及量子科学、空间科学等诸多领域大步前进，形成了国际竞争新优势、新亮点。医学科技创新的大环境、基础设施等不断改善，助力医药科技大发展，尤其在传染病控制、艾滋病治疗等领域取得重要进展。

1. 国民经济发展助推科技投入规模快速增长

根据国家统计局公布的数据，2017 年中国 GDP 国内生产总值 82.7 万亿元，约 12.7 万亿美元。经济实力的快速提升，推动科技创新投入规模不断增长，进一步夯实了创新驱动发展的国家战略基础。2016 年，全国共投入研究与试验发展（research and development，R&D）经费 15 676.7 亿元，比上年增加 1506.9 亿元，增长 10.6%，增速较上年提高 1.7%。根据美国 *Science & Engineering 2016* 统计，中国已经成为世界科技投入规模第二大强国，仅次于美国，科技投入的增长速度明显高于美国、欧盟及俄罗斯等主要国家和地区。研究与试验发展经费投入强度（与国内生产总值之比）为 2.11%，比上年提高 0.05%，科技投入占 GDP 的比重稳步上升，已经达到美国、欧盟等科技投入水平（图 1）。

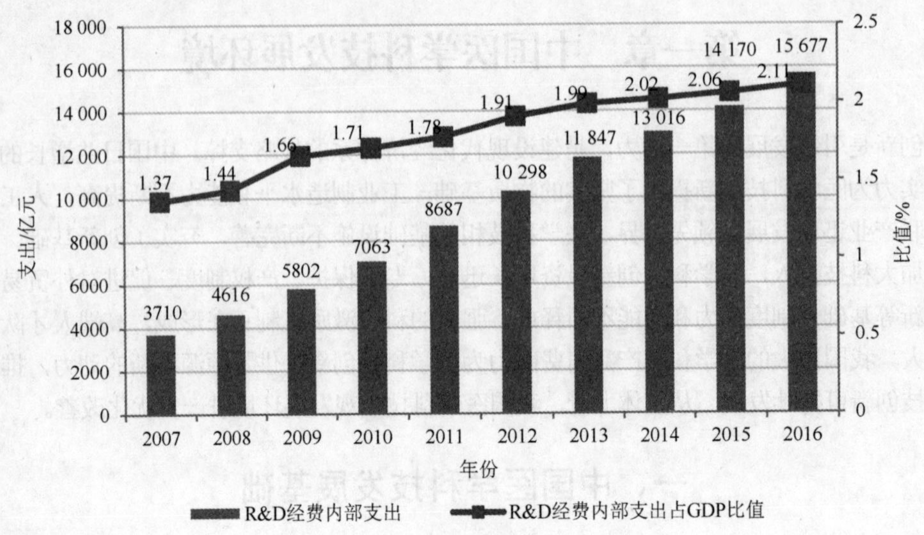

图 1　中国 R&D 经费内部支出情况

数据来源：《中国科技统计年鉴》

在中国的科技创新投入体系中，已经形成了企业社会和政府共同加大科技创新的良好局面。2016 年，国家财政科学技术支出 7760.7 亿元，约占全国科技投入的 50%，比上年增加 754.9 亿元，增长 10.8%，增速较上年提高 2.3%；财政科学技术支出占当年国家财政支出的比重为 4.13%，比上年提高 0.15%（图 2）。综合比较全国的科技投入经费总支出和财政科技投入情况可以看出，政府财政科技投入占整个 R&D 经费内部支出的比例由 2010 年的 60%左右下降到 2016 年的 50%左右，说明我国的各类企业及其他机构比以往更加重视了科技创新的投入，全社会共同创新的局面正在形成（表 1）。

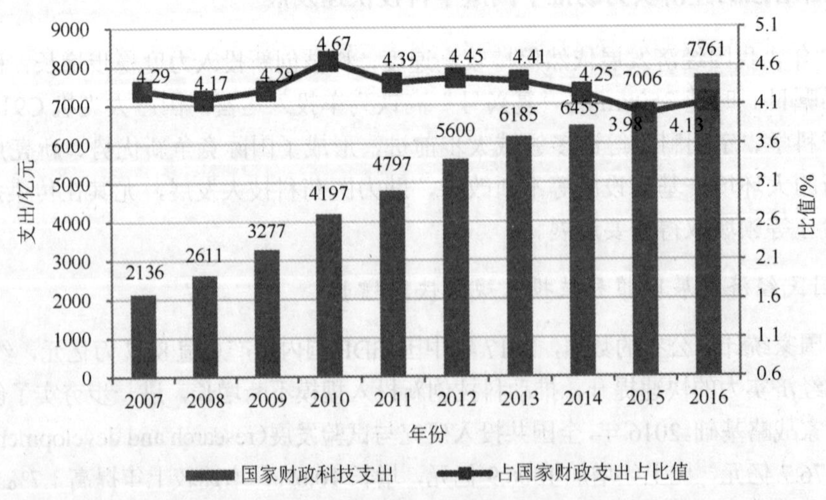

图 2　中国财政科技支出情况

数据来源：《中国科技统计年鉴》

表 1 不同类型机构医药科技 R&D 内部支出情况（单位：亿元）

年份	医药制造企业	医疗仪器企业	研究与开发机构	高等院校	其他	合计
2009	134.54	20.75	37.72	46.81	3.70	243.72
2010	122.63	14.86	47.98	71.34	3.40	260.41
2011	211.25	29.84	46.83	70.02	4.62	362.76
2012	283.31	37.39	52.57	88.71	5.68	467.86
2013	347.66	48.69	62.85	104.91	6.31	570.63
2014	390.32	48.15	76.96	111.24	6.29	633.15
2015	441.46	66.37	93.81	125.74	4.03	731.61
2016	488.47	72.70	97.82	130.04	5.09	794.32

数据来源：《中国科技统计年鉴》。

注：高等院校医药科技 R&D 支出包括生物学、心理学、基础医学、临床医学、预防医学、军事医学与特种医学、药学、中医学与中药学等方面的支出。其他医药科技 R&D 内部支出根据企业、研究开发机构和高等院校医药科技 R&D 支出占全国 R&D 内部支出的比例推算。

2. 医药科技投入成为我国科技投入的重要力量

目前，医药科技领域已经成为世界科技发展的重点投入领域，据统计，在所有 SCI 收录的文献中，有近 50%的出版文献属于生物学和医学科学研究领域。医药科技创新在整个社会创新体系中的地位日益重要。2016 年，我国医药制造企业、医疗仪器制造企业，以及研究与开发机构和高等院校等关于医药科技方面的支出达到 790 亿元左右，比上一年增加约 60 亿元。医药科技支出占整个国家科技支出的比例也呈现稳步上升的趋势，由 2010 年的 3.69%上升到 2016 年的 5.07%，已经连续 2 年超过 5%，平均每年的增长幅度接近 80 亿元（图 3）。

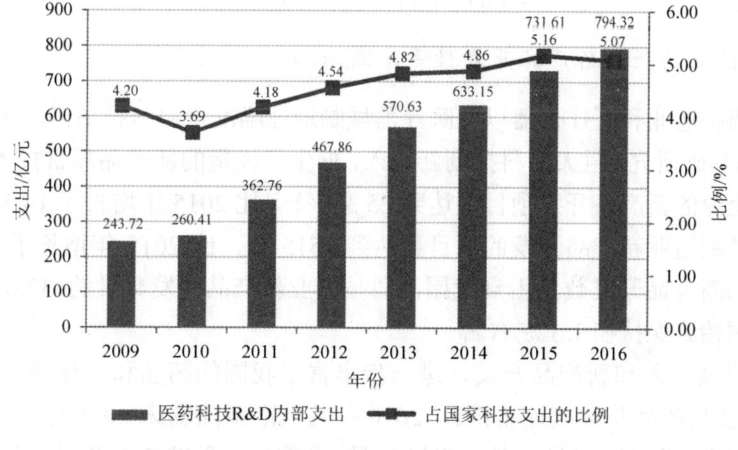

图 3 中国医药科技 R&D 内部支出情况

数据来源：《中国科技统计年鉴》

医药科技 R&D 内部支出的年增长率在 2011～2014 年大大高于全国 R&D 内部支出增长率，2016 年有所回落，略低于全国科技支出增长水平，但仍达到 8.57%（图 4）。

医药科技行业已经成为我国科技投入的重要增长引擎，有力推动了整个国家的科技投入水平。根据 2016 年《中国科技统计年鉴》和统计公报数据，医疗仪器设备及器械制造业的 R&D 经费投入强度（R&D 经费与主营业务收入之比）达到 2.53%，全行业最高。医药制造业的 R&D 经费投入强度达到 1.73%，仅次于铁路、船舶、航空航天和其他运输设备制造业的投入强度 2.38%，仪器仪表制造业（不包含医疗仪器设备及器械制造业后的计算值）2.02%和计算机、通信和其他电子设备制造业 1.82%。在全球范围内，医药企业每年用于研发的投入占其销售收入的比重为 8%，而欧美发达国家企业则达到了 15%~16%，有的企业甚至达到了 20%以上。由此可以看出，我国医药科技企业仍需加大投入力度，进一步推动我国药品和医疗器械制造能力和制造水平快速提高。我国医药和医疗器械行业的业务收入水平增速较快。2016 年医疗仪器设备及器械制造业的主营业务收入达到 2868 亿元，比 2015 年增长了 17.96%，而高科技企业的平均增长水平为 9.88%，医药制造业的主营业务收入增长率达到 9.63%，略低于高科技企业的平均增长率。

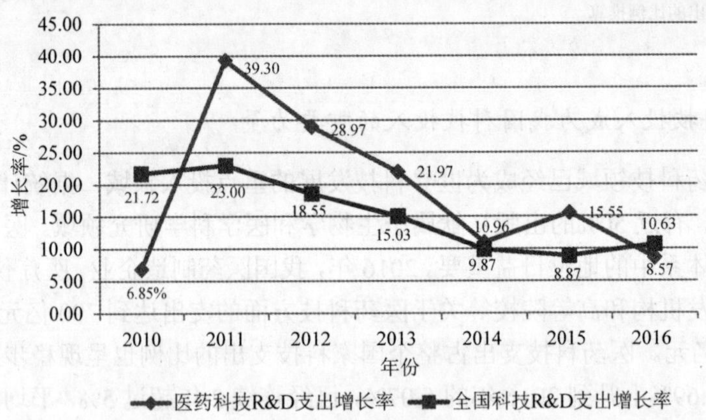

图 4　中国医药科技 R&D 内部支出与全国 R&D 内部支出增长率

数据来源：《中国科技统计年鉴》

3. 高科技医药产业新产品开发数量不断增加

中国医药制造业和医疗仪器以及医疗器械制造业瞄准世界科技前沿，开展具有前瞻性、引领性的基础研究，巨大的科技创新投入，催生了大量的新产品项目投入研发。2016 年医药制造企业的新产品开发项目数达到 25 320 个，比 2015 年增长了 14.54%。医疗仪器及医疗器械制造业新产品开发的项目数达到 4515 个，比 2015 年增长了 31.36%。上述两类企业的新产品开发数量占到我国高科技企业新产品开发数量的 32.03%，并且近几年这一比例始终保持在 1/3 左右。

大量的科技投入和新产品开发，进一步丰富了我国的药品和医疗器械市场。根据 2016 年度《食品药品监管统计年报》，2016 年共批准新药临床 4011 件，是 2015 年的 6.6 倍，新药证书及批准文号 5 件，批准文号 13 件；共批准按新药申请程序申报临床申请 328 件。共批准境内第一类医疗器械备案 11 539 件，境内第二类注册医疗器械 6093 件，境内第三类注册医疗器械 929 件，其中第三类注册医疗器械增长了 22.08%。我国药品和医疗器械的种类和数量进一步增多，同时有利于减少对国外产品的依赖，降低医疗费用。

（二）人民健康水平改善对医学科技创新提出新要求

人民健康是民族昌盛和国家富强的重要标志。随着我国经济社会的发展，人民群众对健康的具体要求和医疗事业的需求也有所变化，实施健康中国战略，保障人民健康，为人民群众提供全方位全周期健康服务，实现2030年我国人均预期寿命79岁的目标，对我国医学科技创新提出了更高要求。

1. 人民健康水平不断提高

随着我国经济社会的高速发展和医学科技水平的不断提高，我国居民的健康状况得到明显改善，已经达到中等发达国家水平。

（1）儿童健康水平不断提高。

2015年我国新生儿死亡率、婴儿死亡率、5岁以下儿童死亡率分别降至5.4‰、8.1‰、10.7‰，提前实现了千年发展目标，2016年进一步降低到4.9‰、7.5‰、9.9‰。为了加强儿童卫生保健工作，全面推进健康中国建设，《“健康中国2030”规划纲要》提出了“实施母婴安全计划”、“实施健康儿童计划”、“青少年体质健康干预计划”等重大战略措施，相关部门提出开展儿童健康促进行动、儿童早期发展行动、儿童营养改善行动等政策措施，必将进一步提高中国儿童的健康水平。

根据国家统计局关于《中国儿童发展纲要（2011—2020年）》实施情况监测报告显示，2016年儿童低出生体重发生率为2.73%，5岁以下儿童中重度营养不良率为1.44%，5岁以下儿童贫血患病率为4.78%，18岁以下儿童伤害死亡率为15.09/10万，均已实现了既定发展目标（图5、图6）。

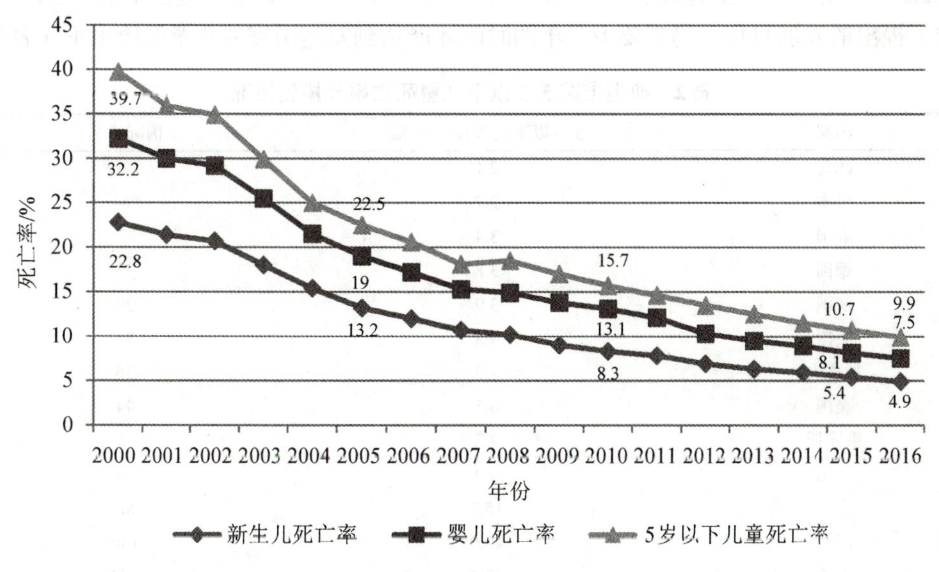

图5　中国儿童健康水平变化情况

数据来源：WHO卫生统计数据、《中国卫生计生统计年鉴》

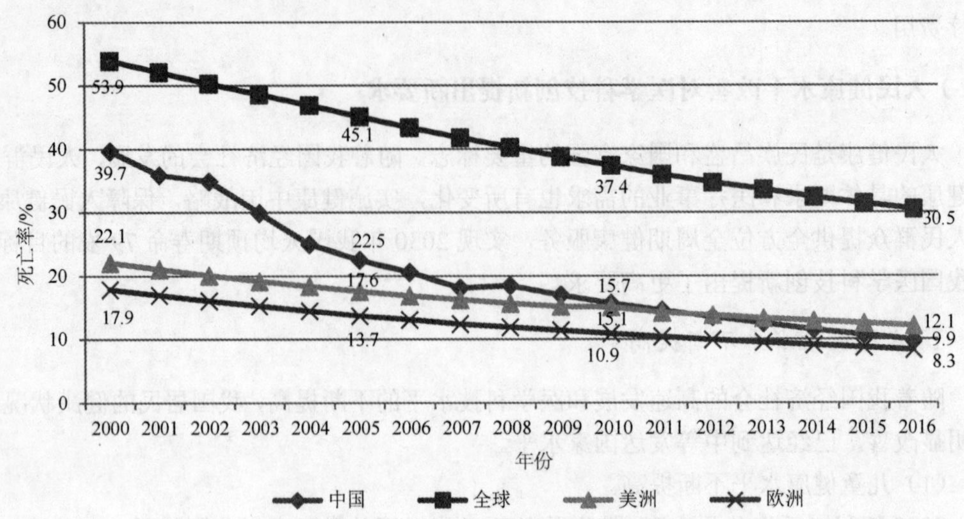

图 6　中国 5 岁以下儿童死亡率国际比较

数据来源：WHO 卫生统计数据、《中国卫生计生统计年鉴》

目前，我国儿童的健康水平已经接近发达国家的水平。以 5 岁以下儿童死亡率为例，从 2000 年的 39.7‰迅速下降到 2016 年的 9.9‰，欧洲国家 2016 年儿童死亡率的平均水平为 8.3‰，美洲国家 2016 年儿童死亡率的平均水平为 12.1‰。从全球 194 个国家的 5 岁以下儿童死亡率情况看，中国的排名第 64 位，基本处于全球中等偏上水平。同时也应该看出，中国儿童的健康水平与发达国家仍有一定的差距。我国《"健康中国 2030" 规划纲要》提出目标：5 岁以下儿童的死亡率下降到 6.0‰，婴儿死亡率下降到 5.0‰，而 2016 年英国上述两个指标分别为 4.3‰和 3.7‰，美国为 6.5‰和 5.6‰，作为发展中国家的古巴为 5.5‰和 4.2‰。说明我国儿童健康水平方面仍有较大的努力空间，按照《"健康中国 2030" 规划纲要》提出的发展目标，仍需要十多年的时间才能达到发达国家的儿童健康水平（表 2）。

表 2　典型国家 5 岁以下儿童死亡率及排名情况

国家	5 岁以下儿童死亡率/‰	国际排名
冰岛	2.1	1
日本	2.7	8
韩国	3.4	17
德国	3.8	23
法国	3.9	29
英国	4.3	31
加拿大	4.9	36
美国	6.5	44
俄罗斯	7.7	48
中国	9.9	64
巴西	15.1	86
印度	43.0	140
南非	43.3	142

数据来源：WHO 卫生统计数据

（2）妇女健康水平持续改善。

全社会更加关注妇女的身心健康，注重妇女的生命质量，努力缩小城乡、区域不同妇女群体享有基本公共卫生资源的差距，将妇女的宫颈癌、乳腺癌筛查纳入公共卫生服务项目，提高住院分娩率等一系列措施大大提高了中国妇女的健康水平。根据国家统计局关于《中国妇女发展纲要（2011—2020 年）》实施进程监测，2016 年孕产妇住院分娩率达到99.8%，孕产妇系统管理率达到91.6%，比2010 年分别提高了2%和7.5%。2016 年查处的妇女病率为 25.6%，比 2010 年降低了 3.2%，妇女生殖健康水平有所提高（图 7）。

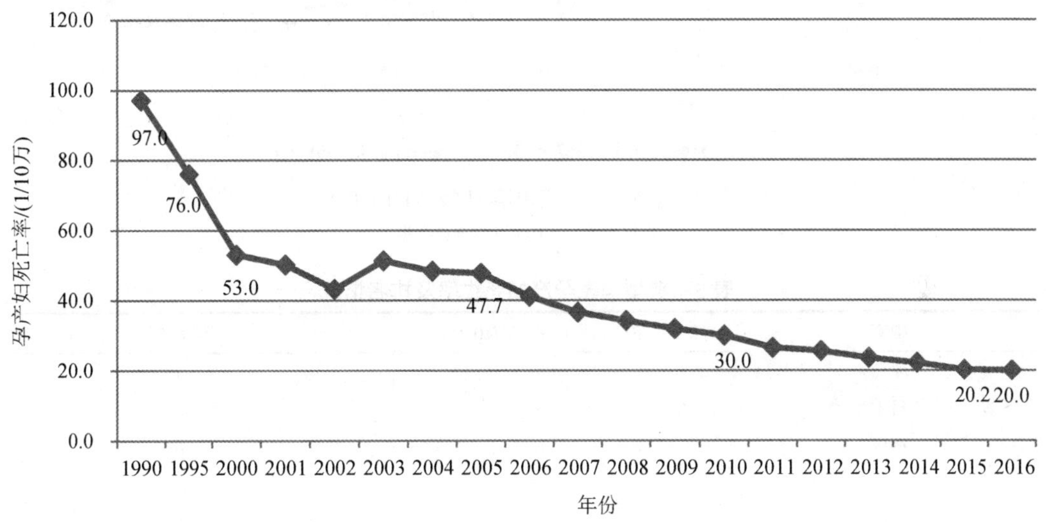

图 7　中国孕产妇死亡率变化情况（1/10 万）

数据来源：WHO 卫生统计数据、《中国卫生计生统计年鉴》

中国孕产妇死亡率呈现持续下降的趋势。2016 年全面二孩政策实施后，全国二孩比重和高龄孕产妇比重有所增高，但孕产妇死亡率持续降低，从 2010 年的 30/10 万降低到 2016 年 19.9/10 万，提前实现了我国 2020 年的发展目标。与 2000 年的 53.0/10 万相比，在 15 年左右的时间内下降了超过 60%。

从全球水平来看，在 177 个国家中，中国孕产妇死亡率处于第 65 位（世界卫生组织统计显示 2015 年中国孕产妇死亡率为 27/10 万，中国国家统计局数据显示 2015 年孕产妇死亡率为 20.1/10 万，为保证可比性，国际比较时采用 WHO 数据），与儿童健康水平数据相差不多，已达到中等发达国家偏上水平（图 8）。与典型国家相比，英国 2015 年的孕产妇死亡率为 9/10 万，美国为 14/10 万，俄罗斯为 25/10 万，泰国为 20/10 万。如果按照中国国家统计局的孕产妇死亡率数据，我国孕产妇死亡率处于 55 位左右，与发达国家存在一定的差距。目前已经实现 2020 年既定的发展目标，朝着 2030 年“健康中国”提出的 12.0/10 万的目标努力（表 3）。

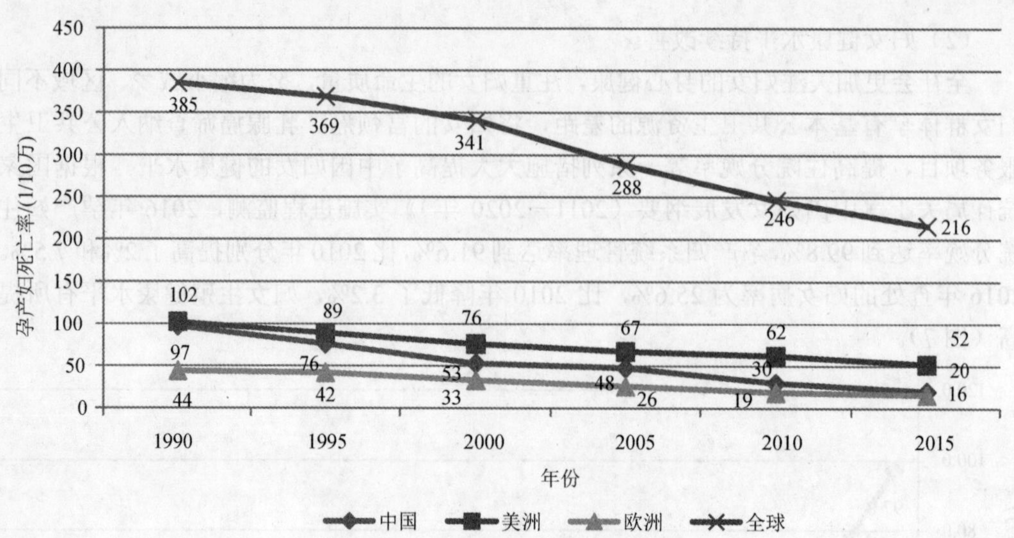

图 8　孕产妇死亡率国际比较（1/10 万）

数据来源：WHO 卫生统计数据

表 3　典型国家孕产妇死亡率及排名情况

国家	孕产妇死亡率/（1/10 万）	国际排名
冰岛	3	1
日本	5	15
德国	6	16
加拿大	7	21
法国	8	26
英国	9	30
韩国	11	39
美国	14	46
俄罗斯	25	60
中国	27	65
巴西	44	82
南非	138	119
印度	174	126

数据来源：WHO 卫生统计数据。

注：芬兰、希腊、冰岛、波兰孕产妇死亡率均为 3/10 万。

（3）中国居民的期望寿命持续提高。

根据世界卫生组织的标准，人均期望寿命超过 70 岁的国家即为长寿国家。早在 2000 年，我国已经进入长寿国家行列。根据世界卫生组织统计，2015 年我国人口的预期寿命已经达到 76.1 岁（国家统计局数据为 76.34 岁），其中女性期望寿命为 77.6 岁（国家统计局数据为 79.43 岁），男性为 74.6 岁。在 15 年时间内，中国居民的期望寿命提高了 4.4 岁左右，比 2010 年提高了 1.1 岁（国家统计局数据显示提高了 1.51 岁），中国居民的期望寿命有了显著改善（图 9）。

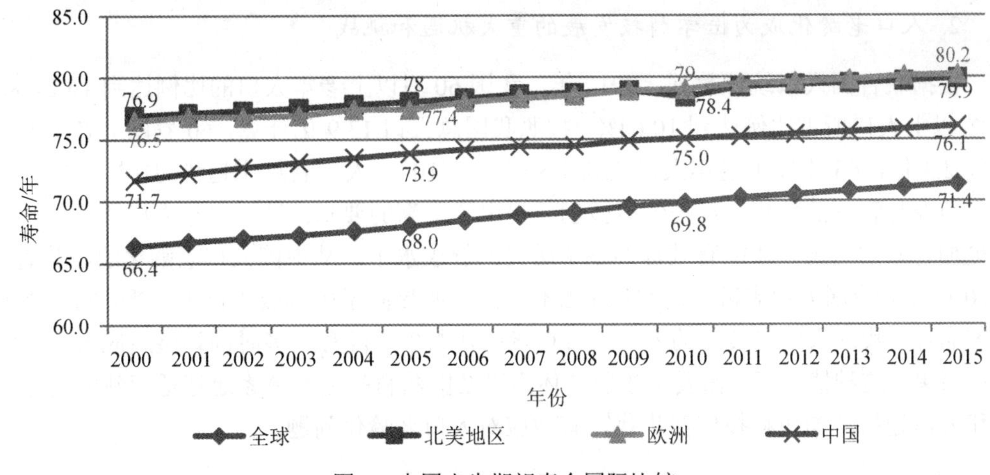

图9　中国出生期望寿命国际比较

数据来源：WHO 卫生统计数据

在全球 184 个国家期望寿命的排序中，中国居民的期望寿命排在全球的 55 位，按照国家统计局的数据，排在全球 51 位左右，整体上也达到了中国发达国家偏上水平（表 4）。与典型国家相比，英国 2015 年的期望寿命为 81.2 岁，美国为 79.3 岁，日本达到 83.7 岁，俄罗斯为 70.5 岁。我国 2030 年的发展目标为 79 岁，与目前的发达国家水平相差不多。

表 4　典型国家期望寿命及排名情况

国家	期望寿命/年	国际排名
日本	83.68	1
法国	82.43	9
韩国	82.28	11
加拿大	82.17	12
英国	81.22	20
德国	81.04	24
美国	79.28	31
中国	76.07	55
巴西	75.04	68
俄罗斯	70.47	110
印度	68.31	126
南非	62.86	152

数据来源：WHO 卫生统计数据。

综合儿童健康水平、妇女健康水平以及居民期望寿命等方面的指标看，我国的居民健康水平已经达到中等偏上水平，与发达国家仍有一定的差距，需要通过提高医学科技发展水平，改善健康环境，完善健康政策等实现 2030 年的“健康中国”提出的发展目标。

2. 人口老龄化成为医学科技发展的重大机遇和挑战

根据联合国人口统计数据，2017 年，我国 60 岁以上老年人口的比例达到 16.24%，65 岁以上人口所占比例达到 10.64%，按照我国总人口 13.9 亿计算，60 岁以上老年人口达到 2.3 亿，65 岁以上老年人口达到 1.5 亿（图 10）。人口老龄化趋势的加剧增加了慢性病防控与管理的负担，对医学科技创新提出了更高的要求。针对老年人口的增加，制订更加有效的措施，才能有效提高整个居民的健康水平。从中国人口老龄化的趋势看，2010 年以后我国人口老龄化趋势明显加快，已经明显高于中等收入国家水平，向高收入国家靠拢。我国人口老龄化的速度比发达国家快得多，没有太多时间调整适应人口老龄化的后果。这种情况下，需要卫生服务体系以及医药科技创新体系迅速适应新的健康形式和人口趋势，加快科技创新步伐，有效应对人口老龄化问题。

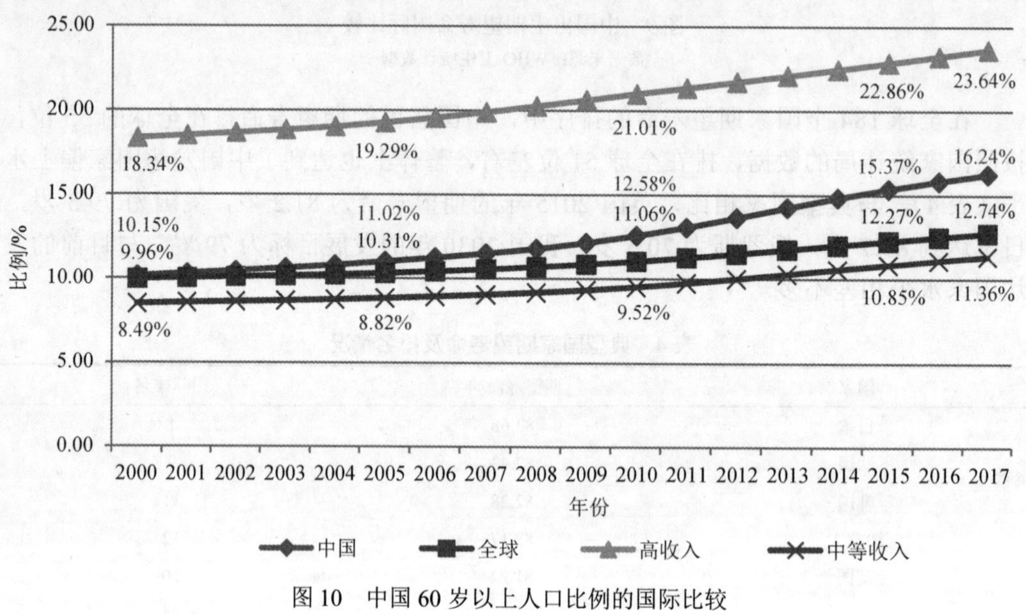

图 10 中国 60 岁以上人口比例的国际比较

数据来源：联合国人口统计数

从全球老龄化水平看，进入 21 世纪，世界有接近 6 亿老年人，为 50 年前的 3 倍。到 21 世纪中叶，将有约 20 亿老年人，老年人口的数量将在 50 年内翻两翻。就全球而言，老年人口每年以 2%速度增长，大大高于整个人口的增长速度，60 岁以上老年人口增长率将在 2025~2030 年间达到 2.8%。人口老龄化趋势加快，相应的健康问题增多，如何有效地预防老年性疾病、慢性病，成为全球普遍关注的问题。

3. 医学科技创新须更加注重世界性健康问题和难点

实现人类的可持续发展是当前世界的共同发展目标。2015 年 9 月，联合国正式通过 17 个可持续发展目标，旨在以综合方式彻底解决社会、经济和环境三个方面的发展问题，转向可持续发展道路。目前国际形势呈现多极化、文化多样化、信息化等基本特点。粮食安全、资源短缺、人口快速增加、疾病流行等非传统安全问题日益突出。共同应对挑战、共同发展、共同繁荣，齐心协力，解决世界面临的发展难题具有全球共识。中国顺势而为，要把握和引领世界发展的潮流，提出建立人类命运共同体，得到世界各国的广泛认同和支持。如何进一步推动建立人类命运共同体与制度、文化信念不同的国家民族和谐相处、共同发展，是当前我国扩大国际影响力面临的重要挑战。健康是全球的共同话题，以健康科技为抓手，构建人类命运共同体，是传播中国价值观和发展观的重要突破口和切入点。

新时代、新形势下，中国的医学科技创新需要站在全球的角度，立足于提高全人类的健康，作为中国医学科技创新的重要战略目标和方向，需要作出更大的努力，取得更大的进展，贡献更大的力量。2017 年，面对全球性健康问题，中国医药科技界贡献了自己的力量，在国家科学技术进步奖特等奖授予“以防控人感染 H7N9 禽流感为代表的新发传染病防治体系重大创新和技术突破”项目，对于传染病防控具有重大意义。在 118 项一等奖中，有 14 项医药科技领域的获奖项目，涉及肺癌、脑卒中、白血病、内分泌恶性肿瘤、疟疾、血吸虫病等。在国家自然科学奖 33 项二等奖中，3 项属于医药科技领域，研究针对艾滋病、心脑血管疾病、心脏疾病等全球性健康问题开展了基础性研究，包括艾滋病病毒与宿主天然防御因子相互作用新机制的研究、胶质细胞-神经元功能耦合与缺血脑保护、细胞钙信号及分子调控项目。上述具有国际水平的医药科技研究项目已经开始聚焦于全球性健康问题。向全球推广中国的技术和智慧，对于建立人类命运共同体，扩大中国影响，实现民族复兴具有重要意义。未来的中国在医药科技创新方面也应基于人类命运共同体、健康丝绸之路等国际卫生治理模式，面向全球主要健康问题开展创造性研究。

（三）中国健康市场巨大，成为医学科技可持续发展动力

基于中国庞大的人口数量，健康市场体量巨大。健康服务领域是国民经济的重要组成部分，是拉动宏观经济增长、加快经济转型升级和结构优化的关键领域，医疗服务消费能力提高与国民经济增长两者互为促进，相互推动。中国的健康需求随着经济发展水平提高、政府医疗服务体系和科技投入加大、社会保障体系的不断完善，得到释放和满足，有效拉动了社会总需求规模不断扩大，医药科技创新的需求和应用前景无限。

1. 居民健康消费规模和水平快速提高

我国居民 2017 年健康消费水平平稳增长，占消费支出的比例稳步提高，进一步反映了我国居民消费结构发生了重要变化，文化需求、健康需求支出增加等一系列高收入国家居民消费特征逐渐显现。2017 年，全国居民人均消费支出 18 322 元，比上年增长 7.1%，与 GDP 的增长速度基本保持一致。食品消费支出比重（恩格尔系数）进一步降低，人均食品烟酒消费支出增长 4.3%，占消费支出的比重为 29.3%，比上年下降 0.8%。与食品消费支出相反，得益于众多惠民政策实施、城乡居民医保投入加大、医保补偿比例提高等影响，城镇居民人均医疗保健支出增长 9.0%，农村居民人均医疗保健支出增长 13.9%。

居民医疗保健消费水平的提高，意味着中国医疗保健市场规模的快速增长。根据我国的人口数和人均医疗保健现金消费水平测算，我国的医疗保健个人消费市场规模达到约 1.6 万亿人民币，特别是近 3 年来，总体市场规模增长率达到 12%以上，大大超过了

GDP 的增长率，说明医疗保健服务市场在整个国民经济体系中的地位已越来越重要。居民医疗服务需求的释放和不断扩大，催生了大量的医药科技创新企业，并投入大量资金开发新的项目，以满足居民的新需求和新期待（表 5）。

表 5 中国居民医疗消费情况

年份	人均医疗消费/元	人均现金医疗消费/元	现金医疗消费总计/亿元	现金医疗消费增长率/%
2013	912.1	772.1	10 506.12	8.8
2014	1044.8	838.3	11 466.44	9.1
2015	1164.5	933.3	12 846.13	12.0
2016	1307.5	1048.5	14 497.71	12.9
2017	1451.0	1176.9	16 359.85	12.8

数据来源：《中国统计年鉴》，中国国家统计局网站。

注：2017 年人均现金医疗消费支出数据为前 4 年现金医疗消费占总医疗消费的平均比例推算。

2. 政府与社会医疗投入不断增长

目前我国基本形成了政府、社会和个人共同承担健康服务投入的格局，并呈现政府和社会投入逐步加大，个人负担逐步降低的趋势，个人医疗保健服务市场的快速增长，同样伴随着政府和社会投入的大幅度增长，且高于个人消费投入增长速度。根据卫生总费用的测算数据，我国政府和社会投入的规模在 3.2 万亿左右，并且近几年呈现快速增长的趋势，即使在增速最低的 2013 年也达到 14.2%，而 2016 年比 2015 年投入增长了 17.1%。

个人医疗消费支出和政府社会医疗保健消费支出构成了我国医疗保健市场的主体。从我国医疗保健市场的结构看，政府和社会投入的比例逐年增加，个人现金消费支出的比例在降低，从 2013 年的 35%左右下降到 2016 年的 31%左右。根据我国医药卫生体制改革的相关要求，政府投入主要体现在医疗服务体系的基础设施建设、大型设备购置、人才培养等方面。另外，我国商业健康保险支出的增长速度较高，近 3 年的增长速度超过 30%以上，2015 年达到 51.9%，2016 年达到 34.2%。商业健康保险主要满足高端需求，充分说明了我国居民对健康保健的重视，也为医药科技事业发展创造了非常良好的发展基础和空间（表 6、图 11）。

表 6 五类政府和社会支出情况

年份	政府医疗卫生服务支出/亿元	政府医疗保障支出/亿元	社会医疗保障支出/亿元	商业健康保险支出/亿元	社会办医支出/亿元
2009	2081	2002	3960	574	1191
2010	2566	2331	4631	677	1414
2011	3125	3361	5743	692	1594
2012	3507	3789	6888	863	1865
2013	3839	4429	7786	1124	2134
2014	4289	4959	8819	1587	2694
2015	5191	5823	10 484	2410	3527
2016	5969	6413	12 148	3234	4359

数据来源：《中国卫生总费用研究报告》

注：2016 年数据根据 ARMIA 模型估计

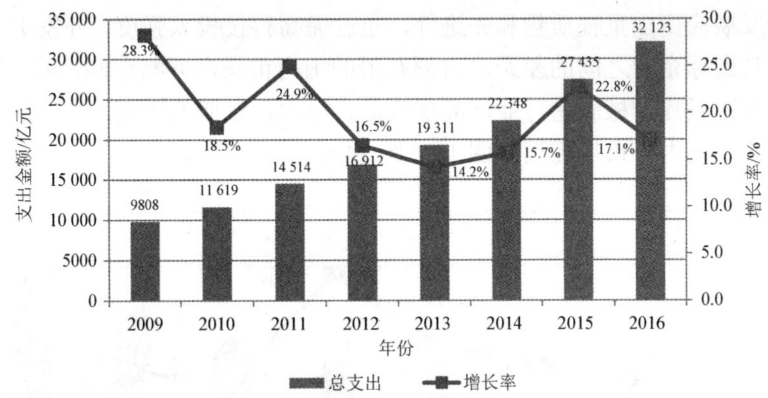

图 11　五类政府和社会卫生支出总量变化情况

数据来源：《中国卫生总费用研究报告》，2016 年数据根据 ARMIA 模型估计

3. 医疗科技设备与药品市场规模巨大

我国的医药制造业及医疗仪器和器械制造业属于高科技行业。基于产品类型，可以进一步分析不同类型产品的市场规模。限于统计口径和统计资料的可获得性，首先分析我国药品市场的情况。根据卫生总费用的相关统计，我国药品市场规模在 2016 年达到约 1.7 万亿元。随着我国医药卫生体制改革的深入，取消药品加成政策在更多医疗机构实施，我国居民将享受到更多性价比高的药品（图 12）。

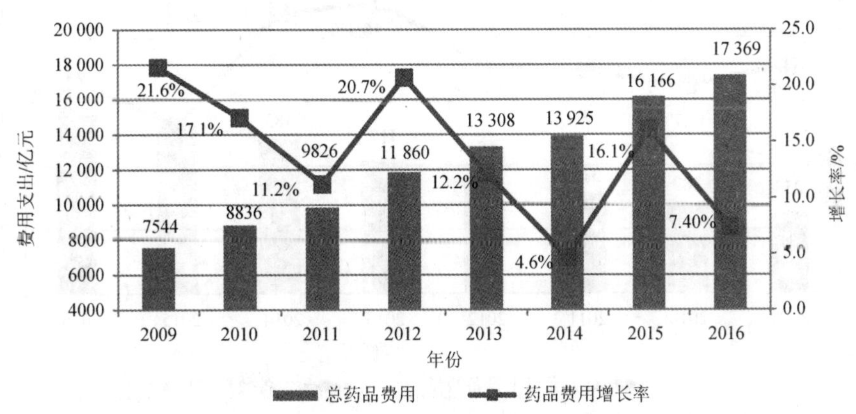

图 12　中国药品费用支出

数据来源：《中国卫生总费用研究报告》，2016 年数据根据 ARMIA 模型估计

根据《中国卫生和计划生育统计年鉴》资料，选取医疗机构万元以上设备价值总量和设备数量反映我国高端医疗器械终端市场的规模和变化情况。从设备价值总额看，每年基本保持在增加 1000 亿元左右的市场规模，从数量上看，每年增加 70 万左右，但是其中有很大一部分被国际医疗器械企业所占有。随着我国医疗器械企业的相关科技研发投入力度加大，新产品数量增多，国内企业的市场占有率在逐步上升。从整体上看，高端医疗器械的配置数量和市场价值增长速度相对较快。考虑到我国加大对医疗服务机构数量和规模的控制力度，今后高端医疗器械的市场规模增长的空间相对有限，我国医疗

器械行业的发展应更加重视质量和先进性，通过提高科技投入强度，开发更多更先进的产品，缩小与国际企业之间的差距，占领有限的国内市场，并基于此，开拓国际市场，进一步改变我国医疗器械制造行业产品层次低、技术含量低的面貌，生产更多附加值高的新产品，满足国内外市场需要（图 13、图 14）。

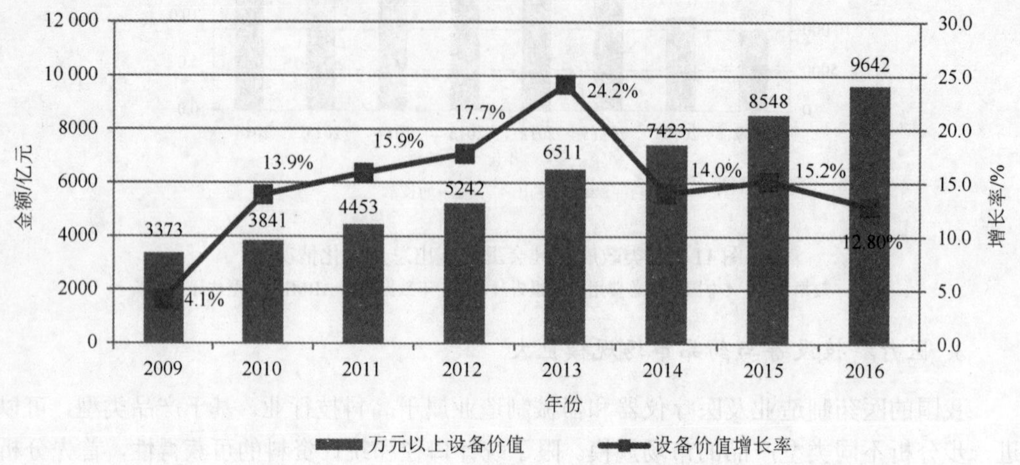

图 13　中国医疗机构万元以上设备价值

数据来源：《卫生计生统计年鉴》

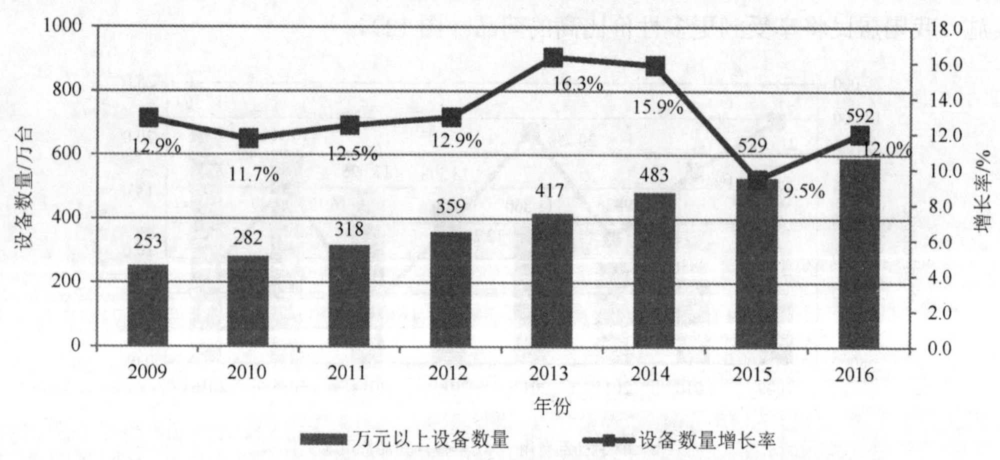

图 14　中国医疗机构万元以上设备数量

数据来源：《卫生计生统计年鉴》

基于卫生总费用的视角看，我国全社会用于医疗卫生服务所消耗的资金总额（用卫生总费用表示）占 GDP 的比重约为 5.4%，而法国、德国、英国该比重分别为 11.8%、11.3%和 9.4%，“金砖国家”中的巴西和俄罗斯分别为 9.0%和 6.3%。我国医疗卫生服务消费增长空间较大，这也为医药科技发展奠定了良好的市场基础，相应的科技投入具有广阔的市场应用前景和空间，有利于医药科技的可持续发展，在全球范围内医药企业每年用于研发的投入占其销售收入的比重为8%，而欧美发达国家企业则达到了 15%~16%，甚至有的企业甚至达到了 20%以上。

二、中国医学科技发展政策法律法规

医学科技发展政策规划概述

池 慧 孙晓北 杨 渊 齐 燕 余 辉
中国医学科学院医学信息研究所

随着经济发展和人民生活水平普遍提高，人们对健康的需求急剧增加。党中央、国务院高度重视人民健康。党的十八届五中全会明确提出推进健康中国建设，从统筹推进“五位一体”总体布局和协调推进“四个全面”战略布局出发，对未来一段时期发展卫生与健康事业、更好地维护和增进人民健康做出了制度性安排。2016 年 8 月召开的全国卫生与健康大会提出了新形势下卫生与健康工作方针，对推进健康中国建设做出了部署。2016 年 10 月国务院印发的《“健康中国 2030”规划纲要》，正式将“健康中国”上升为国家发展战略，继互联网产业之后，大健康产业成为中国经济的新引擎，将成为“十三五”时期引领我国经济发展的新增长点。为实现“健康中国”的宏伟目标，中国政府把卫生与健康放在优先发展的战略地位，在经济社会发展规划中突出健康目标，在公共政策制定实施中向健康倾斜，在财政投入上着力保障健康需求。

（一）完善顶层设计，全面布局“十三五”

《“健康中国 2030”规划纲要》（简称《纲要》）是新中国成立以来首次在国家层面提出的健康领域中长期战略规划。《纲要》明确了今后 15 年健康中国建设的总体战略，突出强调了三项重点内容：一是预防为主、关口前移，推行健康生活方式，减少疾病发生，促进资源下沉，实现可负担、可持续的发展；二是调整优化健康服务体系，强化早诊断、早治疗、早康复，在强基层基础上，促进健康产业发展，更好地满足群众健康需求；三是将“共建共享　全民健康”作为战略主题，坚持政府主导，动员全社会参与，推动社会共建共享，人人自主自律，实现全民健康。

“十三五”时期是我国全面建成小康社会的决胜阶段，是健康中国建设的开局起步阶段，新型城镇化、人口老龄化，以及工业化、全球化快速发展，疾病谱发生明显变化，深化医改不断向纵深推进，卫生与健康领域面临新的形势与更高要求。《“十三五”卫生与健康规划》(简称《规划》)的编制和实施是贯彻落实党的十八届五中全会和全国卫生与健康大会等精神的重要举措，对于推进健康中国建设、全面建成小康社会具有十分重要的意义。《规划》围绕“十三五”时期的发展目标，从健康水平、疾病防控、妇幼健康、医疗服务、计划生育、医疗卫生服务体系、医疗卫生保障等 7 个方面提出了 25 项主要发展指标。从卫生与健康领域各项重点工作入手，提出了加强重大疾病防治，推动爱国卫生运动与健康促进，加强妇幼卫生保健与生育服务，发展老年健康服务，促进贫困人口等重点人群健康，完善计划生育政策，提升医疗服务水平，推动中医药传承创新发展，强化综合监督执法与食品药品安全监管，加快健康产业发展等 10 项工作任务。以专栏形式提出了 10 类 34 个项目和 5 大工程。同时，加强卫生计生服务体系、人才队伍、人口健康信息化和医学科技创新体系建设，为卫生与健康工作提供支撑。目标是到 2020 年，覆盖城乡居民的基本医疗卫生制度基本建立，实现人人享有基本医疗卫生服务，人均预期寿命在 2015 年基础上提高 1 岁。具体体现在制度体系更加成熟定型，健康服务体系持续完善，疾病预防控制成效显著，健康服务模式实现转变，适度生育水平得到保持。

2016 年 8 月，国务院发布《"十三五" 国家科技创新规划》，规划共分 8 篇 27 章，从创新主体、创新基地、创新空间、创新网络、创新治理、创新生态 6 个方面提出建设国家创新体系的要求，并从构筑国家先发优势、增强原始创新能力、拓展创新发展空间、推进大众创业万众创新、全面深化科技体制改革、加强科普和创新文化建设 6 个方面进行了系统部署。《规划》涉及基因编辑、免疫治疗、干细胞和精准医学等多个医学健康热门领域。重点部署前沿生物技术、新型生物医药、再生医学等引领性技术的创新突破和应用。在新型生物医药技术领域，开展重大疫苗、抗体研制、免疫治疗、基因治疗、细胞治疗、干细胞与再生医学、人体微生物组解析及调控等关键技术研究，研发一批创新医药生物制品。深入实施"重大新药创制"和"艾滋病和病毒性肝炎等重大传染病防治"2 个科技重大专项：围绕恶性肿瘤、心脑血管等重大疾病推进重大新药创制，提出攻克艾滋病、乙肝、肺结核防治关键技术和产品，研发一批先进检测产品，加强重大疫苗抗体的研制；推进精准医学研发，保障生殖健康和预防出生缺陷，提高人口素质，加强体外诊断产品研发，强化创新平台的资源共享和开放服务，医药创新和产业升级成为主旋律，基本建成具有世界先进水平的国家药物创新体系，加速推进我国由医药大国向医药强国转变。

（二）积极部署疾病防控，保障人民健康

1. 部署中长期规划，全面防治慢性病

慢性病是严重威胁我国居民健康的一类疾病，已成为影响国家经济社会发展的重大公共卫生问题。慢性病的发生和流行与经济、社会、人口、行为、环境等因素密切相关。随着我国工业化、城镇化、人口老龄化进程不断加快，居民生活方式、生态环境、食品安全状况等对健康的影响逐步显现，慢性病发病、患病和死亡人数不断增多，群众慢性病疾病负担日益沉重。慢性病影响因素的综合性、复杂性决定了防治任务的长期性和艰巨性。

近年来，各地区、各有关部门认真贯彻落实党中央、国务院决策部署，深化医药卫生体制改革，着力推进环境整治、烟草控制、体育健身、营养改善等工作，初步形成了慢性病综合防治工作机制和防治服务网络。慢性病防治工作已引起社会各界高度关注，健康支持性环境持续改善，群众健康素养逐步提升，为制定实施慢性病防治中长期规划奠定了重要基础。

2017 年 2 月，国务院印发了《中国防治慢性病中长期规划（2017—2025 年）》，部

署做好未来 5~10 年的慢性病防治工作，降低疾病负担，提高居民健康期望寿命，努力全方位、全周期保障人民健康（表 1）。

表 1 《中国慢性病防治中长期规划（2017—2025 年）》主要指标

主要指标	基线	2020 年	2025 年	属性
心脑血管疾病死亡率/（1/10 万）	241.3/10 万	下降 10%	下降 15%	预期性
总体癌症 5 年生存率/%	30.9%	提高 5%	提高 10%	预期性
高发地区重点癌种早诊率/%	48%	55%	60%	预期性
70 岁以下人群慢性呼吸系统疾病死亡率/（1/10 万）	11.96/10 万	下降 10%	下降 15%	预期性
40 岁以上居民肺功能检测率/%	7.1%	15%	25%	预期性
高血压患者管理人数/万人	8835	10000	11000	预期性
糖尿病患者管理人数/万人	2614	3500	4000	预期性
高血压、糖尿病患者规范管理率/%	50%	60%	70%	预期性
35 岁以上居民年度血脂检测率/%	19.4%	25%	30%	预期性
65 岁以上老年人中医药健康管理率/%	45%	65%	80%	预期性
居民健康素养水平/%	10%	大于 20%	25%	预期性
全民健康生活方式行动县（区）覆盖率/%	80.9%	90%	95%	预期性
经常参加体育锻炼的人数/亿人	3.6	4.35	5	预期性
15 岁以上人群吸烟率/%	27.7%	控制在 25%以内	控制在 20%以内	预期性
人均每日食盐摄入量/g	10.5	下降 10%	下降 15%	预期性
国家慢性病综合防控示范区覆盖率/%	9.3%	15%	20%	预期性

《中国慢性病防治中长期规划（2017—2025 年）》指出，要坚持正确的卫生与健康工作方针，以提高人民健康水平为核心，以深化医药卫生体制改革为动力，以控制慢性病危险因素、建设健康支持性环境为重点，以健康促进和健康管理为手段，提升全民健康素质，降低高危人群发病风险，提高患者生存质量，减少可预防的慢性病发病、死亡和残疾，促进全生命周期健康，为推进健康中国建设奠定坚实基础。将降低重大慢性病过早死亡率作为核心目标，提出到 2020 年和 2025 年，力争 30~70 岁人群因心脑血管疾病、癌症、慢性呼吸系统疾病和糖尿病导致的过早死亡率分别较 2015 年降低 10%和 20%，并提出了 16 项具体工作指标。

《中国慢性病防治中长期规划（2017—2025 年）》根据慢性病防治工作的重点环节，提出 8 项策略措施。其中在增强科技支撑，促进监测评价和研发创新的措施中，强调了通过健全死因监测和肿瘤登记报告制度，开展营养和慢性病危险因素健康干预与疾病管理队列研究等完善监测评估体系；通过进一步加强国家临床医学研究中心和协同创新网络建设，完善重大慢性病研究体系，针对中医药具有优势的慢性病病种，总结形成慢性病中医健康干预方案并推广应用等措施，推动科技成果转化和适宜技术应用。同时，在慢性病科技支撑项目中设立慢性病监测、慢性病科技重大项目和工程、科技成果转化和适宜技术应用三大方向。

2. 落实防控措施，控制艾滋病传播

2017 年 1 月，国务院办公厅发布了《中国遏制与防治艾滋病“十三五”行动计划》，

这是国务院印发的第四个“遏制与防治艾滋病五年行动计划”，也是今后五年引领、指导“十三五”时期我国艾滋病防治工作的纲领性文件。通过前三个“五年行动计划”的部署、落实，我国的艾滋病防控工作取得了显著进展。但我们仍需清醒地意识到我国艾滋病流行形势依然严峻，防治工作中新老问题和难点问题并存，防治任务仍十分艰巨。当前尚有一定数量的感染者和病人未被检测发现，性传播成为最主要传播途径，男性同性性行为人群感染率持续升高，青年学生感染人数增加较快，卖淫嫖娼等违法犯罪活动、合成毒品滥用及不安全性行为在一定范围存在等诸多因素加大了艾滋病传播风险，社交新媒体的普遍使用增强了易感染艾滋病行为的隐蔽性，人口频繁流动增加了预防干预难度。同时，部分地区和部门防治技术手段有限，防治能力尚不能满足工作需要，社会组织等社会力量参与防治的作用发挥还不够充分，仍需要长期不懈地做好艾滋病防治各项工作。

编制和实施《中国遏制与防治艾滋病“十三五”行动计划》是推动健康中国建设，贯彻落实全国卫生与健康大会精神和《“健康中国 2030”规划纲要》的直接体现，是全面落实《中华人民共和国传染病防治法》和《艾滋病防治条例》，进一步推进艾滋病防治工作，维护人民群众身体健康与社会和谐稳定的重大举措，也是我国积极参与全球卫生治理，履行我国对联合国《2030 可持续发展议程》承诺的重要内容。

《中国遏制与防治艾滋病“十三五”行动计划》确定了“十三五”防治总体目标：最大限度发现感染者和病人，有效控制性传播，持续减少注射吸毒传播、输血传播和母婴传播，进一步降低病死率，逐步提高感染者和病人生存质量，不断减少社会歧视，将我国艾滋病疫情继续控制在低流行水平。提出了“四个提高”、“四个落实”的防控策略措施，依次是提高宣传教育针对性，提高综合干预实效性，提高检测咨询可及性，提高随访服务规范性；全面落实血液筛查核酸检测工作，全面落实预防母婴传播工作，全面落实救治救助政策，全面落实社会组织培育引导措施。

3. 加强肝炎防治工作，保障人民身体健康

为做好“十三五”时期我国病毒性肝炎防治工作，贯彻落实全国卫生与健康大会精神和《“健康中国 2030”规划纲要》部署、积极参与全球卫生治理，国家卫生计生委、国家发展改革委等 11 部委联合印发了《中国病毒性肝炎防治规划（2017—2020 年）》。

规划共分为防治现状、总体要求、防控措施、保障措施、督导与评估 5 部分。明确了防治工作指导思想，提出了“坚持政府主导、部门协作、社会参与；坚持预防为主、防治结合、依法防治、科学防治；坚持因地制宜、因病施策、突出重点、稳步推进”的工作原则，确定了“全面实施病毒性肝炎各项防治措施，遏制病毒性肝炎传播，控制病毒性肝炎及其相关肝癌、肝硬化死亡上升趋势，逐步提升患者生存质量，减少社会歧视，减轻因病毒性肝炎导致的疾病负担”的工作目标和 7 项具体工作指标。

在防控措施部分，针对各型病毒性肝炎传播途径及防治需求，提出了 7 项防控措施：加强疫苗接种，筑牢甲型肝炎、乙型肝炎免疫屏障；综合防控危险因素，减少疾病传播；强化监测报告，及时处置聚集性疫情；优化检测策略，加强传染源发现工作；规范治疗管理，提高治疗效果；做好药品供应，提高医疗保障水平；加强宣传教育，努力消除社

会歧视。

4. 提升结核病防治能力、满足新形式下防控需要

以肺结核为主的结核病，是严重危害人民群众身体健康的重大传染病之一。《传染病防治法》实施以来，特别是《全国结核病防治规划（2011—2015 年）》印发以来，各地区、各有关部门依法履行结核病防治职责，落实各项防治措施，进一步健全结核病防治服务体系，取得了明显成效，基本实现了“十二五”规划目标。但结核病防治工作仍面临着诸多问题与挑战。目前我国仍是全球 30 个结核病高负担国家之一，每年新发结核病患者约 90 万例，位居全球第三位，中西部地区、农村地区结核病防治形势严峻。“十三五”时期是我国结核病防治的关键时期，为满足新形下防治工作需要，亟待提升结核病防治服务体系和防治能力。

2017 年 2 月，国务院发布了《“十三五”全国结核病防治规划》，分析了面临的问题和挑战，明确了“十三五”期间的工作要求。《“十三五”全国结核病防治规划》提出，到 2020 年，结核病防治服务体系进一步健全，实现及早发现并全程规范治疗结核病患者，人民群众享有公平可及、系统连续的结核病防治服务，结核发病和死亡人数进一步减少。《“十三五”全国结核病防治规划》从患者及早发现、规范治疗管理、关怀救助、重点人群防治、服务体系建设等 5 个方面明确了系列具体量化指标。

《“十三五”全国结核病防治规划》强调，要全面落实好结核病防治工作的各项措施。一是完善结核病防治服务体系，健全服务网络，提高服务能力；二是加强对肺结核可疑症状者的筛查，加大病原学检查和耐药筛查力度，多途径发现患者；三是规范结核病诊疗行为，加强医疗质量控制，减少耐药发生，探索实施传染性肺结核患者住院治疗；四是按照国家基本公共卫生服务项目要求做好肺结核患者健康管理服务，提高患者治疗依从性；五是做好医疗保险和关怀救助工作，对符合条件的贫困结核病患者及时给予相应治疗和救助，切实降低患者自付比例；六是加强结核菌和艾滋病病毒双重感染、学校、流动人口等重点人群结核病防控工作，减少结核病聚集性疫情发生；七是规范抗结核药品临床使用，完善药品采购机制，加强抗结核药品质量抽检，确保抗结核病药品保障供应和质量安全；八是进一步加强结核病防治信息化建设，加强信息整合，逐步实现结核病患者全流程信息化管理。

5. 提升应急处突能力，严防突发传染病

突发急性传染病具有短时间内突然发生，重症和死亡比例高，早期识别困难，缺乏特异和有效的防治手段，易导致大规模暴发流行等特点，可造成严重的社会、经济和政治影响，须采取紧急措施应对的传染病。为做好“十三五”期间突发急性传染病防治工作，根据《中华人民共和国突发事件应对法》、《中华人民共和国传染病防治法》、《突发公共卫生事件应急条例》等法律法规和相关文件，国家卫生计生委制定了《突发急性传染病防治“十三五”规划（2016—2020 年）》，并于 2016 年 8 月对外发布。

“十三五”期间，我国突发急性传染病防治工作，将以提高突发急性传染病防治能力与水平为重点，强化联防联控，着力弥补薄弱环节，解决突出问题，加快构建更为科

学高效、更具可持续性的突发急性传染病防治体系。目标是到 2020 年末，建立健全与我国社会经济发展水平相适应的突发急性传染病防治体系，有效落实应对准备和综合性防控措施，最大限度地预防和减少突发急性传染病在我国的发生与流行，大力提升我国在全球突发急性传染病防治领域的影响力。

《突发急性传染病防治“十三五”规划（2016—2020 年）》明确了全国居民突发急性传染病防治素养水平达 30%以上，完善卫生应急平台体系建设等 12 项主要指标。为强化预防预警措施，提升快速反应能力，确立了“突发公共事件卫生应急指挥决策系统升级”、“突发公共事件卫生应急指挥决策系统升级”、“鼠疫防控能力建设”三大重点项目。

6. 加强职业病防控，保障劳动者职业健康

职业病防治事关劳动者身体健康和生命安全，事关经济发展和社会稳定大局。《“健康中国 2030”规划纲要》明确提出，要强化行业自律和监督管理职责，推动企业落实主体责任，推进职业病危害源头治理，预防和控制职业病发生。《职业病防治法》实施以来特别是《国家职业病防治规划（2009—2015 年）》印发以来，职业病防治体系逐步健全，监督执法力度不断加强，源头治理和专项整治力度持续加大，用人单位危害劳动者健康的违法行为有所减少，工作场所职业卫生条件得到改善，重大急性职业病危害事故明显减少。但是，当前我国职业病危害依然严重，新的职业病危害因素不断出现，对职业病防治工作提出新挑战。

2017 年 1 月，国务院办公厅发布了《国家职业病防治规划（2016—2020 年）》，这是“十三五”时期做好职业病防治工作、保障劳动者职业健康权益和推进健康中国建设的纲领性文件，是贯彻落实党的十八届六中全会精神、保障劳动者职业健康的重大举措，对全面建设小康社会、推进健康中国建设具有重大意义。

《国家职业病防治规划(2016—2020 年)》阐述了职业病防治工作的重要性和必要性，总结了《国家职业病防治规划（2009—2015 年）》实施以来取得的成绩，分析了面临的主要问题和挑战，明确了“十三五”期间的工作定位。提出坚持正确的卫生与健康工作方针，坚持依法防治、源头治理和综合施策的基本原则，明确了 2020 年总体工作目标和 10 个可量化的具体工作指标，主要任务及实施举措。

（三）充分发挥科技支撑作用，促进健康产业发展

1. 提升原研能力，合理布局科技创新基地

医药产业是支撑发展医疗卫生事业和健康服务业的重要基础，是具有较强成长性、关联性和带动性的朝阳产业，在惠民生、稳增长方面发挥了积极作用。大力发展医药产业，对于深化医药卫生体制改革，推进健康中国建设，培育经济发展新动力具有重要意义。2016 年 3 月，国务院办公厅颁布实施了《关于促进医药产业健康发展的指导意见》，特别制定了医药产业在“十三五”期间的发展目标：到 2020 年，90%以上重大专利到期药物实现仿制上市，临床短缺用药供应紧张状况有效缓解。尤为重要的是，《关于促进医药产业健康发展的指导意见》在原研药、中药等医药门类的提升方面提出了发展纲要，在研发、生产、质检、国际临床研究和注册方面提出了指示，并对医疗器械的研发

和转型升级及与医疗器械生产商的兼并重组提出了要求。在研发基础设施建设方面提出了：优化科技资源配置，打造布局合理、科学高效的科技创新基地。意在强化我国医药及医疗生产企业的研发与生产能力。

2. 促进中医药全面发展，满足人民需求

中医药作为我国独特的卫生资源、潜力巨大的经济资源、具有原创优势的科技资源、优秀的文化资源和重要的生态资源，在经济社会发展中发挥着重要作用。近些年来，随着我国人口老龄化进程加快，健康服务业蓬勃发展，人民群众对中医药服务的需求越来越旺盛，迫切需要继承、发展、利用好中医药，为充分发挥中医药在深化医药卫生体制改革中的作用，造福人类健康。2016 年 2 月，国务院正式发布《中医药发展战略规划纲要(2016—2030 年)》明确了到 2020 年，实现人人基本享有中医药服务，中医药产业成为国民经济重要支柱之一；到 2030 年，中医药服务领域实现全覆盖，中医药健康服务能力显著增强，对经济社会发展作出更大贡献的目标。同时，《中医药发展战略规划纲要(2016—2030 年)》确立了提高中医医疗服务能力、大力发展中医养生保健服务、扎实推进中医药继承等 6 大重点任务。

3. 提高质量安全水平、提升供应保障能力

为贯彻落实国家"十三五"规划纲要和《中国制造 2025》，工业和信息化部按照《关于印发工业和信息化部"十三五"规划体系的通知》的有关要求，研究编制了《医药工业发展规划指南》，并于 2016 年 11 月正式印发。该文件作为"十三五"时期指导医药工业发展的专项规划指南，将指导医药工业加快由大到强的转变。

《医药工业发展规划指南》从增强产业创新能力、提高质量安全水平、提升供应保障能力、推动绿色改造升级、推进两化深度融合、优化产业组织结构、提高国际化发展水平、拓展新领域发展新业态等 8 个方面提出了具体任务部署。着力推动生物药、化学药、中药、医疗器械、药用辅料和包装系统、制药设备 6 个重点领域的发展。

（四）充分发挥基地平台作用，提升医疗技术水平

1. 明确国家临床医学研究中心功能定位，提升临床诊疗能力水平

长期以来，临床研究一直是我国医学科技发展的薄弱环节。为加强医学科技创新体系建设，打造一批临床医学和转化研究的"高地"，科技部、国家卫生计生委、军委后勤保障部、国家食品药品监督管理总局四部委于 2012 年启动了国家临床医学研究中心的建设工作。目前，分三个批次共布局建设了 32 家中心，形成了联合 260 个地级以上城市的 2100 余家医疗机构的协同创新网络；建成 60 余个大型生物样本库、数据库和 143 个临床研究队列，覆盖人群 706.05 万人次，涉及 60 余个病种。

为有效强化我国医学创新能力，加快我国卫生与健康科技成果转化，实现健康中国战略目标。2017 年 7 月，四部委制定发布了《国家临床医学研究中心五年（2017—2021 年）发展规划》、《国家临床医学研究中心管理办法（2017 年修订）》和《国家临床医学研究中心运行绩效评估方案（试行）》3 份文件，加强国家临床医学研究中心的建设和发

展，完善布局、强化管理、严格评估。

到 2021 年年底，针对重大需求，目标在主要疾病领域和临床专科统筹建成 100 家左右的中心，引导建设分中心，针对区域特有重大疾病建设省部共建中心，鼓励各地方开展省级中心的建设，完善领域与区域布局；构建体制化、机制化的转化推广体系，打造一批规范化、标准化、规模化的健康医疗大数据平台、生物样本库和信息库，搭建国际一流的临床研究公共服务平台；开展 20～30 项万人以上规模的疾病人群队列研究，开发 50～80 项疾病综合治疗方案，研究制定不少于 15 项国际水平的临床实践指南，普及推广一批医学科技成果。到 2021 年底，形成布局合理、定位清晰、管理科学、运行高效、开放共享、协同发展的国家临床医学研究创新体系，有效提升临床诊疗水平，推动医疗质量均质化，带动整体医疗水平的提高，促进健康产业的发展。

《国家临床医学研究临床中心五年（2017—2021 年）发展规划》明确提出包括以需求导向，开展高水平临床研究；强化医学研究基础平台建设；提升基层医疗服务能力等 7 大重点任务。

2. 合理布局医疗资源，完善医疗服务体系

随着医改不断向纵深推进，我国医疗服务体系不断完善，医疗服务水平实现较快提升。但是，伴随老龄化、城镇化等社会经济转型过程，居民基本健康需求增长迅速，呈现出多样化特点，供给侧结构性问题仍旧突出，医疗机构布局和能力与人民群众的需求之间还有差距。一是医疗资源总量不足，优质医疗资源短缺；二是医疗资源分布不均衡，且集中在经济较发达的省份和城市；三是医疗服务体系不完善，科学有序的就医格局尚未形成，出现患者向大医院集中、跨区域就诊的现象；四是国内医院在科研、学术、成果转化等医学高精尖领域与国际顶尖水平还有距离。

按照全国卫生与健康大会要求，国家卫生计生委着眼于加强医疗卫生服务供给侧改革，贯彻落实新时期卫生与健康工作方针，主动调整医疗资源的结构与布局。强化医疗服务体系顶层设计，构建以国家医学中心为引领，国家区域医疗中心为骨干的国家、省、市、县四级医疗卫生服务体系，发挥国家医学中心和国家区域医疗中心在临床研究、人才培养、技术转化、技术辐射和管理示范等方面的作用，促进我国医疗技术水平与国际并行，不断提高我国整体医疗服务水平。

2017 年 1 月，国家卫生计生委正式印发《“十三五”国家医学中心及国家区域医疗中心设置规划》，启动国家医学中心和国家区域医疗中心规划设置工作。

《“十三五”国家医学中心及国家区域医疗中心设置规划》明确提出了“十三五”期间的工作目标：到 2020 年，依托现有的三级医疗服务体系，合理规划与设置国家医学中心及国家区域医疗中心（含综合和专科），充分发挥国家医学中心和国家区域医疗中心的引领和辐射作用。通过合理规划、能力建设和结构优化等举措，进一步完善区域间优质医疗资源配置，整合推进区域医疗资源共享，促进医疗服务同质化，逐步实现区域分开，推动公立医院科学发展，建立符合我国国情的分级诊疗制度。

在功能定位方面，国家医学中心主要定位于在疑难危重症诊断与治疗、高层次医学人才培养、高水平基础医学研究与临床研究成果转化、解决重大公共卫生问题、医院管

理等方面代表全国顶尖水平、发挥牵头作用，在国际上有竞争力。引领全国医学技术发展方向，为国家政策制定提供支持，会同国家区域医疗中心带动全国医疗、预防和保健服务水平提升。

国家区域医疗中心主要定位于，在疑难危重症诊断与治疗医学人才培养、临床研究、疾病防控、医院管理等方面代表区域顶尖水平。协同国家医学中心带动区域医疗、预防和保健服务水平提升，努力实现区域间医疗服务同质化。

同时，《“十三五”国家医学中心及国家区域医疗中心设置规划》明确要求了国家医学中心、国家区域医疗中心应当具备的基本条件。

（五）全面深化医改，促进医疗服务

1. 科技创新助力基本公共服务均等化，增强群众获得感

享有基本公共服务是公民的基本权利，保障人人享有基本公共服务是政府的重要职责。党的十八大提出要“加快形成政府主导、覆盖城乡、可持续的基本公共服务体系”，“到 2020 年基本公共服务均等化总体实现”。十八届三中全会提出要“推进城乡基本公共服务均等化”、“城镇基本公共服务常住人口全覆盖”等重大改革。十八届五中全会《中共中央关于制定国民经济和社会发展第十三个五年规划的建议》（简称《建议》）首次将“增加公共服务供给”纳入共享发展的开篇阐述。《中华人民共和国国民经济和社会发展第十三个五年规划纲要》进一步明确要“加快健全国家基本公共服务制度”、“建立国家基本公共服务清单”。

当前，新一轮科技革命和产业变革正在兴起，移动互联网、物联网、大数据、云计算等技术快速发展，推动公共服务新业态不断发展、供给方式不断创新、服务模式更加丰富。

2017 年 3 月，国务院正式印发了《“十三五”推进基本公共服务均等化规划》，在“完善制度，改革创新”的指导思想中提出推进基本公共服务均等化、标准化、法制化，促进制度更加规范。加快转变政府职能，创新服务提供方式，消除体制机制障碍，全面提升基本公共服务质量、效益和群众满意度。

在基本医疗服务方面，该文件提出以基层为重点，以改革创新为动力，预防为主、中西医并重，提高人民健康水平的主旨。部署了“开展重大疾病和突发急性传染病联防联控，提高对传染病、慢性病、精神障碍、地方病、职业病和出生缺陷等的监测、预防和控制能力”、“完善中医医疗服务体系，发挥中医药特色优势，推动中医药传承与创新”、“实施全面两孩政策，改革完善计划生育服务管理，加强高危孕产妇和新生儿健康管理。提高妇女常见病筛查率和早诊早治率，扩大农村妇女宫颈癌、乳腺癌项目检查覆盖范围”等重要任务，将人口信息化建设列为实现以上重点任务的保障措施，具体包括：以全民健康保障信息化工程和健康中国云服务计划为基础，依托现有资源统筹建立人口健康信息平台。推进居民电子健康档案应用。积极利用移动互联网提供在线预约诊疗、健康咨询、检查检验报告查询等服务，提高重大疾病和突发公共卫生事件防控能力。完善中西部地区县级医院电子病历等信息系统功能，加强县级医院与对口三级医院、县级医院与基层医疗卫生机构之间的远程诊疗信息系统建设，健全基于互联网、大数据技术的分级

诊疗信息系统。

2. 创新制度、借力科技，坚持中国特色医改之路

2009 年深化医改启动实施，“十二五”以来特别是党的十八大以来，在党中央、国务院的坚强领导下，各地区、各有关部门扎实推进医改各项工作，取得了重大进展和明显成效。“十三五”时期是我国全面建成小康社会的决胜阶段，也是建立健全基本医疗卫生制度、推进健康中国建设的关键时期。当前，人民生活水平不断提高，健康需求日益增长，但我国卫生资源总量不足、结构不合理、分布不均衡、供给主体相对单一、基层服务能力薄弱等问题仍比较突出，维护和促进人民健康的制度体系仍需不断完善。另一方面，我国经济发展进入新常态，工业化、城镇化、人口老龄化进程加快，以及疾病谱变化、生态环境和生活方式变化、医药技术创新等，都对深化医改提出了更高要求。

为全面深化医药卫生体制改革，推进健康中国建设，根据《中华人民共和国国民经济和社会发展第十三个五年规划纲要》、《中共中央国务院关于深化医药卫生体制改革的意见》和《“健康中国 2030”规划纲要》，2016 年 12 月，国务院审议通过并印发了《“十三五”深化医药卫生体制改革规划》，旨在巩固前期改革成果、认真总结经验的基础上，进一步加强组织领导、制度创新和重点突破，推动医改由打好基础转向提升质量、由形成框架转向制度建设、由单项突破转向系统集成和综合推进，用中国式办法破解医改这个世界性难题，为保障人民健康、促进经济社会发展增添新动力。

《“十三五”深化医药卫生体制改革规划》强调以建立符合国情的基本医疗卫生制度为重点，力争在分级诊疗、现代医院管理、全民医保、药品供应保障、综合监管等 5 项制度建设上取得新突破。

在《“十三五”深化医药卫生体制改革规划》的重点任务中，“分级诊疗制度建设”提出要大力推进面向基层、偏远和欠发达地区的远程医疗服务体系建设，鼓励二、三级医院向基层医疗卫生机构提供远程服务，提升远程医疗服务能力，利用信息化手段促进医疗资源纵向流动，提高优质医疗资源可及性和医疗服务整体效率。推进大医院与基层医疗卫生机构、全科医生与专科医生的资源共享和业务协同，健全基于互联网、大数据技术的分级诊疗信息系统。

“全民医保制度建设”提出要建立高效运行的全民医疗保障体系，建立健全医保异地结算系统，到 2017 年，基本实现符合转诊规定的异地就医住院费用直接结算。

“药品供应保障制度建设”提出要通过市场倒逼和产业政策引导，推动企业提高创新和研发能力，促进做优做强，提高产业集中度，推动中药生产现代化和标准化，实现药品医疗器械质量达到或接近国际先进水平，打造中国标准和中国品牌。建立更加科学、高效的药品审评审批体系。加快推进仿制药质量和疗效一致性评价，鼓励创制新药，鼓励以临床价值为导向的药物创新。加强医疗器械创新，严格医疗器械审批。加快重大传染病用药、儿童用药的研发和生产。解决好低价药、“救命药”、“孤儿药”以及儿童用药的供应问题。

“相关领域改革”部分还提出了要促进互联网与健康融合，发展智慧健康产业。积极发展基于互联网的健康服务，促进云计算、大数据、移动互联网、物联网等信息技术

与健康服务深度融合，为健康产业植入“智慧之芯”。

3. 推进医疗服务领域供给侧结构性改革，满足群众多样化、个性化健康需求

随着我国经济社会发展和人民生活水平提高，多样化、差异化、个性化健康需求持续增长，在切实落实政府责任、保障人民群众基本医疗卫生需求的基础上，为进一步激发医疗领域社会投资活力，调动社会办医积极性，支持社会力量提供多层次多样化医疗服务。2017 年 5 月，国务院办公厅印发《关于支持社会力量提供多层次多样化医疗服务的意见》，提出力争到 2020 年，社会力量办医能力明显增强，医疗技术、服务品质、品牌美誉度显著提高，打造一大批有较强服务竞争力的社会办医疗机构，服务供给基本满足国内需求。该文件在“鼓励发展全科医疗服务”、“加快发展专业化服务”、“全面发展中医药服务”等的发展要求中，特别部署了“有序发展前沿医疗服务”和“推动发展多业态融合服务”的任务要求。鼓励有实力的社会办医疗机构瞄准医学前沿，适应生命科学纵深发展、生物新技术广泛应用和融合创新的新趋势，稳妥有序推动精准医疗、个性化医疗等服务发展。推动经依法依规批准的新型个体化生物治疗产品标准化、规范化应用。推广应用高性能医疗器械。持续推动成熟可靠的前沿医疗技术进入临床应用的转化机制建设。促进互联网与健康融合，发展智慧健康产业，促进云计算、大数据、移动互联网、物联网等信息技术与健康服务深度融合，大力发展远程医疗服务体系。

《中华人民共和国中医药法》正式实施

黄璐琦
中国中医科学院

2016 年 12 月 25 日，十二届全国人大常委会第二十五次会议审议通过了《中华人民共和国中医药法》，2017 年 7 月 1 日起正式实施，这在中医药发展史上具有里程碑式的意义。

中医药是中华民族优秀文化，是我国医学科学的特色与优势，是国家医药卫生事业的重要组成部分，不仅为中华文明的发展做出了重要贡献，而且对世界文明的进步产生了积极的影响。把中医药这一独特的卫生资源发展好、潜力巨大的经济资源利用好、具有原创优势的科技资源挖掘好、优秀的文化资源弘扬好、重要的生态资源维护好，事关我国医药卫生事业改革发展、推动经济发展方式转变、实施创新驱动发展战略、繁荣中华文化、建设生态文明等各个方面，关系全民健康，关系经济社会发展全局，关系全面小康和中华民族伟人复兴“中国梦”的实现。

（一）中医药法立法背景

1. 中医药现状与问题

人民群众越来越信任和选择中医药服务。中医医疗服务体系、人才培养体系和科技创

新体系进一步完善，中医药重大疾病防治、预防保健服务和基层服务能力明显提升。中医药传承与创新力度加大，人才队伍的规模素质逐步提高。中药保护与发展得到加强，中药产业发展水平进一步提升。民族医药事业持续发展。中医药文化传承和对外交流与合作不断深入，在国际上的影响力日益扩大。但中医药发展还面临诸多困难和问题：一是从服务需求来看，服务资源总量、服务体系与人民群众的要求不相适应；二是从发展现状来看，中医医院的特色优势发挥不够、服务能力还待强化，中医药人才队伍乏人乏术并存，重大理论和关键技术等继承不足、创新不够，缺少新的突破；三是从制度建设来看，现行的一些政策法规与中医药特点规律不相适应，较大程度影响了中医药特色优势的充分发挥；四是从组织保障来看，中医药治理体系与承担的职责任务不相适应，管理职能分散分割，中医中药脱节，监管力量薄弱，特别是省级以下治理体系不健全，“最后一公里”问题突出；五是从国际地位来看，我国的传统医药大国地位正受到韩国、日本、印度、泰国、新加坡及欧美等一些国家的挑战，中医药产业总体上培育不够，国际传统医药在标准等领域主导权的激烈争夺以及印度、斯里兰卡、韩国等 54 个国家已有传统医学的专门法律等，都对我国形成倒逼机制。

《中华人民共和国中医药法》的颁布实施，能对国际社会发展传统医药需求起到引领示范作用，能保护中医药传统知识产权，推动中医药走向世界，服务“一带一路”国家倡议，弘扬中华优秀文化，提高我国的文化软实力，引领世界传统医学发展也具有重要意义。

2. 形势发展亟须专门法律

中医药资源总量不足，分布不均衡。中医药事业发展总体投入不足，中医药发展基础条件差，服务体系不健全，人才匮乏。产生上述问题原因有诸多方面，其中中医药法制建设滞后，不能适应形势发展需要，制约了中医药事业健康可持续发展。

与中医药有关的法律法规总体上看比较分散、不系统，在中医药传统知识保护、中药资源保护等方面存在空白，而且大多参照西医药模式制定，未能充分反映中医药的发展规律和自身特点，在一定程度上制约了中医药的发展。与国外传统医药立法相比明显滞后，与我国作为中医药大国地位不相称，而且也影响了中医药在国际上的传播。亟须制定一部全面系统的中医药专门法律，以保障、促进中医药事业持续、健康发展。

3. 党中央、国务院高度重视中医药立法

新中国成立以来，党中央和国务院制定了一系列有关中医药的方针政策。新中国成立初期，党中央就根据我国的实际情况，制定了团结中西医，继承发扬我国医药学遗产，为保护人民健康服务的正确方针和政策，奠定了党和国家关于中医药政策的基础，充分肯定了中国医药学的历史地位和科学价值，明确了中医药在我国卫生事业中的重要作用。

改革开放以后，党的中医药政策得到了巩固和完善。1978 年，中共中央及时转发了卫生部党组《关于认真贯彻党的中医政策，解决中医队伍后继乏人问题的报告》，进一步重申了党的中医药政策，对办好中医院校、培养中医药人才、办好中医医院、加强中医药研究机构建设、组织西医学习中医等提出了明确要求和措施。

1982年颁布的《中华人民共和国宪法》第21条规定“发展现代医药和我国传统医药”，确立了中医药等传统医药的法律地位，为中医药发展和法律制度建设提供了根本的法律依据。1985年，中央书记处在关于卫生工作的决定中指出，“要把中医和西医摆在同等重要的地位。一方面，中医药是我国医疗卫生事业所独具的特点和优势，中医不能丢，必须保存和发展。另一方面，中医必须积极利用先进的科学技术和现代化手段，促进中医药事业的发展。要坚持中西医结合的方针，中医、西医互相配合，取长补短，努力发挥各自的优势”。1986年国务院决定设立国家中医管理局，并在成立通知中强调，“中医工作是医疗卫生事业的重要组成部分，各级人民政府和卫生行政部门要加强领导，给予有力的支持，使我国中医事业尽快发展起来，为增进人民健康做出更大贡献”。1997年,《中共中央、国务院关于卫生改革与发展的决定》进一步明确了“中西医并重”的方针，同时提出“正确处理继承与创新的关系，既要认真继承中医药的特色和优势，又要勇于创新，积极利用科学技术，促进中医药理论与实践的发展，实现中医药现代化”。党的十七大报告强调，要“坚持中西医并重”，“扶持中医药和民族医药事业发展”。这在党的代表大会报告中还是第一次，充分体现了我党对发展中医药的高度重视和坚强决心，充分表明了发展中医药已经成为全党共识和党的全面工作的重要内容。在党的十八大报告中提出，“坚持为人民健康服务的方向，坚持预防为主、以农村为重点、中西医并重”，再次重申要：“扶持中医药和民族医药事业发展”。党的十八届三中全会《中共中央关于全面深化改革若干重大问题的决定》提出“完善中医药事业发展政策和机制”。这不仅为我们勾画了中国特色社会主义卫生发展道路的宏伟蓝图，也从根本上确立了中医药在中国特色社会主义卫生发展道路中的地位和作用，为新形势下中医药事业的科学发展指明了方向，明确了目标，提出了新的更高要求。2003年国务院制定的中医药条例对促进、规范中医药事业发展发挥了重要作用。2008年十一届全国人大常委会将中医药法列入立法规划。2009年《国务院关于扶持和促进中医药事业发展的若干意见》正式发布，作为指导中医药事业发展的纲领性文件，强调了在深化医药卫生体制改革中如何充分发挥中医药作用，系统提出了中医药事业发展的主要任务及政策措施。该文件中提出，要“积极推进中医药立法进程，完善法律法规。”同年《中共中央国务院关于深化医药卫生体制改革的意见》明确要求加快中医药立法工作。2013年8月20日，习近平总书记在会见世界卫生组织总干事陈冯富珍时指出，“要促进中西医结合及中医药在海外发展，推动更多中国生产的医药产品进入国际市场。”2013年9月13日在比什凯克出席上海合作组织成员国元首理事会第十三次会议讲话时总书记指出，“传统医学是各方合作的新领域，中方愿意同各成员国合作建设中医医疗机构，充分利用传统医学资源为成员国人民健康服务。”2013年10月21日在会见马其顿总统伊万诺夫时总书记指出，“扩大教育、文化、艺术、中医药等领域交流。”国务院还相继颁布了《中医药健康服务业发展规划（2015—2020年）》等专项规划，为中医药立法奠定了良好的政策依据。此外各地积极推进中医药立法工作，目前全国已有26个省（区、市）出台了中医药地方性法规，为中医药法的制定提供了许多有益经验。此外，国外传统医药立法也提供了大量可借鉴的经验。

2011年12月原卫生部向国务院报送了中医药法草案（送审稿），2015年12月国务院将中医药法草案提请全国人大常委会审议，全国人大常委会分别于 2015 年 12 月、2016 年 8 月及 12 月进行了三次审议，最终于 2016 年 12 月 25 日在第十二届全国人民代表大会常务委员会第二十五次会议上通过了《中华人民共和国中医药法》（简称《中医药法》），并于 2017 年 7 月 1 日起施行。作为第一部全面、系统体现中医药特点的综合性法律，《中华人民共和国中医药法》是中医药发展史上具有里程碑意义的大事，必将产生深远的国内国际影响。

（二）立法整体思路

《中医药法》立法工作遵循的总体思路：一是贯彻党中央关于发展中医药的方针政策，贯彻习近平总书记在全国卫生与健康大会上的讲话精神，遵循中医药发展规律，建立符合中医药特点的管理制度，保持和发挥中医药特色和优势；二是坚持扶持与规范并重，大力扶持中医药事业发展，充分发挥中医药在医药卫生事业中的作用，同时，进一步规范中医药从业行为，保障医疗安全和中药质量；三是处理好与执业医师法、药品管理法等法律的关系，对现行法律已有规定的，不再重复规定。

（三）《中华人民共和国中医药法》的重要意义

《中医药法》的通过对中医药事业发展具有里程碑式的重要意义。《中医药法》第一次从法律层面明确了中医药的重要地位、发展方针和扶持措施，为中医药事业发展提供了法律保障。中医药法共 9 章 63 条，针对中医药自身特点，改革完善了中医医师、诊所和中药等管理制度，有利于保持和发挥中医药特色和优势，促进中医药事业发展。同时，中医药法对实践中存在的突出问题做出了有针对性的规定，有利于规范中医药从业行为，保障医疗安全和中药质量。此外，《中医药法》的出台有利于提升中医药的全球影响力，在解决健康服务问题上，为世界提供中国方案、中国样本，为解决世界医改难题做出中国的独特贡献。

（四）《中华人民共和国中医药法》重点解决的问题

1. 解决中医药事业的地位问题

明确中医药是包括汉族和少数民族医药在内的我国各民族医药的统称，中医药事业是我国医药卫生事业的重要组成部分。明确国家大力发展中医药事业，实行中西医并重的方针，建立符合中医药特点的管理制度。明确发展中医药事业应当遵循中医药发展规律，坚持继承和创新相结合，保持和发挥中医药特色和优势。明确国家鼓励中医西医相互学习，相互补充，协调发展，发挥各自优势，促进中西医结合。

2. 解决中医药的管理制度问题

中医药具有鲜明的特色和优势，在很多方面不同于西医药。例如，中医服务人员存在师承等培养方式，中医诊所主要是医师坐堂望闻问切，服务简便，不像西医医疗机构需要配备相应的仪器设备。《中医药法》充分考虑到中医药的特点和发展需要，对执业医师法、药品管理法、医疗机构管理条例等规定的管理制度进行改革完善：一是改革完善中医医师资格管理制度，规定以师承方式学习中医和经多年实践，医术确有专长的人员，经实践技能和效果考核合格即可获得中医医师资格；二是改革完善中医诊所准入制度，将中医诊所由许可管理改为备案管理；三是允许医疗机构根据临床需要，凭处方炮制市场上没有供应的中药饮片，或者对中药饮片进行再加工；四是对仅应用传统工艺配制的中药制剂品种和委托配制中药制剂，由现行的许可管理改为备案管理；五是明确生产符合国家规定条件的来源于古代经典名方的中药复方制剂，在申请药品批准文号时，可以仅提供非临床安全性研究资料。

3. 解决中医药事业的发展问题

我国中医药事业发展取得了显著成就，中医药总体规模不断扩大，发展水平和服务能力逐步提高，截至 2014 年年底，全国共有中医类医院（包括中医医院、中西医结合医院、民族医医院）3732 所，中医类医院床位 75.5 万张，中医类执业（助理）医师 39.8 万人，2014 年中医类医院总诊疗人次 5.31 亿。中药生产企业达到 3813 家，中药工业总产值 7302 亿元。中医药在常见病、多发病、慢性病及疑难病症、重大传染病防治中的作用得到进一步彰显。但是，与人民群众的中医药服务需求相比，我国中医药资源总量仍然不足，中医药服务能力仍然薄弱。为此，《中医药法》进一步加大对中医药事业的扶持力度：①明确县级以上政府应当将中医药事业纳入国民经济和社会发展规划，建立健全中医药管理体系，将中医药事业发展经费纳入财政预算，为中医药事业发展提供政策支持和条件保障，统筹推进中医药事业发展；②明确县级以上政府应当将中医医疗机构建设纳入医疗机构设置规划，举办规模适宜的中医医疗机构，扶持有中医药特色和优势的医疗机构发展；③合理确定中医医疗服务的收费项目和标准，体现中医医疗服务成本和专业技术价值；④明确有关部门应当按照国家规定，将符合条件的中医医疗机构纳入医保定点机构范围，将符合条件的中医药项目纳入医保支付范围；⑤发展中医药教育，加强中医药人才培养，加大对中医药科学研究和传承创新的支持力度，促进中医药文化传播和应用；⑥发展中医养生保健服务，支持社会力量举办规范的中医养生保健机构；⑦明确国家采取措施，加大对少数民族医药传承创新、应用发展和人才培养的扶持力度，加强少数民族医疗机构和医师队伍建设，民族自治地方可以结合实际，制定促进和规范本地方少数民族医药事业发展的办法。

4. 解决中医医疗服务和中药生产经营的监管问题

针对中医药行业中存在的服务不规范、虚假宣传、中药材质量下滑等问题，《中医药法》坚持扶持与规范并重，进一步规范中医药从业行为，保障医疗安全，提升中药质量：①明确开展中医药服务应当符合中医药服务基本要求，发布中医医疗广告应当经审查批准，发布的内容应当与批准的内容相符；②明确国家制定中药材种植养殖、采集、贮存和初加工的技术规范、标准，加强对中药材生产流通全过程的质量监督管理，保障中药材质量安全；③加强中药材质量监测，建立中药材流通追溯体系和进货查验记录制度；④鼓励发展中药材规范化种植养殖，严格管理农药、肥料等农业投入品的使用，禁止使用剧毒、高毒农药；⑤加强对医疗机构炮制中药饮片、配制中药制剂的监管。

5. 解决中医药违法行为的处罚问题

①规定中医诊所、中医医师超范围执业，情节严重的，责令停止执业活动、吊销执业证书；②规定举办中医诊所、炮制中药饮片、委托配制中药制剂应当备案而未备案，或者备案时提供虚假材料，经责令改正，拒不改正的，责令停止执业活动或者责令停止炮制中药饮片、委托配制中药制剂活动，其直接责任人员五年内不得从事中医药相关活动；③规定医疗机构应用传统工艺配制中药制剂未依法备案，或者未按照备案材料载明的要求配制中药制剂的，按生产假药给予处罚；④规定发布的中医医疗广告内容与经审查批准的内容不相符的，撤销该广告的审查批准文件，一年内不受理该医疗机构的广告审查申请；⑤规定在中药材种植过程中使用剧毒、高毒农药的，依照有关法律、法规规定给予处罚；情节严重的，可以处五日以上十五日以下拘留。

6. 解决中医药传统知识保护问题

我国中医药传统知识被国外窃取的情况屡见不鲜，类似的不当侵占导致中医药传统知识的流失严重。《中医药法》在传统知识保护方面提出，“国家建立中医药传统知识保护数据库、保护名录和保护制度。中医药传统知识持有人对其持有的中医药传统知识享有传承使用的权利，对他人获取、利用其持有的中医药传统知识享有知情同意和利益分享等权利”等。将对我国中医药传统知识的延续与健康发展提供有力保障。

（五）《中华人民共和国中医药法》实施情况

截至 2017 年底，国家中医药管理局组织开展了一系列宣传贯彻《中医药法》座谈会，组织开展形式多样的学习宣传活动，仅省级层面开展的培训就达 80 多次、培训 1.8 万余人次，中医药法核心要义“入心入脑”。大力推进中医药法配套制度建设，《中医诊所备案管理暂行办法》和《中医医术确有专长人员医师资格考核注册管理暂行办法》经国家卫生计生委审议后颁布实施，已有 21 个省份备案了 129 个中医诊所。各地加强中医药地方性法规建设，《河北省中医药条例》发布，成为中医药法实施后首个完成修订的中医药地方性法规。此外，还有一系列配套文件（表 1）正在制定，力争形成“配套制度制定好、配套制度实施好”的良好局面。

表 1 中医药法配套制度建设一览表

名称	进度	计划
《中医诊所备案管理办法》 《中医医术确有专长人员考核注册管理办法》	发布并实施	
《医疗机构中药制剂品种备案管理办法》	公开征求意见中	梳理意见，进行修改
《中药经典名方审批管理办法》	初稿已经形成	内部征求意见
《中药经典名方目录》 《中医药学术传承项目和传承人制度》 《中医养生保健服务规范》	正在抓紧制定中	

2018 年 1 月 15 日，国家中医药管理局在对中医药工作的部署中，提出贯彻落实好

中医药法，既要抓配套制度建设不松劲，尽快形成支撑《中医药法》落地的制度体系；又要抓《中医药法》的贯彻实施不畏难，确保法律法规有力有序有效实施；同时要强化法治思维，建立健全适合中医药特点的监督管理体系，依法发展中医药，结合地方实际，抓紧推进中医药地方性法规建设。

贯彻实施《中医药法》是中医药行业的头等大事，每一个中医药人都必须深入学习贯彻党的十九大精神和总书记发展中医药的新思想、新论断、新要求，锐意进取、埋头苦干，扎实推进中医药法的实施，奋力开创新时代中医药振兴发展的新局面，为建设“健康中国”、决胜全面建成小康社会、夺取新时代中国特色社会主义伟大胜利作出贡献，让中医药法的红利惠及百姓。

干细胞临床研究管理进展

袁宝珠

中国食品药品检定研究院细胞资源储藏及研究中心

近年来，世界范围内以非传统造血干细胞移植干细胞的临床应用研究发展迅速，为许多传统医学难以解决的重大问题带来了新希望。干细胞是一类具有不同程度自我更新和分化潜能细胞的统称，而干细胞治疗是指以干细胞或由干细胞所分化细胞作为独立的治疗成分，用于治疗（treat）、改变（modify）、逆转（reverse）甚或治愈（cure）疾病的行为。就生物学特性而言，干细胞治疗具有修复（repair）、代替（replace）和恢复（restore）等特征，因此属于现代再生医学范畴，将对包括传统再生医学在内的所有医学分支产生深刻影响。

就产品质量属性而言，干细胞具有较以往所有医药产品更为显著的多样性、复杂性和变异性，应被视为新兴的、人类医药发展史上最为复杂的医药产品。就监管属性而言，不同类型的干细胞产品可具有药品、生物技术产品、组织细胞产品及组织工程产品的多重属性。因此，干细胞治疗无论对研发者或监管者均可构成巨大挑战。

为推动干细胞治疗积极有序地向前发展，不同国家和地区都在根据各自医药产品监管的特殊情况，积极探索有效的管理措施或管理模式，以应对干细胞治疗相关的各种挑战。在探索和实践中，人们的管理思路和理念与相应的管理模式也在不断演变，并逐渐形成有利于本国或本地区的管理模式。

2015 年 7 月，由国家卫生计生委、国家食品药品监督管理总局共同推出了《干细胞临床研究管理办法（试行）》（以下简称《管理办法》）和与之相配套的《干细胞制剂质量控制及临床前研究指导原则（试行）》（以下简称《指导原则》）。这是近 10 年来我国在干细胞监管领域极其重要的事件，反映了我国在应对干细胞治疗相关挑战方面的积极尝试和探索。新的《管理办法》应被理解为非严格规定的，以“备案”为主要形式的“临床研究”管理模式，而非传统的、严格规定的，以新药“注册”为主要形式的“临床试验”管理模式。2017 年底，由国家食品药品监管总局药品审评中心推出了《细胞制品研究与评价技术指导原则》（以下简称《评价指导原则》，这一事件正式宣布了一种以“药品”研发为主要目的和研发路径的“临床试验”管理模式开始在我国正式施行。“临床研究”和“临床试验”这两种管理模式的出现，预示着一种较适合我国国情的“类双轨制”监管机制的形成。

《管理办法》的初衷是以治理“干细胞乱象”为主要目的的。“干细胞乱象”是指以利益追逐为主要目的，给人体使用未经监管机构评估、审批或批准的干细胞。但是，除治理“干细胞乱象”因素外，在《管理办法》制定的整个过程中，以及在最近两年实践过程中，随着对《管理办法》所代表的“临床研究”管理模式的认识不断演变，和以《评价指导原则》所代表的“临床试验”管理模式的出台，《管理办法》所内含有的推动干细胞转化及产品研发的创新意义也越来越明显。然而，我国整个干细胞研究领域远未对这种“创新”意义形成共识，其结果可能会影响研发者提出合理的研究项目，也无助于监管者提出保障“创新”意义的管理措施。因此，无论是监管者或研发者，都需对《管理办法》自身的意义和与“临床试验”管理模式的相关性有清晰的认识，以便最大限度地提高干细胞产品研发效率和促进干细胞产业发展。

此外，从《管理办法》过去两年的实践中发现，临床研究项目负责人和研究机构对《管理办法》中一些关键问题（如细胞质量控制）的认识仍存在许多偏差。为提高我国干细胞临床研究积极有序地向前发展，本文总结了与《管理办法》及《评价指导原则》相关的我国干细胞临床研究发展现状及监管存在的问题，包括新管理模式在我国“干细胞监管体系”构建中所处的地位、意义和作用，提出了本文作者所理解的“类双轨制”管理机制的概念及其意义。

（一）我国干细胞临床研究发展的现状和监管存在的问题

1. 我国干细胞临床研究发展的现状

为正确理解我国干细胞临床研究发展现状，首先需了解一下国际上的相关情况。过去 10 年中，国际上干细胞临床研究发展迅速，到目前为止，在美国国立卫生研究院（NIH）临床试验网站（www.clinicaltrials.gov）上登记的以临床干预为主的各类干细胞研究项目已超过 800 项，并且过去 4 年以来一直保持每年平均 100 项的增长速度。其中发展最为迅速的是不同组织来源的间充质干细胞研究项目，其他类型的细胞如胚胎干细胞和神经干细胞都很少，基本在 40 项以内，而诱导性多能干细胞（iPSCs）研究只有两项。目前，国际上已有 9 个干细胞产品获不同国家或地区的监管机构批准上市，其中 8 个为间充质干细胞产品，1 个为角膜缘干细胞产品。

我国过去 10 年中也进行了大量的干细胞临床研究。2012 年前，即开始治理“干细胞乱象”前，经各省市自行统计的数字显示，我国各种干细胞临床研究项目（绝大多数为间充质干细胞）已超过 200 项。此后由于国家暂停了所有非造血干细胞移植的干细胞临床应用，因此未再对临床研究项目进行详细的统计，但我国的干细胞临床应用或临床研究始终未停止过。目前在 www.clinicaltrials.gov 网站上登记的研究项目（许多是 2012 年以后登记的）已超过 200 个，其中包括 10 多个进入 III 期临床的研究项目。

2012 年以前，我国干细胞“临床试验”准入审批主要是由前国家药监局负责，共批准了 5 个“临床试验”项目，此后因治理“干细胞乱象”未再批准任何新项目。2017 年底以前，由国家卫生计生委和国家食药监总局共同领导的国家干细胞专家委员会，依据《管理办法》先后审批通过了 13 项干细胞“临床研究”备案项目（其中 11 个为间充质干细胞项目，2 个为 hESCs 来源的视网膜色素上皮细胞和神经前体细胞项目）。到目前为止，国家药监机构尚未批准任何干细胞产品上市。

2. 我国干细胞监管存在的问题

从以上数据可以看出，我国到目前为止经规范化路径进入临床的研究项目共 18 项，其中 13 项为近期批准的“临床研究”备案项目，5 项为 2012 年前批准的“临床试验”注册项目。这些数字与美国等干细胞临床研究发展迅速的国家数百计的临床研究项目相比反差巨大。此外，尽管我国研发者或研发机构在 www.clinicaltrials.gov 登记了大量的研究项目，但所登记信息难以评估，而且相关项目几乎均非国家监管机构正式备案或注册的项目，此情况与美国等国家所登记的临床研究项目几乎都是经监管机构（如美国 FDA）备案或批准的情况相比，形成了巨大的反差。以上两种现象均与我国规范化管理或监管体系存在的问题直接相关。

应该说，我国监管体系的问题反映在“法规-监管-指导原则”整个框架的各个层面。以往相当长一段时间，我国干细胞领域对干细胞应具有的质量属性和监管属性缺乏正确认识，监管者对干细胞所具有的药品、生物技术产品的质量属性及监管属性始终未形成明确的共识，因此始终未能通过立法明确提出干细胞产品的法规性质。由此产生的结果是，一切未经法规要求所形成的监管措施很难具备法理上的合理性。

我国于 2012 年开始制定《管理办法》前，不同部门在干细胞监管行政职责上并不清晰，而国际上在干细胞等所有细胞产品的监管职责主要是由国家或地区的药品监管机构（或卫生部门内部的药品监管部门）承担。没有清晰的监管行政职责划分，就不可能制定和实施有效的监管措施。2012 年以后形成了以国家食药监总局和卫生计生委共同治理“干细胞乱象”和共同管理“临床研究”，实际上一定程度地改善了监管职责不清的现状。而 2017 年底由国家食药监局出台的《评价指导原则》则标志着所有细胞产品“临床试验”的监管由国家食药监总局负责，并预示着我国在针对干细胞监管机制、形式及内容上逐渐形成了一种“类双轨制”模式。

在“监管”层面上，我国已有的“监管”文件和管理措施中，如《中华人民共和国药典》和《生物制品管理制度》等，目前还缺乏适应包括干细胞在内的治疗性细胞产品的内容。应该说，《管理办法》具有一定的“监管”职能，但就法规-监管体系构成的逻辑性而言，它还不能属于严格意义的“监管”，并且其中的内容与已有的法规及监管体系也缺乏较好的对应性和逻辑关系，未来在实践过程中还需不断完善。

在“指导原则”层面上，我国只有 2003 年的《人体细胞治疗研究和制剂质量控制技术指导原则》和 2015 年出台的《干细胞制剂质量控制及临床前研究指导原则（试行）》具有细胞产品“指导原则”的性质。而就其内容和从整个“指导原则”产生规律看，它们仍属于概括性的、初级的，或只针对共性问题的指导原则。其中 2003 版的指导原则，并未强调细胞产品生物学有效性问题，因此还算不上是一个完整的符合细胞产品质量属性及监管属性的“指导原则”。

由于上述各层面的原因，2015 年前我国实际上并未形成具有真正意义的干细胞临床研究管理机制，因此也无法规范性地指导干细胞临床研究审评、审批甚至备案申请。应该说《管理办法》和《评价指导原则》的出台，标志着我国干细胞规范化管理的正式起航。虽然《管理办法》已出台，但它所规定的诸多具体措施才刚刚启动，与之相关的积极意义才逐渐展开，而《评价指导原则》也才刚提出，因此短期内尚无法改变我国临床研究数量过少的现状。不过可以预测，未来数年内随着体系建设和相关管理措施的进一步落实和不断改进，经规范化审评、审批或备案的临床研究项目会有较快增长。

（二）干细胞“临床研究”管理重点和关键措施

1. 管理重点

《管理办法》中明确提出了三个原则性要求：①临床研究应符合《药物临床试验质量管理规范》的要求（即 GCP 原则）（第七条）；②干细胞制剂的制备应符合《药品生产质量管理规范》的基本原则和相关要求（即 GMP 原则）（第十七条）；③按照《干细胞制剂质量控制及临床前研究指导原则（试行）》的要求对干细胞制剂的质量、评价标准和相应的设备设施实施管理（即质量控制原则）（第十七条和第四十条）。这三个原则性要求所对应的管理内容，可基本覆盖干细胞从生产到应用的全过程，因此也是《管理办法》所管理的重点。

除三大原则要求外，《管理办法》中其他的重要规定包括：①所有干细胞研究必须在各地方获批的、具有三甲医院资质的临床机构进行，临床机构为临床研究质量管理的责任主体；②不得向受试者收取临床研究相关费用，不得发布或变相发布干细胞临床研究广告。这些具体的规定，也应是《管理办法》的管理重点。

2. 关键措施

（1）专家委员会及相关工作

为保障上述基本原则和管理规定的有效落实，《管理办法》提出了一个由国家食药监总局和国家卫生计生委共同管理的，以专家委员会为主要保障机制的管理措施，专家委员会分为国家级和地方级专家委员会，由国家或地方（省级）的卫生计生委和食药监局共同组织和领导的伦理委员会和学术委员会组成。两个级别的专家委员会有一定的分工，以确保整个临床研究申报和实施程序的合理性和效率。

国家级专家委员是于 2016 年上半年成立，随后开展了临床研究机构评选，并在过去两年中先后从全国众多的三甲医院中评选出了 102 家机构（第一批 30 家，第二批 72 家），作为干细胞临床研究备案机构。同时，国家级专家委员会先后对全国申报的 21 个干细胞临床研究备案项目进行审核，并从中选出了 12 个备案项目（第一批 7 个，第二批 5 个）。因此，专家委员会成立、机构备案及项目备案审核，是《管理办法》出台后的关键措施。

（2）干细胞质量评价体系的建立和应用

作为《管理办法》核心要求之一，各级专家委员会都必须熟悉《指导原则》内容，便于在临床机构备案及研究项目备案审核时，能够对相关的细胞质量控制能力进行有效评估。

《指导原则》主要是用于指导干细胞质量控制（第二部分）及临床前研究（第三部分），其中质量控制部分中的第三节明确提出了“质量检验”、“放行检验”和“复核检验”这三种质量评价规范。“质量检验”是一种通过对一定数量独立批次的细胞制剂进行综合全面质量分析的规范，用于评价细胞制剂生产工艺的质量和稳定性，但不是用于评价每一生产批次制剂的质量，而对后者的质量评价应由“放行检验”承担。“质量检验”是所有检验规范的基础，是研发者所需具备的核心竞争力。根据《管理办法》的要求，研发者的“质量检验”能力需通过专业细胞质量研究及评价机构以“复核检验”的形式进行质量复核。

为支撑《管理办法》的有效实施，特别是为能够按《管理办法》的要求对申请临床研究的细胞质量进行 “复核检验”，中国食品药品检定研究院细胞资源保藏研究中心（简称中检院细胞中心），作为国家级专业化细胞质量研究、标准研发及质量评价单位，从负责起草《指导原则》之日起，既在各类干细胞产品质量研究的基础上，开始积极主动地建立适用于不同类型干细胞“质量检验”全部关键质量属性的评价体系，并自2013年起陆续为超过30个研发者或研发机构的80个以上不同类型独立批次的干细胞完成了或正在完成“质量检验”工作。这些工作极大地帮助了机构和项目备案工作。通过这一形式，中检院细胞中心在积极支撑《管理办法》有效实施的同时，实际上是在现阶段国内干细胞研发者整体质量控制能力较低的情况下，为研发者或机构承担起了“质量检验”工作。可以说，在国家层面上主动地建立了针对不同类型干细胞质量评价体系的工作，是《管理办法》出台前后最为重要和明确落实的措施之一，该措施在极大地推动了我国干细胞标准化工作的同时，也有力地支撑了《管理办法》的有效实施。

（三）《管理办法》出台的作用及意义

《管理办法》和与之配套的《指导原则》是我国历史上第一个针对干细胞临床应用的管理办法，因此具有重要的历史意义。其作用和意义应该是三个层面的，即治理“干细胞乱象”、形成规范化管理和推动干细胞产品研发及产业发展。

就治理“干细胞乱象”而言，《管理办法》的目的是通过制定、实施规范管理抑制“干细胞乱象”，并将未经管理或非规范的临床应用向规范化临床研究疏导。应该说，尽管由于种种原因，国家目前仍处在干细胞规范化管理的初期阶段，尚无法评估“干细胞乱象”治理成果，但《管理办法》已经在深刻地影响着相关从业者的思想意识和研发理念，并在逐渐展示其治理和疏导“干细胞乱象”的作用和意义。

就形成规范化管理而言，从过去两年国家积极实施《管理办法》的成效可以看出，除国家层面的各项重要措施外，大量的干细胞从业者已开始认真思考并逐渐遵循《管理办法》的要求，建立符合GMP原则的制备中心，认真开启符合“质量检验”规范的质量控制工作，和积极按照《管理办法》要求申报研究机构和申请临床研究项目备案。其中，《指导原则》所提出的质量要求和评价规范对建立规范化管理起到了核心支撑作用。受此鼓舞，不同的干细胞专业学会、行业协会也开始在行业内部制定符合《管理办法》和《指导原则》要求的、自律性的细胞生产、制备及应用规范、共识或标准。

就终极目的而言，治理“干细胞乱象”、规范化管理和推动临床研究是促进相关产品或技术研发及相关产业发展。在这方面，《管理办法》的一些具体表述也涵盖了这一目的。例如，《管理办法》第 53 条指出：本办法不适用于按药品申报的干细胞临床试验。依据本办法开展干细胞临床研究后，如申请药品注册临床试验，可将已获得的临床研究结果作为技术性申报资料提交并用于药品评价。这里强调了《管理办法》所规范的不是以药品注册为主要形式的干细胞“临床试验”，但对其有支持和参考作用。

这种表述是以《管理办法》所代表的“临床研究”管理模式，对干细胞产品研发及产业具有巨大创新作用和意义的重要依据。新管理模式的本质，是以合理性的简化程序和要求，允许临床前研究已初步显示有安全性和有效性证据的研究项目，尽快进入临床研究阶段，进而在临床研究阶段迅速获得其安全性和有效性证据。因此其创新性就在于，在我国现阶段服务于先进生物医药技术研发的监管体系尚不健全的情况下，另寻新的管理机制，以避免传统药品注册申报机制对新产品新技术研发可能形成的难以逾越的障碍，这也应被看作是通过机制创新促进研发创新和产业发展的具体事例。然而这种简化的管理模式不太可能为新药或新技术注册申报提供充分依据，但可为进一步严格的新药“临床试验”或审评提供重要参考或新的研究思路。

如果没有《管理办法》所提出的“临床研究”模式，而只存在严格的“临床试验”模式，则我国在现阶段整个监管体系各个层面均存在显著不足的情况下，很难推动干细胞研究走向临床。因此，新的管理模式是对严格的“临床试验”模式的突破和补充，但该模式又必须以“临床试验”模式为保障，并因此才具有合理性和创新性意义。

令人鼓舞的是，国家食药监总局已于 2017 年底正式推出了《评价指导原则》，明确了未来包括干细胞在内的所有细胞治疗产品均可遵循药品注册的研发路径，即“临床试验”模式，因此可与《管理办法》所代表的“临床研究”模式相对应。如果把“临床试验”模式理解为“传统模式”，则“临床研究”模式则应被看作是“创新模式”，其模式代表着我国乃至国际上一种管理机制的创新，并通过这种机制创新加快临床研究速度，进而推动细胞药物的研发创新。应该说，这种以两个管理模式并存的“类双轨制”机制（双轨分别为“临床研究”和“临床试验”），符合细胞产品的特殊性和我国细胞产品监管的国情。

然而，未来在“类双轨制”执行过程中，管理者和研发者如何充分理解“类双轨制”中两种管理模式的相互关系，是决定其能否形成适合我国细胞产品研发“创新模式”的关键因素，也是未来决定我国干细胞监管效率和产业发展的重要因素。

此外，虽然《管理办法》是为管理干细胞临床研究而制定的，但它的管理理念、作用及意义，应适用于所有治疗性细胞产品。所有细胞产品在质量属性上均具有相似的多样性、变异性和复杂性，在无规范化管理时都会发生不同程度的“乱象”。如“干细胞乱象”和“免疫细胞乱象”（以“魏则西事件”为代表），这两种“乱象”有着缺乏规范化管理这种本质上的相同性。因此《管理办法》和“类双轨制”思路应对所有其他类型的细胞治疗具有借鉴意义。

（四）《管理办法》仍需解决的问题和未来发展方向

未来在依据《管理办法》解决问题、改进工作和制定新的发展方向时，应始终把握上述三大管理原则，即GCP原则、GMP原则和质量控制原则。最近两年的实践所揭示出的问题，多为GMP原则和质量控制原则相关问题。目前所有临床研究备案项目尚处在初期阶段，尚未暴露出明显的GCP原则相关问题。以下只重点讨论GMP原则和质量控制原则所需解决的问题和发展方向。

在GMP原则相关问题上，由于目前国际上尚无明确的细胞产品GMP标准，研发者只能依据生物制品GMP基本原则和理念，建立各自细胞制剂GMP质量保障体系。在这过程中有对GMP原则和理念理解不到位的问题，包括硬件和软件建设问题。未来随着资金投入的不断加大和设计能力不断提高，与GMP相关的硬件建设水平会越来越高，但对GMP质量保障体系全要素系统化管理理念的理解和执行是否到位，仍是未来需要重点管理和解决的问题。此外，未来细胞治疗行业应与国家管理部门共同努力制定符合细胞制品的GMP标准。

在质量控制相关问题上，目前所反映的情况是多方面的。首先，许多研发者对不同形式的细胞检验规范在整个管理要求中的重要性理解不足。这些检验规范应被理解为现阶段在整个质量保障体系尚无评估标准的情况下，只能依赖工艺质量检验规范（即“质量检验”）对研发者产品工艺质量水平进行基本判断，以初步达到评价其产品质量控制能力的目的。用于工艺质量判断的“质量检验”，综合了传统“药学”的各代表性要素，因此具有充分的科学性和合理性，并且从其技术和内容上都应视为基本要求，其所体现的能力应是任何具有一定细胞生物学研究和细胞产品研发经验的从业者都能达到的。但从机构和项目备案申报中可以看出，几乎所有研发者和机构都不同程度地对《管理办法》所提出的质量要求缺乏合理的认识。绝大多数备案项目都不同程度地缺少《管理办法》所要求的“质量检验”的内容，这在一定程度上反映出了我国研发者和研发机构缺乏在细胞产品质量控制方面的意识和能力。因此，未来在提升工艺验证能力方面，仍需付出艰苦的努力，这对保障我国干细胞临床研究的质量和有序发展十分重要。

除GMP原则和质量控制原则相关问题外，临床研究项目启动后最为重要的问题将是GCP原则相关问题，它是决定临床研究真实性和质量的关键，也是影响细胞产品研发和产业发展成败的关键。未来可根据实践经验，制定针对细胞产品的GCP准则或规范。

除上述具体问题和发展方向外，如何使《管理办法》所蕴含的创新效应最大化，应是未来的重大关切内容。研发者和管理者都应认真理解“传统模式”和“创新模式”的动态关系，这种关系可主要体现为，在特定时间框架内，后者为前者提供“思路”，而前者对后者提供的“思路”进行“验证”，在研究进程中前者会对后者提出新“思路”要求，并对后者所提供的新思路进行“再验证”。因此在“类双轨制”中，两种模式都很重要，可相互支持、相互转化。对这一动态关系的充分理解，可帮助管理者制定更加细化的管理机制和措施，以指导研发者根据自身产品的特点和研发阶段，在“类双轨制”中动态地选择不同管理模式所代表的研发路径，并依此制定合理的临床研究方案，以达到研发效率和成果的最大化。对目前国内外针对特定适应证已初具安全性及有效性证据的产品，如用于治疗骨关节疾病和移植物抗宿主病等疾病所使用的“通用型”间充质干细胞，应直接选择“传统模式”而非“创新模式”开展“临床试验”，以使这类细胞产品尽快“新药”审批上市。应鼓励以往缺乏临床验证的产品（或新的制备工艺）、未尝试过又无其他治疗方法的，以及符合重大医疗需求的研究项目选择“创新模式”开展“临床研究”。此外，“类双规制”中的“创新模式”还可与未来国家药品优先审评审批机制（如快速审批、快速通道、创新药或重大突破药物等），和新的审批制度，如条件性批准（conditional approval）、有限获得（limited access）、同情性使用（compassionate use）有机结合，形成真正具有中国特色的、推动包括干细胞在内的细胞产品研发和相关产业发展的创新制度。

总之，自 2015 年起，我国在治理“干细胞乱象”、促进干细胞临床转化、产品研发及产业发展方面，推出了以《管理办法》为代表的“临床研究”管理模式，和以《评价指导原则》为代表的“临床试验”管理模式。“临床研究”管理模式已开始广泛实施，具体表现在 102 家临床研究机构备案和 12 项研究项目备案获批方面。而“临床试验”管理模式也以开始实施，并且已有包括干细胞在内的各种细胞产品研发者在积极准备注册申报由国家食药监总局主导的“临床试验”，但目前相关的信息尚不够清晰。从新的管理政策实践中，的确仍存在许多问题和挑战，但无论如何，新政策的提出标志着我国干细胞临床研究规范化管理正式启动。另外，基于两种管理模式、适合我国国情并具有重要创新意义的“类双规制”机制正在形成。可以预见，不远的将来，经规范化管理的干细胞临床研究数量会快速增加，新的临床研究成果会不断涌现，最终会促进干细胞产品的获批上市，并在广泛满足各类重大医学需求和提高大众健康的同时，促进我国干细胞产业快速发展。

主要参考文献

1. 《干细胞临床研究管理办法(试行)》. 2015 年 7 月 20 日.
2. 《干细胞制剂质量控制及临床前研究指导原则(试行)》. 2015 年 8 月 21 日.
3. 《细胞制品研究与评价技术指导原则(征求意见稿)》, 2016 年 12 月 17 日.
4. ISSCR, Guidelines for the Clinical Translation of Stem Cells. 2008 (http://www.isscr.org/docs/default-source/guidelines/isscr-guidelines-for-stem-cell-research-and-clinical-translation.pdf?sfvrsn=2. 2013.6.
5. 袁宝珠.干细胞的“法规—监管—指导原则”体系. 生命科学, 2016(8): 949-957.
6. 袁宝珠.干细胞研究产业发展及监管科学现状. 中国药事, 2014(12): 1380-1384.
7. 袁宝珠. 中国干细胞临床研究、监管体系的现状及“十三五”期间的战略考虑. 见付小兵,《再生医学转化与应用》. 北京: 人民卫生出版社, 2016. 609-622.
8. 袁宝珠.《干细胞临床研究管理办法(试行)》中的“质量检验”. 深圳: 中国生物制品学年会, 2015.
9. 袁宝珠. 不同管理模式下干细胞产品的质量要求. 成都, 中国生物制品年会, 2017.
10. Ringden O, Keating A. Mesenchymal stromal cells as treatment for chronic GVHD. Bone Marrow Transplant, 2011. 46(2): 163-164.
11. Pileggi A.Mesenchymal stem cells for the treatment of diabetes. Diabetes, 2012. 61(6): 1355-1356.
12. Jorgensen C, Noel D. Mesenchymal stem cells in osteoarticular diseases. Regen Med, 2011. 6(6 Suppl): 44-51.
13. 袁宝珠. 治疗性干细胞产品的相关风险因素. 中国生物制品学杂志, 2013(5): 736-739.
14. Yuan B Z, Wang J. The regulatory sciences for stem cell-based medicinal products. Front Med, 2014. 8(2): 190-200.

15. Yuan BZ. Establishing a quality control system for stem cell-based medicinal products in China. Tissue Eng Part A. 2015. 21(23-24): 2783-2790.

16. US FDA. Chemistry Manufacturing and Controls (CMC) Guidances. https://www.fda.gov/AnimalVeterinary/GuidanceComplianceEnforcement/GuidanceforIndustry/ucm123635.htm. 2015.6.

三、中国医学科技人才发展现状

医学科技人才发展现状

杜然然 魏晓瑶 张 冉
中国医学科学院医学信息研究所

目前，我国医学科技的某些重要领域已跻身世界先进行列，一些前沿方向开始进入“并行”、“领跑”新阶段，但医学科技创新的整体能力和发展水平与满足人民群众健康及国家战略需求相比仍有不小差距，而医学人才作为科技创新的第一资源，可以充分发挥其科技创新作用，着力提升自主创新能力，着力激发创新创业活力，着力推动成果转移转化应用，支撑“健康中国”目标的实现。因此不断完善医学人才队伍建设，逐步加强高层次人才引进，改革人才培养使用机制，充分体现智力劳动价值，着力激发和调动医学领域科技创新人才的活力和潜能，可以显著增强医学科技对推进健康中国建设的引领和支撑能力。

医学人才是科技创新的核心，高层次医学人才更是医学科技创新与进步的引领者。目前，国家、各地和各机构都高度重视医学科技创新，积极加强高层次人才队伍建设。不断完善医、产、学、研协同创新研究模式；认真开展突出贡献中青年专家选拔工作，培养造就一批高素质的中青年学术带头人；积极推动新型医学智库建设，注重综合性医学智库和专业化医学智库的结合，鼓励充分发挥相关高校和科研院所医学智库的作用，支持医药卫生行业民间智库发展。

（一）国家不断加强高层次医学人才队伍建设，提升医学科技发展水平

为贯彻“创新是引领科技发展的第一动力”的理念，面向国家重大需求，2017 年新增中国工程院院士总共 67 人，其中医药卫生学部 7 人；新增中国科学院院士 61 人，生命科学和医学学部 13 人，其中医学领域 6 人。此外，国家高度注重各类高层次医学人才的引进、培养和激励措施，多措并举，通过布局“国医大师”、“杰出青年基金”、“千人计划”、“万人计划”、政府特殊津贴、“白求恩奖章”、国家“百千万工程”、国际知名奖项、其他国家或省部级奖励、“国家卫生计生突出贡献中青年专家”等高层次人才项目，不断推动医学科技创新发展。

1. 高度注重高层次医学人才引进，不断增添医学科技创新活力

为加大对高层次留学回国人才的支持力度，围绕国家发展战略目标，通过实施海外

高层次人才引进计划（简称“千人计划”），重点引进一批高层次创新创业人才。截至目前，“千人计划”已引进海外高层次人才 7000 余名，在科技创新发展等方面发挥着重要作用。为进一步规范国家“千人计划”的实施工作，完善统分结合、分工协作的工作机制，优化项目结构，提升工作科学化规范化制度化水平，中央人才工作协调小组于 2017 年 2 月正式印发了《国家海外高层次人才引进计划管理办法》《国家高层次人才特殊支持计划管理办法》，推动 2017 年“千人计划”更加有序开展。海外高层次人才引进工作专项办公室公布的第十四批国家“千人计划”青年项目拟入选人员名单显示，共有 630 人通过终审，拟予引进。其中从事医学领域的人才共计 61 人，占比为 9.7%。第十四批国家“千人计划”创业人才项目拟入选人员名单显示，共有 41 人通过终身，其中从事生物医药领域的人才共计 13 人，占比达到 32%。

2. 逐步推进医学项目人才培养，进一步提高医学科研能力

以聚焦世界科技前沿，强化基础研究，实现前瞻性基础研究，引领性原创成果重大突破为发展方向，国家自然科学基金委员会不断加强医学科研项目支持力度，更好地为医学科技创新发展提供支撑。2016 年国家自然科学基金面上项目按负责人专业技术职务统计共资助 16 937 人，其中医学科学部项目负责人共计 4102 人（占比 24.22%），按专业技术职务划分，教授 2390 人（占比 58.26%）、副教授 1376 人（占比 33.54%）、高工 2 人（占比 0.05%）、讲师 323 人（占比 7.87%）、助教 11 人（占比 0.27%）。学位构成为博士 3775 人（占比 92.03%）、硕士 261 人（占比 6.36%）、学士 62 人（占比 1.51%），其他 4 人（占比 0.10%）。2017 年国家自然科学基金面上项目按负责人专业技术职务统计共资助 18136 人，其中医学科学部项目负责人共计 4455 人（占比 24.56%），按专业技术职务划分，教授 2619 人（占比 58.79%）、副教授 1492 人（占比 33.49%）、高工 6 人（占比 0.135%）、讲师 330 人（占比 7.41%）、助教 8 人（占比 0.18%）。按学位划分，博士 4137 人（占比 92.86%）、硕士 254 人（占比 5.70%）、学士 61 人（占比 1.37%）、其他 3 人（占比 0.07%）。与 2016 年相比，医学科学部项目负责人增加 353 人，占比也有一定的提高（图 1、图 2）。

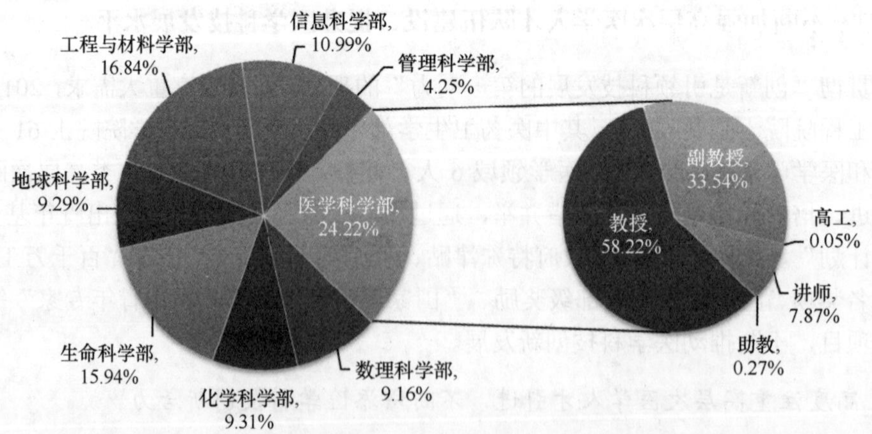

图 1 2016 年国家自然科学基金面上项目分布

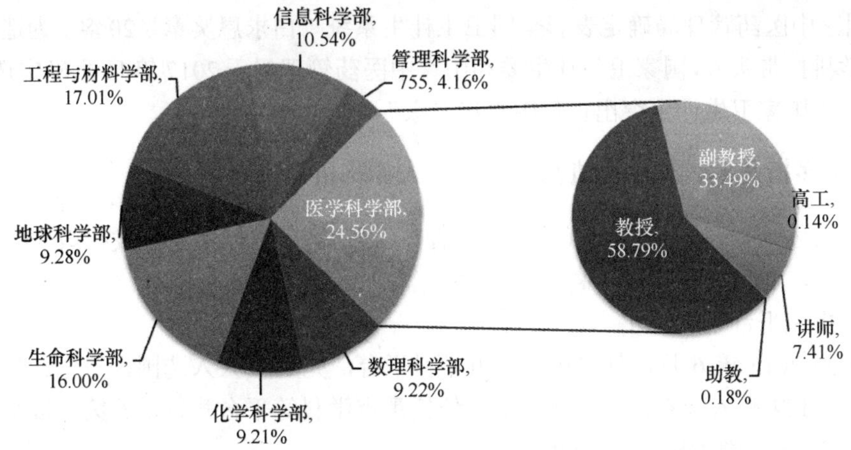

图 2 2017 年国家自然科学基金面上项目分布

为更好地提高未来科技竞争力，科学基金通过资助人才项目系列，着力支持年轻学者独立主持科研项目，培养青年优秀学术骨干，造就领军人才和拔尖人才。2017 年度国家杰出青年科学基金建议资助项目负责人共 200 人，其中医学研究方向共计 52 人，较 2016 年增加了 8 人。

3. 不断建设高水平人才队伍，逐步培育医学学科创新团队

以拔尖创新人才为核心，教育部通过实施创新团队发展计划，对从事国家重点发展领域或国际重大科学与技术前沿研究的优秀创新团队给予重点资助。每年遴选支持 60 个创新团队，资助期限为 3 年，每个创新团队资助经费合计 300 万元。在资助期内，遴选部分创新团队成员赴国外高水平大学进行合作研究。2016 年，教育部对 72 个创新团队给予资金支持，其中医学方向的团队共计 16 支，占比 22.2%。为进一步支持优秀创新团队，持续提升创新能力，孕育重大创新成果，支撑一流学科建设，经有关高校推荐和专家评审，教育部 2017 年将对 113 个建设成效显著的教育部创新团队给予滚动支持，其中医学方向的团队共 13 个，占比 11.5%。

4. 持续加大人才激励力度，着力增强科技创新动力

国家通过设立多种医学人才激励奖项，不断推动医学科技快速发展。例如，为进一步加强高等学校高层次人才队伍建设，吸引和培养造就一批具有国际影响的学科领军人才，教育部自从 2011 年起，实施新的“长江学者奖励计划”，由中央财政专项支持高等学校聘任长江学者特聘教授、讲座教授。2017 年 4 月，教育部公布 2016 年度“长江学者奖励计划”，共有 440 人当选长江学者，其中特聘教授（159 人）、讲座教授（52 人）、青年学者（229 人），根据所从事的研究领域划分，涉及医学领域的特聘教授、讲座教授、青年学者占比均在 10%左右。为培养新一代名中医，特别是名医大家的辈出，促进中医药事业的健康发展，2017 年 4 月，国家人力资源社会保障部、国家卫生计生委、国家中医药管理局，拟授予 30 人“国医大师”荣誉称号，100 人全国名中医荣誉称号。为更好地激励全国卫生系统模范个人，2017 年 8 月，人力资源社会保障部、国家卫生计

生委、国家中医药管理局确定表彰全国卫生计生系统“白求恩奖章”20名。为造就高素质的医学科技带头人，国家卫生计生委和国家中医药管理局于2017年11月确定选拔118位第八届“国家卫生计生突出贡献中青年专家”。

（二）各地多措并举，有序推进高层次医学人才队伍建设

根据人才规划监测评估调查，我国各省（自治区、直辖市）也发挥政府引导作用和资源优势，加强学科建设和高层次人才工作。

（1）搭建平台吸引人才

截止到2015年6月，甘肃搭建重点学科平台，先后8人入选国家卫生计生委突出贡献专家、124人入选省领军人才；浙江依托重点学科等平台建设培养第五批全国老中医药专家35人，学术传承人70人。

（2）设立项目吸引人才

黑龙江启动“优秀创新人才支持计划”，支持各类人才174人；湖南实施“225”工程，确定255名培养对象，安排专项经费1300万元；宁夏每两年选拔30名左右自治区“名中医”、20名左右“塞上名医”；云南“云岭名医”培养工程首批评选30名专家；浙江卫生高层次人才培养工程培养创新人才45人；重庆市启动中青年医学高端后备人才培养项目，正在进行的两批共计培养39名。

（3）多种方式引进人才。

湖南、贵州、宁夏采取柔性引进的方式，聘任各类特聘专家；宁夏聘请23位院士和专家为“自治区政府医学顾问”，建立3个院士工作站；贵州医疗卫生机构与国内外建立研究中心、基地、工作站等共计4所。

（4）制定激励措施，鼓励人才发展

贵州、黑龙江、新疆、云南等对优秀高层次人才给予科研经费支持和个人协议薪酬制。

（5）制定可持续计划，培养人才。

上海市根据《关于开展2017年上海市卫生计生系统优秀学科带头人和优秀青年医学人才培养计划选拔工作的通知》（沪卫计科教〔2017〕10号）要求，确定62人为2017年“百人计划”培养对象，81人为2017年“优青计划”培养对象，计划对象培养周期为2017年7月至2020年6月，力争出人才、出成果、出成效。

（三）各机构引育兼顾，不断提升高层次医学人才队伍发展水平

各高校和研究机构也通过各种有效措施引进、培养和激励高层次医学人才。例如，中国医学科学院/北京协和医学院实施了《“高端科技人才引进”专项支持计划》和《“高端科技人才”专项支持计划》，制订优秀人才可持续发展的培养和支持体系，努力营造“引得进、留得住、长得好”的人才发展环境。2017年院校新当选中科院院士1人、“长江学者”1人、“千人计划”4人、突出贡献专家7人、国家“百千万工程”4人等。通过在哈佛大学、美国国立卫生研究院等地的多次宣讲，中国医学科学院/北京协和医学院良好的人才政策和事业平台也吸引了大量海外人才关注。

北京大学医学部按照“人才强校”的战略，依托国家各类人才计划，以高层次人才和优秀青年人才为重要抓手，结合医学部的实际，不断加大海内外高层次人才引进和培养力度，先后出台《北京大学医学部人才引进和支持计划的实施方案（试行）》、《北京大学医学部优秀青年人才引进支持计划实施方案》、《北京大学医学部优秀人才奖励计划》、《北京大学医学部优秀人才引进与支持计划实施办法》等一系列人才支持和奖励政策，积极给予优秀人才更多的激励支持，全面带动医学学科建设稳步向前发展。

为提升医学科研能力水平，复旦大学上海医学院注重高层次人才引进，结合“人才30条”的要求，落实学校“卓越2025人才计划”，利用学校“千人计划”、“人才评价、激励、流动以及成果转化”和“优化人才配套服务”等落地优惠政策，聚集在科技前沿具有国际视野和能力的领军人才，尤其是中青年科技创新人才和创新团队。于2017年，共引进各类医学人才39人，还引进了在医学领域具有国际声望的名誉教授3人、顾问教授3人。同时以组织和推动国家重大科研项目为导向，完善阶梯式人才培育体系，在专业技术职务评聘方面，多路径采用学校试行的“青年杰出人才正高级职务聘任办法”，以及人才评价制度的改革措施，促进青年优秀人才脱颖而出。2017年，医学学科领域1人当选中国科学院院士，8人入选国家“青年千人计划”，1人入选国家“千人计划”，3人入选国家“万人计划领军人才”，2人入选上海市“千人计划”。

四川华西医院根据《四川省人才工作领导小组办公室关于发放2016年度高层次人才岗位激励资金的通知》，开展2017年度四川省高层次人才岗位激励资金申领工作，分别对三类高层次医学人才发放岗位激励资金激励高层次科研人员。

为凝聚高层次优秀人才，中国科学院于1994年正式启动“百人计划”，不断加大自身人才引进培养力度。其中，上海药物研究所、广州生物医药与健康研究院作为中国科学院医学研究机构，截至目前已分别有38人、19人入选“百人计划”行列。

（四）医学人才培养体系不断优化，助力医学科技发展

医学人才培养政策扶持力度不断加强。2017年1月，国家卫生计生委发布《“十三五”全国卫生计生人才发展规划》，提出进一步深化医学教育综合改革，创新教育培养机制，提高人才培养质量，强化各类卫生计生人才在岗培训，提高技术水平和服务能力，满足快速增长的医疗卫生服务需求。同时，更加注重一流创新人才培养，提高医学科技创新能力。为加强医学人才培养，提高医疗卫生服务水平，提高医学科技创新能力，2017年7月国务院办公厅印发《关于深化医教协同进一步推进医学教育改革与发展的意见》提出深化院校医学教育改革，积极探索基础宽厚、临床综合能力强的复合型高层次医学人才培养模式和支撑机制，实施中医药传承与创新“百千万”人才工程（岐黄工程），加快推进中医药高层次人才培养，创新人才使用机制，落实公立医院用人自主权，对急需引进的高层次人才可由医院采取考察的方式予以公开招聘。

院校医学教育人才培养不断完善。医教协同深化医学人才培养改革，推进高等医学院校共建，进一步规范医学类专业办学和学制。2016年，普通高等学校和中等职业学校共招收77.2万名医学生，较2015年增长8.6%，而中等职业学校共招收40.3万名医学生，较2015年减少了13.9%（表1），可以看出，国家对高等学校的医学生招生力度逐渐加大。

表 1 医学类专业招生和毕业生情况（人）

类别	2015 年/人	2016 年/人	增长率/%
普通高等学校招生数	711 562	772 408	8.6%
中等职业学校招生数	468 240	403 283	−13.9%
普通高等学校毕业生数	629 135	671 910	6.8%
中等职业学校毕业生数	460 809	404 121	−12.3%

数据来源：2017 年《中国卫生和计划生育统计年鉴》

毕业后医学教育稳步推进。全面推进住院医师规范化培训，开展专科医师规范化培训试点。建立国家统一的住院医师规范化培训制度，对招收对象、培养模式、培训基地、培训内容和考核认证等做了规范的制度性安排，并开始实施；制定了《住院医师规范化培训招收实施办法（试行）》和《住院医师规范化培训考核实施办法（试行）》。

继续医学教育不断强化，终身教育学习体系逐步健全。《关于深化医教协同进一步推进医学教育改革与发展的意见》指出，将继续医学教育合格作为医疗卫生人员岗位聘用和定期考核的重要依据，作为聘任专业技术职务或申报评定上一级资格的重要条件。同时推进继续医学教育第三方评估。2017 年第一批国家级继续医学教育项目 11 971 项（含备案项目 1361 项），2017 年第二批国家级继续医学教育项目共 4982 项和国家级继续医学教育基地项目 450 项，共计 5432 项。比 2016 年国家级继续医学教育项目增加 1483 项，其中国家级继续医学教育基地项目增加 59 项。可以看出，继续医学教育的开展为提高医务人员的业务水平和科研能力提供了一定保障。

主要参考文献

1. 科学网,我国出台国家“千人计划”“万人计划”管理办法[EB\OL].http://news.sciencenet.cn/htmlnews/2017/4/373719.shtm.
2. 中共中央组织部关于印发《国家海外高层次人才引进计划管理办法》《国家高层次人才特殊支持计划管理办法》的通知(组通字[2017]9 号[EB\OL].http://huli.gyctcm.edu.cn/info/1026/2970.htm.
3. 中国人才网. 第十四批国家“千人计划”青年项目拟入选人员公示[EB\OL].http://rencai.people.com.cn/n1/2017/1204/c244800-29684895.html.
4. 中国人才网.第十四批国家“千人计划”创业人才项目拟入选人员公示[EB\OL].encai.people.com.cn/n1/2017/1204/c244800-29684896html.
5. 中华中国医学会,关于对国医大师、全国名中医拟表彰人选进行公示的公告[EB\OL]. http://www.cacm.org.cn/zhzyyxh /hangyeyaowen/201704/aea740fa078548efa0ddc1a869c2d6e1.shtml.
6. 国家卫生计生委人事司，全国卫生计生系统先进集体、先进工作者和劳动模范及“白求恩奖章”获得者拟表彰对象公示[EB\OL].http://www.nhfpc.gov.cn/renshi/s7771/201707/d4f345cdb5d1429dab341d376887f7e4.shtml.
7. 国家卫生计生委人事司,关于第八届国家卫生计生突出贡献中青年专家选拔结果的通知[EB\OL].http://www.nhfpc.gov.cn/renshi/s7753/201711/7852b9ba49814acfac727739ee2c2faf.shtml.
8. 中国医学科学院/北京协和医学院，院校新闻[EB\OL].http://www.pumc.edu.cn/blog/.
9. 北京大学医学部，北京大学医学部人才队伍建设状况(2012 年-2017 年)[EB/OL].http://www.bjmu. edu.cn/xxdt/192475.htm.
10. 复旦大学，复旦医科人才队伍建设成效显著[EB/OL].http://news.fudan.edu.cn/2018/0104/45191.html.
11. 四川大学华西医院，关于发放 2016 年度高层次人才岗位激励资金的通知[EB/OL].http://www.cd120.com/

htmlnewsyuannatongzhi/75369.jhtml
12. 中国科学院上海药物研究所，百人计划[EB/OL]. http://www.simm.cas.cn/rcjy/brjh/.
13. 中国科学院广州生物医药与健康研究院，百人计划[EB/OL].http://www.gibh.cas.cn/rcjy/tpzj/.
14. 国家卫生计生委科技教育司，关于公布 2017 年第二批国家级继续医学教育项目和国家级继续医学教育基地项目的通知[EB/OL]. http://www.moh.gov.cn/qjjys/s7949/201705/6e51b79b7beb4ba5a9f250c5108de83d.shtml.

四、健康水平现状分析

典型国家健康水平横向对比评价

杨功焕
中国医学科学院基础医学研究所

2016 年，《柳叶刀》杂志刊发了美国华盛顿大学研究成果，研究人员评估了可持续发展目标（SDG）健康相关指标实施进展，对全球健康状况进行排名，提出了“最健康国家和地区”。中国排名第 92 位，引起广泛关注。

如何测量人群健康状况？在评价国家健康水平的方法学和指标方面有哪些进展？中国在世界范围的健康排名究竟处在什么位置？其变化趋势如何？改善中国人群健康要从哪些方面入手？

（一）与健康有关的可持续发展目标的评价

1. 测量健康相关可持续发展目标进程的方法和指标

《柳叶刀》杂志发表的《对 188 个国家和地区与健康相关的可持续发展目标的测量：来自 2015 年疾病负担研究的基线分析》一文，是利用“全球疾病负担 2015”（GBD2015）数据开展的系列研究之一。基于可持续性发展目标中健康相关指标，建立评估框架，利用 GBD 数据开展 SDG 实现进程评估，是相关研究领域的重要探索。该研究系统评估了 188 个国家、47 项健康相关 SDG 指标中的 33 个指标的执行情况。评估纳入的 33 项 SDG 指标，不仅包括“可持续发展目标 3”的指标，还涵盖了降低营养不良、儿童发育迟缓发病率，降低暴力、特别针对妇女和儿童暴力的发生率，降低致命和非致命工伤事故率等；也包括干预措施类指标，人人普遍和公平获得安全和负担得起的饮用水，降低按人口权重计算的城市微粒物质（例如 $PM_{2.5}$ 和 PM_{10}）年度均值，增加人人享有适当和公平的环境卫生和个人卫生的比例，获得可负担、可靠的现代能源服务的比例，增强贫困人口抵御和适应气候灾害及自然灾害的能力等。GBD2015 对 33 项与健康相关的 SDG 指标提出了独立的、标准化的估计，每一项指标均按 0（执行最差），100（执行最好）赋值，并且将这 33 项与健康相关的 SDG 指标，按照目标进行赋值，计算几何均数，求得 SDG 综合指标值，并分析与社会人口指标（SDI）的关系。SDI 是根据人均收入、教育水平、总和生育率综合而成。中国的 SDG 综合指标得分名列第 92 位。

健康相关 SDG 综合指标是一个集大成的指标，是评价可持续性发展目标进程的工作指标；这个指标和健康期望寿命密切相关（r^2=0.86），即健康相关 SDG 指标执行得好，健康期望寿命可能增加。

2. 对 188 个国家和地区与健康相关的 SDG 目标的测量结果

GBD2015 对 188 个国家和地区健康相关 SDG 指标的中位数为 59.3%（95%UI：56.8%～61.8%）。33 个指标的好坏，决定了国家和地区的排名，执行得好，排名靠前，无论排名在前面还是后面，每个国家都有各自独特的健康问题和绩效执行方面的不足。例如，SDI 排名第 7 位和第 9 位的西班牙和加拿大，在 2~4 岁儿童超重方面，SDG 得分仅为百分制的 33 分和 34 分。排名第 27 位的日本，最主要的问题是灾害应对能力低，以及自杀情况严重。而排名第 28 位的美国，在灾害预防、母婴疾病预防、HIV、自杀和家庭暴力方面都存在较大的改进空间。

中国排名第 92 位，总的健康相关 SDG 得分为 60 分，与 188 个国家和地区的 SDG 指标的中位数类似。根据报告显示的地理分布，中国和蒙古、越南、泰国、印度尼西亚、菲律宾等亚洲国家，南美的巴西、委内瑞拉、哥伦比亚，以及东欧的哈萨克斯坦、土耳其等 30 多个国家类似，均处于中等水平；188 个国家中，排名前 75 名的国家和地区，除了位于北美、西欧和北欧等工业化国家外，日本、韩国、新加坡、墨西哥等都位列其中；另外 75 个国家和地区，属于 SDG 得分低于 55.7 分的，包括俄罗斯、印度、尼泊尔、孟加拉国、巴基斯坦，以及南非等大多数非洲国家。

33 项指标中，中国得分最差的指标，是按人口权重计算的城市微粒物质（$PM_{2.5}$ 和 PM_{10}）年度均值，得分只有 25 分，在 188 个国家中，属于最差的类别。得分 50 分以下的，还有不安全厕所（38 分）、自然灾害的标化死亡率（39 分）、乙肝标化发病率（40 分）、职业伤害（死亡和患病（43 分）、结核标化发病率（45 分）、HIV 标化发病率（46 分）和道路交通伤害（49 分）。对于中国来说，这 8 项是实现 SDG 需要改进的重点健康问题。关于烟草流行率，尽管这项指标得分为 52 分，但事实上，由于中国女性吸烟率很低，所以排除此因素，中国是烟草控制执行最差的国家之一。

由于健康相关 SDG 指标和 SDI 高度相关（r^2=0.88），反过来根据 SDI 指标，可以得到预期的 SDG 指标得分。实际观察到的健康相关 SDG 水平减去根据 SDI 预测的健康相关 SDG 水平，可以看出实际观察到的健康相关 SDG 水平的执行情况的差异。结果大于 0，则证明实际执行优于预期水平，而小于 0，则低于预期水平。

总体来说，中国人的健康相关 SDG 执行处于全球中等水平，相对于中国的发展水平，执行情况略优于预期水平。

（二）健康期望寿命

1. 健康期望寿命的意义、用途与测量方法

健康相关 SDG 指标不是一个经典的评价人群健康的指标，评价国家健康水平的综合指标是出生期望寿命和健康期望寿命。出生期望寿命（life expectancy at birth），通常指在同一年代出生的孩子，如果出生年代的死亡率维持不变，这一队列人群平均存活的年数，该指标提供了当年人口的总体死亡情况，是一个最基本的考察人群健康的指标。这项指标的获得，来自于寿命表（life table）计算的结果，即根据特定人群的年龄组死

亡率编制，计算出这一代人在不同年龄组的死亡概率、死亡人数、尚存人数和期望寿命等指标。平均预期寿命既能综合反映各年龄组的死亡率水平，又能以预期寿命的长短从正面说明人群的健康水平，是评价不同国家及地区居民健康状况的主要统计指标之一。

随着社会发展，医疗技术的进步，从 20 世纪以来人群死亡率大幅度下降，人们存活的概率越来越大。根据世界卫生组织统计报告，2012 年出生的女性预期可活到 73 岁，男性到 68 岁。比 1990 年出生的孩子的全球平均期望寿命增加了 6 年。但是，随着寿命的延长，老年人口快速增加、生活方式的改变，慢性退行性疾病的快速增加。加上早期诊断增加了疾病的检出率从而增加所查疾病的流行率，且有些疾病只能得到控制，而不能治愈，结果导致慢性病的流行率进一步增加。所以期望寿命延长后，很可能更多的人并不是健康的活着，那么这会给社会增加多大的医疗负担和社会照护成本？健康期望寿命的概念就是在这样的背景被提出的。1965 年，美国国家健康统计中心提出将死亡和患病结合考虑的数学模型，综合考虑疾病的周期、流行水平、严重性及死亡因素，提出构建死亡—患病指数（mortality-morbidity index）。1971 年，Sullivan 提出无伤残期望寿命（expectation of life free of disability）的计算方法，通过扣除寿命表中死亡和失能的影响，并首次发表了人群无伤残状态下的期望寿命。

Sullivan 健康期望寿命的计算，是以寿命表为基础，根据人群不同健康状态，把每个年龄段活着的人，分解为健康和不健康状态。不健康状态（也称为非致死性健康状况，或伤残）的定义，根据疾病或功能失常的年龄别流行率或现患率（这些数据往往通过横断面调查可获得），得到伤残分数，即可计算健康期望寿命。Sullivan 法使用生命表模型提供了把死亡和伤残合并为一个指标的简便方法，很多健康寿命的测算方法都是在 Sullivan 法的基础上发展起来的。

随后，对非致死性健康结局的定义有很多发展，也形成了多种健康期望寿命的计算方法，一些关注功能受限情况，往往通过自我评价完成；一些关注疾病尤其是精神疾病，主要通过调查或测量来确定。定义任何非致死性健康状况是计算健康期望寿命的关键。操作定义必须使结果对解释人群健康状况，促进干预措施的履行或相关政策的制定有意义；其次，关于非致死性人群健康状态的操作定义的分类可以是二分（健康或不健康），也可以是多分（健康、限制活动、卧床或住院），或多种疾病状态，但分类必须对人群的健康状态做到无交叉分类的全覆盖。操作定义应确保技术上可行。

目前，多个国家，尤其是发达国家广泛使用健康寿命描述人群健康状况，评价卫生保健和退休政策的效能。很多国家的研究发现了不同时期健康寿命的变化规律、在不同社会人口特点人群中的分布等，有许多有意义的成果。对健康寿命指标的研究也方兴未艾。

GBD2010 报告的“187 个国家及地区的健康预期寿命：GBD2010 的系统分析”以及 GBD2015 是迄今为止对健康期望寿命（HALE）规模最大的研究，该研究的方法是在 Sullivan 方法的基础上发展起来的。该研究中，死亡数据来自于全球疾病负担研究中得到的不同国家和地区、分性别年龄的死亡数据；对非致死性健康状况的估计在 GBD2010 中，来自于 1160 种非致死性健康状况（sequelae）的流行率，使用这些健康状况合并为 220 种疾病的伤残权重对这些不同的健康状态进行调整，使用 2 万个个体进行 Monte

Carlo 模拟各健康结局共同发生的概率，以进行校正，再计算不同人群各年龄组的非致死性健康状况的整体平均估计值，在此基础上计算 1990 年和 2010 年 187 个国家、不同年龄性别人群的健康期望寿命。GBD2015 又更新了研究结果，利用 2005 年和 2015 年 GBD 研究计算的年龄别死亡率和人均伤残生命损失年（years lived with disability，YLD）估计 HALE。和其他基于 Sullivan 法的研究的最大不同就是对非致死性健康状况是基于多种疾病的患病率来定义的，GBD2010 包括了 289 种疾病，1160 种非致死性健康状况，而 GBD2015 包括了 315 种疾病，2269 种非致死性健康状况。

2. 中国和典型国家健康期望寿命变化的横向对比

对全球不同地区国家健康期望寿命的研究，从更大范围证明了在人类寿命延长的同时，健康寿命的增长速度低于期望寿命的增长速度。换句话说，增长的寿命中，不健康寿命增加的部分大一些，其健康寿命与期望寿命的比略微下降；从 2005 年到 2015 年也略微下降（表 1）。中国人群的健康寿命高于世界平均水平 5 岁左右，中国和全世界人群的健康寿命增长速度是一样的。

表 1 全球不同性别和年龄人群健康期望寿命

年代	年龄组距	男性			女性		
		期望寿命/年	健康寿命/年	健康期望寿命/期望寿命比/%	期望寿命/年	健康寿命/年	健康期望寿命/期望寿命比/%
1990	0-	62.8	54.4	86.6	68.1	57.8	84.88
	65-	13.6	9.6	70.6	16.2	11	67.9
	80-	7.2	2.7	37.5	7.5	2.9	38.67
2010	0-	67.5	58.3	86.4	73.3	61.8	84.31
	65-	15.2	10.5	69.1	18	11.9	66.11
	80-	6.6	2.8	42.4	8.5	3.1	36.47
2005	0-	65.69	57.96	88.2	70.73	61.37	86.8
2015	0-	69.0	60.9	88.2	74.8	64.9	86.7
	65-	15.5	11.9	77.0	18.5	14.2	76.9

注：1990 年和 2010 年为第一次分析，2005 年和 2015 年为第二次分析，两次分析方法略有差异，故结果之间不能简单比较

对于健康寿命来说，最关注的是，随着预期寿命和健康寿命延长，不健康寿命部分相对增加还是减少。参照 SDG 指标处于上中下三类的国家，包括中国在内，共选择 20 个国家观察其在 1990～2010 年的变化。图 1 和图 2 分别列出了人群的健康寿命与期望寿命的比值，以男性人群为例，从图 1 可见，所有预期寿命和健康寿命高的 12 个国家，男性人群随着死亡率下降，预期寿命延长，不健康状态会增加；另外 6 个国家，中国、泰国、墨西哥、越南、哈沙克斯坦和印度，1990～2010 年，随着期望寿命和健康寿命的延长，患病率的下降略快于死亡率的下降。其原因可能是急性疾病，感染性疾病的流行率下降所致。此外，有两个国家，巴西和俄罗斯，虽然这两个国家的预期寿命和健康寿命都处在较低水平，但是依然死亡率下降快于患病率的下降。女性期望寿命和健康寿命均高于男性，健康寿命与预期寿命比值比下降的人群更占多数。

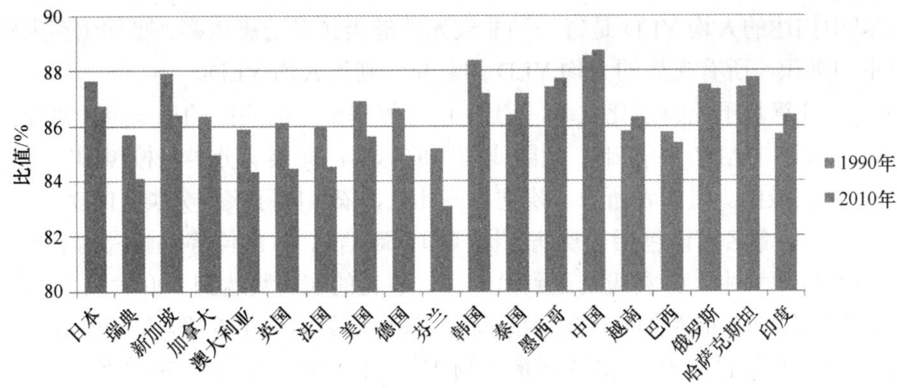

图 1　典型国家和地区 1990 年和 2010 年男性健康寿命和预期寿命的比值

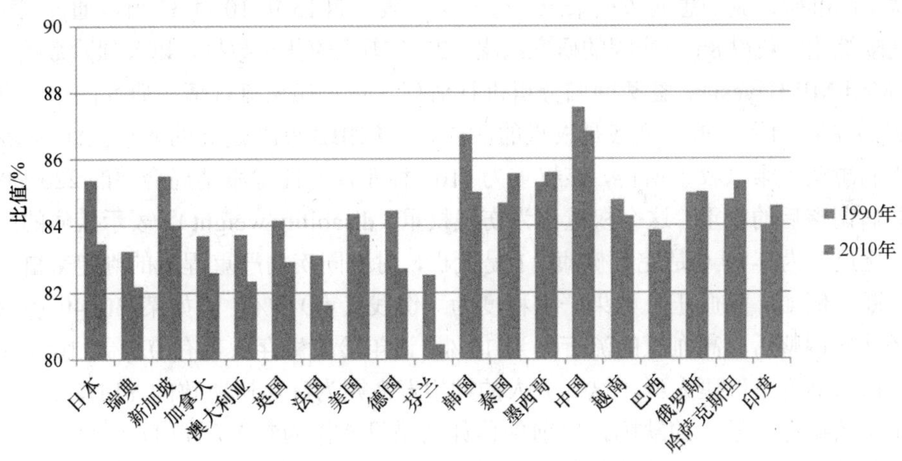

图 2　典型国家和地区 1990 年和 2010 年女性的健康寿命和预期寿命的比值

（三）伤残调整寿命年及其相关指标

1. 伤残调整寿命年的意义和计算方法

伤残调整寿命年（disability-adjusted of life year，DALY）为早逝生命损失年（year of life lost due to premature mortality，YLL）和伤残生命损失年（years lived with disability，YLD）之和。DALY 即为早逝所致的寿命损失，加上非致死性健康状况的生存年数。

YLL 的含义是使用寿命表模型计算期望寿命时，某年龄段的生存人年数和上一年龄段的生存人年数之差，即这个年龄段损失的寿命。从计算尚存人数的公式 $l_{x+n}=l_x\times(1-{}_nq_x)$，很容易推导出，$l_x-l_{x+n}=l_x\times{}_nq_x$，则为某年龄段的尚存人数，乘以该年龄段的死亡概率。设定为某个年龄段前（65 岁）的死亡为早逝，则该年龄段前的损失的寿命，为早逝引起的寿命损失年。

YLD 为伤残引起的寿命损失年，应为期望寿命与健康期望寿命的差，即不健康期望寿命部分。按照 GBD 2010 年定义的非致死性健康状况（sequelae），每种健康状况的患病人数等于尚存人数、该种健康状况患病率和伤残权重乘积；按照寿命表法，计算出各年龄段患病的尚存人群的生存人年数之和，则得到这部分人群预期寿命损失，为 YLD。

GBD 文献中描述的人均 YLD 是每一种非致死性健康状况的患病率、平均生存人年数和伤残权重的乘积，所有疾病的人均 YLD 的总和，则为人均 YLD。

YLL 的计算基于死因别死亡率，YLD 的计算基于不同病因的患病率。对死因或病因的确定是估计 DALY 的基础。死因或病因的标准，即疾病分类是按照国际疾病分类（ICD-10）来完成的。将患者所患“疾病”或死亡，依照国际疾病分类（ICD）标准，进行命名。当疾病命名术语包括了疾病原因（即诊断信息）、部位等，就成为了疾病分类的基础。GBD 研究中，分类级别达到第 5 级，覆盖的疾病数达到 300 种左右，2010 年分析了 289 种，2015 年为 315 种疾病的死亡。疾病分类达到第 6 级，健康状况上升一个数量级，2010 年为 1160 种，2013 年增加到 2337 种，2015 年达到 2619 种。

YLD 估计中，最大挑战之一是对不同地区、国家、不同年龄性别人群中的对所有疾病患病率的准确估算。患病数据来源十分广泛：截至 2015 年 10 月 31 日，通过系统的数据和文献综述，获得 85 个病因的研究结果；27 个国家的住院数据，以及保险数据，并通过 DisMod-MR Bayesian 荟萃回归分析进行估算，是对疾病流行情况研究的重大贡献。

YLD 估计的另一重大挑战是权重的估计。按照 GBD2010 定义的非致死性健康状况，每类疾病患病率乘以权重所得，该权重为 1160 种非致死性健康结局合并的 220 种疾病，并经共病调整后的权重。这个权重称为伤残权重（disability weight），表示疾病的严重程度，量化尺度为 0-1，0 是完美健康，1 是死亡，对不同疾病严重程度的判定来自于受访者的判断。例如，高血压，如果严重程度为（伤残权重）5%，假如某 30~40 岁男性人群，经共病调整后，高血压的流行率为 10%，该年龄段生存人数有 0.5%（10%×5%），由于高血压称为不健康人群，这部分人的期望寿命则为高血压所致的 YLD。

由于数据存在较大的缺陷，目前的估计结果只能作为参考，YLD 研究的主要贡献还是提供了一个框架，促进数据整合。

2. 中国人群的死因别死亡率、患病率及伤残调整寿命年

中国的常规监测报告（中国疾病监测年报、中国疾病监测报告、全国死因登记报告信息系统统计分析报告）及研究报告（中国人群死亡及其危险因素：流行水平、趋势和分布）描述了中国人群的死亡水平、分布及变化趋势，也是 GBD 研究的素材。中国常规报告的死因只覆盖了 100 种死因，但 GBD 研究报告了 231 种疾病。中国未报告的疾病是来自于全球框架中，根据已有数据的估计值，是否合理还需要进一步验证。

与中国死因监测结果相比，GBD 研究对中国人群的死因变化趋势的描述类似，除了在 2013 年的 GBD 研究中，由于对心衰（肺源性心脏病）的不当调整策略，导致对中国人群冠心病死亡变化趋势描述为下降，中国的专家指出了这个错误，GBD2015 年已经纠正了这个错误。中国人的死因别死亡率的死亡水平、分布和变化趋势的特点如下。

（1）随着人口数量增加、人口老龄化，人群死亡数量增加，但标化死亡率呈现下降趋势，从 1990 到 2010 年，死亡人数上升了 4%，标化死亡率下降了 32%，出生预期寿命稳步上升。

（2）各年龄组人群的传染性、孕产妇、新生儿及营养不良的死亡从 1990 年的 26.6% 降至 2010 年的 10.1%，儿童死亡率下降 79.7%。

（3）从 1990 到 2010 年，慢性非传染性疾病病的死亡人数上升了 18.7%，达到 700 多万人，标化死亡率下降了 27.%。

肿瘤中不仅死亡人数增加，标化死亡率也上升的疾病包括气管支气管肺癌、乳腺癌、前列腺癌、甲状腺癌等肿瘤；死于气管、支气管肺癌病的人数不仅增加了 1.1 倍，2010 年达到 52.3 万，其标化死亡率上升了 27.2%；2000 年前，肝癌、直结肠癌等标化死亡率呈上升趋势，继后开始下降。

心脑血管循环系统疾病中心脑血管疾病死亡呈上升趋势，缺血性心脏病的年死亡人数不仅增加了 1.2 倍，2010 年达到 94.9 万人，其标化死亡率上升了 31.6%。脑血管疾病，死亡人数依然呈上升趋势，2010 年死亡达到 127.8 万人，但标化死亡率较 1990 年下降了 20.8%。

第三大类慢性病是呼吸系统疾病，特别是慢性阻塞性肺疾患，无论死亡人数还是标化死亡率均呈下降趋势。

糖尿病的死亡上升幅度很大，2010 年死于糖尿病的患者为 16 万，但较 1990 年，死亡人数增加了 1.4 倍，标化死亡率上升了 52.3%。

（4）伤害总的死亡人数、标化死亡率均呈下降趋势，但是交通伤害死亡明显上升，自杀死亡下降明显。

2010 年，道路交通伤害的年死亡人数达到 28.7 万，较 1990 年上升了 79%，标化死亡率上升了 33.5%。

自伤和其他人际间暴力，均呈下降趋势，自伤占该类死亡的 90%，2010 年估计的年自伤死亡人数为 17.3 万，较 1990 年下降 28.5%，标化死亡率下降了 48.6%。

除了上述发现外，GBD 研究还利用其他数据，包括文献回顾，报告了全国死因《登记报告信息系统统计分析报告》中没有包括的疾病，是否准确，还难以确认；细分了缺血性脑卒中和出血性脑卒中，不过 GBD2010 年报告中，这种比例和多数研究文献不符，这些细节还需要通过实证研究证实，这都有利于进一步完善 GBD 的研究。

根据 GBD2015 的研究，从全球来说，以 YLD 水平排名前 10 位的疾病是腰颈痛、感觉器官疾病、抑郁、缺铁性贫血、皮肤及皮下组织的疾病、糖尿病、偏头痛、其他骨胳肌肉疾病、焦虑症和口腔疾病。从这些疾病的患病水平来看，皮肤及皮下组织的疾病、腰颈痛、感觉器官疾病是冠心病、脑血管疾病或肿瘤的数 10 倍，YLD 也相差 6~10 倍；抑郁等精神疾病、糖尿病、道路交通伤害和冠心病、脑血管疾病或肿瘤相比，流行水平与 YLD 也相差 2~3 倍。

中国 YLD 前 10 位的疾病和全球的 YLD 排名基本类似，有差异的是精神分裂症取代口腔疾病进入患病水平排名的前 10 名。

（四）结论与讨论

本文回顾了近年来有关人群健康研究的评价指标及方法学上的进展。目前在这个领域贡献很大的是 GBD 研究。GBD 研究通过发展系列指标和模型，以及大数据整合策略，对全球几乎所有国家的死亡、患病情况进行描述，并使用 SDI 指标，判定国家的人群健康状况是否达到期望水平，并对与健康相关的可持续发展目标的国家进展进行了排名。GBD 研究从宏观层面，提供了一个可以进行跨国比较的框架和证据，有利于检测不同地区人群的健康状况，卫生系统的绩效和 SDG 目标的执行进展。

在此基础上，使用中国常规死因登记、肿瘤登记，以及不同研究报告的实证研究，与 GBD 的死亡水平、死因，肿瘤登记、疾病调查等与 GBD 结果进行了比对。GBD 研究和中国的实证研究结果类似：过去几十年，中国经历了快速的人口及流行病学模式转变，生育率和儿童死亡率的快速下降，感染性疾病、孕产妇、新生儿及营养不良的死亡快速下降，出生时预期寿命延长。随着期望寿命的延长及人口年龄结构的巨大变化，疾病负担的构成以心脑血管疾病、肺癌、肝癌等多种肿瘤、慢性阻塞性肺病、道路交通事故伤害以及精神疾病和骨骼肌肉疾病。随着自杀、溺水和其他伤害发生率的下降，道路交通事故伤害及跌落所致的疾病负担发生率逐渐上升。目前中国人群的健康状况基本是全世界人群健康状况的平均水平，其健康寿命增长速度和全世界人群的速度同步。

中国在促进人群健康方面有较好进展，与本国人均收入、教育水平和生育率的水平相比，取得的结果超过预期水平。但是 $PM_{2.5}$ 的控制是影响中国未来健康状况中最重要的因素，结核、乙型肝炎和 HIV 的控制、职业伤害和道路交通伤害，环境卫生、饮用水安全以及烟草流行控制是促进中国人群健康的优先重点，如这些健康问题不能很好解决，到 2030 年，中国人群的健康状况就有可能比目前的排名进一步降低，落后于其他国家。

从方法学的角度，特别是针对伤残调整生命年，目前可获得的伤残数据依然很少，对于各国和地区来说，决定健康问题，还不能简单依靠 GBD 的结果，必须要依据当地的实证数据的结果。但 GBD 研究已经发展出了一个非常好的框架，综合各类数据的工作策略、方法、模型和运算程序，这是从传统公共卫生流行病学研究向大数据运算转型的杰出贡献。

GBD 研究提供的全球不同国家和地区人群的健康状况研究结果，纵然还有很多不足，但已经清晰地展现了不同国家和地区人群健康的差距，促进国际社会和各国政府将人群健康状况和绩效评估纳入政治议程，催生系列重大的研究项目和行动计划。利用 GBD2015 开发可持续发展目标健康相关领域评估体系，是促进全球健康，监督政府有效执行可持续发展目标的有效监督工具之一。

主要参考文献

1. GBD 2015 Disease and Injury Incidence and Prevalence Collaborators. Global, regional, and national incidence, prevalence, and years lived with disability for 310 diseases and injuries, 1990–2015: a systematic analysis for the Global Burden of Disease Study 2015, Lancet.2016; 388: 1545-1602.
2. GBD 2015 SDG Collaborators. Measuring the health-related Sustainable Development Goals in 188 countries: a baseline analysis from the Global Burden of Disease Study 2015, Lancet.2016; 388: 1813-1850.
3. GBD 2015. DALYs and HALE Collaborators, Global, regional, and national disability-adjusted life-years(DALYs)for 315 diseases and injuries and healthy life expectancy(HALE), 1990–2015: a systematic analysis for the Global Burden of Disease Study 2015, Lancet. 2016; 388: 1603-1658.
4. Yang GH, Wang Y, Wu YQ, et al. The road to effective tobacco control in China, Lancet 2015; 385: 1019-1028.
5. 世界卫生组织. 2014 年世界卫生统计，期望寿命显著延长. http: //www.who.int/mediacentre/news/releases/2014/world-health-statistics-2014/zh/
6. National Center for Health statistics, an index of health: mathematical models, Washington, D.C. 1965. Public Health Service Publication No. 1000-Series 2-No. 5
7. Sullivan D F. A single index of mortality and morbidity. HSMHA Health Reports, 1971, 86(4): 347-354.

8. 顾大男, 曾毅, 柳玉芝. 健康预期寿命计算方法述评. 市场与人口分析, 2001(4): 9-17.
9. 乔晓春.健康寿命研究的介绍与评述.人口与发展.2009,15(2)53-66.
10. Robine J M. Summarizing health status //Pencheon D, Guest C, Melzer D, et al. Oxford Handbook of Public Health Practice. New York: Oxford University Press, 2006.
11. World Health Organization. The World Health Report 2000—Health systems: improving performance. Geneva: World Health Organization, 2000.
12. Mathers C D, Sadana R, Salomon J A, et al. Healthy life expectancy in 191 countries, 1999. The Lancet, 2001, 357(9269): 1685-1691.
13. Molla M T, Madans J H, Wagener D K, et al. Summary measures of population health: Report of findings on methodological and data issues. Hyattsville: U.S. Department of Health and Human Services, 2003.
14. Jagger C, Gillies C, Moscone F, et al. Inequalities in healthy life years in the 25 countries of the European Union in 2005: a cross-national meta-regression analysis[J]. The Lancet, 2008, 372(9656): 2124-2131.
15. GBD 2015 DALYs and HALE Collaborators. Global, regional, and national disability-adjusted life-years(DALYs)for 315 diseases and injuries and healthy life expectancy(HALE), 1990-2015: a systematic analysis for the Global Burden of Disease Study 2015, Lancet 2016; 388: 1603-1658.
16. Theo Vos, Abraham D F, Mohsen N, et al. Years lived with disability(YLDs)for 1160 sequelae of 289 diseases and injuries 1990–2010: a systematic analysis for the Global Burden of Disease Study 2010, Lancet.2012; 380: 2163-2196.
17. GBD 2015 Disease and Injury Incidence and Prevalence Collaborators. Global, regional, and national incidence, prevalence, and years lived with disability for 310 diseases and injuries, 1990–2015: a systematic analysis for the Global Burden of Disease Study 2015, Lancet.2016; 388: 1545–1602.
18. 中国预防医学科学院. 中国疾病监测报告(1)1990 年中国疾病监测年报. 北京: 华夏出版社. 1992.
19. 中国预防医学科学院. 中国疾病监测报告(2)1991 年中国疾病监测年报. 北京: 华夏出版社. 1994.
20. 中国预防医学科学院. 中国疾病监测报告(3)1992 年中国疾病监测年报. 北京: 华夏出版社. 1994.
21. 中国预防医学科学院. 中国疾病监测报告(4)1993 年中国疾病监测年报. 北京: 华夏出版社. 1995.
22. 中国预防医学科学院. 中国疾病监测报告(5)1994 年中国疾病监测年报. 北京: 华夏出版社. 1996.
23. 中国预防医学科学院. 中国疾病监测报告(6)1995 年中国疾病监测年报. 北京: 人民卫生出版社. 1997.
24. 中国预防医学科学院. 中国疾病监测报告(7)1996 年中国疾病监测年报. 北京: 北京医科大学中国协和医科大学联合出版社. 1998.
25. 中国预防医学科学院. 中国疾病监测报告(8)1997 年中国疾病监测年报. 北京: 北京医科大学中国协和医科大学联合出版社. 1998.
26. 中国预防医学科学院. 中国疾病监测报告(9)1998 年中国疾病监测年报. 北京: 北京医科大学中国协和医科大学联合出版社. 1999.
27. 中国预防医学科学院. 中国疾病监测报告(10)1999 年中国疾病监测年报. 内部刊物. 2000.
28. 中国疾病预防控制中心. 2004~2015 中国疾病监测报告. 北京: 人民卫生出版社.
29. 杨功焕.中国人群死亡及其危险因素流行水平、趋势和分布. 北京: 中国协和医科大学出版社. 2005.
30. Wan X, Yang G H.Is the mortality trend of ischemic heart disease by the GBD2013 study in China real?Biomed Environ Sci, 2017; 30(3): 77-84.
31. 杨功焕. 中国心血管疾病负担与健康政策高层研讨会摘要. 中华预防医学杂志. 2015, 49(5): 391.
32. Wang H, Dwyer-Lindgren L Murray CJ, et al. Age-specific and sex-specific mortality in 187 countries, 1970-2010: a systematic analysis for the Global Burden of Disease Study 2010 Lancet. 2012, 380(9859): 2071-2094.
33. Salomon JA, Wang H, Murray CJ, et al. Healthy life expectancy for 187 countries, 1990-2010: a systematic analysis for the Global Burden Disease Study 2010. Lancet. 2012; 380(9859):2144-2162.
34 WHO Global Health Observatory (GHO) data, Life expectancy, http://www.who.int/gho/mortality_burden_disease/life_tables/ situation_trends/en/
35. WHO Global Health Observatory (GHO) data, Health Life expectancy, http://www.who.int/gho/mortality_burden_disease/ life_tables/hale/en/

第二章　中国医学科技投入与产出

一、中国医学科技投入

国家级科研项目投入

李　玲　高东平　孙晓北　杜然然

中国医学科学院医学信息研究所

进入新世纪后，在创新驱动发展、建设创新型国家重大战略决策指导下，“自主创新、重点跨越、支撑发展、引领未来”成为我国科技发展方针，全面大力推进卫生科技工作创新发展。根据新时期科技和卫生工作总方针，我国制定了一系列医学科技发展规划纲要，全面推进医学科技进步与创新发展。根据规划纲要专门设立了“重大新药创制”、“艾滋病和病毒性肝炎等重大传染病防治专项”，同时部署了 8 项重点研发计划，并结合原有的国家自然科学基金和国家社会科学基金，共同优化生物医学科技资源配置，增强生物医学科技创新能力，提高生物医学科技资源效益，实现全国生物医学科技的持续、协调、快速发展。

（一）医药卫生领域国家科技重大专项实施情况

重大专项是为了实现国家目标，通过核心技术突破和资源集成，在一定时限内完成的重大战略产品、关键共性技术和重大工程，是我国科技发展的重中之重，对提高我国自主创新能力、建设创新型国家具有重要意义。

国家科技重大专项共有 16 个项目，实施时间为 2006～2020 年，其中两项涉及医药卫生领域，分别为“重大新药创制专项”和“艾滋病和病毒性肝炎等重大传染病防治专项”。2016 年，重大新药创制专项立项课题 45 个，中央财政经费拨款 47 616.4 万元；重大传染病防治专项立项课题 2 个，中央财政经费拨款 5157.77 万元，中央财政支持经费 100%。

1. 新药研发成果显著，医药产业快速发展

按照《国家中长期科学和技术发展规划纲要（2006—2020 年）》，经国务院批准，“重大新药创制”专项（以下简称“新药专项”）于 2008 年启动实施。

新药专项以实际应用和产业发展为导向，其主要目的为针对严重危害我国人民健康的 10 类（种）重大疾病（恶性肿瘤、心脑血管疾病、神经退行性疾病、糖尿病、精神性疾病、自身免疫性疾病、耐药性病原菌感染、肺结核、病毒感染性疾病，以及其他常见病和多发病），研制一批重大药物，完善国家药物创新体系，提升自主创新能力，加

速我国由仿制向创制、由医药大国向强国的转变。实施期为2008年至2020年，按照三个五年计划“铺、梳、突”的聚焦发展策略，分阶段落实。

“十二五”期间重点实施的内容和目标分别是：针对满足人民群众基本用药需求和培育发展医药产业的需要，突破一批药物创制关键技术和生产工艺，研制30个创新药物，改造200个左右药物大品种，完善新药创制与中药现代化技术平台，建设一批医药产业技术创新战略联盟，基本形成具有中国特色的国家药物创新体系，增强医药企业自主研发能力和产业竞争力。

新药专项实施8年来，中国生物医药产业研发创新能力与产业发展持续增强，取得了阶段性成效。

（1）新药研发成果显著，惠及广大患者。针对重大疾病防治需求，新药专项围绕产业链部署研发链，截至“十二五”末，累计90个品种获得新药证书，其中包括手足口病EV71型疫苗、Sabin株脊灰灭活疫苗、西达本胺、埃克替尼、阿帕替尼等24个1类新药，是专项实施前总和的5倍。135个品种获得临床批件。技术改造200余种临床急需品种，其中涉及15.3%的国家基本药物，药品质量明显提升。在肺癌、白血病、耐药菌防治等领域打破国外专利药物垄断，国产小分子靶向抗癌药盐酸埃克替尼在国家药品价格谈判中，促使国外专利药物降价超过50%，大幅减轻患者用药负担。针对新发突发传染病，科学预判、超前部署，应急研发了帕拉米韦、磷酸奥司他韦、埃博拉病毒治疗性抗体MIL77、重组埃博拉病毒疫苗等应急药品，为重大突发疫情的联防联控提供了技术支撑和生物安全保障。新药研发创新能力得到国际认可，拉莫三嗪获得美国FDA批准上市，利培酮微球注射剂获得美国FDA批准直接提交新药申请；地奥心血康、丹参胶囊等获得欧盟上市许可。

（2）创新体系不断完善，创新能力显著提升。新药专项重点支持综合性大平台、单元技术平台、资源平台等创新药物研发技术平台建设，逐步形成了以科研院所和高校为主的源头创新、以企业为主的技术创新、上中下游紧密结合的网格化创新体系，新药自主创新能力大幅提升。突破了抗体和蛋白药物制备、生物大分子药物给药、药物缓控释制剂、中成药二次开发等一批瓶颈性关键技术，临床前评价、疫苗研发、抗体表达等技术逐步实现由“跟跑”向“并跑”的转变。医药企业技术创新能力显著提升。“十二五”期间，获国家科技奖励51项，其中，现代中药新药发现和评价技术平台建设等5个项目获得国家科技进步奖一等奖。吸引和集聚了国外高级人才915人，其中“千人计划”人才近200名，居各专项之首。

（3）创新驱动作用显著，促进了医药产业快速发展。据初步统计，新药专项中央财政投入128亿，实现直接经济效益1600亿。企业创新主体地位持续增强，2015年规模以上企业研发投入约450亿元，较2010年翻两番。工业主营业务年收入过百亿的医药企业由专项实施之初的2家增加至2015年的11家，促进规模以上医药工业增加值年均增长13.4%，居各工业各门类前列。促进京津冀、环渤海、长三角、珠三角等地区形成相对集中、各具特色的生物医药产业集群，加快了区域经济发展和产业转型升级。

2017年度课题是“十三五”实施计划的主体，主要支持有望取得重大突破、对实现专项“十三五”总体目标有重要作用的研究内容，实施期限为2017～2020年。主要采取自下而上和自上而下相结合的方式部署任务，以进一步提高课题的目标性和集成度。定向委托课题 5 项，定向择优课题 5 项，公开择优课题 10 项。

2. 多项重大传染病检测手段、防治能力达到世界先进水平

按照《国家中长期科学和技术发展规划纲要（2006—2020 年）》，“艾滋病和病毒性肝炎等重大传染病防治”科技重大专项（以下简称“传染病专项”）经国务院批准，于 2008 年启动，由国家卫生计生委和中央军委后勤保障部牵头组织实施。传染病专项以全面提升我国传染病的诊、防、治水平，完善国家传染病科技支撑体系为目标，通过核心技术突破和关键技术集成，使我国传染病防控自主创新能力达到国际先进水平，为有效应对重大突发疫情、保持艾滋病低流行水平、乙肝向中低流行水平转变、肺结核“两率”降至中等发达国家水平，提供强有力的科技支撑。专项实施期为 2008 年至 2020 年，按照三个五年计划分阶段落实。

“十二五”期间重点实施的内容和目标分别是：针对提高人口健康水平和保持社会和谐稳定的重大需求，重点围绕艾滋病、病毒性肝炎、结核病等重大传染病，突破检测诊断、监测预警、疫苗研发和临床救治等关键技术，研制 150 种诊断试剂，其中 20 种以上获得注册证书；10 个以上新疫苗进入临床试验。到 2015 年，重大传染病的应急和综合防控能力显著提升，有效降低艾滋病、病毒性肝炎、结核病的新发感染率和病死率。

“十二五”期间，该专项结合防控实践全面部署研发任务，阶段目标顺利实现，获得国家级奖项 19 项。在重点人群中通过“治疗性预防”降低艾滋病新发感染率，通过抗病毒治疗增强患者生存率，将原来的致死性疾病转变为可防可治的慢性传染病。

发展乙肝新型和新剂型疫苗，为进一步提高乙肝免疫预防的效果，降低 HBV 新感染率/发病率提供了有力手段，在覆盖 1200 万人口的示范区感染率从 2009 年的 6.93%降至 4.57%；以提高 HBsAg 清除率实现慢性乙肝“临床治愈”为目标的治疗新技术和新策略研究得到大力推进；确认肝癌的早期预警和早期诊断的重要标志物，使筛查诊断符合率提高 10%。

研发结核病临床治疗“超短程”和“高剂量”方案，疗程从 8 个月缩短到 5 个月，提前 5 年实现联合国结核病千年发展目标；建立覆盖 300 种以上已知病原体的筛查技术体系及发展新一代高通量测序建立未知病原发现技术体系；建立由 12 个核心检测实验室、91 个省市级重点检测实验室及 800 多家哨点临床机构实验室组建的症候群多病原监测实验室网络，分析和初步掌握了代表地区主要传染病的流行规律，为保障人民健康、社会稳定和经济可持续发展作出重大贡献。

除此之外，在传染病专项下还自主研制了符合国际标准和我国国情的 HIV、HBV、HCV 等相关检测试剂 10 项，检测窗口期从 21 天缩短到 11 天以内，达到国际先进水平。在全国血站系统启动了艾滋病核酸筛查试点，截至 2015 年底在 151 家血站和 2027 万例献血源筛查中证实有效，发现并排除了众多窗口期感染标本。“血站核酸筛查”已于 2015 年 2 月成为国家政策，有效提升了我国血液安全度，降低了临床用血风险。另外，通过该专项在全国范围内初步建立“应对新发突发传染病防控技术网络体系”，应急检测能力达到国际先进水平。建立了由 12 个核心检测实验室、91 个省市级重点检测实验

室及 800 多家哨点临床机构实验室组建的症候群多病原监测实验室网络。在国际上率先研制成功甲型 H1N1 流感疫苗；在短时间内完成埃博拉诊断试剂研发并应用于西非实战，自主研发的埃博拉疫苗已在非洲进入Ⅱ期临床试验，援非生物安全实验室已正常运行，实现“打胜仗，零感染”的目标。最后，通过该专项我国研发了一大批广谱、敏感的检测技术与诊断技术，建立了诊断试剂创新联盟。目前共有 154 项新型诊断试剂已经获得生产许可，7 项口岸行业标准，10 项国家一级标准物质，10 项国家二级标准物质获得批准。能够在 72h 内诊断出肺炎等五大症候群约 300 个病原体，首个具有完全自主知识产权的 Glypican-3（GPC3）肝癌诊断试剂盒（病理）获得国家 CFDA 医疗器械注册证书，肝癌诊断准确率已在原有基础上提高 10%。

2017 年度课题是“十三五”实施计划的主体，重点支持突发急性传染病病原检测监测、预警溯源、应急救治等关键技术，艾滋病集成预防干预技术和优化治疗方案，乙肝及相关肝癌综合治疗新方案，结核病早诊和耐药结核治疗方案等有望取得重大突破、符合专项“十三五”标志性成果的研究内容，实施期限为 2017～2020 年。主要采取自下而上和自上而下相结合的方式部署任务，以进一步提高课题的目标性和集成度。定向委托课题 6 项，定向择优课题 5 项，公开择优课题 5 项。

（二）医药卫生领域重点研发计划持续增长

国家重点研发计划，针对事关国计民生的重大社会公益性研究，以及事关产业核心竞争力、整体自主创新能力和国家安全的战略性、基础性、前瞻性重大科学技术问题，突破国民经济和社会发展主要领域的技术瓶颈，为国民经济和社会发展主要领域提供持续性的支撑和引领。将科技部管理的国家重点基础研究发展计划、国家高技术研究发展计划、国家科技支撑计划、国际科技合作与交流专项，国家发改委、工信部共同管理的产业技术研究与开发资金，农业部、国家卫生计生委等 13 个部门管理的公益性行业科研专项等，整合形成一个国家重点研发计划。

当前，从“科学”到“技术”再到“市场”演进周期大为缩短，各研发阶段边界模糊，技术更新和成果转化更加快捷。为适应这一新技术革命和产业变革的特征，新设立的国家重点研发计划，着力改变现有科技计划按不同研发阶段设置和部署的做法，按照基础前沿、重大共性关键技术到应用示范进行全链条设计，一体化组织实施。该计划下，将根据国民经济与社会发展的重大需求和科技发展优先领域，凝练设立一批重点专项，瞄准国民经济和社会发展各主要领域的重大、核心、关键科技问题，组织产学研优势力量协同攻关，提出整体解决方案。

2015～2016 年，科技部先后启动了 42 项国家重点研发计划，其中涉及生物医学领域的专项共有 8 项，分别为“数字诊疗装备”、“干细胞及转化研究”、“蛋白质机器与生命过程调控”、“精准医学研究”、“生物安全关键技术研发”、“生物医用材料研发与组织器官修复替代”、“生殖健康及重大出生缺陷防控研究”，以及“重大慢性非传染性疾病防控研究”。除此之外，“高性能科学计算的基础算法与可计算建模”重大研究计划、“中国大气复合污染成因、健康影响与应对机制”联合重大研究计划、“大数据驱动的管理与决策研究”重大研究计划均有部分内容与生物医学相关。

2015~2016 年生物医药类的八大专项下共开设了 326 项科研课题，经费总计 42.5 亿元，约占国家重点研发计划项目经费总额的 15%（图 1）。其中各专项项目数及资助经费见表 1。2017 年度生物医药类立项课题总计 251 项，比去年有所减少，项目经费总额 41.2 亿元，约占国家重点研发计划项目经费总额的 18%（见图 2），各专项项目数及资助经费见表 1。

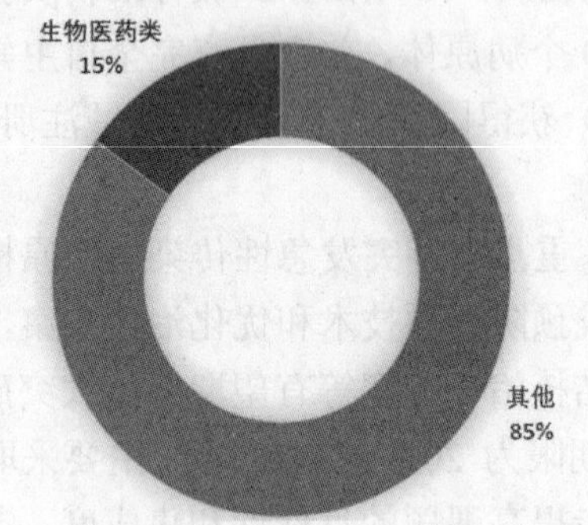

图 1　2016 年国家重点研发计划医药类占比　　图 2　2017 年国家重点研发计划医药类占比

表 1　2016~2017 年重点研发计划中生物医药类专项投入情况

序号	重点研发计划生物医药类专项名称	2015~2016 年		2017 年	
		项目数	经费总额/亿元	项目数	经费总额/亿元
1	数字诊疗装备	71	10.1	68	9.2
2	干细胞及转化研究	25	4.9	43	9.4
3	蛋白质机器与生命过程调控	33	5.2	35	7.4
4	精准医学研究	61	6.4	36	5.8
5	生物安全关键技术研发	23	3.2	6	1.4
6	生物医用材料研发与组织器官修复替代	31	3.3	18	2.5
7	生殖健康及重大出生缺陷防控研究	9	3.6	11	1.7
8	重大慢性非传染性疾病防控研究	73	5.8	34	3.8
	合计	326	42.5	251	41.2

数据来源：各重点专项 2016 年、2017 年、2018 年度申报指南

1. 数字诊疗装备

数字诊疗装备是医疗服务体系、公共卫生体系建设中最为重要的基础装备，也是催生新一轮健康经济发展的核心引擎，具有高度的战略性、带动性和成长性。为增强我国数字诊疗装备的技术竞争力，推动医疗器械产业发展，“数字诊疗装备研发”重点专项列为首批启动的 6 个试点专项之一并正式实施。

该专项旨在抢抓健康领域新一轮科技革命的契机，以早期诊断、精确诊断、微创治疗、精准治疗为方向，以多模态分子成像、大型放疗设备等 10 个重大战略性产品为重点，系统加强核心部件和关键技术攻关，重点突破一批引领性前沿技术，协同推进检测技术提升、标准体系建设、应用解决方案、示范应用评价研究等工作，加快推进我国医疗器械领域创新链与产业链的整合，促进我国数字诊疗装备整体进入国际先进行列。

2016 年，该专项部署了前沿和共性技术创新、重大装备研发、应用解决方案研究、应用示范和评价研究 4 项任务，下设 51 个重点方向，启动项目 71 个，国拨经费总概算 101 185.8 万元，居该年度生物医药类专项首位。其中，共有 32 个项目获批中央财政经费超过千万元。除此之外，“数字诊疗装备研发”专项项目涉及广泛，包括各类诊疗设备成像技术研发及临床应用、诊疗系统构建研究、新型诊疗设备开发、体模研发、放射治疗系统研发，以及各类评价体系的构建及研究等，承办单位涉及全国范围内 40 余家院校、医院、研究机构和公司。

结合 2016 年该专项的立项情况及实施情况，2017 年部署了 38 个重点方向，启动项目数 68 个，国拨经费总概算 91 750 万元，居该年度生物医药类专项第二位。其中，共有 38 个项目获批中央财政经费超过千万元。另外，项目涉及上，在前沿和共性技术方面，加强了先进治疗技术、诊疗一体化技术，可靠性与工程化技术，生物学效应评估技术等部署；在重大装备研发方面，加强新型磁共振成像系统，低剂量 X-射线成像系统，新一代超声成像动态实时系统，手术机器人等部署；在应用解决方案研究方面，将在新型诊疗技术解决方案、新型服务模式解决方案等进行部署；在应用示范和评价研究方面，加强创新诊疗装备产品评价研究。承办单位涉及全国范围内 58 家院校、机构。

2. 干细胞及转化研究

干细胞及转化研究试点专项以我国多发的神经、血液、心血管、生殖等系统和肝、肾、胰等器官的重大疾病治疗为需求牵引，面向国际干细胞研究发展前沿，聚焦干细胞及转化研究的重大基础科学问题和瓶颈性关键技术，争取在优势重点领域取得科学理论和核心技术的原创性突破，推动干细胞研究成果向临床应用的转化，整体提升我国干细胞及转化医学领域技术水平。

专项实施方案部署 8 个方面的研究任务：多能干细胞建立与干性维持；组织干细胞获得、功能和调控；干细胞定向分化及细胞转分化；干细胞移植后体内功能建立与调控；基于干细胞的组织和器官功能再造；干细胞资源库；利用动物模型的干细胞临床前评估；干细胞临床研究。

2016 年，该专项启动项目 25 个，国拨经费总概算 48 759 万元，居该年度生物医药类专项第五位。其中，共有 15 个项目获批中央财政经费超过千万元，金额最高的有 6 家机构，分别是同济大学的“组蛋白及 DNA 修饰在细胞编程与重编程过程中的相互关联及动态调控机制研究”项目、“基于动员内源性神经干细胞修复脊髓损伤的机制与转化研究”项目和“神经系统和心脏相关重大疾病组织干细胞和病理组织库”项目，北京大学的“多能干细胞自我更新与定向分化的细胞周期调控”项目，浙江大学的“移植后干细胞的在体示踪及功能分析的分子影像研究”项目，中国医学科学院基础医学研究所的“干细胞移植的分子免疫调控机理与关键技术在免疫相关疾病临床转化治疗中的新策略及应用”项目，中央财政经费均为 3000 万元。值得关注的是，同济大学在该专项中获批 4 个科研项目。

2017 年延续以上 8 个方面的研究任务，部署了 28 个重点研究方向，启动项目数 43 个，国拨经费总概算 94 021 万元，从 2016 年生物医药类专项第五位跃居 2017 年首位。其中，共有 33 个项目获批中央财政经费超过千万元，金额最高的仍然为同济大学，“干细胞衰老的遗传和表观遗传调控”项目，项目经费 2989 万元。中山大学与同济大学分别获批 4 个科研项目，中国人民解放军第三军医大学、中国科学院上海生命科学研究院、四川大学，以及北京大学分别获批 3 个科研项目。

3. 蛋白质机器与生命过程调控

对蛋白质机器的研究是集科学与技术、基础和应用于一身的国际生命科学和医学研究的最前沿领域，也是与我国医疗卫生、经济发展等密切相关的重大战略需求。

“蛋白质机器与生命过程的调控”重点专项的目标是针对“重大生命过程中蛋白质机器动态组装与功能调控的分子机制”这一核心科学问题，以基础科学问题为导向，以技术方法创新为支撑，以应用基础研究为出口，开展战略性、基础性、前瞻性研究，增强我国蛋白质机器研究的核心竞争力；在细胞周期、细胞能量与物质代谢、基因复制与转录、表观遗传、蛋白质合成与质量控制、重大疾病发生发展、感染与免疫等相关蛋白质机器的研究中，产出一批国际领先、具有长远影响的标志性工作，实现重点领域对国际前沿的引领；在原创性基础和理论研究中取得突破，为人口健康、医药与生物技术、现代农业、环境生态与能源、国家安全等领域中重大科学问题的解决和关键技术的发展，提供基础理论引导和技术方法支撑，形成我国经济转型过程中的特色突破点和优势方向。

2016 年，该重点专项在重大基础科学问题研究、重大技术方法研究和重大应用基础研究 3 个层次进行部署，下设 18 个重点方向，启动项目 33 个，国拨经费总概算 52 411 万元，居该年度生物医药类专项第四位。其中，共有 17 个项目获批中央财政经费超过千万元。该重点专项重点支持如下研究方向：细胞重要生命活动相关的、蛋白质合成降解与调控相关的、细胞发育和表观遗传相关的蛋白质机器的功能机制；重大疾病发生发展过程中、病原体感染与致病过程中、免疫反应过程中蛋白质机器的功能机制；结构生物学、蛋白质组学、生物成像和计算生物学等新技术、新方法的发展和应用；基于蛋白质机器的重大疾病防治技术研究、创新药物研究、疾病生物标志物研究等。

结合 2016 年该专项的实施方案和国际蛋白质机器研究的最新进展，2017 年继续围绕经济与社会发展的重大战略需求和重大科技问题，结合国际蛋白质研究的前沿发展趋势，在重要细胞器及生物膜相关蛋白质机器等重大基础科学问题研究领域，高分辨率冷冻电镜、磁共振技术等重大技术方法研究领域，以及肿瘤、免疫类等疾病防治等重大应用基础研究领域部署研究任务。优先支持 26 个重点方向，启动项目数 35 个，国拨经费总概算 73 531 万元，居该年度生物医药类专项第三位。其中，共有 25 个项目获批中央财政经费超过千万元。

4. 精准医学研究

精准医学是生物技术和信息技术在医学临床实践的交汇融合应用，是医学科技发展的前沿方向。

该专项的总体目标是：以我国常见高发、危害重大的疾病及若干流行率相对较高的罕见病为切入点，实施精准医学研究的全创新链协同攻关，构建百万人以上的自然人群国家大型健康队列和重大疾病专病队列，建立多层次精准医学知识库体系和安全稳定可操作的生物医学大数据共享平台，突破新一代生命组学临床应用技术和生物医学大数据分析技术，建立创新性的大规模研发疾病预警、诊断、治疗与疗效评价的生物标志物、靶标、制剂的实验和分析技术体系。以临床应用为导向，形成重大疾病的风险评估、预测预警、早期筛查、分型分类、个体化治疗、疗效和安全性预测及监控等精准防诊治方案和临床决策系统，形成可用于精准医学应用全过程的生物医学大数据参考咨询、分析判断、快速计算和精准决策的系列分类应用技术平台，建设中国人群典型疾病精准医学临床方案的示范、应用和推广体系，推动一批精准治疗药物和分子检测技术产品进入国家医保目录，为显著提升人口健康水平、减少无效和过度医疗、避免有害医疗、遏制医疗费用支出快速增长提供科技支撑，使精准医学成为经济社会发展新的增长点。

2016 年，该专项部署了新一代临床用生命组学技术研发，大规模人群队列研究，精准医学大数据的资源整合、存储、利用与共享平台建设，疾病防诊治方案的精准化研究，精准医学集成应用示范体系建设等 5 个主要任务，下设 30 个重点方向，启动项目 61 个，国拨经费总概算 64 175 万元，居该年度生物医药类专项第二位。其中，共有 20 个项目获批中央财政经费超过千万元。

结合实施方案总体安排以及 2016 年立项情况，2017 年一方面重点支持为该专项的有效实施提供基础支撑、需长期持续开展的大平台、大队列和大数据等建设任务；另一方面，优先启动平台类项目中急需的前瞻性技术研发，并在部分优势领域继续开展“从大数据获取到临床诊疗应用”的精准医学全过程研究，为中国精准医学计划长远目标的实现打下坚实基础。2017 年启动项目 36 个，国拨经费总概算 58 464 万元，居该年度生物医药类专项第四位。其中，共有 22 个项目获批中央财政经费超过千万元。

5. 生物安全关键技术研发

“生物安全关键技术研发”专项重点针对人与动植物等新发突发传染病疫情、生物技术谬用、外来生物入侵、实验室生物安全，以及人类遗传资源和特殊生物资源流失等国家生物安全关键领域，开展科技攻关，实现基础研究、共性关键技术与重大产品研发、典型应用示范的突破，推动我国生物安全科技支撑能力达到国际先进水平。

2016 年，该专项部署了基础研究、共性关键技术及重大产品研发、典型应用示范等三项任务，13 个研究方向，启动项目 23 个，国拨经费总概算 32 029 万元，居该年度生物医药类专项第八位。其中，共有 21 个项目获批中央财政经费超过千万元。

结合 2016 年该专项的立项情况及实施情况，2017 年部署了 7 个重点研究方向，启动项目数 6 个，国拨经费总概算 14 340 万元，居该年度生物医药类专项第八位。此次获批的 6 项科研项目获批经费均超过千万元。

6. 生物医用材料研发与组织器官修复替代

随着生命科学、材料科学及物理、化学等学科的发展，特别是组织工程技术的发展，推动人体组织器官的修复替代进入了一个崭新的阶段。在我国人口老龄化的加速演进的新形势下，加快研发生物医用材料和组织工程技术及产品，对于培育我国战略新兴产业，转变经济发展方式，实现科技惠及民生具有重要战略意义。

该重点专项旨在面向国家保障全民基本医疗保健和转变发展方式对生物医用材料

的重大战略需求，把握生物医用材料科学与产业发展趋势和前沿，抢抓生物医用材料革命性变革的重大机遇，充分利用我国生物医用材料科学与工程研究方面的基础和优势，以新型生物医用材料和植入器械、高值医用耗材为重点，构建我国新一代生物医用材料产业体系，引领生物医用材料产业技术进步，培育一批具有国际竞争力的高集中度多元化生产的龙头企业以及创新团队，为我国生物医用材料产业跻身国际先进行列奠定科学与技术基础。

2016 年，该专项部署了前沿科学及基础创新、关键核心技术、产品开发、典型示范等 4 大研究开发任务，涉及前沿科学及基础创新、关键核心技术、产品开发、典型示范、医用级原材料的研发与标准研究及产业化、标准和规范研究、临床及临床转化研究、青年科学家项目 8 项重点任务。2016 年，专项首批立项项目涉及前沿科学及基础创新、关键核心技术、产品开发、标准和规范研究 4 项重点任务中的“材料诱导组织形成的机制和工程技术基础”、“个性化植、介入器械的快速成型及生物 3D 打印技术”、“高值骨科材料及骨修复替代器械”、“系列化标准以及生产质量管理规范”等 17 个重点方向，已启动项目数 31 项，国拨经费总概算 33 451 万元，居该年度生物医药类专项第七位。其中，共有 20 个项目获批中央财政经费超过千万元。

结合实施方案总体安排以及 2016 年立项情况，2017 年拟进一步强化科学基础，深入研究细胞微环境的形成、表征及其与材料相互作用机理的认识；突破纳米生物材料制备及软纳米技术等一批关键核心技术；以介入治疗人工晶状体、功能性辅料为重点，研发一批新型介/植入器械以及医用高端耗材；研究新一代生物材料生产技术对原材料的特殊要求，制定量大面广的医用级基础原材料的产品标准；加强新一代生物材料与植入器械的临床及临床转化研究；培育一体化全创新链的专项实施示范典型或示范性产业集群或基地等，以引领生物材料行业的发展。2017 年该专项部署了“影响细胞、组织再生的三维微环境”、“纳米生物材料制备技术”、“医用高分子高值耗材”、“医用级原材料的研发与标准研究及产业化”、“新一代生物材料与植入器械的临床及临床转化研究”、“典型示范工程”等 17 个重点方向，拟立项 18 个项目，拟部署项目的国拨经费总概算为 25 031 万元，居该年度生物医药类专项第六位。其中，共有 17 个项目获批中央财政经费超过千万元。

7. 生殖健康及重大出生缺陷防控研究

我国是人口大国，生殖健康事关国计民生。目前，我国育龄妇女因避孕失败或未避孕意外妊娠所导致的人工流产数占全球年人工流产数的近 50%；10%～15%的育龄夫妇遭受不孕不育之痛；复发流产和多种妊娠并发症危害 30%～40%育龄女性及其后代的健康；我国出生缺陷率依然呈上升趋势，每年新增约 90 万例，给社会和家庭带来巨大负担。另外，全面二胎生育政策实施后，对高龄妇女妊娠期并发症预防管理、孕产妇与新生儿危急重症救治、出生缺陷预防等提出了新挑战。

该专项聚焦我国生殖健康领域的突出问题，建立覆盖全国的育龄人口和出生人口队列，重点监控生殖健康相关疾病、出生缺陷和辅助生殖技术；建立国家级战略性的生殖健康和重大出生缺陷生物样本资源库和数据信息库；开展以揭示影响人类生殖、生命早期发育、妊娠结局主要因素为目的科学研究。实现遗传疾病着床前遗传学诊断、无创产前诊断、胎儿宫内治疗、线粒体病等遗传缺陷性疾病阻断等一批重点技术突破，开发出生缺陷和遗传病治疗新技术和产品；建立我国重大出生缺陷疾病防治的全链条研发体系，实现人口大省的示范和推广。研发不孕不育防治适宜技术和避孕节育新产品；建立适宜中国人群且经济有效的生殖健康相关疾病预警、早期筛查、诊断、治疗的综合防治示范应用平台。争取全面提升我国生殖疾病和出生缺陷防控科技水平，为保障妇女健康生育、提高出生人口素质提供科技支撑。

2016 年，该专项部署了人群和临床队列研究、重大疾病基础研究、前沿技术和产品创新、研发转化体系建立、应用示范和评价研究 5 个方面主要任务，启动项目 9 个，国拨经费总概算 3.6 亿元，居该年度生物医药类专项第六位。此次获批的 9 项科研项目获批经费均超过千万元。

结合实施方案总体安排以及 2016 年立项情况，2017 年该专项部署 3 个重点任务中共计 10 个研究方向，支持项目 11 个，部署项目的国拨经费总概算为 16 639 万元，居该年度生物医药类专项第七位。其中，共有 10 个项目获批中央财政经费超过千万元。此批专项在第一批启动项目基础上，侧重常见生殖障碍性疾病病因学研究，加强人类早期胚胎发育分子机制研究，为临床疑难不孕症诊治、揭示出生缺陷发病机理提供依据，同时探索安全有效的生育力储备技术，探讨生殖障碍性疾病治疗的新途径；另外针对目前全面二胎生育政策实施后高龄产妇增多、出生缺陷风险上升的现况，启动出生缺陷防治关键技术和产品研发，从孕前、产前到新生儿重点实现关键技术和产品突破，提高出生缺陷防治水平。

8. 重大慢性非传染性疾病防控研究

慢性非传染性疾病（简称“慢病”或“慢性病”）是目前威胁我国民众健康最主要的一大类疾病。根据国务院发布的《中国居民营养与慢性病状况报告（2015 年）》，2012 年我国居民慢病死亡率达 533/10 万，慢病导致的死亡占总死亡人数的 86.6%。其中，心脑血管疾病、恶性肿瘤、慢性阻塞性肺疾病（慢阻肺）、糖尿病和神经精神疾病等重大慢病为主要死因，且增长迅猛。这几大类疾病占总死亡的比例从 1990 年的 65.5%增至 2010 年 79.4%。更为严峻的是，由于生活方式改变及人口老龄化的影响，预计未来 10～15 年，我国慢病仍呈快速增长态势。

“重大慢性非传染性疾病防控研究”专项聚焦心脑血管疾病、恶性肿瘤、慢性阻塞性肺疾病（慢阻肺）、糖尿病和神经精神疾病等重大慢病，各病种联动推进，突出解决重大慢病防控中的瓶颈问题，重点突破一批重大慢病防治关键技术，搭建重大慢病研究公共平台，建立健全重大慢病研究体系和创新网络，为加快重大慢病防控技术突破、控制医疗费用增长、促进技术合理规范应用、降低医疗和社会负担、遏制重大慢病发病率、死亡率居高不下的局面提供积极有效的科技支撑。

2016 年，该专项部署了心脑血管疾病防控技术研究、恶性肿瘤防控技术研究、慢阻肺防控技术研究、糖尿病防控技术研究、神经精神疾病防控技术研究、重大慢病综合防控研究、重大慢病研究支撑平台体系研究、国际合作研究 8 个重点任务，启动项目 73

个，国拨经费总概算 58 300 万元，居该年度生物医药类专项第三位。其中，共有 11 个项目获批中央财政经费超过千万元。

结合实施方案总体安排以及 2016 年立项情况，2017 年该专项在心脑血管疾病、恶性肿瘤、慢阻肺、糖尿病、神经精神疾病防控技术研究及国际合作研究六大方向继续部署启动项目 34 个，国拨经费总概算 37 848 万元，居该年度生物医药类专项第五位。其中，共有 23 个项目获批中央财政经费超过千万元。

（三）医药卫生领域国家自然科学基金投入居各学科首位

在国家自然科学基金资助的项目中，医药领域研究主要集中在医学科学部和生命科学部。

医学科学部下设 10 个医学科学处，分别是：一处支持项目领域包括呼吸系统疾病、循环系统疾病，血液系统领域（含血液肿瘤）的基础研究和临床基础研究；二处支持项目领域包括消化系统疾病、泌尿系统疾病、内分泌系统疾病与代谢和营养支持、眼科学、耳鼻咽喉头颈科学、口腔颅颌面科学领域的基础研究和临床基础研究；三处支持项目领域包括神经系统疾病、精神疾病、老年医学的基础研究；四处支持项目领域包括生殖系统疾病、围产医学、新生儿和医学免疫学的基础研究；五处支持项目领域包括影像医学与生物医学工程、特种医学、法医学的基础研究和临床基础研究；六处支持项目领域包括运动系统异常与疾病、急危重症/创伤/烧伤/冻伤/整形、康复医学、检验医学等领域，以及以细菌、真菌、病毒为主的病原微生物和寄生虫等病原体的生物学特征及其感染机理的基础研究和临床基础研究；七处支持项目领域包括肿瘤学（不含血液肿瘤）基础研究和临床基础研究；八处支持项目领域包括预防医学、地方病学、职业病学、放射医学、皮肤及其附属器疾病领域的基础研究和临床基础研究；九处支持项目领域包括药物学、药理学基础研究；十处支持项目领域包括中医学、中西医结合学、中药学领域的基础研究和临床基础研究。

生命科学部下设 8 个科学处，与医学相关的是一处、三处、四处、和五处，分别负责：微生物学、植物学；生物物理、生化与生物分子学、生物力学与组织工程、免疫；神经、认识与心理学、生理学与整合生物学；遗传学与生物信息学、细胞生物学、发育生物学与生殖生物学。

2016 年、2017 年自然基金资助项目总数量与总金额，以及医学科学部和生命科学部资助项目数量与金额见表 2。

表 2 2016~2017 年自然基金资助项目及额度

所属学部	2016 年				2017 年			
	项目数	占比/%	资助额/亿元	占比/%	项目数	占比/%	资助额/亿元	占比/%
所有学部	37 386	100	181.8	100	40 265	100	200.0	100
医学科学部	8965	24.0	38.0	20.9	9755	24.2	39.7	19.9
生命科学部	5888	15.7	28.4	15.6	6252	15.5	29.9	14.9

数据来源：2016 年、2017 年度《国家自然科学基金资助项目统计资料》

通过分析近年来自然基金支持项目可以发现，自然基金立项数目及资助金额在 8 大学部中分布比例较为稳定，医学类立项数目及资助金额占全部学部约 1/3，具体医学科学部及生命科学部所占比例以 2017 年为例分别见图 3、图 4 所示。

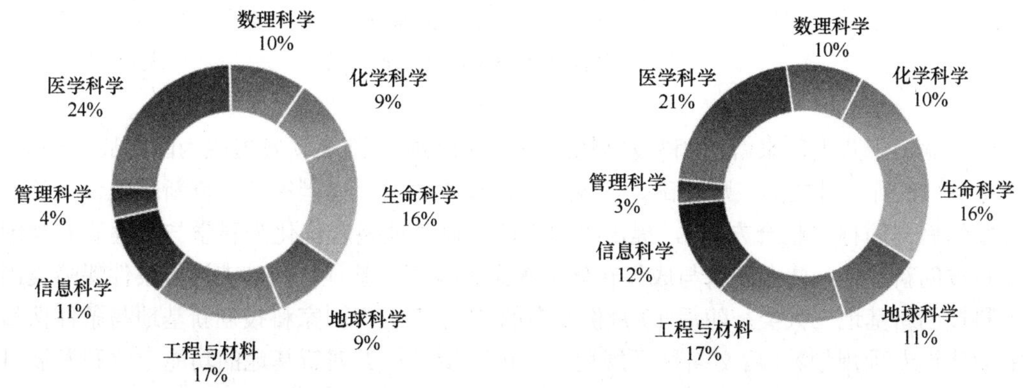

图 3　2017 年各学部立项数目分布　　　　图 4　2017 年各学部资助金额分布

（四）医药卫生领域国家社会科学基金课题增长迅速

国家社会科学基金设立于 1991 年，与国家自然科学基金一样，是我国在科学研究领域支持基础研究的主渠道，面向全国，重点资助具有良好研究条件、研究实力的高等院校和科研机构中的研究人员。

国家社科基金设有马克思主义·科学社会主义等 23 个学科规划评审小组以及教育学、艺术学、军事学三个单列学科，包括重大项目、年度项目、特别委托项目、后期资助项目、西部项目、中华学术外译项目 6 个类别的立项资助体系。

国家社会科学基金设立以来，据统计，至今已累计投入 26.5 亿元资助各类项目 24 283 个，推出研究成果 45 000 多项，其中有 3500 多项成果获得省部级以上奖励，许多成果被纳入党和国家的有关决策。基金总量从设立之初的每年 500 万元增加到 2010 年的 6 亿元，年度项目申报数量从每年不到 3000 项增加到 2017 年的 27 171 项；资助课题从每年不到 500 项增加到 2010 年的 2285 项；学科组评审专家从 1992 年的 200 人增加到现在的 800 多人，同行评议专家达到 15 000 多人。

其中交叉学科的研究中涉及到生物医药领域的社会科学基金立项项目数量也呈逐年递增趋势，从 2010 年前不到 10 项增长到 2010 年 10 余项，再到最高 2016 年 30 余项。近几年，涉及生物医药领域内容的社科基金立项项目数量普遍维持在 25 项以上，分别是 2015 年 28 项，2016 年 33 项和 2017 年 25 项。其中与中医药相关的立项项目数量比例逐年上升，2015 年 12 项，2016 年 18 项。值得关注的是，2017 年涉及到健康、医疗需求问题的立项研究项目数量明显增加，例如，社会老龄化问题、公共健康问题、“全面两孩”政策下女性健康问题、健康扶贫问题、医疗服务体系问题，以及医患关系问题等，内容较前几年覆盖面更为广泛，涉及的问题也更为多样。另外，与生物医学相关的跨学科课题近年来也成为热点申报项目，包括与管理学、哲学、情报学、经济学、社会学、法学、语言学及考古学等联合申报立项，更加丰富、拓展了生物医学领域的研究范畴。

国家科技创新基地建设投入

殷　环　秦　奕　崔春舜

中国医学科学院医学信息研究所

自党的十八大以来，深化科技体制改革、加快实施创新驱动发展成为国家战略。2017 年 8 月 18 日，科技部、财政部、国家发展改革委印发了《国家科技创新基地优化整合方案》后文简称《整合方案》，提出将现有的科研基地整合优化为科学与工程研究类国家科技创新基地、技术创新与成果转化类国家科技创新基地、基础支撑与条件保障类国家科技创新基地三大类。随后 10 月份发布的《“十三五”国家科技创新基地与条件保障能力建设专项规划》（后文简称《规划》），进一步对三类创新基地的功能定位和发展目标做了解释，将根据《整合方案》和《规划》启动整合工作。

截至 2017 年 12 月，各类国家科技创新基地均尚未公布评估整合结果，根据现有数据进行统计，参考《整合方案》及《规划》中的分类，对现有的数据进行统计，梳理整合前以上三类科技创新基地中医药卫生领域的分布情况，发现医药卫生领域科技创新基地和平台目前约占总数的 14.0%，详见表 1。

表 1　我国医药卫生领域国家级科技创新基地概况统计

《整合方案》中的分类		整合前现有科研基地情况			
基地类型	基地名称	基地名称	总数/个	医药卫生领域的数量/个	百分比/%
科学与工程研究类	国家实验室	国家实验室	1	0	0.0
	国家重点实验室				
	国家研究中心	试点国家实验室	6	0	0.0
	学科国家重点实验室	学科国家重点实验室	255[1]	44	17.3
	省部共建国家重点实验室	省部共建国家重点实验室	179	17	9.5
	企业国家重点实验室	企业国家重点实验室	26	5	19.2
	军民共建国家重点实验室	军民共建国家重点实验室	—	—	—
	国家重点实验室港澳伙伴实验室	国家重点实验室港澳伙伴实验室	—	—	—
技术创新与成果转化类	国家工程研究中心	国家工程研究中心	100[2]	9	9.0
		国家工程实验室	167[3]	18	10.8
	国家技术创新中心	国家工程技术研究中心	346	34	9.8
	国家临床医学研究中心	国家临床医学研究中心	32	32	100.0
基础支撑与条件保障类	国家科技资源共享服务平台	国家科技基础条件平台	28	4	14.3
	国家野外科学观测研究站	国家野外科学观测研究站	27	0	0.0
		小计	1167	163	14.0

注：[1] 科技部对十二届全国人大五次会议第 4637 号建议的答复[EB/OL]. http://www.most.gov.cn/mostinfo/xinxifenlei/qgrdjyfwgk/201709/t20170918_134963.htm

[2] 国家工程研究中心第五次评价结果[EB/OL]. http://www.ndrc.gov.cn/wsgs/201601/t20160108_770960.html

[3] 国家工程实验室名单[EB/OL]. http://www.ndrc.gov.cn/gzdt/201609/t20160921_819196.html

(一) 科学与工程研究类国家科技创新基地

自 2003 年开始，科技部批准第一批国家实验室的筹建，但截至目前正式批准的国家实验室仅有 1 家，不属于医药卫生领域，其余均在筹建阶段。

自 1984 年，我国启动国家重点实验室计划，国家重点实验室是面向前沿科学、基础科学、工程科学，推动学科发展，提升原始创新能力，促进技术进步，开展战略性、前沿性、前瞻性基础研究、应用基础研究等科技创新活动的国家科技创新基地。参照《规划》，将在现有试点国家实验室和已形成优势学科群基础上，组建“(地名加学科名)国家研究中心”，统筹学科、省部共建、企业、军民共建和港澳伙伴等国家重点实验室的建设发展。

截至目前共统计到医药卫生领域的国家重点实验室 66 个，其中学科国家重点实验室 44 个、企业国家重点实验室 17 个、省部共建国家重点实验室 5 个，约占总数的 14.2%，军民共建和港澳伙伴国家重点实验室未搜集到详细名单，故未纳入统计。

1. 国家研究中心

截至“规划”发布之时我国已有 6 个试点国家实验室，未涉及医药卫生领域。在《规划》发布后的一个月，科技部将 6 个试点国家实验室重新归类到国家研究中心序列。

2. 学科国家重点实验室

根据 2017 年 6 月公布的“2016 年生物和医学领域国家重点实验室评估结果”，参与评估的 75 个国家重点实验室中 74 个通过评估，其中 44 个与医药卫生相关，详见表 2。

表 2　医药卫生相关学科国家重点实验室名单

序号	实验室名称	依托单位	主管部门
1	癌基因与相关基因国家重点实验室	上海市肿瘤研究所	国家卫生和计划生育委员会
2	病毒学国家重点实验室	武汉大学 中国科学院武汉病毒研究所	教育部
3	病原微生物生物安全国家重点实验室	中国人民解放军军事医学科学院	中央军委后勤保障部
4	传染病预防控制国家重点实验室	中国疾病预防控制中心	国家卫生和计划生育委员会
5	传染病诊治国家重点实验室	浙江大学	教育部
6	创伤、烧伤与复合伤研究国家重点实验室	中国人民解放军第三军医大学	中央军委训练管理部
7	蛋白质组学国家重点实验室	中国人民解放军军事医学科学院	中央军委后勤保障部
8	分子发育生物学国家重点实验室	中国科学院遗传与发育生物学研究所	中国科学院
9	分子生物学国家重点实验室	中国科学院上海生命科学研究院	中国科学院
10	分子肿瘤学国家重点实验室	中国医学科学院肿瘤医院肿瘤研究所	国家卫生和计划生育委员会
11	干细胞与生殖生物学国家重点实验室	中国科学院动物研究所	国家卫生和计划生育委员会
12	呼吸疾病国家重点实验室	广州医科大学	广东省科技厅
13	华南肿瘤学国家重点实验室	中山大学	教育部
14	口腔疾病研究国家重点实验室	四川大学	教育部
15	膜生物学国家重点实验室	中国科学院动物研究所、清华大学、北京大学	中国科学院

续表

序号	实验室名称	依托单位	主管部门
16	脑与认知科学国家重点实验室	中国科学院生物物理研究所	中国科学院
17	认知神经科学与学习国家重点实验室	北京师范大学	教育部
18	神经科学国家重点实验室	中国科学院上海生命科学研究院	中国科学院
19	肾脏疾病国家重点实验室	中国人民解放军总医院	中央军委后勤保障部
20	生化工程国家重点实验室	中国科学院过程工程研究所	中国科学院
21	生物大分子国家重点实验室	中国科学院生物物理研究所	中国科学院
22	生物反应器工程国家重点实验室	华东理工大学	教育部
23	生物治疗国家重点实验室	四川大学	教育部
24	生殖医学国家重点实验室	南京医科大学	江苏省科技厅
25	实验血液学国家重点实验室	中国医学科学院血液病医院血液学研究所	国家卫生和计划生育委员会
26	天然药物活性物质与功能国家重点实验室	中国医学科学院药物研究所	国家卫生和计划生育委员会
27	天然药物活性组分与药效国家重点实验室	中国药科大学	教育部
28	天然药物与仿生药物国家重点实验室	北京大学	教育部
29	微生物代谢国家重点实验室	上海交通大学	教育部
30	微生物技术国家重点实验室	山东大学	教育部
31	微生物资源前期开发国家重点实验室	中国科学院微生物研究所	中国科学院
32	细胞生物学国家重点实验室	中国科学院上海生命科学研究院	中国科学院
33	细胞应激生物学国家重点实验室	厦门大学	教育部
34	心血管疾病国家重点实验室	中国医学科学院阜外心血管病医院	国家卫生和计划生育委员会
35	新药研究国家重点实验室	中国科学院上海药物研究所	中国科学院
36	眼科学国家重点实验室	中山大学	教育部
37	药物化学生物学国家重点实验室	南开大学	教育部
38	医学分子生物学国家重点实验室	中国医学科学院基础医学研究所	国家卫生和计划生育委员会
39	医学基因组学国家重点实验室	上海交通大学	教育部
40	医学免疫学国家重点实验室	中国人民解放军第二军医大学	中央军委训练管理部
41	医学神经生物学国家重点实验室	复旦大学	教育部
42	医药生物技术国家重点实验室	南京大学	教育部
43	遗传工程国家重点实验室	复旦大学	教育部
44	肿瘤生物学国家重点实验室	中国人民解放军第四军医大学	中央军委训练管理部

注：同类实验室按实验室名称汉语拼音排序

3. 企业国家重点实验室

科技部自 2006 年起启动了企业国家重点实验室的建设，经过十多年的时间，分三个批次，规划建设了 177 家。根据 2017 年 7 月，科技部基础研究司发布的《企业国家重点实验室 2015 年度报告》，医药卫生领域共有 17 家，详见表 3。

2017 年 12 月 11 日，科技部批准建设天然气水合物、认知智能 2 个企业国家重点实验室，其中认知智能国家重点实验室的建设目标中，提到将以医疗等领域产业应用需求为牵引，重点开展面向认知计算的深度学习共性技术、知识自动构建与推理技术等认知智能基础理论的研究，突破人机交互技术、智能评测技术、智能辅助审判技术和认知医疗技术等认知智能支撑技术。

表 3 医药卫生领域现有企业国家重点实验室名单

序号	实验室名称	依托单位	主管部门
1	长效和靶向制剂国家重点实验室	山东绿叶制药有限公司	山东省科学技术厅
2	创新天然药物与中药注射剂国家重点实验室	江西青峰药业有限公司	江西省科学技术厅
3	创新药物与高效节能降耗制药设备国家重点实验室	江西江中制药（集团）有限责任公司 江西本草天工科技有限责任公司	江西省科学技术厅
4	创新药物与制药工艺国家重点实验室	上海医药工业研究院	国务院国有资产监督管理委员会
5	创新中药关键技术国家重点实验室	天士力制药集团股份有限公司	天津市科学技术委员会
6	抗感染新药研发国家重点实验室	广东东阳光药业有限公司	广东省科学技术厅
7	抗体药物研制国家重点实验室	华北制药集团新药研究开发有限责任公司	河北省科学技术厅
8	抗体药物与靶向治疗国家重点实验室	上海张江生物技术有限公司	上海市科学技术委员会
9	络病研究与创新中药国家重点实验室	石家庄以岭药业股份有限公司	河北省科学技术厅
10	释药技术与药代动力学国家重点实验室	天津药物研究院	天津市科学技术委员会
11	新型药物制剂与辅料国家重点实验室	石药控股集团有限公司	河北省科学技术厅
12	药物先导化合物研究国家重点实验室	上海药明康德新药开发有限公司	上海市科学技术委员会
13	药物制剂新技术国家重点实验室	扬子江药业集团有限公司	江苏省科学技术厅
14	藏药新药开发国家重点实验室	青海金诃藏医药集团有限公司	青海省科学技术厅
15	中药制药共性技术国家重点实验室	鲁南制药集团股份有限公司	山东省科学技术厅
16	中药制药过程新技术国家重点实验室	江苏康缘药业股份有限公司	江苏省科学技术厅
17	转化医学与创新药物国家重点实验室	江苏先声药业有限公司	江苏省科学技术厅

4. 省部共建国家重点实验室

科技部自 2003 年启动了省部共建国家重点实验室项目，在全国重点高校、科研机构或高科技企业组建的高水平实验室中遴选了 300 多个作为培育基地，根据省部共建国家重点实验室建设年度计划，结合实地考察，成熟一个，启动一个。截至 2017 年 12 月，科技部共发文批准 26 个省部共建国家重点实验室的建设，其中医药卫生领域 5 个，详见表 4。另外依托北京大学深圳研究生院、清华大学深圳研究生院建设的省部共建肿瘤化学基因组学国家重点实验室尚在论证过程中。

表 4 医药卫生领域省部共建国家重点实验室名单

批准时间	实验室名称	依托单位	主管部门
2017 年 7 月	省部共建中亚高发病成因与防治国家重点实验室	新疆医科大学	新疆维吾尔自治区科技厅
2017 年 3 月	省部共建眼视光学和视觉科学国家重点实验室	温州医科大学	浙江省科技厅
2017 年 1 月	省部共建药用植物功效与利用国家重点实验室	贵州医科大学	贵州省科技厅
2016 年 3 月	省部共建药用资源化学与药物分子工程国家重点实验室	广西师范大学	广西壮族自治区科技厅
2013 年 12 月	省部共建分子疫苗学和分子诊断学国家重点实验室	厦门大学	福建省科技厅

资料来源：中华人民共和国科学技术部

（二）技术创新与成果转化类国家科技创新基地

国家工程研究中心是面向国家重大战略任务和重点工程建设需求，开展关键技术攻关和试验研究、重大装备研制、重大科技成果工程化实验验证，突破关键技术和核心装备制约，支撑国家重大工程建设和重点产业发展的国家科技创新基地。

1. 国家工程研究中心

按新的国家工程研究中心定位及管理办法要求，对现有国家工程研究中心和国家工程实验室进行合理归并，对符合条件、达到评价指标要求的纳入新的国家工程研究中心序列进行管理。目前尚未见评估整合的结果，根据 2016 年 4 月国家发展改革委员会发布的公告，原有 100 个国家工程研究中心，其中 9 个属于医学领域，详见表 5。

表 5 医学领域现有国家工程研究中心名单

序号	名称	依托单位	主管部门
1	微生物药物国家工程研究中心	华北制药集团新药研究开发有限责任公司	河北省发展和改革委员会
2	超声医疗国家工程研究中心	重庆融海超声医学工程研究中心有限公司	重庆市发展和改革委员会
3	生物芯片北京国家工程研究中心	博奥生物有限公司	北京市发展和改革委员会
4	药物制剂国家工程研究中心	上海现代药物制剂工程研究中心有限公司	上海市发展和改革委员会
5	中药复方新药开发国家工程研究中心	中国北京同仁堂（集团）有限责任公司	国家中医药管理局
6	中药固体制剂制造技术国家工程研究中心	江西本草天工科技有限责任公司	江西省发展和改革委员会
7	中药制药工艺技术国家工程研究中心	扬子江药业集团南京海陵药业有限公司	江苏省发展和改革委员会
8	中药提取分离过程现代化国家工程研究中心	广州白云山汉方现代药业有限公司	广东省发展和改革委员会
9	生物芯片上海国家工程研究中心	上海生物芯片有限公司	上海市发展和改革委员会

国家工程实验室也是由国家发展改革委员会牵头建设的，《规划》中提出国家工程实验室将纳入国家工程研究中心序列，国家发展改革委不再批复新建国家工程实验室。目前尚未见评估整合结果，因此对现有国家工程实验室进行梳理。根据 2016 年 9 月国家发展和改革委员会公布的名单，共 167 个国家工程实验室，其中医药卫生领域 18 个，详见表 6。

表 6　医药卫生领域现有国家工程实验室名单

序号	国家工程实验室名称	项目承担单位
1	艾滋病疫苗国家工程实验室	吉林大学
2	濒危药材繁育国家工程实验室	中国医学科学院药用植物研究所
3	哺乳动物细胞高效表达国家工程实验室	鲁南制药集团股份有限公司、齐鲁制药有限公司
4	出生缺陷防控关键技术国家工程实验室	北京军区总医院
5	抗肿瘤蛋白质药物国家工程实验室	清华大学
6	口腔数字化医疗技术和材料国家工程实验室	北京大学
7	免疫诊断试剂国家工程实验室	曲阜裕隆生物科技有限公司、湖南景达生物工程有限公司
8	神经调控技术国家工程实验室	清华大学
9	西北濒危药材资源国家工程实验室	陕西师范大学
10	西南濒危药材资源开发国家工程实验室	广西壮族自治区药用植物园
11	药物基因和蛋白筛选国家工程实验室	东北师范大学
12	医用植入器械国家工程实验室	威高集团有限公司
13	远程医疗设备及应用服务国家工程实验室	云南山灞图像传输科技有限公司
14	再生型医用植入器械国家工程实验室	广东冠昊生物科技有限公司
15	中药标准化技术国家工程实验室	中国科学院上海药物研究所
16	中药临床疗效和安全性评价国家工程实验室	中国中医科学院西苑医院
17	中药质量控制技术国家工程实验室	中国中医科学院中药研究所
18	治疗性疫苗国家工程实验室	上海复旦海泰生物技术有限公司

2. 国家技术创新中心

2017 年 11 月，科技部制定了《国家技术创新中心建设工作指引》。文件明确，“十三五”期间，我国将布局建设 20 家左右国家技术创新中心，中心将重点聚焦有望形成颠覆性创新，引领产业技术变革方向，影响产业未来发展态势，抢占未来产业制高点的领域。根据文件内容，国家将在合成生物学、微生物组、精准医学等世界科技前沿领域；生物医药、医疗器械等经济主战场等与医药卫生相关方面进行布局。

根据“规划”，国家将加强对现有国家工程技术研究中心评估考核和多渠道优化整合，符合条件的纳入国家技术创新中心管理。目前新布局的国家技术创新中心尚未启动，现有国家工程技术研究中心评估整合工作尚未启动。根据 2016 年 10 月科技部公布的数据，共 346 个国家工程技术研究中心，其中 85 个仍在建设中，医药卫生领域共有 34 家，其中 12 个仍在建设中，详见表 7。

表 7　医药卫生领域现有国家工程技术研究中心名单

序号	中心名称	依托单位
1	国家医疗保健器具工程技术研究中心	广东省医疗器械研究所
2	国家中药制药工程技术研究中心	上海市中药制药技术有限公司
3	国家中成药工程技术研究中心	辽宁华润本溪三药有限公司
4	国家新药开发工程技术研究中心	中国医学科学院药物研究所
5	国家海洋药物工程技术研究中心	中国海洋大学
6	国家生化工程技术研究中心	南京工业大学、华东理工大学、中国科学院过程工程研究所
7	国家天然药物工程技术研究中心	中国科学院成都生物研究所、成都地奥制药集团有限公司

续表

序号	中心名称	依托单位
8	国家中药现代化工程技术研究中心	珠海丽珠医药集团股份有限公司、广州中医药大学
9	国家生物医学材料工程技术研究中心	四川大学
10	国家数字化医学影像设备工程技术研究中心	东软集团股份有限公司
11	国家干细胞工程技术研究中心	中国医学科学院血液学研究所
12	国家医用诊断仪器工程技术研究中心	深圳迈瑞生物医疗电子股份有限公司
13	国家生物防护装备工程技术研究中心	军事医学科学院
14	国家传染病诊断试剂与疫苗工程技术研究中心	厦门大学，养生堂有限公司
15	国家手性制药工程技术研究中心	鲁南制药集团股份有限公司
16	国家免疫生物制品工程技术研究中心	中国人民解放军第三军医大学
17	国家纳米药物工程技术研究中心	华中科技大学
18	国家人体组织功能重建工程技术研究中心	华南理工大学
19	国家大容量注射制剂工程技术研究中心	四川科伦药业股份有限公司
20	国家辅助生殖与优生工程技术研究中心	山东大学
21	国家眼科诊断与治疗设备工程技术研究中心	首都医科大学附属北京同仁医院
22	国家应急防控药物工程技术研究中心	军事医学科学院
23☆	国家联合疫苗工程技术研究中心	武汉生物制品研究所有限责任公司
24☆	国家单糖化学合成工程技术研究中心	江西师范大学
25☆	国家靶向药物工程技术研究中心	江苏恒瑞医药股份有限公司
26☆	国家胶类中药工程技术研究中心	山东东阿阿胶股份有限公司
27☆	国家眼视光工程技术研究中心	温州医科大学
28☆	国家心脏病植介入诊疗器械及设备工程技术研究中心	乐普（北京）医疗器械股份有限公司
29☆	国家药用辅料工程技术研究中心	湖南尔康制药股份有限公司
30☆	国家化学原料药合成工程技术研究中心	浙江工业大学
31☆	国家卫生信息共享技术及应用工程技术研究中心	万达信息股份有限公司、上海申康医院发展中心
32☆	国家母婴乳品健康工程技术研究中心	北京三元股份有限公司
33☆	国家苗药工程技术研究中心	贵州益佰制药股份有限公司
34☆	国家抗艾滋病病毒工程技术研究中心	上海迪赛诺药业有限公司

注：☆建设中

3. 国家临床医学研究中心

国家临床医学研究中心是面向我国重大临床需求，以临床应用为导向，以医疗机构为主体，以协同网络为支撑，开展临床研究、协同创新、学术交流、人才培养、成果转化、推广应用的技术创新与成果转化类国家科技创新基地。

2016 年 10 月，党中央、国务院发布《“健康中国 2030”规划纲要》，提出“推动健康科技创新”，作出“构建国家医学科技创新体系”和“推进医学科技进步”的任务部署。国家临床医学研究中心及其协同网络，将作为医学科技创新体系的龙头，发挥积极的引领作用，助力健康中国战略目标实现。

自 2012 年起，科技部联合国家卫生计生委分三个批次启动了 32 家国家临床医学研究中心建设工作。第四批已于 2017 年 11 月启动。该中心是整合集成临床研究资源和创新力量的重要依托，肩负着构建疾病协同研究网络的任务。现有国家临床医学研究中心涉及 11 个领域，包括心血管疾病、神经系统疾病、慢性肾病、恶性肿瘤、呼吸系统疾病、代谢性疾病、精神心理疾病、妇产疾病、消化系统疾病、口腔疾病、老年疾病等。详见表 8。第 4 批国家临床医学研究中心将新建感染性疾病、儿童健康与疾病、骨科与运动康复、眼耳鼻喉疾病、皮肤与免疫疾病、血液系统疾病 6 个疾病领域的国家临床医学研究中心；新建医学检验、麻醉医学、放射与治疗（介入治疗）3 个临床专科的国家临床医学研究中心；试点建设国家中医临床医学研究中心，先期启动心血管疾病和针灸技术领域。

表 8　32 家国家临床医学研究中心名单

领域	依托单位	所在省/直辖市
心血管疾病	中国医学科学院阜外心血管病医院	北京
	首都医科大学附属北京安贞医院	北京
神经系统疾病	首都医科大学附属北京天坛医院	北京
慢性肾病	中国人民解放军南京军区南京总医院	江苏
	中国人民解放军总医院	北京
	南方医科大学南方医院	广东
恶性肿瘤	中国医学科学院肿瘤医院	北京
	天津医科大学附属肿瘤医院	天津
呼吸系统疾病	广州医学院第一附属医院	广东
	卫生部北京医院	北京
	首都医科大学附属北京儿童医院	北京
代谢性疾病	中南大学湘雅二医院	湖南
	上海交通大学医学院附属瑞金医院	上海
精神心理疾病	中南大学湘雅二医院	湖南
	北京大学第六医院	北京
	首都医科大学附属北京安定医院	北京
妇产疾病	中国医学科学院北京协和医院	北京
	华中科技大学同济医学院附属同济医院	湖北
	北京大学第三医院	北京
消化系统疾病	第四军医大学西京医院	陕西
	首都医科大学附属北京友谊医院	北京
	第二军医大学长海医院	上海
口腔疾病	上海交通大学医学院附属第九人民医院	上海
	四川大学华西口腔医院	四川
	北京大学口腔医院	北京
	第四军医大学口腔医院	西安
老年疾病	中国人民解放军总医院	北京
	中南大学湘雅医院	湖南
	四川大学华西医院	四川
	北京医院	北京
	复旦大学附属华山医院	上海
	首都医科大学宣武医院	北京

（三）基础支撑与条件保障类国家科技创新基地

1. 国家科技资源共享服务平台

国家科技资源共享服务平台是面向科技创新、经济社会发展和创新社会治理、建设平安中国等需求，加强优质科技资源有机集成，提升科技资源使用效率，为科学研究、技术进步和社会发展提供网络化、社会化科技资源共享服务的国家科技创新基地。

根据 2017 年 1 月，科技部发布的国家科技资源共享服务平台绩效考核与评估结果，目前共有 28 个平台，其中医药卫生领域共有 4 个，详见表 9。

表 9 医药卫生领域国家科技资源共享服务平台名单

序号	平台名称	牵头单位	主管部门
1	国家人口与健康科学数据共享服务平台	中国医学科学院	国家卫生计生委
2	国家寄生虫种质资源共享服务平台	中国疾病预防控制中心寄生虫病预防控制所	国家卫生计生委
3	国家实验细胞资源共享服务平台	中国医学科学院基础医学研究所	国家卫生计生委
4	国家人类遗传资源共享服务平台	国家卫生计生委科学技术研究所	国家卫生计生委

2. 国家野外科学观测研究站

目前共有 27 家国家野外科学观测研究站，其中没有涉及医药卫生领域。

（四）部委级重点科研基地

部委级重点科研基地是国家级科研基地的后备力量，主要包括国家卫生计生委重点实验室和教育部重点实验室。2017 年 12 月，国家卫生计生委官网上公布了国家卫生计生委重点科研基地“十二五”评估结果，结果显示 92 家重点科研基地（重点实验室）中 19 家评估结果为优秀、65 家良好、5 家待整改、3 家未通过评估。国家卫生计生委将对相关管理规定进行重新修订，制订下阶段发展规划，并据此和评估整改情况开展委级重点科研基地的重新认定与新增建设工作。对评估结果为优秀的科研基地将优先推荐申报国家科技创新基地，并探索给予相关经费支持。对待整改的科研基地，将于 2018 年 6 月前完成整改验收，确定最终评估结论。对未通过评估的科研基地，退出委级重点科研基地序列。

教育部重点实验室是国家科技创新体系的重要组成部分，高等学校创新性人才的培养基地，在高校学科建设、科技创新、人才培养和培育国家级科研基地中发挥着越来越重要的作用。2015 年 5 月，根据国务院《国务院关于取消非行政许可审批事项的决定》，教育部重点实验室审批资格已被取消。2016 年年底，教育部对生命领域的 156 家重点实验室进行了五年评估。公告显示，细胞增殖与分化教育部重点实验室等 26 个实验室评估结果为优秀；抗炎免疫药物教育部重点实验室等 116 个实验室评估结果为良好；其余 14 个实验室未通过定期评估。

主要参考文献

1. 中华人民共和国科技部.科技部、财政部、国家发展改革委关于印发《国家科技创新基地优化整合方案》的通知. 2017-8-25.
2. 中华人民共和国科技部.科技部、国家发展改革委、财政部关于印发《"十三五"国家科技创新基地与条件保障能力建设专项规划》的通知.2017-10-24.
3. 中华人民共和国科技部.科技部关于发布2016年生物和医学领域国家重点实验室评估结果的通知. 2017-6-26.
4. 中华人民共和国科技部. 企业国家重点实验室2015年度报告.2017-7-06.
5. 中华人民共和国科技部.科技部办公厅国家卫生计生委办公厅军委后勤保障部办公厅食品药品监管总局办公厅关于开展第四批国家临床医学研究中心申报工作的通知.2017-11-15.
6. 中华人民共和国科技部. 科技部、财政部关于发布国家科技资源共享服务平台绩效考核与评估结果的通知.2017-1-25.
7. 中华人民共和国科技部.科技部关于印发国家技术创新中心建设工作指引的通知.2017-11-17.
8. 中华人民共和国国家发展和改革委员会.国家工程实验室名单.2016-9-21.
9. 中华人民共和国科技部.国家工程技术研究中心2015年度报告.2016-11-10.
10. 中华人民共和国国家卫生和计划生育委员会. 国家卫生计生委办公厅关于公布国家卫生计生委重点科研基地"十二五"评估结果的函. 2017-12-5.
11. 中华人民共和国教育部. 关于公示2016年度教育部重点实验室评估结果的通知. 2016-12-12.

国家转化医学科研基地建设

宁 光

上海交通大学医学院附属瑞金医院

未来医学能否取得突破性进展，有赖于重大科技创新成果迅速转化为提升人民群众健康水平的技术与产品，转化医学对推动医学基础研究成果与临床应用双向转化和提高诊疗水平具有关键作用。

根据《国家重大科技基础设施建设中长期规划（2012—2030）》，"十二五"期间，我国在现代医学领域，依托现有转化医学实力较强的研究机构布局建设国家级转化医学科研基地，从分子、细胞、组织、个体等方面系统认识人类疾病发生、发展与转归的规律，促进生物医学基础研究成果快速转化为临床诊疗技术。2013年7月以来，我国相继批准在上海、北京、西安、成都4个城市建设"转化医学国家重大科技基础设施"，逐渐形成"一综四专"的国家级科研团队，加速集成整合，寻求新的科研突破，提升核心竞争力，打造国际领先地位。各家建设的进度不一，详见表1。

表1 转化医学国家重大科技基础设施名单

序号	定位	依托单位
1	综合性转化医学中心	上海交通大学及其医学院和附属医院
2	老年心脑血管疾病及疑难杂症中心	北京协和医院
3	老年肿瘤和内分泌代谢相关疾病中心	中国人民解放军总医院
4	生物治疗及再生医学中心	四川大学及华西医院
5	分子医学研究中心	第四军医大学

（一）建设国家转化医学中心的重要意义

1. 我国已具备发展转化医学的独特有利条件

作为一个多民族的人口大国，中国有丰富的人类遗传资源；复杂的疾病谱尽管给社会带来沉重负担，但同时也为开展临床研究提供了宝贵的资源。

2. 我国尚存在发展转化医学研究的若干瓶颈

以欧美为主的发达国家不断利用当代先进技术和设备，建设先进的转化医学设施平台，目前已经初具规模。而我国虽然已取得初步进展，但缺乏更为深入的研究。分子标志物的鉴定和应用、基于分子分型的个体化治疗、疾病治疗反应和预后的评估与预测是我们亟待解决的科学问题，也是世界难题。我国虽已经形成了若干转化医学研究团队，但基本上还是“小而散”的研究模式，研究队伍没有得到充分整合，缺乏国际一流的技术平台、核心技术和研发能力，以及缺乏具有国际影响力的领军人才；科研投入相对不足，所掌握的核心技术和原创性的重大科研成果少，基础研究与产品研发、临床治疗之间严重脱节，科技成果转化的现状还不尽人意；现行科研管理模式和运行机制也不适应现代医学的发展方向。这些方面与国际先进水平的差距制约着我国在转化医学领域开展系统性的研究，尤其是国内尚无开展转化医学研究必需的从临床到基础研究一体化并与国际接轨的大科学设施，从而难以产生集聚和培养转化型人才的科研高地、组成国际一流的转化医学科研团队并形成创新性的医疗技术和产品研发能力，造成我国缺乏转化医学研究重大突破性成果。因此，整合我国转化医学研究资源，采用先进、系统与跨学科的集成式研究模式，建立国家级转化研究重大科技基础设施，为我国转化医学研究提供必需的科学平台，尽快大力提升我国转化医学领域的研发能力，保证人民群众身体健康已成为当务之急和重大课题。

建设国家转化医学中心具有重要意义。①引领支撑，进一步发挥转化医学重大科技基础设施的带动作用，加快推进建设进度，着力建设全国转化医学设施共用的信息平台和人才技术交流高地，发挥在前沿领域的引领作用和作为国家平台的支撑服务作用；②互联互帮，尽快形成转化医学联盟的互动机制和整体合力，创建具有我国特色的转化医学基础设施体系，特别是在国家级多中心临床试验方面创造更多经验，体现整合优势，发挥集成效能，提升建设创新型国家的保障支撑能力与水平；③政研结合，让医学科技成果惠及全体人民群众，加强医学伦理学研究，保护临床试验受试者权益，支持国家转化中心先行先试，建立科技成果转化绿色通道和新型治疗技术疗法示范研发平台，为创建具有我国特色高质安全而相对低成本的医疗服务体系蹚出一条“智慧之路”；④辐射助力，通过发挥转化医学优势，助力“一带一路”沿线国家在疾病防治、医学研究、人才培养、传统医药开发等方面加快发展，深化合作，让更多国家搭上我国发展快车，共建“健康丝绸之路”；⑤东西汇聚，主动与国际一流研究机构建立长期稳定的合作关系，在交流合作中实现东西方医学的互惠互鉴，共同开创转化医学发展的新时代，为打造人类命运共同体作出努力。

（二）国家转化医学中心的功能定位及其在促进医学转化中发挥的作用

1. 综合性转化医学中心——转化医学国家重大科技基础设施（上海）

转化医学国家重大科技基础设施（上海）（简称上海设施）是我国首个综合性国家级转化医学重大科技基础设施。重点聚焦肿瘤、心脑血管疾病、代谢性疾病三大类严重威胁人类健康的疾病类型，紧紧围绕上述疾病发生、发展与转归中的重大前瞻性科学问题，以现代医学、生物技术、理化技术、信息技术、数学及统计科学为支撑，强化医工（理）结合，基础医学与临床医学、临床医学与预防医学的交叉协作和深度融合，建立“多元、融合、动态、持续”的协同创新模式。

上海设施将重点建设满足“4P”（预测、预防、个体化和参与）医学发展需要的转化医学核心科学设施和研究型病房，努力提高我国临床研究的水平和质量；重点加强基础和临床研究的结合，建立具有国际水准的临床生物样本库、临床资源深度开发利用平台和转化医学研究信息综合系统；努力提升我国转化医学研究能力，重点建设与疾病早期诊断、治疗、疾病预测、预后和药物作用靶点相关的生物标志物的发现和验证平台，以及创新性药物、诊断试剂和诊疗仪器研发平台等转化医学研究必需的关键技术支撑平台。

上海设施的建设将促进上海地区转化医学优势科研资源的有机整合，这一重大科技基础设施建设也将得到正在组建的国家教育部系统生物医学协同创新中心在运行经费和人才队伍建设方面的重要支撑，有利于加快我国医学创新体系建设；推进多学科的交叉融合，增强各学科间的协作攻关能力及国际竞争能力；形成具有国际水平的转化型医学领军人才的聚集高地，加快高层次医学和科研复合型人才的培养；促进“产学研”结合，推动国家生物医药科技转型发展，为我国医药产业发展模式的转变做出重要贡献。

2. 老年心脑血管疾病及疑难杂症——转化医学国家重大科技基础设施（北京协和医院）

北京协和医院设施将围绕与老龄化相关的心脑血管疾病及疑难杂症等，针对其在早期防控和精准诊治等方面所面临的重大、关键、共性和难点科学问题，从分子、细胞、组织、个体和群体水平探索及阐明相关的生理、病理机制，并将有关成果转化为临床早期预测和预防及精准诊断、治疗的有效手段。

该设施主要建设内容包括 5 大系统 15 个功能平台：系统一，将建设与老龄化相关心脑血管病和疑难杂症等疾病的生物样本库，主要完成生物标本收集、处理、服务和存储设施平台；系统二，将建设基础与临床前研究系统，包括与老龄化相关心脑血管疾病和疑难杂症等生物标志物平台，细胞、组织和生物医学工程平台，实验动物验证平台和虚拟人研究平台；系统三，将建设临床转化系统，包括药物研发和评价、诊疗新技术研发转化和精准医学技术研究平台设施；系统四，将建设临床验证与推广系统，包括临床疗效验证、预防和早期干预、卫生政策及卫生经济研究平台；系统五，将建设转化医学信息技术系统，包括转化医学业务支撑、转化医学生物信息技术和转化医学资源共享及服务平台。该设施建设架构，以标本库和信息系统建设为基础支撑，涵盖包括基础-临床-公共卫生的转化医学研发推广的全过程，研究模式包括双向 6 阶段，即：基础研究 $\rightleftharpoons$ 临床前研究⟺临床研究⟺临床应用⟺社区应用⟺卫生政策，体现了疾病防控转化医学完整的研究体系。

该设施将提供一个公共、开放、共享研究与转化平台，实现从临床发现问题通过基础研究解决问题的原始创新能力；实现将基础医学研究成果迅速转化为诊断工具、治疗药物，形成产品、推动医学产业发展能力；实现将科学研究成果迅速转化为疾病防治指南，完善卫生政策和提高健康教育的惠民能力，最终有效降低心脑血管病和疑难杂症等发病率、致残率和病死率，提高人民生活质量，减少疾病负担。

3. 老年肿瘤和内分泌代谢相关疾病——转化医学国家重大科技基础设施（中国人民解放军总医院、清华大学）

衰老机制与老年疾病防治研究一直是生命科学和医学领域的前沿与研究热点，保障老年人健康，缓解老龄化是国家重大需求。中国人民解放军总医院以老年肿瘤和内分泌代谢相关疾病为主要研究方向，创新“产学研用”机制，形成医学研究⟶诊疗技术研发⟶转化应用的一站式管理体系，建立 2 个基地（临床医学研究基地和生物医学工程基地）和 6 个中心（转化医学资源中心、诊疗新靶点研发与新型诊疗技术评价与示范推广中心、新型诊断技术研发中心、创新药物与新型治疗技术研发中心、老年健康管理关键技术研发中心和社区健康管理示范中心）。

该设施将建成国内外规模最大、参与机构最多、信息化、大数据的老年健康与疾病管理协同研究网络和标准化精准医学服务平台；建成具有国际一流水准和创新能力的新型诊疗技术研发中心、“产学研用”一站式的新型诊疗技术评价与示范推广中心、老年健康管理的大数据与移动医疗体系；形成跨学科、专业化、网络化、集群化协同创新研究模式和高水平、复合型老年转化医学研究队伍，成为具有国际领先水平和综合示范作用的转化科学研究核心基地。推进国家医学创新体系建设及国家科学和技术发展规划实施。

4. 生物治疗及再生医学中心——转化医学国家重大科技基础设施（四川）

生物治疗包括再生医学是以现代生物技术或生物药物对人类重大疾病进行防治的前沿医学手段，是典型的转化医学研究模式之一。生物治疗将会为人类重大疾病的治疗带来革命性变化，是未来医学的重要发展方向，对于带动我国生物医药产业跨越式发展，保障人民健康和国家生物安全等都具有十分重要的战略意义。因此，瞄准国际一流水平，依据工程化、模块化、规模化、信息化与综合集成的原则，加强生物治疗转化医学研究设施的系统综合集成，生物治疗产品的规模制备，高通量研发等能力建设，建成具有国际一流水平的生物治疗转化研究重大科技基础设施，是提升我国生物医学科学前沿研究及其临床转化能力，保障人民健康的战略性举措。

生物治疗转化医学重大科技基础设施将充分发挥四川大学多学科交叉的优势以及华西医院的临床资源与科研优势，瞄准系统综合集成、多学科整合攻关、规模制备、高通量研发 4 个关键科学与工程技术问题，重点建设生物制剂筛选平台、生物制备平台和临床转化验证平台这三大相互关联、高度综合集成的研究平台，涵盖了从生物治疗的基础研究到临床治疗转化应用研究的各个关键环节，形成了从基础到临床、上下游结合的完整的生物治疗转化“技术链”。该设施运行后将突破复杂器官的修复重建、生物治疗制剂研究、靶向治疗及生物治疗产品规模化制备、临床转化验证等10项生物治疗关键技术。

生物治疗转化医学重大科技基础设施建成后将成为国际领先的、规模最大的、综合集成度最高、装备最先进、高度开放共享的生物治疗转化医学研究中心，将显著提升我国生物治疗转化医学研究科技创新能力，加快我国生物治疗研究成果的临床转化效率，将生物治疗成果从基础研究到临床应用的时间缩短。显著增强我国生物治疗在国际上的竞争力和影响力，推动我国重大疾病生物治疗产业的跨越式发展，为保障我国人民生命健康和国家生物安全做出重要贡献。

5. 分子医学研究中心——转化医学国家重大科技基础设施（西安）

转化医学国家重大科技基础设施（西安）项目——国家分子医学转化科学中心以解放军第四军医大学为主体，由原解放军总后勤部和陕西省人民政府共同主管，是我国分子医学领域首个转化研究重大科技基础设施，也是改革开放以来，国家在陕投资建设的第一个国家重大科技基础设施项目。

西安设施重点建设分子诊断平台、分子影像平台、个体化医学平台三大研究平台，分子医学临床检测技术中心、分子医学大数据中心、分子药物研发技术中心、生物制药中试技术中心、细胞与组织资源技术中心、生物信息技术中心、分子医学器械研发技术中心等7大功能平台，旨在阐明人类疾病在分子、细胞和整体水平的生理、病理机制，并将有关成果转化为临床预测、诊断、预防和治疗的有效手段。内容包括：①研究疾病与相关基因变异的关系，为疾病的预警、诊断和合理用药提供依据；②研究针对疾病的双靶点或多个靶点的分子影像探针，提高诊断的准确性；③基于个体基因信息和相关的蛋白质组、代谢组等环境信息，综合筛选确定基因变异体和药物代谢酶等，“量体裁衣”制订合适的临床方案，提高治疗的有效性和精准度。

西安设施的建设将实现重大疾病精确定性、定位诊断，提升对重大疾病的全面诊断能力，建立我国个体化药物治疗体系，不仅可以弥补我国分子转化医学设施领域的空白，而且可以在分子诊断、分子影像和个体化医学等能力建设方面早日达到国际先进水平。

（三）国家转化医学中心的建设现状及发展展望

在国家发展和改革委员会、教育部、上海市人民政府和相关部门的大力支持下，按照国家“先行先试”的原则，作为我国首个综合性国家级转化医学中心，由上海交通大学和上海交通大学医学院附属瑞金医院共同承担建设的转化医学国家重大科技基础设施（上海）已于2013年7月由国家发展和改革委员会批准立项，2015年8月获国家发展和改革委员会批复可行性研究报告，2016年3月通过项目初步设计方案及概算审批，2016年9月项目实施整体建设，预计2019年正式完工。其他四家转化医学国家重大科技基础设施目前在可研评估或可研批复阶段。

国家级转化医学科研基地以促进前沿技术和基础医学研究成果向临床应用转化为目标，以国家创新战略和国家中长期科技发展规划为导向，将形成世界一流人才为主导、杰出拔尖中青年创新人才为主体，集智攻关，为转化医学提供资源共享、运行高效、用户满意的开放基地：积极创新大科学设施的管理模式和运行机制，以信息技术和网络技术为支撑，秉承“共建共享”的原则，为国内外研究机构和研究人员提供技术支撑及信息服务，充分发挥其效能，构建优势资源共享平台；深化人才人事制度改革，健全创新引导激励机制，优化人才成长微环境，吸引和集聚国际化转化医学研究人才，使人才、医学和科研“三位一体”协同发展，为我国医学科学的整体水平快速提升开辟新的道路，成为医学发展新模式的试验基地；依托共享平台和国家重大科技项目，革新传统的医学发展模式，构建全新的医学教学、科研和临床医疗新体系，培养一批学术视野宽、敏锐度高、原创能力强、协作精神好，适应现代科学发展需求的复合型医学人才，成为高层次转化医学研究人才培养基地；以“引进”和“输出”双轨并行为原则，积极探索整合国际转化医学研究队伍的新型模式，为国际转化医学研究的全方位合作搭建重要的交流平台，形成国际学术交流与合作中心；鼓励医疗机构与大型企业、学术机构与管理机构、国内企业与国外企业的合作，以学术互访与交流、联合实验室或研发中心等方式，形成多学科交叉合作联盟模式和双向互通协作机制，形成横向和纵向交织的合作网络。

在系统化、规模化、集成化和开放共享的建设理念指引下，最终将国家级转化医学科研基地建设成为具有国际视野的大科学设施，充分发挥国家大科学设施的引领和辐射作用，为国内转化医学研究提供示范和引领作用，大幅提升我国转化医学研究能力，提高我国智慧医疗领域的核心竞争力，切实提高我国人民健康水平。

主要参考文献

1. 周玲君，高绥之，贾兆宝，等.中美转化医学中心建设现状与展望.转化医学杂志, 2014, 3(5): 311-314.
2. 朱敏，田丽丽．浅议转化医学中心建设．转化医学杂志, 2013, 2(4): 255-256.
3. 焦飞，王娟，马颖，等.大数据时代背景下的医学思考．医学与哲学, 2014, 35(11A): 1-3.
4. 杜治政．医学的转型与医学整合．医学与哲学, 2013, 34(3A): 14-18.
5. 张巧玲．樊代明院士：我国转化医学依然任重道远．中国科学报, 2012-8-30(A1), ［2013-2-10］
6. 孙集宽，洪夏飞，范俊平．通过国际合作探索中国特色转化医学之路．转化医学杂志, 2013, 2(3): 129-132.
7. 瞿旻，孙颖浩．转化医学时代研究生培养的思考．中国医药导报, 2013, 10(35): 154-155.

二、中国医学科技产出

医学文献分析

范少萍　宫小翠　周永称
中国医学科学院医学信息研究所

实施“健康中国”战略，加快推进健康中国建设，需要我国医学科技人员准确把握领域科技发展趋势。近几年，随着我国不断加大医学科技创新投入，建设与完善医学科研平台，以及《医学科技发展“十二五”规划》、《“十三五”卫生与健康规划》和《“健康中国 2030”规划纲要》等政策的颁布与实施，我国医学科技产出总量呈上升趋势，质量不断提升，在一些前沿热点领域，逐渐引领国际医学科技发展，形成中国特色，进一步提升我国医学研究的国际前瞻性，努力解决疾病防治和健康管理中的重大科技难题。

本文就2007～2016年10年间我国医学科技论文的产出数量与质量①,②和主要研究布局等进行分析，从而了解我国医学科技水平在国际上的地位、优势与差距，为合理布局医学科技发展提供借鉴与参考。

（一）医学科技论文数量与质量分析

本文将医学领域主要划分为临床医学、生物学与生物化学、分子生物学与遗传学、神经科学与行为学、免疫学、精神病与心理学、微生物学，以及药理学与毒理学共 8 个学科领域③，进行总体与分学科领域科技论文数量与质量统计分析与比较。

1. 中国医学科技论文数量与质量分析

如表 1 所示，2007～2016 年，中国共发表相关医学科技论文 45.62 万篇，占中国科技论文总量（183.42 万篇）的 24.87%，且医学科技论文总量占中国科技论文总量的比例呈逐年上升的态势。中国医学科技论文共被引用 502.62 万次，占科技论文总被引频次的 24.37%。表 2 列出了中国医学科技领域主要学科论文产出及引用情况，其中，临床医学领域论文占医学科技论文总量的 40.87%。临床医学和生物学与生物化学论文数量在 8 个学科中位列前两位。分子生物学与遗传学领域论文篇均被引频次为 14.15 次，在 8 个学科中最高。

表 1　2007~2016 年中国科技论文及医学科技论文总体情况

年份	2007~2016	2007	2008	2009	2010	2011	2012	2013	2014	2015	2016
科技论文总数/篇	1834174	89717	103295	119866	132376	154851	181692	215102	249534	279868	307873
科技论文总被引频次/次	20624744	1792348	2044486	2260346	2375848	2488263	2592868	2476508	2213589	1620923	759565
医学科技论文总数/篇	456164	15299	19717	24047	29000	35773	46165	55881	66540	78152	85590
占科技论文总量比例/%	24.87	17.05	19.09	20.06	21.91	23.10	25.41	25.98	26.67	27.92	27.80
医学科技论文总被引频次/次	5026169	387269	469421	540459	580842	607878	677861	640120	552736	393305	176278
医学科技论文总被引频次占科技论文总被引频次比例/%	24.37	21.61	22.96	23.91	24.45	24.43	26.14	25.85	24.97	24.26	23.21

① 数据来源于 InCites 数据库收录的论文数据，检索日期：2017-12-03，检索时间范围：2007~2016 年。

② 由于 InCites 数据库中一篇文献可能分在几个不同的学科领域或是分布在不同的国家中，因此，存在文献被重复统计的情况，数据仅具有一定参考意义，余同。

③ 领域划分依据参考 ESI 数据库的 22 个学科分类。

表 2　2007~2016 年中国医学科技领域主要学科论文情况

学科	论文数/篇	占医学科技论文总量比例/%	被引频次/次	篇均被引频次/次
临床医学	186433	40.87	1783136	9.56
生物学与生物化学	86813	19.03	1051139	12.11
分子生物学与遗传学	56687	12.43	801908	14.15
药理学与毒理学	47676	10.45	499542	10.48
神经科学与行为学	33319	7.30	392328	11.77
微生物学	20608	4.52	209044	10.14
免疫学	16836	3.69	217047	12.89
精神病与心理学	7792	1.71	72025	9.24

2. 国际医学科技论文数量与质量分析

如表 3 所示，2007~2016 年，世界范围内发表相关医学科技论文 514.42 万篇，占科技论文总量的 38.83%，中国医学科技论文所占世界医学科技论文总量的比例逐年增加，从 2007 年的 3.70%提升到 2016 年的 14.32%。

表 4 列出了世界医学科技领域主要学科论文产出及论文质量，其中，临床医学领域的论文数量、总被引频次均最高，论文总量占世界医学领域论文总量的 47.75%，分子生物学与遗传学领域论文篇均被引频次最高，达 27.21 次。中国各学科领域论文占世界医学科技论文总量比例中，分子生物学与遗传学比例最高，为 13.59%，精神病与心理学所占比例较低，仅为 2.17%。

表 3　2007~2016 年世界科技论文及医学科技论文总体情况

年份	2007~2016	2007	2008	2009	2010	2011	2012	2013	2014	2015	2016
科技论文总数/篇	13247768	1050443	1126025	1174630	1215582	1290710	1364756	1439982	1482073	1529435	1574132
科技论文总被引频次/次	183391102	27421886	26709182	25460508	23633313	21434657	19012668	15973250	12254703	7995082	3495853
医学科技论文总数/篇	5144240	412999	440146	455014	476973	502250	539101	561821	571577	586613	597746
中国医学科技论文占比例/%	8.87	3.70	4.48	5.28	6.08	7.12	8.56	9.95	11.64	13.32	14.32
医学科技论文总被引频次/次	86238599	13695360	13048864	12251159	11239777	9941176	8766104	7195729	5314789	3361067	1424574

表 4 2007~2016 年世界医学科技领域主要学科论文情况

学科	论文数/篇	占医学科技论文总量比例/%	被引频次/次	篇均被引频次/次	中国医学论文占世界医学科技论文总量比例/%
临床医学	2456163	47.75	34756492	14.15	7.59
生物学与生物化学	675688	13.13	12668101	18.75	12.85
神经科学与行为学	467199	9.08	9401554	20.12	7.13
分子生物学与遗传学	417264	8.11	11353790	27.21	13.59
药理学与毒理学	351921	6.84	5004280	14.22	13.55
精神病与心理学	358894	6.98	5017361	13.98	2.17
免疫学	232004	4.51	4891166	21.08	7.26
微生物学	185107	3.60	3145855	16.99	11.13

3. 中国与国际主要国家医学科技论文比较分析

（1）医学科技论文数量与质量比较分析

以美国、英国、德国、日本、法国、加拿大、意大利、荷兰、澳大利亚、西班牙、韩国、巴西、印度和俄罗斯作为参照，分析了 2007～2016 年中国医学科技论文的数量与质量情况，并与所选取的国家进行比较分析。

如表 5 所示，2007～2016 年世界范围内发表的医学科技论文共 514.42 万篇，其中美国、中国、英国、德国和日本医学科技论文数排在前五位，占世界医学科技论文的 65.83%。美国、英国、德国、加拿大和法国总被引频次居世界前五位。

中国医学科技论文数量 45.62 万篇，占世界医学科技论文的 8.87%。从被引频次上看，中国医学科技论文总被引频次排在世界第 8 位，有所提高，篇均被引频次 11.02 次，相对较低。

表 5 2007~2016 年世界部分国家医学科技论文比较

国家	论文数量/篇	所占比例/%	世界排名	总被引频次/次	世界排名	篇均被引频次/次
美国	1750786	34.03	1	41687129	1	23.81
中国	456151	8.87	2	5025873	8	11.02
英国	446552	8.68	3	11084766	2	24.82
德国	404238	7.86	4	8700298	3	21.52
日本	328673	6.39	5	5077636	7	15.45
加拿大	258326	5.02	6	5999280	4	23.22
意大利	256251	4.98	7	5257240	6	20.52
法国	249169	4.84	8	5536050	5	22.22
澳大利亚	197952	3.85	9	4102008	10	20.72
荷兰	179157	3.48	10	4569619	9	25.51
西班牙	169560	3.30	11	3245905	11	19.14
韩国	163782	3.18	12	2012955	15	12.29
巴西	139584	2.71	13	1553424	17	11.13
印度	130105	2.53	14	1362324	18	10.47
俄罗斯	44059	0.86	24	464825	32	10.55

（2） 医学科技重点领域比较

临床医学：中国论文数量居世界第 3 位，总被引频次居第 10 位。

如表 6 所示，2007～2016 年，临床医学科技论文数量排名前五位的分别为美国、英国、中国、德国和日本，五个国家临床医学科技论文占世界同领域的 62.12%，中国临床医学科技论文数量占世界的 7.59%。总被引频次排名前五位的分别为美国、英国、德国、加拿大和意大利，中国临床医学科技论文质量较发达国家落后，总被引频次居第 10 位，篇均被引频次仅为 9.56。

表 6　2007~2016 年主要国家及地区临床医学科技论文情况

国别	论文数量/篇	论文数量排名	所占比例/%	总被引频次/次	总被引频次排名	篇均被引频次/次
美国	786626	1	32.03	16015877	1	20.36
英国	208365	2	8.48	4597294	2	22.06
中国	186427	3	7.59	1783088	10	9.56
德国	185168	4	7.54	3461324	3	18.69
日本	159101	5	6.48	2036591	8	12.80
意大利	131710	6	5.36	2709557	5	20.57
加拿大	118104	7	4.81	2736353	4	23.17
法国	115393	8	4.70	2367148	6	20.51
澳大利亚	98146	9	4.00	1913100	9	19.49
荷兰	89212	10	3.63	2205266	7	24.72
韩国	84433	11	3.44	902684	15	10.69
西班牙	74712	12	3.04	1392543	11	18.64
巴西	70660	14	2.88	737004	17	10.43
印度	47382	17	1.93	457482	23	9.66
俄罗斯	13512	30	0.55	165656	37	12.26

生物学与生物化学：中国论文数量居世界第 2 位，总被引频次居第 4 位。

如表 7 所示，2007～2016 年，生物学与生物化学科技论文数量排名前 3 位的分别为美国、中国和日本。中国生物学与生物化学科技论文数量为 8.68 万篇，占世界同领域科技论文的 12.85%，篇均被引频次为 12.11 次，仅略高于印度、巴西和俄罗斯。

表 7　2007~2016 年主要国家及地区生物学与生物化学科技论文情况

国别	论文数量/篇	论文数量排名	所占比例/%	总被引频次/次	总被引频次排名	篇均被引频次/次
美国	208930	1	30.92	5590839	1	26.76
中国	86811	2	12.85	1050961	4	12.11
日本	54718	3	8.10	864019	5	15.79
德国	52104	4	7.71	1241734	3	23.83
英国	49740	5	7.36	1355907	2	27.26
法国	32537	6	4.82	731348	6	22.48
加拿大	30061	7	4.45	704046	7	23.42
印度	30012	8	4.44	333931	14	11.13
意大利	28374	9	4.20	505587	8	17.82

续表

国别	论文数量/篇	论文数量排名	所占比例/%	总被引频次/次	总被引频次排名	篇均被引频次/次
韩国	23910	10	3.54	341189	13	14.27
西班牙	21537	11	3.19	428120	10	19.88
澳大利亚	19259	12	2.85	438765	9	22.78
巴西	17284	13	2.56	195253	18	11.30
荷兰	14593	14	2.16	373244	11	25.58
俄罗斯	11160	17	1.65	109680	23	9.83

神经科学与行为学：中国论文数量居世界第 4 位，总被引频次居第 10 位。

如表 8 所示，2007～2016 年，神经科学与行为学科技论文数量排名前五位的分别为美国、德国、英国、中国和加拿大，5 个国家神经科学与行为学科技论文占世界同领域的 72.64%，总被引频次居前五位的分别为美国、英国、德国、加拿大和意大利。中国神经科学与行为学科技论文数量为 3.33 万篇，占世界同领域科技论文的 7.13%，居世界第 4 位，总被引频次 39.23 万次，居世界第 10 位，篇均被引频次 11.77 次，仅比印度和俄罗斯略高。

表 8　2007~2016 年主要国家及地区神经科学与行为学科技论文情况

国别	论文数量/篇	论文数量排名	所占比例/%	总被引频次/次	总被引频次排名	篇均被引频次/次
美国	183950	1	39.37	4909368	1	26.69
德国	48123	2	10.30	1109478	3	23.06
英国	42793	3	9.16	1227559	2	28.69
中国	33319	4	7.13	392328	10	11.77
加拿大	31227	5	6.68	737705	4	23.62
日本	29700	6	6.36	484676	8	16.32
意大利	27817	7	5.95	596563	5	21.45
法国	24703	8	5.29	554779	6	22.46
荷兰	18854	9	4.04	495374	7	26.27
澳大利亚	18739	10	4.01	395107	9	21.08
西班牙	16948	11	3.63	323446	12	19.08
韩国	11095	13	2.37	153256	15	13.81
巴西	11083	14	2.37%	148714	16	13.42
印度	6347	18	1.36	67700	23	10.67
俄罗斯	4539	22	0.97	27709	34	6.10

分子生物学与遗传学：中国论文数量居世界第 2 位，总被引频次居第 6 位。

如表 9 所示，2007～2016 年，分子生物学与遗传学科技论文数量排名前五位的分别为美国、中国、英国、德国和日本，5 个国家分子生物学与遗传学科技论文占世界同领域科技论文的 79.73%。中国分子生物学与遗传学科技论文数量占世界同领域的 13.59%，居世界第 2 位，总被引频次 80.19 万次，居世界第 6 位，篇均被引频次 14.15 次，与美国、英国等发达国家相比差距较大。

表 9 2007~2016 年主要国家及地区分子生物学与遗传学科技论文情况

国别	论文数量/篇	论文数量排名	所占比例/%	总被引频次/次	总被引频次排名	篇均被引频次/次
美国	169348	1	40.59	6624978	1	39.12
中国	56687	2	13.59	801908	6	14.15
英国	40093	3	9.61	1670101	2	41.66
德国	37766	4	9.05	1331958	3	35.27
日本	28732	5	6.89	872309	4	30.36
法国	24490	6	5.87	864465	5	35.30
加拿大	22524	7	5.40	762530	7	33.85
意大利	19582	8	4.69	616700	8	31.49
西班牙	14720	9	3.53	481080	11	32.68
澳大利亚	14352	10	3.44	494686	10	34.47
荷兰	13687	11	3.28	586195	9	42.83
韩国	12687	12	3.04	229728	16	18.11
印度	9264	14	2.22	124876	22	13.48
巴西	9145	15	2.19	123044	23	13.45
俄罗斯	6942	17	1.66	90868	27	13.09

精神病与心理学：中国论文数量居世界第 10 位，总被引频次居第 14 位。

如表 10 所示，2007～2016 年，精神病与心理学科技论文数量排名前五位的分别为美国、英国、德国、加拿大和澳大利亚，5 个国家精神病与心理学科技论文占世界同领域科技论文的 80.36%。中国精神病与心理学科技论文数量为 7792 篇，仅占世界同领域科技论文的 2.17%，居世界第 10 位，总被引频次 7.20 万次，居世界第 14 位，篇均被引频次 9.24 次。

表 10 2007~2016 年主要国家及地区精神病与心理学科技论文情况

国别	论文数量/篇	论文数量排名	所占比例/%	总被引频次/次	总被引频次排名	篇均被引频次/次
美国	164905	1	45.95	2834508	1	17.19
英国	44714	2	12.46	765302	2	17.12
德国	29166	3	8.13	408537	4	14.01
加拿大	27161	4	7.57	443990	3	16.35
澳大利亚	22417	5	6.25	311960	6	13.92
荷兰	19548	6	5.45	355534	5	18.19
西班牙	13899	7	3.87	139031	8	10.00
意大利	11257	8	3.14	152145	7	13.52
法国	10611	9	2.96	123132	9	11.60
中国	7792	10	2.17	72025	14	9.24
日本	6537	14	1.82	62864	15	9.62
巴西	5176	16	1.44	52206	18	10.09
韩国	4073	19	1.13	38877	22	9.55
印度	1862	29	0.52	17607	30	9.46
俄罗斯	1602	31	0.45	6232	43	3.89

药理学与毒理学：中国论文数量居世界第 2 位，总被引频次居第 2 位。

如表 11 所示，2007～2016 年，药理学与毒理学科技论文数量排名前五位的分别为美国、中国、日本、英国和印度，5 个国家药理学与毒理学科技论文占世界同领域科技论文的 58.92%，总被引频次排名前五位的国家分别为美国、中国、英国、德国和日本。中国药理学与毒理学科技论文数量为 4.77 万篇，占世界同领域科技论文的 13.55%，居世界第 2 位，总被引频次 49.95 万次，居世界第 2 位，与医学领域其他学科相比较，中国药理学与毒理学领域论文数量排在世界第 2 位，总被引频次排在世界第 2 位，排名相对较高，但篇均被引频次相对略低。

表 11　2007~2016 年主要国家及地区药理学与毒理学科技论文情况

国别	论文数量/篇	论文数量排名	所占比例/%	总被引频次/次	总被引频次排名	篇均被引频次/次
美国	90467	1	25.71	1747570	1	19.32
中国	47673	2	13.55	499519	2	10.48
日本	26054	3	7.40	302554	5	11.61
英国	22159	4	6.30	445676	3	20.11
印度	20972	5	5.96	214350	8	10.22
德国	19673	6	5.59	360117	4	18.31
意大利	19615	7	5.57	299408	6	15.26
韩国	14531	8	4.13	183545	10	12.63
法国	13444	9	3.82	239235	7	17.79
西班牙	11325	10	3.22	166892	11	14.74
巴西	11266	11	3.20	110905	16	9.84
加拿大	10637	12	3.02	190806	9	17.94
澳大利亚	8864	13	2.52	156984	12	17.71
荷兰	8191	14	2.33	156053	13	19.05
俄罗斯	2492	31	0.71	21271	39	8.54

微生物学：中国论文数量居世界第 2 位，总被引频次居第 5 位。

如表 12 所示，2007～2016 年，微生物学科技论文数量排名前五位的分别为美国、中国、德国、英国和法国，五个国家微生物学科技论文占世界同领域科技论文的 64.33%，总被引频次排名前五位的分别为美国、英国、德国、法国和中国。中国微生物学科技论文数量为 2.06 万篇，占世界同领域科技论文的 11.13%，居世界第 2 位，总被引频次 20.90 万次，居世界第 5 位，篇均被引频次 10.14 次。

表 12　2007~2016 年主要国家及地区微生物学科技论文情况

国别	论文数量/篇	论文数量排名	所占比例/%	总被引频次/次	总被引频次排名	篇均被引频次/次
美国	56303	1	30.42	1404249	1	24.94
中国	20607	2	11.13	209025	5	10.14
德国	15001	3	8.10	330223	3	22.01
英国	14948	4	8.08	381300	2	25.51
法国	12226	5	6.60	267079	4	21.85

续表

国别	论文数量/篇	论文数量排名	所占比例/%	总被引频次/次	总被引频次排名	篇均被引频次/次
日本	11578	6	6.25	173944	6	15.02
印度	8146	7	4.40	74120	15	9.10
韩国	7936	8	4.29	85036	13	10.72
加拿大	7646	9	4.13	165331	7	21.62
巴西	7380	10	3.99	80355	14	10.89
西班牙	7012	11	3.79	127026	10	18.12
澳大利亚	6280	12	3.39	131772	9	20.98
意大利	6024	13	3.25	98407	11	16.34
荷兰	5149	14	2.78	138007	8	26.80
俄罗斯	2880	19	1.56	27498	27	9.55

免疫学：中国论文数量居世界第 4 位，总被引频次居第 11 位。

如表 13 所示，2007～2016 年，免疫学科技论文数量排名前五位的国家分别为美国、英国、德国、中国和法国，5 个国家免疫学科技论文占世界同领域科技论文的 70.62%。中国免疫学科技论文数量为 16835 篇，占世界同领域科技论文的 7.26%，居世界第 4 位，总被引频次 21.70 万次，居世界第 11 位，篇均被引频次 12.89 次。

表 13　2007~2016 年主要国家及地区免疫学科技论文情况

国别	论文数量/篇	论文数量排名	所占比例/%	总被引频次/次	总被引频次排名	篇均被引频次/次
美国	90257	1	38.90	2559740	1	28.36
英国	23740	2	10.23	641627	2	27.03
德国	17237	3	7.43	456927	3	26.51
中国	16835	4	7.26	217019	11	12.89
法国	15765	5	6.80	388864	4	24.67
日本	12253	6	5.28	280679	5	22.91
意大利	11872	7	5.12	278873	6	23.49
加拿大	10966	8	4.73	258519	9	23.57
荷兰	9923	9	4.28	259946	7	26.20
澳大利亚	9895	10	4.27	259634	8	26.24
西班牙	9407	11	4.05	187767	12	19.96
巴西	7590	13	3.27	105943	15	13.96
印度	6120	15	2.64	72258	20	11.81
韩国	5117	16	2.21	78640	18	15.37
俄罗斯	932	42	0.40	15911	40	17.07

在上述 8 个学科中，论文数量方面，中国居世界前三位的领域包括临床医学（第 3 位）、生物学与生物化学（第 2 位）、分子生物学与遗传学（第 2 位）、药理学与毒理学（第 2 位），以及微生物学（第 2 位）；居世界第 4～7 位的有神经科学与行为学（第 4 位）、免疫学（第 4 位）；精神病与心理学位居世界第 10 位。

8 个学科中，在论文引用方面，中国总被引频次位居世界前 8 的学科领域为药理学与毒理学（第 2 位）、生物学与生物化学（第 4 位）、微生物学（第 5 位）和分子生物与遗传学（第 6 位）。居世界排名第 9～12 位的学科有临床医学（第 10 位）、神经科学与行为学（第 10 位）和免疫学（第 11 位）。精神病与心理学的被引频次位居第 14 位。

从总体看，中国医学科技论文数量继续呈上升态势，在世界范围内排位多为上升或持平；与上一年度统计结果相比，中国医学科技论文质量仍有缓慢提高趋势，各学科总被引频次排名有所提升。但篇均被引频次仍落后于世界平均水平。综上，中国医学科技论文总体水平与国际领先国家相比较仍存在差距，需继续大力支持医学科技创新，引导产出更多高质量医学科技研究成果。

（二）医学科技论文研究主题分析

本章选取临床医学、生物学与生物化学、分子生物学与遗传学、神经科学与行为学、免疫学、精神病与心理学、微生物学，以及药理学与毒理学 8 个学科领域④，对中国、美国与国际医学领域 2012～2016 年高被引文献进行研究主题分析，以揭示国际医学科技领域近五年研究现状与趋势，明确中国医学科技发展现状与重点。通过与主要国家研究主题的对比分析，进而了解我国医学科技研究重点与国际研究重点的差异与优势。

2012～2016 年 8 个医学相关领域国际文献总量、中国文献量与美国文献量如表 14 所示。中国在各领域的高被引文献数量较少，约占国际各领域高被引文献的 4%～11%，8 个学科领域中，分子生物学与遗传学、生物学与生物化学占国际总量比例较高，而精神病与心理学、神经科学与行为学所占比例较低。美国由于文献数量较多，8 个学科领域占国际总量的平均比例达 63%，特别是分子生物学与遗传学所占比例最高，而药理学与毒理学所占比例最低。

表 14　2012~2016 年医学相关领域高被引文献总量统计表

序号	领域	国际总量/篇	中国发文量/篇	美国发文量/篇
1	临床医学	13597	830	8586
2	生物学与生物化学	3729	368	2249
3	分子生物学与遗传学	2384	267	1770
4	神经科学与行为学	2570	105	1743
5	免疫学	1259	54	855
6	精神病与心理学	2048	29	1285
7	微生物学	1045	75	646
8	药理学与毒理学	1988	171	923

（1）临床医学领域

2012～2016 年间中国在临床医学研究领域重点关注：①药物对癌症（如非小细胞肺癌）的治疗效果研究；②在分子层面开展癌症的致病机制相关研究；③利用统计学方法开展慢性病（如糖尿病、高血压）的流行病学研究等。癌症作为医学界的难题，使得各个国家对癌症研究投入越来越多。随着“精准医学”计划的实施、组学技术的进步，为寻找癌症病因及治疗靶点提供了新思路，因此我国临床医学领域近年来重点关注癌症的

④ 数据来源于 ESI 数据库收录的领域高被引论文数据，检索时间范围：2012~2016 年。领域划分依据参考 ESI 数据库的 22 个学科分类。

治疗效果研究及分子层面的癌症致病机制研究。同时，我国进入老龄化社会，一些老年病如糖尿病、高血压等疾病的发病率增加，使得慢性病的流行病学研究也成为我国临床医学研究领域的重点关注方向。综上，对癌症和慢性病的防治与管理研究是我国临床医学研究关注的重点与热点。

通过图 1、图 2、图 3 以及表 15 类团内的主要关键词可以看出，中国、美国以及国际在临床医学领域都比较注重对疾病预防控制管理研究和疾病致病机制的研究，注重利用试验研究的方法。此外，对于特定药物的治疗效果研究以及慢性病（循环性疾病和代谢性疾病）的研究等也是临床医学领域研究的重点。因此，今后我国可继续加强对癌症治疗方法以及慢性病（如心血管疾病）风险因素等方面的研究工作，从预防和治疗两个角度降低疾病发生率和死亡率。

表 15　2012~2016 年临床医学领域主要国家关键词聚类得到的主要研究内容表

中国类团名称	中国主要关键词	美国类团名称	美国主要关键词	国际类团名称	国际主要关键词
1.在细胞及分子水平对癌症致病机制的相关研究	癌症、表达、代谢、基因、层级、非编码 RNA、诊断、细胞凋亡、生物标记物、增殖、micro RNA、通路、肿瘤抑制子、侵袭、预后不良、上皮-间质转化等	1.对癌症致病机制及治疗方法的研究	癌症、表达、幸存、化疗、突变、巨噬细胞、祖细胞、调节性 T 细胞、抵抗、机制、代谢、分化、增生、活化、炎症、血管生成、通路、基因等	1.对癌症治疗方法的实验研究	癌症、一线治疗、放射治疗、免疫治疗、经皮冠脉介入治疗、安全、化疗、临床试验、多中心、功效、非盲、随机试验、抵抗性等
2.利用试验方法对特定药物的治疗效果研究	幸存、治疗、临床试验、双盲、化疗、非小细胞肺癌、生长因子受体、酪氨酸激酶抑制剂、吉非替尼、开放标签、厄洛替尼、多中心等	2.对疾病的预防控制管理研究	死亡率、动脉疾病、心血管疾病、冠状动脉心脏疾病、炎性肠疾病、阻塞性肺疾病、美国、风险、健康、结果、诊断、试验、流行病学、管理、政策、预防等	2.对疾病的预防控制管理研究	全因死亡率、疾病、风险、流行、流行病学、管理、结果、诊断、预测、健康、人群、感染等
3.利用统计学方法进行慢性病的人群研究	meta 分析、随机对照试验、死亡率、风险因素、人群、结果、风险、随访、预防、流行病学、健康、趋势、中国、系统分析、高血压、冠心病、糖尿病、心血管病等	3.对慢性疾病（循环性疾病、代谢性疾病）的试验研究	心血管疾病、糖尿病、肥胖、代谢综合症、心衰、心肌梗死、随机对照试验、安慰剂对照试验、双盲、临床试验、随访、meta 分析、风险因素等	3.利用实验方法对循环性疾病和代谢性疾病的风险因素进行研究	随机对照试验、安慰剂对照试验、双盲、风险因素、心血管疾病、糖尿病、冠状动脉心脏疾病、动脉粥样硬化、冠状动脉疾病、肥胰岛素抵抗、体重指数、代谢综合征、高血压等
4.以小鼠为模型在细胞水平进行疾病的致病机制研究	细胞、体内、鼠、活化、机制、疾病、血管生成、内皮生长因子、炎症、乳腺癌、感染、肝细胞癌等	4.对特定疾病的治疗效果及安全性的研究	治疗、功效、安全、生活质量、移植、类风湿性关节炎、结合、硬化、全基因组关联、感染、炎性肠道疾病、微生物等	4.以小鼠为模型对癌症发生过程及相关因子的表达进行研究	表达、树突状细胞、内皮细胞、巨噬细胞、祖细胞、T 细胞、鼠、炎症、体内、转移、活化、生长、生物标记、凋亡、分化、机制、氧化应激、活化的蛋白质激酶、NF-κB 等
—	—	—	—	5.对心血管疾病诱发心力衰竭的治疗研究	急性心肌梗塞、冠状动脉疾病、急性冠状动脉综合征、心力衰竭、中风、心房颤动、华法林、经皮冠脉介入治疗等

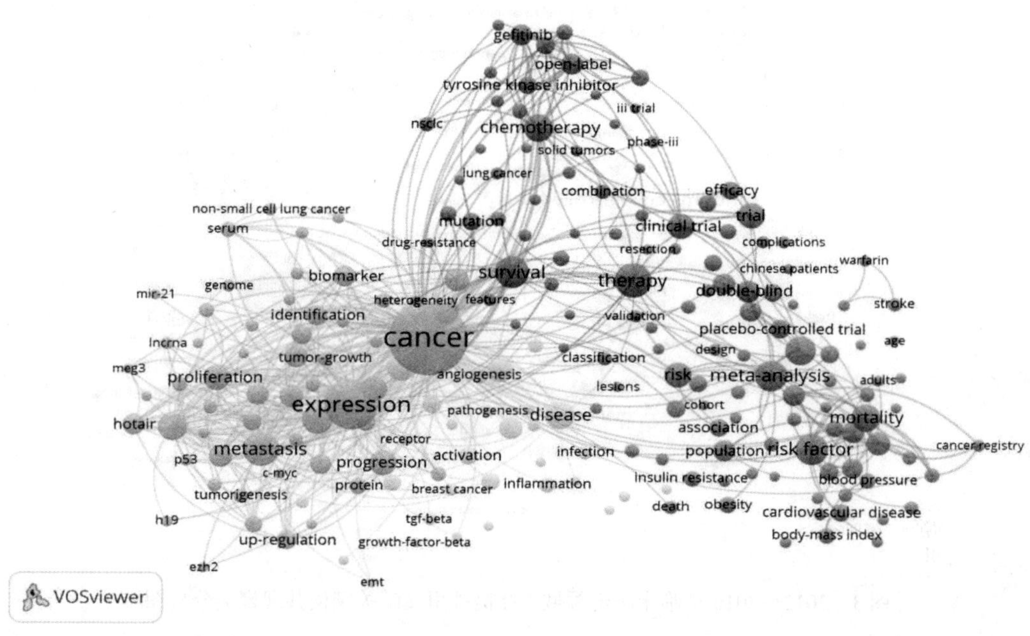

图 1　2012～2016 年临床医学领域中国 ESI 高被引文献关键词共现聚类分析图

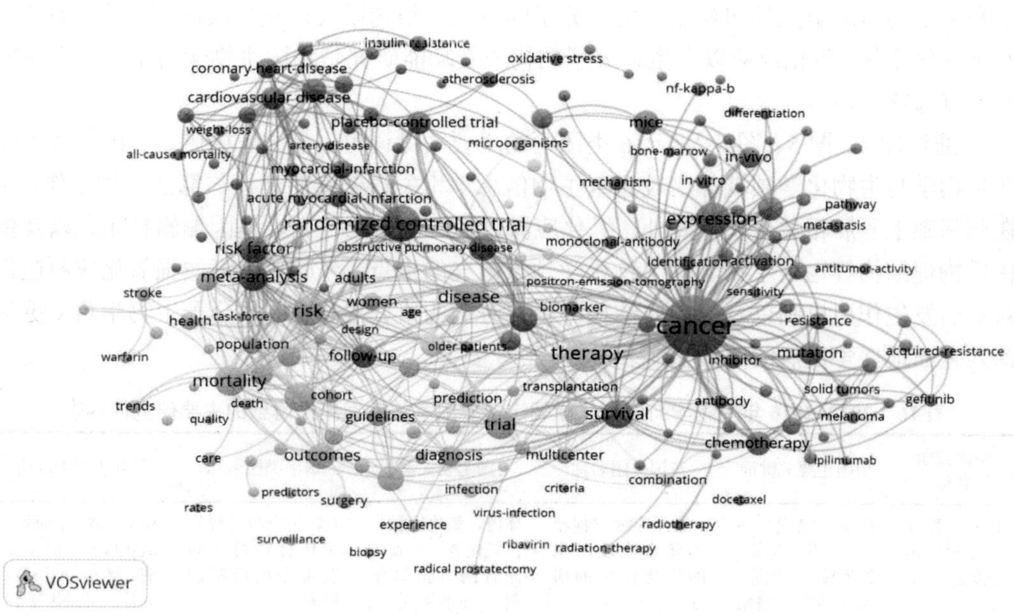

图 2　2012～2016 年临床医学领域美国 ESI 高被引文献关键词共现聚类分析图

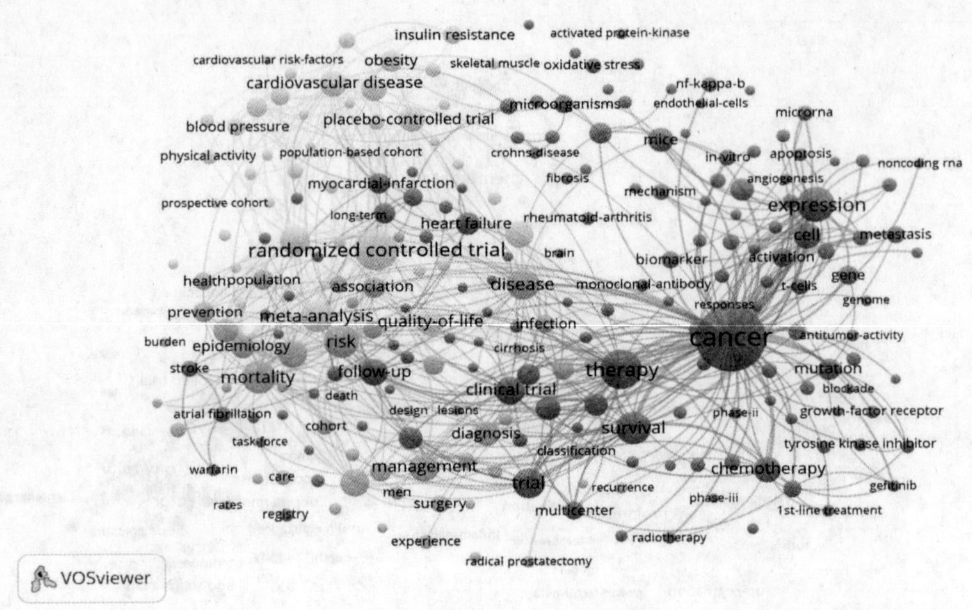

图 3　2012～2016 年临床医学领域 ESI 高被引文献关键词共现聚类分析图

（2）生物学与生物化学

2012～2016 年间中国在生物学与生物化学研究领域重点关注：①利用基因编辑等技术开展细胞中生化系统研究；②疾病（如癌症）发生过程中相关生化反应及机制研究；③利用生物信息学工具和算法对生物分子的表达、结构以及理化性质的研究等。综上，对于生化系统、生化反应以及生物分子的构成及功能研究是我国生物学与生物化学研究的重点与热点。

通过图 4、图 5、图 6 及表 16 类团内的主要关键词可以看出，中国、美国以及国际在生物学与生物化学领域都比较注重生物信息学相关数据库的建设与算法开发工作，并在此基础上开展相关研究。此外，氧化应激过程、微生物代谢、基因编辑技术，以及蛋白质物理结构等也是生物学与生物化学领域研究的重点。今后我国可加强氧化应激过程对疾病发生作用机制以及蛋白质结构分析等方面的研究工作，以从分子生物学角度更加深入全面地探索疾病的致病机制。

表 16　2012~2016 年生物学与生物化学领域主要国家关键词聚类得到的主要研究内容表

中国类团名称	中国主要关键词	美国类团名称	美国主要关键词	国际类团名称	国际主要关键词
1.对癌症发生过程生化现象的研究	癌症、细胞、体外、活化、运输、纳米粒子、代谢、晶体结构、增殖等	1.氧化应激过程相关化合物及产生的生化作用的研究	体内、氧化应激、过氧化氢、一氧化氮合酶、抗氧化剂、细胞死亡、NF-κB、代谢、自噬等	1.氧化应激过程相关化合物对疾病发生作用机制的研究	癌症、体内、细胞、氧化应激、鼠、疾病、肥胖、NF-κB、炎症、转录因子、一氧化氮合酶、细胞死亡、线粒体、自噬、过氧化氢、活性氧、活化的蛋白激酶等

续表

中国类团名称	中国主要关键词	美国类团名称	美国主要关键词	国际类团名称	国际主要关键词
2.利用基因编辑的相关技术对细胞中的生化系统进行研究	DNA、基因、RNA、cas9、锌指核酶技术、体内、特异性、核酸酶等	2.以微生物为载体进行合成生物学的研究	微生物、生物合成、合成生物学、生物燃料、通路、药物发现等	2.对微生物自身代谢与多样性以及微生物的生物利用的研究	微生物、机制、代谢、多样性、群落、合成生物学、生物合成、抵抗性、受体、感染、生物燃料、乙醇生产等
3.利用生物信息学工具对生物大分子的表达和序列进行研究	表达、基因组、蛋白质、鉴定、序列、演化、非编码RNA、数据库、预测、基因组序列、转录组测序技术、注释等	3.与癌症相关的遗传物质的表达研究	表达、癌症、基因组、基因、分化、多能干细胞、胚胎干细胞、间充质干细胞、信使RNA、非编码RNA、鉴定、暴露、受体、转录组、DNA甲基化等	3.利用质谱仪等工具手段对生物大分子的表达情况进行鉴定研究	表达、鉴定、信使RNA、暴露、非编码RNA、质谱、线虫、转录组、位点等
4.对微生物致病机制的研究	微生物、多样性、疾病、肥胖、活性淤泥、吸附、水溶液等	4.利用基因编辑的相关技术对细胞中的生化系统进行研究	系统、哺乳动物细胞、RNA、DNA、锌指核酶技术、crispr-cas系统、核酸酶、cas 9、特异性、双链断裂等	4.利用基因编辑的相关技术对细胞中的生化系统进行研究	系统、DNA、锌指核酶技术、RNA、人类细胞、cas 9、特异性、核酸内切酶、双链断裂、转录、免疫等
5.利用算法对生物分子的理化性质与物理组成进行研究	氨基酸组成、支持向量机、元组核苷酸组成、信号肽、基于序列的预测器、亚细胞位置预测、功能域组成、标签学习分类器、一般形式、理化性质等	5.利用相关本体、数据库等生物信息学工具辅助序列研究	序列、数据库、工具、资源、信息、本体、注释、算法、分类、疾病、质谱等	5.利用相关本体、数据库、算法等生物信息学工具开展对基因组及基因序列、通路等相关研究	基因组、基因、序列、数据库、演化、工具、注释、资源、信息、预测、算法、通路、本体、发现等
—	—	6.对蛋白质物理结构及化学结合性质的研究	蛋白质、晶体结构、鉴定、机制、复合物、蛋白偶联受体、活化、结合、动力学、识别等	6.对蛋白质物理结构及化学结合性质的研究	蛋白质、晶体结构、活化、显微镜、复合物、结合、分辨率、蛋白偶联受体等
—	—	7.利用算法对生物分子的理化性质与物理组成进行研究	支持向量机、基于序列的预测器、亚细胞位置预测、标签学习分类器、理化性质、功能域组成、元组核苷酸组成、氨基酸组成等	—	—

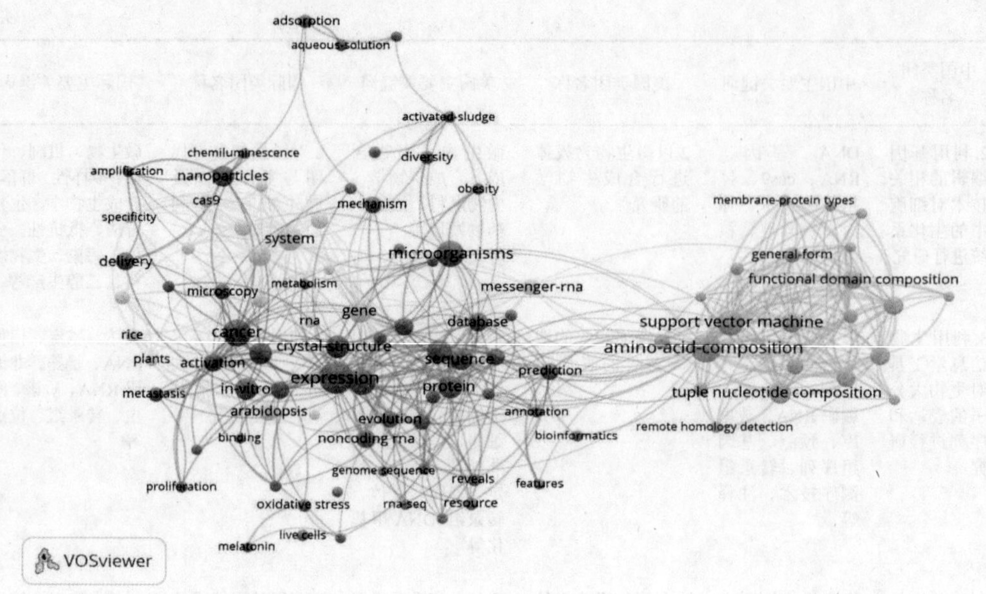

图 4　2012～2016 年生物学与生物化学领域中国 ESI 高被引文献关键词共现聚类分析图

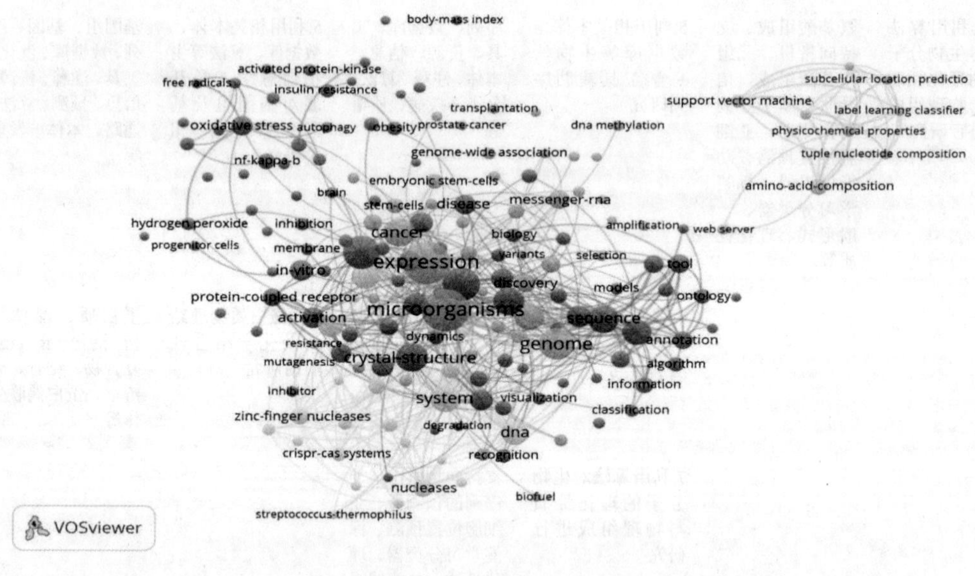

图 5　2012～2016 年生物学与生物化学领域美国 ESI 高被引文献关键词共现聚类分析图

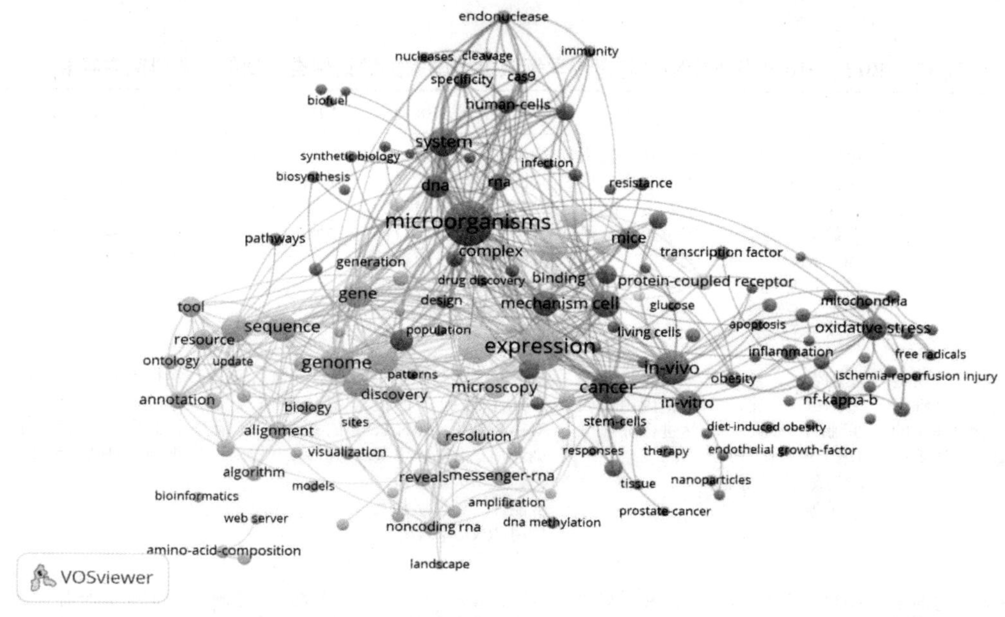

图 6　2012～2016 年生物学与生物化学领域 ESI 高被引文献关键词共现聚类分析图

（3）分子生物学与遗传学

2012～2016 年间中国在分子生物学与遗传学研究领域重点关注：①与疾病（如癌症）致病过程相关的遗传物质的研究；②疾病致病原因的全基因组关联分析；③胚胎干细胞分化过程中的基因表达研究；④遗传物质的组成，表达及理化性质的研究；⑤特定细胞生理现象的发生机制及其作用的研究等。由于基因测序与组学技术可辅助寻找遗传疾病致病基因等相关研究的开展，遗传物质的相关研究成为我国分子生物学与遗传学的研究重点。此外，由于胚胎干细胞分化潜能大，应用前景广阔，因此，对于胚胎干细胞分化过程中的基因表达研究也成为我国分子生物学与遗传学领域关注的重点。

通过图 7、图 8、图 9 及表 17 类团内的主要关键词可以看出，中国、美国以及国际在分子生物学与遗传学领域都比较注重胚胎干细胞的基因表达研究、基因与疾病的关联关系研究。此外，从基因角度研究癌症的致病机制、研究蛋白质的表达、活化与结合等以及研究疾病发生过程中细胞相关的生理现象和生化反应也是分子生物学和遗传学领域研究的重点。今后我国可加强对蛋白质的相关研究，研究其表达、活化与结合，从分子角度更加深入全面地探索疾病的致病机制或分子的生物学作用。

表 17　2012~2016 年分子生物学与遗传学领域主要国家关键词聚类得到的主要研究内容表

中国类团名称	中国主要关键词	美国类团名称	美国主要关键词	国际类团名称	国际主要关键词
1.对癌症致病过程及相关遗传物质的研究	癌症、复合物、活化、抵抗、肿瘤抑制子、生长、非编码 RNA、microRNA、转移、肝细胞癌、增生、干细胞、信使 RNA 等	1.以微生物为模型对蛋白质的表达、结合、定位等进行研究	微生物、蛋白质、转录因子、转录、晶体结构、复合物、免疫、人类细胞、系统、核酸酶、cas 系统、锌指核酸酶、机制、结合、DNA、动力学、组织等	1.蛋白质活化在细胞内生理现象过程中的作用研究	蛋白质、活化、机制、复合物、内质网、自噬、降解、凋亡、炎症、NF-κB、氧化应激、磷酸化等
2.以鼠为模型对胚胎干细胞分化过程中的基因表达研究	基因表达、鼠、基因组、分化、胚胎干细胞、DNA 甲基化、转录组测序、诱导、转录等	2.对胚胎干细胞基因组的表达进行研究	基因表达、基因组、胚胎干细胞、信使 RNA、非编码 RNA、染色质、DNA 甲基化、全基因组分析、多能性、染色质相互作用、RNA 聚合酶 2、5-羟甲基等	2.对细胞系统内遗传物质改变的技术方法研究	锌指核酶技术、核酸酶、特异性、DNA、同源重组、哺乳动物细胞，RNA、免疫等
3.对特定的细胞生理现象的发生机制及其作用的研究	抑制因子、凋亡、细胞死亡、通路、发现、自噬、肺癌、动力学等	3.展开疾病与基因的关联研究	基因、暴露、序列、演化、疾病、网络、全基因组关联、变种、模式、遗传变异、性状、meta 分析、易感性、结构、基因型填补、克罗恩病等	3.对胚胎干细胞中基因组转录、表达的研究	基因组、胚胎干细胞、表达、转录、染色质、非编码 RNA、转录因子、DNA 甲基化、RNA 聚合酶 2、信使 RNA 等
4.以拟南芥为模型对 DNA 序列的起源、演化模式进行研究	DNA、拟南芥、演化、混合物、祖辈、最大似然、转位因子、关联、转录因子等	4.从基因角度对癌症致病机制进行研究	癌症、突变、通路、治疗、端粒酶逆转录酶基因启动子突变、基因组拷贝数变异、异质性等	4.对肿瘤发生过程中细胞生理现象及相关通路的研究	癌症、通路、白血病、抵抗性、体细胞突变、c-myc、幸存、上皮-间质转化、肿瘤发生、代谢、抑制等
5.针对疾病致病原因展开全基因组关联分析的研究	全基因组关联、基因、突变、变种、易感性位点、meta 分析、风险等	5.以鼠为模型对细胞生理现象、生化现象及特定病理过程进行研究	鼠、活化、肥胖、炎症、凋亡、氧化应激、自噬、磷酸化、诱导、代谢、成纤维细胞、NF-κB、抑制、Rag GTPases 蛋白复合物、骨骼肌、胰岛素抵抗等	5.针对基因突变利用全基因组关联分析探究基因与疾病关系的研究	突变、全基因组关联、基因、网络、数据库、演化、异质性、变异、鉴定、遗传变异、meta 分析等
6.对染色质转录、蛋白质结合的相关机制与结构的研究	蛋白质、染色质、转录、微生物、晶体结构、显微镜等	6.对干细胞的分化以及与癌症相关的体细胞突变研究	体内、分化、干细胞、乳腺癌、祖细胞、上皮-间质转化、前列腺癌、起始细胞、内皮细胞、骨髓龛、体细胞突变、急性髓细胞白血病、急性淋巴细胞白血病、慢性淋巴细胞白血病等	6.以小鼠为模型进行干细胞的分化研究	鼠、体内、体外、分化、脑、多能干细胞、成纤维细胞、祖细胞、自我更新、诱导等
7.利用数据挖掘方法研究遗传相关物质的组成	元组核苷酸组成、氨基酸组成、HIV-1 逆转录酶、标签学习分类器等	—	—	—	—

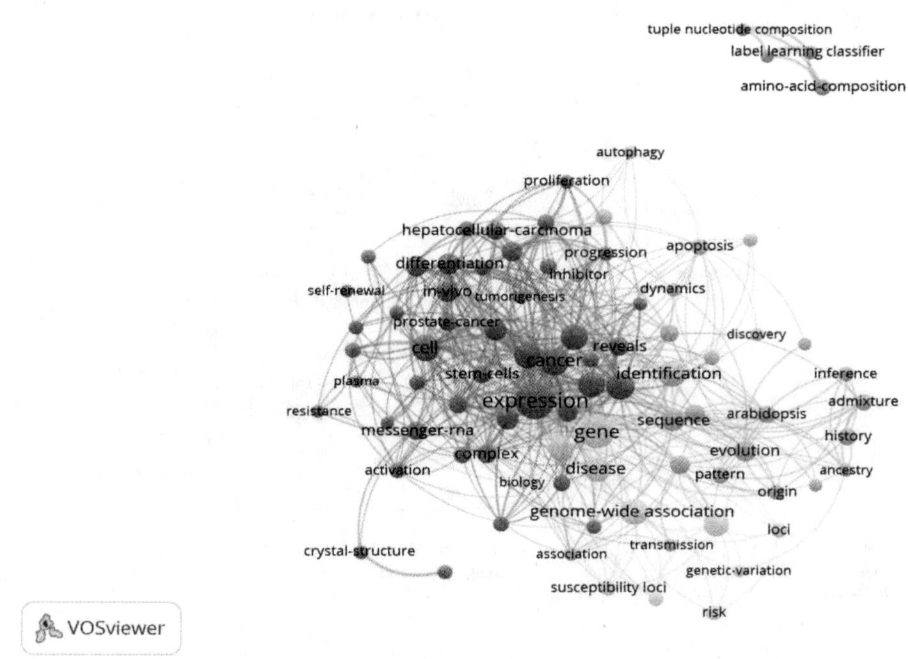

图 7　2012～2016 年分子生物学与遗传学领域中国 ESI 高被引文献关键词共现聚类分析图

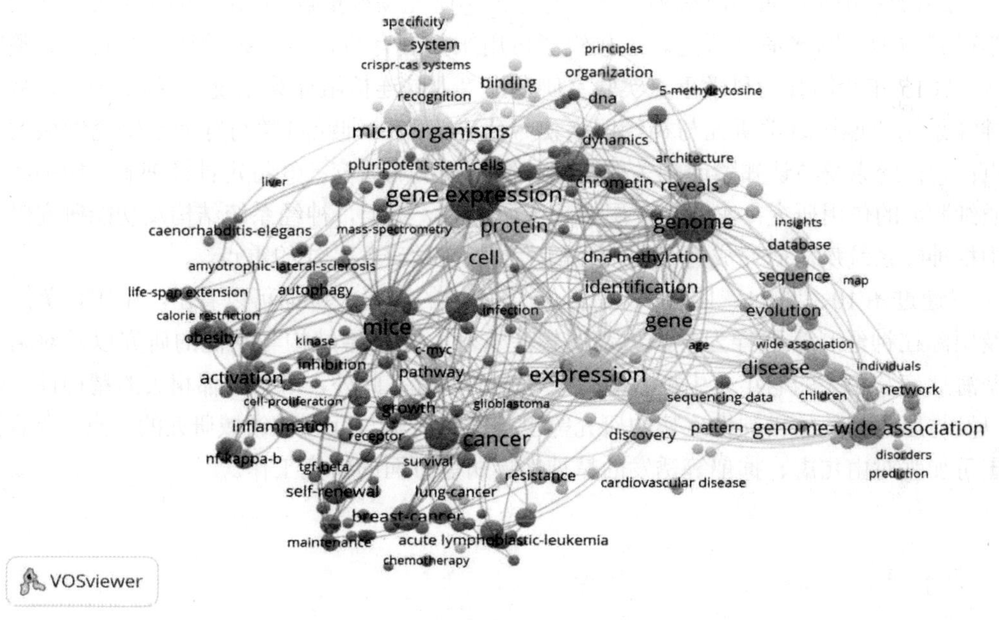

图 8　2012～2016 年分子生物学与遗传学领域美国 ESI 高被引文献关键词共现聚类分析图

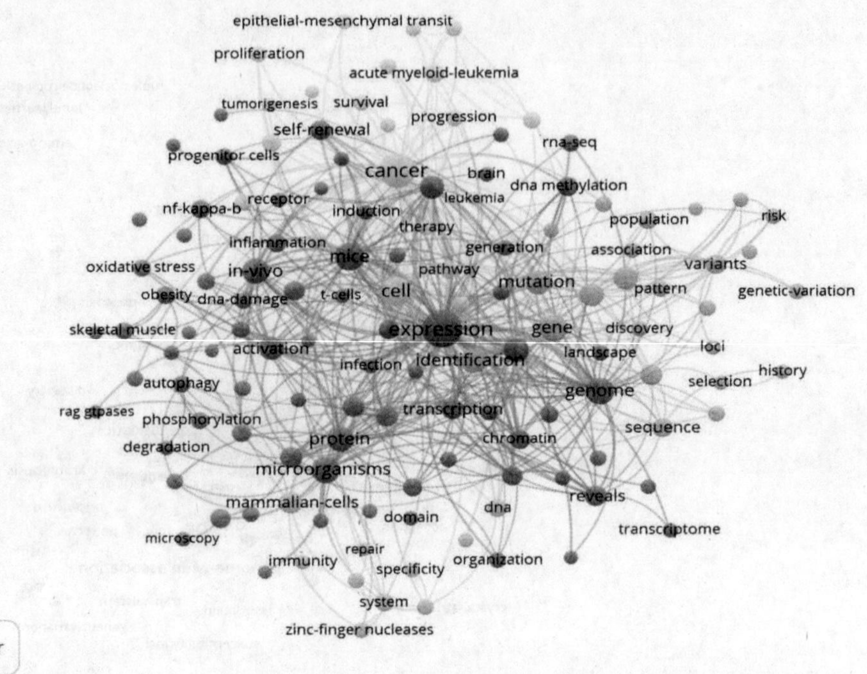

图 9 2012～2016 年分子生物学与遗传学领域 ESI 高被引文献关键词共现聚类分析图

（4）神经科学与行为学

2012～2016 年间中国在神经科学与行为学研究领域重点关注：①神经系统的连接组学研究与神经网络信号研究。连接组学可用来刻画有机神经系统的连接方式的完整路线，2015 年我国行为科学重点实验室研发出“人脑连接组计算系统”，备受关注，从而神经系统的连接组学研究与神经网络信号研究为我国神经科学与行为学研究领域的重点；②神经系统与认知障碍相关的中枢神经系统疾病研究；③特定神经细胞（如神经胶质细胞）的作用研究；④大脑皮层的功能研究等。综上，神经系统结构及功能研究以及中枢神经系统疾病研究成为我国神经科学与行为学研究关注的重点。

通过图 10、图 11、图 12 以及表 18 类团内的主要关键词可以看出，中国，美国以及国际在神经科学与行为学领域都比较注重对大脑皮层结构与功能的研究以及对阿尔茨海默症及相关的老年人中枢神经系统疾病的研究。此外，对与抑郁相关的精神性疾病以及与压力相关的精神性疾病的研究等也是神经科学与行为学领域研究的重点。今后我国可加强对由焦虑、抑郁等诱发的精神性疾病等方面的研究工作。

表 18 2012~2016 年神经科学与行为学领域主要国家关键词聚类得到的主要研究内容表

中国类团名称	中国主要关键词	美国类团名称	美国主要关键词	国际类团名称	国际主要关键词
1.利用相关分析方法及仪器对神经网络及信号进行分析的研究	静息状态功能磁共振成像、大脑皮层、连接组、默认模式网络、独立成分分析、区域同质性、重测信度、功能连接组合、连接核磁共振、年龄相关改变、全局信号等	1.以小鼠为模型对神经元等神经系统的的活化及功能进行研究	鼠、神经元、海马、记忆、杏仁核、体内、细胞、齿状回、氨基丁酸能神经元、锥体神经元、中间神经元、桶状皮层、投射、视觉皮层、响应、伏隔核、腹侧被盖区等	1.利用相关技术研究大脑中皮层的结构与功能	脑、前额叶皮层、视觉皮层、大脑皮质、皮层、功能连接、认知控制、杏仁核、腹侧被盖区、伏隔核、核磁共振成像等
2.利用网络图相关理论对神经系统进行连接组学相关研究	小世界、图论、功能性连接、网络、连接组学、静息状态网络、默认模式、前扣带皮层、模块化、严重抑郁、前额叶皮层、白质等	2.利用相关技术手段研究大脑中皮层的结构及其功能	前额叶皮层、内侧前额叶皮质、功能连接、大脑皮层、磁共振成像、认知控制、工作记忆、基底神经节、前扣带皮层、运动皮层、休息状态、独立成分分析、默认模式网络等	2.以小鼠为模型对神经系统相关结构进行研究	鼠、体内、突触可塑性、齿状回、海马、椎体神经元、内嗅皮层等
3.对阿尔茨海默病及轻度认知障碍等中枢神经系统相关的神经疾病的研究	阿尔茨海默症、轻度认知障碍、中枢神经系统、转基因小鼠模型、帕金森症、肌萎缩性外侧硬化症、血脑屏障、长期增强、正电子发射断层扫描、随机对照试验、淀粉状蛋白前体蛋白、meta 分析、脑淀粉样血管病、全基因组关联、一氧化氮合酶、创伤性脑损伤、神经退行性疾病等	3.对与抑郁相关的以及由压力引起的精神性疾病的研究	沮丧、精神分裂症、躁郁症、严重抑郁、心境障碍、治疗抵抗性抑郁症、创伤后应激障碍、d-天冬氨酸拮抗剂、随机对照试验、安慰剂对照试验、双盲等	3.对与中枢神经系统相关的神经疾病的研究	中枢神经系统、炎症、氧化应激、血脑屏障、创伤性脑损伤、局灶性脑缺血、脊髓损伤、神经炎症、实验性自身免疫性脑脊髓炎、星形胶质细胞、巨噬细胞、小胶质细胞等
4.以小鼠为模型研究大脑内炎症等相关疾病的作用机制及胶质细胞在相关疾病中的作用	鼠、脑、小胶质细胞、星形胶质细胞、脊髓损伤、机制、神经保护、自闭症谱系障碍、局灶性脑缺血、新生突变等	4.对阿尔茨海默病及相关的老年人中枢神经系统疾病的研究	阿尔茨海默病、帕金森症、创伤性脑损伤、神经退行性疾病、肌萎缩性外侧硬化症、淀粉状蛋白前体蛋白、额颞叶痴呆、全基因组关联、轻度认知障碍、脑脊髓液等	4.对阿尔茨海默病及相关的老年人中枢神经系统疾病的研究	阿尔茨海默病、帕金森病、轻度认知障碍、额颞叶痴呆、肌萎缩侧索硬化、神经退行性疾病、神经原纤维缠结、病理学、生物标记、全基因组关联、蛋白质等
5.对大脑皮质功能的研究	皮质、活化、神经元、腹侧被盖区等	5.对与中枢神经系统相关细胞的作用及相关神经性疾病的研究	大脑、中枢神经系统、小胶质细胞、血脑屏障、脊髓损伤、成年海马神经发生、星形胶质细胞、肿瘤坏死因子、局灶性脑缺血、原纤维酸性蛋白质、实验性自身免疫性脑炎、神经炎症、多发性硬化症、颞叶癫痫、突触可塑性等	5.利用随机对照试验等方法展开对压力引起的相关精神疾病的研究	抑郁、焦虑、躁郁症、心境障碍、焦虑性行为、治疗抵抗性抑郁症、随机对照试验、双盲、meta 分析、轻度认知障碍、强迫症等

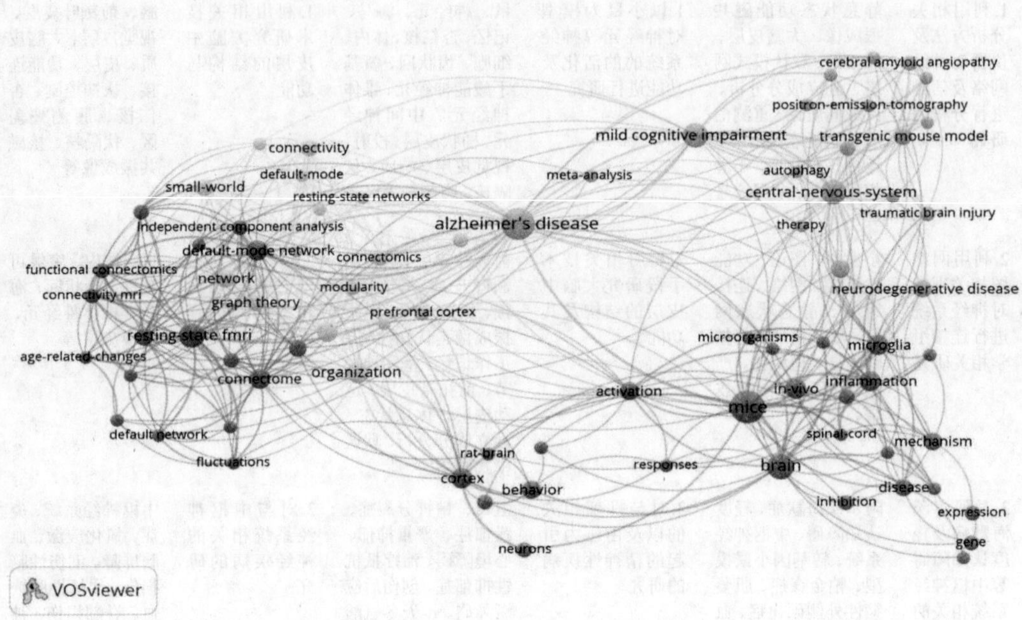

图 10　2012～2016 年神经科学与行为学领域中国 ESI 高被引文献关键词共现聚类分析图

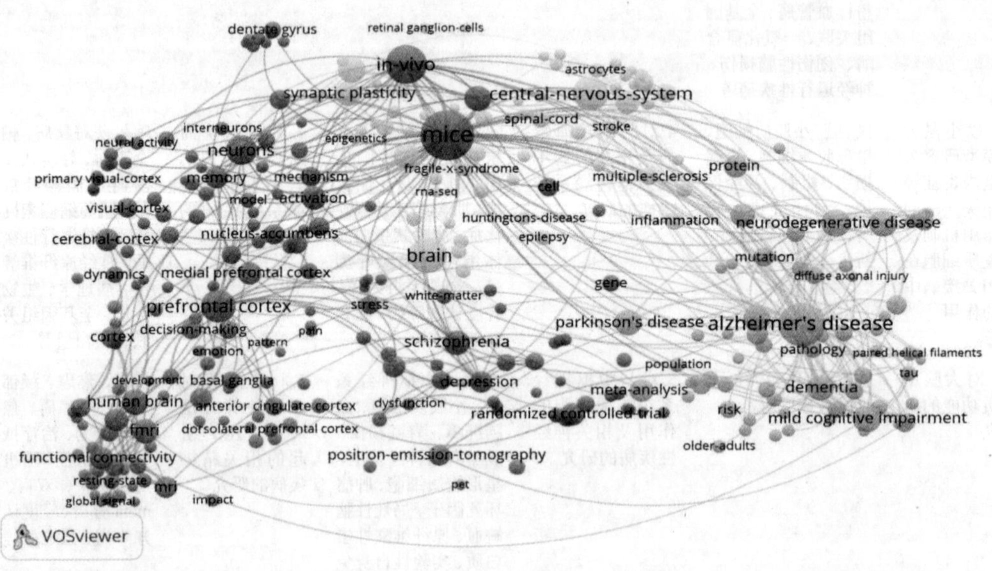

图 11　2012～2016 年神经科学与行为学领域美国 ESI 高被引文献关键词共现聚类分析图

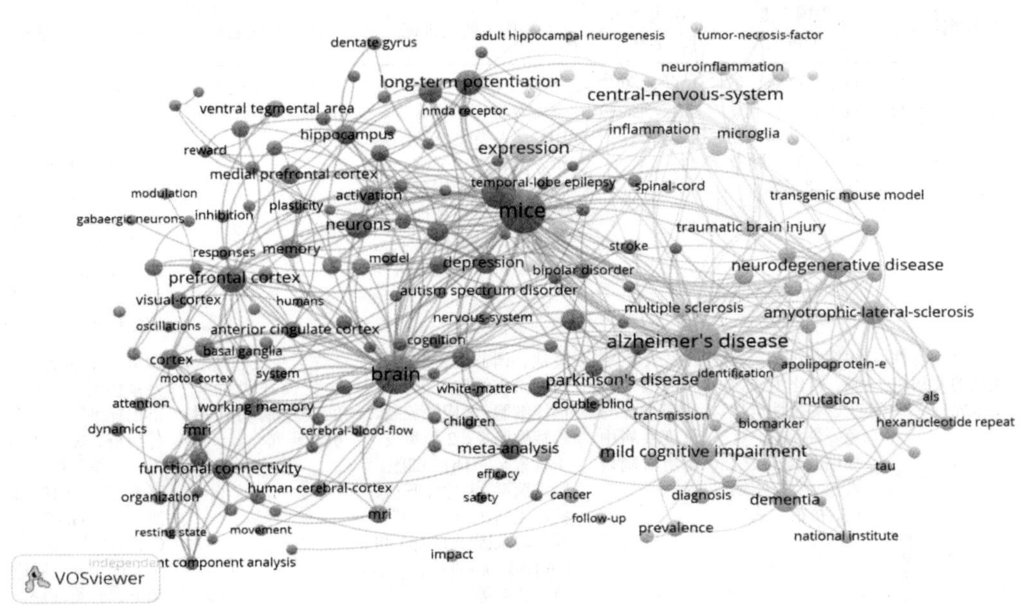

图 12　2012～2016 年神经科学与行为学领域 ESI 高被引文献关键词共现聚类分析图

（5）免疫学

2012～2016 年间中国在免疫学研究领域重点关注：①自体免疫性疾病的发病机制、诊断与治疗研究；②自身免疫性疾病的致病机制研究；③肿瘤的免疫学研究；④免疫疾病中自体免疫调节作用机制研究等。综上，对免疫性疾病的致病、诊断与治疗研究和自体免疫调节作用机制研究成为我国免疫学研究关注的重点。

通过图 13、图 14、图 15 及表 19 类团内的主要关键词可以看出，美国与国际在免疫学研究领域主要关注点基本一致，我国虽主要聚焦于自体免疫性疾病的发病机制、诊断与治疗研究，与国际保持一致，但在某些重大发现如调节性 T 细胞、自然杀伤细胞的原理，以及疾病的免疫治疗等方面研究较少。今后我国可开展更大范围的免疫疾病分子机制研究，以发现更多对调节、治疗免疫性疾病有重要作用的基因、蛋白质等，从而为免疫性疾病的预防与治疗提供精准方案。

表 19　2012~2016 年免疫学领域主要国家关键词聚类得到的主要研究内容表

中国类团名称	中国主要关键词	美国类团名称	美国主要关键词	国际类团名称	国际主要关键词
1.自体免疫性疾病的诊断与治疗研究	过敏、哮喘、免疫治疗、机制、Toll 样受体、变应原疫苗、肿瘤坏死因子等	1.自体免疫性疾病的诊断与治疗研究	感染、免疫、美国、儿童、双盲、流行病学、HIV、人类免疫缺陷病毒、死亡率、哮喘、食物过敏、风险因素、疫苗、体外、敏感性、牛奶过敏、肿瘤坏死因子、血流感染、单克隆抗体等	1.自体免疫性疾病的诊断与治疗研究	感染、儿童、美国、哮喘、双盲、流行病学、死亡率、风险因素、HIV、病毒、食物过敏、体外、免疫治疗、人类免疫缺陷病毒、抗逆转录病毒疗法、疫苗、牛奶过敏、特应性皮炎等
2.自身免疫性疾病的发病机制研究	树突状细胞、骨髓、转化生长因子、实验性自身免疫性疾病、炎症性肠病、干扰素 γ、体外增值、抗宿主病等	2.先天免疫和适应性免疫在炎症与免疫疾病中作用机制研究	炎症、调节性 T 细胞、自然杀伤细胞、先天淋巴样细胞、适应性免疫、炎症性肠炎、2 型免疫、干扰素 γ、Th17 细胞、肠道菌群、炎症性肠炎、抗宿主病、全基因组关联、转录因子 Foxp3 和 GATA3、肺部炎症、分节丝状菌等	2.先天免疫和适应性免疫在炎症与免疫疾病中作用机制研究	调节性 T 细胞、自然杀伤细胞、先天淋巴样细胞、适应性免疫、炎症性肠炎、2 型免疫、干扰素 γ、Th17 细胞、TGF-β、GATA3 转录因子、生长因子 β、肠道菌群、结直肠癌、多发性硬化症等
3.炎症和感染性自体免疫病发病机制研究	炎症、感染、机制、结核分枝杆菌、敏感性等	3.以小鼠作为模式动物开展免疫系统疾病发病机制研究	表达、激活、小鼠、免疫反应、受体、CD8(+)t 细胞、慢性病毒感染、转录因子、抗原、效应器功能、淋巴细胞、代谢等	3.先天性免疫疾病中自体免疫调节作用机制研究	NF-κB、先天性免疫、系统性红斑狼疮、Toll 样受体、NLRP3 炎性体、浆细胞样树突状细胞、慢性肉芽肿病、丙型肝炎、双链 RNA、T 细胞活化等
4.以小鼠为模式动物开展免疫系统疾病发病机制研究	激活、受体、BCL6、滤泡辅助性 T 细胞、小鼠等	4.先天性免疫疾病中自体免疫调节作用机制研究	NF-κB、先天性免疫、Toll 样受体、NLRP3 炎性体、系统性红斑狼疮、宿主防御、浆细胞样树突状细胞、慢性肉芽肿病、NALP3 炎性体、细胞凋亡、Caspase-1 等	4.以小鼠作为模式动物开展免疫系统疾病发病机制研究	炎症、表达、小鼠、免疫、B 细胞、转录因子、淋巴细胞、代谢、病毒感染等
5.肿瘤的免疫学研究	表达、T 细胞、结直肠癌、卵巢癌、干细胞移植等	5.神经系统免疫性疾病的发病机制研究	树突状细胞、体内、巨噬细胞、骨髓、实验性自身免疫性脑脊髓炎、集落刺激因子、造血干细胞、中枢神经系统、髓系细胞、淋巴结等	5.神经系统免疫性疾病的发病机制研究	树突状细胞、体内、巨噬细胞、造血干细胞、集落刺激因子、中枢神经系统、实验性自身免疫性脑脊髓炎、阿尔茨海默病、凋亡细胞等
6.先天性免疫疾病中自体免疫调节作用机制研究	NF-κB、体内、晶体结构、III 型分泌装置、先天免疫反应等	6.肿瘤的免疫治疗研究	T 细胞、基因表达、癌症、免疫治疗、B 细胞、转移性黑色素瘤、抗肿瘤免疫、T 细胞反应等	6.肿瘤的免疫治疗研究	癌症、免疫治疗、慢性病毒感染、抗肿瘤免疫、转移性黑色素瘤、肿瘤坏死因子、乳腺癌、急性髓性白血病、黑色素瘤、血管内皮生长因子等

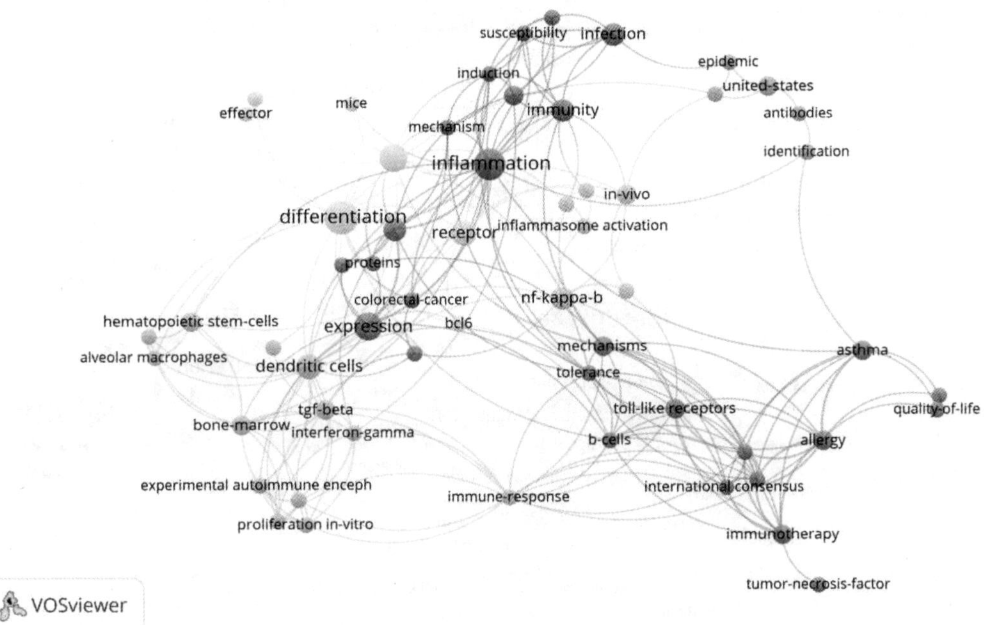

图 13　2012～2016 年免疫学领域中国 ESI 高被引文献关键词共现聚类分析图

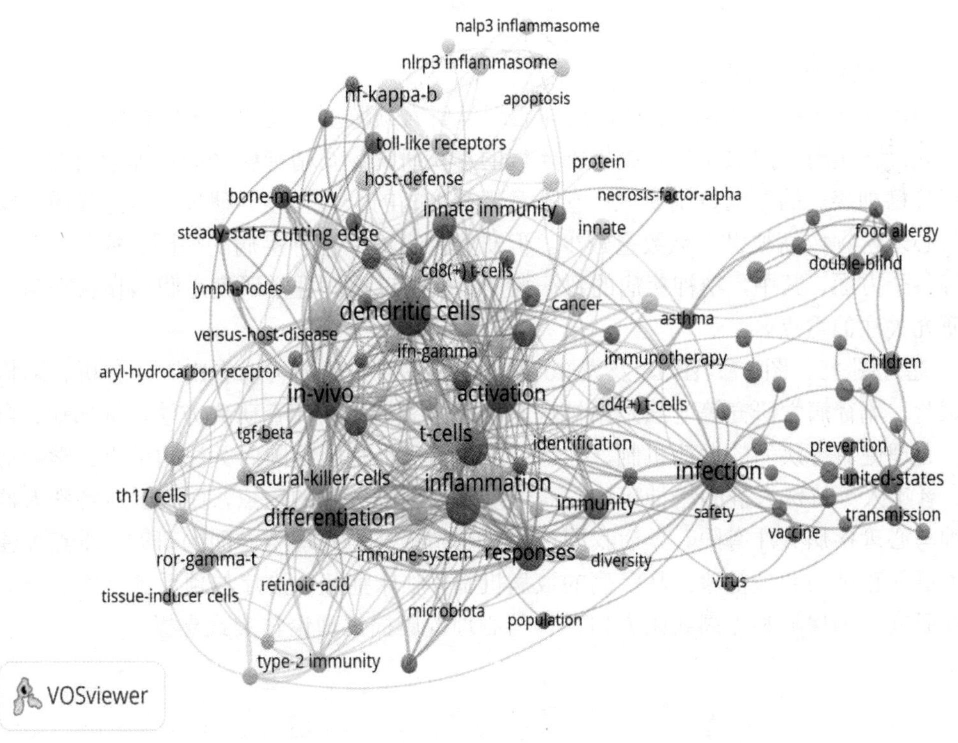

图 14　2012～2016 年免疫学领域美国 ESI 高被引文献关键词共现聚类分析图

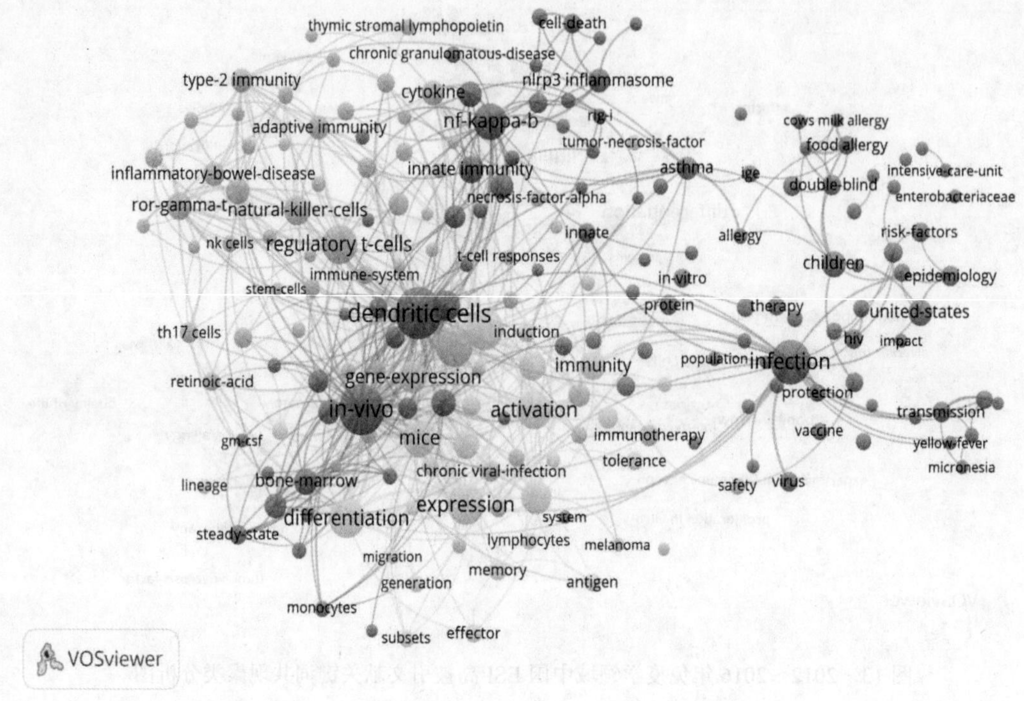

图 15 2012～2016 年免疫学领域 ESI 高被引文献关键词共现聚类分析图

（6）精神病与心理学

2012～2016 年间中国在精神病与心理学研究领域重点关注：①精神疾病的流行病学研究；②焦虑、抑郁症等相关精神疾病的症状研究；③精神疾病的病理学研究；④抑郁症等精神疾病的发病机制研究；⑤儿童精神疾病的个体化差异研究。虽然我国在精神病与心理学领域高被引文献数量较少，但研究内容涉及精神疾病的病因、症状、发病机制等各个方面，其中，精神疾病的致病机制、症状以及病理学研究是我国精神病与心理学研究关注的重点。

通过图 16、图 17、图 18 及表 20 类团内的主要关键词可以看出，元分析、随机对照试验、流行病学研究等方法是精神病与心理学领域常用调查研究方法，抑郁症、自闭症、心理健康等疾病的发病机制、症状、治疗等一直是国际国内关注的重点。学龄前儿童、老年人等特殊人群的精神疾病与心理疾病是国际关注的重点，而我国对特殊人群的精神与心理疾病关注有限。今后我国可加大在精神病与心理学方面的研究，重点关注特殊人群的精神与心理健康，从疾病的致病机制、临床症状、治疗与预后等全方面开展系统性研究，为保障和提高我国人口精神与心理健康提供理论与实践支撑。

表 20　2012~2016 年精神病与心理学领域主要国家关键词聚类得到的主要研究内容表

中国类团名称	中国主要关键词	美国类团名称	美国主要关键词	国际类团名称	国际主要关键词
1.基于元分析的精神疾病流行病学研究	元分析、流行病学、自闭症谱系障碍、儿童孤独症、创伤后应激障碍、创伤后压力心理障碍症等	1.青少年精神疾病的致病原因、症状及流行病学研究	精神分裂症、青少年、心理健康、精神错乱、焦虑症、流行病学、精神障碍、合并症、美国、一般群体、心理健康、精神病理学、自杀等	1.老年人大脑决策、记忆等功能及精神疾病的个体差异化研究	前额叶皮层、个体差异、注意力缺陷障碍、强迫症、缺陷多动障碍、前扣带皮层、认知控制、自我调节、老年人、工作记忆能力、短期记忆、执行功能、注意力、自我控制等
2.精神疾病的症状研究	紊乱、焦虑、抑郁、压力等	2.老年人大脑决策、记忆等功能及精神疾病的个体差异化研究	前额叶皮层、个体差异、注意力缺陷障碍、强迫症、缺陷多动障碍、前扣带皮层、认知控制、自我调节、老年人、工作记忆能力、短期记忆、执行功能、注意力、自我控制等	2.青少年精神疾病的致病原因、症状及流行病学研究	精神错乱、青少年、风险因素、症状、焦虑症、流行病学、精神障碍、合并症、美国、一般群体、精神病理学、自杀等
3.精神疾病的病理学研究	抑郁症、情绪障碍、双盲、安慰剂对照试验、前额叶皮层等	3.精神疾病的致病原因及症状研究	行为、人格、动机、侵犯、心理健康、智力、反响、心理学、青春期、干预、自我调节、预测因子等	3.基于元分析的精神疾病与心理疾病的发病与治疗效果研究	精神分裂症、元分析、随访、一期精神病、抗精神病药物、治疗、躁郁症、严重抑郁、心境障碍、双盲、安慰剂对照试验、药物治疗等
4.抑郁症等精神疾病的发病机制研究	重度抑郁障碍、皮质、默认模式网络、精神分裂症、白质异常等	4.基于元分析的精神疾病的发病与治疗研究	元分析、随机对照试验、重度抑郁障碍、抑郁症、认知-行为疗法、抗精神病药物、分裂情感性障碍、晚年抑郁症、氯胺酮、治疗等	4.对儿童自闭症、孤独症等心理发育障碍疾病的研究	自闭症频谱紊乱、预测、社会认知、高功能自闭症、阿斯伯格综合症、儿童、神经认知、早期干预、认知疗法、广泛性发育障碍等
5.儿童精神疾病的个体差异化研究	个体差异、儿童等	5.对儿童自闭症、孤独症等心理发育障碍疾病的研究	儿童、自闭症谱系障碍、阿斯伯格综合症、谱系障碍、社会认知、孤独症、广泛性发育障碍等	5.精神疾病的致病原因及症状研究	行为、人格、动机、侵犯、智力、心理学、压力、青春期、性别差异、预测因子等
—	—	6.精神疾病及其并发症相关性研究	死亡率、C 反应蛋白、心血管疾病、认知疗法、冠状动脉心脏疾病、微分磁化率、全基因组关联、代谢综合征、死亡等	6.利用试验方法对与焦虑相关的精神疾病的治疗效果研究	随机对照试验、认知-行为疗法、临床试验、焦虑、系统评价、干预措施、正念疗法、心理治疗、广泛性焦虑症等
—	—	—	—	7.遗传学角度对精神性疾病进行分析的研究	反社会行为、微分磁化率、遗传学、全基因组观关联、血清素转运蛋白基因等

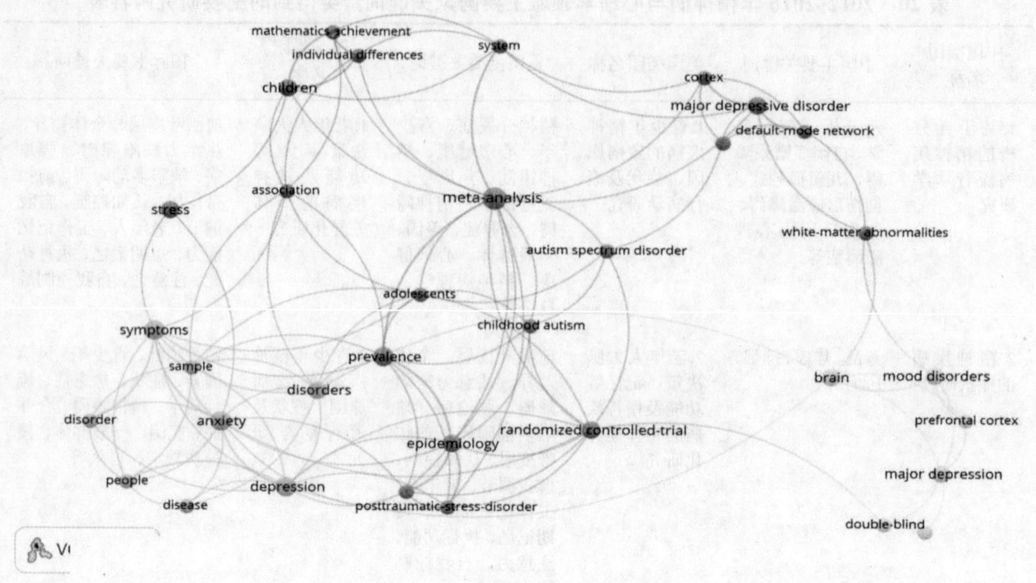

图 16　2012～2016 年精神病与心理学领域中国 ESI 高被引文献关键词共现聚类分析图

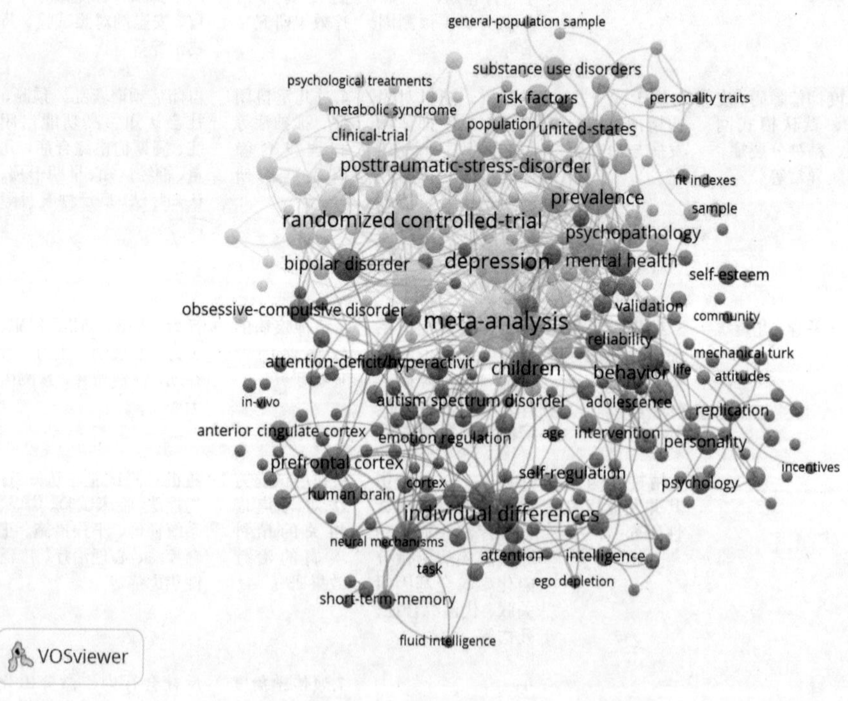

图 17　2012～2016 年精神病与心理学领域美国 ESI 高被引文献关键词共现聚类分析图

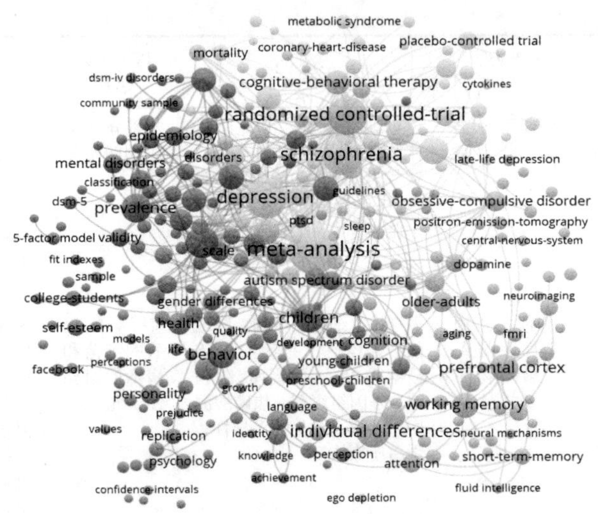

图 18　2012～2016 年精神病与心理学领域 ESI 高被引文献关键词共现聚类分析图

（7）微生物学

2012～2016 年间中国在微生物学研究领域重点关注：①中国感染性疾病发病机制研究。这一研究重点既突出了我国的生物多样性特色又为国际微生物学数据库等相关建设研究提供保证；②蚊科病毒的识别研究；③传染病的防治研究；④代谢性疾病研究；⑤分子层面的微生物学研究等。综上，微生物相关疾病研究成为我国微生物学研究关注的重点。

通过图 19、图 20、图 21 及表 21 类团内的主要关键词可以看出，美国在以猕猴为模式动物的微生物学研究方面稍有侧重。中国主要聚焦于微生物环境研究、蚊科病毒研究、部分感染性疾病的防治研究等。今后我国可针对我国境内病种、人类微生物菌群、微生物环境等开展更有针对性的微生物学相关研究，从微生物学层面为疾病的防治提供解决思路。

表 21　2012~2016 年微生物学领域主要国家关键词聚类得到的主要研究内容表

中国类团名称[①]	中国主要关键词	美国类团名称	美国主要关键词	国际类团名称	国际主要关键词
1. 我国部分感染性疾病发病机制研究	多样性、中国、急性呼吸窘迫综合征、基因组、禽流感、晶体结构、流行病学、人类感染、免疫反应、免疫缺陷病毒、病毒感染等	1. 感染性疾病的细菌和病毒的耐药性研究	大肠杆菌、铜绿假单胞菌、枯草芽孢杆菌、鼠伤寒沙门氏菌、美国、革兰阴性菌、霍乱弧菌、聚合酶链反应、金黄色葡萄球菌、实时荧光定量 PCR、流行病学、生物膜的形成、囊性纤维化患者、巴西、全基因组序列、酿酒酵母、抗生素耐药性、抗菌素耐药性、中国、获得性肺炎、体外活性、结核分枝杆菌、转录因子等	1. 环境生物多样性与人体微生物环境多样性研究	多样性、细菌、肠道菌群、16S 核糖体 RNA、细菌群落、群落结构、生态学、数据库、炎症性肠病、动力学、肠道微生物、儿童、生物多样性、克罗恩病、土壤、细菌多样性、难辨梭状芽孢杆菌、免疫系统、微生物生态学、焦磷酸测序、调节性 T 细胞、结直肠癌等

① 因 7 和 8 两个中国类团内文献较少，关键词较少，无法准确定义研究主题，因此未列出。

续表

中国类团名称②	中国主要关键词	美国类团名称	美国主要关键词	国际类团名称	国际主要关键词
2. 巴西蚊科病毒的识别与发展研究	菌株、巴西、蚊科、双翅目蚊科等	2. 部分传染病的防治研究	免疫缺陷病毒、单克隆抗体、晶体结构、疫苗、体外、登革病毒、中和抗体、包膜糖蛋白、血凝素、HIV 病毒、出血热等	2. 部分传染病的防治研究	免疫缺陷病毒、晶体结构、体外、单克隆抗体、小鼠、登革病毒、人单克隆抗体、疫苗、西尼罗河病毒、血凝素、中和抗体、包膜糖蛋白、出血热、猕猴、乙型脑炎病毒、小鼠模型等
3. 部分传染病的防治研究	丙型肝炎病毒、构象表位、包膜蛋白、糖蛋白、人类免疫缺陷病毒、分子流行病学、单克隆抗体、西尼罗河病毒等	3. 环境生物多样性与人体微生物环境多样性研究	多样性、细菌、序列、肠道菌群、模型、生态学、16S 核糖体 RNA、数据库、生物圈、基因组序列、焦磷酸测序、土壤、微生物多样性、蛋白质家族等	3. 感染性疾病的细菌和病毒的耐药性研究	铜绿假单胞菌、革兰阴性菌、聚合酶链反应、鼠伤寒沙门氏菌、霍乱弧菌、实时荧光定量 PCR、美国、菌株、抗菌素耐药性、流行病学、囊性纤维化患者、抗药性金黄色葡萄球菌、鼠伤寒沙门氏菌、肺炎链球菌、细菌生物膜、体外活性、抗生素耐药性、获得性肺炎、囊性纤维化、致病性大肠杆菌、随机对照试验、中毒性休克综合征、尿路感染等
4. 代谢性疾病研究	16S 核糖体 RNA、饮食诱导的肥胖、小鼠、抗生素抗性基因、华东、内毒素血症、肠道菌群、诱导的胰岛素抵抗、脂代谢、小鼠模型等	4. 感染性疾病的发病机制与治疗研究	人类免疫缺陷病毒、体内、小鼠、基因表达、免疫反应、NF-κB、抗逆转录病毒疗法、树突状细胞、丙型肝炎病毒、中枢神经系统、克罗恩病、先天免疫、寄主预防、干扰素、病毒感染等	4. 感染性疾病的发病机制与治疗研究	人类免疫缺陷病毒、发病机制、树突状细胞、先天性免疫、抗逆转录病毒治疗、免疫反应、CD4（+）t 细胞、丙型肝炎病毒、HIV-1、拟南芥、中枢神经系统、T 细胞反应、抗逆转录病毒疗法、共生菌、干扰素、水泡性口炎病毒、病毒感染等
5. 蚊科病毒研究	埃及伊蚊、抗菌活性、虫媒病毒、生物安全、登革热、蚊媒病、纳米生物技术、媒介按蚊等	5. 分子层面的微生物学起源与文化研究	进化、蛋白质、DNA 机制、RNA、嗜热链球菌等	5. 分子层面的微生物学起源与文化研究	进化、DNA、基因组、RNA、重组、机制、序列、起源、原核生物等
6. 分子层面微生物学相关研究	蛋白质、细菌、序列、肠道菌群、单克隆抗体、呼吸道病毒等	6. 以猕猴为模式动物的微生物学研究	受体、抗逆转录病毒疗法、细胞反应、猕猴、猴免疫缺陷病毒等	6. 微生物在免疫功能调节中的作用机制研究	枯草芽孢杆菌、大肠杆菌、生物膜、结核分枝杆菌、酿酒酵母、细胞死亡、抗生素、靶细胞、先天性免疫应答等
—	—	—	—	7. 蚊科病毒研究	虫媒病毒、蚊科、疟疾、埃及伊蚊、斯氏按蚊、致倦库蚊等

② 因 7 和 8 两个中国类团内文献较少，关键词较少，无法准确定义研究主题，因此未列出。

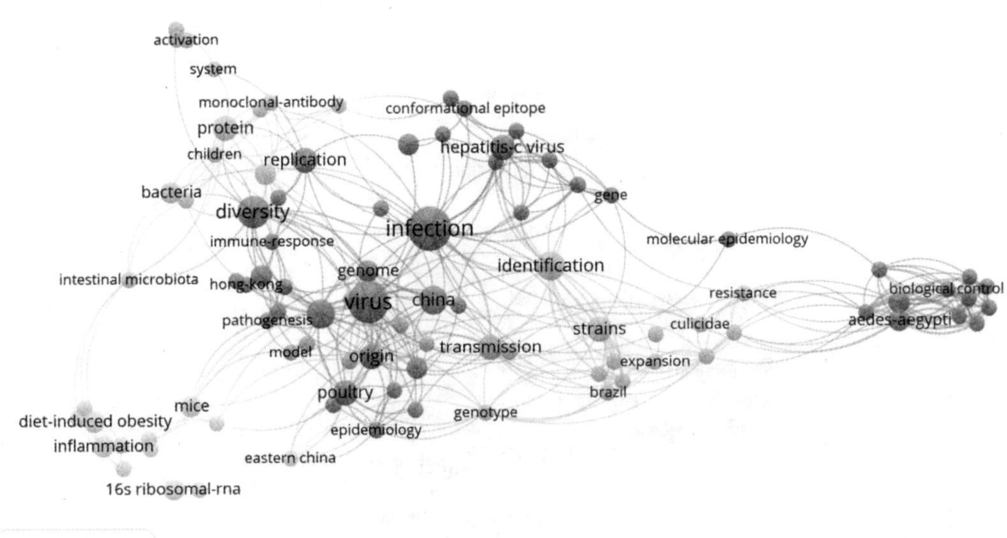

图 19　2012～2016 年微生物学领域中国 ESI 高被引文献关键词共现聚类分析图

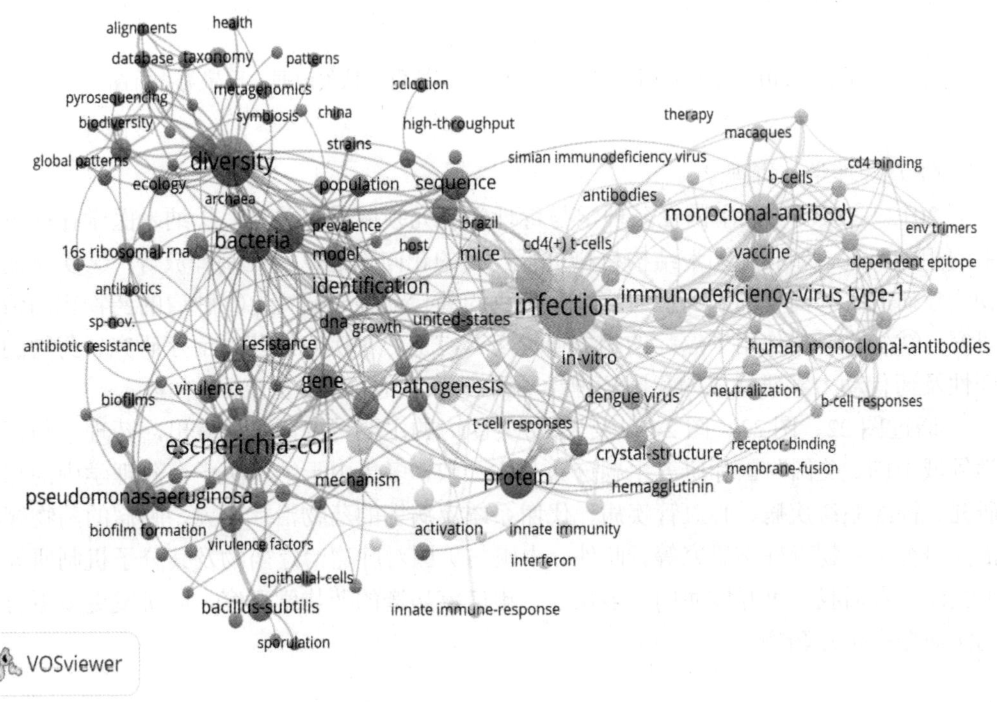

图 20　2012～2016 年微生物学领域美国 ESI 高被引文献关键词共现聚类分析图

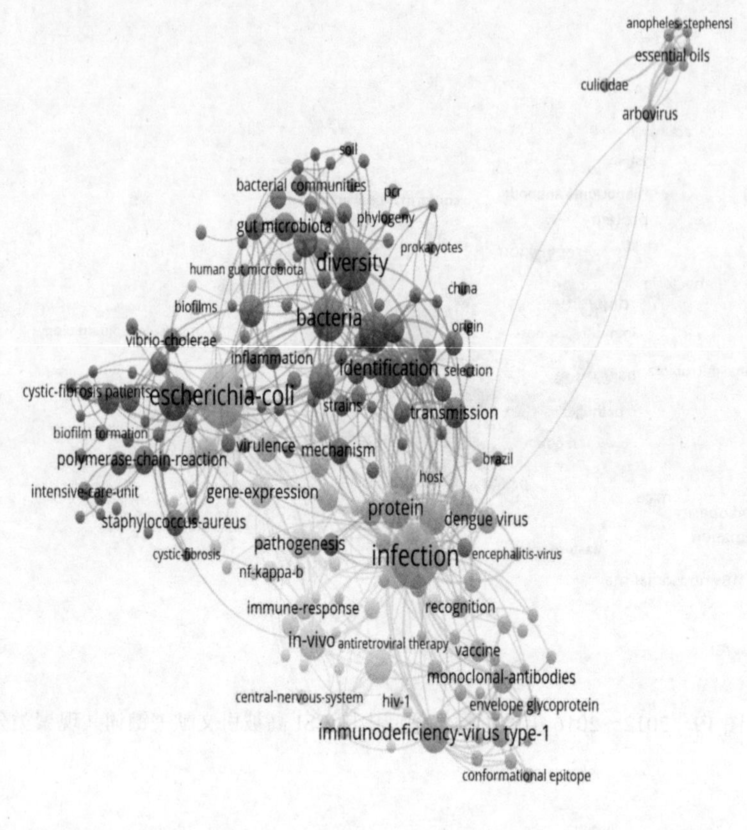

图21　2012～2016 年微生物学领域 ESI 高被引文献关键词共现聚类分析图

（8）药理学与毒理学

2012～2016 年间中国在药理学与毒理学研究领域重点关注：①纳米医学在药理学中的相关研究。如利用纳米结构材料进行药物的靶向输送以及控制释放等；②疾病的药物治疗研究；③药物的耐药性研究；④药物的药代动力学研究；⑤肿瘤的药物靶向治疗研究；⑥生物材料作用于癌症的相关研究等。综上，对疾病的药物治疗研究、药物的耐药性及药代动力学研究成为我国药理学与毒理学研究关注的重点。

通过图 22、图 23、图 24 以及表 22 类团内的主要关键词可以看出，药理学与毒理学领域中国、美国与国际研究主题分布基本一致，多集中于纳米医学在药理学中的相关研究、神经系统疾病、心血管疾病、代谢系统疾病等的药物治疗研究、肿瘤的药物靶向治疗研究、药物毒理学研究等。此外，中国与美国对肿瘤治疗药物及其分子机制研究更加关注。今后我国可开展面向更多疾病、更广疾病谱的药物学研究，以研发更多更有效的疾病靶向治疗药物。

表 22 2012~2016 年药理学与毒理学领域主要国家关键词聚类得到的主要研究内容表

中国类团名称	中国主要关键词	美国类团名称	美国主要关键词	国际类团名称	国际主要关键词
1. 纳米医学在药理学中的相关研究	药物传递性、纳米颗粒、基因传递性、癌症治疗、抗癌药物、化疗、纳米医学、介孔二氧化硅纳米颗粒、嵌段共聚物胶束、聚合物纳米粒、碳纳米管、联合治疗等	1. 神经系统疾病、心血管疾病、代谢系统疾病等的药物治疗研究	随机对照试验、中枢神经系统、氧化应激、阿尔茨海默病、间充质干细胞、心血管疾病、炎症性肠病、冠状动脉粥样硬化性心脏病、轻度认知障碍、内质网应激、实验性自身免疫性脑脊髓炎、肌萎缩侧索硬化症、帕金森病、糖尿病、心肌梗死、药物相互作用等	1. 纳米医学在药理学中的相关研究	药物传递性、纳米医学、基因传递性、癌细胞、介孔二氧化硅纳米颗粒、纳米颗粒、固体脂质纳米粒、聚合物纳米粒、多药耐药、肿瘤治疗、纳米技术、靶向给药、体内评价、光热疗法、抗癌药物、纳米载体等
2. 神经系统疾病、心血管疾病等的药物治疗研究	抑制剂、小鼠、癌细胞、阿尔茨海默病、药物发现、巨噬细胞、动脉粥样硬化、大肠杆菌、帕金森病等	2. 纳米医学在药理学中的相关研究	药物传递性、纳米颗粒、介孔二氧化硅纳米颗粒、转移性乳腺癌、碳纳米管、氧化铁纳米粒子、纳米技术、聚合物纳米粒、靶向给药、壁碳纳米管、磁性纳米粒子、光热疗法等	2. 神经系统疾病、心血管疾病、代谢系统疾病等的药物治疗研究	氧化应激、随机对照试验、中枢神经系统、血管内皮生长因子、肿瘤坏死因子、2 型糖尿病、阿尔茨海默病、冠状动脉粥样硬化性心脏病、实验性自身免疫性脑脊髓炎、肌萎缩侧索硬化症、帕金森病、冠状动脉疾病、心血管疾病、认知障碍、非甾体类抗炎药、慢性肾脏病、代谢综合征、类风湿性关节炎、神经退化性疾病等
3. 药物耐药性研究	耐药性、结直肠癌、预后、增值、蛋白质、干细胞、肿瘤发生等	3. 肿瘤的药物靶向治疗研究	肺癌、乳腺癌、急性髓性白血病、多要耐药、临床试验、急性淋巴细胞性白血病、前列腺癌、化疗、慢性粒细胞白血病等	3. 肿瘤的药物靶向治疗研究	肺癌、急性髓性白血病、乳腺癌、前列腺癌、急性淋巴细胞性白血病、慢性淋巴细胞性白血病、实体肿瘤、临床试验、化疗、结直肠癌、卵巢癌、胰腺癌、鳞状细胞癌、乳腺癌、胚胎干细胞、肿瘤干细胞、靶向治疗等
4. 药物的药代动力学研究	氧化应激、自噬、药代动力学、内质网应激、高脂饮食、缺血再灌注损伤、NLRP3 炎性体、通路、高效液相色谱法等	4. 炎症性感染疾病的耐药性与药物治疗研究	药代动力学、大肠杆菌、铜绿假单胞菌、抗生素耐药性、流行病学、体外活性、心肌梗死、革兰阴性菌、肺炎克雷伯菌、结核分枝杆菌、药效学等	4. 炎症性感染疾病的耐药性与药物治疗研究	药代动力学、大肠杆菌、炎症性肠病、肺炎克雷伯菌、铜绿假单胞菌、肠杆菌科细菌、抗生素耐药性、革兰阴性菌、III 期临床试验、联合治疗、银纳米颗粒、金黄色葡萄球菌、抗菌活性等
5. 肿瘤的药物靶向治疗研究	乳腺癌、肺癌、急性髓性白血病、癌变、卵巢癌、前列腺癌、胚胎干细胞、肿瘤微环境等	5. 药物毒理学相关研究	药物发现、血脑屏障、晶体结构、细胞毒性、信号转导通路、治疗药物、促肾上腺皮质激素释放因子、抑制、药理学等	5. 药物毒理学相关研究	药物发现、细胞凋亡、晶体结构、小鼠、碳纳米管、自噬、生物学评价、药理学、抑制剂、纳米毒理学、毒蕈碱型乙酰胆碱受体、纳米材料、心脏衰竭等
6. 生物材料作用癌症相关研究	癌症、生物材料、骨髓间充质干细胞、血管内皮生长因子等	6. 肿瘤治疗的药理学分子机制研究	乳腺癌细胞、癌细胞、外泌体、T 细胞、树突状细胞、干细胞、肿瘤细胞等	6. 药理学的分子机制研究	间充质干细胞、内皮细胞、组织工程、外泌体、免疫反应、T 细胞、肿瘤细胞、树突状细胞、多能干细胞、再生医学、基因治疗、骨髓间充质干细胞等

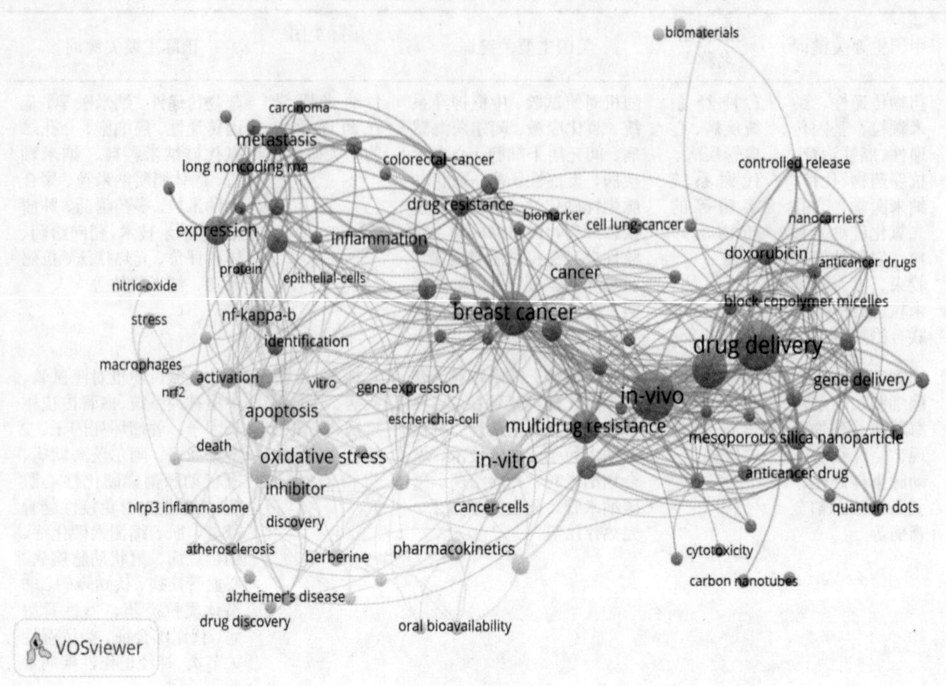

图 22　2012～2016 年药理学与毒理学领域中国 ESI 高被引文献关键词共现聚类分析图

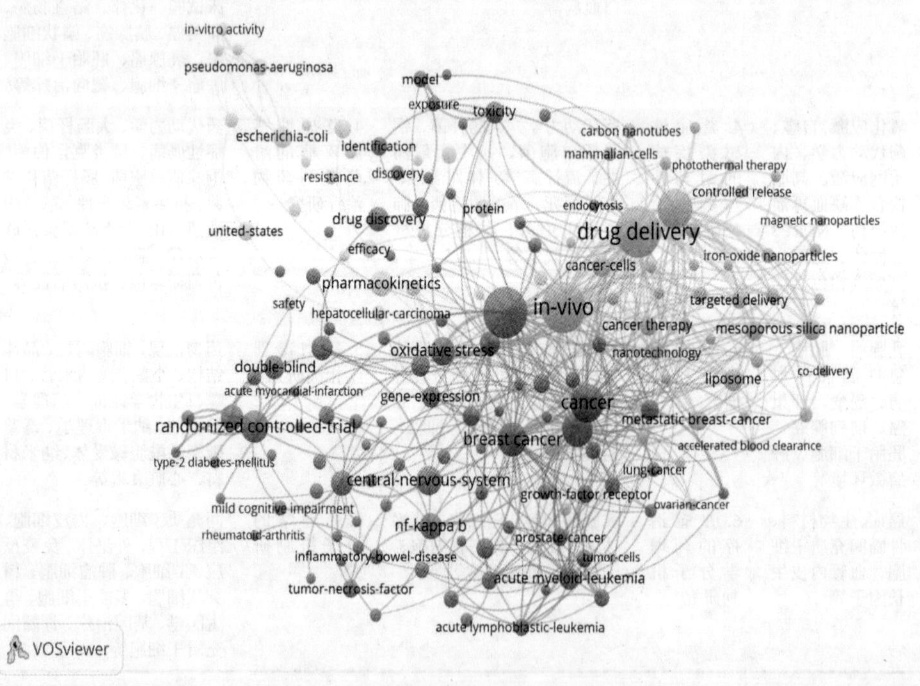

图 23　2012～2016 年药理学与毒理学领域美国 ESI 高被引文献关键词共现聚类分析图

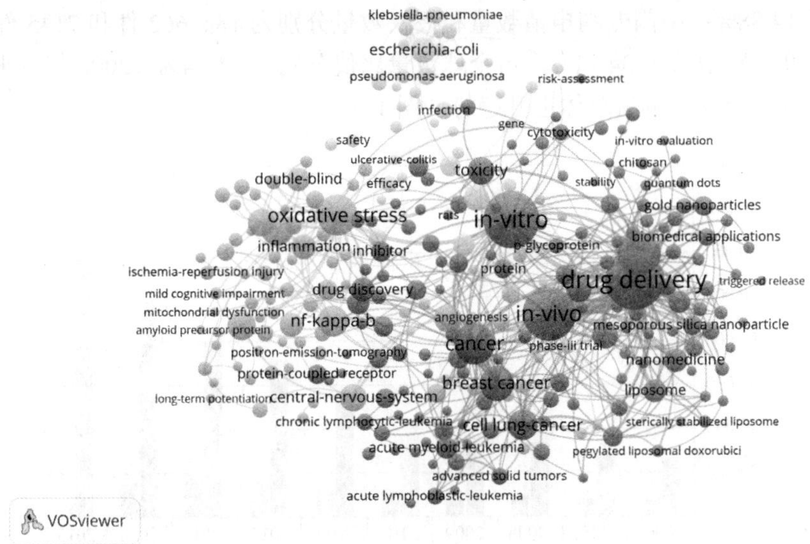

图 24　2012～2016 年药理学与毒理学领域 ESI 高被引文献关键词共现聚类分析图

医药专利分析

钟　华　晏归来　单连慧

中国医学科学院医学信息研究所

卫生与健康科技创新是国家科技创新体系的重要组成部分，也是推进健康中国建设的核心动力和支撑。科技创新在整个卫生与健康事业改革发展中处于优先和核心地位。“十二五”以来，我国坚持以临床用药和产业发展需求为导向，紧紧围绕国家战略和人民健康需求，在医药卫生领域组织实施了“重大新药创制”科技重大专项等一批重点项目，国家财政投入总计近 300 亿元，在持续加强药物研发技术体系建设、提升自主创新能力的基础上，重点针对恶性肿瘤、心脑血管疾病、病毒感染性疾病等疾病，采取产学研结合的方式，加快药物品种创新研发，涌现了一大批具有国际水平的成果。科技发展在推动了药物创新能力提升的同时，也给人民健康生活提供了保障。

专利是衡量国家技术创新与进步的方法之一，是科学研究活动最重要的成果表现形式。通过专利分析可以反映一个国家、地区的研发实力、创新能力和核心竞争力。本文应用国际专利分类号（IPC）对我国医药专利创新活动进行研究，揭示医药专利重点研究领域，分析中国医药专利在全球范围内的地位，并与美国、日本、英国、德国、法国、加拿大等主要发达国家及巴西、印度等发展中国家进行对比，进而揭示中国的优势与不足，为科技管理人员了解国内外医药科技发展动态及趋势提供决策咨询，也为医药研发人员提供综合参考信息。

（一）中国医药专利创新活动概况

2015 年，全球医药专利申请数量和授权数量分别为 263 299 件和 39 239 件，申请量比上年度增长了 14.88%；中国专利申请数量和授权数量分别为 134 662 件和 7145 件，申请数量比上年度分别增长了 34.71%，占全球数量比值分别为 51.14%。2006 年以来，中国专利申请数量和授权数量呈总体上升趋势（图 1）。

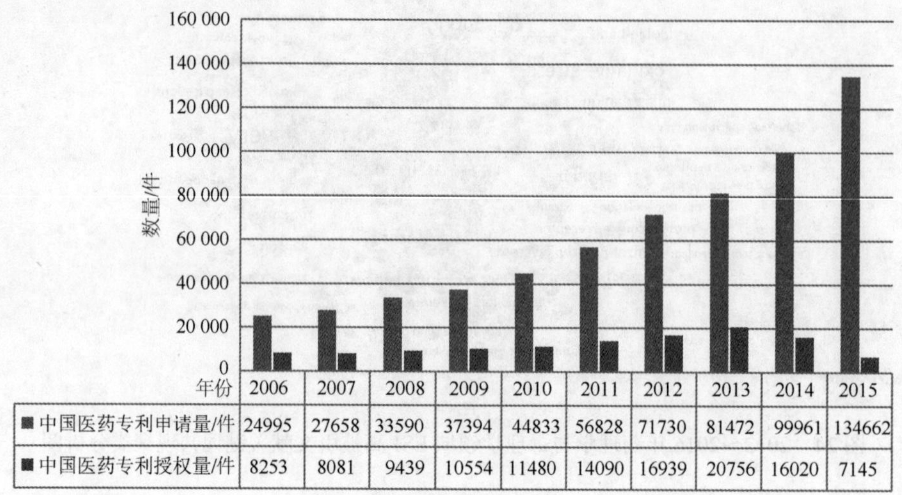

年份	2006	2007	2008	2009	2010	2011	2012	2013	2014	2015
■中国医药专利申请量/件	24995	27658	33590	37394	44833	56828	71730	81472	99961	134662
■中国医药专利授权量/件	8253	8081	9439	10554	11480	14090	16939	20756	16020	7145

图 1　2006～2015 年中国医药专利申请与授权情况

数据来源：Derwent Innovation，检索日期 2017-12-01。由于专利从申请到公开至少需要 18 个月，因此检索结果不全，仅供参考

PCT 专利申请指通过世界知识产权组织 WIPO 的《专利合作条约》（*Patent Cooperation Treaty*）途径递交国际专利申请向 PCT 缔约国申请专利，它简化了国际专利申请手续，申请人可同时在全世界大多数国家寻求对其发明的保护。PCT 专利国际申请量是全球公认的用来衡量一个国家或地区，以及企业创新能力的重要指标。自 2006 年以来，中国 PCT 专利申请数量逐渐攀升，2009～2012 年迅速增长，2012 年以来增速减缓。2015 年，中国医药 PCT 专利申请数量达到 1452 件，较 2014 年增长了 20%（图 2）。

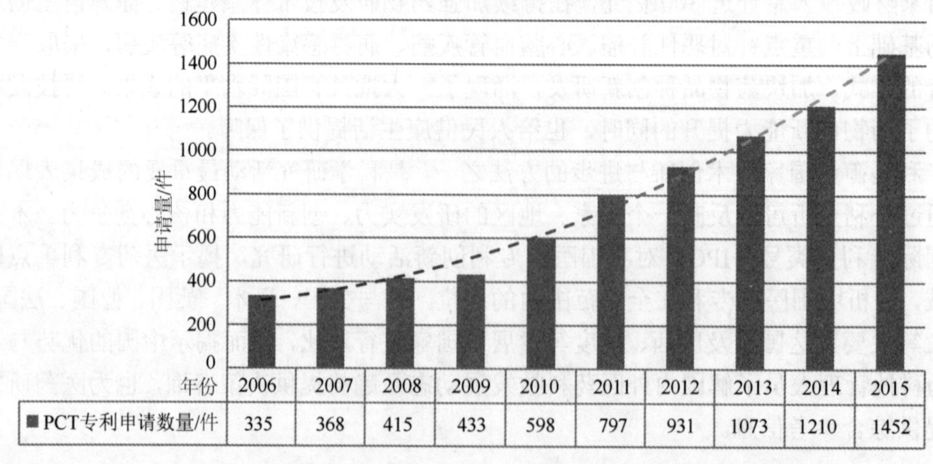

年份	2006	2007	2008	2009	2010	2011	2012	2013	2014	2015
■PCT专利申请数量/件	335	368	415	433	598	797	931	1073	1210	1452

图 2　2006～2015 年中国医药 PCT 专利申请数量年度趋势

数据来源：Derwent Innovation，检索日期 2017-12-01

分析中国医药申请和授权专利数量全球占比情况的年度趋势发现，中国在医药技术领域对全球的贡献和影响力日益加大。中国的医药专利申请和授权数量的全球占比分别从 2006 年的 18.45%和 9.11%逐步攀升至 2015 年的 51.14%和 18.21%（图 3 和图 4）。

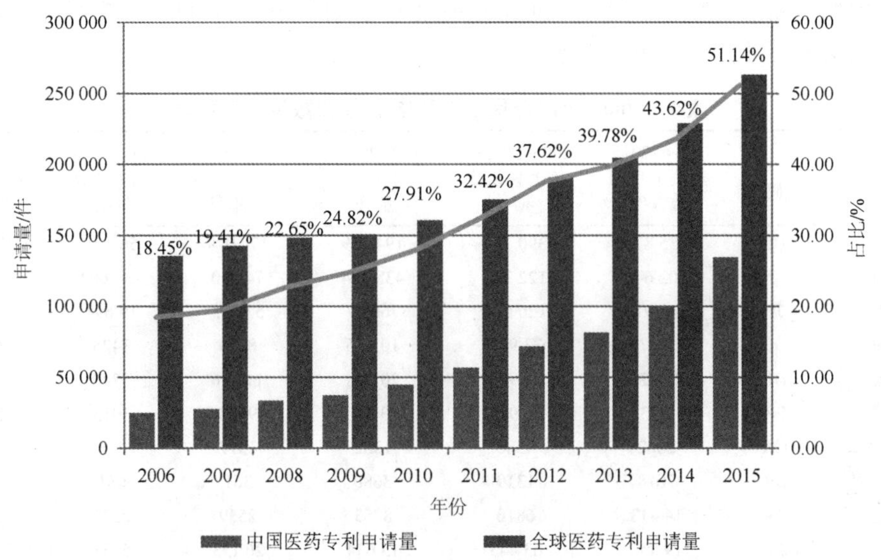

图 3　2006～2015 年中国医药领域申请专利全球占比情况

数据来源：Derwent Innovation，检索日期 2017-12-01

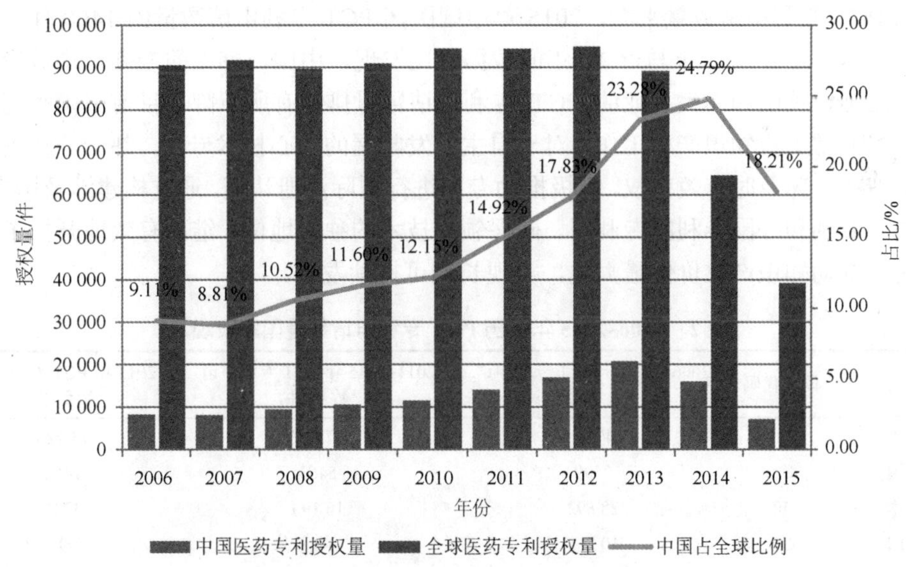

图 4　2006～2015 年中国医药领域授权专利全球占比情况

数据来源：Derwent Innovation，检索日期 2017-12-01

（二）中国在全球医药专利创新中的国家表现

2015 年中国医药专利申请量超 13 万件，医药专利授权数量超 7000 件。自 2011 年开始，中国医药专利申请量位列世界第一，高于美国、日本及加拿大等发达国家；从时间分布上看，中国专利申请量总体也呈显著增长趋势，这标志着中国医药研发机构实力的显著提升。中国医药产业的飞速发展不仅提高了国内卫生健康事业水平，更在世界面前展示了医药领域的“中国力量”，但国内医药行业整体知识产权水平较低，我国医药企业的原始创新能力相对不足，如何在专利数量增长的基础上，进一步提高专利质量仍然是中国医药行业的一个重大课题。

表 1　2006~2015 年医药专利申请/授权数量国家表现

国家	国家代码	2006~2015 年专利申请数量/件	2006~2015 年专利授权数量/件	2011~2015 年专利申请数量/件	2011~2015 年专利授权数量/件	2015 年专利申请数量/件	2015 年专利授权数量/件
美国	US	335 872	390 714	194 629	170 029	56 691	17 848
中国	CN	602 648	122 757	438 784	74 950	134 662	7145
日本	JP	148 916	126 684	76 307	53 055	19 698	4262
英国	GB	20 176	23 901	10 656	8179	3425	634
德国	DE	42 723	33 908	20 928	11 986	5749	903
法国	FR	19 237	26 946	10 230	9588	3013	557
加拿大	CA	2802	4386	1382	1377	366	114
巴西	BR	7018	1319	3680	381	631	29
印度	IN	14 413	6810	8753	2539	2523	269
澳大利亚	AU	19 450	63 443	13 634	26 153	5153	2902

数据来源：Derwent Innovation，检索日期 2017-12-01

从 PCT 专利申请数量来看，2015 年中国医药 PCT 专利申请数量约 1400 件，低于美国和日本。通过近 5 年与近 10 年的数据对比发现，中国、韩国的专利年均数量有所上升，法国、英国和澳大利亚的 PCT 专利申请数量排名有所下降。目前中国医药产品研发机构非常重视知识产权工作，对于自主研发掌握的核心技术专利，都十分注重通过专利申请在全球及时有效获权，积极推动专利进行国际注册认证，通过构建涉及国内外、涵盖核心专利和外围专利的专利网，确保领先技术的独占地位，继而有效地开拓了国内外市场，推动知识产权价值最大化，实现长期可持续发展。

表 2　2006~2015 年医药 PCT 专利申请数量国家表现

国家	国家代码	2006~2015 年 PCT 专利申请数量/件	2011~2015 年 PCT 专利申请数量/件	2015 年 PCT 专利申请数量/件
美国	US	140 029	67 637	13 126
中国	CN	7599	5463	1452
日本	JP	28 892	16 193	3741
英国	GB	10 265	4408	991
德国	DE	10 713	4781	930
法国	FR	7379	3654	680
加拿大	CA	349	142	15
巴西	BR	750	406	65
印度	IN	4332	2454	483
澳大利亚	AU	2628	1154	260

数据来源：Derwent Innovation，检索日期 2017-12-01

（三）中国医药专利创新活动的主要研发机构

本文基于专利授权数量分析中国及全球医药专利创新活动中主要研发机构的整体情况及研发活跃程度，中国授权发明专利数量较多的机构以高校为主，如浙江大学、上海交通大学、清华大学等国内知名高校，而全球授权发明专利数量较多的机构均是大型制药企业，如诺华公司、柯惠医疗、罗氏制药公司等。从表 3、表 4 可看出，近年来国家在创新体系建设中将高校和科研院所作为医药技术创新的重要力量，对其投入和扶持逐渐加大。国家支持和多年研究积累使得高校和科研院所成为我国医药研发的中坚力量，在产学研医药科技创新发展模式中在处于主导地位，但医药产品研发是一项系统工程，其发展应遵循“基础研究-发明专利-应用研究-产业化-商业利润-基础研究”这一良性循环，我国医药创新研发主体包括科研机构、各类高等院校和企业，三者之间相互结合才能为医药科技创新提供最有效的动力，但是与全球医药创新研发主要发展模式相比，目前我国的科研院所、高校，以及医药企业在创新合作、技术整合等方面还有待提高，科研院所依据兴趣和热点进行科研，高等院校依据教学大纲进行教学，企业依据市场价值进行药品生产，三方各自为营的局面虽已破冰但仍需更紧密的融合，相互协调，创新协作，进而实现资源和技术共享，促进医药技术新突破，创造新价值。

表 3　2006~2015 年中国医药授权专利排名前十机构

序号	机构名称	类型	授权量/件
1	浙江大学	高校	819
2	上海交通大学	高校	526
3	清华大学	高校	515
4	四川大学	高校	370
5	陆军军医大学	高校	366
6	中国科学院上海药物研究所	研究所	366
7	海军军医大学	高校	365
8	中国药科大学	高校	357
9	山东大学	高校	343
10	复旦大学	高校	318

数据来源：Derwent Innovation，检索日期 2017-12-01

表 4　2006~2015 年全球医药授权专利排名前十机构

序号	机构名称	类型	授权量/件
1	诺华公司	企业	9210
2	柯惠医疗	企业	6216
3	宝洁公司	企业	5827
4	Ethicon Endo-Surgery 公司	企业	5177
5	罗氏制药	企业	3763
6	美敦力公司	企业	3559
7	赛诺菲.安万特集团	企业	3391
8	勃林格殷格翰	企业	3168
9	阿斯利康公司	企业	3161
10	东芝医疗	企业	2820

数据来源：Derwent Innovation，检索日期 2017-12-01

（四）重点医药领域技术布局和发展路径分析

本文选取若干重大药物（消化系统疾病药物、代谢疾病药物、血液或细胞外液疾病药物、心血管系统疾病药物、呼吸系统疾病药物、皮肤疾病药物、骨骼疾病药物、神经肌肉系统疾病药物、神经系统疾病药物等）和医疗器械领域进行专利情况分析。

1. 重大疾病药物领域专利

由于专利公开的滞后性，本文对 2015 年各国专利领域分布进行分析（表 5）。由专利数据可知，中国 2015 年专利申请数量超过美国、加拿大、印度等其他 8 国申请专利总量。各国在重大疾病领域的专利部署基本一致，抗肿瘤药物仍是各国专利申请的重点，其次为非中枢性止痛剂、神经系统疾病药物和心血管系统疾病药物。中国在消化系统疾病药物、呼吸系统疾病药物、生殖或性疾病药物、皮肤疾病药物、非中枢性止痛剂、抗毒剂和抗肿瘤药物领域的专利数量超过了科研实力第一的美国，同时也远高于其他国家，体现了中国对药物领域研发的重视和不断提高的科研能力。而在代谢疾病药物、血液或细胞外液疾病药物、心血管系统疾病药物、骨骼疾病药物、神经系统疾病药物、神经肌肉系统疾病药物、抗感染药物及免疫及过敏性疾病药物领域的专利数量则远低于美国。其中，代谢疾病药物、血液或细胞外液疾病药物、心血管系统疾病药物、神经肌肉系统疾病药物、抗感染药物和免疫及过敏性疾病药物领域的专利数量也不及日本，仍需进一步提升这些领域的科研实力。在抗毒剂领域，中国投入了相对较多的科研资源，专利数量远多于其他国家，而美国、日本则相对更注重抗寄生虫药物的研究。此外，同为发展中国家的印度在各大疾病领域的研究成果均远多于德国、法国、英国这三个发达国家，反映出印度在医药领域的投入较大和重视程度较高。

表 5　2006~2015 年各国重大疾病药物专利领域分布情况

名称	美国	中国	日本	英国	德国	法国	加拿大	巴西	印度	澳大利亚
消化系统疾病药物	7176	13 903	3030	802	374	353	46	57	227	1055
代谢疾病药物	7620	6189	3904	715	415	462	54	42	248	903
内分泌系统疾病药物	1903	631	628	223	140	74	12	15	32	337
血液或细胞外液疾病药物	4704	3542	1447	424	332	200	31	46	113	791
心血管系统疾病药物	13 828	10 506	3986	1336	833	653	105	97	376	1874
呼吸系统疾病药物	9455	11 844	1969	1244	563	271	50	51	272	1342
泌尿系统疾病药物	2050	3017	1323	251	205	133	15	12	83	314
生殖或性疾病药物	4399	10 979	906	519	291	198	29	41	90	699
皮肤疾病药物	9668	14 834	4965	1093	851	1651	100	127	240	1428
骨骼疾病药物	4716	4077	1885	550	257	267	35	37	114	718
神经肌肉系统疾药物	4541	1229	1012	415	139	188	51	31	82	724
神经系统疾病药物	18 701	10 344	3994	2061	849	897	125	119	473	2238
感觉疾病药物	1931	1123	1189	222	105	106	10	14	21	201
非中枢性止痛剂	17 995	24 156	4411	1963	882	722	124	237	499	2514
抗感染药物	8973	9162	2350	1116	530	459	99	142	269	1320
抗寄生虫药	1819	970	382	220	137	159	15	78	49	363
抗肿瘤药物	31 503	29 154	6090	2662	1186	1181	204	286	691	3754
免疫或过敏性疾病药物	7626	2855	2295	956	390	398	89	53	153	1230

数据来源：Derwent Innovation，检索日期 2017-12-01

“十二五”以来，在国家科技重大专项重大新药创制专项支持下，自主研制和技术改造一批药物，完善国家药物创新体系，提升自主创新能力，加快医药产业发展，加速我国医药研发由仿制向创制、医药产业由大国向强国的转变。本文选取盐酸埃克替尼（Icotinib Hydrochloride Tablets）为例，分析在国家加大对新药创制研发支持的背景下，我国重大药物专利研发产生的影响和变化（图 5）。盐酸埃克替尼是我国首个小分子靶向抗癌药物，拥有完全的自主知识产权，适用于晚期非小细胞肺癌二线治疗，是国家“十一五”、“十二五”科技重大专项的杰出成果，2015 年获国家科学技术进步奖一等奖，是中国化学制药领域首个获此殊荣的产品。从专利数据上显示，盐酸埃克替尼相关专利总计 19 项，其中发明专利授权 8 项。贝达药业结合实际科研发展，围绕盐酸埃克替尼相应的制备方法、晶型、药物组合物、剂型、制药用途，以及中间体等提交了一系列发明专利申请，其中以 2009 年提交的晶型专利申请“埃克替尼盐酸盐及其制备方法、晶型、药物组合物和用途”为代表的新晶型及相应的制药用途发明所占比重较大，显示晶型的优化改进是该研究领域进一步研发的热点。这样的专利策略全面保护了其产品的知识产权，同时有效延伸了核心技术的保护期，专利的价值得到了业界广泛认可，其中两件核心专利分别获得第十四届和第十六届中国专利金奖。

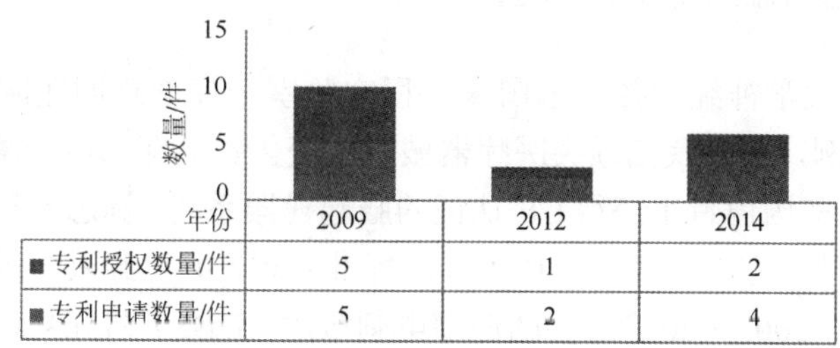

图 5　盐酸埃克替尼专利情况

数据来源：incoPat　检索日期 2017-12-01

2. 医疗器械领域专利

医疗器械具有高新技术应用密集、学科交叉广泛、技术集成融合等特点，是一个国家前沿技术发展水平和技术集成应用能力的集中体现，其地位受到了各国普遍重视。2006～2015 年期间，全球医疗器械专利申请量约 35 万件，年均增长率为 8.91%，仅在 2009 年出现下降，表明全球医疗器械专利发展相对趋于成熟，总体呈稳定增长趋势。而此期间，我国医疗器械专利申请量实现快速增长，10 年间共申请专利超 12 万项，年均增长率高达 28.59%，专利申请十分活跃，从 2006 年的 3386 项(占当年全球总量的 10.66%)增长到 2015 年的 31 667 项(占当年全球总量的 46.63%)。2015 年，即使受到专利申请公布周期及数据库收录时间滞后的限制，我国医疗器械专利申请数量也达到 30 000 项，说明我国医疗器械专利申请持续活跃，增长趋势明显。这表明政策支持、科技投入、消费升级和老龄化等因素正有力地推动我国医疗器械产业竞争实力快速提升。

从表 6、表 7 可见，近十年来中国医疗器械行业更是得到了突飞猛进的发展。目前，中国医疗器械行业同发达国家相比虽然存在差距，但随着国内企业研发力量的快速提高，利用高科技技术驱动产品升级，促进科技转化，国内产品的竞争力正逐步增强。

表 6　2006~2015 年全球及中国医疗器械专利申请数量年度趋势

年份	2006	2007	2008	2009	2010	2011	2012	2013	2014	2015
全球	31776	34100	35858	35673	38619	42680	47933	52673	57393	67911
中国	3386	4467	5418	6909	8853	11616	15252	17718	20729	31667

数据来源：Derwent Innovation，检索日期 2017-12-01

表 7　2006~2015 年医疗器械专利申请数量国家表现

国家	国家代码	2006~2015 年专利申请数量	2011~2016 年专利申请数量	2015 年专利申请数量
美国	US	104363	60665	16104
中国	CN	123983	95764	31667
日本	JP	54924	27133	6665
英国	GB	3506	2041	702
德国	DE	13941	7111	1883
法国	FR	3048	1738	576
加拿大	CA	574	307	83
巴西	BR	1109	591	102
印度	IN	1347	1122	385
澳大利亚	AU	3117	2199	791

数据来源：Derwent Innovation，检索日期 2017-12-01

本研究以清华大学神经调控技术国家工程实验室主任李路明团队研发的脑深部电刺激术（DBS）为例，分析我国顶尖医疗器械发展变化。脑深部电刺激术（DBS）又称“脑起搏器”，是目前国内首个获得 CE 认证的脑起搏器系统，标志着我国脑起搏器系统在安全、可靠、有效等方面已经完全达到国际标准要求，并已经具备进入国际发达国家市场的能力和资格。2005～2017 年，脑深部电刺激术（DBS）研究共申请相关专利共计 130 余项，其中发明专利授权 40 余项，国际专利 10 余项（图 6）。脑深部电刺激术（DBS）相关专利在过去十余年间增长趋势明显，2015 年专利申请数量达到峰值，这说明在经历了漫长的技术探索及临床试验，脑起搏器在生物电极、充电装置、双脉冲模式等多个研究领域攻坚克难，最终形成了脑起搏器等神经调控技术的自主知识产权体系（图 7）。

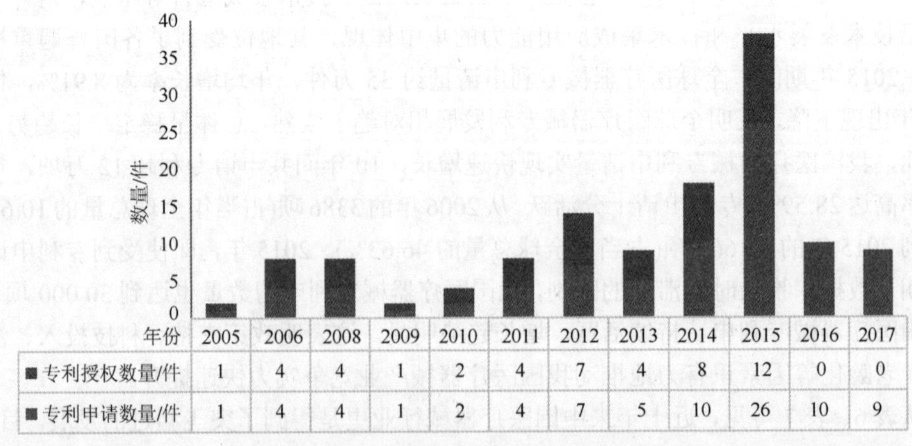

年份	2005	2006	2008	2009	2010	2011	2012	2013	2014	2015	2016	2017
■专利授权数量/件	1	4	4	1	2	4	7	4	8	12	0	0
■专利申请数量/件	1	4	4	1	2	4	7	5	10	26	10	9

图 6　脑深部电刺激术（DBS）专利情况

数据来源：incoPat　检索日期 2017-12-01

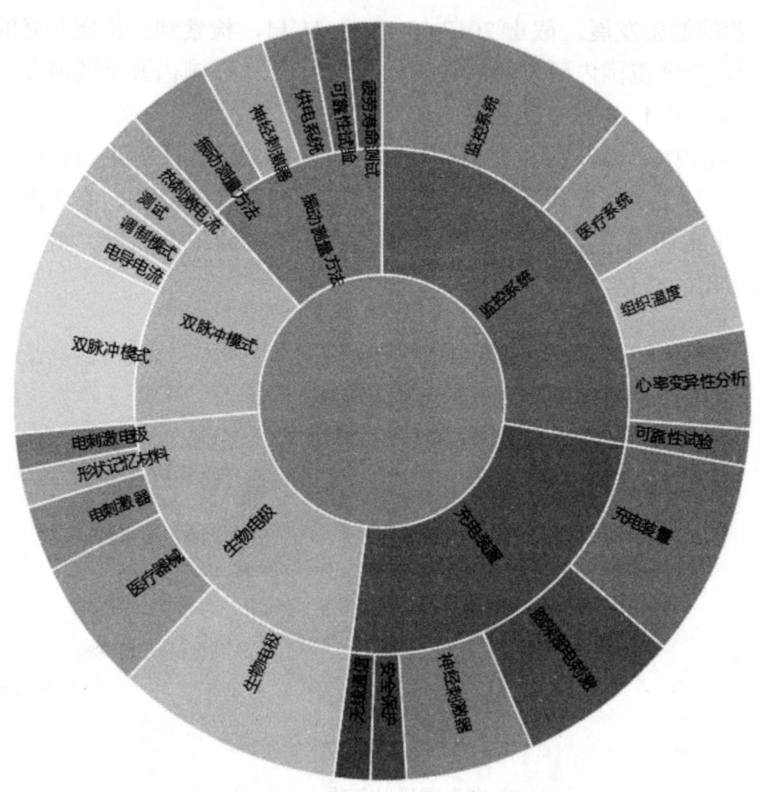

图 7　脑深部电刺激术（DBS）专利主题聚类

数据来源：incoPat　检索日期 2017-12-01

药品及临床试验项目统计分析

倪　萍　钟　华　安新颖

中国医学科学院医学信息研究所

药品和临床试验信息是反映医药科技创新的重要渠道，近年来，中国药品注册审评制度逐步与国际标准接轨，各界对临床试验的关注也不断提高。本文从项目状态、时间趋势、疾病分布、地域及机构分布等方面对全球及中国药品及临床试验项目进行分析，全面了解国内医药研发状况，同时通过国内外对比，了解中国在全球医药研发中的地位，为国内医药产业发展提供建议。

（一）药物研发情况

1. 国内药物研发概况及国际对比

药物研发是医药创新的重要组成部分，是推动医学科技发展的动力，通过分析中国药物研发情况，对比国内外药物布局，有助于发现国内药物研发中的优势及短板，从而推进医药产业的健康发展。截止 2017 年 12 月 31 日，检索到在中国开展的研发药物数量为 5999 项，全球范围内研发药品数量为 68 201 项，在国内开展的研发药物占到全球比重的 8.82%。图 1 为在中国开展的研发药物研究阶段分布，发现/探索阶段所占比重最大，达到 48.72%，该阶段主要指动物体内试验阶段。其次为上市阶段药物，所占比重为 18.70%，处于临床阶段药物（临床、临床Ⅰ期、临床Ⅱ期、临床Ⅲ期）所占比重为 18.22%。上市药所占比重远低于临床研究及研究前阶段药物数，需进一步加强药物研发向临床应用的转化。

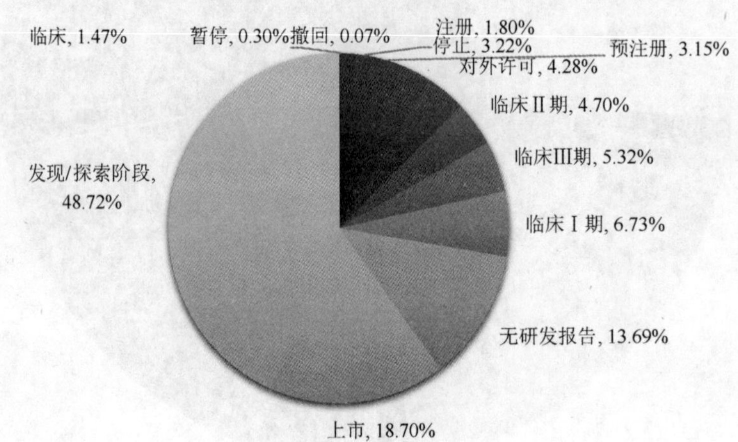

图 1　在中国研发药物主要阶段分布

1. 数据来源为 Thomson Reuters Cortellis 数据库; 2. 检索时间范围限定到 2017 年 12 月 31 日，检索日期为 2018 年 1 月 5 日; 3. 未纳入港澳台等地区数据

为更好了解中国药物研发情况在国际中的位置，本文将在国内开展的研发药物与在美国、英国与日本开展的研发药物进行对比，其中重点对比了临床、上市，以及撤回、发现/探索阶段及终止阶段。

通过对比发现，在中国开展的处于发现/探索阶段的研发药物数量略大于英国、日本，该阶段主要是指动物试验阶段。中国处于临床阶段（临床、临床Ⅰ期、临床Ⅱ期、临床Ⅲ期）的药物数量略高于英国和日本，但与美国相比还存在一定的差距（图 2）。上市阶段指该药物已经进入市面上销售，在中国上市的药物仅次于美国，在英国及日本上市药物数量均小于中国，这在一定程度上反映我国医药市场具备一定的发展潜力，国内需要较大。停止阶段是指药物在申请上市前（申请上市获批前），针对某个适应证的研发被终止，造成终止的原因主要包括药品的有效性、安全性及经济因素，在我国开展的药物试验终止数量远低于英国、美国及日本。

2. 中国各阶段药物研发情况及国际对比

为进一步了解国内药物研发情况，研究进一步对发现/探索阶段、临床阶段及上市阶段药物研发情况进行分析，主要包括研发机构分布及研究领域分布，并通过与美国、英国、日本等国家进行对比，了解中国药物研发在国际中的位置。

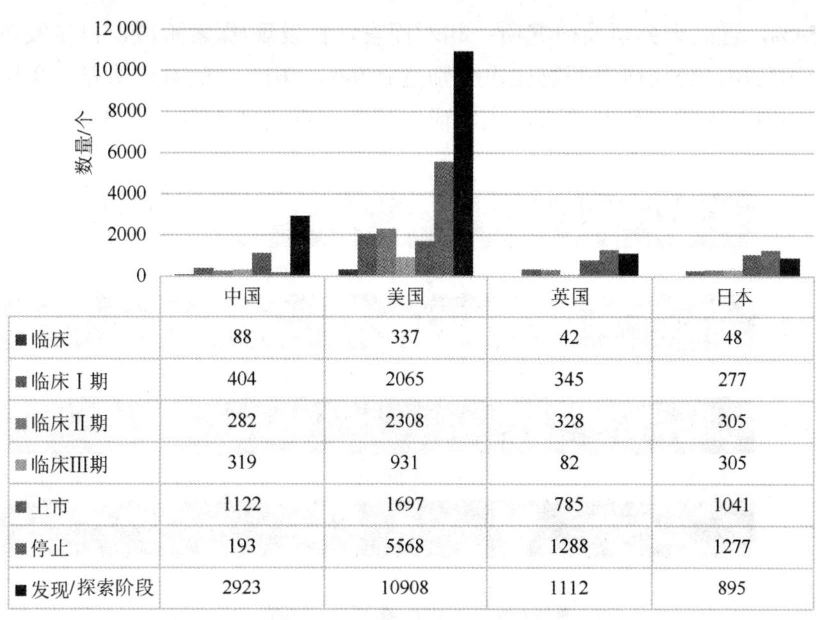

	中国	美国	英国	日本
■临床	88	337	42	48
■临床Ⅰ期	404	2065	345	277
■临床Ⅱ期	282	2308	328	305
■临床Ⅲ期	319	931	82	305
■上市	1122	1697	785	1041
■停止	193	5568	1288	1277
■发现/探索阶段	2923	10908	1112	895

图2　在中国研发药物主要阶段分布及国际对比

由于同一个药物可能同时处于多个阶段，因此各个阶段药品数量之和大于该国家药品总数

（1）中国发现/探索阶段药物研发情况及国际对比

发现/探索阶段主要指临床前阶段，一般指动物体内的试验，分析、对比该阶段的主要研究机构及领域布局，对于了解我国医药市场以及医药研发能力具有一定的参考价值。表1为中国发现/探索阶段前十研发机构，该研发阶段机构主要来自于中国，且机构类型多样，包括大学、公司及研究所，其中中国科学院上海药物研究所数量最多，为68项，其次为沈阳药科大学，数量为52项，从地区分布上看，前十的机构主要来自于江苏、上海、北京、广东、四川等地区，其中来自江苏的有4家。

表1　在中国开展药物研发前十主要机构——发现/探索阶段

排名	机构名称	省、市	类型	数量/项
1	中国科学院上海药物研究所	上海	研究所	68
2	沈阳药科大学	辽宁	大学	52
3	四川大学	四川	大学	45
4	苏州康宁杰瑞生物科技有限公司	江苏	公司	38
5	无锡药明康德新药开发有限公司	江苏	公司	32
6	正大天晴药业集团股份有限公司	江苏	公司	29
6	中山大学	广东	大学	29
8	中国科学院	北京	大学	24
8	江苏恒瑞医药股份有限公司	江苏	公司	24
8	暨南大学	广东	大学	24

对比中国及美国、英国、日本各类型机构研发药物所占比重情况（前十研发机构），该阶段中国药物研发主力包括大学、公司及研究所三个类型，其中大学研发药物所占比

重达到 54%，远高于公司及研究所；相对而言，在发现/探索阶段，日本及英国的主要研究机构为公司，公司研发药物比重分别达到 94%、61%，远高于大学；美国与中国的结构类型相似，大学为研发主力，大学研发药物比重达到 56%（图 3）。

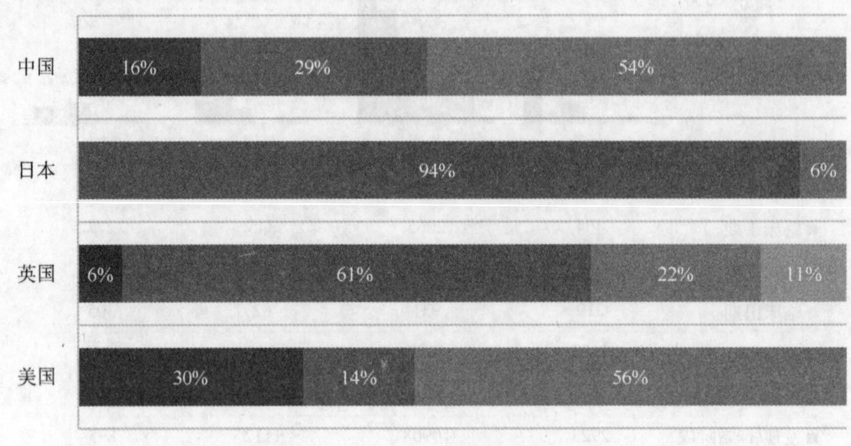

图 3 在中国研发药物主要机构分布（前十）及国际对比——发现/探索阶段

注：其他指政府机构以及其他社会组织

分析发现/探索阶段研发药物主要疾病领域分布情况，该阶段中国开展的药物试验主要面向癌症、非胰岛素依赖型糖尿病、实体瘤、类风湿性关节炎等疾病（表 2）。图 4 为中国、美国、英国及日本在该研发阶段主要疾病的布局情况，通过对比发现，上述 4 个国家均在癌症领域进行了重点布局。相对美国和英国，中国还重点布局了类风湿性关节炎、乙型肝炎病毒感染、糖尿病等几类疾病，但中国在疼痛、自身免疫性疾病、肥胖、多发性硬化症，以及 HIV 感染等领域开展研发较少，相关领域的药物研发有待进一步提升；相对于日本，中国还重点布局了乙型肝炎病毒感染、糖尿病，以及乳腺肿瘤等疾病领域，但在疼痛、自身免疫性疾病、代谢紊乱，以及肥胖等领域研发较少，需进一步提升。

表 2 在中国研发药物主要疾病领域分布（前十）——发现/探索阶段

排名	疾病	数量/项
1	癌症	693
2	非胰岛素依赖型糖尿病	85
3	实体瘤	76
4	类风湿性关节炎	73
5	乙型肝炎病毒感染	72
6	糖尿病	71
7	炎性疾病	63
8	细菌感染	62
9	乳腺肿瘤	51
10	阿尔茨海默病	48

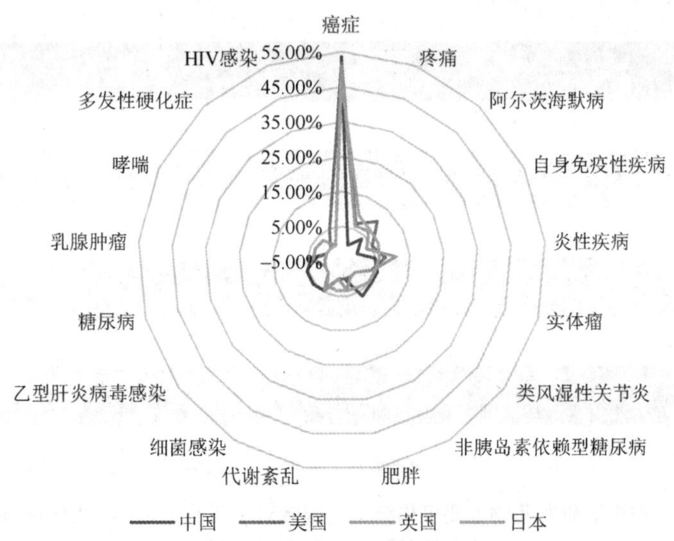

图4　在中国研发药物主要疾病领域分布（前十）及国际对比——发现/探索阶段

（2）中国临床试验阶段药物研发情况及国际对比

为了解临床试验阶段药物研发情况，对临床试验阶段（临床Ⅰ期、Ⅱ期、Ⅲ期），数据进行分析。表3为在中国开展的处于临床试验阶段的研发药物主要机构分布，从机构类型上看，处于临床试验阶段的药物均为公司，江苏恒瑞医药股份有限公司数量最多，为20项，其次为拜耳制药有限公司，临床研发阶段药物数为13项。图5对比了中国、美国、英国及日本各类机构研发药物所占比重情况，中国、日本前十的机构均为公司，美国、英国公司开展临床试验药物所占比重远大于研究所及高校。对比研究/探索阶段各国不同类型机构研发药物所占比重，中国、美国高校是研究/探索阶段的研发主力，但临床试验药物研发主要来自于公司，说明中国、美国高校成果转化能力较差，产学研能力有待进一步提升。相对而言，英国的高校无论是在研究/探索阶段还是在临床试验阶段均占据了较大比重，说明英国高校药物研发能力较强，研究转化能力较为突出。

表3　在中国研发药物主要机构分析（前十）——临床试验阶段

排名	机构名称	类型	数量/项
1	江苏恒瑞医药股份有限公司	公司	20
2	拜耳制药有限公司	公司	13
2	诺华制药有限公司	公司	13
4	正大天晴药业集团股份有限公司	公司	12
4	江苏豪森药业股份有限公司	公司	12
6	厦门特宝生物工程股份有限公司	公司	10
6	浙江海正药业股份有限公司	公司	10
8	阿斯利康制药有限公司	公司	9
8	礼来公司	公司	9
8	辉瑞制药有限公司	公司	9

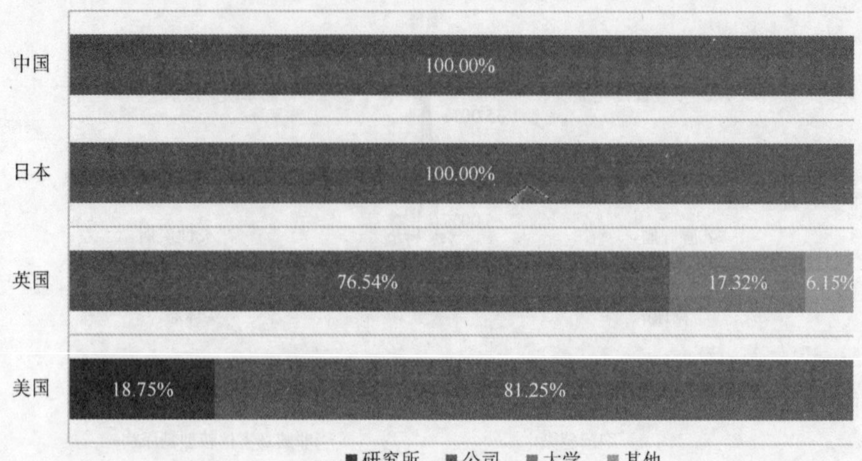

图 5 在中国研发药物主要机构分布及国际对比（前十）——临床试验阶段

其他指政府机构以及其他社会组织

分析中国临床试验阶段药物主要疾病领域分布情况，该阶段中国开展的药物试验主要包括癌症、实体瘤、非胰岛素依赖型糖尿病、类风湿性关节炎等疾病。

图 6 为中国、美国、英国及日本在该研发阶段主要疾病布局情况，通过对比发现，上述 4 个国家均在癌症及实体瘤领域进行了重点布局。相对美国和英国，中国还重点布局了非胰岛素依赖型糖尿病、乙型肝炎病毒感染、类风湿性关节炎、转移性非小细胞肺癌、肝癌、B 细胞淋巴瘤，以及丙型肝炎病毒感染等疾病领域，但在阿尔茨海默病、疼痛、多发性骨髓瘤、卵巢肿瘤等领域较薄弱，研发能力有待进一步提升。相对日本，中国还布局了非胰岛素依赖型糖尿病、乙型肝炎病毒感染、B 细胞淋巴瘤，以及丙型肝炎病毒感染等疾病领域，但阿尔茨海默病、非霍奇金淋巴瘤、特应性皮炎及哮喘等领域的研发能力有待进一步提升（表 4）。

表 4 在中国研发药物主要疾病领域分布（前十）——临床试验阶段

排名	疾病	数量/项
1	癌症	73
2	实体瘤	63
3	非胰岛素依赖型糖尿病	41
4	乙型肝炎病毒感染	38
4	非小细胞肺癌	38
6	类风湿性关节炎	33
7	转移性非小细胞肺癌	28
8	肝癌	24
9	乳腺肿瘤	20
10	B 细胞淋巴瘤	18
10	丙型肝炎病毒感染	18

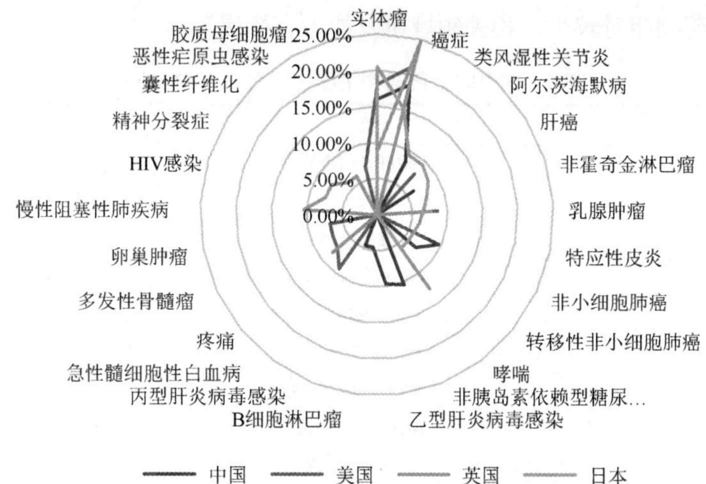

图 6　在中国研发药物主要疾病领域分布及国际对比（前十）——临床试验阶段

（3）中国上市药物分布及国际对比

上市是指药物已经进入市场销售，是研究向应用的转换，能在一定程度上体现研究的社会价值及商业价值。在中国上市药物排名前十的机构中，来自于中国的机构仅有兰州生物制品研究所，上市药物数量为 26 项。前十的机构中其余机构均来自其他国家，一方面体现了中国医药市场的潜力，另一方面，中国本土机构在加强药物研发的同时也要加强对本国市场的重视（表 5）。

表 5　在中国上市药物主要机构分布（前十）

排名	公司	类型	国家	数量/项
1	辉瑞制药有限公司	公司	美国	43
2	葛兰素史克公司	公司	英国	42
3	默克公司	公司	美国	34
3	诺华制药有限公司	公司	瑞士	34
5	兰州生物制品研究所	公司	中国	26
6	赛诺菲制药有限公司	公司	法国	24
7	罗氏集团	公司	瑞士	23
8	阿斯利康制药有限公司	公司	英国	21
8	拜耳制药有限公司	公司	德国	21
10	百时美施贵宝公司	公司	美国	18

对比国内外上市药疾病布局情况，能为中国医药市场的布局及研发能提供一定建议，表 6、图 7 分别分析了在中国上市药物主要疾病分布及其国际对比情况。中国的上市药主要面向乙型肝炎病毒感染、高血压及细菌感染等疾病领域。通过与美国、日本、英国等国家对比，中国还布局了乙型肝炎病毒感染、细菌感染、中性粒细胞减少症、破伤风梭菌感染、狂犬病毒感染、水痘-带状疱疹病毒感染等领域，但在疼痛、金黄色葡萄球菌感染、慢性阻塞性肺疾病、流感嗜血杆菌感染、皮肤细菌感染、女性避孕、银屑病、丙型肝炎病毒感染、变应性鼻炎、青光眼、高眼压、HIV 感染、转移性非小细胞肺

癌等领域上市药物相对较少，相关领域研发能力有待提高。

表 6 在中国上市药物主要疾病分布（前十）

排名	疾病	数量/项
1	乙型肝炎病毒感染	52
2	高血压	46
3	细菌感染	40
4	流感病毒感染	28
5	非胰岛素依赖型糖尿病	27
5	类风湿性关节炎	27
7	中性粒细胞减少症	23
8	破伤风梭菌感染	21
8	狂犬病毒感染	21
10	哮喘	20
10	水痘-带状疱疹病毒感染	20

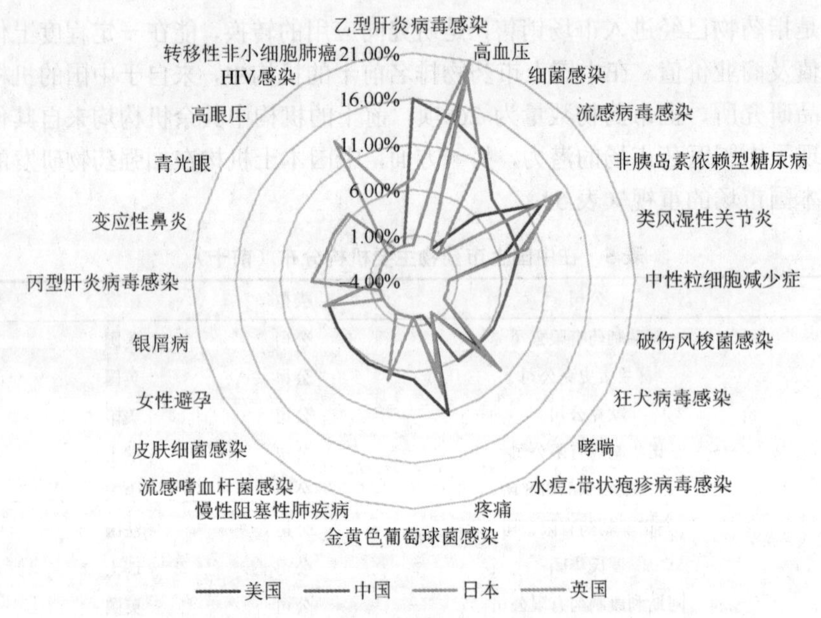

图 7 在中国上市药物疾病领域分布及国际对比（前十）

（二）临床试验注册情况

截止 2017 年 12 月 31 日，Clinical Trials 数据库目前收录了在中国开展的临床试验项目数为 10 883 项，在美国开展临床试验项目数为 104 174 项，在英国开展的临床试验为 14 202 项，日本开展的临床试验为 4753 项。中国开展临床试验项目略多于英国、日本，但距离美国还有一定的差距。从时间趋势分布上看，中国临床试验整体呈增长趋势，相对而言，美国、日本呈现减少趋势（图 8）。

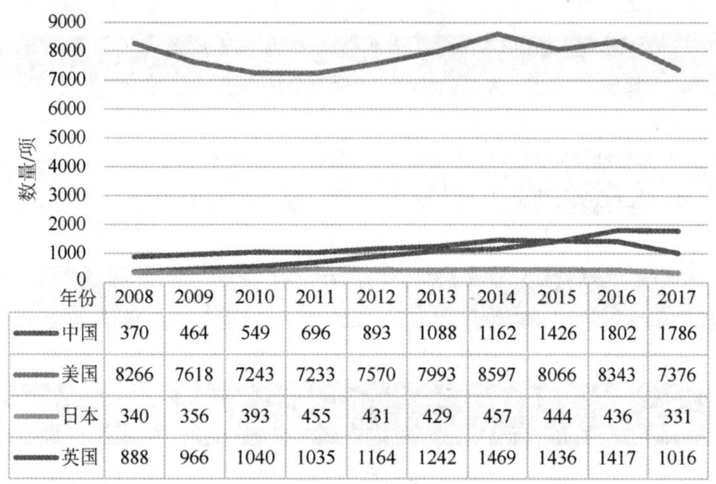

年份	2008	2009	2010	2011	2012	2013	2014	2015	2016	2017
中国	370	464	549	696	893	1088	1162	1426	1802	1786
美国	8266	7618	7243	7233	7570	7993	8597	8066	8343	7376
日本	340	356	393	455	431	429	457	444	436	331
英国	888	966	1040	1035	1164	1242	1469	1436	1417	1016

图 8　在中国开展临床试验项目数随时间变化趋势

部分数据时间字段缺失，因此各年份数据相加总和≤各国检索得到的临床试验项目数；中国暂未纳入港澳台等地区数据

分析开展临床试验主要机构对于了解国内研发主力以及医药合理布局具有重要意义，表 7 分析了在中国开展临床试验的前十的机构，从分析结果上看，在国内开展临床试验的主要为大学、医院及公司三种类型的机构，其中大学和医院为研发主力，大学包括中山大学、复旦大学，以及上海交通大学和中国医学科学院，医院主要包括北京协和医院、中国人民解放军总医院及空军军医大学西京医院。这一结构与药物研发中的发现/探索阶段的分布基本一致。

图 9 对比中国、美国、英国、日本各类型机构临床试验项目所占比重，区别于美国，国内临床试验主要开展机构为大学，所占比重达到 61.72%，而美国主要来自于研究所及公司；相对而言，英国及日本临床试验的主要发起机构为公司。中国需加大对公司的资助力度，鼓励公司临床试验工作的开展。

表 7　在中国开展临床试验主要机构分布（前十）

排名	机构名称	机构类型	数量/项
1	中山大学	大学	840
2	复旦大学	大学	445
3	上海交通大学	大学	310
4	中国医学科学院/北京协和医学院	大学	275
5	北京协和医院	医院	258
6	中国人民解放军总医院	医院	246
7	空军军医大学西京医院	医院	177
8	诺华制药有限公司	公司	174
9	阿斯利康制药有限公司	公司	161
10	辉瑞制药有限公司	公司	144

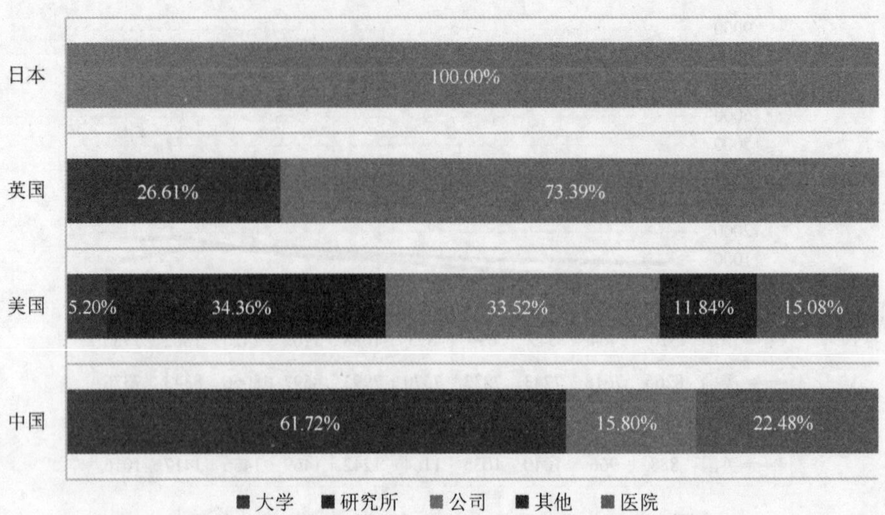

图 9 各类型机构临床试验项目所占比重国内外对比（前十）

了解国内外临床试验疾病领域分布，对于了解我们医药研发布局，调整医药研发结构具有一定的参考价值。表 8、图 10 分别分析了在中国开展的临床试验主要疾病领域分布及其国际对比。在中国开展的临床试验主要面向肺癌、乳腺癌及原发性肝细胞癌等疾病领域。Ⅱ型糖尿病是中国、美国、英国以及日本均重点布局的领域，相对美国、英国、日本而言，中国还重点在原发性肝癌、胃癌、脑卒中等疾病领域开展了较多研究，但在疼痛、白血病、淋巴瘤、肥胖等领域临床试验开展较少。

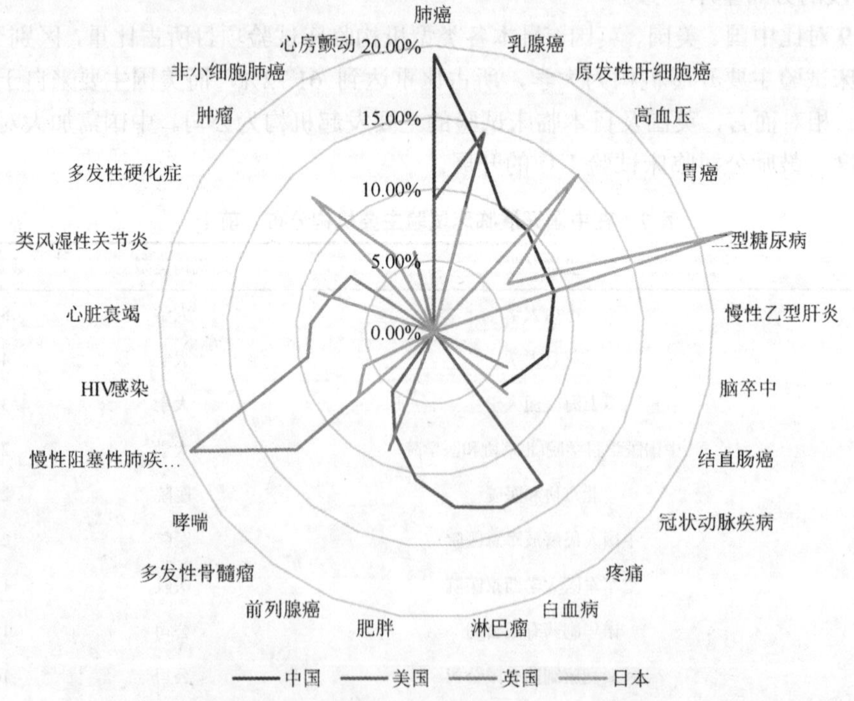

图 10 在中国开展临床试验主要疾病领域分布及国际对比（前十）

表 8　在中国开展临床试验主要疾病领域分布（前十）

排名	疾病	数量/项
1	肺癌	458
2	乳腺癌	312
3	原发性肝细胞癌	234
4	高血压	230
5	胃癌	215
6	II 型糖尿病	214
7	慢性乙型肝炎	199
8	脑卒中	195
10	结直肠癌	163

第三章　中国医学科技药物领域研究进展

一、药学总论

杜冠华　王守宝　吕　扬　乔善义
中国医学科学院药物研究所

（一）快速发展中的现代药学科学

1. 产业发展和健康需求急剧增加为药学科学发展提供原动力

不管是在中国，还是在全球，随着社会快速发展和人们生活水平的普遍提高，民众健康意识提升，人类生活方式的改变，人口老龄化与环境污染提高了民众的保健和医疗潜在需求，健康需求急剧增加。全球医疗支出不断增加，有力地促进了制药工业的发展。近年来，我国医药行业一直保持较快的增长速度。各子行业中，增长最快的是医疗仪器设备及器械制造，而化学原料药、中成药、制药设备的增速则低于行业平均水平。

以生物技术和生命科学为先导，涵盖医疗卫生、营养保健、健身休闲等健康服务功能的健康产业正成为引导未来全球经济发展和社会进步的重要产业。在我国经济步入新常态的大背景下，发展健康产业可成为我国经济发展新的增长点，也是实现全民健康的重要抓手，为我国打造“健康中国”、实现全面小康社会提供基础保障。近年来国家相关部门陆续出台了包括“重大新药创制”科技重大专项在内的一系列鼓励药物创新的政策措施。在国家政策的大力扶持下，国家创新药的研发已步入快速发展阶段，据统计，“十一五”期间国内共有 16 个品种获得新药证书，“十二五”期间共有 85 个品种获得新药证书。

2. 我国人口结构和疾病谱变化是药学发展面对的新挑战

随着经济发展，生活节奏的加快，中国与世界都将面对慢性病负担比率逐渐增高的问题。目前中国明确诊断的慢性病患者超过 2.6 亿人。影响慢性疾病的主要社会决定因素包括工业化、城镇化和老龄化。人口结构及消费观念变化促进大健康产业规模快速增长。2015 年底，中国 60 岁以上老年人占总人口的 16.1%，预计到 2025 年，平均每年增加 1000 万老年人口。全面放开二孩后，中国每年将新增二三百万的婴儿。与此同时，80 后、90 后正逐渐成为主流消费人群，他们的消费观念正在发生根本性变化，其健康观念从关心治疗逐渐转向关心预防、养生及整体健康。社会发展的深刻变化要求大健康产业快速发展与之相适应。

当前，人口结构和疾病谱变化改变了我国的用药结构。抗肿瘤药快速增长并成为企业追捧焦点，心脑血管用药总规模代替抗感染药跃居首位，孕婴童品类重拾增长态势，县镇用药水平提升，城乡差距缩小，医疗保健业已开始迈向个性化时代。针对我国人口的遗传谱和疾病谱开发新药，以满足我国人民的医疗需求，也成为我国新药创制的重要战略需求。

3. 与日俱增的安全需求对药学发展提出新的要求

医疗水平的提高与合理用药关系密切。但在合理用药方面，我国长期以来没有给予足够的重视。在根本上重视合理用药，还需要大量系统的工作，药学学科的发展，尤其是药理学的发展，药理学知识的普及和用药安全的教育也是非常重要的工作，合理用药已是我国目前医疗过程中面临的重要问题之一。

2014 年以来，中国药理学会在成立“临床药理专业委员会”、“临床治疗药物检测研究专业委员会”的基础上，陆续新成立了“药源性疾病学专业委员会”等专业委员会，在组织上加强了合理用药的临床研究，积极凝聚大批临床药学工作者参与到工作中，对我国临床合理用药发挥了积极的推动和引导作用。

除了人口老龄化、疾病谱的迁移所导致的刚性用药需求外，随着国民收入水平的提高以及消费观念的改变，人们追求的是用疗效更好、副作用更小的高端药物和创新技术，最具代表性的领域是抗体生物药、精准医疗、互联网医疗等。

4. 科技进步助力药学科学创新发展，科技的飞速进步使药学科学创新在深度和广度上空前拓展

新技术的进步为药学科学发展提供了技术支撑。新技术的应用也对药学研究提出了新的要求，生物技术药物的研究，成为新的研发热点。以高通量筛选技术为基础，综合采用计算机处理、新型分析手段、先进设备和快捷的信息技术大大缩短新药先导物质的发现时间，已经成为业界公认的成熟技术方法和不可或缺的研究手段。

（1）生物技术药物成为当今新药研发的新宠

近几年来，随着化学药物和中药的自身限制及人口老龄化和医改政策的不断推进，以及生物技术的飞速发展，以重组蛋白质药物、治疗性抗体、生物技术疫苗、基因药物及基因治疗、细胞及干细胞治疗等为代表的生物技术药物成为当今新药研发的新宠。目前，已上市生物技术药物主要用于恶性肿瘤、病毒性疾病等重要疾病的治疗，突破了化学药物局限性，为许多“绝症”患者带来希望，因而成为医药市场上的新秀。近年来，生物技术药物发展迅速，年增长保持稳定，但至今尚未撼动以化学药物为主的传统药物的主导地位。

我国虽然在生物技术药物的发展过程中与国外起步时间相差不远，但由于药学相关基础的积累和技术薄弱，因而出现差距。我国生物技术药物的发展迫切需要药学学科综合实力的发展与进步。

（2）肿瘤免疫治疗蓬勃发展

小分子免疫疗法开始成为主流，其中最成熟的哨卡抑制剂的适用范围得到了更清晰地定义。目前为止，PD-1 受体抑制剂已在已知的各种人类肿瘤里得以测试。

另外，CAR-T 与 TCR-T 作为免疫治疗的最新和最有效的新技术，肿瘤治疗极少有

这样的颠覆性手段，吸引了国内外的广泛关注。但是，这些技术毕竟还需要经过临床应用的检验，其中可能产生的不良反应或对肿瘤治疗效果的综合评价，还需要大量的临床应用评价结果的积累。

（3）基因编辑技术 CRISPR-Cas9 引起更多关注

CRISPR-Cas9 技术不仅会被广泛用于靶点确证，在 CAR-T 等细胞疗法和基因疗法中也会成为重要工具。但是，这种威力巨大的治疗手段，安全性同时也是个巨大的隐患。CRISPR-Cas9 带来的伦理问题已经引起各国关注。对 CRISPR-Cas9 技术使用和产品储存监管将是 2016 年的一个议程。

当前临床上应用最为广泛的、在疾病治疗中占据主导地位的仍然是小分子药物。尽管我国在小分子药物的创新研发方面仍然与国际先进水平还有一定距离，但经过多年的积累，近年来的发展已经逐步接近国际水平，尤其是仿制药物的研发，如药物晶型相关技术和理论的进步，已经为提升我国仿制药物水平创造了条件。

在新形势下，药学科学进步也是生命科学和先进技术进步必不可少的内容，药学科学与生命科学和先进技术共同发展，相互促进，成为现代科学发展的特色。药物基因组学、药物代谢组学、药物信息学、表观药理学、网络药理学、多向药理学等一系列药理学的新观点、新概念和新技术层出不穷，推动着科学技术的整体进步与发展。

科学技术进步推动了药学科学发展，药学科学进步也为科学技术进步做出了积极的贡献。在整体技术水平提升的条件下，药学科学发展的新机遇已经形成，把握我国科学技术发展成果和药物研发方向，药学科学将会迎来新的发展时期。

（二）药学科学稳步向前

我国的药学科学发展经历了不寻常的历史过程，形成了目前的发展现状。随着药学学科发展受到重视，从业人员众多，研究条件迅速改善，产业规模不断扩大，产品种类丰富，教育机构快速增加，药品研发积极性不断提高，显示出欣欣向荣的景象。2016 年药学科学稳步发展，药物化学技术不断成熟，在化合物合成、药物设计、仿制药研发中发挥了积极作用。制药企业研发和创新能力提高，也极大促进了药剂学的发展。但是，由于受包括历史原因在内的多种因素的影响，我国药学科学的发展仍然存在着许多严重的制约因素和影响发展的重要问题，成为我国药学科学繁荣景象下潜在的危害因素，是我们面临的迫切需要认真思考和解决的问题，例如，新材料、新辅料、新制剂的研究均受到重视，将对我国医药产业产生积极影响。药物分析科学有明显进展，但依赖先进仪器的发展模式仍未出现明显的变化，新型仪器、大型仪器和集成的现代化仪器仍然是分析科学发展的主要基础。而我国仪器研发和制造显著萎缩和落后，依赖国际仪器设备以提高检测分析水平的现象需要持续相当长时间。

我国药理学科在 2015 年进展显著，在新药研发、药物临床合理应用，以及医药学基础研究中催生了一批具有重要科学价值的研究论文发表在国内外专业期刊杂志上，在国内外产生积极影响。

临床药理学研究取得长足进步，不仅临床药理学工作者开展了深入研究，而且大批临床医生也开始重视临床药理学的研究，这将对我国临床医疗水平的提高起到关键的促进作用。医药产业发展迅速，2016 年医药生产总值仍表现出良好增长趋势。医药产业的发展对药学科学提出更高的要求，同时也为药学科学发展创造了更为有利的条件，我国药学科研研发经费投入逐年提高，经费来源除了国家科研经费之外，企业经费投入和引进也占有重要地位。

科研成果不断出现，研究水平整体提高，无论在基础研究、临床应用、新药研发、医药产业等各方面，2016 年均有明显的成就，培育了重要的科研成果，创新地开展了各项工作，在技术和理论方面有了明显的创新。

（三）药学教育稳步巩固发展

1. 药学科学体系形成规模

按《中国药学年鉴》统计数据，我国设置有药学类及相关专业的普通高校共 400 余所，我国开办药学高等教育的高校数量已居世界第二名。药学类相关专业布点多、集中度高，包括药学、药剂学、临床药学、药事管理、海洋药学、药物分析、药物化学、中药学，以及生物工程等。与前几年相比，新设药学专业的学校数量逐渐减少，盲目开办药学专业的热潮正在逐渐降温。2017 年，全国具有博士学位授权的高校共 41 所，在教育部进行的学科评估中，北京协和医学院、中国药科大学、北京大学、沈阳药科大学、浙江大学、复旦大学、上海交通大学、山东大学、中山大学、四川大学、第二军医大学被评为 A 类，成为我国药学教育的中坚力量。

由于药学学科教育点快速增长，各招生单位的教学水平和学术水平参差不齐，有些学校甚至没有药学专业的师资，盲目上马，也是需要注意的影响药学发展的问题。

2. 药学专业人才培养探索新模式

围绕我国医药行业对人才的培养，现在有两个大的领域，一个是制药企业的人才需求，另一个是药物应用领域的人才需求。随着我国高等教育从精英化到大众化的转型，我国各高校的药学教育也在认真寻找人才培养的定位。到目前为止，高等药学人才培养模式主要涉及三个方面：基础研究类、制药工业类和药物应用类。药学教育机构构成了我国药学专业教育的框架，为我国药学领域培育了大批不同层次的专业人才。但这些药学教育机构师资力量参差不齐，课程设置差异巨大，培育的学生知识架构和专业系统性明显存在差异，对学生毕业后的发展产生重要影响。

继续教育在药学人才培养中具有十分重要的地位，目前为了提高从业药学人才的整体素质和技术水平，一些学术机构通过多种形式进行了人才培训。特别是一些专业学会，利用学会人才优势和学术交流平台，为药学人才的培养创造多种形式。中国药理学会病原性疾病研究专业委员会与清华大学联合办的“卓越药师师资”培训班就产生了良好效果。

当前临床药师、执业药师等药学服务型人才缺口巨大，加强药学教育体系的规范化管理，引导高校合理调整和转型，使相当一批院系能成为定向培养输送药学服务型人才的基地，并从政策上给予支持，积极探索药学专业人才培养新模式，以适应药学教育发展的需要，确保我国药学学科专业教育健康快速发展。

3. 研究生教育和高层次人才培养

我国的药学研究生教育在近年来发展迅速，目前共有药学一级学科博士学位授权学校 27 个，硕士授权学校 100 余个，另有一批博士后流动站和企业设置的博士后工作站，成为培养高级药学人才的重要基地。根据药学学科特点和工作实际需要，新设置了药学专业硕士学位，以突出与科学学位不同的培养目标。最近几年，我国药学教育发展迅速，这主要是由于药学科学在发展过程中受到多方重视、药学人才缺乏等因素影响，大批院校纷纷开设药学相关专业，这种现象一方面是社会发展的需求，另一方面也与我国教育领域追求大学校、多专业、多招生、扩规模的浮躁风气密切相关。

随着医药事业的迅速发展和我国医药经济体制的改革，对药学人才的需求不断增长，药学类专业毕业生主要从事各类药物开发、研究、生产、质量保证、药品销售和合理用药等方面的工作。一批在国外从事药学工作和留学的人员纷纷回国工作，为我国药学科学事业发展增添了力量。

（四）药物化学学科发展迅速

1. 分子设计技术在新药研究中发挥重要辅助作用

基于计算机技术的药物设计近年来发展迅速，作为一种重要的辅助技术手段之一，计算机辅助设计在药物化学合成和合成技术方面受到研究人员的重视，也发挥了一定的积极作用。新药研发和基于分子设计的药物合成成为重要的药物发现的技术手段。

在药物发现过程中，药物化学发挥着重要作用，为了获得具有成药性的新化合物，计算机辅助分子设计技术得到广泛应用，通过计算机辅助设计，可以有目标地合成具有特定结构的化合物。

计算机辅助设计的方法已经不仅仅应用于分子设计，而且扩展到药物发现和药物成药性评价方面，包括计算机辅助筛选，虚拟药物代谢动力学计算，虚拟化合物毒理学研究等。

2. 活性天然产物的化学合成和结构改造受到重视

天然产物合成和结构修饰是解决活性次生代谢产物产率低，实现结构多样化的有效手段，但因天然产物结构复杂，合成过程中涉及立体化学、异构体拆分、定向合成等技术难题，已经成为药物化学研究的重点内容之一。天然化合物的全合成、半合成，以及结构修饰，都成为新药发现的重要途径，尤其是在活性天然化合物的结构基础上进行结构改造，成为新药发现的重要途径之一。

3. 合成技术不断发展

随着科学技术的发展，化学合成技术也取得迅速发展，组合化学合成技术在药物研发和化合物优化方面发挥了积极作用，特别是自动化合成仪器的引进，平行合成、固相合成、组合合成等多种合成理念得以实施，全面提高了药物化学的工作效率。药物合成技术不断提高，一些结构复杂的化合物已经可以在实验室顺利获得，适应了新药研究的需要，使合成技术提高到新的水平。通过分子设计和合成技术结合，获得具有结构多样性的众多数量的化合物，对于药物筛选样品库的建设和新药发现具有重要意义。

4. 化学生物学的发展.

随着合成技术水平的提高和化合物活性评价技术的发展，化合物活性研究成为化学研究中重要内容，通过化学方法和生物活性评价方法的结合，促进了对化学物质生物活性认识，将有利于发现具有潜在药用价值的活性化合物。化学生物学的出现，不仅对化学合成和化合物的研究提出了新的要求，也对化学物质相关的生物活性研究提出了新的要求。

（五）天然药物化学仍是药物发现的重要途径

我国学者在天然药物化学领域进行了大量的研究与探索，在人才培养、论文发表、创新药物研制等方面取得了显著的成绩，研究成果得到国际同行认可。

1. 研究论文数量增长和质量提升

2016 年，我国天然药物化学在论文继续保持增长的同时，论文质量和水平不断提高，国际影响力越来越大。天然药物化学不断利用生命科学最新研究成果，在天然化合物发现、天然化合物合成、天然药物开发、生物合成规律探讨和生物学意义研究等方面成绩卓著。

2016 年我国天然药物化学专家在国内外核心期刊上发表相关文章近千篇，在该领域具有重大影响力的国际期刊上发表大量研究和综述性论文。《亚洲天然产物研究杂志》（*Journal of Asian Natural Products Research*）和《中国天然药物》（*Chinese Journal of Natural Medicines*）杂志是我国主办的具有国际影响力的天然药物化学研究的专业学术期刊，以英文在全球发行，发表了大量我国天然产物研究的成果。

2. 天然产物化学生物学研究取得进展，新结构活性化合物不断发现

目前，我国在发现和设计基于天然产物结构的小分子探针，并研究相应天然产物的构效关系和作用机制领域取得了一定成绩。例如，北京大学科研人员开展了对于复杂天然产物 Ainsliadimer A 的探针化与化学生物学研究。此外，在寻找新资源、揭示天然产物化学生物学意义方面，也取得了丰富的成果。在内生菌天然产物、海洋天然产物、苔藓天然产物、真菌天然产物等新结构发现和生物学意义阐明方面形成了中国特色。

3. 天然药物研究水平显著提高

天然药物和中药在我国创新药物研究体系中具有重要地位，近 50 年来，我国自主研究开发成功的新药 90%以上与天然产物有关。随着 2007 年 7 月新《药品注册管理办法》和 2008 年 1 月《中药注册管理补充规定》的颁布，我国天然药物和中药新药研究和注册审评进入更加科学、更加严谨的阶段。

但是，鉴于我国传统药物的理论基础和天然产物药物的显著区别，二者的研究要求和技术有明显的不同，国家食品药品监督管理局根据我国新药研发的现状和特点，根据

天然药物研究出现的新变化，经过数年努力，完成了《天然药物新药研究技术要求》编写工作，并于 2013 年 1 月 18 日正式发布，进一步完善了注册管理法规体系，规范了中药、天然药物的注册管理。该技术要求的发布，补充了我国新药注册的药物类型，天然药物作为新的药物类型，在我国新药研究中将产生积极的促进作用。

4. 学科发展的需求分析

加强天然药物研究，对我国社会和经济的发展、尤其是人口与健康事业和医药产业的发展，具有重要和紧迫的意义。

当前研究重点将集中在以下方面：已知天然产物化合物的发掘、利用和生物活性再发现。促进天然资源的合理使用和充分利用。重视新骨架结构天然化合物的发现和活性研究。加强天然药物化学与生物学研究的结合。生物合成与组合生物合成技术的研究有待加强。

5. 发展前景与展望

随着现代生命科学的进步和天然产物化学相关技术的进步，尤其是新药研发和健康产业的发展，使我国天然药物化学研究迎来了新的发展契机。在巩固天然产物的提取、分离、结构鉴定领域优势基础上，应更加密切与其他学科的结合，在天然产物的组合生物合成、天然产物生物合成调控、生物转化、复杂天然产物化学合成和结构修饰、化合物的生物学意义发现等方面开展深入研究，进一步提升我国天然药物化学研究水平和国际影响。

（六）药物分析学科发展和药物质量研究

长期以来，我国药物以仿制为主，制药工业基础比较薄弱，药品质量控制的分析技术能力比较差。20 世纪 90 年代起，分析技术和信息技术飞速发展，药物相关分析技术得到长足进步，仪器分析技术得到全面快速发展。我国药物分析水平在国际先进仪器的支持下也得到了较快发展和较大进步。

1. 药物质量标准的提高是迫切任务

该项工作的重点从开始强调药物“标准的一致性”评价到“药物质量与疗效”一致性评价，逐渐关注了药物质量标准的实质是药物的疗效，对于提高我国化学药物的质量具有积极的意义。

该项工作特别关注了药物检测过程的关键作用和监测分析指标的重要价值，并将投入大量经费对现有药物质量标准进行检测，在检测分析仪器等方面给予大规模投入，这一措施对于药物质量标准的检测过程和检测设备的更新具有重意义。对于药物分析学科的发展提出了新的要求，同时将为药物分析学科的发展提供了机会。

2. 药物分析技术水平全面提高

科技进步为药物分析提供了大量新型精密的仪器设备，这些以设备的应用，改善了药物分析的设备条件，提高了药物分析的整体水平。同时，药物分析技术在我国近年来有显著进步，药物分析专业人员技术水平不断提高，对于微量成分的检测，复杂成分的检测等，都取得显著进步。

检测的目的是保证药品质量，保证药品的有效性和安全性。因此，应用现代分析技术，研究我国药物的质量标准具有重要意义。近年来，随着分析技术方法发展，我国已经生产的药物质量标准也在不断提高，研发的新药或新仿制的药物质量标准也有明显提高。一些药物的物质含量标准和杂质成分控制标准已经超过国外先进水平。

3. 药物标准物质研究对于保证药品质量至关重要

药物质量控制的重要保障条件之一是需要有一定标准物质，而在我国，标准物质的研究长期以来没有受到重视。

中国医学科学院药物研究所在科技部、卫生部支持下，经过多学科研究人员刻苦攻关，开展了中药有效成分或标识化学成分纯度标准物质、中药材成分标准物质、化学纯度标准物质、化学晶型标准物质，以及中药提取物成分标准物质等相关研究，到 2013 年底，经国家质量监督检验检疫总局批准的药物相关标准物质（国家一级标准物质、国家二级标准物质）300 余个，标志着我国具有了能够反映中药材药效成分的有证标准物质，奠定了中药研究标准化和国际化的物质基础。

此外，在药物分析领域，仪器分析技术发展迅速，新型仪器设备不断出现，提高了药物分析的灵敏度和精确度，成为药物分析的主要技术手段。然而，目前我国应用的先进的分析检测仪器几乎全部依赖进口，成为制约我国药物分析学科实现跨越发展或引领发展的制约因素。我国药物分析学科的全面进步发展，仍有待于国家整体技术水平和实力的提高。

（七）药物制剂学发展

1. 在固体口服制剂研究中加强了晶型药物的概念和要求

针对口服促吸收载体的研究取得了一定进展，难溶性药物通过制剂形式的改变，可提高生物利用度，有效保证药物的治疗效果。在解决口服难溶性药物制剂研究中，构建了难溶性药物微粒载体增溶技术平台，并探讨了释药载体形成机制及其对药物理化性质和药代动力学特征的影响，为创新药物剂型设计及难溶性药物的开发提供了技术保障。

药物晶型研究在我国长期以来没有受到足够重视，近年来，药物晶型研究有了长足的发展，晶型状态影响药物质量的研究不断报道，药物晶型研究的重大意义和价值受到广泛的认可。

2. 缓控释制剂技术水平迅速提高

口服缓控释制剂在我国的研究开展较早，但受产业化共性关键技术限制，成功上市的产品较少。近年来，在随着缓控释技术的进步和材料的发展，基础研究水平不断提升，应用基础研究不断深化，缓控释制剂有了较大进展。有效提高了我国固体口服制剂的水平、产品附加值和市场竞争力。

3. 靶向药物制剂研究取得进展

靶向药物制剂的研究近年来也有明显的进步，部分经过制剂载体构建实现具有靶向性的抗肿瘤药物已经进入临床研究，如新型肿瘤靶向免疫纳米胶束，实验证明具有较好的靶向性，不仅可以提高疗效，而且可以降低毒副反应。

目前，我国制剂学研究在基础探索水平、制药设备和检测仪器方面，已接近或达到国际先进国家，但在高附加值制剂产品成果转化方面仍存在较大差距，主要原因，一方面是企业自身的研发能力和技术水平有限，尚未成为创新主体；另一方面，受现行评价体系影响，技术实力较强的科研院所和大专院校更关注文章和成果，忽视应用基础研究。大多成果只能停留在实验室或论文水平，无法实际从技术到产品的跨越和突破。

4. 需求分析

我国药物制剂科学研究水平和制造技术水平是我国生物医药产业发展的关键制约因素之一。随着药学科学的发展和生物医药产业的发展，对药物制剂科学的需求将进一步提高和增加，发展药物制剂科学是长期而重要的任务。

药物制剂科学的发展，不仅需要相关基础科学的研究，关键技术的研究，同时还需要进行材料科学相关研究的发展和进步，发展新的药用辅料对于提高我国制剂水平具有重要意义。

药物制剂科学是实用性极为突出的科学，技术创新和技术突破是实现药物制剂学发展的重要内容。同时，技术的发展需要制药机械和设备的创新和发展，研发新型先进的制药机械和设备是药物制剂学发展的关键技术。

5. 发展前景与展望

在我国，药物制剂学具有极大的发展空间和发展优势，面对我国新型药物研发的进展，对药物制剂的要求不断提高，不仅需要更多更优的制剂形式，更需要优质的药物制剂产品，以适应我国巨大的市场需求。因此，药物制剂科学将随着生物医药产业的发展和技术的进步而得到全面发展。

（八）药理学——药学科学和医学科学的交叉的重点学科取得快速发展

1. 医药科学的进步需要药理学快速发展

社会发展对药理学提出更高要求。随着我国经济建设的发展和社会的进步，我国对人民健康极为重视。由于药物引起的不良反应和不良事件频繁发生，使人们更加重视药物的应用；医药卫生体制的改革方案的启动，对临床合理、科学、安全的应用药物提出了新的要求；药物在经济建设的重要作用，促进了我国对生物医药产业的重视；特别是国家科技重大专项“重大新药创制”的启动，推动了我国创新药物的研究，新药发现、新药临床前研究以及药物的临床研究，都是药理学研究的核心内容。由于这些因素的存在，为我国药理学发展提供了有利条件，同时也为药理学的发展发挥了重要的促进作用。

2. 重视临床药理学研究是提高医疗水平的关键

近年来，临床药理学家在新药临床研究中做了大量工作，推动了我国新药研发工作的进展。但是，我们必须看到，我国临床药理学研究的整体水平和管理水平与国际先进水平比较还很低，尤其是管理水平直接影响了药物临床研究的进展。

国内外临床药理学学术交流不断扩展和深入，2017 年中国药理学会临床药专业委员会举办多次全国性学术大会，促进了国际学术交流和人才培养，为推动我国临床药理学的发展发挥了重要作用。由于临床治疗的需要以及计算机技术的快速发展，群体药代动力学（population pharmacokinetics，PPK）的研究得到了发展，在研究方法、程序上都不断拓宽，应用范围也不断扩大，极大促进了合理化、个体化给药，药动学药效学（pharmacokinetics and pharmacodynamics，PK&PD）结合研究，药物相互作用研究的进程，对新药的研究和临床评价也有重要指导意义。

3. 药物靶点和药物作用机制研究取得进步

我国药理学家紧紧围绕药物作用相关的药物靶点进行了药物靶点的发现和确证研究工作，发现了一些具有药物靶点特征的功能蛋白质，围绕一批具有良好表现的生物大分子进行了深入研究，证明了一些生物大分子作为药物靶点的可能性。此外对于药物作用机制进行了比较深入的研究。

随着现代生物学技术的发展，各种组学技术、系统生物学、网络药理学、RNA 干扰技术、表观遗传学、表观药理学、干细胞技术、转化医学等都在大大影响着药理学以及创新药物的研究。虽然我国药理学工作者已经在以上的领域获得巨大的进步，但与其他学科、与国外相关学科相比仍有差距。

除了发展新的技术方法外，现代研究更强调各种方法间的整合和互补，以适应不同靶点的不同特征。现代生物学技术和其他技术的协同作用还在不断改进提高，在未来一定还有新的技术出现。从靶向药物研究向系统分子药理学的转变已经开始启程。经过研究，发表了一批具有显著创新性的研究论文，受到国内外同行的关注。

4. 新药发现依赖于药理学研究的发展

在药物发现过程中，药物的成药性早期评价取得长足进步，评价的技术、方法、理论和内容都有了明显的进步和发展。化合物早期成药性评价已经成为新药发现的重要内容，提高了新药发现的效率，降低了新药发现的成本。

药物临床前研究水平的提高主要表现在以下方面：规范化程度不断提高，无论是在动物实验或是其他药效学评价实验中，操作过程和实验方法都有明显提高，逐步与国际水平接轨。评价模型逐渐完善，不仅已有的评价模型进一步规范，随着分子生物学技术的发展，一批转基因或基因敲出的动物模型开始应用到药物临床前评价中，为新药研发挥了积极作用。

我国新药发现研究取得积极进展，尤其是对一些具有显著特点的药物代谢评价，如晶型药物、生物技术药物以及新型制剂的药物，都取得重大进展，达到国际先进水平并逐渐与国际标准接轨。

5. 安全性评价研究平台逐渐与国际接轨

目前，我国已有 50 余家 GLP 中心通过国家食品药品监督管理局认证检查，专门从事药物毒理学研究与评价达 3000 余人。承担了我国创新药物临床前安全性评价研究任务。

GLP 规范化体系建设逐步走上正轨。GLP 机构开展了供试品管理、分析测试技术能力及规范化建设，实验动物背景数据库的建立与维护，加强动物背景数据历史对照值的积累和归纳整理工作。在国内已初步建立同行读片制度，规范了毒性病理学诊断术语，提高常规毒性病理诊断检查技术水平；开展了 GLP 实验室计算机软件的认证和试运行研究，初步建立了适合于药物非临床安全性评价试验数据计算机采集及处理的软件系统和 GLP 计算机管理系统；加强了动物福利规范化建设，我国共有 30 家机构已通过 AAALAC 的正式认证，其中绝大多数从事新药临床前安全性评价与研究。提出并研究了全程式药物安全性评价的新模。为了提高新药早期毒性的科学预测性，需要将药物毒理学研究贯穿于新药发现、临床前安全性评价、临床试验和上市后监督与跟踪的整个过程中，即在新药研发链条的整个进程进行自始至终的安全性评价与研究。

药物毒理学未来发展的目标和前景是以创新药物研发为主导，综合跨领域、多学科研究方法为手段，为建立和完善与世界先进水平同步的药物毒性机制研究体系与临床前安全性评价技术平台提供有力的支持和保证。

6. 定量药理学在新药研究中的作用不断提升

新药研发和临床药物治疗中目前仍存在诸多问题，数学药理学正是解决问题的有力工具之一。近年，“基于模型的新药研发”等新理念的提出将该学科的重要性提升到了新的高度，数学药理学正迈入一个崭新的时代，我国该学科的建设正面临着新的发展契机、机遇和竞争。中国数学药理学专业委员会今后会在年轻化、专业化、国际化的道路上加快发展，带领国内学者把握新的发展机遇，努力赶超国际先进水平，数学药理学也将在新药研发和临床药物治疗中发挥越来越重要的作用。

7. 药物代谢动力学迅速发展

在系统生物学的推动下，药物代谢组学发展迅速，作为最接近药物反应表型的表征技术，必将进一步地推动个体化用药的发展药动学与药效及安全评价一起构成三位一体的创新药物研发模式，极大地提高创新药物研发的成功率与效率。

我国药物代谢学科的发展迅速，而且已经实现了全面的国际合作，研究内容和研究结果达到国际先进水平。药物代谢学科的发展，有效促进了我国新药的研发，也积极促进了临床合理用药的认识，提高了合理用药的水平。

8. 中药药理学成就显著

由于中药及方剂成份复杂，研究中药复方的技术方法和指导思想都有待改进与提高。近年来，围绕中药复方物质基础、作用机制、代谢过程、组方原理等科学问题进行了系统研究，取得显著进展。一些新的思想方法应用到研究中，如有效成分组、组合中药、有效组分等，对于促进中药复方的研究具有重要的价值。特别是在国家自然基金委员会支持下，中药复方代谢研究取得了显著进展。

（九）药学体系建设需要进一步完善，创新能力有待提高

1. 清楚认识现状是实现我国药学快速发展的前提

前已述及，药学科学发展在我国具有重要的地位，实现药学科学的快速发展，需要科学定位我国药学发展的现状，找出差距，分析原因，规划科学发展途径。根据学科发展现状，可以认为我国药学科学的发展与国际先进水平仍然存在较大差距。

从新药研发和产业化来看，小分子药物与国际先进水平比较，创新能力和创新成果还有存在一定的差距。生物技术药物发展具有极大吸引力，曾经认为我国生物技术药物与国际整体发展的起步阶段较为接近，差距最小，赶超的希望最大。

我国在中药和天然药物研发方面有独特优势，利用现代技术方法进行研发和生产，全面提高了产业化水平。

2. 科学用药是我国医药工作的长期目标

科学用药也就是合理用药或安全用药，是以药物防病治病的基本要求，也是人们共同的追求。加强医务人员药学知识至关重要，只有掌握了基本的药学知识，才有可能实现科学用药。

药理学知识亟待普及，这种知识的普及不仅仅是面向民众的一般科普，更重要的是在医药工作者中进行普及和再教育。

3. 创新药物研究要进一步优化发展环境

对于我们这样人口众多的大国，创新药物研究是必须重视的工作。近十几年来，国家投入了大量经费和人力物力，启动了“重大新药创制”科技重大专项，极大调动了医药企业和医药工作者药物研发的热情和积极性，我国新药研发的成果不断出现，研发能力有明显的提高。但是，由于在创新药物研发中的科学环境问题、药品注册审评问题、上市应用过程中复杂的众多环节存在的问题，直接影响创新药物的研发和产业化。有待全面改革和优化，努力为创新药物的发展提供良好的成长环境。

优化创新药物的发展环境，不仅有利于创新药物在临床的科学应用，直接造福于我国人民，提高医疗水平，保障人民健康，还可以有效促进医药产品的国际化，提高国际市场的竞争力，实现我国创新药物研究的稳定持续发展，在世界药学科学发展中，做出我国应有的贡献。

二、政策与产业

国家医药改革进展

杜冠华 王守宝 吕 扬 乔善义
中国医学科学院药物研究所

2016 年我国医药行业动作不断，政策不断。一方面，发布了《关于开展药物临床试验数据自查核查工作的公告》、《关于整治药品流通领域违法经营行为的公告》等多项公告，整治行业乱象，严厉打击医药产业违法违规行为，让药品行业从源头正本清源。同时《中医药发展战略规划纲要（2016—2030）年》、《“健康中国 2030”规划纲要》、《关于开展仿制药质量和疗效一致性评价的意见》、《中国的中医药》白皮书等一系列行业改革政策发布，为行业改革发展提出新的要求，将推动我国医药产业的发展。

我国建立以药品供应保障体系为基础，保障人民群众基本用药和安全用药国家基本药物制度，是党中央、国务院为维护人民群众健康、保障公众基本用药权益而确立的一项重要的国家医药卫生政策，是医改的重要内容。其核心在于药物的科学合理应用和高质量药物的保障，内容涵盖三个方面：第一，建立国家基本药物制度，保障药品生产供应，提高药物的可获得性；第二，完善药品质量监管体系，促进药品临床合理使用，保证用药安全；第三，完善“新药创制制度”和科技创新体系，促进医药产业可持续发展，提高医药供给能力和国际竞争力。

基本药物制度就是由国家合理确定基本药物品种，完善基本药物的生产、供应、使用、定价、报销等政策，保障群众基本用药。基本药物制度的实施，对医药产业的发展提出新的要求，促进了药学科学发展。为医疗体制改革提供质优价廉的药物成为医药产业领域的共同目标，也为药学科学的全面发展提出了新的要求。我国药学科学发展过程中始终与医疗体制改革密切配合，大量创新药物、仿制药物等国内研发的药物应用于市场，为医疗体制改革提供了重要的物质保障，为提高人民健康水平发挥积极作用。

建立国家基本药物制度有利于维护药品生产流通秩序，规范医疗行为，促进合理用药，减轻群众负担，实现人人享有基本医疗卫生服务。同时，有利于维护人民群众的基本医疗卫生权益，促进公平、公正。我国幅员辽阔，城乡、地区发展差异大，在全国范围内建立基本药物制度，有利于提高群众获得基本药物的可及性，从而保证群众基本用药的需求，保障居民基本医疗卫生权益。建立国家基本药物制度对于推动卫生事业发展，也具有十分重要的意义。

2016 年 2 月 20 日，国务院办公厅于印发了《关于开展仿制药质量和疗效一致性评价的意见》，直面了中国仿制药与原研药在药效上存在的差距。长期以来，我国医药工业的创新能力低，95%以上药品是仿制外国的品种。出口方面也主要是原料药，经济附加值较低。与原研药相比，仿制药具有投资少、周期短、见效快、价格低的优势，能有效提升医疗服务水平、降低医疗支出、维护广大公众健康，实现良好的经济效益和社会效益。我国仿制药的长足发展有效解决了人民群众缺医少药的突出问题，为维护公众健康发挥了重要作用。但目前我国临床应用的仿制药的质量与原研药相比，存在着显著的差距。

我国仿制药存在的主要问题是仿制药众多、质量参差不齐、不同厂家生产的同一品种在人体内生物不等效，与原研药相比疗效差异显著。同时还存在产能过剩、无序及恶性竞争，劣币驱逐良币等问题，让患者和医生对仿制药的疗效失去信心。《关于开展仿制药质量和疗效一致性评价的意见》出台后，将鼓励生产高质量仿制药产品的企业在良性竞争中取胜，加速行业分化，并提高仿制药市场集中度，打破现存的“多小散乱”状态，恢复合理利润空间。从国际来看，我国的制药产业要满足国际标准及要求，共享国际市场更大的蛋糕，将从仿制药大国转型为仿制药强国。药品质量是研究和生产出来的，而不是检验出来的。检验仅仅是质量保障措施，而不是提高的措施，当质量标准不能有效表征和控制质量从而保证药物疗效时，任何严格的检验也不能保证药物疗效的一致。药品质量水平提高的基本途径是提高药学科学的技术水平，通过技术改造和技术创新，包括药物原料生产制备技术、药物辅料生产制备技术、药物生产工艺技术、生产设备的先进技术，以及科学合理的检测技术，才能够真正实现药品质量水平的全面提高。

严格讲，一致性评价不存在有无技术的问题，重要的是能够认识和应用相应的技术使产品质量和疗效达到与原研药的一致。例如，近年来药学科学研究人员在药物晶型方面的研究已经开辟了一条提高质量的道路，但能够将大量科学研究的成果应用于关乎人民利益的工作中，仍需要管理者的智慧和勇气。

这些措施将有效推动仿制药质量一致性评价工作的开展，但由于一致性评价不仅仅是单纯的程序问题，要达到仿制药物与原研药质量疗效一致的目标，仍需要进行认真的研究和努力。只有具备了坚实的科学研究基础和先进技术的支撑，才能够实现仿制药物质量（核心是疗效）的一致。单纯依靠加强检验技术或现有质量标准的数字的提高来进行仿制药物的一致性评价，只能是理想的目标。科学合理地进行仿制药质量一致性评价将有助于医药产业技术水平的提高。

国家基本药物政策实施现状分析

史录文　管晓东　马莉莉

北京大学医学部药学院；北京大学医药管理国际研究中心

（一）基本药物政策背景

1. 概念演变

世界卫生组织（World Health Organization，WHO）第一次向部分国家推荐了制订基本药物的做法，并于 1977 年正式提出基本药物（essential medicine）的概念，即“满足大多数人基本医疗卫生保健需要的药物”。随着社会经济的发展和科学技术的进步，基本药物被赋予新的含义：基本药物是优先满足公众医疗需求的药物；遴选基本药物主要基于与公共卫生的相关性、有效性和安全性的证据及成本-效益比；在正常运转的医疗卫生系统中，应保证基本药物在任何时候都能应有足够数量的可获得性，其质量是有保障的，其信息是充分的，其价格是个人和社区能够承受的。

2. 国际政策概况

1975 年，世界卫生大会 28.66 号决议要求 WHO 协助会员国制订国家基本药物，同时敦促 WHO 协助会员国基于健康需求进行优质基本药物的选择与采购。1977 年，WHO 出版了全球第一部《基本药物示范目录》，此后每 2 年更新一次；1978 年，世界卫生组织《阿拉木图宣言》将“提供基本药物”确定为初级卫生保健的 8 项内容之一；同时，WHO 将基本药物的正常供应作为“2000 年全民健康目标”（health for all by the year 2000）的一项关键指标，并于 1981 年建立了基本药物和疫苗行动纲领（action program on essential drugs and vaccines）。截至 1999 年底，在 WHO 不断推广基本药物概念的基础上，全世界拥有自己基本药物目录的国家从 1977 年的 12 个迅速增加到 156 个国家，其中 127 个国家在 5 年内更新了基本药物目录。

3. 国内政策概况

中国于 1979 年引入基本药物的概念，在 1982 年颁布第一版《国家基本药物（西药部分）》。1982~2012 年，共出台 8 版基本药物目录，但由于当时并未出台相关配套政策，在 2008 年以前，我国基本药物制度并没有很好的贯彻实施。2009 年 3 月，我国启动了新一轮医疗卫生体制改革，出台《关于深化医药卫生体制改革的意见》，其中明确提出建立国家基本药物制度，随后国务院印发的《医药卫生体制改革近期重点实施方案（2009—2011 年）》中，基本药物制度建设被列为 5 项近期重点推进的改革之一。2009 年，原卫生部等 9 部委发布《关于建立国家基本药物制度的实施意见》，提出基本药物制度实施的目标。同年，原卫生部等 9 部委发布《关于建立国家基本药物制度的实施意见》、《国家基本药物目录管理办法（暂行）》和《国家基本药物目录（基层医疗卫生机构配备使用部分）》(2009 版)，这标志着国家基本药物制度的正式实施。

（二）中国国家基本药物政策实施现状

1. 简况

自国家基本药物制度正式实施以来，它作为一项重要的国家医药卫生政策，旨在维护人民群众健康、保障公众基本用药权益，是国家药物政策的核心和药品供应保障体系的基础。其内容主要包括基本药物的目录遴选、生产供应、采购配送与配备使用等。为了保障基本药物制度的贯彻落实，切实改善药品的可获得性，提高药品的质量和促进药物的合理使用，相关部门制定了一系列针对基本药物目录遴选、生产、流通、使用、价格、报销等方面的配套政策，例如，《关于建立和规范政府办基层医疗卫生机构基本药物采购机制的指导意见》、《关于进一步加强基层医疗卫生机构药品配备使用管理工作的意见》、《关于加强基本药物质量监督管理的规定》等保障了基本药物生产供应，强化了基本药物配备使用的主导地位，提高了基本药物的质量，促进了临床合理用药。

2. 主要成绩

基本药物政策的总体目标是使该国公民平等地得到能负担得起的基本药物，也即为确保基本药物可及性、质量与合理使用。基本药物制度是一个综合框架，WHO 还列出了 9 大关键组成要素：基本药物遴选、可负担性、药品财政、供应系统、药品监管、合理使用、研究、人力资源开发、监测和评估，其中每个组成要素在达到一个或多个政策目标上（可及性、质量和合理使用）都发挥着重要的作用。

（1）可及性

我国处于基本药物制度实施初期，在基层医疗结构取得了一定的效果。基本药物简而言之就是相对物美价廉的常用药，众多医疗资源匮乏、药品价格昂贵、公共医疗保障体系不完善的国家和地区从中受惠，在一定程度上满足了人民的基本健康需求。目前，我国充分发挥市场机制作用，建立了基本药物的生产供应保障体系，并完善了配送、使用环节的配套措施；同时制定基本药物的零售指导价格，把基本药物全部纳入《基本医疗保障药物报销目录》，提高报销比例，以此保证基本药物的可获得性和可负担性。基层药品价格全国平均下降 30%左右，绝大多数基层医疗机构不同程度出现门诊次均费用下降、住院日均费用下降和门诊人次上升的“两降一升”势头，患者用药负担明显减轻，初步实现了群众得实惠的目标，基本药物的可及性有了明显改善。

（2）质量

药品的安全、有效和具有良好的质量是基本药物的基本属性和政策目标。为加强基本药物质量监督管理，保证基本药物质量，国家出台了《关于加强基本药物质量监督管理的规定》，健全基本药物生产企业质量监管评价体系，加强基本药物安全质量监管。此外，国家食药总局对基本药物全部进行抽查检验，并向社会及时公布检验结果，近三年来药品质量公告的数据也显示基本药物质量日趋稳定，抽验合格率明显高于非基本药物。2012 年已将基本药物品种全部纳入电子监管，建立电子监管体系，共涉及约 2800 多家药品生产企业，约 5.4 万个药品批准文号。

（3）合理使用

药品不合理用药是全世界普遍存在的问题。据 WHO 估计，全球超过一半的药品处方、调剂、使用存在不合理问题，如药物重复使用、抗菌药物不合理使用、注射剂过度使用、不按临床指南推荐处方药品等。为规范基本药物的合理使用提供技术保证，国家出台《基本药物临床应用指南》和《基本药物处方集》，并加强对医务人员的临床用药规范化培训。基本药物的配备与使用规定直接限制了医务人员诊治疾病时的方案选择，当医务人员无法按照既往的用药习惯开具处方时，一般使用同类替代品种，并需要向患者做出说明，由患者决定是否接受替代性治疗药物，或者前往零售药店或其他未限定配备与使用基本药物的医疗机构购买其他药品。基本药物制度一定程度上规范了医疗服务行为、促进了药品的合理使用，同时转变了基层医疗机构“以药补医”旧机制，对建立维护公益性、调动积极性、保障可持续的新机制起到了重要作用。

3. 存在问题

总体来看，国家基本药物制度一定程度上提高了基本药物的可及性，保障了药品的质量，促进了药品的合理使用，降低了患者的经济负担，保障了公众的基本需求；伴随制度的实施与深入，推动了企业优化重组，促进了行业经济发展，基本实现了政策初衷。但是，基本药物制度仍然存在一些问题，需要进一步的深化改革。

（1）基本药物品种不够科学

国家基本药物制度改革在推进的过程中较为突出的一个问题是公众的用药习惯与基本药物目录存在较大出入。2012 版基本药物目录在一定程度上弥补了 2009 版目录，但是在实施过程中也存在一些问题，如目录品种数量整体偏少、结构不尽合理且剂型单一，妇科、儿科等专科用药和常见病、多发病、慢性病用药数量不足等，目录没有区分基层和医院等一系列问题，加之疾病谱及细菌耐药等因素的影响，基本药物品种未能及时更新，目录中缺少临床必需的品种，影响了临床使用。

（2）报销体系不够完善

国家基本药物政策的根本目标是“保证人人享有基本医疗卫生保健”，其主要是解决不同地区人民药品可及性和公平性问题。尽管现在医保覆盖面在逐步扩大，但目前并没有专门针对基本药物报销的保障制度，导致基本药物的报销一直是一个书面概念而没有真正落到实处。虽然城镇报销目录规定对基本药物实行 100%报销，但是患者在门诊看病的时候，各统筹地区均规定了约 1000 元的起付线，即在个人自付的这约 1000 元不等的门诊费用中即使使用了基本药物也是不予报销的，而新型农村合作医疗，简称“新农合”主要以大病统筹为主，对于门诊统筹以设立个人账户进行报销为主，补偿很低，即新农合患者在门诊看病基本是不予报销的，而这其中也包括使用基本药物。

（3）临床使用不够合理

不同医院具有其独有的特征，因而处方合理性的考核与监督会略微有所不同，部分医疗机构严格执行医院处方点评管理规范，而部分医疗机构根据其自身的情况，并非完全按照处方点评管理规范执行。在基本药物配备时，不同医疗机构的侧重点有所区别，部分医疗机构在配备时更关注品牌，其次才是价格，即先优质再优价，因此部分医疗机构在基本药物配备时优先选用一个进口的和一个国产的药品；而部分医疗机构在基本药物配备方面更关注于价格和厂家，对于价格合理、信誉度高的厂家的基本药物会优先配备。由于一些医疗机构过于关注药品的价格、品牌或其他属性而忽视药品本身质量，导致了临床使用不够合理。

（4）基层配备不够到位

药品生产配送企业由于基层医疗卫生机构药品需求量有限且订单分散、配送利润普遍较低、承担不同品种的配送范围及配送量差别较大等因素，配送意愿不强，可能造成基层医疗卫生机构基本药物配送不及时甚至长期缺货的现象，以及患者在基层就医意愿不强等问题。

（三）政策建议

1. 优化国家基本药物目录品种，动态调整

为了更好地应对新的疾病，基本药物品种需定期更新，定期对临床必需但不在基本药物目录内的药品进行评估，确定新版国家基本药物目录的增补遴选标准和原则，在听取专家意见的基础上，引入药物经济学评价的概念并结合主要疾病的临床诊疗治疗指南要求，使基本药物的用药方案有一个统一标准。因此国家在制订基本药物目录时，应参照 WHO 的基本药物目录，从我国患者的用药习惯出发，立足基本，动态增补；各省在国家基本药物目录的基础上增补更多的、临床常用的基本药物，特别是增加儿童、老人、妇女等重点人群常见病和慢性病防治的药品，满足群众合理的基本用药需求。

制订目录既要考虑满足群众基本用药需求，还要充分考虑目录推行所需的资金保障：一是要考虑目录药品按基本药物报销政策需支付费用和医保基金支付能力之间的匹配，二是要考虑实施基本药物制度医疗机构所需补偿资金和财政投入资金、医疗服务收费及医保支付补偿资金间的平衡。基本药物目录不宜过小、报销比例不宜太低，但基本药物目录过大也会超过医保支付承受能力，使医保基金运营出现问题或导致基本药物报销政策缩水，制度实施效果同样难以保障。所以基本药物目录品种数量、结构应统筹兼顾医保筹资水平和支付保障能力，在群众不断增长的用药需求与有限的国家财政和医保支付能力间找到最佳平衡点，使目录出台后能够有效推行，真正保障群众基本用药权益。

2. 完善基本药物报销筹资支付体系，促进公平可及

建议针对基本药物设立单独的筹资体系，重构国家基本药物和地方基本药物的职责，逐步实现基本药物免费使用的目标，保证人人公平获得基本药物。从国际上看，一些发达国家的药物政策往往通过医疗保险筹资，药品由医保按比例报销，患者要自付一定比例的药费，但针对特殊人群则可能免除患者自付部分从而免费获得药品。可以参照这类方式通过特定人群的基本药物全额报销或者选择特定疾病种类的基本药物报销，或者按照治疗类别分别制订基本药物报销比例。取消患者在报销基本药物费用时现有相关医疗保障政策的限制，有计划、逐步地提高基本药物报销比例，实现患者在基层医疗机构看病只需支付一般诊疗费和 5%~10%的基本药物费用，在上级医院看病适当增加自付比例，基本药物其他费用由预算基金全额支付。各省依据省级财力，增补的非目录药品由省级财政或省级医保基金全额支付。

3. 完善《国家基本药物处方集》和《基本药物标准化治疗指南》内容

实行基本药物政策原旨在减少药品的不合理使用，但由于缺乏配套政策及严格的监测体系，导致非基本药物使用未减而基本药物使用增多的情况。已经出台的《国家基本药物处方集》和《基本药物标准化治疗指南》对基本药物的使用做出了详细的指导，对于医生处方行为的规范性除了有所指导，还应当严格监管，“管住医生手中的笔”是改

变不合理用药的重要手段，同时应当对普通患者进行健康教育，任何疾病都有其自身的发展进程，不能盲目追求更快更好的疗效而滥用药物。因此需要进一步加大中央和地方财政对医务人员培训工作的投入，尤其是加强全科医师和药学人员的和合理用药培训工作，发挥《国家基本药物临床应用指南》和《国家基本药物处方集》的指导作用，推动科学规范合理地使用基本药物；同时将合理用药指标、基本药物使用情况作为基层医疗机构及卫生人员绩效考核的重要内容，利用信息系统对基层医疗机构合理用药行为进行跟踪、监管和评价。

4. 调整临床用药结构，保障合理使用

患者和医生在开具基本药物考虑品牌药物的主要原因有：部分疾病的治疗是基本药物无法满足的；部分仿制药价格较高；患者用药习惯；患者个人消费能力较强；临床医生处方习惯的诱导；品牌药物的质量有保障，治疗效果更好。因此，在政策上应引导优质仿制药替代使用，制定相应的鼓励和约束措施。保障临床合理用药。

5. 提高基本药物配送及时率，保障可及

对于由于配送能力有限或者配送意愿不强造成的配送不及时等问题，根据实际情况针对较为偏远的基层医疗机构，可以建立需求量较小的基本药物储存机制和药物就近定点定量集中储存，定期监测并分别配送；同时加大配送企业的监督管理和综合考评，保证基层医疗卫生机构正常运行和患者的正常就医。基本药物从其目标和实施效果的角度来分析，政府应当保证无论患者如何消耗基本药物，其供应始终稳定，使其具有消费上的非竞争性。同时，政府应当保证患者可以不受限制的获得基本药物使基本药物收益没有排他性。即，为实现基本药物制度的目标，政府有责任将基本药物作为公共产品提供给广大居民，保证其公平可及、人人享有。

综上所述，巩固和完善基本药物制度涉及的部门和政策问题众多，我们不可能一蹴而就，只能在改革中纠正和完善。

主要参考文献

1. Wagner J, McCarthy E. International differences in drug prices. Annual Review of Public Health, 2004. 25: 475-495.
2. Myhr K. Comparing prices of essential drugs between four East African countries and with international prices. Médecins Sans Frontières: Nalrobl. 2000.
3. Bala K, Sagoo K. “Patents and Prices”, presented at the International Conference on Increasing Drug Access to Essential Drugs in a Globalized Economy, Amsterdam, Nov. 25-26, 1999. URL: http://www.haiweb.org/campaign/novseminar/bala1.htm”
4. Andersson D F. Methodological aspects of international drug price comparisons. Pharmaco Economics. 1993. 4(4):247.
5. Danzon P M, Chao L W. Cross-national price differences for pharmaceuticals: how large, and why? Journal of Health Economics. 2000. 19(2):159.
6. Brudon J, Rainhorn D J, Reich, R M. Indicators for Monitoring National Drug Policies (1st Edition). 1994. Geneva: World Health Organization
7. Brudon J, Rainhorn D J, Reich, R M. Indicators for Monitoring National Drug Policies (2nd Edition). 1999. Geneva:

World Health Organization
8. WHO, HAI. Medicine Prices: A New Approach to Measurement. 2003. Geneva: World Health Organization
9. HAI, WHO. Measuring Medicine Prices, Availability, Affordability and Price Components. 2008. Geneva: World Health Organization
10. Karnikowski M G, Nóbrega O T, Naves J O, et al. Access to essential drugs in 11 Brazilian cities: a community-based evaluation and action method. Journal of Public Health Policy. 2004. 25(3):288-298.
11. Niëns L M, Van d P E, Cameron A, et al. Practical measurement of affordability: an application to medicines. Bulletin of the World Health Organization. 2012. 90(3):219-227.
12. Wagstaff, A, Doorslaer Van E. Catastrophe and impoverishment in paying for health care: with applications to Vietnam 1993–1998. Health Economics. 2003. 12: 921-934.
13. Xu K, Evans D B, Kawabata K, et al. Household catastrophic health expenditure: a multicountry analysis. Lancet. 2003. 362: 111-117.
14. Van D E, O'Donnell O, Rannaneliya R P, et al. Effect of payments for health care on poverty estimates in 11 countries in Asia: an analysis of household survey data. Lancet. 2006. 368(9544):1357.
15. WHO. How to Investigate Drug Use in Health Facilities, Selected Drug Use Indicators. 1993. Geneva: World Health Organization
16. 江腊梅, 刘武, 肖佳. 829 例严重药品不良反应/事件报告分析. 中国药物警戒, 2010. 7(11): 686-689.
17. 文计福, 陈希, 龙丽萍. 国家基本药物不良反应报告 1170 例分析. 临床合理用药, 2011. 4(1B): 23-24.
18. 王珩. 可持续性理论视角下的县级医院实施基本药物制度效果研究. 2013.
19. 林腾飞, 胡明, 吴佳怡. 四川省农村基层医疗机构基本药物制度实施效果研究. 中国卫生政策研究, 2013. 10:48-53.
20. 姚强, 罗飞, 何露洋, 等. 药品可及性视角下国家基本药物制度实施效果评价. 中国医院管理, 2014. 3:60-62.
21. 代涛, 白冰, 陈瑶. 基本药物制度实施效果评价研究综述. 中国卫生政策研究, 2013. (4):12-18.
22. 陈瑶, 白冰, 代涛. 安徽省基层医疗卫生机构基本药物制度实施效果. 中国卫生政策研究, 2013. 4:31-35.
23. 代涛, 黄红霞. 河南省基层医疗卫生机构基本药物制度实施效果. 中国卫生政策研究, 2013. (4):36-40.
24. 王芳, 丁雪, 代涛. 重庆市基层医疗卫生机构基本药物制度实施效果. 中国卫生政策研究, 2013. 4:41-46.
25. 杨肖光, 朱晓丽, 代涛. 北京市社区卫生服务中心基本药物制度实施效果. 中国卫生政策研究, 2013. 4:47-50.
26. 武丽娜, 魏德宏, 陈琛, 等. 陕西省基层医疗卫生机构基本药物制度实施效果评估研究. 中国药事, 2014. 11: 1173-1177.
27. 陈鸣, 闫峻峰, 童荣生, 等. 基本药物制度的相关研究进展. 中国药房, 2013. (20): 1913-1917.
28. 国家食品药品监督管理局. 关于印发加强基本药物质量监督管理规定的通知. 2009.
29. 卫生部, 国家发展和改革委员会, 工业和信息化部, 等. 关于印发《关于建立国家基本药物制度的实施意见》的通知. 2009.
30. 国家食品药品监督管理局. 2011-2015 年药品电子监管工作规划. 2012.
31. 蒋琳, 张维斌, 蒲川. 对深化国家基本药物制度改革的思考. 中国药房, 2016. 27(12): 1585-1587.
32. 曹艳民.基本药物政策实施现状及成效比较研究.山东大学, 2014.
33. 蒋虹丽, 陈鸣声, 陈文, 等. 国家基本药物制度实施的阶段性效果和问题分析. 中国卫生信息管理杂志, 2012, 9(1): 40-43.
34. 张新平, 王洪涛, 唐玉清, 等. 国家基本药物制度政策回顾研究. 医学与社会, 2012. 25(9): 28-31.

药物产业发展概述

陈 娟 王婷婷 张 婷 严 舒 欧阳昭连

中国医学科学院医学信息研究所

随着国内城镇人口和老龄人口不断增多，二胎时代来临，以及疾病谱变化和人群健康意识提升，我国医药产业需求快速增多。为满足上述各种民生需求以及国内经济结构转型升级需求，我国政府制定了各项政策促进医药产业发展。《中华人民共和国国民经济和社会发展第十三个五年规划纲要》明确提出，要加快突破生物医药领域的核心技术。《国家创新驱动发展战略纲要》提出，要发展先进有效、安全便捷的健康技术，应对重大疾病和人口老龄化挑战，研发创新药物，显著提高人口健康保障能力。《"十三五"国家社会发展科技创新规划》提出，要在创新药物领域重点突破，重点支持创新药物龙头企业发展。《"十三五"国家科技创新规划》指出，要实现重大新药创制，加强新药研发的综合能力和整体水平，进入国际先进行列，加速推进我国由医药大国向医药强国转变。发展新型生物医药技术，构建具有国际竞争力的医药生物技术产业体系。《国务院关于印发"十三五"国家战略性新兴产业发展规划的通知》指出，要大力推进生物医药行业跨越升级，加快靶向和长效释药、新型抗体、细胞治疗药物的研发，推动化学药物创新和高端制剂开发，加速特色创新中药研发，实现重大疾病防治药物原始创新。在良好的政策环境和市场环境下，我国药物产业取得了良好的成绩。

（一）我国制药工业主营业务收入和利润总额持续增长

据工信部披露，2016 年，全国制药工业规模以上企业实现主营业务收入 24 573.2 亿元，同比增长 9.4%，较上年同期提高 0.3%，主营业务收入的增速在经过前几年的大幅放缓之后逐渐趋于平稳（图 1）。

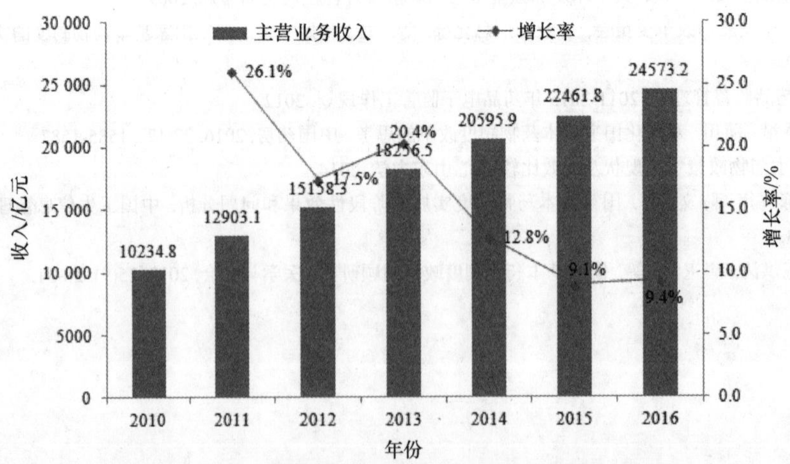

图 1　2010~2016 年全国制药工业主营业务收入增长情况

数据来源：《中国医药统计年报》

2016 年，全国制药工业规模以上企业实现利润总额 2690.4 亿元，同比增长 14.6%，较上年同期提高 1.3%，利润增速稳中有升（图 2）。

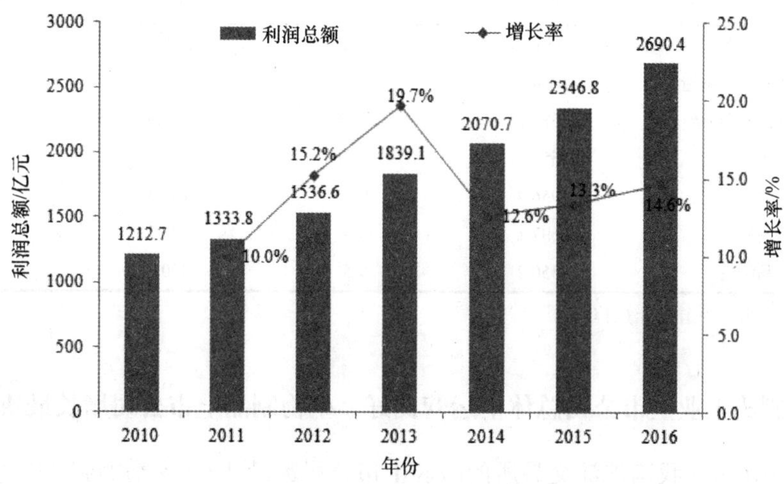

图 2 2010~2016 年全国制药工业利润总额增长情况

数据来源：《中国医药统计年报》

（二）我国制药工业仍以化药为主，各子行业均衡增长

从图 3 来看，我国制药工业仍以化学药品为主，在 2016 年的制药工业规模以上企业主营业务收入中，化学药品占据半壁江山，这凸显了化学药品制药工业在我国医药行业中的稳固地位。

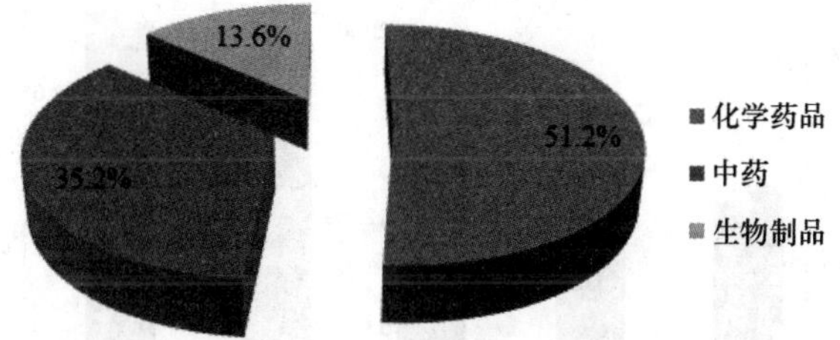

图 3 2016 年我国医药工业各子行业占全行业比重（按营业收入计）

数据来源：《2016 中国医药统计年报》

2016 年，全国制药工业各子行业均在经历了前几年的高速增长之后进入了平稳增长通道，各子行业的主营业务收入增长率均在 10%左右，与前一年基本持平（表 1）。净利润以化学药品原料药制造增长最快，其次是化学药品制剂制造，这两个子行业的净利润增长率明显高于其主营业务收入增长率，说明我国化学药品制药工业的利润率明显升高。

表 1 2016 年我国制药工业各子行业主要经济指标增长情况

行业名称	主营业务收入/亿元	增长率/%	利润总额/亿元	增长率/%
化学制药工业	12569.6	10.0	1395.7	19.5
化学药品原料药制造	5034.9	8.4	445.3	25.9
化学药品制剂制造	7534.7	10.8	950.5	16.8
中药制药工业	8653.4	10.0	874.6	10.4
中药饮片加工	1956.4	12.7	138.3	8.6
中成药制造	6697.1	7.9	736.3	9.0
生物药品制造	3350.2	9.5	420.1	11.4

数据来源：《2016 中国医药统计年报》

（三）我国制药工业上市公司总体上运营良好，生物制品上市公司增长最快

2007~2016 年，我国沪深交易所的医药上市公司数量从 99 家增加到 232 家，其中化学药品公司从 31 家增加到 74 家，中药公司从 37 家增加到 64 家，生物制品公司从 15 家增加到 37 家。目前在沪深交易所上市的 74 家化学药品公司、64 家中药公司和 37 家生物制品公司的营业收入分别从 2012 年的 1359.4 亿元、1292.3 亿元和 306 亿元增加到 2016 年的 2125.7 亿元、2185.3 亿元和 616.0 亿元，5 年复合年均增长率（compound annual growth rate，CAGR）分别为 11.8%、14.0%和 19.1%，生物制品公司增长最快（图 4）。

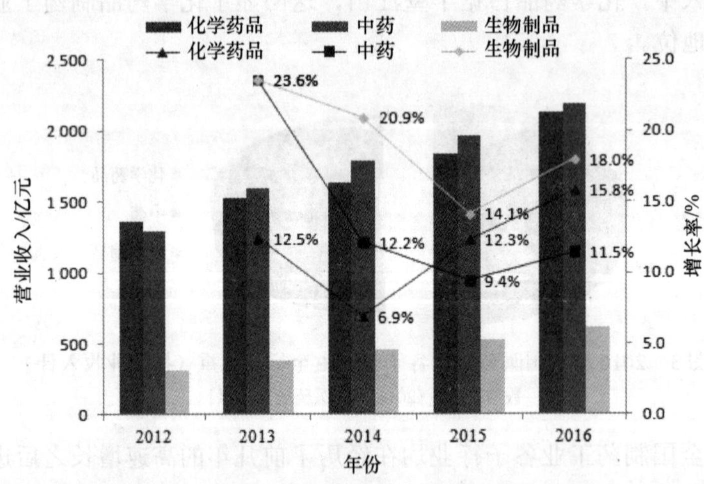

图 4 2007~2016 年制药上市公司营业收入增长情况
数据来源：公司年报

（四）药品审评速度提升，研发后备力量充足

2016 年，药审中心完成评审并呈送总局审批的注册申请共 12 068 件，较 2015 年提高了 26%，排队等待审评的注册申请已由 2015 年 9 月高峰时的近 22 000 件降至近 8200 件，基本消除了注册积压。在 2016 年审评完成的注册申请中，化学药品、中药和生物

制品各 10 060 件、1362 件和 646 件，与 2015 年相比均大幅提升，详见图 5。

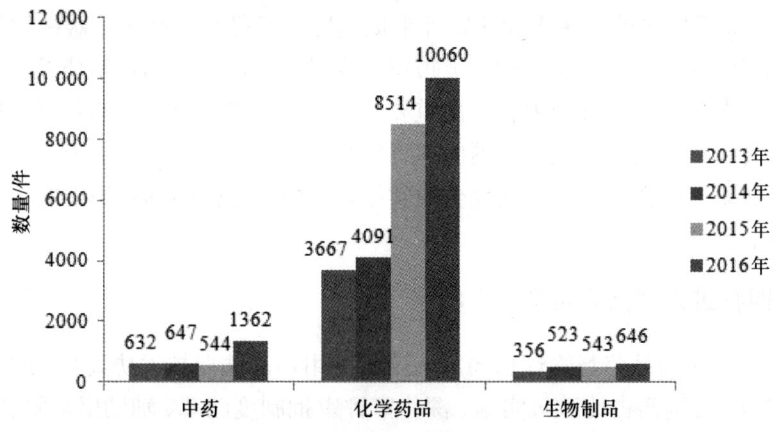

图 5　2014~2016 年各类药品注册申请完成审评送局数量

数据来源：国家食品药品监督管理总局药品审评中心

2016 年，药审中心完成审评送局建议批准的临床试验申请（investigational new drug，IND）数量见表 2。完成审评送局建议批准的化学药品 IND、中药 IND 和生物制品 IND 数量与 2015 年相比均大幅升高，分别升高 37%、280%和 80%，大量临床研究即将开展，为药物创新提供了强劲的后备力量。

表 2　2014~2016 年药审中心完成审评送局建议批准的 IND 申请

类别	2014 年	2015 年	2016 年
化学药品	211	332	455
中药	22	22	84
生物制品	98	150	271

注：IND=临床试验申请（investigational new drug）

数据来源：《2014~2016 年度药品审评报告》

（五）部分创新型企业与国际市场接轨

国内部分创新型企业受到国际资本市场认可。2016 年 2 月 2 日，致力于研发全球领先靶向及免疫抗肿瘤药物的一家新药研发公司登陆美国纳斯达克交易所，发行首日收盘价 28.32 美元，较发行价 24 美元上涨 18%。上市一年多后，股价超过 80 美元，市值超过 30 亿美金。专注于为中国和全球患者提供癌症药物、自身免疫治疗药物和传染病药物的一家创新生物制药企业于 2017 年 9 月 20 日登陆美国纳斯达克交易所，募资近 1.5 亿美金。

国内企业在国际市场开展并购业务的现象愈加普遍。2016~2017 年，复星医药、上海莱士、南京新百、威高股份、三胞集团、中国财团、人福医药、上海医药、三生制药、仙琚制药、人福医药、通化金马、爱尔眼科等国内医药企业均斥资收购国际热点技术或业务，以紧跟国际热点，增强自身竞争力。

（六）行业创新升级政策环境良好

2017 年 10 月发布的《关于深化审评审批制度改革鼓励药品医疗器械创新的意见》，主要就药品医疗器械临床试验管理、上市审评审批、药品创新和仿制药发展、全生命周期管理、技术支撑能力 5 方面内容作出重要指示。接受境外临床试验数据、提高临床研究效率、加快临床急需药品医疗器械的审评审批、支持罕见病药物的研发、建立上市药品目录集、推动上市许可持有人制度全面实施、全面鼓励药品创新等措施将极大地推动国内医药企业创新升级。

（七）行业即将进入“高质量竞争”状态

随着国家食品药品监督管理总局加入国际人用药品注册技术协调会（ICH）、一致性评价政策实施、控制药占比政策实施、深化审评审批制度改革、辅助用药限制政策实施，国内制药行业将更加规范，行业有序发展的内生动力将更加强劲持久，国际化格局更加凸显，创新能力足、产品储备丰富的公司将在竞争中脱颖而出。

创新药物研发成果

杜冠华[1]　邵荣光[2]　严　舒[3]　张　婷[3]
1. 中国医学科学院药物研究所　2. 中国医学科学院医药生物技术研究所
3. 中国医学科学院医学信息研究所

（一）“重大新药创制”科技重大专项进展

2016 年是新药创制重大专项“十三五”开局之年，回顾新药专项实施 8 年来，贯彻落实了创新驱动发展的国家战略，坚持以培育重大产品、满足重要需求、解决重点问题的“三重”为原则，超额完成了“十一五”、“十二五”任务要求。

“十二五”期间，专项针对重大疾病围绕产业链部署研发链，累计 90 个品种获得新药证书，其中包括手足口病 EV71 型疫苗、Sabin 株脊灰灭活疫苗、西达本胺、埃克替尼、阿帕替尼等 24 个 1 类新药，为新中国成立后 50 年的近 5 倍。临床大品种药物研发和技术改造成效显著，技术改造 200 余种临床急需品种，其中涉及 15.3%的国家基本药物，药品质量明显提升，在多个疾病领域打破国外专利药物垄断，大幅减轻患者用药负担。新药研发创新能力得到国际认可，拉莫三嗪获得美国 FDA 批准上市，利培酮微球注射剂获得美国 FDA 批准，直接提交新药申请；地奥心血康、丹参胶囊等获得欧盟上市许可。针对新发突发传染病，科学预判、超前部署，应急研发了帕拉米韦、磷酸奥司他韦、埃博拉病毒诊防治等药品，为重大突发疫情的联防联控提供技术支撑和生物安全保障。在此期间，生物医药创新体系不断完善，建设各类平台近 300 个，形成了以科研院所和高校为主的源头创新，以企业为主的技术创新、上中下游紧密结合的网格化创新体系，突破一批瓶颈性关键技术，创新能力实现“跟跑”向“并跑”的转变，并吸引和集聚了一批高端人才。此外，新药专项创新驱动作用显著，促进了医药产业快速发展。据初步统计，国拨经费投入71.9亿，产生直接经济效益1600亿，出口产值37亿美元。支持建设产业创新孵化基地60余个，生物医药产业园区及产学研联盟26个，形成各具特色的生物医药产业聚集区域。

当前，新药专项已进入“十三五”时期的攻坚阶段，需要坚持产品和技术主线，着力提升自主创新、转化应用和国际竞争三种能力；坚持创新与成果转移转化并重，为稳增长、调结构、促发展、惠民生提供支撑；坚持管理改革和机制创新，全面落实科技体制改革要求，转变政府职能，营造良好政策环境。

新药专项将重点任务聚焦调整为重大品种及其关键技术研发、核心技术创新平台及能力建设两部分内容。

在重大品种研发及关键技术突破方面：一是关于加强创新品种研发。把握国际技术发展前沿，研发具有新结构、新靶点和新作用机制的重大创新品种；促进多学科协同创新，重点开展中药经典名方开发，及具有特色优势的中药复方及其活性成分等研究；进一步加强新型抗体、抗体偶联药物等研究。二是加速临床急需品种研制。加快推进处于临床试验阶段的重点品种（200余个）研发进程，特别是临床急需和具有市场潜力的重大品种。如艾滋病二线治疗药物、重大疾病专利到期药、儿童及老年等特殊人群用药、耐药菌防治药物等。三是突破核心关键技术。针对重大品种研发和产业化的关键环节，发展一批前瞻性新技术，突破一批高端制剂等核心关键技术。按照国际规范和要求，改进国产药物生产工艺和质量标准，提升药品质量，促进国产药物进入国际主流市场。

在核心创新平台及能力建设方面：充分依托新药专项已建的各类技术平台、国家重点实验室、国家企业技术中心等，以重大目标为导向，以重点任务为纽带，推动资源开放共享，建立多学科交叉、产学研深度融合的协同创新机制，强化技术创新平台的技术先进、开放服务、人才培养、辐射带动作用，在国家重大战略领域实现重点突破。

同时，重点提升新药创新成果转移转化能力，培育具备国际竞争能力的重大品种和大型骨干企业，促进医药产业转型发展。让创新成果更快更好地惠及百姓，造福人民。

（二）创新药物研发取得一定成果，将来依然是药学科学发展的核心任务

经过十余年的努力，我国新药研发已经基本完成了由仿制为主向仿制与创新结合的战略转变，药物创新和创新药物研发已经成为药学领域的共识，制药企业创新意识不断增强，创新能力不断提高。在国家“十一五”和“十二五”“重大新药创制”专项支持下，创新药物研发在2016年取得一定成果。

2016年1月8日，“重大新药创制”科技重大专项“十一五”及“十二五”重点支持的“小分子靶向抗癌药盐酸埃克替尼开发研究、产业化和推广应用”被授予国家科技进步一等奖。

2016年3月22日，中国医学科学院医学生物学研究所自主创新研发的世界首个肠道病毒71型灭活疫苗(EV71灭活疫苗)(人二倍体细胞)全球首针接种仪式在北京市朝阳

区高碑店社区卫生服务中心举行。

2016 年 4 月 21 日，由沈阳药科大学牵头研发的用于治疗白血病及淋巴瘤的 1.1 类新药——盐酸阿糖胞苷缬氨酸酯片剂向国家食品药品监管总局提交药品临床研究申请并获受理。

2016 年 6 月，前沿生物研制的注射用、长效抗病毒、治疗艾滋病国家 1 类新药“艾博卫泰”于正式向 CFDA 提交新药申请并获正式受理。在 2016 年 11 月本品获得优先审批、加快审评。

2016 年 7 月，抗癌新药“艾维替尼”启动了Ⅱ期临床研究。“艾维替尼”拥有自主知识产权，已在中美两国同步开展临床研究。较前代 EGFR 抑制剂毒副作用小、抗耐药性强，可用于治疗耐药的晚期肺癌。

2016 年 7 月，治疗乙肝的国家 1 类新药 NOVAFERON-“乐复能”正式投入生产。经国家药品生物制品检定研究院鉴定并与同类蛋白质药物比较，“乐复能”在抗病毒和抗肿瘤的功能及活性方面已具国际领先水平。

2016 年 10 月，国家 1 类生物新药“康柏西普眼用注射液”获得 FDA 批准，可直接在美国开展治疗湿性年龄相关性黄斑变性的Ⅲ期临床试验，标志康柏西普进军国际市场过程中，在质量标准、药物疗效和安全性等方面已获肯定。

2016 年 10 月，具有自主知识产权并能有效治疗病毒性肝炎的长效干扰素“派格宾”正式面向全国上市。派格宾的研制突破了大分子药物长效修饰技术，打破了国外同类制品垄断。

2016 年 10 月，针对高度耐药“超级细菌”感染的 1.1 类新药“苹果酸奈诺沙星胶囊”上市，该药是新型无氟喹诺酮药物。

2016 年 12 月 19 日，用于治疗Ⅱ型糖尿病的原创新药“贝那鲁肽注射液”获得国家 1 类新药证书及药品注册批件，该药是全球首个具有全人源氨基酸序列的 GLP-1 药物。

2016 年 12 月 27 日，丙肝创新药物“丹诺瑞韦”（ASC08）的上市申请，通过了浙江省食品药品监督管理局的全面现场核查，获国家食品药品监督管理总局（CFDA）受理。

进入“十三五”时期，我国社会需求也对创新药物研发提出了新的要求，新发病的防控需要新药来实现，常见病、多发病、重大疾病的治疗也需要新药实现更好的治疗效果，创新药物研发将是我国药学领域长期的任务。

随着新药研发的需求不断增加，对新药物靶点研究和新制剂研究也成为药学领域的重要研究方向。我国在新药物靶点研究和新制剂研究方面仍然比较薄弱，为了适应创新药物研发的需求，新药物靶点和新制剂的研究需要加强。

近年以来，我国的现代生物技术有了十分显著的发展，通过生物技术而生产出的药物也不断增加。我国生物药物研发面临的局面是机遇与挑战并存，尽管中国生物技术药物的市场总额占全球市场的比例仅为 2%，但未来发展空间较大，科技人员研发积极性高，研发品种不断增加，技术水平不断提高，形成了良好的发展态势。为了克服技术创新能力弱、创新体系有待完善、生物技术药物规模小、药物制剂发展水平低等问题，已经出现了以外包服务为主要业务的技术服务公司，且目前已经形成了以国药集团为龙头的产业集群，将对我国生物技术药物的发展发挥积极的推动作用。

（三）2016 年生物制品获批情况

根据国家食品药品监督管理总局发布的《2016 年度药品审评报告》，2016 年国家食品药品监督管理总局批准了 206 件药品生产（上市）注册申请（中药 2 件、化学药品 188 件、生物制品 16 件），批准了 3666 件药物临床试验注册申请（中药 84 件、化学药品 3311 件、生物制品 271 件）。

2016 年，药审中心完成审评建议批准并呈送总局审批的生物制品各类注册申请共计 492 件；2016 年，药审中心完成审评建议批准临床试验并呈送总局审批的生物制品 IND 申请共 271 件，其中预防用生物制品 IND 申请 30 件，治疗用生物制品 IND 申请 241 件 (治疗用 IND 申请中抗肿瘤药物注册申请 109 件)。

2016 年获得批准的重要生物制品品种如下。

（1）聚乙二醇干扰素 α2b 注射液：为重组人干扰素 α2b 与聚乙二醇结合形成的长效干扰素，适用于治疗慢性丙型肝炎成年患者(患者不能处于肝脏失代偿期)。该药品为我国自主研发的长效干扰素，可有效提高患者用药的可及性。

（2）托珠单抗注射液：为人源化单克隆抗体，通过与具有可溶性和膜结合性的白细胞介素-6 受体结合，抑制信号传导和基因激活，适用于治疗全身型幼年特发性关节炎(sJIA)，可显著改善对非甾体类抗炎药及全身性糖皮质激素治疗反应不足的活动性 sJIA 患者美国风湿学会评分并降低激素用量。该药品本次增加适应证，主要用于儿科患者，为我国儿科患者提供了疗效及安全性明确的治疗药物，解决了临床长期无药可用的问题。

（3）贝那鲁肽注射液：为胰高血糖素样肽-1 类似物，其氨基酸序列与人体内胰高血糖素样肽-1 相同，具有葡萄糖浓度依赖的促胰岛素分泌作用，并且诱导 β 细胞分化，抑制胰高血糖素释放、胃排空和摄食冲动，提高对胰岛素受体的敏感性，适用于单用二甲双胍疗效不佳的成人 II 型糖尿病患者的血糖控制。该药品为我国自主研发的胰高血糖素样肽-1 类药物，将满足我国 II 型糖尿病患者对此类药品的可及性。

（4）13 价肺炎球菌结合疫苗：为通过化学方法将肺炎球菌多糖与蛋白载体结合制备的多糖蛋白结合疫苗，将多糖的非 T 细胞依赖免疫转变为 T 细胞依赖的免疫，适用于预防 6 周龄至 15 月龄婴幼儿由 13 种肺炎球菌血清型引起的侵袭性疾病(包括菌血症性肺炎、脑膜炎、败血症和菌血症等)。该药品为我国上市的可用于婴幼儿主动免疫的 13 价肺炎疫苗，较 7 价肺炎球菌结合疫苗有更高的血清型覆盖率。

三、药物物质基础

计算机辅助药物设计

徐志建 朱维良 陈凯先
中国科学院上海药物研究所

计算机辅助药物设计（computer-aided drug design，CADD），应用各种理论计算方法和分子模拟技术来加速药物研发进程，受到制药领域的广泛关注。近年来，随着计算机硬件的快速发展，以及新的理论方法的出现，计算机辅助药物设计的成功率有了较大的提高。例如，不列颠哥伦比亚大学利用 CADD 技术成功地设计了雄激素受体新型抑制剂并于 2015 年 12 月以 1.4 亿美金转让售出；吉利德科学于 2016 年 4 月以 4 亿美元预付款（总价 12 亿美元）收购了以 CADD 技术为主的新药研发公司 Nimbus Apollo。这些案例意味着 CADD 迈入了产业化及快速发展的阶段。

（一）基础研究

1. 药物结合新位点研究

截止到 2016 年，针对 FDA 批准的 1578 个药物，共有 893 个药物靶标，其中 667 个药物靶标为人类蛋白质，189 个为病原体蛋白质。除了寻找新的药物作用靶标外，寻找已知药物靶标的新的结合位点也是目前的一个热门研究方向。雄激素受体新型抑制剂就是利用分子模拟方法在雄激素受体的晶体结构中找到了位于 DNA 结合域的全新小分子结合位点，进而开发出来的新型小分子抑制剂。除了传统的底物结合位点正构位点（orthosteric site，也称正构口袋）外，靶向蛋白质的别构位点（allosteric site，也称别构口袋）也可起到诱导蛋白质构象变化，从而达到治疗疾病的效果。上海交通大学开发了别构数据库 ASD（Allosteric Database，http://mdl.shsmu.edu.cn/ASD），有望从中发现新的药物结合位点。利用高斯网络模型计算发现，蛋白质的正构口袋和别构口袋在运动上具有强相关性，而且这种相关性不依赖于蛋白质所处的活性状态。北京大学利用这种相关性发展了一种快速简洁地预测蛋白质别构口袋的方法 CorrSite，只要目标蛋白质发挥功能时的聚集状态已知，且其正构口袋能够准确定义，在已知该蛋白质三维结构（任意包含正构口袋部分的结构）的前提下，就可以利用 CorrSite 方法来预测其潜在的别构口袋。利用蛋白质别构效应分子的发现策略，有学者已成功设计出 15-脂氧合酶（15-lipoxygenase）的激活剂。此类激活剂不仅促进内源性抗炎分子的生成，而且与花生四烯酸（AA）代谢网络的其他靶标抑制剂一起用药时能更有效地调控整个 AA 代谢网络状态。结合位点可药性的评价有助于发现新的药物结合位点，北京生命科学研究所通过基于片段的虚拟筛选方法实现了对蛋白质结合位点可药性的预测。

2. 靶标预测及药物-靶标结合的亲和力研究

华东理工大学开发了基于药效团匹配和基于分子形状及化学性质匹配的靶标预测

方法 PharmMapper 和 ChemMapper，也发展了基于网络和化学信息学的靶标预测方法 SDTNBI。

药物-靶标相互作用问题是 CADD 的重要研究内容。中国科学院上海药物研究所阐述了卤键在药物研发中的重要性，发现卤键不仅可以应用于先导化合物的活性优化，而且还可用于化合物的成药性（ADME/T 性质）优化，并开发了可以处理卤键作用的分子对接软件 D^3DOCKxb，可与前期开发的国产药物设计图形软件平台 D^3Pharma 进行整合。利用此方法软件，该研究组发现了 2 个含卤原子老药的新用途。我国也有学者研究了 S…O 作用的特征及其在药物设计中的潜在应用。

中国科学院上海有机化学研究所更新完善了蛋白质与配体复合物三维结构及亲合性数据的 PDBbind 数据库，并与上海交通大学合作开发了专门针对别构位点的亲合力打分函数 Alloscore。华东师范大学发展了利用分子动力学计算熵变，进而预测结合自由能的方法。

3. 药物-靶标结合和解离的动力学性质研究

除了受药物-靶标结合亲和力的影响，药物的药效还与药物-靶标结合的保留时间（residence time）有关。中国科学院上海药物研究所将可精确预测小分子-蛋白质结合方式的柔性分子对接方法和精确预测小分子-蛋白质结合自由能的理论计算方法，与研究蛋白质折叠的能量全景图理论（energy landscape theory）和研究化学反应机理的过渡态理论（transition state theory）相结合，发展了配体-受体结合自由能全景图（binding free energy landscape）构建方法，由自由能全景图可以获得准确的配体-受体结合热力学和动力学参数，成功地应用于药物-靶标相互作用过程的研究，准确预测药物的药效。

4. 先导化合物发现和优化方法的发展研究

2013 年，Martin Karplus、Michael Levitt 和 AriehWarshel 因“为复杂化学系统创立了多尺度模型”而获得诺贝尔化学奖。量子力学-分子力学（QM/MM）组合方法既能在电子水平描述好关键区域（药物-靶标结合位点），又能在原子水平上高效地考虑整个蛋白质环境。中山大学通过 QM/MM 模拟，利用“反应性大小差异”的新颖设计理念，获得了第一个酶水平实验验证的 HDAC2 专一性抑制剂，该工作为高相似度亚型选择性抑制剂设计提供了一种全新的设计策略。中国科学院上海有机化学研究所开发了 AutoT&T v.2，运用基于片段的药物设计策略可实现小分子的从头设计，用于先导化合物的发现与优化。华中师范大学开发了基于片段的药物设计软件 ACFIS，可识别活性化合物中的关键片段，并开展后续筛选和设计。中山大学开发了 ASDB，用于探索新的化合物骨架。

5. 药物半衰期的预测研究

传统的实验方法测定药物半衰期不仅耗时长而且花费昂贵。因此，通过计算模拟的手段建立药物半衰期的精确预测模型具有重要意义。中国科学院上海药物研究所构建了多个基于机器学习的半衰期预测模型，新模型的测试结果优于文献报道。其中，以 GBM（gradient boosting machine）方法建立的半衰期预测模型效果最好（R^2=0.820，RMSE=0.555），可为设计出半衰期更为合理的药物提供指导。

6. 超级计算机的发展及其在 CADD 中的应用研究

中国的超级计算机研制工作近年来获得了极大的发展。2013 年 6 月至 2016 年 6 月，国防科技大学研制的“天河二号”为世界上最快的超级计算机，之后，该位置被由国家并行计算机工程技术研究中心研制的“神威 • 太湖之光”所取代。中国科学院上海药物研究所与国防科技大学合作将分子对接软件 D^3DOCKxb 移植到国产超级计算机上，开发了 mD^3DOCKxb，可进行 156 万核的并行计算，并行效率高达 84.7%。利用该平台，针对某个特定靶标蛋白在一天之内就可以完成 4000 万化合物的虚拟筛选，为应对暴发性恶性传染病的应急药物快速研发提供了强大的计算模拟保障。

中国科学院上海药物研究所解析了第一个 B 型 G 蛋白偶联受体（g protein-coupled receptor，GPCR）-全长胰高血糖素受体（glucagon receptor，GCGR）的晶体结构。基于以测定的 GCGR 全长三维结构为基础，在“天河二号”上用分子动力学模拟方法研究了全长 GCGR 的动态构象。在三次 1-μs 的平行模拟中，空载 GCGR 的 ECD 都倒向跨膜区第一个胞外区柔性环 ECL1，同时与 ECL1 和 stalk 形成极性和疏水作用，稳定 ECD 的构象。以上发现揭示了全长 GCGR 不同结构域之间的作用模式及其对受体活化调控的可能机制，对靶向 B 型 GPCR 的药物研发具有重要指导意义。

7. 人工智能在 CADD 中的应用研究

最近几年，人工智能领域获得了极大的发展，基于人工神经网络发展而成的深度学习技术在计算机视觉、语音识别等领域取得了很好的效果。Google DeepMind 开发的人工智能围棋程序 AlphaGo 于 2016 年 3 月战胜世界冠军韩国职业棋手李世石，引发了人们对人工智能巨大的热情。深度学习技术面对大量的标签和无标签数据时，在没有人工干预的情况下能够自动提取有用的信息，基于这些信息作出较好的决策，减轻了人们处理大数据的“烦恼”。北京大学利用深度学习算法的自动特征提取能力以及强大的学习能力，发展了适用于药物和活性化合物肝损伤预测的深度学习模型，该模型在预测 198 个外部测试药物时达到了 86.9%的准确率，其预测能力远高于现有的其他计算预测模型。浙江大学利用相关向量机预测大鼠急性口服毒性，获得了较好的效果。这些研究结果表明人工智能技术在 CADD 领域具有广泛的应用前景。基于人工智能的初创公司近年来也在蓬勃发展，这些初创公司主要位于美国，相比之下，中国的产业化程度还有非常大的成长空间。

（二）典型案例

2016 年，由中国科学院上海药物研究所自主研发的治疗肺动脉高压（PAH）1.1 类新药 TPN171 及其片剂获得国家食品药品监督管理总局（CFDA）颁发的“药物临床试验批件”，获准进行临床研究。研究人员在中药淫羊藿的提取物中发现了具有较高磷酸二酯酶（phosphodiesterase type 5，PDE5）抑制活性的化合物，并以天然产物淫羊藿黄酮为先导结构，利用 CADD 技术，通过结构修饰和拼接合成，开展精细的“结构微调”设计与合成工作，最终获得了具有良好成药性的 TPN171。

“云端制药”平台的出现，可通过量子物理、量子化学的智能算法，在云端进行高性能科学计算，预测小分子药物的所有可能晶型，再锁定最理想的晶型，以及盐、水合物、共晶等固相。

（三）计算机辅助药物设计人才培养

我国高校及科研院所已经开设了 CADD 的相关课程，并设立了“药物设计学”的硕士及博士研究生培养点，为工业界和学术界培养了大量的人才。工业界对 CADD 人才的需求主要来自于国外的大型制药公司及其在中国设立的新药研发中心。近年来，随着我国新药研发实力的增强以及从仿制药到创新药思维的转变，国内的药企也开始设置 CADD 的岗位。值得一提的是，CADD 在（CRO）公司（医药研发合同外包服务机构）中正处于蓬勃发展阶段，目前已有越来越多的公司在新药研发项目中配备了相应的药物设计专业人才，并可对外提供 CADD 服务。此外，学术界与工业界的交流合作也日益广泛，为基础研究走向产业化及产业发展为基础研究保驾护航打下了基础。

（四）展望

近年来，我国 CADD 领域处于蓬勃发展阶段，无论在方法发展，还是技术应用上都有了长足的进步。但我们也看到，目前制药公司使用的 CADD 方法和软件基本上都是国外同行所开发的，如 Schrödinger、Discovery Studio、MOE、Sybyl 等。即使在学术界，使用的也多是国外的软件，如分子动力学软件 Amber、Gromacs 等，分子对接软件 DOCK、AutoDock、AutoDockVina 等。我国的 CADD 方法发展目前主要集中于实现某个特定的功能，还缺乏有机的整合，CADD 方法与软件程序的产业化上存在很大的不足。为数不多的国产药物设计软件，如 D^3Pharma，还处于成长阶段，有待各方面的进一步支持以得到全面的提高完善。在应用上，国外依托 CADD 技术已经成立了不少初创公司进行药物设计与开发，国内的大多数成果还有待进一步的开发转化。

在药物-靶标的亲和力计算方面，通过自由能微扰计算活性化合物结构改造之后的结合自由能变化是目前的一个热门研究方向，我国在此领域的发展还有待进一步加强提高。此外，CADD 正由“强调药物-受体结合的亲和性”向“全面考虑药物-受体结合的动力学行为”及“化合物成药性”转变，需要发展相关的新方法及软件来迎接这种转变和挑战。

可以预见，随着人民大众健康生活对新药不断增长的需求，以及国家投入的不断增加，CADD 将会进一步走向成熟，并为我国的创新药物研发作出重要贡献。

主要参考文献

1. Santos R, Ursu O, Gaulton A, et al. A comprehensive map of molecular drug targets. Nat. Rev. Drug Discov. 2017. 16(1): 19-34.

2. Ban F, Dalal K,Li H, et al. Best practices of computer-aided drug discovery: Lessons learned from the development of a preclinical candidate for prostate cancer with a new mechanism of action. J. Chem. Inf. Model. 2017. 57(5): 1018-1028.

3. Shen Q, Wang G, Li S, et al. ASD v3.0: Unraveling allosteric regulation with structural mechanisms and biological

networks. Nucleic Acids Res. 2016. 44(D1): D527-535.

4. Ma X, Meng H, Lai L. Motions of allosteric and orthosteric ligand-binding sites in proteins are highly correlated. J. Chem. Inf. Model. 2016. 56(9): 1725-1733.
5. Meng H, McClendon C L, Dai Z, et al. Discovery of novel 15-lipoxygenase activators to shift the human arachidonic acid metabolic network toward inflammation resolution. J. Med. Chem. 2016. 59(9): 4202-4209.
6. Zhou Y, Huang N. Binding site druggability assessment in fragment-based drug design. Methods Mol. Biol. 2015. 1289: 13-21.
7. Wang X, Shen Y, Wang S, et al. Pharmmapper 2017 update: A web server for potential drug target identification with a comprehensive target pharmacophore database. Nucleic Acids Res. 2017. 45(W1): W356-W360.
8. Gong J, Cai C, Liu X, et al. Chemmapper: A versatile web server for exploring pharmacology and chemical structure association based on molecular 3D similarity method. Bioinformatics. 2013. 29(14): 1827-1829.
9. Wu Z, Cheng F, Li J, et al. SDTNBI: An integrated network and chemoinformatics tool for systematic prediction of drug-target interactions and drug repositioning. Brief Bioinform. 2017. 18(2): 333-347.
10. Xu Z, Yang Z, Liu Y, et al. Halogen bond: Its role beyond drug-target binding affinity for drug discovery and development. J. Chem. Inf. Model. 2014. 54(1): 69-78.
11. Yang Z, Liu Y, Chen Z, et al. A quantum mechanics-based halogen bonding scoring function for protein-ligand interactions. J. Mol. Model. 2015. 21(6): 138.
12. Li Y, Guo B, Xu Z, et al. Repositioning organohalogen drugs: A case study for identification of potent B-Raf V600E inhibitors via docking and bioassay. Sci. Rep. 2016. 6： 31074.
13. Zhang X, Gong Z, Li J, et al. Intermolecular sulfur.oxygen interactions: Theoretical and statistical investigations. J. Chem. Inf. Model. 2015. 55(10): 2138-2153.
14. Liu Z H, Li Y, Han L, et al. PDB-wide collection of binding data: Current status of the PDBbind database. Bioinformatics. 2015. 31(3): 405-412.
15. Li S, Shen Q C, Su MY, et al. Alloscore: A method for predicting allosteric ligand-protein interactions. Bioinformatics. 2016. 32(10): 1574-1576.
16. Duan L, Liu X, Zhang J Z H. Interaction entropy: A new paradigm for highly efficient and reliable computation of protein-ligand binding free energy. J. Am. Chem. Soc. 2016. 138(17): 5722-5728.
17. Bai F, Xu Y, Chen J, et al. Free energy landscape for the binding process of huperzine a to acetylcholinesterase. Proc. Natl. Acad. Sci. U. S. A. 2013. 110(11): 4273-4278.
18. Zhou J, Li M, Chen N, et al. Computational design of a time-dependent histone deacetylase 2 selective inhibitor. ACS Chem. Biol. 2015. 10(3): 687-692.
19. Li Y, Zhao Z, Liu Z, et al. Autot&t v.2: An efficient and versatile tool for lead structure generation and optimization. J. Chem. Inf. Model. 2016. 56(2): 435-453.
20. Hao G F, Jiang W, Ye Y N, et al. ACFIS: A web server for fragment-based drug discovery. Nucleic Acids Res. 2016. 44(W1): W550-556.
21. Liu Z, Ding P, Yan X, et al. ASDB: A resource for probing protein functions with small molecules. Bioinformatics .2016. 32(11): 1752-1754.
22. Lu J, Lu D, Zhang X, et al. Estimation of elimination half-lives of organic chemicals in humans using gradient boosting machine. Biochim. Biophys. Acta. 2016. 1860(11 Pt B): 2664-2671.
23. Zhang H, Qiao A, Yang D, et al. Structure of the full-length glucagon class BG-protein-coupled receptor. Nature. 2017. 546(7657): 259-264.
24. Xu Y, Dai Z,Chen F, et al. Deep learning for drug-induced liver injury. J. Chem. Inf. Model. 2015. 55(10): 2085-2093.
25. Lei T L, Li Y Y, Song Y L, et al. Admet evaluation in drug discovery: 15. Accurate prediction of rat oral acute toxicity using relevance vector machine and consensus modeling. J. Cheminform. 2016. 8(1): 6.
26. van Vlijmen H, Desjarlais R L, Mirzadegan T. Computational chemistry at janssen. J. Comput.-Aided Mol. Des. 2016. 1-7.

27. Cappel D, Hall M L, Lenselink E B, et al. Relative binding free energy calculations applied to protein homology models. J. Chem. Inf. Model. 2016. 56(12): 2388-2400.

28. Wang L, Wu Y, Deng Y, et al. Accurate and reliable prediction of relative ligand binding potency in prospective drug discovery by way of a modern free-energy calculation protocol and force field. J. Am. Chem. Soc. 2015. 137(7): 2695-2703.

化学药物晶型关键技术体系的建立与应用

吕 扬 杨世颖 杜冠华

中国医学科学院药物研究所

2016 年度国家科学技术奖励大会在北京召开，在获奖项目中，“化学晶型药物关键技术体系”获得科学技术进步奖二等奖。该技术体系是中国医学科学院药物研究所科研团队经过多年努力建立起来的旨在控制药物质量的技术体系，并经过长期应用，取得了良好的社会和经济效益。

化学药物是临床治疗疾病的主要物质基础。化学药物常被划分为原研药和仿制药，我国就是化学仿制药大国，目前临床上应用的药品中，约有 95%属仿制药物。但人们普遍的认识是“国产药不如进口药”，“仿制药不如原研药”。一方面，在我国的临床医生和患者的印象中，国产药的治疗效果不如进口药，例如抗高血压药物尼莫地平，国产药的效果不及进口药的 1/3；另一方面，我们的国产制药企业也能够发现，自己产品的稳定性和保质期明显不如进口原研产品。实际上，我国不同厂家生产的同一药品，同一厂家生产的不同批号药品，其生物疗效与化学质量也不相同。化学仿制药中存在的这种长期、普遍、顽固的不一致现象，也迫使我国药物行业不得不推行化学仿制药物的一致性评价工作。

影响药品质量的因素很多，归结起来无非来源于三个方面：药物原料、制剂辅料、生产工艺。在众多的影响药品质量的因素中，药物晶型状态是易于被忽视的影响因素，但却是至关重要的影响因素。

在 20 世纪末期，项目团队认识到了药物晶型状态对药品质量的影响，进行了 17 年的科研攻关，通过晶型药物理论和系列关键技术创新，建立了国际领先的、集“晶型发现、分析、评价、标准、质控、生产”为一体的晶型药物研发技术体系，通过对仿制药物和创新药物的晶型研究，发现了多种我国急需药物品种的新药物优势晶型，研发了新的药物产品，提高了产品水平和质量标准，通过技术推广和应用，实现了重大经济和社会效益。

（一）药物晶型对药品质量的影响

2016 年，我国制药领域发生了一件里程碑意义的大事件——仿制药“质量与疗效”一致性评价工作正式拉开帷幕。虽然一致性评价的道路的复杂的、崎岖的，但对我国的仿制药现状而言，这一举措是极其必需的，也是迫在眉睫的。从科学角度讲，仿制药“质量与疗效”一致性评价的这一表述，是不合理地分割了药品质量的内涵，但换个角度来看，这也是针对这种狭隘认识的补充和强调。药品质量的核心是疗效，因此，一致性评价的目标也是疗效。

为了保证药品质量，一般简单的想法就是加强质量的监管和检测，要采用最高级的仪器，最严格的检测手段来保证药品质量，事实上这是一种不能完全解决问题的措施。因为药品质量标准是药物疗效内涵的表现，如果其表观指标不能控制其疗效内涵，无论多么严格的检测，多么先进的检测手段，都不可能实现提高药品质量的目的。

提高药品质量，首先要解决的问题是掌握影响药品质量的因素，然后通过对影响因素的研究发现影响质量的科学问题，提高技术能力解决存在的瓶颈问题，从而制订能够保障药品质量的表观质量标准，并在此基础上进行严格监管，这样才能够真正提升药品质量。

剖析影响化学固体药品质量的因素大约来自三个方面：药物原料、辅料、生产工艺。其实我国的制药领域对来源于上述三个方面的大部分因素已经充分关注了，例如，原料药的结构、纯度、手性、杂质，制剂的处方，辅料的含量与杂质，生产工艺中的关键参数等。但生产出的药品仍然存在着质量与疗效不一致的现象，显然，我们并未发现影响药品质量的关键因素，而这一关键因素亦是不易发现，且不易突破的。

影响药品质量的关键因素究竟是什么？我国的药学家历经十余年终于揭开了其神秘面纱——“药物晶型”。“原料药晶型物质状态”的关键作用迟迟未能被我国药学界重视的原因，固然有我们对于相关理论与应用的认识欠缺，但更重要的是，药物晶型是作为发达国家制药企业的一种“核心机密”，是作为企业内控指标来保证药品质量，它并不记载在原研药品的公开标准与资料中。药物晶型是原研企业设置的技术壁垒，导致我国在仿制时难以逾越，因此，“药物晶型”归根结底是一种我国制药企业尚未掌握的关键技术，正是这一关键技术导致了国产药不如进口药，仿制药不如原研药的现状。

毋庸置疑，药物晶型是影响药品质量的重要关键因素。药物晶型对药品质量的影响首先体现在改变药物的疗效方面，这也是药物晶型对药品质量产生影响的主要体现。药物晶型的变化和不同，对于药品而言，既不影响原料药的纯度和含量，也不影响其手性和化学特征。因此，对目前药品质量标准中使用的检测指标，一般不会产生明显影响，但是，其最重要的影响是药物的疗效，主要表现在药物在体内的吸收过程。

药物晶型状态对药物溶解过程的影响不是其影响药物疗效的主要原因。一般认为药物的溶解度决定了药物的吸收，药物不同的晶型改变了药物的溶解度或溶解过程，从而影响了药物的生物利用度。事实证明，药物晶型的改变一般不影响药物的溶解度，但可以影响药物的溶解速率，而这种溶解速率的变化与对生物利用度的影响并不一致。这说明，药物晶型对生物利用度的影响是由其分子存在状态决定的，而不完全是对溶解过程的改变决定。这一现象给药物晶型的研究增加了难度。

药物晶型状态对机体吸收的影响是复杂的。研究结果显示，同一种药物的不同晶型，其理化性质可以相同或相近，但在生物体内的吸收却存在显著差异。有些晶型状态外观差异显著，但生物体内差异却很小，这种复杂现象对药物制剂过程中的晶型研究提出新的要求，准确确定优势药物晶型是保证药物质量的关键。

药物晶型对药品质量产生影响的另一重要体现，就是改变药品的稳定性。这直接关系到药品的保存期限，关系到药品能否在保质期内稳定地发挥治疗作用。例如，制药企业的生产人员常有感触，对于同一个药物品种，不同生产来源的原料药保质期不同，有的保质期长，保质期内产品能保证一贯如初；有的保质期短，经过一段时间后，常有颜色改变、团聚结块等现象发生。这常常是由于使用了稳定性不同的晶型物质导致的。当药物制剂中使用了不稳定的晶型或是含有不稳定晶型的混合晶型作为原料药时，可能生产出厂时，药品的疗效尚且能达到合格标准，但随着时间推移，不稳定的晶型物质会发生转变，从而导致药效降低，无法达到疾病治疗的作用。

综上，药物晶型直接影响药品在生物体内的作用，也可能通过改变药品的稳定性进而间接影响药物疗效，可见，药物晶型是影响药品疗效的重要因素，也是药品质量研究的重要内容。但是目前大多数药品质量标准中涉及的理化参数检验未能有效地控制药物晶型，这才导致了药品的疗效参差不齐。因此，要实现药物的疗效一致，关键是要在质量标准中加入正确的、有效的、真正与临床相关的控制指标。

（二）药物晶型是控制药品疗效的重要指标

优质的药物是在研发的基础上生产出来的，而不是检测出来的。严格的检验只能证明药物的质量状态。药品质量的理想状态就是可以通过可以检测和可见的指标控制药物疗效，达到保证药物疗效的目的。早期抗生素以“单位”为指标，控制的就是活性和疗效。而对于化学固体药物的由一系列可检指标组成的质量标准，虽然各项指标都符合质量标准，但仍然存在不能控制药品疗效的现象，就是由于用做质量标准的检测指标不能控制药物疗效。

药物晶型直接影响药物的生物利用度，药物晶型也就成为控制药物疗效的重要指标，检测并控制药品中的药物晶型状态，对于晶型影响其疗效的药物，就成为重要的质量控制指标。

研究证明，在临床应用的药物中，并非所有的药物都受晶型的影响，有些药物的晶型有明显差异，但其疗效却保持一致，对于这类药物，药品疗效和质量控制应该重点关注其他影响疗效的因素。但是，对于晶型影响疗效的药物，检测和控制药品中的原料药晶型状态就是保证其治疗效果的重要指标。控制了这种能够反应药物疗效的指标，就可以达到控制药物疗效的目的，也就实现了药品质量的有效可控。

药物的原料是药品的源头，控制药品的药效就要从源头开始。因此，晶型的控制也必然从原料药开始。对于晶型影响其疗效的药物而言，在众多晶型中找到一种优势晶型并在质量标准中进行有效控制，是保证该药物疗效的关键所在。所谓优势药物晶型，就指同一种药物的多种晶型中最适合用于制备药物的晶型状态。优势药物晶型的选择是要在系统评价其物质成药性和生物成药性的基础上进行综合考量。科学地、准确地确定出优势药物晶型是实现有效控制药品疗效的重要开端。

药品最终是以不同制剂形式进入人体而发挥作用的。相对于原料药而言，制剂是一个复杂体系，不仅有多种物质共同存在，可能产生相互作用，而且制剂过程的工艺也可以影响这些物质相互作用的模式，产生更复杂的结果。这使得对药品中有效成分的晶型检测具有一定的难度，需要根据药物特点，确定检测方法，提高检测技术水平，保证药品中原料药的晶型状态保持一致，实现药品疗效的可控。

对于化学固体药物，药物的晶型研究具有重要的价值和意义，发现真正的优势药物晶型，才能达到最佳的治疗效果，才能提升药品质量，达到优质药品质量的有效控制，从而保证其产生稳定可靠的治疗效果。

如何科学、准确地制定“药物晶型”这一质量控制指标？这其中需要的是一系列晶型研究技术。解决了技术问题，才能真正地解决药品的质量问题！

（三）化学药物晶型研究的技术体系

正如前文所述，在提高我国药品质量，完成仿制药一致性评价的道路上，我们要做的核心不是加强检测与制定标准，而是要逾越技术难关，生产出优质药品。在各种技术难关中，“晶型”技术无疑是重中之重。如何突破这一技术瓶颈？获奖项目“化学药物晶型关键技术体系的建立与应用”给出了答案。

药物晶型的发现与制备是晶型药物研发的起点，为后续研究提供晶型物质基础。众所周知，药物的多晶型是一种普遍的自然现象，对于化学药物而言，50%以上的药物品种存在两种以上的不同晶型物质状态，但由于人类认识水平和技术能力的局限，许多药物的不同晶型物质状态仍未被发现。药物晶型的发现技术解决的就是“一个药物究竟有多少种晶型状态？”的科学问题。为了尽可能多地发现药物的不同晶型状态，需要科学、充分地考虑各种影响因素并进行大量的晶型筛查试验。因此，高效、快速、全面地获得药物的多种晶型是晶型发现技术的宗旨与目标。晶型制备技术虽然与发现技术所运用的方法类似，但二者的目的与思路截然不同。晶型制备是以获得样品的晶型纯度为评价指标，通过优化各种条件参数，最终获得晶型纯品的最优制备工艺。

药物晶型的鉴别与分析贯穿于晶型药物研发链条的多个阶段，该核心技术模块是综合运用多种现代晶型检测技术，有效区分与鉴别不同晶型物质，与此同时，从不同角度揭示多晶型形成的原因与实质。确定药物不同晶型的有效检测技术方法将为后续的晶型质量控制提供有力的基础与支撑。

药物晶型的评价与成药是决定众多晶型中哪一种可以作为药用晶型的关键一步，直接关系着晶型药物研发的方向与成功概率。因此，科学、真实、准确是这一关键技术模块的指导思想。在以往的晶型评价中，药学家常常通过溶解度或溶解速率来进行评判。但“化学药物晶型关键技术体系”强调，药物晶型的评价要从有效性、安全性、稳定性等方面入手，进行多层面、多角度的综合评分，得分最高者即为优势药物晶型，该优势药物晶型才是最适合药用的晶型物质状态。此外，需要重点指出的是：在有效性的评价研究中，通过比较溶解度或溶解速率的方法固然有一定的参考价值，但由于人体体内环境的复杂性，体外的溶解特性常常无法准确反映不同晶型的体内生物利用度，这一现象也被大量文献报道所证实。为克服这一问题，许多药学同仁开始尝试采用小动物（小鼠、大鼠等）进行晶型评价，但由于受到小动物无法定量吞咽固体药品的技术限制，大家通常采用悬浮液灌胃的方式给药。但是悬浮液灌胃的给药方式容易引起晶型转变，导致晶型评价结果不准确，无法真实反映不同晶型的体内过程。化学药物晶型关键技术体系采用创新技术解决了这一瓶颈难题，为真实、准确地评价出优势药物晶型提供了科学可靠的技术支撑。

药物晶型的标准与质控是晶型药物研发的最终环节，是保证药品质量的核心技术模块。药物晶型的质量控制技术包含了药物晶型的定性、定量检测技术，其技术方法建立的研究对象不仅包括单一成分的原料药，还包括复杂成分体系的固体制剂。将与优势晶型相关的参数加入到药物的晶型质量标准中，规定与临床相关性高的晶型种类、晶型纯度、晶型含量等定性指标与定量限度，提供科学有效的晶型质量控制方法，这样才能实现优势药物晶型的有效控制，才能建立起能够真正控制药品质量的药品标准。

化学药物晶型关键技术体系形成了药物从晶型发现、分析、评价，到标准、质控和生产的完整技术链条，为我国创新药开发、仿制药突破国际技术壁垒，晶型药物产业化提供重要技术支撑。

（四）化学药物晶型研究关键技术体系的科技创新

“化学药物晶型关键技术体系”是在药物化学、药理学、药物分析等多学科交叉与结合的基础上，通过系列创新解决了晶型药物研发不同阶段技术瓶颈的前提下，集成创新而成。

该体系的创新之一是创建了新晶型物质设计及高效制备新技术。药物晶型研究的关键环节之一是在已有物质基础上获得新的晶型，通过成药性评价，发现新的优势药物晶型。无论是创新药或是仿制药研发，获得新晶型均是其重要的物质基础。该技术是基于对药物三维状态的分子结构、分子排列规律、空间位阻、分子间作用力等参数分析和模拟，通过计算预测可能的未知新晶型空间结构排列方式，设计新的晶型状态。创建了用于创新药和仿制药的“药物新晶型结构设计新技术”。在设计的基础上，建立新型晶型生成条件系统，根据该条件系统控制相关参数，如化学参数、物理参数、过程参数等，形成多参数联动控制的晶型制备新技术新方法。

该体系的创新之二是发明了小动物晶型固体药物灌胃新装置，创建了“优势药物晶型评价”新技术。药物不同晶型在生物体内的吸收、药效，以及安全性差异是评价优势药物晶型的关键指标，采用小动物评价药物晶型的生物学特点具有重要意义。项目发明了小动物晶型固体药物定量灌胃器新设备，克服了悬浮液给药影响药物晶型状态而导致生物学评价结果不准确的科技难题，较真实地展现晶型固体药物经口服给药在生物体内的吸收、代谢、分布过程。在国内外首次提出了“优势药物晶型”定义，并规定其为多晶型固体药物中稳定性佳、生物利用度高、毒副作用小、适合生产制备的晶型物质状态。

该体系的创新之三是创建了“固体药物复杂体系晶型定量分析”新技术。药物制剂是包含活性成分和多种辅料的复杂成分体系，定性定量分析药物制剂中的优势药物晶型成分与含量是晶型药物检测的瓶颈技术难题。为了实现药物晶型的定性和定量控制，项目创建了可准确测定药品晶型纯度和含量的技术方法。首次提出晶型药物的“晶型纯度”新概念，提出晶型药物在“化学纯度”基础上应增加“晶型纯度”标准要求，建立晶型原料药和晶型制剂的晶型种类、含量、混晶比例等检测技术标准，确保晶型药品安全、有效、质量可控。创建了“化学药原料的绝对和相对晶型含量检测”新技术。在我国首次提出了晶型含量的绝对和相对检测新技术。创建了“药品固体制剂复杂体系中晶型成分含量检测”新技术，实现对固体药物制剂中的晶型原料药成分定量检测目的。

“化学药物晶型关键技术体系的建立与应用”实现了我国晶型药物研发技术的跨越；使其研究的晶型药物质量达到或超越国际水平，促进国产仿制晶型药品走向国际市场；为我国晶型药物研发、生产、监管提供了行业的技术法规指导文件；在我国晶型药物研发、生产、监管、司法中都发挥了积极的作用。

（五）晶型药物研究的举例

“化学药物晶型关键技术体系”在我国许多晶型药物的研发过程中给予了技术支撑，该技术体系的应用，提高了药物疗效，保证了人民健康；提升了技术内涵，参加国际市场竞争；有效降低了药价，减轻国家和人民负担。

在我国乙肝疾病的发病率很高，因此乙肝用药量巨大。阿德福韦酯是美国原研的抗乙肝药物，也是拥有晶型物质知识产权保护的专利药。在进口阿德福韦酯即将进入中国市场前，中国医学科学院药物研究所利用“化学药物晶型关键技术”发现了新的优势晶型并形成知识产权，突破了原研晶型技术壁垒和专利保护网，并以飞快的速度完成了制备、成药、生产、质控等研发换届，实现国产阿德福韦酯提前上市，阻止了进口药高额定价，进口阿德福韦酯被迫降低药价 60%上市。为了让更多国内病人受益，研究团队将新晶型的专利无偿向国内企业共享。

再如，降脂药物阿托伐他汀钙。该药是美国研发的强力降脂药物。我们团队利用“化学药物晶型关键技术”，研究发现了美国在中国授权晶型专利的技术漏洞，申请了专利无效，并开始晶型产品的生产，低价供应国内病人。从此也开始了与美国相关晶型技术权威团队的长期技术辩论，从国家专利局、北京市中级人民法院、北京市高级人民法院，直到中华人民共和国最高人民法院，项目团队用大量翔实的晶型数据，经过 8 年的艰苦抗辩，最终获胜。该研究超越了国际先进技术，打破了晶型垄断，支持了司法，推动了民族产业，惠及百姓。

又如，头孢类抗生素头孢曲松钠。在“化学药物晶型关键技术体系”的支撑下，某国产药品头孢曲松钠的生物疗效与化学质量均达到了进口药品水平，为使更多的国人收益，该国产药品定价 1 元，仅为进口药品的 1/60，按销售额计算，3 年就节省医保开支 368 亿元，有效减轻了国家和人民的经济负担。

（六）晶型在创新药物研究中的应用

我国临床应用的化学药品，95%来源于仿制。为了改变这一局面，国家在大力鼓励创新，我国的制药人也在不断地努力。我们需要创新药物，需要有高度的创新药物，需要别人难以模仿的创新药物。那么我们自主研发的新药靠什么去实现创新的高度？

从我国的仿制药研发历程来看，当我们关注了药物的化学结构、纯度、手性和杂质，关注了辅料的种类、质量和处方，也关注了制剂的生产工艺等众多因素后，国产药品仍然出现疗效与质量参差不齐的现象。我们之所以做不到“仿得像”，原因就在于我们没能了解原研药的核心机密。经过了多年的摸索与研究，我们揭开了原研药的神秘面纱，找到了其中的症结——“晶型”。药物的晶型已经成为国际制药领域继“手性”之后的又一热点问题。可以说，我们已经进入了“晶型药物”时代。

如何让我们的自主创新药物拥有更高的创新附加值？无疑要抓住“药物晶型”这一关键问题。发挥晶型在创新药物研究中的独特优势，首先要深入认识固体药物作用的规律和特点，掌握影响固体化学药物临床疗效的物质基础，提供控制药物质量和保证药物疗效的控制指标；其次，利用晶型发现技术促进认识化学药物的存在状态，发现新的药物晶型，形成新的知识产权，有效提高药物研发水平；再次，药物晶型在生物体内的作用机制是目前尚未完全认识的科学问题，可以为药物研究开辟新的研究领域。

（七）展望

“化学药物晶型关键技术”经过长期实践积累，形成了比较完整的技术体系，发现了大批药物新晶型，奠定了晶型药物研发的基础，为我国药物研发提供了技术之支撑。但是，我们必须认识到，药学领域对药物晶型的认识才刚刚开始，对晶型研究相关技术还没有掌握，对药物晶型研究在药物研发中的意义还没有真正理解。因此，药物晶型研究将在药学领域形成新的发展期。

由于药物晶型技术是药学领域的急需技术，随着药物研发的国际化，对药物晶型的研究也将逐渐受到更多企业家和科研人员的重视。在基础理论和技术方法的研究方面将成为研究的重要内容，特别是围绕晶型药物与生物活性之间的关系的研究，更会产生新的知识和认识，有效提高新药的质量。

仿制药物的研究更需要晶型的相关研究，实际上，在国外制药企业和新药研发机构进行原研药物的研发过程中，已经对晶型进行了研究，但这种研究目前还不被我们所认识。因此，随着药物晶型的深入研究和技术水平的提高，我国的仿制药物质量也将会显著提高。

药物晶型研究的范围将不断扩展，根据药物晶型对药物质量影响的特点，不仅固体化学药物，包括中药和生物技术药物，以及非固体药物，也与晶型有一定的关系，深入研究将产生新的成果。

主要参考文献

1. 吴彪, 吴浩. 药物晶型关键技术体系: 让我们从“跟跑”到“领跑”.中国科技奖励, 2017, 1: 50-54.
2. 申明. 晶型药物研究: 让老百姓吃上放心国产药.科技日报, 2015 年 11 月 25 日, 第 3 版.
3. 白毅. 晶型研究贯穿药物研发始终.中国医药报, 2015 年 4 月 1 日, 第 5 版.
4. 杜冠华, 吕扬. 药品质量的影响因素——化学固体药物的晶型研究.药学研究, 2017 , 36(6): 311-314.
5. 陈震, 杨建红, 张彦彦, 等.影响我国化学药品仿制药质量因素的问卷调查分析.中国新药杂志, 2017, 26(13): 1477-1483.
6. 国务院办公厅关于开展仿制药质量和疗效一致性评价的意见. 2016 年 2 月 6 日. http://www.gov.cn/zhengce/content/ 2016-03/05/content_ 5049364.htm.
7. 总局关于落实《国务院办公厅关于开展仿制药质量和疗效一致性评价的意见》有关事项的公告. 2016 年 5 月 26 日. http: //www.sda.gov.cn/WS01/CL0087/154042.html.

8. 杜冠华，吕扬. 仿制药一致性评价相关药物晶型的问题分析.医药导报, 2017 , 36(6): 593-596.
9. 韩镭，陶原.从阿托伐他汀和来那度胺专利诉讼案件获得的启示——药物专利中存在的技术要点隐藏. 中国新药杂志, 2016, 25(9): 968-972.
10. 陈凯先. 从国家科技奖看中国药物创新的趋势与对策. 药物进展. 2017, 41(2): 81-83.
11. 王先恒，许巧珊，赵长阔.基于专利分析的我国药物晶型进展研究.中国新药杂志, 2017, 26(8): 845-850.
12. 陈桂良，李君婵，彭兴盛，等.药物晶型及其质量控制.药物分析杂志, 2012, 32(8): 1503-1508.
13. 张炎锋. 晶型在药物制剂开发中的重要角色. 2015 年中国药物制剂大会, 2015 年 9 月 26 日，浙江 杭州.
14. 谭菊英，黄丽丽，孙煜，等.吡罗昔康原料晶型对片剂溶出度的影响研究. 药物分析杂志, 2017，(3): 550-557.

糖类药物

熊德彩 叶新山

北京大学药学院天然药物及仿生药物国家重点实验室

基于糖类的药物研究是目前药物研发的热点之一，糖类药物在医药市场中所占有的比重逐年增加。据报道，目前已上市或正在研发阶段的糖类药物已超过 500 种。自 2005 年以来，有 20 余种糖类药物被批准上市（表 1，不包含核苷药物及抗体药物）。糖类药物可广泛应用于糖尿病、流感、细菌感染等临床适应证的治疗。近年来，基于糖链结构的 Hib 疫苗及疟疾、肿瘤、艾滋病和抗多种真菌、细菌等病原感染的疫苗研究也取得了令人瞩目的成就。

表 1 2005~2017 年被批准上市的小分子糖类药物

通用名称	商品名称	生产厂家	适应证	批准时间
异甘草酸镁	天晴甘美	正大天晴药业	慢性病毒性肝炎	2005，CFDA
舒更葡糖钠	布瑞亭	默沙东	神经肌肉阻滞逆转，肌肉松弛剂	2008，EMA
米伐木肽钠	Mepact	武田公司	骨肉瘤	2009，EMA
盐酸特拉万星	Vibativ	Theravance 和 Clinigen 公司	革兰氏阳性菌感染，金黄色葡萄球菌血液感染，医院获得性肺炎，呼吸机相关的肺炎	2009，EMA
甲磺酸艾日布林	Halaven	Eisai	肌肉瘤，（转移）乳腺癌	2010，FDA
辛酸拉尼米韦	Inavir	Daiichi Sankyo	流感病毒感染	2010，PMDA
非达霉素	Dificid 或 Dificlir	Cubist	梭菌相关性腹泻	2011，FDA
达格列净丙二醇-水合物	Forxiga	百时美施贵宝和阿斯利康	II 型糖尿病	2012，EMA
卡格列净	Invokana	田边三菱制药	II 型糖尿病	2013，FDA
恩格列净	Jardiance	勃林格殷格翰和礼来	II 型糖尿病	2014，EMA
鲁格列净	Lusefi	诺华和大正制药	II 型糖尿病	2014，PMDA
达巴万星	Dalvance 或 Xydalba	Durata	细菌性皮肤和皮肤结构感染	2014，FDA

续表

通用名称	商品名称	生产厂家	适应证	批准时间
奥利万星磷酸盐	Orbactiv	the Medicines Company	革兰氏阳性菌感染、性细菌性皮肤和皮肤结构感染、软组织感染	2014，FDA
伊格列净 L-脯氨酸	Suglat	安斯泰来，日本寿制药公司和默沙东	II 型糖尿病	2014，PMDA
托格列净	Deberza 或 Apleway	中外制药，赛诺菲和日本兴和	II 型糖尿病	2014，PMDA
Elosulfasealfa	Vimizim	BiomarinPharmace-utical 公司	黏多糖贮积症 IVA 型	2014，FDA
Omarigliptin	Marizev	默沙东	II 型糖尿病	2015，PMDA
Topiramate	Qudexy XR	Actavisplc	癫痫	2015，FDA
Migalastat hydrochloride	Galafold	Amicus	法布里病	2016，EMA
Midostaurin	Rydapt	诺华制药	急性骨髓性白血病，侵袭性系统性肥大细胞增多症（ASM）、伴有血液肿瘤的系统性肥大细胞增多症（SM-AHN）和肥大细胞白血病	2017，FDA

注：不包括核苷类药物、糖疫苗及抗体类药物

1．抗糖尿病糖类药物

糖尿病是一种由于胰岛素分泌相对或绝对不足造成的，以高血糖为特征和机体代谢紊乱为表现的全身性疾病。随着人口老龄化及生活方式的改变，糖尿病发病率逐年增加。传统的降糖药物主要有磺脲类、双胍类及胰岛素类和α-葡萄糖苷酶抑制剂类。其中，α-葡萄糖苷酶抑制剂是一类以延缓肠道碳水化合物吸收而达到调节餐后血糖水平，进而治疗糖尿病的口服糖类药物。目前市售的α-葡萄糖苷酶抑制剂主要为糖类化合物，如阿卡波糖（Acarbose，卡博平、拜糖平）、伏格列波糖（Voglibose，倍欣）、米格列醇（Miglitol），在临床已得到广泛应用并取得较好疗效。近年来，钠-葡萄糖协同转运蛋白 2（sodium-dependent glucose transporters 2，SGLT-2）成为国内外糖尿病药物研究的新靶点。SGLT-2 特异性分布于肾脏，其主要生理功能是在肾脏近曲小管完成肾小球滤过液中 90% 葡萄糖的重吸收。SGLT-2 抑制剂可以抑制肾脏对葡萄糖的重吸收，使过量的葡萄糖从尿液中排出，降低血糖。自 2012 年以来，陆续有达格列净（Dapagliflozin）、卡格列净（Canagliflozin）、恩格列净（Empagliflozin）、鲁格列净（Luseogliflozin）、依格列净（Ipragliflozin）和托格列净（Tofogliflozin）6 种糖类化合物作为 SGLT-2 抑制剂上市。其中，达格列净已经通过国家食品药品监督管理总局的批准在中国上市。此外，SGLT2 抑制剂和其他抗糖尿病药物的复方药也正在成为各大制药公司研究的热点。

2．抗感染糖类药物

自 Waksman 等首次发现由灰色链霉菌产生的链霉素以来，多达 200 余种的氨基糖苷类抗生素被陆续发现，其中有实用价值的品种不下 30 种，如卡那霉素、庆大霉素、奈替米星等。这些氨基糖苷类抗生素广泛应用于革兰氏阴性菌引起的感染的治疗，以抗

菌谱广、疗效好、性质稳定、生产工艺简单等优势在市场上占据了相当的份额，拯救了无数患者。随着临床上长期而大量的使用，氨基糖苷类抗生素不可避免地出现了严重的耐药性问题，同时氨基糖苷类抗生素普遍存在的耳毒性和肾毒性等副作用也限制了其使用。近年来，随着氨基糖苷类抗生素耐药机制的研究不断深入，对细菌氨基糖苷类耐药途径有了较完整的认知。通过设计氨基糖苷修饰酶抑制剂，或对现有氨基糖苷类抗生素进行克服耐药性的结构改造，已成为新型抗菌药物开发的重要途径。此外，氨基糖苷类抗生素在抗 HIV、抗真菌等方面也有一定的研究。

糖类药物在流感的治疗方面也有较好的应用。流感是由流感病毒引起的高度传染性疾病。流感病毒的高度突变率和变异特性，给抗病毒药物研究带来极大的挑战。神经氨酸酶（又称唾液酸苷酶）在成熟的流感病毒脱离宿主细胞、随后感染新的宿主细胞过程中起着重要作用；神经氨酸酶的抑制剂可阻断流感病毒在人体内的传播，进而起到治疗流感的作用。扎那米韦（Zanamivir，Relenza）是第一个特异性作用于神经氨酸酶的糖类药物，通过鼻腔给药。后来发现，糖模拟物奥司他韦（Oseltamivir，也称达菲）具有更加良好的神经氨酸酶抑制活性，屡次在不同亚型流感暴发的时候成为特效药。随后也出现了对达菲耐药的流感病毒株。日本上市的拉尼娜米韦辛酸酯水合物（Inavir），对 H275Y 变异的达菲耐受病毒有效。随着病毒的不断变异和新的耐药病毒株的出现，开发更加高效的、针对所有病毒亚型都有效果的广谱抗流感病毒神经氨酸酶抑制剂成为一项紧迫的任务。

3. *糖疫苗*

许多糖类物质在细菌或病毒的识别、黏附、感染及防御等方面发挥着重要作用，特别是荚膜多糖与其致病性密切相关，具有免疫原性。因此，可将这些特异性的多糖纯化后制成疫苗或制成多糖和蛋白的结合疫苗，从而达到预防或治疗疾病的目的。利用细菌荚膜多糖，已成功研制了 b 型流感嗜血杆菌疫苗、脑膜炎奈瑟氏菌疫苗、肺炎链球菌疫苗和伤寒疫苗（表 2）。这些多糖疫苗都在国内上市或被成功仿制，在流感，脑膜炎、肺炎和伤寒的预防中发挥着关键作用。针对疟疾、真菌、志贺氏菌病、艾滋病毒等感染的疫苗也在研发之中。

尽管如此，由于多糖的结构存在微观不均一性，这给疫苗生产的质量控制带来挑战；此外，由于细菌或病毒会不断出现新的亚型，因此需增加新的抗原制备成多价糖疫苗。合成结构均一明确的多糖并确定各种细菌亚型的抗原决定簇是解决多糖疫苗研究难题的重要途径。国家“十二五”期间将糖类药物制备及质量控制关键技术列为重大新药创制科技重大专项课题予以支持。在此专项及相关基金的支持下，有研究团队利用“糖基供体预活化”的一釜寡糖合成策略，合成了结核分枝杆菌细胞壁多糖——由 92 个单糖单元所组成的阿拉伯半乳聚糖。这是迄今为止人类所合成的最大、最复杂的均一结构的多糖分子，在糖合成领域具有里程碑式的意义。该研究可望为复杂多糖的人工合成和多糖疫苗的研究开启新的篇章。

表 2　已被批准上市的糖疫苗

名称	疫苗成分	生产厂家	适应证
ActHIB, Hexacima, Hexyon, Hexavac	多糖和 TT 的缀合物	赛诺菲	b 型流感嗜血杆菌
Pentacel	DT、TT、吸附无细胞百日咳、非活性脊髓灰质炎病毒和 Hib–TT 结合疫苗	赛诺菲	b 型流感嗜血杆菌
PedvaxHIB	Hib 结合物 (脑膜炎球菌蛋白缀合物)	默沙东	b 型流感嗜血杆菌
Comvax	Hib 结合物(脑膜炎球菌蛋白缀合物)和重组乙型肝炎疫苗	默沙东	b 型流感嗜血杆菌
Menactra	脑膜炎球菌多糖与 DT 的缀合物	赛诺菲	A、C、Y、W135 型脑膜炎奈瑟氏菌
Menomune-A/C/Y/W-135	脑膜炎球菌多糖	赛诺菲	A、C、Y、W135 型脑膜炎奈瑟氏菌
Menveo	脑膜炎球菌多糖与 CRM197 的缀合物	诺华制药	A、C、Y、W135 型脑膜炎奈瑟氏菌
Nimenrix	脑膜炎球菌多糖与 TT 的缀合物	葛兰素史克	A、C、Y、W135 型脑膜炎奈瑟氏菌
TYPHIm Vi	Vi 荚膜多糖	赛诺菲	伤寒杆菌
Prevnar	7 价肺炎链球菌多糖和 CRM197 的缀合物	惠氏制药	4、6B、9V、14、18C、19F 和 23F 型肺炎链球菌
Synflorix	10 价肺炎链球菌多糖	葛兰素史克	1、4、5、6B、7F、9V、14、18C、19F 和 23F 型肺炎链球菌
Prevnar 13	13 价肺炎链球菌多糖和 CRM197 的缀合物	惠氏制药	1、3、4、5、6A、6B、7F、9V、14、18C、19A、19F 和 23F 型肺炎链球菌
Pneumovax 23	23 价肺炎链球菌多糖	默沙东	1、2、3、4、5、6B、7F、8、9N、9V、10A、11A、12F、14、15B、17F、18C、19F、19A、20、22F、23F 和 33F 型肺炎链球菌

Hib, b 型流感嗜血杆菌; CRM197, 白喉毒素无毒突变体; TT, 破伤风类毒素; DT, 白喉类毒素; Vi, 伤寒杆菌多糖疫苗

肿瘤细胞表面通常会表达大量异常的糖链，被称为肿瘤相关糖抗原（tumor-associated carbohydrate antigen，TACA）。TACA 为肿瘤糖疫苗的研究提供了合适的靶标。TACA 不能诱导 T 细胞应答，只能与 B 细胞作用，引起一个短暂的、低亲和力的、无免疫记忆的 IgM 抗体应答。为了能够产生高亲和力的 IgG 抗体，通常需要将 TACA 和一个 T 细胞表位肽或者是含有 T 细胞表位的蛋白共价连接。目前已有多个肿瘤糖疫苗处于研发阶段，但还没有产品上市（表 3）。我国研究团队利用修饰的肿瘤糖抗原（sialyl 2-6-α-N-acetylgalactosamine，sTn）与钥孔血蓝蛋白（keyhole limpet hemocyanin，KLH）共价连接制成肿瘤糖疫苗，所产生的抗体可以与天然糖抗原发生交叉反应，并且抗体滴度大大提高、荷瘤小鼠的生存期延长，为肿瘤疫苗的研究提供了新的思路。目前该糖疫苗已经获得中国、美国、欧洲和日本专利，正进行临床前研究。

表 3 部分正在研发阶段的糖疫苗

适应证	疫苗成分	研发阶段
伤寒	Vi 结合疫苗	临床三期
乳腺癌	Globo-H-KLH, QS-21 为佐剂	临床三期
乳腺癌	Globo-H-DT, α-galactosylceramide C34 为佐剂	临床前
前列腺癌	Globo H–GM2–Lewis Y–MUC1–32(aa)–TF(c)–Tn(c)–KLH 结合疫苗, QS-21 为佐剂	临床二期
前列腺癌	单分子六价结合疫苗 (Globo H–GM2–Lewis Y–sTn–TF–Tn–R)	临床前
卵巢癌	Globo H–STn–Tn–TF–GM2–KLH 单分子五价结合疫苗	临床一期
艾滋病	V1V2Man5GlcNAc 糖肽	临床前
艾滋病	N332 (Man8/9GlcNAc2)	临床前
乳腺癌	PAM3CysSK4-辅助 T 细胞抗原表位-异常糖基化的 MUC1 肽	临床前

Globo H, 六糖肿瘤抗原; KLH, 钥孔血蓝蛋白; MUC1-32(aa), 粘蛋白 1, 含 32 个氨基酸长链; sTn, 唾液酸化的 2-6-α-*N*-乙酰半乳糖胺; GM2, 一种肿瘤相关的神经节苷脂; Lewis Y, 一种肿瘤相关的表面抗原; TF, Thomsen–Friedenreich 糖抗原; Tn, 2-6-α-*N*-乙酰氨基半乳糖; TT, 破伤风类毒素; DT, 白喉类毒素; Vi, 伤寒荚膜多糖; QS-21, 一种皂树树皮提取物皂苷

4. 多糖药物

我国是药用动植物资源最为丰富的国家之一，从自然界中分离的多糖化合物已有 300 多种，近百种多糖已广泛应用于保健食品和作为临床药物（表 4）。尽管如此，目前多糖药物主要用作辅助治疗，其主要原因是多糖没有明确的结构，无法对结构与生物活性的关系进行深入研究。因此很难精确找到影响多糖活性的关键决定糖片段，进而对其进行改造，以提高活性。此外，多糖通常并非单一作用于某个免疫细胞，而是激活多个免疫细胞，调节免疫系统，起到治疗疾病的作用，其详细作用机制尚不清楚。多糖药物的研究任重而道远，如何寻找合适的模型药物进行构效关系研究并从分子水平阐明多糖药理作用等问题，是多糖药物研发面临的难题。随着聚糖合成技术的不断进步，多糖核心片段的合成已成为可能。通过合成找到多糖的核心片段，从而进行药物开发将是多糖药物资源利用的重要途径。

表 4 部分用于临床的多糖药物

多糖	多糖药物	适应证
香菇多糖	香菇多糖注射液	免疫调节剂，用于恶性肿瘤的辅助治疗
黄芪多糖	黄芪多糖注射液	抗病毒、抗肿瘤等
猪苓多糖	猪苓多糖注射液	与抗肿瘤化疗药物联用，可增强疗效，减轻毒副作用
褐藻多糖	褐藻多糖硫酸酯胶囊	抗凝血、抗肿瘤、降血压等
灵芝多糖	灵芝多糖胶囊	免疫调节功能，抗肿瘤、降血糖等
肝素	肝素（钠、钙）注射液	抗凝剂

5. 基于糖链结构的临床诊断

医学上 80%以上的诊断指标都是糖蛋白，但是只有少部分指标基于的是糖蛋白中糖链精细结构，如用于肝癌诊断的甲胎蛋白中的岩藻糖基化。随着糖组学及质谱技术的不

断发展，基于糖链精细结构的诊断新技术逐渐涌现。最近，复旦大学研究团队通过开展大规模的临床样本研究，发现癌症患者的血清免疫球蛋白 G（IgG）末端半乳糖水平显著降低。IgG 的末端半乳糖基化变化值（gal ratio）具有良好的早期肿瘤发现潜力，与现有的经典肿瘤标志物指标联合应用可使肿瘤诊断准确度达 90%以上，有望应用于肿瘤早期筛查和单个肿瘤的联合诊断。

糖类药物在医药领域将占有越来越重要的地位。但就研究和应用现状来说，糖类药物目前仍远远落后于蛋白质和核酸药物。这一方面是因为糖类化合物结构更为复杂和高度可变，结构、药理和药效等方面的信息缺乏；另一方面，糖类化合物仍然没有像蛋白质或核酸那样，能基于成熟的商品化合成仪或生物表达系统来大量获得。糖类化合物的分析鉴定和高效制备问题是制约糖类药物发展的技术瓶颈。美国、欧洲和日本先后启动了糖组学的相关计划来解决这些基础科学问题，许多大的制药公司也都有糖类药物研发。我国具有丰富的糖类资源，理应在糖类药物的研发方面具有得天独厚的优势，但目前原创的上市糖类药物中鲜有我国自主研发的产品。糖组学作为后基因组时代的重要研究内容，各国都在抢占制高点。“十三五”是我国中长期发展的跨越期，因此我国糖类药物的发展也要抓住这一机遇，奋起直追，为实现“中国梦”“健康梦”提供“甜”的药物。

主要参考文献

1. Blow N. Glycobiology: A spoonful of sugar. Nature. 2009. 457(7229): 617-620.
2. Krasnova L, Wong C H. Understanding the chemistry and biology of glycosylation with glycan synthesis. Annual Review of Biochemistry. 2016. 85(1): 599-630.
3. Pinho S S, Reis C A. Glycosylation in cancer: mechanisms and clinical implications. Nature Reviews Cancer. 2015. 15(9): 540-555.
4. Germovsek E, Barker C I, Sharland M. What do I need to know about aminoglycoside antibiotics. Archives of Disease in Childhood Education & Practice Edition. 2016.102(2): 89-93.
5. Chandrika N T, Garneautsodikova S. A review of patents(2011-2015)towards combating resistance to and toxicity of aminoglycosides.Medchemcomm. 2016. 7(1): 50-68.
6. Boikos C, Caya C, Doll M K, et al. Safety and effectiveness of neuraminidase inhibitors in situations of pandemic and/or novel/variant influenza: a systematic review of the literature, 2009-15. Journal of Antimicrobial Chemotherapy, 2017.72(6): 1556-1573.
7. Laborda P, Wang S Y, Voglmeir J. Influenza neuraminidase inhibitors: synthetic approaches, derivatives and biological activity. Molecules. 2016, 21(11): e1513.
8. 郭键, 贺耘, 叶新山. 唾液酸转移酶抑制剂的设计与发现. 化学进展. 2016. 28(11): 1712-1720.
9. Cheng C K, Tsai C H, Shie J J, et al. From neuraminidase inhibitors to conjugates: a step towards better anti-influenza drugs. Future Medicinal Chemistry. 2014. 6(7): 757-774.
10. Adamo R. Advancing homogeneous antimicrobial glycoconjugatevaccines. Accounts of Chemical Research.2017. 50(5): 1270–1279.
11. Nishat S, Andreana P R. Entirely carbohydrate-based vaccines: an emerging field for specific and selective immune rResponses. Vaccines. 2016. 4(2): e19.
12. Wang Z, Qin C, Hu J, et al. Recent advances in synthetic carbohydrate-based human immunodeficiency virus vaccines. 中国病毒学: 英文版. 2016. 31(2): 110-117.
13. Van d P R, Kim T H, Guerreiro C, et al. A synthetic carbohydrate conjugate vaccine candidate against shigellosis: improved bioconjugation and impact of alum on immunogenicity. Bioconjugate Chemistry. 2016. 27(4): 883-892.

14. Liu C, Zheng X, Ye X S. Broadly neutralizing antibody-guided carbohydrate-based HIV vaccine design: challenges and opportunities. ChemMedChem. 2016. 11(4): 357-362.
15. Wu Y, Xiong D C, Chen S C, et al. Total synthesis of mycobacterial arabinogalactan containing 92 monosaccharide units. Nature Communications. 2017. 8: 14851.
16. 李婧文，周长林. 多糖的免疫调节作用及多糖药物的研究进展. 中国生化药物杂志. 2016. 36(4): 24-28.
17. 时潇丽，姚春霞，林晓，等. 多糖药物应用与研究进展. 中国新药杂志. 2014(9): 1057-1062.
18. Ren S, Zhang Z, Xu C, et al. Distribution of IgG galactosylation as a promising biomarker for cancer screening in multiple cancer types. Cell Research. 2016. 26(8): 963-966.

新型制剂的研究与应用进展

侯惠民　王　健　袁春平

药物制剂国家工程研究中心

2016 年 2 月，李克强总理主持召开国务院常务会议，部署加快医药产业创新升级，提出要加强新型制剂等研发创新，彰显了国家对新型制剂研究的高度重视。同时，国家也把高端制剂（新型制剂）纳入了“十三五”重大专项，将新型制剂的重要性提升到了前所未有的高度。

新型制剂与传统的片剂、胶囊、口服液、注射液、外用制剂等普通制剂不同，是指采用新处方、新工艺、新技术制成的制剂。新型制剂不仅能提高药物的疗效、降低药物的毒副作用、方便患者用药、提高患者用药的顺应性，而且因其能改善药物的理化性质、生物药剂学性质及体内过程，改善新化学实体的成药性，因此成为新药研发的重要组成部分和必要环节。

新型制剂在欧、美、日等发达国家临床使用率已达到或超过 20%，印度也已超过 10%，但我国还不到 5%。在我国基本药物中，新型制剂仅占非常小的比例。2012 年版《基本药物目录》（500 余种）中，缓控释制剂仅 8 种，肠溶制剂 15 种，其他基本上均为普通制剂。

我国在新型制剂领域与发达国家之间的差距主要表现在：基础研究不深；创新研究不足；产业化转化研究不够；药品质量不高；临床应用不广。

我国是世界原料药和药物中间体的生产基地，也是世界第二大药品市场，但由于制剂技术尤其是新型制剂技术未达到发达国家水平，还远不是一个制药强国。大力发展新型制剂，是实现我国制药行业转型发展的重要举措，也是促进我国从制药大国转变成为制药强国的必由之路。

本部分对 2016 年度我国新型制剂研究与应用现状进行回顾，为新型制剂的开发与应用提供借鉴和参考。

（一）我国新型制剂产品的临床应用现状

FDA 批准上市的新型释制剂约 200 余种，近五年（2012~2016 年）批准了 41 个，其中精神和神经系统制剂 19 个，内分泌系统制剂 6 个，泌尿生殖系统制剂 4 个，心血管系统和消化系统制剂各 3 个。2016 年还批准了胰岛素智能制剂上市。

由于我国制药企业和研发机构数量众多，且各种新型制剂中口服缓控释技术已相对成熟，在我国上市的口服缓控释制剂数量与发达国家相差无几，美国 FDA 或欧盟批准上市的口服缓控释制剂大多数也已在我国获得上市。目前，国产药品中缓控释制剂批文 605 个，肠溶制剂批文 2151 个，其中 2016 年批准缓释制剂品种 29 种，肠溶制剂品种 40 余种（128 批文），绝大多数均为仿制药。其他新型制剂如新型注射剂，则由于辅料、工艺、装置、装备等原因，在我国上市的品种相对较少。脉冲控释片、结肠定位制剂、注射用即型（原位）凝胶、可生物降解植入剂、智能制剂等已在国外上市的新型制剂，目前几无国产药品上市。

国产新型制剂虽然数量不少（约 200 种），但临床用量不大，使用率明显低于欧美发达国家。CFDA 批准上市的新型制剂，尤其是 2007 年前上市的制剂，由于在研发过程中未以原研药为参比，进行体外药学一致性评价或体内生物学一致性评价（生物等效性或药效研究）；或评价进行的不规范、不科学，也有极少数的造假；或者生产过程中缺少对 GMP 规范的执行和管理，等等，使得一些仿制药的质量和药效与专利药不一致，导致一些民众对国产药品质量的不信任。由于我国新型制剂产品的 1/3 以上有相应的进口产品和外国公司产品，新型制剂市场主要被这些进口药和外国公司产品垄断。

2016 年 5 月 CFDA 发布的必须在 2018 年底前完成质量一致性评价的 289 个品种目录中，新型制剂共有 35 种，占总数的 12.1%，其中缓释制剂 19 种，肠溶制剂 14 种，软胶囊 2 种。因此可以预期，在完成质量一致性评价后，国产新型制剂的使用比例会显著提高。

（二）新型制剂的开发研究现状

1. 2016 年度总体研发现状

我国新型制剂实验室仿制研发能力强，仿制药数量多，但受辅料、装备等制约，产业化转化能力相对较弱，总体质量未达到国际先进水平；基础研究和创新研究不足，创新产品少，质量也不高。目前我国药品审评中心注册申请受理中，新型制剂数量不少，如缓控释制剂 3203 件（注：以受理号计，下同），肠溶制剂 1941 件，透皮贴剂/贴片 292 件，注射微球 159 件，脂质体 118 件，其中 2016 年缓控释制剂 124 件，肠溶制剂 45 件，透皮贴剂 14 件，注射用微球和脂质体各 6 件。但迄今为止，批准上市的新型制剂除口服缓控释制剂（包括肠溶制剂）数量较多外，其他新型制剂品种很少，如透皮制剂 10 余种，脂质体仅 3 种，长效注射微球仅 1 种。值得提及的是，我国制药企业研发的新型制剂利培酮微球（不同的释药模式）已在美国完成临床试验，并向 FDA 提出了新药上市申请，这是我国制药企业首次在 FDA 申请新型制剂的新药上市。

2016 年，我国药品审评审批制度改革成效显现，审评效率大幅提高，完成注册审批的各类新型制剂数量比 2015 年大幅增加（表 1）。

表 1 2014~2016 年完成注册审批的新型制剂（以注册受理号计）

年度	口服缓控释制剂/件	经皮给药制剂/件	注射用微球制剂/件	注射用脂质体/件	鼻黏膜给药制剂/件	口溶膜/件	吸入制剂/件
2016	712	8	6	3	21	29	44
2015	377	2	3	2	9	3	10
2014	38	0	2	0	2	0	2

注：数据通过 CFDA 网站检索获得，口服缓控释制剂包括肠溶制剂

口服缓控释制剂占绝大多数，新型注射剂、经皮给药制剂、黏膜给药制剂、吸入制剂等领域获得注册批件的数量不少。但是，在完成注册审批的新型制剂中，被批准进入临床研究的品种仅约 70 种，化药各类临床批件总数 455 件，上市化药新药 23 件。

由于我国制药企业、药物研究机构及高校的数量非常多，在新型制剂技术领域发表论文数量也较多（表 2）。

表 2 2016 年新型制剂研究在国内期刊发表的论文

新型制剂类别	口服缓控释制剂	经皮给药制剂	注射用微球制剂	注射用脂质体	鼻黏膜给药制剂	口溶膜	吸入制剂
发表论文/篇	693	141	704	307	17	10	44

注：论文通过中国知网检索获得，不包括发表在国外杂志上的论文

2. 新型制剂技术与产品开发研究

（1）口服缓控释制剂

鉴于目前口服缓控释技术已基本成熟，我国注册申报和获得批件的口服缓控释制剂数量较多，但主要为缓释制剂和肠溶制剂，控释制剂、胃滞留制剂及结肠定位释制剂较少，脉冲释药制剂尚无上市产品。2016 年，口服缓控释制剂注册申请 124 件，CFDA 完成注册审批 458 件，其中 20 个品种获得临床批件；肠溶制剂注册申请 45 件，完成注册审批 254 件，其中 6 个品种获得临床批件。此外，个别企业开发的口服缓控释制剂（仿制药）已在美国 FDA 申报，并获得上市批准。

（2）经皮给药制剂

经皮给药制剂主要包括透皮贴剂/贴片、透皮凝胶、定量透皮喷雾剂、泡沫透皮制剂、成膜凝胶等，其中我国已有透皮贴剂/贴片和透皮凝胶产品上市，共 17 个品种，30 余个批准文号（包括个别局部用药制剂）。

2016 年，CFDA 完成经皮给药制剂注册审批 8 件，涉及盐酸奥昔布宁透皮凝胶、盐酸奥昔布宁透皮贴片、芬太尼透皮贴剂 3 个品种；2017 年上半年完成注册审批 2 项，分别为奥昔布宁透皮凝胶和雌二醇透皮贴片。2016 年批准上市经皮给药仿制药产品 3 种，分别为吡罗昔康贴片、硝酸甘油贴片及芬太尼透皮贴剂。

对于正常情况下难以透过皮肤吸收的药物，可采用新技术促进药物吸收，如离子电渗、电致孔、微针等。其中离子电渗已有国外产品上市，如芬太尼离子电渗透皮贴剂。

（3）注射用微球制剂

注射用微球一次给药可实现 1 周至 3 个月甚至更长时间的体内缓释效果，可极大地方便患者用药，对精神类药物、生物技术药物等具有很好的开发应用前景。但由于辅料欠缺、制备工艺复杂、生产环境要求高，实验室研究较多，上市产品却很少。CFDA 批准上市的国产注射微球仅醋酸亮丙瑞林缓释微球一种产品，另有批准进口的醋酸亮丙瑞林缓释微球、醋酸奥曲肽微球及利培酮微球等产品，而国外已有十余种微球注射剂产品上市。

我国制药公司开发的利培酮长效注射微球于 2015 年完成了临床试验，并递交了新药上市申请，被誉为我国首个获得 FDA 批准的新药；我国也有制药公司在美国 FDA 申请注册，注射用罗替戈汀缓释微球已完成了 I 期临床研究；注射用醋酸戈舍瑞林缓释微球于 2016 年获得美国 FDA 批准用于治疗前列腺癌的临床试验。

2016 年我国 CFDA 完成已注册审批的注射用微球制剂主要有艾塞那肽微球、眼玻璃体内注射用环孢素微球、醋酸戈舍瑞林缓释微球、醋酸曲普瑞林缓释微球等。2017 年上半年，去甲斑蝥素脂质微球注射液、酒石酸长春瑞滨脂质微球等新制剂申报临床。

（4）植入制剂

植入制剂是植入体内发挥长效作用（24h 以上）的制剂，可用于精神类药物、抗肿瘤药、避孕药等给药。目前，CFDA 批准上市的国产植入剂产品包括氟尿嘧啶植入剂和地塞米松植入剂，批准进口的包括依托孕烯植入剂和醋酸戈舍瑞林缓释植入剂。2016 年，纳曲酮植入剂和醋酸戈舍瑞林缓释植入剂获得临床批件。

（5）脂质体制剂

目前我国共有 8 个国产注射用脂质体产品批文，涉及注射用紫杉醇脂质体、盐酸多柔比星脂质体注射液及注射用两性霉素 B 脂质体等 3 个产品。现有注册申请 118 件，完成注册审批 57 件，涉及注射剂、滴眼液、口服乳及外用凝胶等剂型，其中注射剂包括盐酸多柔比星脂质体、紫杉醇脂质体、前列地尔脂质体、羟喜树碱脂质体、尼莫地平脂质体、奥沙利铂脂质体、多西他赛脂质体、两性霉素 B 脂质体等。

2016 年，CFDA 受理脂质体注册申请 6 项，涉及盐酸伊立替康脂质体注射液、注射用前列地尔脂质体、盐酸伊立替康复合脂质体注射液、硫酸长春新碱脂质体注射液等 4 个品种；完成注册审批 3 项，分别为盐酸多柔比星脂质体注射液和抗真菌注射用两性霉素 B 脂质体，均为仿制药；盐酸伊立替康脂质体注射液于 2016 年获得临床批件。此外，2017 年上半年完成注册审批件 13 项，涉及盐酸多柔比星脂质体注射液、注射用紫杉醇脂质体（速溶型）、盐酸伊立替康脂质体注射液、注射用两性霉素 B 脂质体等。这表明，脂质体这种高端制剂越来越受到制药企业的关注和重视。

（6）注射用载药脂肪乳

脂肪乳具有增加药物溶解度、延缓药物释放、降低药物副作用、易于工业化生产等优点，从最初的营养剂发展到注射药物载体，并得到广泛应用。现有脂肪乳国产药品批文 122 件，除不同规格的丙泊酚中/长链脂乳注射液外，其他均为营养剂。

载药脂肪乳注册申请较多，其中 2016 年完成注册审批 28 件，主要包括用于全身麻醉诱导和维持的丙泊酚中/长链脂肪乳注射液和用于降血压的丁酸氯维地平注射用脂肪乳，后者已被批准用于临床研究。

（7）新型黏膜给药制剂

鼻黏膜给药是大分子药物最有应用前景的非注射给药途径之一，已有多种多肽类药物鼻黏膜给药制剂产品上市。此外，鼻黏膜给药还可以绕过血脑屏障，将药物直接递送到脑部，用于中枢神经系统疾病的治疗。例如，纳洛酮鼻喷雾剂（Narcan）可在给药后2min 内阻止或逆转阿片类药物过量，获得了 FDA 快速通道和优先审评资格，于 2015年获得了美国 FDA 批准，2016 年在加拿大上市。

我国现有用于发挥全身作用的鼻喷雾剂产品包括缩宫素鼻喷雾剂、佐米曲普坦鼻喷雾剂及酒石酸布托啡诺鼻喷剂。2016 年酮咯酸氨丁三醇鼻喷剂、盐酸右美托咪定鼻喷剂、琥珀酸舒马普坦鼻喷雾剂等获得临床批件。

除鼻喷雾剂外，新型黏膜给药制剂还包括黏膜黏附粘贴片、生物黏附成膜凝胶、即型凝胶等，均可显著延长制剂在给药部位的滞留时间，提高局部药物浓度，发挥局部或全身治疗作用。CFDA 批准上市的黏膜黏附制剂产品主要为黏膜粘贴片，如甲硝唑口腔粘贴片、地塞米松粘贴片等，为局部用药制剂。此外，申报临床研究的成膜凝胶和即型凝胶也均为局部用药制剂。

（8）口腔速溶膜剂

我国于 20 世纪 80 年代就将膜剂收载入药典，也是最早将膜剂收载入药典的国家，但上市产品却非常少。近年来，国外膜剂得到快速发展，新型口腔速溶膜剂在口腔中快速溶解，服药无需用水，辅料用量少，剂量准确，特别适合于老人和儿童患者用药，成为制剂开发研究的热点领域之一。

现有口腔速溶膜剂主要为 2013 年以后注册申报；2016 年完成注册审批 29 件，批准临床研究 17 件。但是，作为口腔速溶膜剂，目前尚无产品批准上市。

（9）新型吸入给药制剂

吸入给药通过给药装置和患者的吸气动作，将药物直接递送到呼吸道和肺部，是目前治疗哮喘和慢性阻塞性肺病（COPD）的首选给药途径，同时也是大分子药物非注射给药最有应用前景的给药途径。

随着我国老龄化进程加快与环境污染加剧，呼吸道疾病发病率呈上升趋势，吸入制剂成为近年来药物制剂研究的热点领域。2016 年 CFDA 完成吸入制剂注册审评共 59件，主要是用于哮喘和 COPD 治疗。其中，雾化吸入用溶液或混悬液占半数以上，共31 件；吸入粉雾剂 11 项，沙美特罗替卡松粉雾剂、格隆溴铵吸入粉雾剂及马来酸茚达特罗吸入粉雾剂等 3 个品种获得了临床批件；吸入气雾剂 15 项，布地奈德气雾剂获得临床批件。

（10）纳米药物制剂

纳米药物制剂是指药物或含药载体处于纳米尺寸的一类制剂的总称，可包括纳米晶体、纳米粒、胶束等，可用于注射或口服给药。由于药物的分散状态改变，导致理化性质和生物药剂学性质改变，从而可产生不同的药理作用和药效。

CFDA 受理纳米制剂注册申请 20 余项，但批准上市的产品很少，2015 年批准了用于诊断的纳米炭混悬注射液上市；2016 年完成非诺贝特片（纳米）和注射用前列地尔纳米粒的注册审批；2017 年上半年完成了醋酸甲地孕酮纳米口服混悬液的注册批件。

（11）多组分中药新型制剂

传统中药制剂的有效成分复杂，具有多组分、多靶点、多作用机制等特点，但药效物质基础不明确，新型制剂很少。在我国，中药仍占据很大的市场份额，2016 年中成药（不包括中药饮片）的主营务收入 6697 亿元，接近于化学药制剂的 7535 亿元；丹红注射液、复方丹参滴丸、清开灵注射液、桂枝茯苓胶囊、喜炎平注射液、热毒宁注射液等中药大品种是我国制药行业的一大特色。2016 年 CFDA 批准中药临床批件总数 84 件，但仅有 2 个品种获批上市。

中药新型制剂主要为缓控释制剂、肠溶制剂、滴丸等。近年来，对于中药缓控释制剂的注册申请，大多都未予批准，仅灯盏花素缓释片等个别制剂获批临床；上市产品少，如复方丹参肠溶胶囊、盐酸青藤碱缓释胶囊等。而中药肠溶制剂上市产品相对较多，但 2016 年无产品批准。滴丸是特色中药制剂，目前有 200 余个批文，其中 2016 年有 10 个中药滴丸品种批准。

（12）生物技术大分子药物给药系统

生物技术大分子药物在疾病治疗中的重要性日益突显，但由于大多不能耐受胃肠道环境，难以透过胃肠黏膜吸收，且血浆中半衰期较短，需要频繁注射给药。开发非注射给药制剂或长效注射剂一直是药剂学研究的热点领域。肺部吸入给药和鼻黏膜给药是生物技术大分子药物非注射给药最有应用前景的给药途径；长效注射微球等新型注射剂也各具特色。

胰岛素吸入制剂是大分子药物吸入给药最突出的例子。有美国公司曾耗资 20 余亿美元开发了胰岛素吸入粉雾剂 Exubera，但上市仅一年多就宣布停止销售；数种进入临床研究的胰岛素吸入制剂也宣布终止了继续开发；速效胰岛素吸入粉雾剂 Afrezza，于 2014 年 6 月由 FDA 批准上市，可于餐前给药或餐后 20min 内给药，控制糖尿病人餐后血糖水平，但这一使用非常便利的吸入产品市场表现却不佳，此药的合作公司于 2016 年决定停止销售 Afrezza。胰岛素吸入制剂开发的困境，与其需要长期用药及胰岛素对肺部潜在的安全性有关。

多肽类药物的长效注射微球在国外已有多种产品上市；疫苗的透皮微针和黏膜免疫也显示出良好的应用前景。虽然我国生物技术大分子药物及其给药系统的市场主要被国外产品垄断，但近年来生物技术药物增速非常迅速，2016 年主营业务收入 3350 亿元，获批临床批件 271 件，获准新药上市 17 件。

（13）药物与给药装置组合式制剂

全球首个生长激素电子智能注射器 Easypod 采用超细针头和皮肤传感器，注射时基本无痛感；可通过预编程序微调注射深度和速度，控制注射剂量，并保存注射信息；操作非常便利，可由患儿家长甚至患儿自行注射。该产品已在美国、德国、法国成功应用于生长激素缺乏症的治疗，并于 2010 年在我国进口上市。我国第一支全隐针生长激素智能电子注射笔于 2016 年获得批准上市，可记录近 30 次注射时间、剂量等信息。

（14）智能制剂

智能制剂是指具有信号感知、响应及处理功能，能够反馈性地控制药物在体内的输送或释放的制剂，可实现精准的给药控制和定时、定位、定量的药物释放，大多具有信号传输功能且与网络连接，让医护人员甚至患者本人随时了解药物使用与治疗情况，因而极大地提高了药物的治疗效果，降低药物的毒副作用，并最大限度地方便患者正确用药，是药物制剂（药品）发展的最终目标。研究和应用中的智能制剂如疾病信号反馈响应性药物释放系统、可口服的智能药丸（药片或胶囊）、含 MEMS 的可植入载药芯片、基于 MEMS 技术的体征监测和治疗系统等。

美国 FDA 于 2016 年批准上市了一种智能胰岛素制剂，在血糖高时自动给予定量的胰岛素，在血糖正常时停止给药，在出现低血糖风险发出报警信号，从而将血糖水平控制在正常范围内，有“人工胰腺”之称。

我国的智能制剂研究，总体上明显落后于发达国家，国内尚未见类似“人工胰腺”的智能制剂产品申报。复旦大学药学院设计了一种能同时跨越血-脑屏障（BBB）、血-脑肿瘤屏障（BBTB）的纳米给药系统，具有双重双级靶向递药功能，对普通药物难以到达的脑胶质瘤的治疗具有重要的潜在应用价值，但该研究距临床应用仍有较远的距离。

（三）新型制剂的装备与智能制造

新型制剂产业化转化的关键在于制药装备，这也是制约我国新型制剂发展的瓶颈。近年来，国外大型制药公司大力发展智能制药技术，将互联网、物联网、大数据、云计算等新一代信息技术与设计、生产、管理、服务等药品制造活动的各个环节融合，实现制造过程的自感知、自决策、自执行。智能制药的发展得到美国 FDA 的积极引导和大力支持，甚至给予资金支持。

美国 FDA 于 2015 年 7 月 31 日批准了世界首个 3D 打印片剂左乙拉西坦（levetiracetam）速溶片 Spritam 上市。该产品实现了生产过程的智能化。

2016 年 4 月，美国连续智能制造生产车间工艺转换获得 FDA 批准，这是 FDA 第一次批准由批制造向连续制造的生产工艺变更。

我国制药企业大多数规模小，技术实力薄弱，主要以低成本赢利，对智能制药的积极性不高，发展智能制药是一项巨大的挑战。少数技术和资金实力雄厚的制药企业已开始注重提升药品制造的智能化水平，但由于国内制药装备生产企业在智能制造领域的技术实力与国际先进水平仍有明显的差距，主要是通过引进国外制药装备和生产线来实现。

在药品生产的包装环节，自动化装备已得到广泛应用，且国产装备已可满足基本需要；一些企业液体制剂的制药装备和生产线已具有智能制造特征；一些新型制剂的智能制造装备已达到国际先进水平，如具有自主知识产权的用于渗透泵控释片规模化生产的智能激光打孔检查机已成功地用于规模化生产，打孔和检查速度 1000 片/min，实现全过程智能化控制；国产透皮贴剂的制造和包装、膜剂的涂布-分切-包装生产线也实现了智能化控制。但药品智能制造整体水平还很落后，智能连续制造还是空白，目前还没有智能化连续制造的药品申报和上市。

工信部在 2015 年公布了 46 项智能制造试点示范项目，其中 2 项为智能制药项目，分别是中药生产智能工厂试点示范和药品制剂生产智能工厂试点示范；2016 年公布了

63 项智能制造试点示范项目，其中 4 项为药品或保健品智能制造项目，分别为现代中药智能制造试点示范、中药保健品智能制造试点示范、药品固体制剂智能制造试点示范及中药饮片智能制造试点示范。可见，这些智能制药试点示范项目大多为中药制造，需要加强化学制剂尤其是固体制剂的智能制造开发研究力度。

（四）我国新型制剂的注册审评管理

2016 年 CFDA 持续进行药品注册与审评审批等监管政策改革，药品审评审批效率大幅提高，基本上解决了严重的注册积压问题。2016 年，CDE 共完成审评 12 068 件，其中新药临床试验 961 件，新药上市申请 690 件，最终获准上市的新药 42 件（化药新药 23 件、中药新药 2 件、生物技术新药 17 件）。

2016 年 3 月，CFDA 发布了“化学药品注册分类改革工作方案”，实施新的化药注册分类管理方法，提出了改良型新药的概念。根据该方案，化药共分五类，第一、二类为新药，分别称为创新药和改良型新药，新型制剂属改良性新药。对于改良型新药，要求具有“明显的临床优势“（即疗效和副作用优势）。但是，把全部化学药品分为五类进行注册管理，显然过于简化，尤其是不利于新型制剂的发展。新型制剂的优势不仅可以表现为疗效更好和/或副作用更小，也可表现为在疗效与副作用相当的条件下，患者用药更方便、生产工艺更简单、用药成本更低、环境污染更小等方面，还可以规避原研制剂知识产权壁垒，这类新制剂也应予以鼓励发展。如果简单地把“明显的临床优势”作为新型制剂审批的必要条件，将影响我国新型制剂的开发，不利于我国制剂工业的创新和发展。

（五）我国新型制剂的发展趋势

我国批准上市的口服缓控释制剂数量与国外差距并不大，其他新型制剂虽然上市产品较少，但注册申报数量却非常多，主要差别在于新型制剂的相关基础研究和创新研究不足，产业化转化实力不强，药品质量总体未达到国际先进水平，临床应用不广，主要被进口产品或国外公司产品垄断。因此，在完成基本药物化学药口服固体制剂仿制药质量一致性评价任务后，我国制药工业的重要任务就是开展新型制剂（高端制剂）质量一致性评价或再评价，全面提高国产药品质量，达到国际先进水平。

大力发展智能制剂，是药物制剂研究和制剂工业发展的方向。加强新型制剂的基础研究和创新研究，开发具有自主知识产权的新型制剂产品，提高创新成果的产业化转化能力。

大力发展制剂的智能制造技术，不仅是从根本上保障药品质量的需要，也是大幅提高生产效率和实现绿色制药的需要。

继续推进药品监管改革，形成真正鼓励创新、引领创新和扶持创新的药品监督管理体制。

主要参考文献

1. 毛俊锋，郭文，吴晓明. 2016 年我国医药工业经济运行分析. 中国医药工业杂志, 2017, 48(5): 781-785.
2. 袁春平，时晔，王健，侯惠民. 口服固体制剂连续制造的研究进展. 2016, 47(11): 1457 -1463.
3. 王健，袁春平，王浩，等. 新型国家药品服务体系建设的构想. 中国工程科学, 2017, 19(2): 62-67.

4. 国家食品药品监督管理总局药品审评中心. 2016 年度药品审评报告. http: //www.cde.org.cn/news. do?method=largeInfo&id=313842.
5. 黄胜炎. 2016 年新批准口服制剂亮点产品. 医药经济报, 2017, 2.
6. 美国 FDA 近 5 年批准的缓控释制剂. https://mp.weixin.qq.com/s?__biz=MzI5ODI5NDE2OA ==&mid=2247486930&idx=1&sn=c6d506967ee2f48c70cdf1516932ad89&chksm=eca94325dbdeca33e9f42f6d47b1a95792f1305071c306aeb1f8e4bc5fcfc43e02b86628259a&mpshare=1&scene=1&srcid=0117R2zfpgiSnGA7BDOm2Z8G&pass_ticket=K1DxUXLYhBp3m0WVuASwHWDB85B6PEPEWU34yEPrpCDLQhNdWeVSv6VgiUym8Poo#rd. 2017.2.

自身免疫性疾病药物研究进展

栗占国　叶　华　郭建萍
北京大学人民医院风湿免疫科/研究所

自身免疫性疾病包括类风湿关节炎（RA）、系统性红斑狼疮（SLE）、强直性脊柱炎（AS）和炎症性肠病（IBD）等多种慢性疾病。此类疾病的发病机制尚不十分清楚，传统的改善病情的抗风湿药（DMARDs）、激素和免疫抑制剂等已用于临床治疗，但许多患者不耐受或反应不佳。由于自身免疫病的发病与 T 细胞、B 细胞功能，以及单核巨噬细胞等免疫细胞产生的炎症因子等密切相关，近年来以炎症因子为靶点的生物制剂的开发已成为自身免疫病新药研发的热点，包括肿瘤坏死因子-α(tumor necrosis factor-α，TNF-α)、IL (interleukin, 白介素) -1、IL-6 等炎症因子拮抗剂的出现，为传统 DMARDs 疗效不佳的患者带来了新的选择。针对炎症因子及其生成途径的小分子药物也在不断研发并逐渐进入临床。

（一）研究背景

近年来，随着生物学治疗的飞速发展，例如生物制剂、新型免疫抑制剂、细胞治疗等方面取得的创新性进展，为自身免疫病的治疗带来了革命性的变化。

在生物制剂方面，目前已开发出针对肿瘤坏死因子 TNF-α 及其受体的融合蛋白或单克隆抗体等，在临床治疗 RA、AS、IBD 等自身免疫病显示了很好的疗效及安全性。此外，重组人源化抗 IL-6R 单克隆抗体，通过与 IL-6R 结合，从而抑制 IL-6 介导的信号通路，目前已应用于重度 RA 的临床治疗。此外，由于辅助性 T 细胞（T help cell，Th）-17 及其产生的 IL-17 在 RA 等自身免疫病发病机制中发挥关键作用，多种针对 IL-17A 的生物制剂目前正在临床试验中。其中，Secukinumab 的Ⅲ期临床试验结果显示，对银屑病患者的疗效显著，已获批用于银屑病的治疗。白介素 2（IL-2）可促进 T 细胞和 B 细胞的分化和成熟，既往主要用于抗肿瘤的免疫治疗。最近的研究发现，低剂量 IL-2 治疗轻中度系统性红斑狼疮安全有效，目前已在临床应用，有望成为治疗自身免疫病的新型生物制剂。多靶点生物制剂的开发目前也在研究中，如同时靶向 TNF-α 和 RANKL 的 RTFP-2 蛋白、同时靶向 IL-6 和 TNF-α 的融合单抗等。

新型小分子化合物治疗方面，近年有关靶向细胞内关键信号传导的小分子抑制剂也成为研究的热点，如针对酪氨酸激酶 JAK1-3 和 TYK2 的抑制剂。目前，JAK 抑制剂

Tofacitinib 已被批准用于 RA 的治疗。艾拉莫德（Iguaramod）是我国自主研发的新 DMARDs 药物，主要作用机制为抑制 B 淋巴细胞功能，减少免疫球蛋白和自身抗体的产生，同时能够抑制骨破坏，临床对传统 DMARDs 反应欠佳的患者，可考虑加用或换用艾拉莫德治疗。

以下为近年来自身免疫病领域的药物研究进展概况。

（二）研究进展

1. 生物制剂

炎性关节病如 RA 的发病与巨噬细胞的异常激活密切相关，巨噬细胞释放的大量炎症因子包括 TNF-α、IL-1 和 IL-6 等，是导致关节炎症和骨破坏的主要原因。最早研发的治疗 RA 的生物制剂就是 TNF-α 拮抗剂。1998 年，依那西普（重组人 TNF-α 受体融合蛋白，Etanercept）经美国 FDA 批准上市用于治疗 RA，之后的几年中，其他 TNF-α 拮抗剂陆续上市，包括英夫利昔单抗（人鼠嵌合的 TNF 单克隆抗体，Infliximab）和阿达木单抗（人源化 TNF 的 IgG 单克隆单抗，Adalimumab）为代表的 TNF 拮抗剂为 RA 的治疗带来了很大变化。目前，此类药物进入中国市场已有 10 年，对传统 DMARDs 治疗无效的RA患者有良好的疗效和安全性。戈利木单抗(Golimumab)是完全人源化的TNF-α 的 IgG1 抗体，在 2009 年被 FDA 批准用于治疗 RA，银屑病关节炎和强直性脊柱炎，已完成中国人群的III期临床试验，每月用药一次，使用方便，近期将在中国上市。赛妥珠单抗（Certolizumabpegol）是聚乙二醇化人源化 Fab 片段的抗 TNF-α 单克隆抗体，由于加入了聚乙二醇，并去除嵌合的 Fc 段，因此增加了药物溶解度和稳定性，延长了药物作用时间，减少了免疫原性。同时，聚乙二醇可以阻止药物通过胎盘，因此在育龄期女性中使用更为安全。目前我国已研发出多个依那西普类似物，包括益赛普、强克和安佰诺等，其疗效和原研药物相当，价格较低，在国内使用较为普遍。

阿那白滞素（Anakinra）是首个人重组 IL-1 受体拮抗剂。临床实验证明阿那白滞素单药或联用甲氨蝶呤均对 RA 有较好疗效，并且长期用药安全性好。但由于该药半衰期短，需要每日皮下注射，注射部分容易出现硬结，且疗效并未超过 TNF 拮抗剂，因此限制了其临床使用。目前有证据证明 IL-1 拮抗剂对幼年性关节炎、白塞病、成人 Still’s 病有效。

托珠单抗（Tocilizumab，TCZ）是重组人源化抗 IL-6R 单克隆抗体，通过与 IL-6R 结合，抑制 IL-6 介导的信号通路。目前许多临床试验证明 TCZ 是治疗 RA 的一种有效药物，且单用 TCZ 疗效优于甲氨蝶呤。2009 年经欧盟批准 TCZ 用于治疗中至重度 RA。对 MTX 及 TNF 拮抗剂反应不充分的患者，TCZ 联合 MTX 能取得更高的 ACR20 反应率。

目前研究认为辅助性 Th17（T help cell 17，Th17）及其产生的 IL17 在 RA 的发病机制中有关键作用。而针对 Th17 细胞及 IL-17 的靶向生物制剂为 RA 的治疗提供了新的方向。IL-1β 及 IL-6 可促进 Th17 增殖；IL-23 可促进其进一步增殖及稳定。Th17 主要分泌 IL-17、IL-6、IL-21、IL-22 等细胞因子，已有许多的研究证明 Th17 细胞在 RA 慢性炎症及随后的关节损伤中有至关重要的作用。IL-17 能促进单核细胞分泌 TNF-α 、

IL-6、IL-1β 等炎性细胞因子，促进关节炎性反应；还能导致滑膜细胞及软骨细胞基质金属蛋白酶（MMP）的过度表达，导致软骨降解，进而出现软骨损伤。而 IL-17 也可通过刺激核因子-κB（NF-κB）受体激动剂（RANKL）的表达，破坏 RANKL/骨保护素平衡，加速破骨细胞生成和骨侵蚀。针对 IL-17A 的生物制剂目前正在临床研究中，主要包括：Ixekizumab（LY2439821）、Secukinumab（AIN457）和 Brodalumab（AMG-827）。Ixekizumab 是一个人源化 IgG4 抗 IL-17 单克隆抗体。Secukinumab 的Ⅲ期临床试验结果显示，银屑病患者使用 12 周的治疗效果显著优于 TNF 拮抗剂依那西普，因此，2015 年欧盟批准 Secukinumab 上市，用于银屑病的治疗。上述药物的临床试验报告患者对此类药物耐受性良好，但这些试验持续时间较短，仍需更进一步临床试验来评估长期的疗效及安全性。

IL-2 可促进 T 细胞和 B 细胞的分化和成熟，增强 Tc 活性，既往用在抗肿瘤免疫中。北京大学人民医院团队发现低剂量 IL-2 治疗系统性红斑狼疮安全有效，并证明 IL-2 可抑制 $CD4^{+}T$ 细胞分化成 Th17 和滤泡辅助性 T 细胞- Tfh，升高调节性 T 细胞，达到调节免疫失衡的作用，目前已在临床应用，有望成为治疗自身免疫病的新型药物。

2. 新型小分子化合物

除了上述生物制剂，近几年抑制细胞内信号传导的小分子口服制剂也不断涌现，例如 JAK 激酶抑制剂托法替尼（Tofacitinib）。JAK 激酶是一类非受体酪氨酸激酶家族，目前已发现 4 个成员，即 JAK1、JAK2、JAK3 和 TYK2。JAK 激酶在细胞因子受体超家族成员的信号转导中发挥重要作用。RA 致病过程中的很多关键细胞因子，包括 TNF、IFN-α、IL-6 等，多数是通过酪氨酸激酶 JAK 通路来激活促炎症反应。Tofacitinib 是一种广谱 JAK 激酶抑制剂，能阻断 JAK1、JAK2 和 JAK3，其中，对 JAK3 的阻断作用最强；同时它也能抑制 T 细胞的增殖和原始 T 细胞向 Th17 细胞分化。临床研究表明，对 TNF 抑制剂反应不佳的 RA 患者，接受 Tofacitinib 联合 MTX 治疗后，ACR20 百分比增加，且健康评估问卷-残疾指数量表（HAQ-DI）、疾病活动度（DAS）评分和安慰剂组相比有显著差异。其疗效类似于阿达木单抗，且口服用药方便，减少了注射带来的皮肤刺激等不良反应。常见不良反应主要为：感染、中性粒细胞减少，高密度脂蛋白胆固醇、低密度脂蛋白胆固醇增高等。2012 年美国 FDA 批准 Tofacitinib 治疗 RA，2017 年 6 月，CFDA 也批准了 Tofacitinib 在中国上市。目前有多种 JAK 抑制剂，如 Ruxolitinib、Baricitinib 等均处于临床试验阶段。

近十余年来，国际上自身免疫病领域的药物研发呈现突飞猛进的发展态势，我国生物制剂发展也进入了快速发展的阶段，包括原研药和仿制药。除上述低剂量白介素 2 已成功应用于系统性红斑狼疮的临床治疗外，艾拉莫德（Iguaramod）是由我国自主研发的 1.1 类新药，2011 年获得 SFDA 批准上市。该药是一种结构全新的 DMARDs 药物，主要作用机制为抑制 B 淋巴细胞功能，减少免疫球蛋白和自身抗体的产生，同时能够抑制骨破坏，并通过抑制 MMP-1 和 MMP-3 保护关节软骨。临床试验证明，该药起效较传统 DMARDs 快，对 RA 的疗效不亚于柳氮磺吡啶。艾拉莫德作用机制与 MTX 不同，这意味着临床对传统 DMARDs 反应欠佳的患者，可以考虑加用或换用艾拉莫德治疗。

近日，用于 RA 治疗的国家 1.1 类新药（注射用 FNS007）已获批进入Ⅰ期临床试验，该药作用于 RA 发病的启动环节，或将发挥在致病上游治本的作用，是 RA 治疗原理上的跨越，意义重大。然而，和国际自身免疫病领域药物研发相比，我国的创新能力相对薄弱，还需不断创新，以期逐渐缩小与国外的差距。

主要参考文献

1. Li Z, Zhang F, Kay J, et al. Efficacy and safety results from a Phase 3, randomized, placebo-controlled trial of subcutaneous golimumab in Chinese patients with active rheumatoid arthritis despite methotrexate therapy.Int J Rheum Dis. 2016; 19(11): 1143-1156.
2. Wu B, Song Y, Leng L, et al. Treatment of moderate rheumatoid arthritis with different strategies in a health resource-limited setting: a cost-effectiveness analysis in the era of biosimilars. Clin Exp Rheumatol. 2015; 33: 20-26.
3. Braun J, Kay J.The safety of emerging biosimilar drugs for the treatment of rheumatoid arthritis.Expert Opin Drug Saf. 2017; 16(3): 289-302.
4. Jones G, Wallace T, McIntosh MJ, et al.Five-year efficacy and safety of tocilizumab monotherapy in patients with rheumatoid arthritis who were methotrexate- and biologic-naive or free of methotrexate for 6 months: the Ambition Study.J Rheumatol. 2017; 44(2): 142-146.
5. Langley RG, Elewski BE, Lebwohl M, et al. Secukinumab in plaque psoriasisresults of two phase 3 trials. N Engl J Med. 2014; 371(4): 326-338.
6. He J, Zhang X, Wei Y, et al. Low-doseinterleukin-2 treatment selectively modulates CD4(+)T cell subsets in patients with systemic lupuserythematosus.Nat Med. 2016; 22(9): 991-993.
7. Wang Q, Sun X.Recent advances in nanomedicines for the treatment of rheumatoid arthritis.Biomater Sci. 2017. doi: 10.1039/c7bm00254h. [Epub ahead of print]
8. Kremer J, Li ZG, Hall S, et al. Tofacitinib in combination with nonbiologic disease-modifying antirheumatic drugs in patients with active rheumatoid arthritis: a randomized trial. Ann Intern Med. 2013; 159(4): 253-261.
9. Li J, Mao H, Liang Y, et al. Efficacy and safety of iguratimod for the treatment of rheumatoid arthritis. Clin Dev Immunol. 2013: 310628.

四、药物活性研究

分子靶向抗肿瘤药物研究进展

黄　敏　周映红　丁　健
中国科学院上海药物研究所

近年来，以分子靶向药物为核心的肿瘤精准治疗理念已经深入人心。抗肿瘤分子靶向药物研发以及围绕靶向药物临床治疗瓶颈开展的基础和转化研究，成为整个肿瘤研究领域的主流方向。全球的研究热潮，推动了分子靶向抗肿瘤新药研发突飞猛进：有数据显示，当前正在进行的所有新药Ⅰ期临床试验中，大约一半为抗肿瘤药物，抗肿瘤药物的研发管线正以前所未有的方式主导着整个新药研发行业。令人欣喜的是，近几年来，我国的抗肿瘤研究也逐渐在国际舞台上崭露头角，从肿瘤基础和转化研究到新药研发，全面开花。本文就 2016 年我国抗肿瘤研究和新药研发的重要进展进行概述。

（一）肿瘤基础和转化研究

肿瘤治疗理念的革新与治疗手段的突破，从根本上依赖于肿瘤生物学基础研究和肿瘤治疗学转化研究的源头创新。随着国内生命科学研究水平的整体大幅提高，2016 年在肿瘤研究领域，不论是新治疗靶点的发现，还是现有靶点的转化研究，均取得了突破性成果，在国际顶尖杂志上发表了一系列文章。这些进展将有望助力立足本土的药物创新，为尽早取得 “First-in-Class” 抗肿瘤药物的突破奠定基础。

1. 新治疗靶点发现

新治疗靶标的发现，是抗肿瘤药物的源头创新的重要内容。随着生命科学技术的飞速发展，涵盖全基因组的功能筛选、系统生物学研究，以及着眼于新兴领域的深度挖掘，成为靶标发现的重要手段。2016 年最引人瞩目的成果，是中国科学院上海生物化学与细胞生物学研究团队与合作者提出的基于免疫细胞“代谢检查点”的肿瘤免疫治疗策略。研究从胆固醇代谢的全新角度，证实了胆固醇代谢关键酶胆固醇酯化酶 ACAT1 是调控肿瘤免疫应答的代谢检查点。联用 ACAT1 抑制剂能增强 CD8+ T 细胞的肿瘤杀伤能力，实现对临床药物 PD-1 抗体的增敏作用，提示 ACAT1 是颇具潜力的新免疫治疗靶点。该项研究于 2016 年 3 月 31 日发表于 *Nature* 杂志，并被列入 2016 年度中国科学十大进展。此外，*Cancer Cell* 等高水平杂志相继报道了我国研究人员的一系列原创性发现。例如，采用全基因组解析我国人群高发的转移性肝癌的特异性基因，发现高尔基体相关蛋白 GOLM1 促进肝癌转移的功能，据此提出了靶向 GOLM1 的潜在肝癌治疗策略；通过系统分析急性粒细胞白血病（AML）患者整体代谢谱的特征，发现 AML 细胞中 *SLC2A5* 基因编码的 GLUT5 蛋白负责果糖转运和利用的关键作用，提示 GLUT5 是治疗 AML 的新靶点。

肿瘤生物学发现的新治疗靶标，最终实现治疗学的概念论证（proof-of-concept），很大程度上依赖于靶向抑制剂的发现。当前，大多数经肿瘤生物学证实的潜在治疗靶点，尚无小分子抑制剂特别是具有成药性的抑制剂，成为实现治疗学转化的重要壁垒。近年来，随着国内结构生物学、化学生物学和计算机辅助药物设计研究水平的迅速提升，以及多学科通力协作的不断加强，使得原本极具挑战的治疗靶点的抑制剂发现逐步成为可能。2016 年，中国科学院上海药物研究所与北京基因组所的研究人员合作发现了靶向肾癌治疗潜在靶点 SPOP 的首个小分子抑制剂，实现了 SPOP 作为肾癌药物治疗靶标的概念论证。SPOP 是 E3 泛素连接酶 Cul3 底物结合蛋白的接头蛋白，采用的是靶向蛋白相互作用的抑制剂研发策略，属极具挑战的领域。该研究从 SPOP 识别底物多肽的复合物晶体结构的特点出发，综合应用基于结构的药物设计、药物化学合成优化等技术手段，最终获得能够与 SPOP 结合、具有显著肾癌治疗作用的小分子化合物。该研究为新兴靶点的抗肿瘤药物先导化合物发现提供了研究范例，我国学者在上述领域的研究优势，有望带动原创“First-in-Class”抗肿瘤新药的研究。

2. 现有药物的转化研究

新靶点的不断涌现为抗肿瘤新药研发开拓了新的战场。与此同时，分子靶向药物二十余年的探索，让我们深刻地认识到，对现有靶点及药物的认识仍然非常有限，上市药物受到临床响应率低、易产生耐药、毒性严重等问题困扰，极大地制约了当前分子靶向药物的临床获益。围绕现有药物的临床治疗问题，开展转化研究，有望拓展现有药物的治疗空间，增加临床获益，是新药创新的重要内容。令人欣喜的是，在生命科学基础研究不断取得突破的同时，我国药学研究领域也实现了华丽转身，从经典的药物活性评价和机制探索，逐步拓展到针对临床治疗问题开展转化研究。

2016 年 9 月， *Cancer Cell* 杂志报道了中国科学院上海药物研究所肿瘤药理团队针对组蛋白去乙酰化酶 HDAC 抑制剂对实体肿瘤效果不佳的临床困难，开展转化研究取得的发现。HDAC 抑制剂因在多种亚型血液肿瘤的临床治疗取得重大突破率先获批上市，代表靶向肿瘤表观遗传修饰的分子靶向药物的成功范例。迄今，HDAC 抑制剂对实体瘤患者的获益尚无定论，极大限制其临床广泛使用，成为领域内亟待解决的科学问题。该项研究发现，细胞因子受体家族成员白血病抑制因子受体 LIFR 的反馈激活是介导 HDAC 抑制剂治疗实体瘤治疗失败的重要原因。研究从机制出发，证实联合抑制剂 LIFR 下游 BRD4 或 JAK 抑制剂能够明显增加三阴性乳腺癌对 HDAC 抑制剂的敏感性，具有重要的临床转化价值。与之类似，2016 年 *Science Translational Medicine* 杂志上报道了浙江大学药学院关于有机阳离子转运体 OCT2 参与肾细胞癌对奥沙利铂耐药的发现。研究揭示 DNA 甲基化高水平导致肾细胞癌中药物摄取型转运体 OCT2 表达显著下降，细胞内药物浓度降低，造成对奥沙利铂耐药耐药。采用 DNA 甲基转移酶抑制剂地西他滨与奥沙利铂的序贯联合用药方案能导致肾癌组织中 OCT2 的表达水平明显升高，导致奥沙利铂在肾癌组织中积聚大量增加，发挥显著的抑瘤作用。该研究以药物转运体为切入点阐明肾细胞癌原发性耐药的表观遗传机制，并获得了全新联合用药方案，对肾细胞癌的药物治疗具有重要指导意义。

在克服耐药、拓展靶向药物应用空间的同时，开发指征靶向药物治疗效果的生物标志物，及时评判药物疗效以甄别获益人群并监控耐药发生，是实现“精准医疗”的必要条件。针对当前大多数靶向治疗尚无指导临床疗效判断的分子标志物的现状，中国科学院上海药物研究所肿瘤药理团队围绕受体酪氨酸激酶靶点 c-Met，在开展新药研发的同时，开展了疗效监控标志物的研究。研究借助转录组学、激酶芯片等技术，发现转录因子 c-Myc 作为关键下游效应分子，对 c-Met 抑制剂敏感及耐药细胞的存活均至关重要；c-Myc 蛋白水平的变化与 c-Met 抑制剂疗效响应及耐药密切相关。此项研究提出区分响应人群、监控耐药发生、指导克服耐药“三位一体”的疗效监控标志物理念，有望在分子水平实现 c-Met 抑制剂临床使用的全程监控、指导临床方案制定，也为受体酪氨酸激酶抑制剂疗效监控标志物的发现提供了范例。

（二）抗肿瘤新药创制

1. 新药研究进展总览

既埃克替尼（2011 年）、西达本胺（2014 年）和阿帕替尼（2014 年）相继上市，2016 年是我国抗肿瘤新药自主研发在经过长期孕育、破土而出之后，迎头赶上的一年。虽然 2016 当年并无原研创新药物获批上市，但数个新药的临床Ⅱ、Ⅲ研究进展顺利，为上市奠定了重要基础（表 1）。其中，我国企业研发的安罗替尼开展了国内首个针对晚期NSCLC 三线治疗的大规模、多中心、随机、双盲、安慰剂对照Ⅲ期研究（ALTER0303）。结果显示，安罗替尼能够带来无进展生存时间（PFS）和总生存时间的（OS）双重获益，该结果在 2017 年 6 月召开的美国临床肿瘤学会年会（ASCO）上公布后引发了广泛关注；同时，我国企业研发的呋喹替尼（HMPL-013）的Ⅲ期关键注册临床试验“FRESCO”成功达到了主要终点。既往至少接受过两轮化疗（包括氟尿嘧啶、奥沙利铂类药物及伊立替康）失败的转移性结肠癌患者，接受呋喹替尼联合最佳支持治疗的患者与安慰剂联合最佳支持治疗相比，OS 时间显著延长。据此，我国企业已经在最近向中国食品药品监督管理局（CFDA）递交了呋喹替尼的新药上市申请。此外，我国企业研发的鲁顿氏酪氨酸激酶（BTK）抑制剂紧跟其国际临床研究的步伐，最近启动了在中国的单臂、开放、多中心的Ⅱ期研究，用于治疗复发性或难治性慢性淋巴细胞白血病或小淋巴细胞淋巴瘤，是我国首个进入临床研究的 BTK 抑制剂。

表 1　2016 年获处于临床Ⅱ~Ⅲ期的抗肿瘤新药

产品名称	作用靶点	研究阶段	企业名称	适应证
盐酸安罗替尼	VEGFR2、KIT、PDGFR-β、FGFR	Ⅱ、Ⅲ	正大天晴、Advenchen Laboratories	晚期胃腺癌、晚期肾细胞癌、甲状腺髓样癌、转移性结直肠癌、非小细胞肺癌；软组织肉瘤、卵巢癌等
呋喹替尼	VEGFR	Ⅱ、Ⅲ	和记黄埔	转移性结肠癌患者、非小细胞肺癌
索凡替尼	FGFR、VEGFR	Ⅲ	和记黄埔	神经内分泌肿瘤、甲状腺癌
马来酸艾维替尼胶囊	EGFR T790M	Ⅲ	艾森生物	非小细胞肺癌
马来酸吡咯替尼	EGFR、HER2	Ⅲ	江苏恒瑞	HER2 阳性晚期或转移性乳腺癌
甲苯磺酸多纳非尼片	VEGFR、PDGFR、Raf	Ⅲ	苏州泽璟生物	晚期结直肠癌、肝细胞癌
BIBF 1120	VEGFR、PDGFR、FGFR	Ⅲ	北京美迪生药业	非小细胞肺癌
马赛替尼	KIT、PDGFRα/β	Ⅲ	广州博济医药	转移性结直肠癌
K-001	未披露	Ⅲ	北京华世天富	肿瘤
沃利替尼	c-Met	Ⅱ	和记黄埔、阿斯利康	c-Met 异常实体瘤，包括非小细胞肺癌，肾癌，胃癌及结直肠癌
甲苯磺酸艾力替尼	EGFR、HER2	Ⅱ	艾力斯医药	非小细胞肺癌
甲苯磺酸赛拉替尼	EGFR、HER2	Ⅱ	齐鲁制药	HER2 阳性晚期乳腺癌患者
马来酸吡咯替尼	EGFR、HER2	Ⅱ	江苏恒瑞	HER2 阳性转移性乳腺癌
丙氨酸布立尼	VEGFR、FGFR	Ⅱ	再鼎医药	原发性肝细胞癌
苹果酸法米替尼	VEGFR、PDGFR、KIT	Ⅱ	江苏恒瑞	晚期结肠癌、转移性胃肠胰腺神经内分泌瘤、胃肠道间质瘤、晚期非鳞、非小细胞肺癌
SHR-3680	AR	Ⅱ	江苏恒瑞	去势抵抗性前列腺癌
BGB-3111	BTK	Ⅱ	百济神州	复发或难治性慢性淋巴细胞白血病、小淋巴细胞淋巴瘤

特别值得一提的是，随着 CFDA 深化改革、推动自主创新药物研发的力度不断加大，

新药临床研究的审批过程在最近两年大大加速，推动了一批国产分子靶向抗肿瘤新药进入临床研究（表 2）。一览新进入临床研究药物的作用靶点，仍然以当前主导市场的蛋白激酶抑制剂为主，包括选择性的和多靶抑制剂。除此之外，表观遗传和 DNA 损伤应答的关注靶点 HDAC 和 PARP 抑制剂也有数个相继进入临床研究。另外，2016 年新申报的 1 类药共计 42 个，涉及 26 个产品，显示出较好的研发势头。

表 2　2016 年获批进入临床研究的抗肿瘤新药*

产品名称	作用靶点	企业名称	适应证
重组抗 HER2 结构域Ⅱ人源化单克隆抗体注射液	HER2	珠海市丽珠	HER2 阳性的转移性乳腺癌和高风险早期乳腺癌
重组全人源抗 EGFR 单克隆抗体注射液	EGFR	上海赛伦生物	EGFR 表达阳性的晚期实体瘤
重组抗 EGFR 人源化单克隆抗体注射液	VEGFR	上海复宏汉霖	结直肠癌
重组全人源抗 EGFR 单克隆抗体注射液	EGFR	重庆智翔金泰	结直肠癌、非小细胞肺癌
注射用重组人源化抗 HER2 单克隆抗体-美登素偶联物	HER2	百奥泰生物科技	HER2 阳性转移性乳腺癌、胃癌等
重组人源化单克隆抗体 MIL62 注射液	CD20	北京天广实生物	慢性淋巴细胞白血病
耐克替尼	Bcr-Abl	广州顺健生物医药	慢粒性白血病
CT-1530	BTK	北京赛林泰医药	慢性淋巴细胞白血病
苯磺酸克立福替尼	FLT	广东东阳光药业	急性髓细胞白血病
SPH1188-11	EGFR	上海医药集团	非小细胞肺癌和肺鳞癌
甲磺酸艾氟替尼（Alflutinib）	EGFR	上海艾力斯	非小细胞肺癌
倍他替尼	EGFR	精华制药集团	非小细胞肺癌
BPI-15086	EGFR T790M	贝达药业	非小细胞肺癌
X-396	ALK	贝达药业	非小细胞肺癌
HS-10241	c-Met	江苏豪森药业集团	晚期实体瘤
盐酸博昔替尼（Boxitinib）	c-Met	广东东阳光药业	实体瘤
HMPL-453	FGFR	和记黄埔	小细胞肺癌、乳腺癌、多发性骨髓瘤、胃癌及膀胱癌等实体瘤
CM11	c-MET、ALK	上海再新医药科技	肺癌
康尼替尼	VEGFR2、c-Met	北京康辰药业股份	恶性实体瘤
TQ-B3234	MEK1/2	正大天晴、连云港润众制药和北京赛林泰	黑色素瘤、结直肠癌、胰腺癌、甲状腺癌
SHR7390	MEK1/2	江苏恒瑞制药	结肠癌、肺癌、黑色素瘤
SCC-31	mTOR	罗欣医药集团	乳腺癌
AL2846	c-Met、Flt4、VEGFR、Ron	南京爱德程医药	胃癌、乳腺癌、结肠癌和肾细胞癌
SKLB1028	FLT3、EGFR、Abl、Fyn、Hck、Lck、Lyn、Ret 等	石药集团中奇	非小细胞肺癌（NSCLC）、急性髓性白血病（AML）
AL8326	c-Kit、FGFR、FLT1、FLT4、KDR、PDGFR 等	杭州爱德程医药	白血病、卵巢癌等多种肿瘤

续表

产品名称	作用靶点	企业名称	适应证
马来酸英利替尼	激酶抑制剂	广东东阳光药业	恶性肿瘤
马来酸苏特替尼	激酶抑制剂	江苏苏中药业集团、江苏迈度	恶性肿瘤
XCCS605B	激酶抑制剂	浙江医药新昌制药厂	结肠癌、胰腺癌、乳腺癌
恩替诺特（Entinostat）	HDAC	亿腾药业（泰州）	晚期乳腺癌、非小细胞肺癌
倍赛诺他	HDAC	中国科学院上海药物研究所	肿瘤
BGB-290	PARP	百济神州	实体瘤
希明哌瑞	PARP	中国科学院上海药物研究所	实体瘤
美呋哌瑞	PARP	中国科学院上海药物研究所、辰欣药业	实体瘤
SC10914	PARP	江西青峰药业、上海迪诺医药	晚期实体瘤
WXFL10040340	PARP	人福医药、武汉珂美立德生物	乳腺癌，卵巢癌等恶性肿瘤
RX108	Na+/K+-ATP 酶	苏州润新生物科技	局部晚期或转移性实体瘤
Hemay102	靶点未公布	海南海灵化学制药	肝癌

*不包括肿瘤免疫治疗药物

我们注意到，当前的临床在研药物仍然以“Me-too”、“Me-better”类为主，即在国外现有药物的基础上，通过化学改构获得的“更优”或者“非劣”的同类产品，填补同类产品的国内空白，仍处于补位阶段。这也集中反映了前些年国内新药研发企业和研究结构的战略定位。随着国内整体研发实力的提高和竞争日益加剧，新近申报临床研究的药物，已经逐步向“并跑”（fast-follow）格局转变，个别领域甚至显示出具有国际竞争能力的创新药物研发势头。相信经过未来 5~10 年的磨砺，我国自主创新药物将在国际上占有一席之地。

2. 免疫治疗异军突起

在中国抗肿瘤新药研发进入“跟跑”的大背景下，近年来领域内备受关注的肿瘤免疫治疗，也成为国内抗肿瘤药物研发追捧的最大热点。肿瘤免疫疗法是继手术、放疗和化疗之外第四种肿瘤疗法，因其久、广谱的抗肿瘤作用被认为有望带来整个肿瘤治疗领域的革命性突破。其中，免疫检查点 PD-1/PD-L1 抑制剂和嵌合抗原受体 T 细胞免疫（CAR-T）疗法作为肿瘤免疫疗法最为重要的两个代表，近今年在国内掀起了一阵热潮。具不完全统计，我国有超过 50 家企业在开展 PD-1/PD-L1 的抗体研究；而中国已经成为仅次于美国的 CAR-T 疗法研发大国。2017 年的 ASCO 年会上，来自南京某公司的 CAR-T 疗法治疗复发性或耐药性多发性骨髓瘤的研究，就因其突出的治疗效果引起了整个领域的高度关注，我国国内免疫治疗的发展可见一斑。

免疫检查点阻断剂抗体疗法是一类通过调节 T 细胞活性来提高抗肿瘤免疫反应的

治疗方法。近几年，免疫检查点调控的单抗药物研究热度持续升高，我国研究多集中在目前临床表现较好的 PD-1、PD-L1 两个靶点。表 3 所示是截至 2016 年年底，处于临床试验申请或临床试验阶段的产品。此外，截至 2017 年 7 月，多家公司研制的 PD-1 单抗 AK103、PD-1 单抗 LZM009、PD-L1 单抗 KL-A167 及 PDL1 单抗 STI-A1014 也相继获得 CFDA 的注册受理。当前，可以看出 SHR-1210、IBI308、JS001 和 BGB-A317 处于相对优势的竞争地位，PD-1/PD-L1 抗体开发已经拥挤不堪，尚处于早期研发阶段的 PD-1/PD-L1 抗体项目已经几乎没有弯道超车的机会，国内 PD-1/PD-L1 的产品布局是否过热，值得业内思考。

表 3 2016 年国内药企获批或提交临床申请的 PD-1/PD-L1 抗体

产品名称	靶点	公司	研发阶段	适应证
IBI308	PD-1	信达生物	临床 I -III期	非小细胞肺癌；食管癌、霍奇金淋巴瘤
Camrelizumab（SHR-1210）	PD-1	江苏恒瑞	临床 I -III期	非小细胞肺癌、食管癌；肝细胞癌、霍奇金淋巴瘤；黑色素瘤、鼻咽癌
JS001	PD-1	君实生物	临床 I - II 期	膀胱癌、黑色素瘤；三阴乳腺癌、神经内分泌瘤、肾癌
BGB-A317	PD-1	百济神州	临床 I - II 期	霍奇金淋巴瘤、尿路上皮癌、胃癌、食管癌；肝细胞癌
GLS-010	PD-1	滨誉衡药业、药明康德	临床 I 期	实体瘤
杰诺单抗	PD-1	嘉和生物	临床 I 期	实体瘤
重组抗 PD-L1 全人单克隆抗体注射液*	PD-L1	基石药业	递交申请	实体瘤
KN035*	PD-1	康宁杰瑞、思路迪	递交申请	实体瘤
SHR-1316*	PD-1	江苏恒瑞	递交申请	实体瘤
重组人源化抗 PD-1 单克隆抗体注射液	PD-1	百奥泰生物	递交申请	头体瘤

注：*标记产品已于 2017 年获得临床批件

2017 年 7 月 13 日，FDA 在肿瘤药物资讯委员会上通过 CAR-T 疗法 CTL019，作为首例 CAR-T 疗法，距离最终获批上市仅一步之遥，迎来了 CAR-T 疗法的里程碑。CAR-T 全称是指嵌合抗原受体 T 细胞免疫疗法，基本原理是从患者体内分离出 T 细胞，在体外对 T 细胞进行改造，为其装上能够特异性识别癌细胞的“导航”——嵌合抗原受体（CAR）后，再将这类“改装后的 CAR-T 细胞”进行扩增，回输到患者体内，发挥特异的抗肿瘤作用。全球范围内，CAR-T 研发公司包括诺华、Juno、Kite、Bluebird、Cellectis 等。国内范围来看，中国的 CAR-T 临床研究数量与美国并驾齐驱，成为世界第一梯队。在 Clinical Trials.gov 网站显示，国内处在临床阶段的 CAR-T 研究数量超过 90 例，仅次于美国。2016 年 4 月，CAR-T 技术和 T 细胞受体技术与国内本土经验相结合，开发创新的细胞免疫疗法。此外，国内创新药研发企业在 2015 年通过合作形式开始发力免疫疗法。

（三）国家战略布局

中国新药研究的每一步发展，离不开国家的战略布局和项目支持。过去 10 年来，从“重大新药创制”到“个性化药物和精准医疗”，见证了国家战略布局推动本土药物创新的鲜活历史。

2008 年，在我国几乎无自主创新能力的历史大背景下，我国启动的“重大新药创制”科技重大专项，旨在推动我国新药创新的发展，提升自主研发能力。2016 年是新药专项实施的第九个年头，中国生物医药产业研发创新能力与产业发展得以持续增强，并取得了阶段性成效。对 2008～2016 年制药企业针对分子靶向抗肿瘤药新药制剂的临床申请情况进行统计，发现无论是临床申请数量还是相关的新药数目，2008 年之后都呈明显的上升趋势（图 1），尤其是 2015 年达到近 9 年来的峰值；2016 年总临床申请量较前两年虽有所回落，但相关的一类新药数量与 2015 年一样，处于高位，均为 26 个，这反映了我国新药尤其是创新药的研发水平和创新能力在稳步提升。

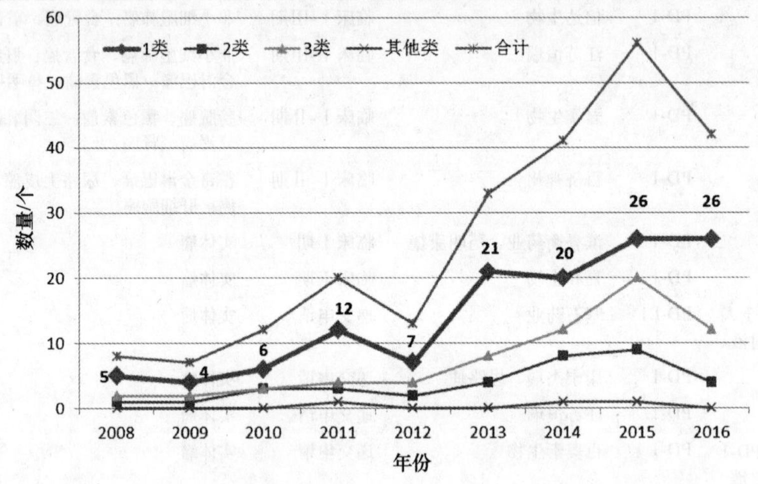

图 1　2008～2016 年提交临床申请的分子靶向抗肿瘤新药数（Insight 数据库）

随着对肿瘤本质特征认识的日益深入，新药专项的资助已经无法满足当前肿瘤靶向治疗需要分子分型和生物标志物指导的治疗需求。肿瘤发病机制复杂，病人个体差异大，亟待敏感人群的个性化特征，实现对病人“量体裁衣”的个性化治疗。在这一新的历史背景下，国家高瞻远瞩，相继布局了“个性化药物”和“精准医疗”的专项支持，旨在新药创制的基础上，加速肿瘤的个性化研究，为在研新药贴上个性化标签，实现精确制导式的肿瘤个性化治疗。特别值得一提的是中国科学院战略性先导科技专项“个性化药物——基于疾病分子分型的普惠新药研发”（简称“个性化药物先导专项”）。该项目孕育于 2012 年，早在 2013 年 1 月就完成了“个性化药物先导专项”的建议方案、专家评议和咨评委评议，较 2015 年 1 月 30 日白宫披露奥巴马在国情咨文中提出“精准医疗计划”（Precision Medicine Initiative），提前了整整 2 年时间，在中国全面实施“精准医疗计划”中起到了引领和示范作用。2015 年底个性化药物先导专项终于初步落地，并于 2016 年进入了全面启动阶段。本专项的核心是个性化新药研发和现有药物的个性化，旨在改变基于疾病表型的用药模式，发现药物的敏感标志物、疗效监控标志物、毒性标志物等，提高疗效，降低副作用，减少用药的盲目性，实现个性化用药。专项启动实施以来，针对肿瘤、代谢性疾病、神经精神性疾病、自身免疫性疾病等开展了 AL3810、971、奥生乐赛特、二甲双胍、SM934 等一批个性化新药研发和现有药物个性化，并在过去一年多以来取得了阶段性进展。国家率先布局，给了中国精准医疗研究弯道超车的机会，有望占领国际生物医药创新的制高点。

（四）展望

2016 年是努力完善国家药物创新体系，提升自主创新能力，推进医药产业发展，加速我国医药研发由仿制向创制、医药产业由大国向强国的转型发展中的一个缩影。未来任重而道远，一方面继续加强肿瘤基础生物学研究，为新药创制的源头创新提供条件；另一方面将个性化特征研究尽早引入新药研发过程，并贯穿全程，增加新药研发的科学内涵，增加治疗转化的成功率。可以预见，新时期下的中国新药创制有望通过 10 年左右的时间完成从跟跑或并跑到领跑的转变，发展成为医药创新的大国，最终使国内肿瘤患者从中获益，实现“做老百姓用得起的好药”的历史使命。

主要参考文献

1. Yang W, Bai Y, Xiong Y, et al. Potentiating the antitumour response of CD8(+)T cells by modulating cholesterol metabolism.Nature. 2016. 531(7596): 651-655.
2. Ye Q H, Zhu W W, Zhang J B, et al. GOLM1 modulates EGFR/RTK cell-surface recycling to drive hepatocellular carcinoma metastasis. Cancer Cell. 2016. 30(3): 444-458.
3. Chen W L, Wang Y Y, Zhao A, et al. Enhanced fructose utilization mediated by SLC2A5 is a unique metabolic feature of acute myeloid leukemia with therapeutic potential. Cancer Cell. 2016.30(5): 779-791.
4. Guo Z Q, Zheng T, Chen B E, et al. Small-molecule targeting of E3 ligase adaptor SPOP in kidney cancer. Cancer Cell. 2016. 30(3): 474-484.
5. Zeng H, Qu J, Jin N, et al. Feedback activation of leukemia inhibitory factor receptor limits response to histone deacetylase inhibitors in breast cancer. Cancer Cell. 2016. 30(3): 459-473.
6. Liu Y, Zheng X, Yu Q, et al., Epigenetic activation of the drug transporter OCT2 sensitizes renal cell carcinoma to oxaliplatin. Sci Transl Med. 2016 . 8(348): 348-397.
7. Shen A, Wang L, Huang M, et al. c-Myc alterations confer therapeutic response and acquired resistance to c-Met inhibitors in MET-addicted cancers. Cancer Res. 2015. 75(21): 4548-4559.
8. Wu Y L, Yang J J, Zhou C C, et al. BRAIN: A phase III trial comparing WBI and chemotherapy with Icotinib in NSCLC with brain metastases harboring EGFR mutations(CTONG1201). J Thorac Oncol. 2017. 12(1s): S6.
9. 国家食品药品监督管理总局药品审评中心. 2016 年度药品审评报告. 发布日期: 2017.3.17.
10. Clarivate Analytics Cortellis, 检索日 2017-7.
11. ClinicalTrials.gov 平台, 检索日 2017-7.
12. IMS Health Analytics Link, 检索日 2017-7.
13. Insight 数据库, 检索日 2017-7.

心血管系统药物研究进展

杨宝峰
哈尔滨医科大学药学院药理学教研室

心血管系统疾病已是威胁我国人民健康的重要杀手，心血管系统疾病的发生不是孤立的，而是与神经系统、内分泌系统、甚至免疫系统等存在密切联系；随着研究的深入，这些内在联系正在被逐渐揭示。多年来我国研究人员在此方面取得一系列重要成果，在2016~2017年度尤其取得一批创新成果。本文将从心血管疾病发生机制及药物靶点发现、心血管药物基础研究和心血管药物临床治疗研究三方面对我国心血管领域2016~2017年度研究成果进行总结，并探讨进一步的研究方向和内容。

（一）心血管系统疾病发生机制及药物靶点发现

1. 高血压发病机制及靶点发现

高血压是最常见的，也是公共卫生负担最重的一类心血管系统疾病。神经、内分泌及代谢异常均参与高血压的发生，亟待更深刻认识其机制并以此寻找新型的干预策略。我国学者在T细胞盐皮质激素受体与高血压、血管平滑肌细胞线粒体与血管收缩舒张功能方面取得新的认识。

盐皮质激素受体（MR）拮抗剂已应用于临床高血压治疗，T细胞MR在血压调节中的作用尚未阐明。我国学者发现T细胞的MR缺乏可明显降低收缩压和舒张压，减轻肾脏和血管损伤；其机制是MR与NFAT1和AP-1相互作用，调节T细胞IFNγ的生成和靶器官损伤并最终影响血压。靶向T细胞的MR可能是一种用于高血压治疗新方法[1]。

血管张力增高直接引起血压升高，我国学者对平滑肌细胞线粒体功能在血管收缩舒张功能中的作用进行研究，为血管功能的调节和高血压治疗提供了新的思路。线粒体是一个动态细胞器，不断经历分裂和融合过程，线粒体分裂参与多种心血管疾病的病理过程，包括肺动脉高压、血管内膜增生、心肌梗死（MI）、心肌肥厚和心衰等，我国学者发现血管收缩剂可诱导血管平滑肌细胞线粒体分裂，线粒体分裂抑制剂抑制血管平滑肌细胞线粒体分裂并舒张血管，血管平滑肌线粒体分裂与血管收缩存在偶联机制。线粒体化学解偶联剂具有共同的血管舒张作用和作用机制，包括AMPK（AMP-activated protein kinase，AMPK）激活等。以上发现为通过调节血管张力抗高血压提供了新的研究方向。

线粒体产生的过量活性氧（ROS）已被认为是高血压性心肌病的致病因素。最近多项研究表明miRNA能够转移到线粒体内以调节线粒体活性，但这种miRNA新型作用的机制和意义尚未阐明。我国学者发现自发性高血压大鼠心脏组织中线粒体基因编码的蛋白细胞色素b（Cytb）水平明显下降，且活性氧含量明显增加。研究组首先在细胞水平上证实Cytb降低是活性氧增加的直接原因；其次，发现Cytb可能是miR-21的作用靶点，miR-21可直接通过增强Cytb的翻译，降低由Cytb减少引起的活性氧增加；进一步体内动物实验发现，自发性高血压大鼠体内高表达 miR-21 能降低血压并减轻心肌肥厚。该研究观察到 miRNA 具有促进线粒体基因翻译的作用，线粒体 miRNA 功能研究不仅为高血压治疗提供了新的思路，而且有助于其他心血管疾病机制的阐明及药物靶点的发现。

2. 主动脉瘤发病机制及靶点发现

主动脉瘤是一种危及生命的心血管疾病，我国学者从细胞因子和炎症细胞的角度，对主动脉瘤的发生发展机制进行了研究。

发现血管平滑肌细胞中，Smad4 依赖的 TGF-β 信号通路可防止主动脉瘤的形成和剥离。该研究采用条件性基因敲除手段，发现血管平滑肌细胞中的 Smad4 或 TGF-βII 型受体缺陷可导致主动脉瘤的发生，并伴随着组织蛋白酶 S 和基质金属肽酶 12（MMP12）的上调，血管平滑肌细胞缺乏 Smad4 导致趋化因子过度生成进而招募巨噬细胞直接引发主动脉壁炎症，提示 TGF-β 信号传导功能丧失在动脉瘤进展中具有潜在的药理学意义[6]。

我国学者研究了腹主动脉瘤（AAA）形成中去乙酰化酶 1（SIRT1）在血管衰老和炎症反应中的基本机制。发现在人类 AAA 样本中，SIRT1 的表达和活性显著降低；在老年鼠主动脉平滑肌细胞中，SIRT1 显著下调；与年轻鼠相比，衰老显著增加血管紧张素 II（Ang II）诱导的腹主动脉瘤形成。此外，血管平滑肌细胞特异性敲除 SIRT1 加速 Ang II 诱导的 AAAs 形成和破裂以及 AAA 相关病理变化，而血管平滑肌细胞特异性过表达 SIRT1 抑制 Ang II 诱导的 AAA 形成和发展。此外，在氯化钙（$CaCl_2$）诱导的 AAA 模型中也证实了 SIRT1 对 AAA 形成的抑制作用；机制研究表明 SIRT1 表达降低加速血管平滑肌细胞衰老并上调 p21 表达及增强血管炎症。本研究证明 SIRT1 的降低与腹主动脉瘤血管衰老及炎症相关，为预防腹主动脉瘤的形成提供了新的治疗靶点。

此外，研究发现 KLF5 参与巨噬细胞浸润和 AAA 形成，在 AAA 形成过程中，Myo9b/RhoA 的 KLF5 依赖性调节是巨噬细胞伪足形成和迁移所必需的条件，提示 KLF5-Myo9b-RhoA 通路可能作为 AAA 的治疗靶标。

3. 动脉粥样硬化机制及靶点发现

动脉粥样硬化（atherosclerosis，AS）是冠心病、脑梗死等疾病的主要原因，其相关研究是国内外重点聚焦的内容，研究角度包括脂代谢、内皮细胞损伤、平滑肌细胞增殖以及炎症等方面。

我国学者首次阐明 YAP（Yes-associated protein）和 TAZ（transcriptional coactivator with PDZ-binding motif）在血液动力学诱导的动脉粥样硬化中的作用。内皮 YAP/TAZ 活性受不同血流模式的调节，抑制 YAP/TAZ 可抑制炎症并阻滞动脉粥样硬化发展；内皮特异性过表达 YAP 加剧 ApoE-/-小鼠斑块形成，而内皮特异性敲除 Yap 延迟 ApoE-/-小鼠斑块形成，Integrin-Gα13-RhoA-YAP 途径有望成为抗动脉粥样硬化的新靶点。

细胞间黏性分子 1（ICAM-1）在血管内皮炎症中具有重要作用，我国学者发现 tRNA 甲基转移酶 NSun2 可使 ICAM-1 mRNA 甲基化，促进其翻译，从而增加白细胞对内皮细胞的黏附。NSun2 敲除鼠中 ICAM-1 水平和白细胞的血管内皮黏附显著降低，动脉硬化过程显著抑制。

免疫炎症细胞趋化到血管壁是高血压免疫炎症反应的重要过程。我国学者发现，在 Ang II 诱导的高血压模型中，血管组织中骨髓来源的 CXCR2 阳性炎症细胞明显增多；*CXCR2* 基因敲除和应用 CXCR2 抑制剂均可明显降低 Ang II 及 DOCA/盐诱导的血压升高，抑制血管炎症细胞浸润、炎症因子释放及氧化应激反应，减轻血管胶原沉积和增厚，改善血管舒张功能；将 *CXCR2* 基因敲除骨髓移植到野生小鼠体内可明显减轻 Ang II 诱导的高血压，而将野生型骨髓移植给 *CXCR2* 基因敲除小鼠则升高 *CXCR2* 敲除鼠血压；应用 *CXCR2* 抑制剂可明显逆转由 Ang II 和 DOCA/盐诱导的高血压。该研究成果为高血压的治疗提供了新的思路[1]。

脂联素水平降低与动脉粥样硬化有关。脂联素通过激活脂联素受体（AdipoR）发挥其功能，AdipoR 激动剂对 PCSK9 和低密度脂蛋白受体（LDLR）表达、血清脂质谱和动脉粥样硬化的影响尚不清楚。我国学者发现在野生型和和 ApoE-/-小鼠中，激动剂激活的 AdipoR 调节 PCSK9 表达的分子机制是不同的，但 AdipoR 激动剂 ADP355 在两种小鼠中均可激活肝脏部位 LDLR 表达、改善脂质代谢，并抑制 ApoE-/-小鼠动脉粥样硬化过程。

视黄醇结合蛋白（regtinol-binding protein，RBP）是血液中维生素 A（又称视黄醇 retinol）的转运蛋白，其中 RBP4 是一种新的脂肪因子，主要由肝脏和脂肪组织分泌，在循环中负责运送视黄醇（维生素 A）至靶组织，但 RBP4 在动脉粥样硬化疾病中的作用及机制不清。我国学者在一个包括华南地区 1683 位参与者的前瞻性群组研究中分析了血清中 RBP4 水平与心血管事件发生率之间的关联，发现血清 RBP4 的表达水平可以作为心血管事件（经传统风险因子调整后）的独立预测因子；该课题组研究了 RBP4 的增多和缺失对泡沫细胞形成过程，以及对动脉粥样硬化的影响，揭示了 RBP4 的促动脉粥样硬化作用，其机制是 RBP4 通过诱导巨噬细胞来源的泡沫细胞形成促进动脉粥样硬化。

采用光学相干断层扫描术（OCT），我国学者观察了 500 例急性心梗的患者血管特征，有 60 例患者属于斑块侵蚀导致的急性冠脉综合征，其中 55 例的随访结果表明，仅有一例需要植入支架。因此估计 10%~20% 的急性心梗患者可以不需要支架，通过溶栓等药物治疗方式解除急性心梗的病症，避免了支架过程中的并发症，也不再需要终生服用抗凝药物。该研究细化了心脏介入治疗植入支架的指征，对临床支架使用提供指导。

4. 心肌肥厚/心衰机制及靶点发现

心力衰竭（心衰）是心脏疾病恶化的终末阶段。我国学者从多角度对心肌肥厚、心衰的发生机制进行了探索，并提出一些抗心衰的新靶标。

非编码 RNA（non-coding RNA）是指不编码蛋白质的 RNA 分子。长链非编码 RNA（LncRNA）在表观遗传水平、转录水平和转录后水平调控基因的表达，广泛参与机体的生理和病理过程。我国学者通过收集临床患者血样，发现与正常对照组相比，lncRNA ZFAS1 和 CDR1AS 在急性心梗患者血样中显著差异表达。与非急性心梗患者相比（1.0 ± 0.05），急性心梗患者血样中 ZFAS1 表达水平显著降低（0.74 ± 0.07，$P < 0.0001$），而

CDR1AS 表达水平显著升高（2.18 ± 0.24） vs. （1.0± 0.05），$P < 0.0001$。lncRNA ZFAS1 及 CDR1AS 可以作为急性心肌梗死的早期预警分子。

我国学者发现 lncRNA Chaer（cardiac-hypertrophy-associated epigenetic regulator）在心肌肥厚的发展进程中发挥重要作用，其与 PRC2（polycomb repressor complex2）的催化亚基直接作用，进而抑制组蛋白 H3 第 27 位赖氨酸的甲基化。当抑制 Chaer 的基因表达时，可以显著抑制外界刺激诱发的心肌细胞肥厚，减轻心脏纤维化程度，进而提升心脏功能。因此，Chaer 作为一个连接心脏病理信号和肥厚基因表达的重要分子，其从表观遗传学方面对肥厚进行早期检测与调控，抑制其表达有望缓解心肌肥厚的病理进程。此外，我国学者发现 *miR-223* 转基因小鼠伴有严重的心肌肥厚和心力衰竭，而 *miR-223* 缺失则可以显著提升心脏功能。环状 RNA HRCR（heart-related circRNA）作为 miR-223 的内源性分子海绵能够抑制 miR-223 的活性，并促进 ARC 的表达。在心肌细胞中过表达 HRCR 能够显著抑制 ISO 诱导的心肌细胞肥大，在体过表达 HRCR 同样可以抑制 ISO 诱导的心肌肥厚，并减轻心脏纤维化程度，增强心脏功能。因此，环状 RNA HRCR 作为抗肥厚分子，其通过靶向调控 miR-223 和 ARC 抑制心肌肥厚和心力衰竭的发生。

程序性坏死（necroptosis）和细胞凋亡均参与心肌梗死、缺血再灌注损伤和心力衰竭等严重心脏病理状态，但程序性坏死在心脏病理状态中的发生机制不清。我国学者发现受体相互作用蛋白 3（RIP3）通过活化 Ca^{2+}/钙调蛋白依赖性蛋白激酶（CaMKII）引起心肌程序性坏死、凋亡和炎症。小鼠缺乏 RIP3 或 CaMKII 抑制可改善缺血再灌注或多柔比星诱导的心肌坏死和心力衰竭。RIP3 通过磷酸化、氧化或二者兼有的方式诱导 CaMKII 激活，触发线粒体通透性转换孔的开放和心肌坏死。该研究证明 RIP3-CaMKII- mPTP-心肌坏死通路可能是治疗缺血和氧化应激诱导的心肌损伤和心力衰竭的靶标。

β-肾上腺素受体（β-ARs）激动一方面增强心脏生理功能，另一方面 β-ARs 长期兴奋又诱发心力衰竭。信号转导和转录激活因子 3（STAT3）在心脏 β-AR 介导的信号过程和功能中具有重要调控作用。我国学者发现心肌细胞中 β-肾上腺素受体激动剂可直接活化 STAT3，而心肌细胞 STAT3 敲除显著降低心肌对 β-AR 兴奋所诱导的收缩反应。在长期 β-肾上腺素受体兴奋状态下，Stat3cKO 鼠表现显著的心肌肥大、细胞死亡和心脏纤维化；STAT3 转录调控 β-AR 通路的关键信号包括 β1-AR、蛋白激酶 A 和 T 型 Ca^{2+}通道，因此，STAT3 是 β-AR 介导的心脏反应的关键转录调节因子。

胰岛素样生长因子结合蛋白 4（IGFBP-4）和 dickkopf 相关蛋白 1（Dkk1）是两种低密度脂蛋白受体相关蛋白 5 和 6（LRP5/6）的结合蛋白，其通过抑制 Wnt/β-catenin 通路激活在心脏发育中起关键作用。我国学者发现 LRP5/6 缺失可加重心脏缺血性损伤；相反，LRP5/6 下游靶标 β-catenin 缺失有助于减轻缺血性损伤。尽管 IGFBP-4 和 Dkk1 都是 Wnt/β-catenin 通路抑制剂，但 IGFBP-4 通过抑制 β-catenin 保护心脏，而 Dkk1 通过诱导 LRP5/6 内吞和降解加重心脏损伤。因此，精确调控 Wnt/β-catenin 通路中 LRP5/6 和 β-catenin 信号可能是缺血性心脏病新的治疗策略。

我国学者以两种高血压性心衰动物模型的心脏转录组数据为基础，发现调控心肌肥厚和心衰的关键转录因子 ATF3，并确定了心脏成纤维细胞是 ATF3 表达的细胞来源；

通过动物实验进一步证实 ATF3 可保护心脏免受高血压诱导的心衰，该研究发现转录因子 ATF3 的活化是内源性抗心力衰竭的关键事件，为心衰提供了新的治疗思路。

CXCL12 基因（编码趋化因子 CXCL12）与冠状动脉疾病（CAD）和 MI 相关。我国学者证明 CXCL12 的经典受体 CXCR7 在心肌梗死后血管反应中的作用。发现内皮条件性 CXCR7 缺失促进内膜形成，加重心梗后心脏功能障碍，增加心梗后死亡率和梗死面积。CXCR7 是一种新型的血管稳态调节剂，其在内皮细胞中的作用足以影响心脏功能和心梗后的心脏重塑，激活 CXCR7 具有治疗经皮冠脉介入后再狭窄和心梗后心脏重塑的潜在作用。

作为 G 蛋白信号（RGS）家族调节因子的典型多结构域成员，RGS12 在各种信号通路中起调节作用，研究发现 RGS12 在病理性心脏肥大和心力衰竭发展中表达增加，在压力负荷下，RGS12 缺陷心脏心肌肥厚特征减轻，RGS12 过表达则心肌肥厚特征增加；进一步研究表明 MEK1/2-ERK1/2 信号激活可能是 RGS12 的促肥大作用的原因。该研究为病理性心脏肥大和心力衰竭提供了新的治疗靶点。

尽管 MR 拮抗剂已广泛用于治疗心力衰竭，但其潜在的机制尚未完全阐明。我国学者研究发现 MR 拮抗剂抑制腹主动脉收缩引起的心脏肥大，并减少小鼠心脏中 CD4+和 CD8+T 细胞的积累和活化；T 细胞 MR 敲除鼠在压力负荷状态下，表现心肌肥厚、纤维化和功能障碍减轻；T 细胞 MR 敲除鼠心脏炎症反应减轻，压力负荷下心脏中 T 细胞活化减少。机制研究表明 MR 直接调节 T 细胞的活化和心脏炎症，特异性靶向 T 细胞的 MR 可能是治疗病理性心肌肥大和心力衰竭的可行策略。

（二）心血管药物基础研究

我国学者发现他汀类药物改善血管内皮功能障碍的新机制。在内皮细胞中，miR-133a 能够被细胞因子/氧化剂诱导，而被洛伐他汀抑制。此外，洛伐他汀可上调 GTP cyclohydrolase 1（GCH1）和四氢生物蝶呤，并改善内皮细胞的一氧化氮合酶偶联。增加 miR-133a 的表达可抑制洛伐他汀的这些作用，反之使用 miR-133a antagomir（miR-133a 拮抗剂）可加强洛伐他汀的这些作用。高血脂或高血糖症可诱发大鼠血管内皮中 miR-133a 的异常表达，降低 GCH1 和四氢生物碟呤水平，损害内皮功能，这种损害可通过洛伐他汀或 miR-133 antagomir 消除。多种心血管危险因素包括高血糖、血脂障碍和高同型半胱氨酸血症会使 miR-133a 在血管中表达增多，GCH1 表达减少，解偶联内皮型一氧化氮合酶功能，并引起内皮功能障碍，而洛伐他汀可预防这种损害。

发现地高辛呈剂量依赖性的降低动脉粥样硬化病变的形成和血清脂质水平。此外，地高辛治疗组显著降低 IL-17A 的表达和 IL-17A 相关的炎症反应，并增加调节性 T 细胞产生。地高辛是视黄酸相关孤核受体 γ 的特异性拮抗剂，可通过抑制脂质水平和 IL-17A 相关的炎症反应从而减弱动脉粥样硬化。

发现银杏内酯 K（GK）能够显著减少体内外模型中内质网应激引起的细胞死亡。在缺血性损伤鼠中，GK 疗法可减少心肌梗死面积，挽救心功能不全，改善内质网应激。GK 通过调控 IRE1-JNK 通路抑制凋亡，通过选择性激活 IRE1α/XBP1 通路抑制内质网应激损伤。GK 可能通过改善内质网应激而成为一种有前景的心血管疾病治疗药物。

（三）心血管系统药物临床研究

在心血管疾病临床研究方面，我国研究者主要在补充治疗，包括叶酸、牛磺酸、镁等，对高血压、中风的临床干预方面取得一些新的进展。

1. 叶酸补充治疗

叶酸缺乏是心血管疾病发生的独立风险因子，我国学者根据双盲、随机的 CSPPT（中国中风一级预防试验）数据，分析了单独补充叶酸是否可以降低与总胆固醇水平升高相关的首次中风的风险。研究入组 20 702 个无主要心血管疾病史的高血压患者，进行双盲实验，分别给予每日 10mg 依那普利和 0.8mg 叶酸治疗和单独给予 10mg 依那普利治疗，观察结果为首次中风。发现总胆固醇水平升高影响叶酸对首次中风治疗的有利作用，在无主要心血管疾病史且总胆固醇升高 31%的高血压患者中，补充叶酸能够降低首次中风的风险。

另一方面，尽管叶酸与出生缺陷、心脑血管疾病等有关，叶酸补充可预防先天性心脏病等出生缺陷的发生，然而，血液叶酸水平并不是一个理想的出生缺陷预防/诊断指标，医生很难通过血液叶酸浓度高低来预测疾病风险和判断预后。基于此，我国学者研究发现，与叶酸代谢不直接相关的 Fidgetin（FIGN）基因内含子的遗传变异同时与低水平的血浆叶酸浓度和降低的 CHD 患病风险显著相关，该发现既肯定了叶酸与先天性心脏病的关系，还提示在临床评估叶酸代谢状态时不仅要测定外周血叶酸水平，还应当检测受试个体的叶酸利用效率来确定病人的叶酸状况。

2. 牛磺酸补充治疗

牛磺酸作为体内最丰富的含硫氨基酸，在高血压动物模型中显示具有降低血压作用，然而目前尚无严格的临床试验验证牛磺酸的这种有益作用。我国学者通过随机、双盲、安慰剂对照研究，评估了牛磺酸介入对高血压前期血压和血管功能的影响，发现补充牛磺酸能够显著降低 24h 动态血压。此外，牛磺酸能够显著改善内皮依赖性和内皮非依赖性血管舒张，以及增加血浆中 H_2S 和牛磺酸的浓度。在牛磺酸治疗高血压前期患者的实验中，血管压力的变化与血浆中 H_2S 和牛磺酸的水平呈负相关；进一步机制研究表明，牛磺酸通过抑制人体和小鼠肠系膜动脉的瞬时受体电位通道亚型 3-介导的钙离子内流，上调硫化氢合成相关酶的表达和降低激动剂诱导的血管反应性。

3. 镁补充治疗

我国学者通过随机、双盲、安慰剂对照试验研究了口服镁补充剂对血压的影响。该荟萃分析分析了 2016 年 2 月 1 日发表在 MEDLINE 和 EMBASE 数据库中关于补充镁对正常血压和高血压患者的试验，共 34 个试验涉及 2028 名参与者。以平均剂量为 368mg/d 补充镁持续三个月可明显降低心脏收缩压到 2mmHg*（95%置信区间，0.43~3.58）和舒张压到 1.78mmHg（95%可信区间，0.73~2.82）。血清 Mg^{2+}与舒张压呈负相关，而与收

* 1mmHg≈0.133kPa

缩压无关。研究结果表明补充镁与降低成人血压有因果关系。此外，我国学者通过前瞻性队列研究，证明高 7-酮胆（甾）醇水平与稳定性冠心病患者的心血管事件和总死亡率增加相关。

4. CYP2C19 与氯吡格雷治疗

缺血性脑卒中或短暂性脑缺血发作（TIA）患者中，遗传多态性与氯吡格雷疗效的关系仍然不明。我国学者通过系统评价和荟萃分析，评估 *CYP2C19* 基因型与氯吡格雷对缺血性卒中或 TIA 的疗效关系，发现 *CYP2C19* 等位基因功能丧失的携带者在缺血性卒中患者或用氯吡格雷治疗的 TIA 患者中的卒中和复合血管事件风险高于非携带者。

（四）我国研究工作与国际相关领域研究的对比分析

以上对我国在 2016~2017 年度，在心血管疾病发生机制及靶点发现、心血管药物研究和心血管临床治疗研究三方面进行了概括性总结，以上总结中可能某些我国取得的重要研究进展有所遗漏，但总体上体现了我国在心血管系统研究方面的国际水准，应该说达到了国际先进水平。但我们更应该对我国研究工作与国际相关领域研究进行对比分析，目的是找出差距，指明方向，实实在在推动心血管系统药物研究进展，为提高人类健康水平做出贡献。同期比较，国际同仁在心血管领域也取得一批重要、有特色的研究进展。

在心肌再生方面，发现一个心脏修复必不可少的由组织损伤激活的基因通路。Hippo 缺失的心室中 Pitx2 诱导表达，Pitx2 缺失后新生小鼠心脏在心尖切除后不能修复，而 Pitx2 功能增强的成年小鼠心肌细胞在心肌梗死后可有效再生。Pitx2 激活编码电子传递链成分基因和活性氧清除基因；Nrf2 直接调控 Pitx2 的表达和亚细胞定位。Pitx2 突变心肌中活性氧增加，抗氧化剂补充可以抑制 Pitx2 功能缺失的表型。

发现低氧可诱导心肌再生。研究者将小鼠生存环境中氧气比例逐渐降低到 7%，当小鼠在低氧环境中生存两周后，其心肌细胞开始发生分裂和生长。氧气浓度的降低会引发心肌细胞的增加并且改善心脏的功能。机制研究表明有氧呼吸可引起氧化性损伤，低氧抑制有氧呼吸，减轻 DNA 损伤，激活心肌细胞分裂。

发现巨噬细胞促进心脏电传导。在房室结部位，密布表达 Cx43 的巨噬细胞，巨噬细胞通过 Cx43 与心肌细胞结合。巨噬细胞中敲除 Cx43 以及先天性缺乏巨噬细胞会延迟房室传导。在 Cd11bDTR 小鼠中，巨噬细胞消融可诱导进行性房室传导阻滞。该研究独创性提出免疫细胞在心脏电生理中的作用，为心律失常的治疗提出新思路。

国际上多个团队研究证实 lncRNA 参与心血管疾病的发生发展。在主动脉缩窄手术后的小鼠心脏中，Chast 会被特异性地上调；且与正常人的心脏相比，主动脉瓣狭窄病人的肥厚心脏组织中，高度表达其人型同源物-Chast。在培养的心肌细胞中，过度表达 Chast 会触发细胞肥厚性增长，而沉默 Chast 则会抑制其异常生长。在此过程中，Chast 能够抑制 Plekhm1 的表达，进而阻断心肌细胞对自身错误折叠的蛋白以及受损细胞器的吞噬作用，即抑制心肌细胞自噬，最终诱导心肌肥厚的发生。

新近两项工作表明，某些 lncRNA 分子存在可读框，可以通过编码小分子肽链进而调控心脏功能。美国学者发现一种肌特异性 lncRNA 能够编码 34 个氨基酸的内源性肽 DWORF，并定位于肌浆网上。DWORF 能够替换 SERCA 抑制因子、phospholamban，sarcolipin 和 myoregulin，进而增强 SERCA 的活性。在小鼠中，过表达 DWORF 能够增加心肌细胞中瞬时钙峰值和肌浆网钙负荷，并降低每个心肌收缩舒张循环中胞浆钙流出时间；相反，肌细胞缺失 DWORF 会引起钙离子清除障碍、心肌细胞舒张异常以及低 SERCA 活性。DWORF 是已知通过物理相互作用激活 SERCA 泵的唯一内源性肽，增强心肌收缩活性，有望治疗心衰。同时，其他研究组发现 lncRNA *LINC00961* 能够编码一种高度保守、定位于晚期内体和溶酶体上的多肽 SPAR，该多肽与溶酶 v-ATPase 相互作用，进而抑制 mTORC1 的活性。在急性损伤的骨骼肌中，SPAR 的表达水平显著降低。敲减 SPAR 能够激活 mTORC1，促进干细胞增殖、分化，以及肌纤维成熟，最终诱导肌肉再生。

与国际同领域比较，我国在心血管系统研究领域开展工作的面比较广，从心血管疾病的发病机制、靶点发现到相关药物的基础和临床研究，都有涉猎，具体的研究内容中跟踪领域热点的研究工作多，原创、特色的研究工作还相对较少，而这样的工作又是决定国际研究地位的关键，应是我国研究者努力的方向。

主要参考文献

1. Sun X N, Li C, Liu Y, et al. T-cell mineralocorticoid receptor controls blood pressure by regulating interferon-gamma. Circulation Research. 2017.120: 1584-1597.
2. Liu M Y, Jin J, Li S L, et al. Mitochondrial fission of smooth muscle cells is involved in artery constriction. Hypertension.2016 .68(5): 1245-1254.
3. Zhang Y Q, Shen X, Xiao X L, et al. Mitochondrial uncoupler carbonyl cyanide m-chlorophenylhydrazone induces vasorelaxation without involving KATP channel activation in smooth muscle cells of arteries. Br J Pharmacol. 2016 .173(21): 3145-3158.
4. Li S L, Yan J, Zhang Y Q, et al. Niclosamide ethanolamine inhibits artery constriction. Pharmacol Res. 2017.115: 78-86.
5. Li H, Zhang X, Wang F, et al. Microrna-21 lowers blood pressure in spontaneous hypertensive rats by upregulating mitochondrial translation. Circulation.2016.134: 734-751.
6. Zhang P, Hou S, Chen J, et al. Smad4 deficiency in smooth muscle cells initiates the formation of aortic aneurysm. Circulation research. 2016.118: 388-399.
7. Chen H Z, Wang F, Gao P, et al. Age-associated sirtuin 1 reduction in vascular smooth muscle links vascular senescence and inflammation to abdominal aortic aneurysm. Circulation research. 2016.119: 1076-1088.
8. Ma D, Zheng B, Suzuki T, et al. Inhibition of KLF5-Myo9b-RhoA pathway-mediated podosome formation in macrophages ameliorates abdominal aortic aneurysm. Circ Res. 2017.120(5): 799-815.
9. Wang L, Luo J Y, Li B, et al. Integrin-yap/taz-jnk cascade mediates atheroprotective effect of unidirectional shear flow. Nature. 2016. 540, 579－582.
10. Luo Y, Feng J, Xu Q, et al. NSun2 deficiency protects endothelium from inflammation via mRNA methylation of ICAM-1. Circ Res. 2016 .118(6): 944-956.
11. Wang L, Zhao X C, Cui W, et al. Genetic and pharmacologic inhibition of the chemokine receptor cxcr2 prevents experimental hypertension and vascular dysfunction. Circulation. 2016.134: 1353-1368.
12. Sun L, Yang X, Li Q, et al. Activation of adiponectin receptor regulates proprotein convertase subtilisin/kexin type 9 expression and inhibits lesions in apoe-deficient mice. Arterioscler Thromb Vasc biol. 2017.37(7): 1290-1300.
13. Liu Y, Zhong Y, Chen H, et al. Retinol-binding protein-dependent cholesterol uptake regulates macrophage foam cell

formation and promotes atherosclerosis. Circulation. 2017 .135(14): 1339-1354.

14. Jia H, Dai J, Hou J, Xing L, et al. Effective anti-thrombotic therapy without stenting: intravascular optical coherence tomography-based management in plaque erosion(the EROSION study). Eur Heart J. 2017. 38(11): 792-800.
15. Zhang Y, Sun L, Xuan L, et al. Reciprocal changes of circulating long non-coding RNAs ZFAS1 and CDR1AS Predict acute myocardial infarction. Sci Rep. 2016; 6: 22384.
16. Wang Z, Zhang X J, Ji Y X, et al. The long noncoding RNA Chaer defines an epigenetic checkpoint in cardiac hypertrophy. Nat Med. 2016 ; 22(10): 1131-1139.
17. Wang K, Long B, Liu F, et al., A circular RNA protects the heart from pathological hypertrophy and heart failure by targeting miR-223. Eur Heart J. 2016 ; 37(33): 2602-2611.
18. Zhang T, Zhang Y, Cui M, et al. Camkii is a rip3 substrate mediating ischemia- and oxidative stress-induced myocardial necroptosis. Nature medicine. 2016.22: 175-182.
19. Zhang W, Qu X, Chen B, et al. Critical roles of stat3 in beta-adrenergic functions in the heart. Circulation. 2016.133: 48-61.
20. Wo D, Peng J, Ren D N, et al. Opposing roles of wnt inhibitors igfbp-4 and dkk1 in cardiac ischemia by differential targeting of lrp5/6 and beta-catenin. Circulation. 2016.134: 1991-2007.
21. Li Y, Li Z, Zhang C, et al. Cardiac fibroblast-specific activating transcription factor 3 protects against heart failure by suppressing map2k3-p38 signaling. Circulation. 2017.135: 2041-2057.
22. Hao H, Hu S, Chen H, et al. Loss of endothelial cxcr7 impairs vascular homeostasis and cardiac remodeling after myocardial infarction: Implications for cardiovascular drug discovery. Circulation. 2017.135: 1253-1264.
23. Huang J, Chen L, Yao Y, et al. Pivotal role of regulator of g-protein signaling 12 in pathological cardiac hypertrophy. Hypertension. 2016.67: 1228-1236.
24. Li C, Sun X N, Zeng M R, et al. Mineralocorticoid receptor deficiency in t cells attenuates pressure overload-induced cardiac hypertrophy and dysfunction through modulating t-cell activation. Hypertension. 2017.70: 137-147.
25. Qin X, Li J, Spence J D, et al. Folic acid therapy reduces the first stroke risk associated with hypercholesterolemia among hypertensive patients. Stroke. 2016.47: 2805-2812.
26. Wang D, Wang F, Shi K H, et al. Lower circulating folate induced by a fidgetin intronic variant is associated with reduced congenital heart disease susceptibility. Circulation. 2017.135: 1733-1748.
27. Sun Q, Wang B, Li Y, et al. Taurine supplementation lowers blood pressure and improves vascular function in prehypertension: Randomized, double-blind, placebo-controlled study. Hypertension. 2016.67: 541-549.
28. Zhang X, Li Y, Del Gobbo L C, et al. Effects of magnesium supplementation on blood pressure: A meta-analysis of randomized double-blind placebo-controlled trials. Hypertension. 2016.68: 324-333.
29. Song J, Wang D, Chen H, et al. Association of plasma 7-ketocholesterol with cardiovascular outcomes and total mortality in patients with coronary artery disease. Circulation research. 2017.120: 1622-1631.
30. Pan Y, Chen W, Xu Y, et al. Genetic polymorphisms and clopidogrel efficacy for acute ischemic stroke or transient ischemic attack: A systematic review and meta-analysis. Circulation. 2017 .135(1): 21-33.
31. Li P, Yin Y L, Guo T, et al. Inhibition of aberrant microrna-133a expression in endothelial cells by statin prevents endothelial dysfunction by targeting gtp cyclohydrolase 1 in vivo. Circulation. 2016.134: 1752-1765.
32. Shi H, Mao X, Zhong Y, et al. Digoxin reduces atherosclerosis in apolipoprotein e-deficient mice. British journal of pharmacology. 2016.173: 1517-1528.
33. Wang S, Wang Z, Fan Q, et al. Ginkgolide k protects the heart against endoplasmic reticulum stress injury by activating the inositol-requiring enzyme 1alpha/x box-binding protein-1 pathway. British journal of pharmacology. 2016.173: 2402-2418.
34. Tao G, Kahr P C, Morikawa Y, et al. Pitx2 promotes heart repair by activating the antioxidant response after cardiac injury. Nature. 2016; 534(7605): 119-123.
35. Nakada Y, Canseco D C, Thet S, et al. Hypoxia induces heart regeneration in adult mice. Nature. 2017; 541(7636): 222-227.

36. Hulsmans M, Clauss S, Xiao L, et al. Macrophages Facilitate Electrical Conduction in the Heart. Cell. 2017; 169(3): 510-522.
37. Viereck J, Kumarswamy R, Foinquinos A, et al.Long noncoding RNA Chast promotes cardiac remodeling. Sci Transl Med. 2016; 8(326): 326ra22.
38. Nelson B R, Makarewich C A, Anderson D M, et al.A peptide encoded by a transcript annotated as long noncoding RNA enhances SERCA activity in muscle.Science. 2016; 351(6270): 271-275.
39. Matsumoto A, Pasut A, Matsumoto M, et al.mTORC1 and muscle regeneration are regulated by the LINC00961-encoded SPAR polypeptide.Nature. 2017.541(7636): 228-232.

药物基因组学

尹继业 张 伟 周宏灏
中南大学湘雅医院

安全性和有效性是临床药物治疗的关键问题，不同患者对同一种药物的反应性差异很大，如抗抑郁、降糖、降压等药物的平均有效率均低于 50%，而抗肿瘤药物更是低于 25%，造成医疗资源浪费的同时还延误患者病情。另一方面，药物不良反应（ADR）逐年增加，已严重威胁人类健康，例如：严重 ADR 已成为美国第四大死因，每年致死 10 万人；我国每年也有 200 万患者因 ADR 住院，致死约 20 万人。因此，查明与药物反应相关的各个因素、实现个体化治疗和精准用药已成为重要的全球性公共医疗问题。

药物基因组学（pharmacogenomics，PGx）是从全基因组水平研究人体遗传变异对药物反应影响的一门学科。PGx 是精准医学的前沿研究领域，国内外的研究进展都非常迅速，其基础研究成果在转化医学应用中具有最直接、最快速和经济社会效益最显著的特点。因此，在基因组学时代，药物基因组学最有可能在临床转化应用中迅速获得回报。

（一）我国主要研究热点

随着个体化治疗概念的推广，我国研究者已充分意识到 PGx 研究的重要意义。由于药物反应的种族差异，我们不能简单套用国际指南和标准，而我国患者 PGx 标志物的严重缺失影响了相关药物使用的安全性和有效性。因此针对我国人群开展研究，从中寻找特异性 PGx 标志物，是当前我国 PGx 研究首要而急迫的任务。我国在“十一五”期间就已经将“药物基因组应用技术和个体化药物治疗”和“重大疾病的全基因组关联分析和药物基因组学研究”列入“重大新药创新”科技重大专项和国家高技术研究发展计划（863）；“十二五”期间继续将“新药研发中的药物基因组学关键技术”和“药物反应分子标志物临床个体化技术”列入“重大新药创新”科技重大专项和国家高技术研究发展计划（863）；而 2016 年将“重大疾病传统药物的药物基因组学与个体化精准用药研究”列入国家重点研发计划指南，要求为重大疾病相关药物验证传统 PGx 位点的适用性和发掘中国人群的新个体化治疗生物标志物，从而促进现有药物的个体化应用。我国学者 2016 年在 PGx 的理论、技术研究和临床转化方面均取得了一系列研究成果。

1. 理论研究

理论研究是 PGx 的基础与核心，主要发掘 PGx 分子标志物并阐明其背后的分子机制。我国主要在心脑血管疾病、神经精神系统疾病、恶性肿瘤、药物所致皮肤不良反应与皮肤病等疾病 PGx 领域取得了研究进展。心脑血管疾病相关药物是我国当前 PGx 研究的重点，因为其发病率和死亡率均呈现快速增长的严峻形势，重点研究药物则是氯吡格雷和华法林。氯吡格雷在体内经过 CYP2C19 代谢为有活性的产物发挥作用，因此 *CYP2C19* 基因变异与氯吡格雷疗效密切相关。一项基于我国人群的随机、双盲、对照、大规模临床试验纳入了 73 个地区的 2933 名服用氯吡格雷和阿司匹林的短暂性脑缺血发作和轻度缺血性脑卒中患者，他们被随机分为氯吡格雷联合阿司匹林治疗组和仅阿司匹林治疗组。研究人员针对中国人群较为常见的*2、*3、*17 等位基因进行分型，随访 90 天后发现，氯吡格雷联合阿司匹林治疗可显著降低野生型患者的脑卒中新发生率，但不能降低突变等位基因携带者发生率。该项大样本、前瞻性研究表明 *CYP2C19* 是轻度缺血性脑卒中或短暂性脑缺血发作患者氯吡格雷的有效 PGx 标志物，代谢活性正常患者使用氯吡格雷有效，而活性降低型患者无效，用药前对该基因进行检测有助对这些患者进行精准治疗。另外一项基于冠心病患者的全基因组关联分析（genome-wide association study，GWAS）研究纳入了 445 名患者，在中国人群中新发现 *SLC14A2 rs12456693*、*ABCA1 rs2487032*、*N6AMT1 rs2254638* 与氯吡格雷的疗效密切相关。这些研究均有助我国患者氯吡格雷的个体化治疗。华法林是临床常用的经典抗凝药，有效治疗窗窄、个体差异非常显著，一旦发生不良反应后果严重，目前已知较为明确的 *CYP2C9* 和 *VKORC1* 基因变异均不能完全对其起始使用剂量进行准确预测，因此需要发现新的标志物。在一项纳入 1617 名心脏瓣膜置换术患者的研究中，研究人员挑选了部分极端剂量使用患者进行高通量靶向测序，并进行了验证。发现 *DNMT3Ars2304429*、*CYP1A1 rs3826041*、*STX1B rs72800847*、*NQO1 rs10517* 四个新突变与华法林剂量的个体差异显著相关，它们可以解释约 2.2%的剂量变异。糖尿病及其血管并发症是我国重要的慢性疾病，在一项包括 61 个中心的 RCT 临床试验中，研究人员纳入 1884 名患者并进行了 5 年随访。发现 *TRIB3 rs2295490 G* 等位基因患者经过强化降糖治疗后大血管和微血管事件发生率显著降低，该结果有助于预测糖尿病患者治疗后血管并发症的发生，从而指导个体化治疗。

抗神经精神系统疾病类药物临床使用广泛，个体差异显著，大多经过药物代谢酶的代谢，是 PGx 的重要研究领域，我国学者 2016 年针对抗精神分裂症和抗癫痫药物开展了一些研究。在一项包括 995 名精神分裂症患者的研究中，研究人员使用候选基因法针对利培酮、氯氮平、喹硫平、氯丙嗪开展 PGx 研究，除了验证已知的 *CYP2D6*、*CYP2C19*、*COMT*、*ABCB1*、*DRD3*、*HTR2C* 等基因变异外，还新发现 *TNIK*、*RELN*、*NOTCH4*、*SLC6A2*、*COMT* 等基因变异和它们的单倍型与这些药物敏感性相关。此外也有研究表明 *ABCB1* 基因多态与利培酮和帕潘立酮的疗效和毒副反应相关。丙戊酸钠和拉莫三嗪是治疗癫痫的重要药物，其疗效个体差异显著。一项研究纳入了 201 名使用丙戊酸钠一年的癫痫患者，发现 *ABAT*、*SCN2A*、*ALDH5A1* 基因突变与其疗效密切相关。另一项研究则发现转运体 *OCT1* 和 *ABCG2* 的遗传变异 *rs628031* 和 *rs2231142* 可以影响癫痫患者拉莫三嗪的血药浓度。由于目前使用单一因素仍不能有效预测抗癫痫药物反应性，因此需要有机整合遗传和环境等多方面因素进行预测，研究表明通过建立这种数学模型可以有效提升预测准确性。但以上研究都基于小样本、单中心，还需要经过更大样本量的人群验证。

肿瘤是严重危害我国人民生活和健康的重大疾病，随着肿瘤 PGx 的研究进展，与肿瘤疗效相关的基因不断被发现，从而使肿瘤的治疗进入个体化时代。目前肿瘤 PGx 研究主要集中于靶向治疗和传统化疗药物两大类。靶向治疗药物一直是 PGx 研究热点，在我国针对肺癌的研究较多。已有研究明确了 *EGFR* 突变与其酪氨酸激酶抑制剂疗效密切相关，包括吉非替尼、厄洛替尼、阿法替尼等，而 *ALK* 和 *ROS1* 融合基因可以预测克唑替尼疗效，其中 *EGFR* 突变有较为显著的种族特异性，在中国人群中的突变比例显著高于欧美人种。在此基础上，研究人员开始进行免疫治疗的新药 PGx 研究。比如：一项基于中国人肺腺癌的研究表明 *TP53* 和 *KRAS* 突变状态可能可以用于预测 PD-1 抑制剂疗效。此外，传统化疗仍然是临床肿瘤治疗的重要药物，其毒副反应和敏感性是 PGx 研究关注的重点。铂类是抗恶性肿瘤的重要药物，是大部分实体瘤的一线基础性用药，对其药物敏感性和毒副反应进行研究有重要意义。一项基于非小细胞肺癌（non-small-cell lung cancer，NSCLC）患者的 GWAS 研究纳入了 1209 名患者，发现染色体 2q24.3 的 *rs13014982* 和 17p12 的 *rs9909179* 与铂类药物所致骨髓抑制毒副反应密切相关。该研究为中国患者的铂类药物毒副反应发生提供了潜在的 PGx 标志物。药物敏感性是铂类 PGx 研究的另一个重要方面，已有研究发现了很多铂类敏感性 PGx 标志物，但均不能单独对其耐药发生进行准确预测，因此需要考虑建立多因素预测模型。在 2016 年一项针对 NSCLC 患者的研究中，研究人员挑选了 185 个基因的 416 个单核苷酸多态（single nucleotide polymorphism，SNP）进行分型，经过逻辑回归分析筛选出与化疗敏感性和毒副反应相关的 SNP。运用 9 种不同的数据挖掘技术整合这些 SNP 与临床因素建立多因素预测数学模型，通过另外一组患者进行验证后建立了 NSCLC 铂类化疗敏感性和毒副反应预测数学模型。该模型对药物敏感性预测的灵敏度、特异度、受试者操作特征曲线下面积分别为 0.90、0.47、0.80，对总毒性预测的灵敏度、特异度、受试者操作特征曲线下面积分别为 0.86、0.46、0.73。这一模型的预测准确率较单一因素有大幅提升，首次为铂类药物敏感性和毒副反应提供了多因素预测数学模型。

药物不良反应是危害人类健康的重要公共卫生问题，是构成住院病人死亡的重要原因，而严重皮肤不良反应（severe cutaneous adverse drug reaction，SCAR）是其中的重要类型，严重者可以导致患者死亡。PGx 研究已经发现部分遗传变异可以有效预测 SCAR 的发生，我国学者在这方面开展了大量工作。别嘌呤醇是治疗痛风的重要药物，部分患者使用后会发生 SCAR。一项基于 19 个中心的研究纳入了 92 名 SCAR 患者，结果表明 *HLA-B*58：01* 与其发生呈强相关，对该基因型进行检测可以有效的预测别嘌呤醇所致 SCAR 发生。醋甲唑胺是一种降低眼内压的药物，主要用于青光眼的治疗，该药同样也可以引起 SCAR 发生。在一项包括 8 例醋甲唑胺所致 SCAR 患者的研究中发现 *HLA-B*59：01* 与该毒副反应发生密切相关，突变发生率高达 87.5%，而在对照组中未发现该突变的存在。该研究表明对 *HLA-B*59：01* 进行检测可以有效预测醋甲唑胺所致

SCAR 的发生。此外，还有一项针对我国患者的抗组胺药 PGx 研究取得进展。在一项针对中国南方人群慢性自发性荨麻疹患者的研究中，研究人员纳入了 191 名患者，新发现 *ORA1* 基因的 SNP *rs3741595* 与抗组胺药氯雷他定的疗效密切相关。携带 *rs3741595 C* 等位基因的慢性自发性荨麻疹患者使用该药时疗效较差，需要增加剂量或者换用其他药物。

2. 技术研究

随着研究的深入，PGx 检测技术开始向高通量、高灵敏度、非侵入性等方向发展，近年本领域最大的进展之一是非侵入性液体活检。该技术可以通过对循环肿瘤细胞（CTC）和循环肿瘤 DNA（ctDNA）进行检测来监测药物疗效，使用 NGS 和数字 PCR 等高灵敏度检测方法对肿瘤耐药相关突变进行检测，可以提前预测肿瘤耐药的发生，2016 年我国学者在 CTC 捕获方面取得一些研究进展。CTC 在外周血中的占比很低，对其进行捕获是重要的技术环节，我国学者使用纳米金技术对当前的 CTC 捕获技术进行改进，使灵敏度达到了 1cell/ml，并开发了一种无损释放 CTC 技术，这些技术都可以用于分选 CTC 进行后续检测。此外，在液体活检的应用方面也有多篇报道，一项基于肺癌的研究使用 NGS 对 ctDNA 的 *MET* 基因突变情况进行检测可以预测克唑替尼疗效，而另一项研究则对食管癌 ctDNA 进行检测用于疗效预测。

随着 PGx 研究的不断深入和拓展，很多药物反应受到多个遗传和环境因素影响，不能使用单一因素进行有效预测。随着基因分型和测序技术的发展，PGx 数据产出量正在快速增长。因此需要借助新的数据分析技术对它们进行有机整合，实现对复杂药物反应表型的准确预测。在一项针对高等级浆液型卵巢癌（high-grade serous ovarian cancer，HGSCO）患者的研究中，研究人员采用数据挖掘算法提取 258 例 HGSCO 患者的 lncRNA 表达信息，经过单变量和多变量逻辑回归筛选出 8 个与铂类化疗敏感性相关的 lncRNA，构建评分模型预测患者的铂类化疗敏感性。该模型在 4 种 HGSOC 分子亚型（分化型、间质性、免疫型和增值型）中的受试者操作特征曲线下面积在 0.72~0.92。可以用于该类患者铂类化疗敏感性的预测。

3. 临床转化

药物基因组学领域由基础到临床的科学实践已经取得飞速发展，个体化用药理念逐渐被医药界、药品监管机构和制药公司所接受，个体化用药的关键技术也已逐渐成熟，在指导临床合理用药和新药开发中发挥越来越重要的作用。在国家卫生计生委印发的最新《医疗机构临床检验项目目录》中，明确将“用药指导的分子生物学检验”单独列为一类，目前已包括 10 个项目。国家卫生计生委临检中心 2016 年针对 *EGFR* 突变、*PIK3CA* 突变、*KRAS* 突变、*BRAF* 突变、华法林、氯吡格雷、伊立替康药物代谢基因、*HER2* 扩增、*HLA-B*58：01*、*HLA-B*57：01*、*HLA-B*15：02* 等 11 个 PGx 项目开展了室间质评，结果表明这些项目已经在全国范围内得到广泛开展，并且检测准确性普遍可以达到 95% 以上。我国于 2014 年设立了首家国家卫生计生委个体化医学检测培训基地，该基地承担全国个体化医学检测技术人员和专业人员培训任务，由国家卫生计生委个体化医学检测技术专家委员会牵头编写制定培训教材，面向全国 PGx 和个体化医学检测技术人员和专业人员开展规范化、标准化的培训工作。2016 年共开展两期培训班，为来自全国各地 104 家单位的 184 名学员进行了相关培训，为 PGx 临床应用在全国范围内的规范开展发挥了重要作用。此外，我国学者 2016 年还出版了《心血管遗传药理学》、《药物基因学与个体化治疗用药决策》、《精准医疗与药物治疗个体化实操手册》等多部 PGx 专著，较为全面系统地介绍了相关药物的个体化治疗，推动了我国 PGx 理论的临床转化应用。

（二）我国主要差异及未来变化趋势

PGx 一直是近年来国际学术界的研究热点，并且具有显著的种族特异性，因此世界各主要国家之间研究有较大差异。跟世界发达国家比较，我国仍然存在一定的差距。

1. 主要差异

进入新世纪以来，PGx 发生了一系列里程碑性事件，已经构建出个体化用药的基本框架，这些事件主要包括：2003 年美国食品药品监督管理局（FDA）颁布了 *Guidance for Industry：Pharmacogenomic Data Submissions*，建议新药申报时需提供遗传药理学数据，2005 年该文件成为针对制药企业具有约束性的正式指南；2005 年国际“遗传药理学研究网络”（PGRN）和“遗传药理学与药物基因组学知识库”（PharmGKB）成立，旨在为个体化用药实现资源共享；2007 年美国 FDA 批准了第一种遗传分子检测，该检测根据 *CYP2C9* 和 *VKORC1* 基因多态性预测抗凝药华法林的敏感性；2008 年由美国国立卫生研究院（NIH）和“比尔·盖茨基金”资助的“国际遗传药理学倡导组织（PGENI）”成立，旨在资助全球多民族人群中的个体化用药事业，并将 PGx 整合到国家公共卫生和药政管理的决策之中；2011 年“千人基因组计划”完成了基于群体基因组测序的人类基因组变异草图；2015 年癌症基因组图谱（The Cancer Genome Atlas，TCGA）计划完成了 1 万个不同肿瘤样本的全基因组图谱绘制。经过这一系列进展，PGx 研究开始具备大样本、国际多中心、前瞻性、全基因组分析等特点。

2016 年国际主要国家 PGx 研究遵循以上思路取得一系列重要研究成果。基础研究方面，英国的一项国际多中心研究纳入了 13 123 名服用二甲双胍的Ⅱ型糖尿病患者，使用 GWAS 对他们进行了药物反应性研究，结果发现葡萄糖转运体 GLUT2 的编码基因 *SLC2A2* 多态 *rs8192675* 与二甲双胍所致糖化血红蛋白（HbA1c）下降密切相关，是迄今为止关于二甲双胍疗效最大规模的 PGx 研究。加拿大学者在一项 14 个国家 129 个中心的研究中，使用候选基因法针对 692 名帕金森综合征患者开展了 PGx 研究，发现多巴胺受体（*DRD2*）基因多态（*rs2283265* 和 *rs1076560*）与雷沙吉兰疗效密切相关。美国学者组织的一项国际多中心临床试验使用 GWAS 针对抑郁症患者的选择性 5-羟色胺再摄取抑制剂（SSRIs）开展了 PGx 研究，发现 *TSPAN5* 和 *ERICH3* 基因多态影响 5-羟色胺的血药浓度。技术研究方面，2016 年多项生物技术取得快速发展，主要包括基因编辑、三代测序、液体活检、数字 PCR 和 PDX 动物模型等。其中，液体活检结合数字 PCR 技术可以用于监测肿瘤突变变化情况，对药物疗效进行预测；三代测序技术借助其读长优势可以对变异情况较为复杂的基因进行测序（如 *CYP2D6* 和 *HLA* 等），更为准确地预测药物疗效；PDX 动物模型则可以直接将患者的肿瘤组织移植到动物体内，然后进行药物筛选，选择出最适用于患者的药物。此外，PGx 的临床转化应用也进展迅速，2016 年美国 CPIC 针对别嘌呤醇和阿扎那韦正式发表了两项 PGx 指南，目前总数已达 33 项。而 FDA 已经公布了 238 条标记相关药物的 PGx 生物标志物，对不同基因型患者应用该药物时发挥疗效和毒性反应的指示作用，它们都可以用于直接指导临床个体化用药。

与以上世界主要国家研究进展比较，我国 PGx 研究与发达国家相比仍有一定差距，主要体现在以下方面：①广度和深度不够：国际 PGx 研究已经显著具备大样本、多中心、前瞻性、全基因组分析等特点，而我国的研究仍然以小样本、单中心、回顾性和候选基因研究策略为主；②研究质量有待提升：高质量的临床试验是 PGx 研究的主要手段之一，当前我国 PGx 研究尚存在样本量不足、临床表型鉴定缺陷、试验设计不够严谨、临床和环境因素考虑不足等问题；③中国人特异的 PGx 标志物非常缺乏：我国大部分研究均是对其他人种发现的 PGx 标志物进行验证，而很少发掘中国人特异的标志物；④缺乏国际交流与合作：发达国家往往牵头进行国际多中心 PGx 研究，我国参与这些研究的团队较少，而牵头组织国际多中心研究更少；⑤缺少专业研究队伍和人员：PGx 研究涉及的药物和基因种类繁多，寻找标志物是一项复杂而庞大的工程，而我国专门从事该方面研究的队伍和人员远远不够。目前中南大学有一支在国际上有一定影响的拥有数十人的队伍，在稳定、长期地从事这方面研究和推广，其他科研院所、高等院校和企业从事这方面工作的人员尚需加强；⑥ PGx 相关临床检测不规范：PGx 指导个体化用药的基础是基因检测，属于分子检测范畴而不同于传统检测方法。国家目前的规范管理不够，致使部分缺乏专业知识的机构开展相关检测，造成检测过程质控不严格、结果不准确、报告解读错误等一系列问题，严重危害了人民群众的健康；⑦ PGx 未在新药研发和药物上市后管理过程中的政府相关部门的重视：世界多个国家都已成立专门组织或机构编写 PGx 指南，如美国 CPIC、加拿大 CPNDS、荷兰 DPWG 等，美国 FDA 在 2003 年已经建议新药申报时需提供 PGx 数据，并在其网站列出相关药物的 PGx 信息，供公众查询。而我国至今尚无 PGx 指南编写机构、无新药报送 PGx 数据的相关规定或指南，也无我国患者 PGx 信息的权威发布和查询平台。

2. 未来趋势

针对以上问题，我国未来的 PGx 研究应该着眼于以下几个方面：

（1）提升研究质量，针对我国人群特点发掘可以直接用于指导临床个体化用药的 PGx 标志物

目前我国 PGx 研究多属于跟随式、单中心、小样本的回顾性研究，往往不能得出严谨、可靠的结论，发现的 PGx 标志物也不能直接用于临床患者。传统的候选基因法仅局限于药物代谢酶、转运体、受体和靶点，而 PGx 的最新研究进展表明很多标志物不属于这些基因范畴。随着人类基因组、Hapmap、PGENI、千人基因组和 ENCODE 等大型基因组学研究计划的完成，以及 PharmGKB 等生物信息资源的全球共享，药物基因组学研究已逐步扩展到多基因、多位点、单倍型、多因素联合分析和 GWAS（全基因组关联分析）研究阶段。因此，未来药物基因组学研究可借助高通量测序技术结合大数据生物信息分析实现由“候选基因研究”—“通路基因群研究”—“GWAS 关联位点分析”—

“全基因组序列精细定位”的飞跃，并且将发现的标志物在多中心、大样本人群中进行多轮验证，发掘出针对我国人群的可靠 PGx 标志物。

（2）拓展研究范畴，纳入表观遗传和非遗传因素

现代遗传学研究已经表明表观遗传学在表型决定方面同样也发挥至关重要的作用，MGMT 甲基化水平与替莫唑胺疗效的关系也明确显示了表观遗传学在 PGx 研究中的地位。因此，对于部分没有找到相关 PGx 标志物的药物，可以考虑从表观遗传学层面进行研究。非遗传因素对药物安全和有效性的影响也不容忽视，药物效应同样也可能受身高、体重、性别、肝肾功能、饮食、合并用药等多种非遗传因素影响。而遗传因素和非遗传因素之间的相互作用则使 PGx 研究变得更加复杂而难以预测，因此借助新的生物信息学方法有机整合多种因素构建数学模型对复杂药物反应表型进行研究，应该成为我国未来 PGx 研究的重要方向之一。

（3）加强 PGx 在药物研发和上市后管理中的作用

基础研究已明确展示了 PGx 在新药研发和药物安全性、有效性中的地位，我们应该将其整合到国家政策的决策过程中，建立相关指南和制度。我国目前缺乏新药报送 PGx 数据的相关规定或指南、无 PGx 信息发布和查询平台、只有一部由中南大学组织编写的 PGx 相关指南《药物代谢酶和药物作用靶点基因检测技术指南（试行）》。而目前关于中国人特异位点的原创性研究还很少，临床上还存在盲目推广不恰当位点检测的乱象，这种情况已远远不能满足社会的需求。因此，大规模开展药物基因组基础研究，形成和制订中国版的精准用药的共识和方案迫在眉睫。

（4）加强 PGx 临床检测的监管

相关标志物的分子检测是 PGx 临床应用的最后环节，是患者用药决策的直接依据，因此国家应该加强对其监管和支持。不同于传统检测，PGx 临床分子检测有涉及基因众多、检测方法复杂、容易产生交叉污染、缺乏相应的标准品、更新变化快、对人员专业知识要求高等特点，决定了国家监管政策既要严格又要灵活、快速。国家应该针对这一问题实施针对 PGx 临床检测的科学、规范的审批和管理制度。这将有利于 PGx 临床检测在全国范围内的推广和规范执行，使更多群众从中获益。

（5）加强 PGx 研究队伍建设和人才培养

PGx 是一门包括基础研究和临床应用的专业很强的学科，其最后在临床成功应用需要受过专门训练的专业技术人员、临床医生、PGx 专业研究人员等多层次人才的共同参与。与发达国家相比，我国 PGx 研究队伍和人才的规模和层次都很匮乏，远不能满足当前国家的需求。国家卫生计生委目前已成立个体化医学检测培训基地，迄今成功开展了五期培训班，为全国各地 400 多名学员进行了 PGx 相关理论和实验培训。但我国仍需大力增强 PGx 和个体化用药理论的传播和理解，教育对象应包括公共卫生事业从业人员、政府相关部门官员、医务工作者、检测专业技术人员甚至普通大众。通过开设规范的短期培训课程，传播、补充和更新 PGx 和个体化用药知识和概念。此外，国家发展改革委、科技部、卫生计生委、财政部等部委应增设重大专项加大对我国重大疾病和常用药物 PGx 的基础和临床研究，逐渐培养一些专门从事 PGx 的高水平专业研究队伍。

主要参考文献

1. Spear B B, Heath-Chiozzi M, Huff J. Clinical application of pharmacogenetics. Trends Mol Med. 2001. 7(5): 201-204.
2. Relling M V, Evans W E. Pharmacogenomics in the clinic. Nature. 2015. 526(7573): 343-350.
3. Drew L. Pharmacogenetics: The right drug for you. Nature. 2016. 537(7619): S60-62.
4. Wang Y, Zhao X, Lin J, et al. Association between CYP2C19 loss-of-function allele status and efficacy of clopidogrel for risk reduction among patients with minor stroke or transient ischemic attack. JAMA. 2016. 316(1): 70-78.
5. Zhong W P, Wu H, Chen J Y, et al. Genomewide association study identifies novel genetic loci that modify antiplatelet effects and pharmacokinetics of clopidogrel. Clin Pharmacol Ther. 2017. 101(6): 791-802.
6. Luo Z, Li X, Zhu M, et al. Identification of novel variants associated with warfarin stable dosage by use of a two-stage extreme phenotype strategy. J Thromb Haemost. 2017. 15(1): 28-37.
7. He F, Liu M, Chen Z, et al. Assessment of human tribbles homolog 3 genetic variation(rs2295490)effects on type 2 diabetes patients with glucose control and blood pressure lowering treatment. EBioMedicine. 2016. 13: 181-189.
8. Xu Q, Wu X, Li M, et al. Association studies of genomic variants with treatment response to risperidone, clozapine, quetiapine and chlorpromazine in the Chinese Han population. Pharmacogenomics J. 2016. 16(4): 357-365.
9. Mi W, Liu F, Liu Y, et al. Association of ABCB1 Gene Polymorphisms with efficacy and adverse reaction to risperidone or paliperidone in Han Chinese schizophrenic patients. Neurosci Bull. 2016.32(6): 547-549.
10. Li X, Zhang J, Wu X, et al. Polymorphisms of ABAT, SCN2A and ALDH5A1 may affect valproic acid responses in the treatment of epilepsy in Chinese. Pharmacogenomics. 2016.17(18): 2007-2014.
11. Shen C H, Zhang Y X, Lu R Y, et al. Specific OCT1 and ABCG2 polymorphisms are associated with Lamotrigine concentrations in Chinese patients with epilepsy. Epilepsy Res. 2016.127: 186-190.
12. Yin J Y, Qu J, Mao C X, et al. Establishing prediction model of antiepileptic drugs response using data mining approach. CNS Neurosci Ther. 2016.22(10): 860-862.
13. Hirsch F R, Scagliotti G V, Mulshine J L, et al. Lung cancer: current therapies and new targeted treatments. Lancet. 2017.389(10066): 299-311.
14. Dong Z Y, Zhong W Z, Zhang X C, et al. Potential predictive value of TP53 and KRAS mutation status for response to PD-1 blockade immunotherapy in lung adenocarcinoma. Clin Cancer Res. 2017.23(12): 3012-3024.
15. Cao S, Wang S, Ma H, et al. Genome-wide association study of myelosuppression in non-small-cell lung cancer patients with platinum-based chemotherapy. Pharmacogenomics J. 2016.16(1): 41-46.
16. Yin J Y, Li X, Zhou H H, et al. Pharmacogenomics of platinum-based chemotherapy sensitivity in NSCLC: toward precision medicine. Pharmacogenomics. 2016.17(12): 1365-1378.
17. Xiong Y, Huang B Y, Yin J Y. Pharmacogenomics of platinum-based chemotherapy in non-small cell lung cancer: focusing on DNA repair systems. Med Oncol. 2017.34(4): 48.
18. Yin J Y, Li X, Li X P, et al. Prediction models for platinum-based chemotherapy response and toxicity in advanced NSCLC patients. Cancer Lett. 2016.377(1): 65-73.
19. Cheng L, Xiong Y, Qin C Z, et al. HLA-B*58: 01 is strongly associated with allopurinol-induced severe cutaneous adverse reactions in Han Chinese patients: a multicentre retrospective case-control clinical study. Br J Dermatol. 2015.173(2): 555-558.
20. Yang F, Xuan J, Chen J, et al. HLA-B*59: 01: a marker for Stevens-Johnson syndrome/toxic epidermal necrolysis caused by methazolamide in Han Chinese. Pharmacogenomics J. 2016.16(1): 83-87.
21. Li J, Guo A, Chen W, et al. Association of ORAI1 gene polymorphisms with chronic spontaneous urticaria and the efficacy of the nonsedating H1 antihistamine desloratadine. J Allergy Clin Immunol. 2017.139(4): 1386-1388 e1389.
22. Siravegna G, Marsoni S, Siena S, et al. Integrating liquid biopsies into the management of cancer. Nat Rev Clin Oncol. 2017. 14(9):531-548.

23. Wu X, Xia Y, Huang Y, et al. Improved SERS-active nanoparticles with various shapes for CTC detection without enrichment process with supersensitivity and high specificity. ACS Appl Mater Interfaces. 2016.8(31): 19928-19938.
24. Sun N, Liu M, Wang J, et al. Chitosan nanofibers for specific capture and nondestructive release of CTCs assisted by pCBMA brushes. Small. 2016.12(36): 5090-5097.
25. Dong H J, Li P, Wu C L, et al. Response and acquired resistance to crizotinib in Chinese patients with lung adenocarcinomas harboring MET Exon 14 splicing alternations. Lung Cancer. 2016. 102: 118-121.
26. Luo H, Li H, Hu Z, et al. Noninvasive diagnosis and monitoring of mutations by deep sequencing of circulating tumor DNA in esophageal squamous cell carcinoma. Biochem Biophys Res Commun. 2016.471(4): 596-602.
27. Liu R, Zeng Y, Zhou C F, et al. Long noncoding RNA expression signature to predict platinum-based chemotherapeutic sensitivity of ovarian cancer patients. Sci Rep. 2017.7(1): 18.
28. 周宏灏，刘昭前. 2016. 心血管遗传药理学. 北京：人民卫生出版社.
29. 阳国平，郭成贤. 2016. 药物基因学与个体化治疗用药决策. 北京：人民卫生出版社.
30. 王拥军，赵志刚. 2016. 精准医疗与药物治疗个体化实操手册. 北京：北京科学技术出版社.
31. Little S. The impact of FDA guidance on pharmacogenomic data submissions on drug development. IDrugs. 2005.8(8): 648-650.
32. Giacomini K M, Brett C M, Altman R B, et al. The pharmacogenetics research network: from SNP discovery to clinical drug response. Clin Pharmacol Ther. 2007.81(3): 328-345.
33. Klein T E, Altman R B. Pharm G K B: the pharmacogenetics and pharmacogenomics knowledge base. Pharmacogenomics J. 2004.4(1): 1.
34. International Warfarin Pharmacogenetics C, Klein T E, Altman R B, et al. Estimation of the warfarin dose with clinical and pharmacogenetic data. N Engl J Med. 2009.360(8): 753-764.
35. Marsh S. Pharmacogenetics: global clinical markers. Pharmacogenomics. 2008.9(4): 371-373.
36. Giacomini K M, Yee S W, Mushiroda T, et al. Genome-wide association studies of drug response and toxicity: an opportunity for genome medicine. Nat Rev Drug Discov. 2017.16(1): 1.
37. Zhou K, Yee S W, Seiser E L, et al. Variation in the glucose transporter gene SLC2A2 is associated with glycemic response to metformin. Nat Genet. 2016.48(9): 1055-1059.
38. Masellis M, Collinson S, Freeman N, et al. Dopamine D2 receptor gene variants and response to rasagiline in early Parkinson's disease: a pharmacogenetic study. Brain. 2016.139(Pt 7): 2050-2062.
39. Gupta M, Neavin D, Liu D, et al. TSPAN5, ERICH3 and selective serotonin reuptake inhibitors in major depressive disorder: pharmacometabolomics-informed pharmacogenomics. Mol Psychiatry. 2016.21(12): 1717-1725.
40. Biernacka J M, Sangkuhl K, Jenkins G, et al. The International SSRI Pharmacogenomics Consortium(ISPC): a genome-wide association study of antidepressant treatment response. Transl Psychiatry. 2016.6(11): e937.
41. Goodwin S, McPherson J D, McCombie W R. Coming of age: ten years of next-generation sequencing technologies. Nat Rev Genet. 2016.17(6): 333-351.
42. Byrne A T, Alferez D G, Amant F, et al. Interrogating open issues in cancer precision medicine with patient-derived xenografts. Nat Rev Cancer. 2017.17(4): 254-268.
43. Saito Y, Stamp L K, Caudle K E, et al. Clinical Pharmacogenetics Implementation Consortium(CPIC)guidelines for human leukocyte antigen B(HLA-B)genotype and allopurinol dosing: 2015 update. Clin Pharmacol Ther. 2016.17(4): 254-268.
44. Gammal R S, Court M H, Haidar C E, et al. Clinical Pharmacogenetics Implementation Consortium(CPIC)Guideline for UGT1A1 and Atazanavir Prescribing. Clin Pharmacol Ther. 2016.99(4): 363-369.
45. https: //www.fda.gov/drugs/scienceresearch/researchareas/pharmacogenetics/ucm083378.htm.
46. Hegi M E, Diserens A C, Gorlia T, et al. MGMT gene silencing and benefit from temozolomide in glioblastoma. N Engl J Med. 2005.352(10): 997-1003.

创新药物的药代动力学研究

王广基　郝海平　阿基业

中国药科大学药物代谢动力学重点实验室

药物代谢动力学是新药研发成药性评价的重要组成部分，贯穿于创新药物研发链的全过程。相比于发达国家，我国药代动力学研究虽然起步较晚，但通过近几年的平台建设和国家各项计划的实施，取得了长足的进展，在创新药物药代动力学研究的各个环节与发展领域均已逐步接近于发达国家水平，建立了完善的临床前药代动力学评价研究技术体系，基本解决了创新药物临床前药代动力学评价研究的各项技术难题，为我国创新药物研发提供了重要技术支撑。此外，我国学者积极探索经典药物代谢与动力学学科与其他学科的交叉结合，拓展了细胞药物代谢动力学、代谢调控与靶标发现、多成分复杂体系药代动力学、精准分析药理学等交叉前沿学科方向，为丰富和发展药物代谢动力学理论与方法学体系做出了应有的贡献，国际影响力日益提升。

（一）当前我国药代动力学研究的主要热点和科技进展

基于药代研究在药物研发和临床应用中的重要作用，药物代谢与动力学的平台建设及关键技术研究得到了国家“十五”、“十一五”、“十二五”，以及“十三五”“重大新药创制”科技重大专项的连续支持。早期主要致力于候选化合物早期快速 ADME 特性筛选及系统临床前药物代谢与动力学关键技术研究与平台建设，通过近十年的研究，各平台建设单位已具备系统评价和研究创新药物临床前药物代谢与动力学特性与机理的能力，完成的技术资料可支持国际新药临床研究，保障和提升了我国创新药物研发的效率与成功率。近年来，在完善和提升创新药物临床前药物代谢与动力学研究关键技术水平的基础上，针对当前成药性评价系统和经典药代动力学研究的局限，发展了“基于药代动力学的细胞内靶向药物成药性评价关键技术研究”，通过在经典的成药性评价技术体系的基础上，建立细胞内靶向药物成药性评价关键技术体系；针对当前药物研发过程中临床前向临床转化研究的高失败率，“基于效应生物标记物群的转化药动/药效研究技术”以生物标记物群为桥接和验证标准，研究从分子、细胞、组织器官、动物到人的转化桥接规律与机理，评价临床前各模型与临床疾病的关联性，在此基础上，探索和建立转化性高的临床前药动/药效评价模型与技术体系。这些基于交叉学科发展的新技术，有利于提高创新药物成药性评价的准确性和效率，提高临床前向临床的转化预测和评价研究能力，为重大原创药物的研发提供技术支撑。

国家卫生计生委于 2016 年启动了国家重点研发计划“精准医学研究”，“重大慢病的药物基因组学靶标研究及其临床应用”和“药物基因组学与国人精准用药综合评价体系”等项目获准支持，突显了药物代谢与动力学在精准医学体系中的重要性，针对肿瘤等重大慢性疾病建立药物治疗随访样本与生命组学数据库、针对临床耐药和药物不良反应严重的药物开展药物基因组学与个体化精准用药研究；或从药物代谢、转运、作用靶点等方面理清基因变异与相关药效疗效与副反应的关系。

在国家各类项目的支持下，我国药代动力学基础与应用研究均取得了长足的发展，国际影响力逐年提高，相关研究成果发表在 *Science Translational Medicine* 和 *Journal of the American Chemical Society* 等重要刊物，我国学者在药代动力学领域的权威刊物 *Drug Metabolism &Disposition* 发表论文的国际占比逐年提高。研究方向更加丰富和开放，突破了传统的药物体内过程研究，与药学、医学和其他生命学科相互交叉影响，主要研究集中于创新药物药代及分子机制研究、药物相互作用研究、核受体-代谢酶/转运体调控和检测技术、新模型新技术相关研究、疾病/临床转化相关研究、药物作用/毒性机制、中药药代及机制相关研究。在核受体-代谢酶/转运体调控、抗体药物的药代、细胞药代等方向的研究工作已与欧美等发达国家齐驱并进，甚至引领方向，如揭示了 OCT2 转运体甲基化是肾细胞癌先天性耐药的分子机制，并获得了全新的联合用药方案，为肾细胞癌以及其他耐药肿瘤的治疗提供了思路；成功研制出人源性 CYP1A 的高选择荧光探针，为人体中 CYP1A 表达和活性的检测检测、转化医学和精准医学领域中的个体化药物研发及个性化治疗提供工具分子。但是在药代相关新模型新技术，如人源化动物模型等方面的研究尚需要进一步的加强。

（二）药代动力学研究的整体发展趋势

早期的药代动力学研究主要集中在对即将进入临床或已进入临床研究阶段的候选药物的体内药动学过程评价上。进入 21 世纪，药代动力学飞速的发展，新型体内外模型、细胞分子生物学、计算机模拟技术、药物基因组学、系统生物学等大大推动药代动力学介入到药物研发的早期阶段，极大地提高了药物研发的成功率和效率。我国药代动力学学科也迅速发展，通过自主创新和国际合作，研究水平已达到国际先进水平，主要体现在研究内容的拓展和技术方法的突破上：

1. 研究内容的拓展

（1）“宏观”到“微观”的突破

经典的药代动力学研究建立在药物被动扩散理论基础上，通过测定血浆药物表观浓度来表征组织和靶点浓度的变化过程，忽视了药物在靶细胞/亚细胞内的代谢、转运等处置过程。然而，超过 1/3 的药物靶点位于细胞内。针对传统成药性评价中常常出现药动/药效（PK/PD）不相关的问题，现代药代动力学必须从研究“宏观”的血浆药物浓度，深入到“微观”的细胞层面，通过更精准地研究细胞/亚细胞器内药物的动力学行为来反映药物作用过程与机制。

针对这一重要科学问题，我国研究学者提出了“靶细胞药动/药效结合研究新理论模型与新方法”。即以“靶细胞”为微观研究单元，定量研究药物在细胞和亚细胞内的吸收、分布、代谢、转运和外排（ADMTE）的动力学过程，通过 PK-PD 数学模型定量描述药物在靶细胞内的处置规律，科学地评价药物的药效/毒性。已建立了 4 个关键技术体系：①靶细胞/亚细胞器内药物及其代谢物的定量、可视化检测技术；②基于“单层→多层→球体”多水平多维度细胞模型的 ADMTE 研究技术；③靶细胞代谢及作用靶标发现的关键技术；④靶细胞 PK/PD 集成研究技术体系。该理论模型与方法拓展了药代动力学研究内涵，并能更客观地进行新药筛选、靶向纳米制剂评价、药物相互作用研究，得到了国内外专家的高度关注和评价，实现了药代动力学研究从“宏观”到“微观”的突破。

（2）“单一”到“复杂”的转变

经典药代动力学的主要研究对象是化学药物，其成分单一。随着生物制药的崛起、新型制剂的研发，以及中医药的国际化，越来越多的抗体药物、纳米制剂和复方中药亟待开展药代动力学研究。中药的多组分复杂特性自不必多说；对于抗体药物，既要检测小分子化学药物，又要检测抗体、连接子、甚至抗体的片段产物及上述成分的组合，复杂程度不言而喻；对于新型纳米制剂，为了更好地研究其主动靶向性特征以及在靶组织/细胞内的载药形式，除了需检测药物以外，还要同时定量追踪载体及载体-药物的结合状态，增加了药代动力学研究的复杂性。以往针对单一组分的药代动力学评价模式与思路逐渐显现出很大的局限性，这使得药代动力学的研究必须实现从“单一”到“复杂”转变。

近年来，国内外学者针对上述科学难题做出了很多突破性工作和成果。在生物大分子、载体材料高分子检测方面，结合飞速发展的质谱检测技术，建立了高分子、蛋白、多肽等的 LC-MS/MS 检测方法，建立了基于 MALDI/TOF 的质谱成像技术，以及发光基团标记的荧光成像技术等，实现了抗体药物、纳米制剂载体实时、动态、可视化、定量的药代动力学研究技术。在创新中药研究方面，创建了中药多成分分析的关键技术（“特征诊断离子延伸”策略、“质量亏损过滤”策略、“诊断离子桥联网络”策略等）和中药药代动力学关键技术（中药体内外物质组关联分析技术、中药同系成分定量构代研究技术、中药药代动力学参数拓展分析技术等），形成了中药药代动力学研究的技术新体系，并成功应用于名优中药及经典方剂等研究。

（3）“直接”到“间接”的转身

天然产物在疾病防治方面有着悠久的临床应用基础，以天然药物为模板/来源的药物发现策略已成为新药研发的重要途径。然而由于药动学性质不理想等原因，多个活性良好的天然活性成分（如白藜芦醇和小檗碱）的开发前景受到质疑。出现这一现象的重要原因是当前药物研发决策体系中简单地将传统化药研发模式直接应用于指导天然产物来源的药物研发。传统化学药物的研发为不断地优选和临床验证模式，作用靶标已知，但对于疗效和安全性缺乏充分依据；而天然药物的疗效和安全性在长期的应用过程中已积累了丰富数据，但其物质基础和作用的确切靶标/机理并不明确。因此，化学药物的开发过程是以已知靶标为基础来评价候选药物药代特性是否合适，其采用的经典药动学评价体系并不适宜直接用于指导天然化合物相关的药物研发。

以上研究背景和科学问题的存在推动了“反向药动学”（reverse pharmacokinetics）的研究理念：即从疗效确切的天然产物出发，在阐明其药代特性的基础上，结合特定的疾病发病机制和生物学规律，深入探讨药物作用可能的部位与环节，从而从新的视角认识天然化合物药效学作用和药动学性质之间可能存在的不对应现象，并揭示深层次的作用机制并推动临床转化和新药开发。

（4）临床转化

随着分子生物学和系统生物学的兴起及其与药代动力学的相互影响，药代动力学的研究已突破传统的体内过程的研究，目前已建立药物代谢组学、药物基因组学、药物转录组学和药物蛋白质组学的“药物系统生物学”整合策略，并将其应用于临床个体化给药及精准医学。具体来讲，药物主要代谢酶的基因多态性（SNP）被广泛应用于评价及预测药物的药代动力学性质；将 SNP 用于同源蛋白质组学建模并与靶蛋白对接，然后结合转录组学获得每个患者的代谢组学和代谢流信息，通过这种多组学的方法获得个体的 PK/PD，将其应用于精准靶向治疗及药物基因组学；代谢组学可以提供药物的活性信息，并提供药物靶点和可能的结合位点；药物代谢组学可用于评价药物的药效或毒性，可作为药物基因组学的补充，用于临床个体化给药；此外，肠道菌群也对药物的体内过程产生有益或有害的影响，随着近年来质谱技术在代谢物鉴定中的迅速发展，对微生物代谢的研究也更加深入，从微生物鉴定，代谢功能和预测，代谢物鉴定和分析等方面阐明了菌群对药物代谢的影响。

2. 技术方法的突破

（1）质谱定量检测

药物的代谢及药代动力学与药物的生物利用度、安全性及有效性密切相关，如何利用现代分析技术阐明药物的体内过程，是药物药效物质基础及作用机制研究的关键环节。现代质谱技术尤其是液质联用技术，凭借其灵敏、快速、特征性强等优点在药代动力学领域发挥着重要作用。目前常见的液质联用仪的类型包括：LC-MS、LC-MS/MS、LCMS-IT-TOF、LC-Q-TOF MS 和 LTQ-Orbitrap MS/MS 等。

建立灵敏、快速的生物样本定量限分析方法是药代动力学研究的关键，三重四级杆质谱仪（LC-MS/MS）因其强大的定量功能已经成为药代动力学领域最常用的质谱仪。近年来，质谱技术发展迅速，新型号的 LC-MS/MS 不断问世，均较以往型号的 LC-MS/MS 具有更宽的定量线性动态范围、更高的定量分析灵敏度、更快的扫描速度和更好的精密度，现已广泛应用于药物临床前及其临床药代动力学研究中。另外，定性分析亦为药代动力学研究中的重要环节，例如代谢物的鉴定及其药代-药效物质基础研究等。LC-Orbitrap MS、LC-Q-TOF MS 和 LCMS-IT-TOF 均为目前常用的高分辨质谱，在药物代谢研究中应用广泛。

（2）可视化成像技术

质谱成像技术（mass spectrometry imaging，MSI）是一种新型的成像技术按照电离方式的不同，MSI 技术主要包括以下三大类型：二次离子质谱（secondary ion mass spectrometry，SIMS）、基质辅助激光解吸电离（martix assisted laser desorption ionization，MALDI）质谱、电喷雾（desorption electrospray ionization，DESI）质谱技术。与传统的成像技术（如正电子发射计算机显像、荧光成像和全身放射自显影）相比，MSI 不需要荧光标记、不需要复杂样品前处理，通过一次实验能从样品中同时快速采集药物及其代谢物。MSI 技术通过图像对组织中药物的分布、累积和代谢过程进行最直观的阐述，能够提供药代动力学、药效动力学及药物转运特性等关键数据，对药物研发的早期检测阶段的应用前景不可估量。

（3）数学模型

近年，FDA“基于模型的新药研究”理念的提出将数学模型这一技术在创新药物研发的重要性提升到了新的高度，其可有效解决大量药物研发/应用中的实际问题，推动了创新药物研究的发展。其中 PBPK 模型以及 PK-PD 模型的应用最为广泛。PBPK 模型以生理解剖资料和药物理化性质为基础分析药时数据，参数具备确实的生理意义，可更加准确地描述药物体内分布及生物转化过程，提供实验难以或无法测定的药动学参数，同时具备强大的种属间外推能力。现已广泛应用于药物研发的各个阶段，2015 年 FDA 批准的新药中有 PBPK 数据支持的药物高达 21%，反映了 PBPK 模型在新药研发中的重要作用。此外，由于 PBPK 模型可通过改变生理参数获得不同状态下药物的动力学行为变化，因此也被认为是实现药物个体化用药的有效手段之一。而进一步将药物动力学过程与药效量化指标的动态变化进行结合分析，构建 PK-PD 结合模型，则有助于了解药物发挥作用的量效关系，在药物靶器官确定、药物作用机理的阐明、指导药物临床应用方面具备独特的优势。现阶段为满足创新药物研发的需要，PK-PD 结合模型不断发展，现已衍生出基于靶细胞药物代谢动力学的 PK-PD 模型、中药多组分代谢动力学的 PK-PD 模型以及基于作用机制的 PK-PD 模型。

（4）人源化动物模型

人源化动物模型是指带有功能性的人类基因、细胞或组织的动物模型，可有效地克服种属差异，显著提高由动物模型模拟人类生理病理特性的有效性。该模型不仅能够专一地研究某个代谢酶、转运体对药物的代谢及转运，也可系统全面地反映药物在体内的处置过程，近年来已被逐渐开发并应用于创新药开发和安全性评价领域。该模型据其构建方法主要分为两类：人源化转基因小鼠和人源化嵌合小鼠。人源化转基因小鼠的构建通过敲除小鼠自身某些代谢酶或转运体基因，再将人源相应基因转入小鼠体内进行表达而实现。目前，CYP3A4 等主要的Ⅰ相代谢酶、UGT1A 等Ⅱ相药物代谢酶，以及 MRP2 等转运体均被尝试构建并应用，此类模型小鼠在肝脏和小肠中特异性表达药物代谢酶及转运体，可更好地预测人体单个酶、转运体在药物的代谢、转运和毒性中的作用。人源化嵌合小鼠则直接将人肝细胞移植到免疫缺陷并伴有肝损伤的小鼠体内，重建一个由人肝细胞构成的小鼠肝脏。人肝嵌合小鼠肝脏具有人肝脏的特性，能够同时表达多种药物代谢酶及转运体，对于预测药物的人体处置提供了有力证据。当然，人肝嵌合小鼠模型亦存在局限，如小鼠自身残余的肝细胞对药物代谢的背景影响等。

（三）创新药物药代动力学研究的政策及指南要求的变化趋势

我国创新药物药代动力学研究政策和指南要求近年来逐渐与国际接轨。为鼓励新药创制、提高药品质量、促进产业升级，2016 版《化学药品注册分类改革工作方案》中对当前化学药品注册分类进行了改革，将新药进一步细分为创新药（1 类）和改良型新药（2 类），对已上市药品改变剂型、改变给药途径、增加新适应证的药品纳为 2 类改良型新药。本次修改后，我国创新药的分类与美国 FDA 分类基本保持一致。

2015 年新版《非临床药代动力学研究指导原则》与 2005 年的指导原则比较，框架结构没有改变，针对中药、天然药物的特点，增加了相关描述。将适用范围扩大为中药、天然药物和化学药物。完善并强化了方法学、组织分布、代谢、物质平衡等内容，引进了同位素研究方法等。具体变化如下。

（1）在研究目的中明确指出："本指导原则是供中药、天然药物和化学药物新药的非临床药代动力学研究的参考"。

（2）在给药途径中，除了建议与临床给药途径一致外，增加了"也要兼顾药效学研究和毒理研究的给药途径"。在名称上，将"实验药品"修改为"受试物"，更加科学。指出"中药、天然药物：受试物应采用能充分代表临床试验拟用样品和/或上市样品质量和安全性的样品。应采用工艺路线及关键工艺参数确定后的工艺制备，一般应为中试或中试以上规模的样品，否则应有充分的理由。""化学药物：受试物应采用工艺相对稳定、纯度和杂质含量能反映临床试验拟用样品和/或上市样品质量和安全性的样品。"

（3）在动物选择上，增加了小型猪。明确了"在动物选择上，建议采用体外模型比较动物与人代谢的种属差异性，包括代谢反应类型的差异和代谢产物种类及量的差异。通过比较，选取与人代谢性质相近的动物进行非临床药代评价；同时尽可能明确药物代谢的研究对象（如原形药物、原形药物与代谢产物或几个代谢产物同时作为药代动力学研究观察的对象）"。在剂量选择上，明确了"低剂量与动物最低有效剂量基本一致，中、高剂量按一定比例增加。"，在物质平衡研究方面，提出了"考察物质平衡（mass balance），阐明药物在体内的转归。在这方面，放射性同位素标记法和色谱-质谱联用法具有明显优点。"

（4）在受试动物数的选择上，弱化了性别差异的描述。采血时间点的描述上，明确了"对于吸收快的血管外给药药物，应尽量避免第一个点是峰浓度（C_{max}）"，"同时应注意采血途径和整个试验周期的采血总量不影响动物的正常生理功能和血液动力学，一般不超过动物总血量的15%~20%。例如，每只大鼠24h内采血总量不宜超过2ml。在采血方式上，同时也要兼顾动物福利（animal welfare）。"同时也提出"在试验中应注意根据具体情况统一给药后禁食时间，以避免由此带来的数据波动及食物的影响。"。

（5）在组织分布研究中提出"一般选用大鼠或小鼠进行组织分布试验，但必要时也可在非啮齿类动物（如犬）中进行。"明确了每个时间点，一般应有6个动物（雌雄各半）的数据。提出了特殊情况下进行多次给药后特定组织的药物浓度研究。

（6）在排泄研究中，明确建议采用两种动物进行研究，"建议同时提供啮齿类和非啮齿类动物的排泄数据，啮齿类（大鼠、小鼠等）每个性别3只动物，非啮齿类（如犬）每个性别2~3只动物。""按一定的时间间隔分段收集尿或粪的全部样品，直至收集到的样品中药物和主要代谢产物低于定量下限或小于给药量的1%。"在胆汁排泄中，增加了主要代谢产物的测定。

（7）在血浆蛋白结合率研究中，增加了"对血浆蛋白结合率高，且安全范围窄的药物，建议开展体外药物竞争结合试验，即选择临床上有可能合并使用的高蛋白结合率药物，考察对所研究药物蛋白结合率的影响。"

（8）在代谢产物研究部分，增加了"可能涉及的代谢酶表型"的研究。明确提出了"生物转化研究则可分阶段进行"，"应尽早考察药效和毒性试验所用的实验动物与人体代谢的差异。”为企业在进行研究时提供了明确指导。在药物代谢和处置研究中，增加了对转运体研究的要求。“创新药物非临床 ADME 研究还应该考虑到代谢酶与转运体之间的相互影响及潜在的相互作用、人特异性代谢产物的评估等。”首次提出对所用程序的可靠性进行确认。

从非临床药代动力学研究指导原则可以看出我国新药研究与国际相关指导原则靠拢，缩小了我国新药研究与国际发达国家的差距，为提高我国新药研究水平奠定了基础。

主要参考文献

1. Liu Y, Zheng X, Yu Q, et al. Epigenetic activation of the drug transporter OCT2 sensitizes renal cell carcinoma to oxaliplatin.SciTransl Med. 2016. 8(348): 348ra97.
2. Dai ZR, Ge GB, Feng L, et al. A highly selective ratiometric two-photon fluorescent probe for human cytochrome P450 1A.J Am Chem Soc. 2015. 137(45): 14488-14495.
3. Zhou F, Zhang J, Li P, et al.Toward a new age of cellular pharmacokinetics in drug discovery.Drug Metab Rev. 2011.43(3): 335-345.
4. Sang H, Lu G, Liu Y, et al.Conjugation site analysis of antibody-drug-conjugates(ADCs)by signature ion fingerprinting and normalized area quantitation approach using nano-liquid chromatography coupled to high resolution mass spectrometry.Anal ChimActa. 2017. 955: 67-78.
5. Zhang J, Liu J, Zhao Y, et al.Plasma and cellular pharmacokinetic considerations for the development and optimization of antitumor block copolymer micelles.Expert Opin Drug Deliv. 2015. 12(2): 263-281.
6. 刘昌孝，蔡永明，樊慧蓉. 治疗性抗体药物的药代动力学研究的思考.中国药学杂志.2014.(04): 257-264.
7. Hao H, Zheng X, Wang G. Insights into drug discovery from natural medicines using reverse pharmacokinetics. Trends Pharmacol Sci.2014. 35(4): 168-177.
8. Corson TW, Crews CM. Molecular understanding and modern application of traditional medicines: triumphs and trials. Cell. 2007.130(5): 769-774.
9. Everett J R. From metabonomics to pharmacometabonomics: the role of metabolic profiling in personalized medicine. Front Pharmacol.2016. 7: 297.
10. Wishart D S. Emerging applications of metabolomics in drug discovery and precision medicine. Nat Rev Drug Discov. 2016. 15(7): 473-484.
11. Jedrychowski M P, Wrann C D, Paulo J A, et al. Detection and quantitation of circulating human irisin by tandem mass spectrometry. Cell Metab. 2015. 22(4): 734-740.
12. Xie T, Liang Y, Hao H, et al. Rapid identification of ophiopogonins and ophiopogonones in ophiopogonjaponicus extract with a practical technique of mass defect filtering based on high resolution mass spectrometry. JChromatogr A. 2012. 1227: 234-244.
13. LaBonia G J, Lockwood S Y, Heller A A, et al. Drug penetration and metabolism in 3D cell cultures treated in a 3D printed fluidic device: assessment of irinotecan via MALDI imaging mass spectrometry. Proteomics. 2016. 16(11-12): 1814-1821.
14. Rao T, Shao Y, Hamada N, et al. Pharmacokinetic study based on a matrix-assisted laser desorption/ionization quadrupole ion trap time-of-flight imaging mass microscope combined with a novel relative exposure approach: a case of octreotide in mouse target tissues. Anal ChimActa.2017. 952: 71-80.
15. Zhuang X, Lu C. Pbpk modeling and simulation in drug research and development. Acta Pharm Sin B. 2016.6(5): 430-440.
16. Zhang J, Zhou F, Wu X, et al. Cellular pharmacokinetic mechanisms of adriamycin resistance and its modulation by 20(s)-ginsenoside rh2 in mcf-7/adr cells. Br J Pharmacol. 2012.165(1): 120-134.
17. Scheer N, Wilson I D. A comparison between genetically humanized and chimeric liver humanized mouse models for

studies in drug metabolism and toxicity. Drug Discov Today. 2016. 21(2): 250-263.

18. Xu D, Peltz G. Can humanized mice predict drug "behavior" in humans? Annu Rev PharmacolToxicol. 2016.56: 323-338.

19. 中国药典 2015 版, 9011 药物制剂人体生物利用度和生物等效性试验指导原则.

20. 国家食品药品监督管理局. 2016.总局关于发布化学药品注册分类改革工作方案的公告. http: //www.sda.gov.cn/WS01/CL0087/146140.html[2017-7-17].

修饰型抗体研究进展

陈志南　杨向民

第四军医大学细胞工程研究中心/国家分子医学转化科学中心

抗体作为现代科学研究的重要工具，在基因组学、表观蛋白组学等前沿领域具有不可或缺的作用，更是生物技术药物最主要的产品。抗体药物是当今发展最快，复合增长率最高的一类生物技术药物，从 1986 年首个抗体药物 OKT3 上市，经过 30 年的发展，截至 2017 年上半年，FDA 累计批准上市了 73 个抗体药物。全球年销售额从 1997 年的 3.10 亿美元已上升到 2016 年的 880 亿美元以上，增幅大约为 300 倍，预计 2017 年将突破千亿美元大关。世界各主要发达国家都非常重视抗体药物的发展，通过各种计划或专项给予抗体药物研发支持，取得了突出的成就。本文就抗体药物的发展，跟踪近年抗体药物研发的最新趋势，分析修饰型抗体药物的进展及未来发展趋势。

（一）抗体药物的概述及发展

抗体药物的研发从第一代源于动物多价抗血清的抗体药物，历经第二代用杂交瘤技术制备的单克隆抗体，目前已经进入了第三代即基因工程抗体时代，包括如单价片段抗体（单链抗体、Fab、单域抗体、超变区多肽等），多价小分子抗体（双链抗体、三链抗体、微型抗体），某些特殊类型抗体（双特异抗体、抗原化抗体、细胞内抗体、催化抗体、免疫脂质体），人源化抗体及抗体融合蛋白（免疫毒素、免疫粘连素）。对抗体的人源化改造可以极大降低抗体的免疫原性，从而减少其在临床应用中的抗抗体反应发生频率和程度。考虑到抗体药物研发成本、在实际中的应用效果和使用的稳定性等因素，对抗体进行人源化改造制备基因工程抗体仍是目前较为可行的减小抗体分子免疫原性的最重要途径。与杂交瘤制备的单抗相比，基因工程抗体具有如下优点：①通过基因工程技术的改造，可以降低甚至消除人体对抗体的排斥反应；②基因工程抗体的分子量较小，可以部分降低抗体的鼠源性，更有利于穿透血管壁，进入病灶的核心部位；③根据治疗的需要，制备新型形式抗体；④可以采用原核细胞、真核细胞和植物等多种表达形式，大量表达抗体分子，大大降低生产成本。

（二）修饰型抗体的国际研究现状

国际创新抗体药物种类不断丰富，抗体药物成为生物医药的前沿热点，特别是通过功能性抗体重组、优效修饰技术获得的修饰型抗体药物成为当今抗体药物开发前沿热点。修饰型抗体主要包括：去糖基化修饰、变构恒定区序列、重构抗体亚类、智能 ADC 药物、新一代 CAR-T、双接头抗体等类型。

（1）去糖基化修饰（glycomodified）单抗

通常免疫球蛋白 IgG1 和 IgG3 较 IgG2 和 IgG4 表现出更优的 ADCC 效应。在使用缺乏岩藻糖基化酶的细胞系可生产出去岩藻糖基化的单抗（如 obinutuzumab），此类型的单抗与 IgG Fc 受体（Fc γ R）结合活性较未去糖基化的亲本单抗比 ADCC 效应显著增强。

（2）变构恒定区序列（alter amino acids in constant region）

变构恒定区序列主要是利用抗体基因突变（mutagenesis）来提高抗体的亲和力以及抗体药物的 ADCC 效应。FDA 批准的 Obinutuzumab（即 GA101）即是通过变构恒定区序列改造的修饰型抗体，其治疗慢性淋巴细胞白血病 CLL 的临床效果优于利妥昔单抗。

（3）重构抗体亚类（different isotype）

对于不需要 ADCC 治疗性抗体的情况，IgG4 是更合适的亚型选择，其原因是 IgG4 不会像 IgG1 那样触发宿主强烈的 ADCC 效应。同时靶向封闭 PD1 和 CTLA4 可产生更好的 T 细胞激活效果，但同时也可能带来自体免疫反应（autoimmunity）。

（4）智能抗体偶联 ADC 药物

将抗体与细胞毒药物连接，靶向递送细胞毒药物直接作用于癌组织，可增加单抗的临床疗效，降低全身毒副作用。2013 年，智能抗体偶联药物再次取得突破，Kadcyla（ado-trastuzumab emtansine）已通过 FDA 优先审评程序并获得批准上市，可用于治疗晚期 HER2 阳性乳腺癌患者。未来有望获得批准的新一代 ADC 包括：Celldex/Seattle Genetics 的 CDX011（glembatumumab vedotin），以及靶向作用于糖蛋白的非转移性黑色素瘤蛋白 B（GPNMB）。

（5）新一代 CAR-T

嵌合抗原受体 T 细胞（CAR-T）可从 mAb 的可变区获得其特异性，通过抗肿瘤细胞上的特异性或相关性抗原来重新定向被修饰的细胞，从而达到细胞治疗。目前该疗法的主要竞争者为美国公司。2017 年 7 月，FDA 批准诺华 CAR-T 产品 Tisagenlecleucel（CTL-019）用于治疗患有晚期白血病的儿童和年轻成人患者。10 月 FDA 批准了 Kite 制药 Yescarta（KTE-C10）用于淋巴瘤患者治疗。。ZUMA-1 进行了临床试验，在 101 名入组不同类型的非霍奇金淋巴瘤患者中，单次 CAR-T 治疗的最高客观缓解率和完全缓解率分别为 82%和 54%，6 个月后的客观缓解率和完全缓解率分别为 41%和 36%。在 CAR-T 临床研究项目上中国与美国同为全球 CAR-T 研究的第一梯队。

（6）双接头抗体（bispecific T cell engager，BiTE）

这种抗体去除了单抗功能性恒定区，因而不会非特异性地交联活化受体并激活 T 细胞。这种结构会导致短的抗体半衰期，因此需要连续输注以达到期望的药物剂量。一般 BiTE 有两个不同的抗原结合位点，能同时与两个靶抗原结合；在发挥抗体靶向性作用的同时，可以介导另一种特殊的功能，如一个结合靶细胞上的特异抗原，另一个结合淋巴细胞或吞噬细胞等效应细胞。GSK、Boehringer Ingelheim 两大公司则通过并购，建立“双特异性抗体”药物研发平台，这为 BiTE 的发展提供更好的平台。

与传统抗体相比，BiTE 在组织渗透率、杀伤肿瘤细胞效率、脱靶率和临床适应证等指标方面具有较强的竞争力，临床应用优势明显。其治疗效果是普通抗体的 100~1000 倍，而使用剂量最低可为原来的 1/2000。这就使 BiTE 在肿瘤诊断及治疗过程中具有传统抗体无法比拟的优势。EGFR×cMet 双特异性抗体 JNJ-61186372 在临床前结果中，其肿瘤杀伤和抑制效果远优于单一用药，而耐受性明显优于联合用药。

（三）修饰型抗体的国内研究现状

在创新/修饰型抗体研究领域方面，我国在引进、吸收新技术和新方法的基础上，通过创新也取得一定的突破。2017 年，国家重点研发计划“精准医学研究”启动了修饰型抗体与免疫细胞精准医学治疗标准的研究，为构建我国今后服务于临床精准医疗的新型抗体药物治疗策略，建立我国修饰型抗体等大分子类药物的个性化治疗标准和与之配套的基因表型检测试剂/方法指明了方向。

（1）去糖基化修饰单抗技术

2016 年初中国医药生物技术协会公布了中国医药生物技术十大进展，其中自主创新的国家 1.1 类人源化修饰型抗体治疗非小细胞肺癌已进入临床。该修饰型抗体药物，即人源化修饰型嵌合抗体美妥珠（HcHAb18）单抗注射液，是基于去糖基化修饰技术的新型抗体药物，具有 ADCC 增强效应，其靶点为 EMMPRIN，可在肺癌细胞高表达；与化疗药物联用，可增强肿瘤细胞对化疗药物的敏感性，提高抑瘤效果。

（2）肿瘤免疫检查点新型单抗

自主研发的免疫检测点 PD-1 新型抗体药已进入临床试验并获国际认可，且与国际大型制药企业开展了技术转让和战略合作。PD-1 是重要的抑制性受体，对于抑制肿瘤细胞生长，恢复免疫系统的功能具有重要意义。以 PD-1 等肿瘤免疫检查点为代表的新产品发展势头良好。

（3）抗体类融合蛋白

自主研发的康柏西普眼用注射液已进入美国 FDA 三期临床试验。该注射液的本质是抗血管内皮生长因子 VEGF 的融合蛋白，可以抑制病理性血管的生成。它是中国首个获得世界卫生组织国际通用名的拥有自主知识产权的生物 I 类新药，以良好的疗效、安全性和较低的成本得到了市场的广泛认可，打破了国际垄断。

（4）智能抗体偶联 ADC

将放射免疫交联物与单抗偶联，可以提高抗体的效能。常用的放射性同位素为 β 放射体和γ放射体。在结合同样抗体的肿瘤靶细胞中，偶联γ放射粒子的放射剂量是 β 放射粒子的 1000 倍，因此含有γ放射体的免疫交联物治疗体积小的病灶和弥散性癌症特别有效。国内目前上市的有碘[^{131}I]人鼠嵌合型肿瘤细胞核单克隆抗体注射液（^{131}I-chTNT）和碘[^{131}I]美妥昔单抗注射液（利卡汀），它们均以 ^{131}I 为放射体。

目前，国内抗体药市场以进口品种为主，但国产上市品种销售额增长很快，品种多以 me-too、me-better 类抗体为主。专家预测，到 2025 年，我国抗体的市场规模将超过 300 亿元。近年获得临床批文的有：利妥昔单抗（CXSL1500056 苏），贝伐珠单抗注射液（CXSL1400137 苏），重组抗淋巴细胞瘤（CD20）单抗注射液（CXSL1400096 豫），生物药物“HSK-III-001 注射液”（2016L10582），贝伐珠单抗注射液（CXSL1400076 苏）。

我国抗体药物在国际舞台也有表现，已完成抗埃博拉病毒抗体药物 MIL77 的应急生产储备任务并成功救治了英国和意大利的感染患者，这说明我国的生物防护抗体药物具有国际水平；此外，在第 77 届美国糖尿病协会（ADA）科学年会报道由华人科学家及其创建的公司首次公布了全球首个胰高血糖素受体抗体 REMD-477 用于Ⅰ型糖尿病治疗的Ⅰ期临床试验数据。报道显示，Ⅰ型糖尿病患者接受 REMD-477 单次注射后，不仅能够显著减少胰岛素用量，同时也降低了患者的血糖水平，且没有造成低血糖的并发症。REMD-477 治疗避免了低血糖的发生，REMD-477 的发现使得内源血糖的过度合成得到了有效控制。

（四）修饰型抗体药物的发展趋势

分子生物学和生物技术的高速发展，促进了新的医药生物技术的不断完善与发展，为创新/修饰型抗体药物的开发提供了强大的助推力。

（1）修饰型抗体应用精准医学新模式

以临床价值为核心，在治疗适应证与新靶点验证、临床前与临床试验、产品设计优化与产业化等全程进行精准监管，以提供安全有效的数据信息，实现抗体药物的精准研发；以个人基因组信息为基础，结合蛋白质组、代谢组等相关内环境信息，通过整合不同数据层面的生物学信息库，利用基因测序、影像、大数据分析等手段，实现疾病的精准预防、诊断和治疗；对特定患者量身设计最佳诊疗方案，在正确的时间、给予正确的药物，使用正确的剂量和给药途径，达到个体化治疗的目的。

（2）新型修饰抗体平台技术不断涌现

特别是功能性抗体重组、优效修饰技术，包括去糖基化修饰、变构恒定区序列、重构抗体亚类、智能 ADC 药物、新一代 CAR-T、双接头抗体等。

（3）升级改造针对现有靶点的抗体药物，探索新结构、新功能的抗体药物，以进一步优化抗体药物的功能活性

这些也是当前抗体药物研发的热点领域。此外，诸如 pH 高敏感型（pH-sensitive）抗体平台技术、纳米抗体（nanobody）、HexaBody 平台的 IgG 六聚体等一系列探索性研究正在开展，将为创新抗体药物的研发提供广阔的发展空间。

随着医药生物技术的发展，特别是围绕疾病靶点网络、反向分子对接等药物新靶标发现与确证；基于细胞和靶标的药代动力学，建立药代/药效/毒性一体化成药性评价体系；以临床需求为导向，针对重大疾病的新靶点、新表位、新功能抗体药物都将会是生物医药重要的发展方向；创新/修饰抗体药物的研发生产将会进一步倡导基于质量源于设计（QbD）理念，充分保证药物 GMP 生产质量的可控性及可预测性，并保证产品不同批次质量的连续性。

目前上市的治疗性抗体，从药学的角度还存在许多尚需改进的地方，如抗体分子量大，组织穿透力差性；体内半衰期短，临床使用剂量大；近年兴起的“抗体工程”技术，通过对亲本抗体的修饰和改造提高抗体药物靶点的结合能力并增加抗体的效应功能，将会极大的提高抗体药物的应用前景。可以预见，修饰型抗体药物的生产会逐步走向高产量、低成本；抗体药物会朝着更高靶向性、更低排斥性的方向发展，这些将给目前临床上某些难以治愈性疾病的治疗带来曙光。

主要参考文献

1. Chan A C, Carter P J. Therapeutic antibodies for autoimmunity and inflammation. Nat Rev Immunol, 2010, 10: 301-316.
2. Yu X, Marshall M J E, Cragg M S, et al.Improving Antibody-based cancer therapeutics through glycan engineering. BioDrugs. 2017. doi: 10.1007/s40259-017-0223-8.
3. Angata T, Nycholat C M, Macauley M S. Therapeutic targeting of siglecs using antibody- and glycan-based approaches. Trends Pharmacol Sci, 2015. 36(10): 645-660.
4. Swisher J F, Feldman G M. The many faces of FcgammaRI: implications for therapeutic antibody function. Immunol Rev, 2015. 268(1): 160-174.
5. Krop I E, Kim S B, Gonzalez-Martin A, et al. Trastuzumab emtansine versus treatment of physician's choice for pretreated HER2-positive advanced breast cancer(TH3RESA): a randomised, open-label, phase 3 trial. Lancet Oncol, 2014, 15(7): p. 689-699.
6. Bhatt S, Ashlock B M, Natkunam Y, et al. CD30 targeting with brentuximab vedotin: a novel therapeutic approach to primary effusion lymphoma. Blood, 2013, 122(7): 1233-1242.
7. Maude S L, Frey N, Shaw P A, et al. Chimeric antigen receptor T cells for sustained remissions in leukemia. N Engl J Med, 2014, 371(16): 1507-1517.
8. Jager M, Schoberth A, Ruf P, et al. Immunomonitoring results of a phase II/III study of malignant ascites patients treated with the trifunctional antibody catumaxomab(anti-EpCAM x anti-CD3). Cancer Res, 2012, 72(1): 24-32.
9. Rafiq S, Cheney C, Mo X, et al XmAb-5574 antibody demonstrates superior antibody-dependent cellular cytotoxicity as compared with CD52- and CD20-targeted antibodies in adult acute lymphoblastic leukemia cells. Leukemia, 2012, 26(7): 1720-1772.
10. Weiner G J. Building better monoclonal antibody-based therapeutics. Nat Rev Cancer. 2015 Jun;. 15(6): 361-370.
11. An Z. Monoclonal antibodies-a proven and rapidly expanding therapeutic modality for human diseases. Protein Cell, 2010.1: 319-330.
12. 国家发展改革委. “十三五”生物产业发展规划. http: //file.askci.com/file/2017/1/12/b8939bab-e1a9-4269-8b5e-9bdd6d4e4418.pdf. [2017-05-17]
13. Rodems TS, Iida M, Brand TM, et al. Adaptive responses to antibody based therapy. Semin Cell Dev Biol. 2016.50: 153-163.

循环系统疾病——降脂抗凝研发及应用进展

陈盼盼 江 龙 王绿娅

首都医科大学附属北京安贞医院

动脉粥样硬化性心血管疾病（atherosclerotic cardiovascular disease，ASCVD）是发病率最高、致残及致死性最强的疾病，动脉粥样硬化是其最主要病因，如何抑制动脉粥样硬化病变的发生发展，降低 ASCVD 的发生率和死亡率成为全球面临的最重大课题。低密度脂蛋白胆固醇（low density lipoprotein cholesterol，LDL-C）是动脉粥样硬化的始动因素，降低 LDL-C 可大幅度降低 ASCVD 风险。血栓形成也是引发 ASCVD 的重要原因，动脉粥样硬化则是造成血栓形成的重要因素，因此降脂与抗凝并用是预防 ASCVD 事件的重要措施。

（一）降脂药物国内外主要研究进展

1. 降脂新药国际研究进展

他汀类药物是临床研究证据最为充分的降胆固醇药物，他汀类药物是临床降低 LDL-C 的首选药物，是降脂治疗的基石，具有不可替代的地位。但临床仍有大量患者不能达标或者不能耐受他汀，为解决临床需要，新型调脂药的研究成为新目标。随着胆固醇代谢机制的深入研究，新型靶标治疗药物不断涌现，最具代表性的两种新药主要是载脂蛋白 B-100（apolipoprotein-100，ApoB-100）反义核酸类药物以及前蛋白转化酶枯草溶菌素 9（proprotein convertase subtilisin/kexin type 9，PCSK9）抑制剂。

（1）ApoB-100 反义核酸类药物

Apo B-100 蛋白是 LDL 和极低密度脂蛋白（wery low densitilipoprotein，VLDL）的主要载脂蛋白，如能降低 Apo B-100 则可有效降低 VLDL 合成进而减少 LDL 生成。米泊美生是法国新近研发的反义核酸类药物，其通过与 Apo B-100 蛋白 mRNA 的编码区互补配对，抑制 Apo B-100 蛋白翻译，从而降低 VLDL 及 LDL 合成。2013 年米泊美生获美国 FDA 批准用于纯合子型家族性高胆固醇血症（HoFH，homozygous familial hypercholesterolemia），已有研究证实米泊美生可显著降低 HoFH 患者 LDL-C，降低幅度可达 24%。

（2）PCSK9 抑制剂

PCSK9 是蛋白水解酶，能特异性结合低密度脂蛋白受体（low density lipoprotein receptor，LDLR）介导降解，影响 LDL 清除，升高血浆 LDL-C 水平，因此，抑制 PCSK9 活性已成为降脂治疗的新靶点。目前多种 PCSK9 抑制剂应运而生，其中人源性 PCSK9 单克隆抗体发展最为迅速，成为一类非常有前景的调脂药物。PCSK9 抑制剂主要阻断 PCSK9 与 LDLR 结合，稳定细胞表面 LDLR 数量而起到清除血清 LDL 的作用。2015 年获美国 FDA 批准的上市产品为法国公司联合研发的 Praluent（Alirocumab）及美国公司研发的 Repatha（Evolocumab）。

PCSK9 抑制剂具有全新的降胆固醇机制，多项研究已证实，PCSK9 抑制剂能具有强大的降 LDL-C 疗效，可进一步大幅度降低对他汀不耐受或者 LDL-C 仍不达标的心血管高危患者的 LDL-C 水平，并且降低 Lp(a)水平约 25%~32%，荟萃分析对 24 项 PCSK9 抑制剂的小型临床随机对照试验，共纳入 10159 名患者，随访周期 2 个月至 2 年不等；结果显示，与对照组相比 PCSK9 抑制剂可降低患者 LDL-C 水平 47.49%（$P<0.001$），15 年内心血管死亡和心肌梗死的风险降低 88%。此外，在常规用药基础上 Praluent 可使 HoFH 患者 LDL-C 水平进一步降低 30.9%，且安全性较好。但这两款单抗药物通常需要在一个月之内注射 1~2 次，作用有效时间较为短暂。

新近报道，RNA 干扰类 PCSK9 寡核苷酸有望后来居上，美国心脏病协会报道，Inclisiran 是 PCSK9 长效 RNA 干扰药物，通过同时直接阻断肝脏细胞内和细胞外的 PCSK9 表达发挥降低 LDL-C 的作用（单抗类 PCSK9 抑制剂只能够抑制细胞外的 PCSK9），降低体内 LDL-C 的作用更加持久，一年只需要进行 2~3 次治疗，作用及价格优势明显。一项Ⅱ期临床试验结果显示，Inclisiran 单次注射 300mg 在 90 天内可以降低体内 51%的 LDL-C，两次注射的作用效果在 180 天内可以降低 57%。但还需要长期试验中进一步确定其降低心血管疾病以及死亡率的效果。

2. 国内研究进展及其与国际对比的差距

虽然我国尚未批准 PCSK9 抑制剂类药物进口，但 Repatha 及 Praluent 已于 2015 年相继获得临床批件，已在我国进行国际多中心Ⅲ期临床研究。国内 PCSK9 抑制剂研发也正积极展开，我国公司研发的 PCSK9 抑制剂单抗已于 2016 年临床申报，走在国产 PCSK9 最前端。我国公司研发口服小分子 PCSK9 抑制剂 CVI-LM001，已经成为世界上首个进入临床研究阶段的口服小分子 PCSK9 抑制剂。于 2016 年 2 月获得临床Ⅰ-Ⅲ期批件。预计在 2017 年底前完成在高血脂受试者中的初步药效探索性临床试验。CVI-LM001 有望成为国内首个具有自主知识产权的新型 PCSK9 抑制剂。

（二）抗凝、抗血小板药物国内外主要研究进展

抗凝、抗血小板药物主要用于动脉血栓栓塞性疾病的预防和治疗，最大限度减少各心血管类事件和死亡，在 ASCVD 防治中发挥不可替代的作用。抗血小板药主要有阿司匹林、氯吡格雷及血小板糖蛋白Ⅱb/Ⅲa 受体抑制剂；抗凝药主要有肝素、维生素 K 拮抗剂、华法林及比伐卢定。研究表明，华法林治疗窗窄，患者普遍存在抗凝不足或过度现象，血药浓度能达到有效治疗范围的不足 50%，并且需经常监测国际标准化率（international normalized ratio，INR）变化调整剂量。此外，随着新型口服抗凝药广泛应用，特异性拮抗剂的缺乏限制其进一步临床推广。因此，开发方便、安全有效的新型抗凝药物及其特异性拮抗剂迫在眉睫。

1. 抗凝新药国际研究进展

凝血酶和 Xa 因子是内凝和外凝激活通路的共同途径，直接抑制凝血酶或 Xa 因子活性可产生更有效的抗凝活性，因此 Xa 因子抑制剂与凝血酶抑制剂是近年来抗凝血药研究的热点之一。

（1）利伐沙班

新型 Xa 因子抑制剂，包括利伐沙班、阿哌沙班、依度沙班、奥米沙班和贝曲西班等，其中利伐沙班对 Xa 因子具有高度选择性，相关证据支持也最多。Ⅲ期临床试验已经证实，利伐沙班在非瓣膜性房颤患者包括有合并证的老年人患者中具有安全性及有效性，每天口服一次可极大减少出血风险，并更能保证房颤患者预防进行脑卒中长期用药的依从性。

（2）达比加群酯

达比加群酯是直接凝血酶抑制剂，可用于预防非瓣膜性房颤患者发生卒中和全身性栓塞。RE-LY 试验证实。达比加群 150mg 每日两次对预防中风或全身性栓塞效果优于华法林，110mg 每日两次效果不劣于华法令，且两种剂量均极大降低出血性脑卒中风险。RE-LY®中国亚组数据显示，达比加群酯预防卒中/体循环栓塞发生率方面与全球总体结

果基本一致，而特别是消化道大出血发生率远低于全球和东亚数据；我国台湾地区研究发现，达比加群酯消化道内出血风险远低于利伐沙班。2014 年欧洲心脏病学会最新指南建议，需要抗血栓治疗的非瓣膜性房颤患者应接受华法令治疗（INR 2~3）或达比加群酯、利伐沙班或阿哌沙班，但如果无法维持合适的 INR 值，则应该选择达比加群酯或利伐沙班。

（3）抗凝药逆转剂

尽管新型口服抗凝药安全有效，但仍存在出血风险，目前研发出三种新型口服抗凝药特异性拮抗剂有 Idarucizumab、Andexanetalfa 及 Ciraparantag。

第一种达比加群酯的逆转剂 Idarucizumab。Idarucizumab 是人源化小鼠单克隆抗体，能特异性结合体内达比加群，形成复合物经肾脏排泄。III期临床试验结果提示，能在数分钟内逆转 88%~98%患者的凝血功能，并保持效应 24h。因此，2015 年 Idarucizumab 成为第一个，也是目前唯一获得 FD 批准的新型口服抗凝药逆转剂。

第二种 Xa 抑制剂的拮抗剂 Andexanetalfa。Andexanetalfa 是修饰的重组人 Xa 因子，不仅能与直接和间接 Xa 因子抑制剂结合，还可与低分子量肝素等结合。两项III期临床试验结果均发现，Andexanet 能在数分钟内有效逆转阿哌沙班或利伐沙班的抗凝活性，并持续到滴注结束，停药后 1~3h 可恢复到安慰剂水平。

第三种拮抗剂 Ciraparantag（PER977）。Ciraparantag（PER977）是一种合成的水溶性小分子物质（D-精氨酸化合物），它可通过非共价氢键和电子交换与抗凝药结合，可以广泛地拮抗肝素、低分子肝素和新型口服抗凝药。I 期临床试验提示静脉注射 100mg 20min 内、200mg 5min 内逆转依诺肝素的抗凝活性，10min 内逆转依杜沙班每天 60mg 的抗凝活性，未见抗凝活性反弹及促凝效应，二期临床试验正在进行中。

2. 国内研究进展及其与国际对比的差距

大部分的新型抗凝药物已经在我国上市，相关仿制药和新药研发也如雨后春笋。新药利伐沙班已于 2016 年 1 月获批，其后还有 50 家药厂已报批成功或正在审批中；南京某公司研发的达比加群于 2015 年获批，之后还有 20 余家厂家的新药已报批和正在报批中；此外，国产新药阿哌沙班已有 80 余家厂家已报批和审评中，依度沙班已有 20 余家厂家正在报批。但大部分国产药物缺乏有效的临床试验验证，安全性和有效性有待进一步研究。

（三）发展趋势与展望

毫无疑问，降脂抗凝药在 ASCVD 防治中发挥了重大作用。PCSK9 抑制剂是近年来研究大热的新型降脂药，无论其单用或是他汀基础上联用都能进一步大幅度降低 LDL-C，但关于其是否最终降低心血管事件的 4 项研究结果预计将在 2018 年公布。新型口服抗凝药的研发克服了传统抗凝药需注射给药和需要经常监测 INR 的缺点，在非瓣膜性房颤卒中预防及静脉血栓栓塞防治中都表现出明显的安全性与有效性，已成为一线用药。我国新型降脂抗凝药的研发已经起航，获得具有自主知识产权的新药，对于我国 ASCVD 防治及健康保障具有重大意义。

主要参考文献

1. 陈伟伟, 高润霖, 刘力生 ,等. 《中国心血管病报告 2014》概要. 中国循环杂志.2015,(7): 617-622.
2. Raal FJ, Santos RD, Blom DJ , et al.Mipomersen, an apolipoprotein B synthesis inhibitor, for lowering of LDL cholesterol concentrations in patients with homozygous familial hypercholesterolaemia: a randomised, double-blind, placebo-controlled trial. The Lancet.2010, 375(9719): 998-1006.
3. Cuchel M, Meagher EA, du Toit Theron H , et al. Efficacy and safety of a microsomal triglyceride transfer protein inhibitor in patients with homozygous familial hypercholesterolaemia: a single-arm, open-label, phase 3 study. Lancet(London, England).2013, 381(9860): 40-46.
4. Navarese EP, Kolodziejczak M, Schulze V , et al.Effects of proprotein convertase subtilisin/kexin type 9 antibodies in adults with hypercholesterolemia: a systematic review and meta-analysis. Annals of Internal Medicine.2015, 163(1): 40-51.
5. Peng W, Qiang F, Peng W , et al.Therapeutic efficacy of PCSK9 monoclonal antibodies in statin-nonresponsive patients with hypercholesterolemia and dyslipidemia: A systematic review and meta-analysis. International Journal of Cardiology 2016, 222: 119-129.
6. Zhang XL, Zhu QQ, Zhu L , et al. Safety and efficacy of anti-PCSK9 antibodies: a meta-analysis of 25 randomized, controlled trials. BMC Medicine 2015, 13: 123.
7. Raal FJ, Honarpour N, Blom DJ , et al. Inhibition of PCSK9 with evolocumab in homozygous familial hypercholesterolaemia(TESLA Part B): a randomised, double-blind, placebo-controlled trial. Lancet(London, England)2015, 385(9965): 341-350.
8. Ray KK, Landmesser U, Leiter LA, et al: Inclisiran in patients at high cardiovascular risk with elevated LDL cholesterol. N Engl J Med 2017, 376: 1430-1440.
9. 柯永胜.新型抗凝药物直接 Xa 因子抑制剂利伐沙班. 中国临床药理学与治疗学. 2009, 14(4).
10. Antoniou S, Amara W.Once-daily rivaroxaban for long-term stroke prevention in patients with atrial fibrillation. European Heart Journal Supplements: Journal of the European Society of Cardiology. 2016, 18(Suppl D): D7-D15.
11. Sun Y, Hu D, Stevens S , et al: Efficacy and safety of rivaroxaban versus warfarin in patients from mainland China with nonvalvular atrial fibrillation: A subgroup analysis from the ROCKET AF trial. Thrombosis Research. 2017. 156：184-190.
12. Ezekowitz MD, Nagarakanti R, Noack H , et al: Comparison of dabigatran and warfarin in patients with atrial fibrillation and valvular heart disease: the RE-LY trial(randomized evaluation of long-term anticoagulant therapy). Circulation. 2016, 134(8): 589-598.
13. 高鑫, 杨艳敏, 朱俊, 等. 达比加群与华法林在中国非瓣膜病心房颤动患者卒中预防中的对照研究: RE-LY 研究中国亚组分析. 中华心血管病杂志. 2016, 44: 929-934.
14. Chan YH, Kuo CT, Yeh YH , et al. Thromboembolic, bleeding, and mortality risks of rivaroxaban and dabigatran in asians with nonvalvular atrial fibrillation. J Am Coll Cardiol. 2016, 68(13): 1389-1401.
15. Rehmani A, Judkins C, Whelan A , et al. Comparison of safety and efficacy of unfractionated heparin versus bivalirudin in patients undergoing percutaneous coronary intervention. Heart, Lung & Circulation. 2017. 26(12): 1277-1281.
16. January CT, Wann LS, Alpert JS , et al.2014 AHA/ACC/HRS guideline for the management of patients with atrial fibrillation: a report of the american college of cardiology/american heart association task force on practice guidelines and the heart rhythm society. Circulation. 2014, 130(23): e199-267.
17. Pollack CV Jr, Reilly PA, Eikelboom J, et al.Idarucizumab for dabigatran reversal. N Engl J Med, 2015, 373: 511-520.
18. Siegal DM, Curnutte JT, Connolly SJ, et al. Andexanetalfa for the reversal of factor Xa inhibitor activity. N Engl J Med, 2015. 373: 2413-2424.

19. Ansell JE, Bakhru SH, Laulicht BE, et al.Use of PER977 to reverse the anticoagulant effect of edoxaban. N Engl J Med. 2014; 371: 2141-2142.

耐药菌的诊断和治疗研究进展

吴安华　刘思娣

中南大学湘雅医院

2009 年《医院感染监测规范》已经提出对重要的耐药菌进行监测；2011 年我国多重耐药菌防控指南中多重耐药菌（multidrug-resistant organism，MDRO）定义，主要是指对临床使用的三类或三类以上抗菌药物同时呈现耐药的细菌。临床常见多重耐药菌包括耐甲氧西林金黄色葡萄球菌（MRSA）、耐万古霉素肠球菌（VRE）、产超广谱β-内酰胺酶（ESBLs）革兰阴性杆菌、耐碳青霉烯类肠杆菌科细菌（CRE）（如产Ⅰ型新德里金属 β-内酰胺酶[NDM-1]或产 KPC 酶的肠杆菌科细菌）、多重耐药/泛耐药铜绿假单胞菌（MDR/PDR-PA）、耐碳青霉烯类鲍曼不动杆菌（CR-AB）等。2012 年国际专家对常见细菌多重耐药(multidrug resistant，MDR)、泛耐药（extensively drug resistant，XDR）、全耐药（pandrug resistant，PDR）判定标准的建议的中文译稿参见《中国感染控制杂志》2014 年第 1 期有关译文。

（一）常见多重耐药菌治疗进展

1. 耐甲氧西林金黄色葡萄球菌

金黄色葡萄球菌是引起医院感染和社区感染的主要革兰阳性细菌，轻则可引起轻微的皮肤感染，重则可引起危及生命的败血症。自 1961 年在英国首次分离出耐甲氧西林金黄色葡萄球菌（methicillin-resistant staphylococcus aureus，MRSA），MRSA 分离率逐年增高。目前国外已出现数株对万古霉素耐药的金黄色葡萄球菌，可喜的是国内尚未报道对万古霉素耐药的金黄色葡萄球菌。医疗相关性 MRSA 感染大多有存在危险因素，而社区相关性 MRSA 感染危险因素较少，但社区相关性 MRSA 通常比医疗相关性 MRSA 毒力更强。

目前国内定义携带 *MecA* 基因或者对苯唑西林/头孢西丁耐药的金黄色葡萄球菌为 MRSA；万古霉素 MIC≥32mg/L 为耐万古霉素金黄色葡萄球菌（vancomycin-resistant staphylococcus aureus，VRSA）。

糖肽类药物如万古霉素、去甲万古霉素和替考拉宁是治疗 MRSA 感染的常用药物，对万古霉素治疗失败或不能耐受的患者，可以选择利奈唑胺治疗，如对达托霉素敏感菌株，也可考虑达托霉素［10 mg/（kg•d）］单用或联合其他药物（如庆大霉素、利福平、利奈唑胺、复方磺胺甲噁唑或 β-内酰胺类）治疗；如果菌株对万古霉素或达托霉素敏感性降低，可选用奎奴普丁/达福普汀、复方磺胺甲噁唑、特拉万星单药治疗或与其他抗菌药物联用。复方磺胺甲噁唑对社区获得性 MRSA 较为敏感，是门诊治疗皮肤软组织感染的主要药物之一。针对不同的感染部位，药物推荐方案不同，如有引起脓肿、痈、疖等局部病灶，需要注意切开引流是非常重要的。替加环素对 MRSA 也有一定活性，临床也有用替加环素治疗 MRSA 感染者。

2. 耐万古霉素的肠球菌

在临床分离的肠球菌中粪肠球菌占大多数，其次为屎肠球菌；肠球菌与其他细菌相比，具有更强的天然耐药性，对头孢菌素类、部分氟喹诺酮类、氨基苷类等多种抗菌药物天然耐药。耐万古霉素肠球菌（vancomycin resistant enterococci，VRE）为肠球菌在使用糖肽类抗菌药物（万古霉素）治疗过程中，其自身代谢和结构发生改变，对糖肽类（如万古霉素）抗菌药物敏感性下降，甚至出现敏感性完全丧失。1988 年伦敦 Dulwich 医院首次分离到 VRE 菌株，之后开始在美国、法国、西班牙、德国等地也分离到 VRE；2006~2007 年中国卫生部全国耐药监测网开始关注肠球菌对万古霉素、替考拉宁耐药。肠球菌属中屎肠球菌对绝大多数抗菌药物的耐药率明显高于粪肠球菌，耐万古霉素屎肠球菌和粪肠球菌检出率分别为 3.2%和 0.3%，但不同医院差异较大，不同地区之间亦有差异。

VRE 耐药基因可分为 *VanA*、*VanB*、*VanC*、*VanD*、*VanE* 和 *VanG* 基因型和不同表型，不同耐药型别对万古霉素和替考拉宁的敏感性不同。对万古霉素耐药但替考拉宁敏感的 VRE 可以选择替考拉宁治疗，对糖肽类均耐药的 VRE 可以选择利奈唑胺、达托霉素等治疗，国外研究表明达托霉素在体外试验、动物实验、临床对 VRE 都具有较好的治疗作用。对 VRE 的治疗宜根据药敏结果和抗菌药物在感染组织的聚集浓度，决定用药方案。对万古霉素、链霉素和庆大霉素耐药的屎肠球菌/高度耐药的粪肠球菌可选用青霉素 G 或氨苄西林，呋喃妥因与磷霉素（仅用于泌尿系感染）等；对青霉素、氨苄西林和万古霉素耐药，对链霉素和庆大霉素高度耐药菌株可选用利奈唑胺，奎奴普丁/达福普丁，可联合多西环素；单用氯霉素对有些菌血症有效，呋喃妥因、磷霉素仅用于泌尿系感染。

3. 产超广谱 β-内酰胺酶细菌

超广谱 β-内酰胺酶（extended-spectrum β-lactamase，ESBL）是由质粒介导的能水解青霉素类、头孢菌素类（包括第 3 代、4 代头孢菌素）及单环 β-内酰胺类（氨曲南），且能被 β-内酰胺酶抑制剂所抑制的一类 β-内酰胺酶。ESBL 主要存在于临床分离的革兰阴性杆菌中，多见于肠杆菌科，在肠杆菌科细菌中以大肠埃希菌和克雷伯菌最为常见。我国 2014 年大肠埃希菌和克雷伯菌属中产 ESBL 菌株平均分别为 55.8%和 22.9%，不同地区、不同医院的检出情况不同。

产 ESBL 细菌对青霉素类、头孢菌素类耐药性很高，甚至可达 100%；对产 ESBL 细菌即使体外实验对某些青霉素、头孢菌素敏感，临床上也应视为耐药，原则上不选用。碳青霉烯类抗生素对产 ESBL 细菌具有高度敏感性，耐药率低，是目前治疗产 ESBL 肠杆菌科细菌所致各种感染的有效和可靠的抗菌药物，在严重感染或其他抗菌药物治疗疗效不佳时，可选择碳青霉烯类抗生素；产 ESBL 细菌对 β-内酰胺类联合克拉维酸、舒巴坦、他唑巴坦、阿维巴坦等酶抑制剂复方制剂如哌拉西林他唑巴坦、头孢哌酮舒巴坦、头孢他啶阿维巴坦等较为敏感，也可以选用。其他备选药物包括头霉素类、氧头孢烯类、多黏菌素、替加环素、磷霉素、呋喃妥因、喹诺酮类和氨基苷类等。

4. 耐碳青霉烯类抗菌药物肠杆菌科细菌

耐碳青霉烯类肠杆菌科（carbapenem-resistant enterbacteriaceae，CRE）细菌是指肠杆菌科细菌对亚胺培南、美罗培南和厄他培南任一种药物不敏感，它的出现给全球公共健康带来了巨大的威胁。在我国 CRE 主要以肺炎克雷伯菌和大肠埃希菌为主，其次为其他肠杆菌如阴沟肠杆菌等，且多数同时对其他抗菌药物耐药，即 CRE 中多数细菌为多重耐药菌或泛耐药菌，所致的感染的病死率高，尤其是肺炎克雷伯菌感染时，世界卫生组织已将 CRE 作为人类健康的三大威胁之一。

目前几乎没有治疗 CRE 的理想药物可选择，可以参考药敏实验结果，选择敏感的药物，如酶抑制剂复合制剂，多黏菌素、替加环素、氨基糖苷类仍是治疗 CRE 的主要药物，抗菌药物剂量应根据药代动力学进行优化，联合用药效果优于单药治疗。当碳青霉烯 MIC≤4mg/L，可增加碳青霉烯类药物剂量或延长输注时间或与其他药物联合应用，也可作为其他药物的联合用药。

5. 多重耐药铜绿假单胞菌

多重耐药铜绿假单胞菌（multidrug resistant pseudomonas aeruginosa，MDR-PA）是指对下列 8 类抗菌药物中至少 3 类抗菌药物耐药的菌株，包括：抗假单孢菌青霉素、抗假单孢菌头孢菌素、抗假单胞菌碳青霉烯类抗生素、含有 β-内酰胺酶抑制剂的复合制剂（含哌拉西林/他唑巴坦、头孢哌酮/舒巴坦、氨苄西林/舒巴坦）、抗假单胞菌氟喹诺酮类抗菌药物、氨基糖苷类抗菌药物、单环 β-内酰胺类、磷霉素、多黏菌素等。泛耐药铜绿假单胞菌（extensively drug resistant *P. aeruginosa*，XDR-PA）是指仅对 1、2 种潜在的药物（主要指多黏菌素）敏感的菌株。全耐药铜绿假单胞菌（pandrug resistant *P. aeruginosa*，PD-RPA）则指对目前所能获得的有活性药物包括多粘菌素等均耐药的菌株。

近十年的监测数据显示铜绿假单孢菌耐药率总体变化不大，敏感药物常有阿米卡星、头孢他啶、头孢吡肟、环丙沙星、庆大霉素、美罗培南、哌拉西林他唑巴坦、亚胺培南、头孢哌酮舒巴坦、氨曲南等中的部分药物。对 MDR-PA 引起的肺部感染推荐联合治疗：抗假单孢菌 β-内酰胺类联合氨基苷类/抗假单胞菌氟喹诺酮类、抗假单胞菌氟喹诺酮类联合氨基苷类、β-内酰胺类药物联合酶抑制复合制剂治疗等。对 XDR-PA /PDR-PA 在上述联合的基础上再加多黏菌素治疗。抗假单孢菌 β-内酰胺类抗菌药物属于时间依赖性抗菌药物，可延长滴注时间提高疗效；氨基糖苷类、氟喹诺酮类为浓度依赖性抗菌药物，临床实施日剂量单次给药方案。

6. 耐碳青霉烯类鲍曼不动杆菌

耐碳青霉烯类鲍曼不动杆菌（carbapenem-resistant *Acinetobacter baumannii*，CR-AB）指对碳青霉烯类抗生素耐药的鲍曼不动杆菌，常常为多重耐药菌株（MDR-AB）/泛耐药菌株（XDR-AB），有的甚至为全耐药菌株（PDR-AB），目前国内外 CR-AB 检出率可达

60%以上。现国内对 MDR-AB 治疗推荐采用联合方案：根据药敏结果选用头孢哌酮/舒巴坦、氨苄西林/舒巴坦或碳青霉烯类抗生素，可联合应用氨基苷类抗生素或氟喹诺酮类抗菌药物等；对 XDR-AB 治疗推荐：较多采用的两药联合方案为舒巴坦/含有舒巴坦复合制剂联合米诺环素（或多西环素）/多黏菌素 E/氨基苷类抗生素/碳青霉烯类抗生素/替加环素等；以多黏菌素 E 为基础联合含舒巴坦的复合制剂（或舒巴坦）/碳青霉烯类抗生素；三药联合方案：含舒巴坦的复合制剂（或舒巴坦）+多西环素+碳青霉烯类抗生素、亚胺培南+利福平+多黏菌素或妥布霉素等。对 PDR-AB 治疗推荐多黏菌素联合 β-内酰胺类抗生素/替加环素。

（二）我国在耐药菌的诊断、监测研究的优势和不足

多重耐药菌感染的诊断目前主要还是靠临床标本的细菌培养分离致病菌及药物敏感试验。随着我国抗菌药物临床应用管理的进展，以及国家卫生计生委要求医院提高细菌真菌感染诊治能力，特别是临床科室对感染诊断中病原体检测标本送检的重视与送检标本质量的提高，加上医院临床微生物检验条件和技术的快速发展，无论是细菌感染病原体的确定还是细菌耐药性的确定在时效和质量上都有明显的进步，更有应用耐药基因检测手段者更快更好的诊断多重耐药菌感染。部分医院采样质谱检测技术鉴定病原菌明显缩短了病原诊断时间，也缩短了多重耐药菌感染的诊断时间。有的医院开展了耐药细菌耐药基因的检测，可以更早发现耐药菌，除了常用的 K-B 纸片法和微量肉汤法检测药物敏感性，有的医院开始应用 E 试条法做药敏实验。为帮助 XDR 或 PDR 细菌感染治疗药物的选择，少数医院已经开展抗菌药物联合药敏试验，其结果对于临床医师选择抗菌药物发挥了积极作用。

在耐药机制研究方面，我国研究学者发现临床血培养分离细菌中肠杆菌细菌携带 *mcr-1* 耐药基因。

虽然我国已经颁布了耐药菌监测和防控的指南或专家共识，也发布了多种多重耐药菌治疗药物选择的专家共识，但在监测、治疗、预防等方面依然存在诸多问题。例如，目前对多重耐药菌的定义不一致影响多重耐药菌感染的监测与资料分析和共享，临床医师对多重耐药菌认识不够；由于部分多重耐药菌为条件致病菌，临床难以区分分离的病原体是感染、定植、污染；对多重耐药医院感染的判定标准不一致，对多重耐药菌预防措施的效果循证医学研究有待深入等。还有一些抗菌药物在国外已使用，但在中国大陆还未上市，不利于多重耐药菌的诊断和治疗；但有研究报道中药联合抗菌药物治疗耐药菌可提高疗效，减低抗菌药物的副作用，期待在这方面有更多新的发现。

（三）我国在耐药菌的诊断、治疗研究的发展方向和趋势

多重耐药菌既是全人类所面临的一个新的公共卫生挑战，也是一个十分严峻的临床挑战，需要各国之间、各部门之间、各地区之间共同努力加以遏制。在临床诊断与治疗中，增强临床医生对多重耐药菌感染的意识，提高及时准确送检临床标本意识，提高送检率；尽量在抗菌药物使用前采集标本。采集标本时应严格执行无菌操作，减少或避免机体正常菌群及其他杂菌污染；标本采集后立即送微生物实验室检测。临床医生根据微

生物药敏实验结果合理选用抗菌药物，尽快尽量多地将经验治疗转向目标治疗，以及准确选择经验用药，正确掌握给药时间和途径等来降低住院患者抗菌药物的使用率。通过建立多重耐药菌专业监测网，为多重耐药菌的治疗提供有效的参考依据；提高临床微生物室人员病原学检查能力，改善临床微生物实验室检测条件，加强微生物室能力的建设，使用快速、准确的分子生物学检测方法为多重耐药菌的防控提供指导，例如，多重 PCR 技术结合溶解曲线分析、反向线性杂交技术、基因芯片技术、飞行时间质谱技术及现场即时分子检测技术等。建立多学科的协作，为综合治疗多重耐药菌提供可能。只要继续做好抗菌药物管理，减少多重耐药菌的产生；继续落实感染预防措施，预防患者获得多重耐药菌感染；积极开展多重耐药菌感染治疗创新和预防措施创新，一定可以有效应对多重耐药菌的严峻挑战。

主要参考文献

1. Cox G, Wright G D. Intrinsic antibiotic resistance: Mechanisms, origins, challenges and solutions. International Journal of Medical Microbiology, 2013, 303(6-7): 287-292.
2. 张刚, 冯婕. 细菌固有耐药的研究进展. 遗传, 2016, 38(10): 872-880.
3. Fajardo A, Martinez-Martin N, Mercadillo M, et al. The neglected intrinsic resistome of bacterial pathogens. PLoS One, 2008, 3(2): e1619.
4. Olivares J, Bernardini A, Garcia-Leon G, et al. The intrinsic resistome of bacterial pathogens. Front Microbiol, 2013, 4: 103.
5. 中华人民共和国卫生行业标准.医院感染监测规范.中华医院感染学杂志, 2009, 19(11): 1313-1314.
6. 中华人民共和国卫生部. 多重耐药菌医院感染预防与控制技术指南(试行). 药物不良反应杂志, 2011, 13(2): 108-109.
7. Fadok V A. Methicillin-resistant staphylococci. Journal of the American Veterinary Medical Association, 2013, 243(11): 1516-1517.
8. Limbago B M, Kallen A J, Zhu W, et al. Report of the 13th vancomycin-resistant *Staphylococcus aureus* isolate from the United States.Journal of Clinical Microbiology, 2014, 52(3): 998-1002.
9. Saadat S, Solhjoo K, Norooz-Nejad M, et al. VanA and VanB positive vancomycin-resistant *Staphylococcus aureus* among clinical isolates in Shiraz, South of Iran. Oman Medical Journal, 2014, 29(5): 335-339.
10. Eshetie S, Tarekegn F, Moges F, et al. Methicillin resistant *Staphylococcus aureus* in Ethiopia: a meta-analysis. BMC Infect Dis, 2016, 16(1): 689.
11. Deleo F R, Otto M, Kreiswirth B N, et al. Community-associated meticillin-resistant *Staphylococcus aureus*. The Lancet, 2010, 375(9725): 1557-1568.
12. 耐甲氧西林金黄色葡萄球菌感染防治专家委员会.耐甲氧西林金黄色葡萄球菌感染防治专家共识 2011 年更新版. 中华实验和临床感染病杂志(电子版), 2011, 5(3): 372-384.
13. 马春花. 耐甲氧西林金黄色葡萄球菌感染的研究进展. 中国实用医药, 2011, 6(17): 237-238.
14. 肖永红.美国感染病学会耐甲氧西林金黄色葡萄球菌感染治疗指南要点.中国医学前沿杂志(电子版), 2011, 3(2): 53-57.
15. 胡付品, 朱德妹, 汪复, 等. 2013 年中国 CHINET 细菌耐药性监测. 中国感染与化疗杂志, 2014, 14(5): 365-374.
16. 胡付品, 朱德妹, 汪复, 等. 2014 年 CHINET 中国细菌耐药性监测. 中国感染与化疗杂志, 2015, 15(5): 401-410.
17. 耐万古霉素肠球菌感染防治专家委员会.耐万古霉素肠球菌感染防治专家共识. 中华实验和临床感染病杂志(电子版), 2010, 4(2): 224-231.
18. Uttley A H, Collins C H, Naidoo J, et al. Vancomycin-resistant enterococci. Lancet, 1988, 1(8575-6): 57-58.
19. 肖永红, 王进, 赵彩云, 等. 2006~2007 年 Mohnarin 细菌耐药监测. 中华医院感染学杂志, 2008, 18(8): 1051-1056.

20. 杨青, 俞云松, 林洁, 等. 2005~2014 年 CHINET 肠球菌属细菌耐药性监测. 中国感染与化疗杂志, 2016, 16(2): 146-152.
21. Munita J M, Murray B E, Arias C A. Daptomycin for the treatment of bacteraemia due to vancomycin-resistant enterococci. Int J Antimicrob Agents, 2014, 44(5): 387-395.
22. 周华, 李光辉, 陈佰义, 等. 中国产超广谱 β-内酰胺酶肠杆菌科细菌感染应对策略专家共识. 中华医学杂志, 2014, 94(24): 1847-1856.
23. 产超广谱 β-内酰胺酶细菌感染防治专家委员会. 产超广谱 β-内酰胺酶细菌感染防治专家共识. 中华实验和临床感染病杂志(电子版), 2010, 4(2): 207-214.
24. 杨润秀, 郭彦言, 陈进玲, 等. 产超广谱 β-内酰胺酶大肠埃希菌与肺炎克雷伯菌 2013~2015 年耐药谱动态分析. 中华医院感染学杂志, 2017, 27(12): 2656-2659.
25. 翟丽慧, 朱静, 王海滨. 产超广谱 β 内酰胺酶及碳青霉烯酶的肠杆菌科细菌检测及耐药性分析. 感染、炎症、修复, 2016, 17(1): 23-25.
26 Zandi H, Tabatabaei S M, Ehsani F, et al. Frequency of extended-spectrum beta-lactamases(ESBLs) in strains of Klebsiella and *E. coli* isolated from patients hospitalized in Yazd. Electronic Physician, 2017, 9(2): 3810-3815.
27. Singh N, Pattnaik D, Neogi D K, et al. Prevalence of ESBL in *Escherichia coli* isolates among ICU patients in a tertiary care hospital. Journal of Clinical and Diagnostic Research.2016, 10(9): DC19-DC22.
28. 黄勋, 邓子德, 倪语星, 等. 多重耐药菌医院感染预防与控制中国专家共识. 中国感染控制杂志, 2015, 14(1): 1-9.
29. 胡付品, 朱德姝, 汪复, 等. 2012 年中国 CHINET 碳青霉烯类耐药肠杆菌科细菌的分布特点和耐药性分析. 中国感染与化疗杂志, 2014, 14(5): 382-386.
30. 郑恬, 徐修礼, 陈潇. 肠杆菌科细菌耐药性及其耐碳青霉烯类菌株分布特点. 中国感染控制杂志, 2017, 16(2): 121-125.
31. Viau R, Frank K M, Jacobs M R, et al. Intestinal carriage of carbapenemase-producing organisms: current status of surveillance methods. Clin Microbiol Rev, 2016, 29(1): 1-27.
32. 何颜霞. 耐碳青霉烯类肠杆菌科细菌感染的治疗对策.中国小儿急救医学, 2016, 23(1): 1-4.
33. Doi Y, Paterson D. Carbapenemase-producing enterobacteriaceae. Seminars in Respiratory and Critical Care Medicine, 2015, 36(1): 74-84.
34. Lee G C, Burgess D S. Treatment of Klebsiella pneumoniae carbapenemase(KPC)infections: a review of published case series and case reports. Ann Clin Microbiol Antimicrob, 2012, 11: 32.
35. van Duin D, Kaye K S, Neuner E A, et al. Carbapenem-resistant Enterobacteriaceae: a review of treatment and outcomes. Diagnostic Microbiology and Infectious Disease, 2013, 75(2): 115-120.
36. 中华医学会呼吸病学分会感染学组. 铜绿假单胞菌下呼吸道感染诊治专家共识. 中华结核和呼吸杂志, 2014, 37(1): 9-15.
37. 周华, 周建英, 俞云松. 多重耐药革兰阴性杆菌感染诊治专家共识解读. 中华内科杂志, 2014, 53(12): 984-987.
38. 李春辉, 吴安华. MDR、XDR、PDR 多重耐药菌暂行标准定义——国际专家建议. 中国感染控制杂志, 2014, 14(1): 62-64.
39. 张祎博, 孙景勇, 倪语星, 等. 2005~2014 年 CHINET 铜绿假单胞菌耐药性监测. 中国感染与化疗杂志, 2016, 16(2): 141-145.
40. 中华医学会呼吸病学分会感染学组. 铜绿假单胞菌下呼吸道感染诊治专家共识. 中华结核和呼吸杂志, 2014, 37(1): 9-15.
41. 周华, 周建英, 俞云松. 多重耐药革兰阴性杆菌感染诊治专家共识解读. 中华内科杂志, 2014, 53(12): 984-987.
42. Sader H S, Farrell D J, Flamm R K, et al. Antimicrobial susceptibility of Gram-negative organisms isolated from patients hospitalised with pneumonia in US and European hospitals: results from the SENTRY Antimicrobial Surveillance Program, 2009-2012. Int J Antimicrob Agents, 2014, 43(4): 328-334.
43. 陈佰义, 何礼贤, 胡必杰, 等. 中国鲍曼不动杆菌感染诊治与防控专家共识. 中国医药科学, 2012, 2(8): 3-8.
44. 宋志香, 李刘坤, 李兴广. 中药痰热清注射液治疗 MRSA 感染性肺炎的临床观察研究. 中华医院感染学杂志, 2010, 29(11): 1596-1598.

五、药物领域亮点事件/特别关注

盛丰年[1] 陈立慧[1] 邵荣光[1] 张 莹[2] 李琦涵[2]
1. 中国医学科学院医药生物技术研究所
2. 中国医学科学院医学生物学研究所

（一）疫苗

1. 疫苗流通监管新规

2016年4月，山东疫苗大案引发社会关注，二类疫苗的流程疏漏及监管缺位问题引发争议。同月，《国务院关于修改〈疫苗流通和预防接种管理条例〉的决定》颁布，其核心修改内容为二类疫苗批发企业不能再经营疫苗，要求接种单位做到“票、账、货、款”一致；强化疫苗全程冷链储存、运输管理制度，并建立全程追溯系统；针对违法行为加大处罚及问责力度。

新版条例不再允许药品批发企业经营疫苗，同时明确规定，疫苗的采购全部纳入省级公共资源交易平台，其中第一类疫苗维持现行的政府采购方式，由省级疾病预防控制机构逐级分发至接种单位；第二类疫苗由省级疾病预防控制机构组织在平台上集中采购，由县级疾病预防控制机构向生产企业采购后供应给本行政区域的接种单位。此外，针对“挂靠走票”等隐蔽违法经营行为，条例明确规定:疾病预防控制机构、接种单位应当按照规定建立真实、完整的购进、储存、分发、供应、接收记录，做到票、账、货、款一致。

取消二类疫苗经销批发环节，由疫苗生产企业直接面向县级疾控中心，将使整个二类疫苗的市场规模及运营模式发生巨大变化，采取代理模式的企业受冲击较大，很多企业出现亏损和解散的情况。

2. 疫苗新进展

（1）病毒直接转化疫苗技术

Science 杂志发表北京大学药学院天然药物及仿生药物国家重点实验室研究团队的研究《制备复制缺陷的活流感病毒疫苗》，称发明了人工控制病毒复制，从而将病毒直接转化为疫苗的技术。

他们以流感病毒为模型，在保留病毒完整结构和感染力的情况下，仅突变病毒基因组的一个三联码，使流感病毒由致命性传染源变为了预防性疫苗，再突变三个以上三联码，病毒由预防性疫苗变为治疗病毒感染的药物。并且随着三联码数目的增加而药效增强。此方法完全不同于当前使用的仅部分免疫的灭活疫苗,也不同于仍然保留弱复制能力而有毒性危险的减活疫苗。该通用方法可以用于包括艾滋病、SARS和埃博拉出血热等病毒的疫苗和治疗性生物技术药物，并可用来开发影响国防安全的预防性生化武器。

该技术不仅使疫苗研发不再复杂，而且摆脱了对病毒生物学知识的依赖，颠覆了病毒疫苗研发的理念，在预防和治疗病毒性传染病方面具有重大医学价值和社会意义，被称为是一种“革命性”或“颠覆性”的发现。

（2）提高疫苗有效性的新办法

军事医学科学院病原微生物与生物安全国家重点实验室、美国明尼苏达大学医学院、上海复旦大学等合作，开发出一种提高中东呼吸综合征（MERS）疫苗有效性的新方法，该研究成果将有助于设计更有效地对抗一系列病毒性感染的疫苗。相关研究成果发表在 *Nature Communications* 上。

研究发现当病毒的单个蛋白质被单独制备成亚单位疫苗时，其表面很多非自然暴露出来的区域对人体免疫系统产生了负干扰，研究者以中东呼吸综合征冠状病毒亚单位疫苗为模板，测量并发现对人体免疫系统负干扰最强的部分并对此进行修饰改造，改造后的疫苗在动物模型攻毒试验中表现出超高的有效性。在新病毒层出不穷而旧病毒难以根除的今天，这项研究为亚单位疫苗对抗病毒感染的前景带来了新希望。

（3）预防女性宫颈癌疫苗获批在中国上市

双价人乳头瘤病毒吸附疫苗（商品名：希瑞适）获国家食品药品监督管理总局（CFDA）批准，用于预防因高危型人乳头瘤病毒（HPV）16、18 型所致的宫颈癌；2 级、3 级宫颈上皮内瘤样病变（CIN2/3）和原位腺癌；1 级宫颈上皮内瘤样病变（CIN1）。这 2 个产品属于首次在国内获批。

我国在开展宫颈癌筛查项目的同时引进 HPV 疫苗接种将会显著降低宫颈癌和癌前病变的发病率，从而降低疾病负担。

（4）肺炎疫苗 Prevenar 13 获 CFDA 批准

美国肺炎疫苗产品 Prevenar 13（沛儿 13）获得 CFDA 批准，用于 6 周至 15 月龄婴幼儿的免疫接种，预防由 13 种血清型肺炎链球菌导致的菌血症性肺炎、脑膜炎、败血症及菌血症等疾病。2015 年沛儿 7 疫苗许可证在中国到期后，进口肺炎疫苗面临市场空白，此次沛儿 13 疫苗的获批将进一步提升该疫苗在中国的商业销售潜力。

（5）我国 HPV 融合蛋白疫苗即将进入临床试验

“人类乳头瘤病毒（HPV）融合蛋白疫苗”由中国医学科学院肿瘤研究所、中国科学院上海生命科学研究院等多家科研院所的多位专家和科研工作者共同参与，经过十几年的病理、药理、药效、药常规及工艺路线试验论证，获得高效表达的工程菌株，为临床试验和产业化奠定基础。该疫苗对于部分宫颈癌及人类乳头瘤病毒引起的尖锐湿疣有一定治疗效果，将进入临床试验阶段。

（6）Ⅰ型糖尿病治疗性基因疫苗

解放军 307 医院免疫学研究团队，成功研发出首个基于 B7-CD28/CTLA4 共刺激通路用于治疗Ⅰ型糖尿病的全新治疗性基因疫苗，能够减少患者对胰岛素的长期依赖，减轻因长期注射胰岛素带来的副作用。该疫苗是具有我国完全自主知识产权的原创性成果，先后获得中国、美国、欧盟等国家的发明专利。

3. 我国停用三价脊灰减毒活疫苗

经国务院同意，我国自 2016 年 5 月 1 日起实施新的脊髓灰质炎疫苗免疫策略，停用三价脊灰减毒活疫苗（tOPV），改用二价脊灰减毒活疫苗（bOPV）替代 tOPV，并将脊灰灭活疫苗（IPV）纳入国家免疫规划。这次脊灰疫苗免疫策略的调整是全球消灭脊髓灰质炎的统一行动，该策略的实施既有助于减少脊髓灰质炎减毒活疫苗所致的相关病例发生，也可有效降低脊髓灰质炎野病毒的输入和传播风险。

2015 年，世界卫生组织宣布Ⅱ型脊灰野病毒已经在全球范围内被消灭，接种含Ⅱ型毒株的减毒活疫苗已经没有必要。为此，世卫组织决定全球停用三价脊灰减毒活疫苗，改用含有Ⅰ型、Ⅲ型两个血清型的二价减毒活疫苗，同时要求各国应引入至少 1 剂次脊灰灭活疫苗。本次调整是包括中国在内的仍在使用脊灰减毒活疫苗的155 个国家同步实施。

4. 手足口病疫苗

（1）EV71 疫苗

从目前公开发表的文献来看，EV71 候选疫苗种类包括全病毒灭活疫苗、减毒活疫苗、基因工程疫苗、病毒样颗粒（VLPs）疫苗、合成肽疫苗、DNA 疫苗、病毒及细菌载体疫苗等。

2010 年我国台湾“国立”卫生研究所启动了全球首个 EV71 疫苗的临床试验，该疫苗为 EV71 全病毒灭活疫苗。可惜的是该疫苗的临床研究进展缓慢，目前尚未有Ⅱ期临床试验结果的公开报道。随后，新加坡公司研发的 EV71 疫苗也于 2011 年开展了Ⅰ期临床研究，但是同样也没有Ⅱ期临床结果的相关报道。

在国家相关部门的大力支持及国家和省部级科研基金的资助下，我国三个厂家从 2011 年开始先后在广西壮族自治区和江苏省启动 EV71 灭活疫苗的临床研究，并于 2013 年完成Ⅲ期临床研究，结果显示疫苗均具有良好的安全性和保护效果，预防由 EV71 引起的 HFMD 保护率超过 90%。并且，三家企业的疫苗还进行了三批一致性研究，结果亦表明三家企业的疫苗生产工艺稳定，疫苗免疫原性各批次间差异较小。通过为期 2 年的疫苗诱导的免疫持久性研究和疫苗诱导血清对 EV71 不同毒株或柯萨奇病毒 A 组 16 型（CoxA16）或脊髓灰质炎病毒（poliovirus）间的交叉保护研究发现。

中国食品药品监督管理总局对临床前及各期临床研究的资料数据进行了严谨、认真的评审，2015 年 12 月 3 日中国医学科学院医学生物学研究所研制的 EV71 灭活疫苗（KMB17 细胞）获批为全球首个上市生产的 EV71 疫苗，紧接着 2015 年 12 月 31 日由我国北京科兴生物制品有限公司研制的 EV71 灭活疫苗（Vero 细胞）获得药品生产注册批件，2016 年 12 月 13 日由中国生物技术股份有限公司（国药集团）研制的 EV71 灭活疫苗（Vero 细胞）获得新药证书。这三个疫苗产品的详细差异见表 1。

表 1 肠道病毒 71 型全病毒灭活疫苗的研究进展对比

序号	单位	细胞基质	毒株名称及亚型	抗原剂量	病毒培养工艺	Ⅲ期临床保护效果	研发进度
1	Institute of Medical Biology, CAMS	KMB17	FY-23K-B（C4）	3.0EU/dose	细胞工厂	97.3%	批准生产
2	Sinovac Biotech Co., Ltd	Vero	H07（C4）	3.0EU/dose	细胞工厂	95%	批准生产

续表

序号	单位	细胞基质	毒株名称及亚型	抗原剂量	病毒培养工艺	III 期临床保护效果	研发进度
3	China National Biotec Group Company Limited（Beijing Vigoo Biological Co.，LTD）	Vero	FY7VP5/AH/CHN/2008（C4）	3.0EU/dose	生物反应器	90%	批准生产
4	NHRI	Vero	E59（B4）	5 μg&10 μg/dose	生物反应器		II 期临床
5	Inviragen	Vero	MS/7423/87（B3）	0.3 μg&3 μg/dose	生物反应器		I 期临床

由于 EV71 灭活疫苗 2016 年上市初期历经了“山东疫苗事件”和国家对二疫苗流通及预防接种管理新政的影响，虽然在疾病预防控制中心等部门的大力推广下，我国各地均引进了这一创新疫苗，但是受到接种人数、随访时间等原因的限制，目前尚不能评价该疫苗在大规模人群中的保护率。

另外，在国内外缺乏相关参考指标的情况下，国家食品药品监督管理总局药品审评中心联合中国食品药品检定研究院对三家企业申报及拟定的制造检定标准进行了统一和规范。目前，该规范已成为国际 EV71 灭活疫苗研制的参考标准，并且，中国食品药品检定研究院于 2010 年建立了 EV71 疫苗中和抗体和抗原含量测定的标准品（2010 国生标字 0023；0024）。同时，为了满足全球其他国家和地区对 EV71 疫苗标准品的需求，中国食品药品检定研究院与这三家单位联合英国国家药品检定所开展了 WHO EV71 疫苗中和抗体标准品的研制，成功制备了全球首个 WHO EV71 疫苗标准品，该产品是我国首次承担研制的 WHO 疫苗标准品。

EV71 灭活疫苗作为我国率先研发出的新型预防性疫苗，实现了我国医药领域产品从仿制到创新的跨越式发展。截止到 2017 年 5 月底，中国食品药品检定研究院共签发肠道病毒 71 型灭活疫苗（EV71 灭活疫苗）168 批次，合计 993 万剂。由于该创新疫苗的受试人群基数较大（5 岁以下儿童约 5000 万~6000 万名，每年出生约 1800 万），每年需求在 2000 万剂以上，目前市场上处于供不应求的状态。

（2）柯萨奇病毒 A 组 16 型（CoxA16）疫苗及相关联合疫苗

在 EV71 疫苗研制经验的基础上，国内多家机构开展了 CoxA16 疫苗及相关联合疫苗的研发。虽然在小鼠-乳鼠模型中，CoxA16 疫苗及 EV71- CoxA16 联合疫苗均显示出了良好的诱导机体产生中和抗体的能力以及抵御病毒攻击的能力；但是在恒河猴模型中，该疫苗诱导的免疫反应是否能够有效保护机体还需要进行深入的研究评价。

（二）新发现、新靶点、新基因和新机制

1. 1445 种新 RNA 病毒

中国疾病预防控制中心传染病所研究团队通过对 9 个动物门的超过 220 种无脊椎动物标本进行宏转录组测序，在 5 年内发现 1445 种全新 RNA 病毒，其中一些病毒与现有

已知病毒的差异性之大，以至于需要重新被定义为新的病毒科。论文在 *Nature* 杂志在线发表。

他们的发现，极大丰富了 RNA 病毒多样性，填补了 RNA 病毒进化上的主要空缺，改变了病毒学的传统观念，为认识生命的起源进化提供了新的基础。

全新病毒的发现也揭示病毒基因组具有极其巨大的灵活性，包括频繁的重组、病毒和宿主间的水平基因转移、基因的获得和丢失，以及复杂的基因组重排。发现病毒是采取预防手段的前提和基础，这些发现对病毒预警、预测有重要作用，与人类健康息息相关，此项成果意义重大。

2. 中国人群人类白细胞表面抗原遗传变异图谱

安徽医科大学与企业公司合作通过自主研发的目标人类白细胞表面抗原区域捕获芯片，绘制了中国人群人类白细胞表面抗原遗传变异图谱，成功建立世界上最大样本量的中国汉族人群 MHC 遗传变异数据库（Han-MHC）。该研究发现的人类白细胞表面抗原区域遗传变异靶标，将为免疫相关疾病的预测、早期诊断、药物疗效和副作用观察，靶向治疗的精准医学研究提供重要的参考数据。

3. 抗乙肝病毒基因

军事医学科学院放射与辐射医学研究所牵头联合国内多家科研机构，从遗传学、病毒学、功能和分子机制等多个角度，首次发现一种“整合因子复合体”基因 *INTS10*，能够激活细胞内 RIG-I 样受体通路中的关键分子 IRF3，并显著促进Ⅲ型干扰素的表达，最终发挥抑制乙肝病毒复制的功能。这一成果有助于深入了解乙肝病毒慢性感染的分子机制，为有效防治病毒性肝炎提供了理论依据和新的候选生物靶标。论文在 *Nature Communications* 发表。

4. 肿瘤复发的靶点

同济大学生命科学与技术学院和 Memorial Sloan Kettering Cancer Center 合作，利用乳腺癌转移复发的小鼠模型，结合全基因组功能相关的遗传学筛选，鉴定出 4 次跨膜蛋白 TM4SF1，能够促进乳腺癌在多种靶器官的转移复发。TM4SF1 是进化上特异的 4 次跨膜蛋白家族的成员，作为“肿瘤特异性”抗原，它在肺癌、结直肠癌、乳腺癌、卵巢癌等多种肿瘤中都表达上调，在肿瘤干细胞的自我更新中发挥重要功能。根据 TM4SF1 表达的强弱，可以预测乳腺癌患者发生肿瘤转移的时间长短。切断和阻止该基因的表达，可能是治疗乳腺肿瘤转移复发的首要靶点，论文发表在 *Cell* 杂志上。

5. 肝癌转移新机制

复旦大学附属中山医院研究团队创造性地绘制出肝癌细胞中 microRNA 与肿瘤相关巨噬细胞（TAM）双向调控网络，揭示了肝癌转移调控新机制和潜在的分子靶点，相关研究成果近日发表于 *J Hepatol*。他们对具有不同转移潜能的人肝癌细胞株进行 RNA-seq 筛选，发现肝癌转移关键 miRNA miR-28-5p 表达异常，且与细胞系转移潜能呈显著负相关；同时发现 miR-28-5p 只是体内具有促进肝癌转移的作用，miR-28-5p 的重要靶基因是 IL-34。在动物实验中，肝癌细胞中 IL-34 的上调促进肿瘤细胞的生长以及肺转移，增加瘤内巨噬细胞浸润。细胞因子 TGF-β1 形成反馈回路参与 miR-28-5p 对 IL-34 的调控网络。肝癌样本中免疫组化分析，瘤组织中 miR-28-5p 与 IL-34 表达水平显著负相关，与巨噬细胞的浸润、患者总生存期短，以及肿瘤患者的复发显著相关。

6. 鼻咽癌易感基因

中山大学肿瘤防治中心联合北京医院、北京蛋白组研究中心、中山大学附属第一医院、新加坡基因组研究中心和新加坡国立大学等机构的科学家共同完成了一项鼻咽癌遗传学研究，发现了 2 个新的鼻咽癌易感基因 *TERT/CLPTM1L* 和 *CIITA*，成果发表于 *Human Molecular Genetics* 上。

7. Ⅱ型糖尿病新发病机制及药靶

中国医学科学院药物研究所研究团队发现：半乳糖苷凝集素 Galectin-3（Gal3）作为巨噬细胞分泌的炎性因子，与胰岛素受体结合并干扰其信号通路，诱发胰岛素抵抗（IR），并详细阐明 Gal3 调控 IR 的分子机制。而基因敲除 Gal3 或给予 Gal3 抑制剂都能明显改善肥胖小鼠的 IR，提示 Gal3 可作为治疗胰岛素抵抗和糖尿病的有效药靶。论文在 *Cell* 杂志发表。

8. 诱发心肌肥厚的早期关键分子

武汉大学人民医院和美国加州大学洛杉矶分校研究团队，在 *Nature Medicine* 在线发表最新研究成果：cardiac hypertrophy associated epigenetics regulator（*Chaer*）基因是诱发心肌肥厚的早期关键分子开关。*Chaer* 基因缺失，能够显著抑制主动脉狭窄手术诱导的心肌细胞肥厚，减少纤维化心肌重构，从而改善心脏泵血功能；进一步研究证实，*Chaer* 基因是诱发心肌肥厚的早期关键分子开关。如果能抑制 *Chaer* 基因的表达，可有效缓解心肌肥厚的恶化发展。

9. G 蛋白偶联受体 GPR45 参与机体能量代谢和肥胖调控

复旦大学研究团队利用 piggyBac 转座子插入突变小鼠，发现了 G 蛋白偶联受体 GPR45 在肥胖发生发展中的重要作用，并阐明了 GPR45 调控阿黑皮素原（POMC）表达及机体能量代谢的分子机制。论文发表在 *J. Clin Invest*。

他们对新发现的 *Gpr45* 基因的研究发现，神经系统特异表达的 *Gpr45* 基因失活导致小鼠代谢减缓，自离乳起肥胖，进而出现脂肪肝、胰岛素抵抗、血糖增高等代谢异常。*Gpr45* 突变导致 POMC 表达量和 POMC 神经元活性降低，脑室注射 POMC 产物类似物 MTII 则可抑制 *Gpr45* 突变小鼠的肥胖。

此项研究为肥胖分子机制研究提供了新视角，为肥胖干预提供了新靶点。

10. 预防脂肪肝的基因 *BTG1*

中国科学院上海生命科学研究院营养科学研究所团队发现 *BTG1* 基因能够帮助小鼠预防脂肪肝。他们发现在脂肪肝模型—瘦素受体突变小鼠的肝脏中，*BTG1* 基因的表达显著下降。如果给这种小鼠注射 *BTG1* 基因，可以缓解其脂肪肝，而敲除野生小鼠的 *BTG1* 基因则可以诱导其出现脂肪肝。这为治疗脂肪肝提供了新思路。论文发表在 *Science Signaling*。

11. 肿瘤免疫治疗新靶点——胆固醇酯化酶 ACAT1

中国科学院上海生命科学研究院团队研究发现，通过调节胆固醇代谢可增强 CD8+T 细胞的抗肿瘤反应。该研究成果发现“代谢检查点”可以调控 T 细胞的抗肿瘤活性，鉴定了肿瘤免疫治疗的新靶点——胆固醇酯化酶 ACAT1 及相应的小分子药物前体，相关研究成果在线发表在 *Nature* 上。

抑制 ACAT1 的活性可以大大提高 CD8+T 细胞的抗肿瘤功能。同时，研究人员还利用 ACAT1 的小分子抑制剂 avasimibe 在小鼠模型中治疗肿瘤，发现该抑制剂具有很好的抗肿瘤效应；并且 avasimibe 与现有的肿瘤免疫治疗临床药物 anti-PD-1 联用后,表现出更好的抗肿瘤效果，证明细胞代谢对肿瘤免疫应答起到了关键作用，同时发现 ACAT1 这一新的药物靶点，揭示 ACAT1 小分子抑制剂的应用前景，为肿瘤免疫治疗提供了新思路与新方法。

12. 骨质疏松相关基因 *ATP6V1H*

第四军医大学口腔医院口腔遗传病学研究小组，在国际上首次发现了影响人类骨质疏松发生的新基因 *ATP6V1H*。他们通过构建 *ATP6V1H* 基因敲除小鼠模型，证实这种基因在小鼠体内缺乏时，会引起骨量流失，并且与该基因影响破骨细胞的功能密切相关。通过人群全基因组相关数据分析证明，*ATP6V1H* 基因与人的骨骼密度减少有一定关联，表明这种基因参与了骨质疏松的发生。*ATP6V1H* 基因将很有可能成为未来药物治疗骨质疏松症的新靶点，为人类缓解或治愈骨质疏松症带来新希望。

（三）生物技术药物进展

1. 聚乙二醇化重组假丝酵母尿酸氧化酶

聚乙二醇化重组假丝酵母尿酸氧化酶（PEG 尿酸酶）是我国研发的全球第一个尿酸酶药物，用于治疗高尿酸血症引起的痛风。PEG 尿酸酶通过对蛋白表面进行修饰，减少了免疫靶点的暴露，降低了绝大部分的免疫原性，同时提高了药物的半衰期，满足了患者长期用药的需求，为高尿酸血症患者提供了更加安全和有效的治疗途径。目前已在美国完成Ⅰ期临床试验，临床结果良好。

2. 抗肿瘤、抗病毒药物乐复能

目前我国公司研发的抗肿瘤、抗病毒药物乐复能（Novaferon）正式投入生产。

临床研究证实，乐复能活性高、疗效肯定，其抗肿瘤活性和抗病毒活性比人干扰素分别提高 200 倍和 10 倍以上。乐复能具有完全独立知识产权，取得 CFDA 批准新药证书，有望 2017 年年初上市销售。

3. PD-1 单抗

目前，PD-1 单抗产品 SHR-1210 成为首个获 CFDA 批准进入Ⅱ、Ⅲ期临床试验药物。国外已上市的同类产品分别是 Opdivo 注射液和 Keytruda 注射液在我国获批了进口药品临床申请。国内企业中，目前已获得的 Anti-PD-1 单抗的临床批件，有望在未来与外企原研品种 Opdivo 和 Keytruda 进行市场竞争。

BGB-A317 新药研究申请(IND)已经顺利通过美国食品药品监督管理局(FDA)的审评。BGB-A317 是一种人源化单克隆抗体为“免疫关卡”抑制剂。与目前获批的 PD-1 抗体不同，BGB-A317 通过生物工程技术，去除了和 Fc g 受体Ⅰ的结合能力，并通过抑制 PD-1、解除免疫系统的激活障碍，恢复 T 细胞的肿瘤杀伤能力。同时，也有企业计划开展对 BGB-A317 作为单药疗法和联合疗法的临床开发，用于治疗多种实体瘤和血液肿瘤。

4. 重组红细胞生成刺激蛋白注射液（CHO 细胞）

重组红细胞生成刺激蛋白注射液（rESP）已完成Ⅰ期临床试验研究。

rESP 为 rhEPO 突变体，与 rhEPO 生物学活性相同。是采用定点突变技术对重组人促红素基因进行突变，增加 *N*-糖基化位点数，提高糖基化程度和唾液酸含量而成的高糖基化蛋白，从而延长了在体内的作用时间但半衰期延长 3 倍、给药次数减少、给药周期延长、药效更高、免疫原性更低、体内稳定性更好。临床上用于治疗肾性贫血。

5. 小核酸药物 QPI-1007

小核酸药物 QPI-1007 在中国的国际多中心临床试验正式获得国家食品药品监督管理局（CFDA）批准，是获批准中国临床试验的第一个小核酸药物。

QPI-1007 用于治疗非动脉炎性前部缺血性视神经病变（NAION），同时具有治疗青光眼的潜力。本次批准的是针对 NAION 的国际多中心Ⅱ/Ⅲ期研究，此前 QPI-1007 已被美国 FDA 认定为孤儿药。

6. 长效干扰素派格宾

治疗病毒性肝炎的国家Ⅰ类新药——长效干扰素“派格宾”（聚乙二醇干扰素 α-2b 注射液）在全国正式上市。相对于普通干扰素，长效干扰素半衰期较长，一周只需要注射一次，使用比较方便，提高了干扰素治疗的安全性。“派格宾”治疗中国丙肝患者的疗效、安全性与进口产品相当，打破了进口同类药物长期垄断的局面，将大幅度降低肝炎患者的用药成本。

（四）新疗法——益生菌药物的饱和疗法

国内学者首次提出了益生菌药物的“饱和疗法”。微生态药品是通过竞争性占位、定植、大量繁殖，形成优势菌群而发挥作用。使用量少，不足以迅速形成种群优势，效果慢。短时间内大剂量（常规剂量的 10~100 倍）的使用，会收到意想不到的效果。对于肠道菌群严重失调的患者，如每天 10 余次的重度抗生素相关性腹泻患者等，用常规剂量治疗效果会比较慢，满足不了抢救需要。但用大剂量的饱和疗法，如每次服用常规剂量的 10~100 倍，并增加服用次数，由每天 2~3 次，增加到每天 4~6 次，一般 2~3 天就恢复正常了。

“饱和疗法”的提出为临床合理使用微生态药物提供了新的思路，值得大力探索、尝试，极有可能成为一种临床上非常有实用价值的全新疗法。

第四章　中国医学科技医疗器械领域进展

一、政策与产业

医疗器械政策与管理

严　舒　欧阳昭连　谢俊祥　张　婷　徐东紫
中国医学科学院医学信息研究所

在过去的一年多时间里，我国医疗器械政策与管理迎来变革，《医疗器械临床试验质量管理规范》、《医疗器械临床试验机构条件和备案管理办法》、《医疗器械分类目录》、《医疗器械召回管理办法》、《体外诊断试剂注册管理办法修正案》等规章制度陆续出台，医疗器械管理体系不断完善。

（一）医疗器械临床试验质量效率两手抓

为进一步规范医疗器械临床试验质量，2016 年 03 月 23 日，国家食品药品监管总局（CFDA）会同国家卫生和计划生育委员会以《医疗器械监督管理条例》为基础，制定颁布了《医疗器械临床试验质量管理规范》（以下简称《规范》），并于 2016 年 6 月 1 日开始实施。在此之前，原国家食品药品监督管理局在 2004 年发布的《医疗器械临床试验规定》对规范医疗器械临床试验起到了积极的指导作用。但随着对医疗器械临床试验认知的不断深入，其不足也逐步显露，例如该规定过于原则和粗放，条款不够全面和清晰，而且随着生物技术、电子信息技术和新材料科学的迅速应用，原规定已难以满足当前医疗器械临床试验管理现状。此次的《规范》进一步加强了对医疗器械临床试验的管理，对医疗器械临床试验过程中受试者权益的维护，以及对医疗器械临床试验过程的规范和试验各方责任与义务的认定。《规范》的出台将为我国医疗器械临床试验的开展与监管提供更明确的指导，《规范》的实施必将对我国未来医疗器械的发展产生重大而深远的影响。

为深入贯彻落实中共中央办公厅和国务院办公厅印发的《关于深化审评审批制度改革鼓励药品医疗器械创新的意见》和《国务院关于修改〈医疗器械监督管理条例〉的决定》，进一步释放临床试验资源，为医疗器械的创新研发提供保障， 2017 年 11 月，国家食品药品监管总局会同国家卫生计生委联合发布了《医疗器械临床试验机构条件和备案管理办法》（以下简称《备案办法》）。《备案办法》分为总则、备案条件、备案程序、监督管理和附则共五章二十条，分别对医疗器械临床试验机构备案的目的、定义和适用范围；临床试验机构应当具备的软硬件和管理条件；备案流程、所需提交的材料文件，以及通过医疗器械临床试验机构备案管理信息系统进行临床试验机构登记备案、备案管理和查询的操作方法；地方相关行政部门在临床试验机构的监督管理和信息沟通中的分工与职责；其他说明等方面进行了详细的规定。文件的颁布实施将鼓励经评估符合条件的更多医疗机构参与医疗器械临床试验，这将有利于释放临床资源，扩大临床试验机构的数量，更好地满足新时期医疗器械临床试验的需求，对鼓励医疗器械产品创新、促进医疗器械产业快速、健康发展具有重要意义。

（二）审评审批改革激励创新研发

为进一步落实国务院关于改革药品医疗器械审评审批制度意见，加快满足我国全民健康需求，激发医疗器械创新研发活力，2016 年 10 月，国家食品药品监督管理总局发布《医疗器械优先审批程序》，为恶性肿瘤、罕见病、专用于儿童且具有明显临床优势及临床急需、国家计划项目支持的医疗器械提供优先审批通道。文件规定对纳入优先审评审批的医疗器械项目，国家食品药品监督管理总局将全环节加快审评审批效率，优先进行技术审评，优先安排医疗器械注册质量管理体系核查，优先进行行政审批，以缩短产品上市时间，保证相应成果和产品能够尽快应用于临床使用。

（三）分类目录更新满足新时期管理需求

为满足新时期医疗器械全过程监管需求，2017 年 9 月 4 日，国家食品药品监督管理总局正式发布新修订的《医疗器械分类目录》（以下简称新《分类目录》），以取代 2002 年版《医疗器械分类目录》（以下简称原《分类目录》），解决原《分类目录》不够细化，整体框架和层级设置不能满足产业现状及监管要求，缺乏产品描述和预期用途等关键信息，影响注册审批的统一性和规范性，难以覆盖新产品、新类别，目录内容不能及时更新等问题。

此次新修订的《分类目录》按照医疗器械技术专业和临床使用特点分为 22 个子目录，子目录由一级产品类别、二级产品类别、产品描述、预期用途、品名举例和管理类别组成。新《分类目录》具有架构更具科学性，更切合临床实际；覆盖面更广泛，更具指导性和操作性，产品管理类别更合理，提升了产业现状与监管实际的适应性等特点。新《分类目录》为我国医疗器械分类管理逐渐与国际接轨，医疗器械注册、生产、经营、使用的全过程监管提供了重要基础。新《分类目录》自 2018 年 8 月 1 日起实施。

（四）多角度体系建设全面提高监管水平

随着我国科技创新和卫生与健康事业的快速发展，我国医疗器械的注册管理、质量标准与监管体系也在不断改革以适应新时期技术创新与管理规范需求，医疗器械行业政策与管理体系日趋完善。

2017 年初，国家食品药品监督管理总局发布了《体外诊断试剂注册管理办法修正案》使体外诊断试剂的管理类别划分更加科学、合理，进一步推进医疗器械审评审批改革，适应医疗器械产业发展需要以及临床使用和监管的要求。2017 年底，《移动医疗器械注册技术审查指导原则》出台，涉及到移动计算技术与医疗器械的跨领域结合，包括网络安全、云计算、大数据、可穿戴技术等多个技术类型，体现出我国医疗器械注册审批制度在新时期下为满足医药科技及交叉学科产业产品飞速发展需求而不断进行的改进和完善。此外，2017 年 04 月，国家食品药品监督总局组织修订了《医疗器械标准管理办法》，进一步明确了医疗器械标准的定义，医疗器械标准的分类，以及各相关部门在标准管理中的职责，着力满足医疗器械监管和产业发展的新需要，适应医疗器械标准发展的新要求。2017 年 2 月，发布的《医疗器械召回管理办法》在 2011 年试行版的基础上，落实了医疗器械召回的责任主体，明确了法规适用及缺陷产品的范围，增加了缺陷评估内容，调整了监督召回产品销毁的监管部门以及召回信息通报的要求。

主要参考文献

1. 国家食品药品监督管理总局. 医疗器械临床试验质量管理规范. 2016-3-23. http://www.sda.gov.cn/WS01/CL0053/148101.html.
2. 国家食品药品监督管理总局,国家卫生与计划生育委员会.医疗器械临床试验机构条件和备案管理办法. 2017-11-24. http://www.sda.gov.cn/WS01/CL1423/217367.html.
3. 国家食品药品监督管理总局. 总局关于发布医疗器械优先审批程序的公告. 2016-10-25. http://www.sda.gov.cn/WS01/ CL0087/165582.html.
4. 国家食品药品监督管理总局.总局关于发布医疗器械分类目录的公告. 2017-9-4. http://www.sda.gov.cn/WS01/CL0087/177089.html.
5. 国家食品药品监督管理总局. 医疗器械标准管理办法. 2017-4-26. http://www.sda.gov.cn/WS01/CL0053/172049.html.
6. 国家食品药品监督管理总局. 医疗器械召回管理办法. 2017-2-8. http://www.sda.gov.cn/WS01/CL0053/169345.html.

医疗器械产业发展概述

徐东紫 陈 娟 欧阳昭连 严 舒 张 婷
中国医学科学院医学信息研究所

我国医疗器械行业起步较晚，但是随着经济的发展和人们健康意识的提高，从医院的高端医疗器械的配备到便捷的家用医疗器械都将迎来高度的需求增长，将为国内医疗器械行业带来广阔的发展前景。尤其是医药工业与医疗卫生方面的“十三五”发展规划已基本编制完成，高性能医疗器械被确定为重点突破领域之一，这无疑为我国医疗器械行业未来的发展带来利好。《“十三五”国家社会发展科技创新规划》指出要重点发展医学影像设备、医用机器人、新型植入装置、新型生物医用材料、体外诊断技术与产品、家庭医疗监测和健康装备、可穿戴设备、基层适宜的诊疗设备、移动医疗等产品，加快出台创新医疗器械技术成果目录，提高我国医疗器械的创新能力和产业化水平。《国务院关于印发“十三五”国家战略性新兴产业发展规划的通知》指出，要积极开发新型医疗器械，开发智能医疗设备及其软件和配套试剂、全方位远程医疗服务平台和终端设备，发展移动医疗服务，发展高品质医学影像设备、先进放射治疗设备、高通量低成本基因测序仪、基因编辑设备、康复类医疗器械等医学装备，大幅提升医疗设备稳定性、可靠性。利用增材制造等新技术，加快组织器官修复和替代材料及植介入医疗器械产品创新和产业化。加速发展体外诊断仪器、设备、试剂等新产品，推动高特异性分子诊断、生物芯片等新技术发展，支撑肿瘤、遗传疾病及罕见病等体外快速准确诊断筛查。良好的政策环境和市场环境为我国的医疗器械产业提供了发展的契机。

（一）中国医疗器械总体稳定增长

我国是人口大国，医疗器械行业属于国家重点支持的战略新兴产业，发展前景广阔。根据中国医药物资协会的统计，我国的医疗器械行业规模从 2012 年的 1700 亿元增长至 2016 年的 3700 亿元，增长值为 2000 亿元，年均复合增长率约为 21.5%，大幅超过全球医疗器械市场平均增速（图 1）。中国医疗器械行业正处于快速发展期。

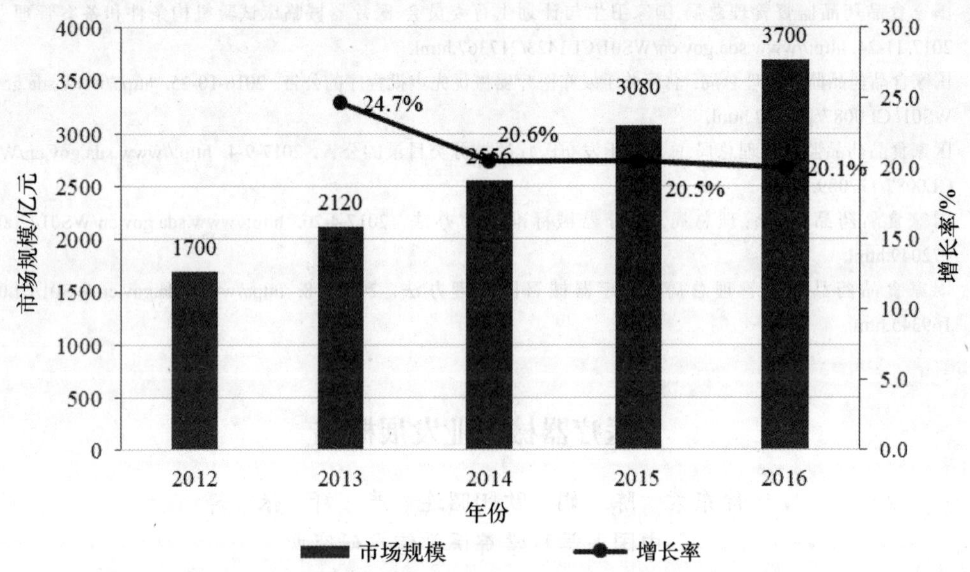

图 1　2012~2016 年我国医疗器械市场规模及增长率

数据来源：中国医药物资协会

（二）中国医疗器械进出口贸易总额平稳增长

据中国海关统计，中国医疗器械进出口贸易总额从 2012 年的 300.6 亿美元增长至 2016 年的 389.0 亿美元。其中，2016 年，进出口规模 389.1 亿美元，同比增长 1.1%。进口金额 184.0 亿美元，同比增长 6.28%，领跑医药类进口。出口金额 205.0 亿美元，同比下降 3.14%（图 2）。出口结构调整中更加重视质量方面的转变，出口结构进一步优化。总体来看，中国医疗器械出口尚处于成长期，发展空间相对较大。

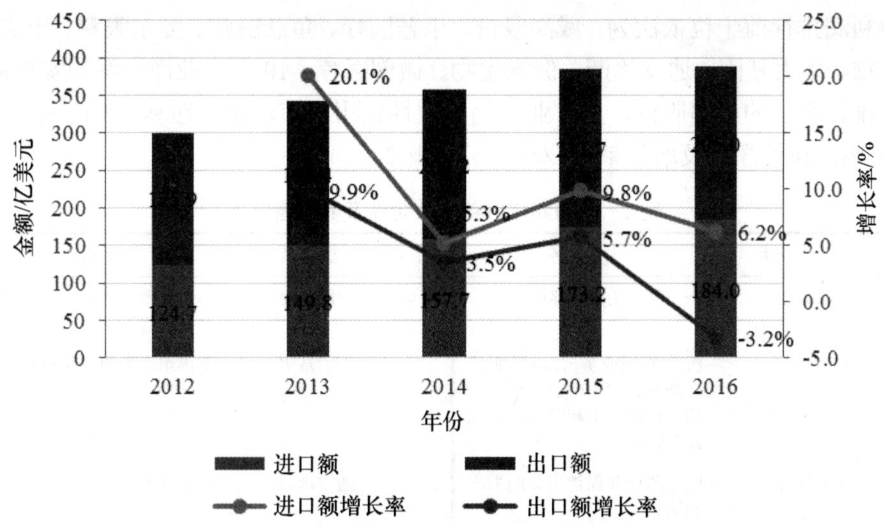

图 2　2012~2016 年我国医疗器械进出口贸易额及增长率

数据来源：中国海关

（三）全国医疗器械上市公司运营良好

截至目前，共有 54 家医疗器械上市公司，其中在沪深交易所上市 43 家，在港交所上市 11 家。截止 2017 年 11 月 17 日，共有 9 家医疗器械企业正在进军 A 股市场，中国医疗器械 A 股上市公司，很有可能又要增加几家。

2017 年上半年多数医械上市企业表现良好，上榜的 54 家企业有 44 家实现营收同期增长，净利润仅 5 家为亏损状态。54 家上榜企业 2017 年上半年总营收为 388.07 亿元，平均增长 23.53%；总净利为 52.588 亿元，平均增长 2.26%。

营收排行前十位依次为：新华医疗、威高股份、爱尔眼科、迪安诊断、乐普医疗、鱼跃医疗、润达医疗、微创医疗、山东药玻、尚荣医疗。其中，新华医疗营收 45.08 亿元，位列第一，主营业务为体外诊断。润达医疗营收同比增长 96%，居增长率第一，主营业务为体外诊断产品流通服务（表 1）。

表 1　营收排行前十位企业及其主营业务

序号	企业名称	主营业务	序号	企业名称	主营业务
1	新华医疗	体外诊断	6	鱼跃医疗	医疗器械和保健用品的生产和销售
2	威高股份	一次性使用医疗器械	7	润达医疗	体外诊断产品流通服务
3	爱尔眼科	眼科治疗诊断、配镜	8	微创医疗	治疗血管疾病及病变的微创介入产品的开发、制造及营销
4	迪安诊断	第三方医疗诊断	9	山东药玻	各种药用玻璃包装产品的制造、销售
5	乐普医疗	医疗器械业务(含心脏病治疗产品、新型介入诊疗业务、体外诊断试剂和医疗产品代理配送)	10	尚荣医疗	提供现代化医院建设整体解决方案

净利润排行前十位依次为：威高股份、乐普医疗、鱼跃医疗、爱尔眼科、迈克生物、安图生物、华大基因、迪安诊断、健帆生物、微创医疗。10 家企业净利润均实现同比正增长。排行第一的威高股份，主营业务为一次性使用医疗器械，净利 6.5 亿元，同比增长 68.65%，获得净利及增长率“双第一”（表 2）。

表 2 净利润排行前十位企业及其主营业务

序号	企业名称	主营业务	序号	企业名称	主营业务
1	威高股份	一次性使用医疗器械	6	安图生物	体外诊断试剂及仪器的研发、生产和销售
2	乐普医疗	医疗器械业务(含心脏病治疗产品、新型介入诊疗业务、体外诊断试剂和医疗产品代理配送)	7	华大基因	基因组学类的诊断和研究服务
3	鱼跃医疗	医疗器械和保健用品的生产和销售	8	迪安诊断	医学诊断服务
4	爱尔眼科	眼科治疗诊断、配镜	9	健帆生物	生物材料和高科技医疗器械的研发、生产及销售
5	迈克生物	体外诊断产品的自主研发、生产、销售和服务,包括代理销售国外知名品牌的体外诊断产品。	10	微创医疗	治疗血管疾病及病变的微创介入产品的开发、制造及营销

市值排行前十位依次为：华大基因、乐普医疗、爱尔眼科、威高股份、鱼跃医疗、贝瑞基因、安图生物、迪安诊断、迈克生物、达安基因。其中，今年刚刚上市的华大基因主营业务为基因组学类的诊断和研究服务，以市值 544 亿元击败乐普医疗，成为中国医械企业市值第一（表 3）。

表 3 市值排行前十位企业及其主营业务

序号	企业名称	主营业务	序号	企业名称	主营业务
1	华大基因	基因组学类的诊断和研究服务	6	贝瑞基因	基因组学类的诊断和研究服务
2	乐普医疗	医疗器械业务(含心脏病治疗产品、新型介入诊疗业务、体外诊断试剂和医疗产品代理配送)	7	安图生物	体外诊断试剂及仪器的研发、生产和销售
3	爱尔眼科	眼科治疗诊断、配镜	8	迪安诊断	医学诊断服务
4	威高股份	一次性使用医疗器械	9	迈克生物	体外诊断产品的自主研发、生产、销售和服务
5	鱼跃医疗	医疗器械和保健用品的生产和销售	10	达安基因	分子诊断技术及临床检验试剂和仪器的研发、生产、销售

市盈率排行前十位依次为：天美控股、中源协和、博晖创新、千山药机、华大基因、冠昊生物、阳普医疗、达安基因、万东医疗、麦迪科技。其中，市盈率最高的是天美控股主营业务为生命科学检测，营收方面，有 7 家企业实现同比正增长，3 家同比负增长（表 4）。

表4　市盈率排行前十位企业及其主营业务

序号	企业名称	主营业务	序号	企业名称	主营业务
1	天美控股	生命科学检测	6	冠昊生物	再生医学材料及再生型医用植入器械
2	中源协和	干细胞基因临床转化	7	阳普医疗	真空采血管
3	博晖创新	IVD 检测+血液制品	8	达安基因	分子诊断技术及临床检验试剂和仪器的研发、生产、销售
4	千山药机	各类注射剂生产设备的生产、销售	9	万东医疗	医疗器械工业制造
5	华大基因	基因组学类的诊断和研究服务	10	麦迪科技	临床医疗管理信息系统系列应用软件和临床信息化整体解决方案服务

二、干细胞和组织工程与再生医学

再生医学领域的研究进展

汤　欣[1]　顾晓松[1]　付小兵[2]

1. 南通大学，神经再生重点实验室，神经再生协同创新中心

2. 解放军总医院生命科学院

再生医学是21世纪生物学和医学领域研究的重点、热点和难点。再生医学涵盖多个领域，干细胞和组织工程是其中两个关键领域。近年来我国再生医学发展迅速，不同领域成绩卓著。本文概述近年来我国在该领域基础研究和转化应用方面的代表性成果，并且探讨了将基础研究成果转化应用到临床实践的前景，同时展望中国再生医学所面临的机遇与挑战。

（一）引言

随着经济增长、人口老龄化以及生活方式的转变，中国乃至全世界对治疗慢性退行性疾病和严重创伤导致的各种组织或器官损伤和功能异常的病例逐年增加。再生医学以生物工程学为研究手段，替代或再生病变或受损的组织器官，以改善或恢复建立功能，是21世纪生物学和医学领域迅速发展的新兴跨学科研究热点。再生医学作为替代方案，重建和再生组织或器官，其效果优于传统医学方法。中国十分重视再生医学的基础研究和临床转化应用，以改善老龄化人口医疗保健，减轻由此带来的社会和经济负担。

在政府和社会的大力支持下，我国正逐步跻身全球再生医学研究领先国家，近年来在再生医学研究方面的研究资金、申请的国内国际专利和发表同行评审的学术文章都能体现发展。在《国家中长期科学和技术发展规划纲要（2006—2020年）》中，再生医学被列为五大生物技术领域之一。在中国科学院发布的《中国公共卫生科学与技术：2050年规划路线图》和中国工程学院发布的《中国工程科技中长期发展战略研究》中，再生

医学被定义为尖端科学技术领域。另外，中国国家科学技术部、中国国家自然科学基金委员会，以及中国国家卫生部还联合制定了一系列政策，以刺激中国再生医学的发展，其中国家重点基础研究计划（973）和国家高技术研究发展计划（863）为大量的再生医学研究项目提供了资助。

由 MoST 和 CAS 发起的香山科学会议是中国科学的最高论坛。2005 年、2010 年和 2015 年香山科学会议均探讨了有关再生医学的诸多关键问题，包括再生医学的范畴、现状、未来前景，以及伦理问题。并且，香山科学会议还组织了几次再生医学专题的研讨会和研习班。与此同时，国家自然科学基金委医学部 2015 年在杭州还专门组织了以修复和再生为主题的双清论坛，希望通过论坛的深入讨论，把组织修复与再生列入国家自然科学基金委重大研究计划，目前这一动议正在实施当中。

2016 年，中国生物技术发展中心（CNCBD）分别拨款 45.45 亿元和 21.59 亿元人民币用于支持 “干细胞生物学和临床转译”和“生物材料开发和组织或器官修复”这 2 个关键计划。

再生医学的发展代表了传统医学的创新示范性转变，这一领域主要由两个主要部分组成：组织工程和干细胞技术。本文将根据上述两个主要部分列举代表性研究团队的主要成果和特色，以此概述我国再生医学基础研究和临床转化的最新进展。此外，还将探讨我国再生医学未来的发展方向，及其面临的特殊机遇与挑战。

（二）再生组织工程

为了解决供体短缺和免疫排斥等组织器官移植方面的难题，组织工程学在 20 世纪 80 年代应运而生。传统的组织工程是指运用生物材料支架、种子细胞，以及生物活性因子合成仿生组织样结构，并将其植入体内以修复受损的组织器官，从而使受损的组织器官改善或恢复其功能。近年来，我国的科技工作者对多种组织器官进行了广泛的再生医学相关研究。

1. 软骨组织工程

临床上通常以微骨折手术、镶嵌式成形术或自体软骨细胞移植等手术疗法，修复软骨缺损，但治疗效果差强人意。组织工程再生软骨，在有效恢复软骨结构和功能方面具有巨大的潜力。

我国科学家使用静电纺丝明胶/聚已酸内酯（GT/ PCL）膜诱导 3-D 软骨再生，合适的比例（GT/PCL 70：30）构建出耳形软骨。他们还开发了管状复合物的体外预培养，用软骨细胞-聚乳酸（PLA）/聚乙醇酸（PGA）的三聚体培养构建出管状复合体，获得适合用于气管重建的管状软骨，并且该软骨能减轻植入后的炎症反应。

研究者通过研究胶原蛋白Ⅰ/Ⅱ复合水凝胶对软骨细胞行为的影响，为软骨组织工程中胶原蛋白水凝胶的应用奠定了坚实基础。

我国研究团队与匹兹堡大学医学院的研究人员联合报告了他们的新发现——软骨细胞源性祖细胞（CDPC）是源自成人软骨细胞的干/祖细胞，其具有与 BMSC 相似的表型，但分化为软骨的潜能更大。用于修复 15 名患者大面积（6~13cm^2）膝盖软骨缺损，取得了部分成功。

2. 骨组织工程

我国研究团队开发了纳米结构支架，高度模拟了骨骼再生的正常骨骼 ECM 微环境。他们应用分层仿生技术制备了纳米羟基磷灰石/胶原蛋白/聚（乳酸）复合材料，通过加入壳聚糖/甲壳素类强化纤维构建了多孔胶原蛋白骨骼支架。

我国学者先后在陶瓷骨组织工程中获得重要成果。从支架的制备、特征和体外生物活性方面研究了骨组织工程多孔硅酸钙镁生物陶瓷（镁黄长石）支架的可行性；评估了镁黄长石对体外和体内骨再生的影响；作为骨移植物的诱导材料，镁黄长石具备强化骨再生过程中血管形成的能力；并且开发了骨再生 3D 打印生物活性纳米功能支架。

此外，我国学者使用低免疫原性基因修饰的同种异体 ADSC（称为“万能”干细胞）构建组织工程骨修复猪的骨缺损方面取得了重大进展。ADSC 可以调节机体免疫力并诱导免疫耐受，提供了骨组织工程中 ADSC 应用模型。

3. 肌腱组织工程

通常，研究人员采用类似的策略构建包括软骨、骨骼和肌腱/韧带在内的不同结缔组织。我国科研团队：①运用静电纺丝技术将纳米纤维喷射到材料基质上，制备纳米纤维聚合物支架，其中所采用的聚合物为聚乳酸-羟基乙酸共聚物（PLGA）和丝素/胶原蛋白；②采用 MSC、人胚胎干细胞（hESC）和 hESC 源性 MSC（hESC-MSC）等合适的干细胞作为对肌腱细胞和皮肤成纤维细胞的补充。

我国多位学者通过种子细胞和支架材料进行体外共培养后获得组织工程肌腱能够增强肌腱置换的疗效。将转化人胚肌腱细胞系（THETC）接种于包被了 ECM 成分的聚（乳酸-羟基乙酸）共聚物（PLGA）支架上，构建人类肌腱。

4. 皮肤组织工程

严重创伤烧伤后皮肤及其附属器（包括汗腺、皮脂腺和毛囊）通常难以重建，目前的人造皮肤替代物无法完整重现天然皮肤的解剖结构与功能状态。我国科研团队在含有表皮生长因子（EGF）的明胶微球上培养出汗腺细胞（SGC），并构建了 3-D 人皮肤复合物植于含有种子细胞的胶原蛋白皮肤支架。该复合物提高了皮肤修复的效果，将其植入全层皮肤创伤的裸鼠模型，结果发现该复合物能在皮肤再生和创伤愈合过程中维持机体环境动态平衡。我国学者首创开发了含有皮肤附属器的组织工程皮肤，设计了具备空间感应的 3-D 生物打印 ECM，用于增强表皮细胞谱系的特定分化以再生汗腺，对治疗深度烧伤或其他创伤导致的难愈合创面的治疗至关重要。这项研究工作的创新性和重大意义在于，在维持细胞高度增殖方面，3-D 生物打印复合物显著优于其他细胞技术；另一个值得关注的发现是，成体组织成分与胚胎来源的组织类似具有腺体细胞谱系诱导能力，从而可以促进细胞分化。这项研究为进一步开发新一代具备功能性汗腺的组织工程皮肤打下了坚实基础。

我国科研团队研究发现，生长因子能刺激表皮细胞去分化成表皮干细胞，并且还评估了几种干细胞作为皮肤组织工程种子细胞的潜在可能性。同时，还成功诱导了人BMSC分化成具有细胞表型且功能与正常SGC相似的SGC样细胞。除了对表皮细胞去分化和干细胞汗腺再生进行研究外，还对皮肤组织工程做出了多方面的贡献，包括阐明生长因子调控创伤愈合的机制，分析皮肤外伤和烧伤的严重并发症及预防方法，并成立了慢性创伤护理教育项目。此外，研究团队有关中国人体表慢性难愈合创面发生机制与防治关键措施等方面的研究也取得了重要进展，研究成果获2015年度国家科技进步奖一等奖。

我国科学家将多孔明胶可植入微粒或包含ECM和含微球明胶水凝胶的双层皮肤替代物植入皮肤后评估了皮肤再生效果，并采用交联胶原蛋白、硫酸软骨素和透明质酸模拟ECM结构，制备了皮肤组织工程的三元共聚物支架。并且还研究了BMSC作为皮肤组织工程种子细胞的多重功能，例如促进全层皮肤创伤的血管形成和再生，以及通过炎症调节预防瘢痕形成等。此外，科研人员还报告了采用其他种子细胞，例如角化细胞、黑素细胞和皮肤成纤维细胞组合、人羊膜间充质细胞和人羊膜上皮细胞组合，或成纤维细胞和脂肪组织源性干细胞组合促进皮肤创伤的修复的研究。

5. 角膜组织工程

角膜损伤通常是由各种临床疾病或化学、机械和热刺激损伤造成的。组织工程角膜基质策略有望攻克同种异体角膜移植的供体短缺问题。我国学者将兔角膜基质细胞接种到脱细胞猪角膜制成的支架上，将角膜基质植入角膜溃疡模型。另外，还制备了由羊膜上皮细胞和脱细胞猪角膜制成的组织工程化角膜，用于治疗碱烧伤角膜。

我国学者采用磷脂酶A2对天然猪角膜进行脱细胞，制备脱细胞猪角膜基质（APCS）作为组织工程支架，皮下植入后该基质与天然猪角膜基质相比没有显著差异。另外，在脱细胞猪角膜基质和羊膜之间联合接种了角膜上皮细胞（CEC）和经基因修饰的胚胎干细胞（ESC），制成了工程化的板层角膜，并证实该角膜在板层角膜移植的兔模型中具备更强的上皮屏障功能和创伤愈合能力。

6. 牙齿组织工程

牙齿损伤或缺失是最常见的疾病之一，影响人们的生活质量，目前牙齿修复方法无法达到生物修复，修复效果也并不十分满意。我国学者采用牙囊干细胞（DFC）制备了牙本质基质（TDM）支架，并将其植入牙槽窝，能够有利于牙根再生。研究证明：①来自新生大鼠皮肤上皮细胞源性的细胞能够诱导转化为功能性成釉细胞；②牙源性和部分非牙源性间充质干细胞经过诱导分化、增殖、分泌及相互作用后，均能够在一定条件下实现周期性再生；③含有大量内源性ECM的根尖牙乳头（SCAP）的无支架干细胞片层源性团块（CSDP）能够在空牙根管中形成异位牙髓/牙本质复合体，从而为牙髓病提供了潜在的治疗方法。

通过研究牙本质复合体（TDM）支架在牙组织工程中的应用。研究人员将TDM支架与人牙囊细胞片层（DFCS）结合应用于牙根再生，将TDM支架与牙囊细胞（DFC）用于牙本质组织再生，或将TDM支架与定向PLGA/明胶静电纺丝片层和天然牙髓

ECM 用于牙根再生。并且还优化了 TDM 支架的形状，将 TDM 支架与牙干细胞结合，用于牙根再生。

7. 心血管组织工程

冠状动脉疾病、中风和充血性心力衰竭等心血管疾病是中国乃至全球的主要死亡原因，心血管组织工程旨在合成可用于心脏瓣膜、动脉和心肌的功能性替代物。

我国科学家将胚胎干细胞（ESC）源性心肌细胞与Ⅰ型胶原蛋白混合后构建工程化心脏组织，所获得的心脏组织能形成自律性跳动，并且与新生生理状态的心脏肌肉相比亦具有相似的结构和功能。运用改良技术，细胞核移植的胚胎干细胞（ntESC）源性心肌细胞合成组织工程化心脏组织，并且发现植入工程心脏组织后，能够整合电耦合到宿主心肌，改善梗死大鼠心脏的左心室功能。他们还采用注射工程化心脏组织的方法，证实了壳聚糖和低聚乙二醇富马酸酯（OPF）水凝胶可生成有效的可注射性支架，用于将干细胞（包括 ESC、nt-ESC、ADSC 和 iPSC）或治疗剂注入到缺血心肌，从而有助于治疗心肌梗死。

8. 神经组织工程

中枢或周围神经系统（CNS 或 PNS）的损伤和退行性变常见于临床。机体神经损伤后，病变部位产生一系列病理改变，引起神经变性和功能损害。一般认为，成年哺乳动物 CNS 自身无法再生，而 PNS 虽具备一定的轴突再生能力，但功能恢复不佳。我国已积极开展神经组织工程的基础研究，多方面推动神经损伤的临床治疗。

我国学者将壳聚糖用于构建可植入大脑或脊髓损伤部位的神经支架，并研究了神经营养因子-3（NT-3）对神经干细胞增殖和分化的作用。制备了壳聚糖/胶原蛋白支架或含 NT-3 的壳聚糖支架，分别植入成年大鼠胸段脊髓的损伤部位或成年大鼠海马体的 CA1 区，结果发现，修复脊髓损伤（SCI）或脑损伤后，支架有促轴突再生和功能恢复的作用。并且，在植入大鼠横断胸段脊髓的 5mm 缺损后，NT3/壳聚糖能显著活化内源性神经干细胞（NSC），使被切断的升降轴突相互连接，从而促进感觉和运动功能恢复。进一步的生物信息学分析表明：促进再生神经形成和再生血管形成及减轻炎性反应是 NT3/壳聚糖产生再生作用的主要机制。

我国学者设计了两种功能性胶原蛋白神经移植物，分别用于修复犬和啮齿动物模型中被完全切断的 SCI。结果发现该移植物能促进轴突再生和脊髓再生，在临床治疗 SCI 麻痹或由神经系统疾病引起的其他运动障碍方面有广阔前景。

我国学者通过研究发现，接种于三维明胶海绵支架的 BMSC 可减少大鼠横断脊髓的炎症、有促血管形成并减少空泡形成的作用，并且，通过介导分泌脑源性神经营养因子（BDNF）、神经营养因子-3（NT-3）、bFGF 和胶质细胞源性神经营养因子等生长因子，明胶海绵支架上的 BMSC 可在施万细胞的诱导下分化为神经谱系细胞（GDNF）。他们还开发了 NT-3/丝素包被明胶海绵支架作为可控缓释载体，以促进大鼠或犬受损脊髓的再生。在另一项研究中，他们在明胶海绵支架上接种并培养 BMSC 和施万细胞，使分化的 BMSC 所分泌的纤连蛋白沉积在支架表面上，所得支架用于体外诱导神经突使其生长，并能促横断 SCI 的神经纤维再生。

我国研究团队提出了构建组织工程化神经移植物的基本原理，并长期致力于寻求和开发可用于制造神经支架的理想生物材料，以促进周围神经再生。我国科学家通过将 BMSC 接种到丝素蛋白和壳聚糖神经支架上设计了两种神经移植物，分别桥接至大鼠 10 mm 坐骨神经缺损和犬 50mm 或 60 mm 坐骨神经缺损。进一步开发了含 BMSC 的壳聚糖组织工程神经移植物，将移植物桥接至恒河猴的 50 mm 正中神经缺损，研究证实该组织工程化神经能有效地促进神经再生和功能恢复。并在获得国家食品药品监督管理总局（CFDA）批准后，在国内 4 家公立医院开展了前瞻性的临床应用研究，开创了将外周神经组织工程研究转化为临床应用的先河。此外还报告了两例人类病例，应用壳聚糖神经支架修复 30mm 和 35 mm 长的正中神经缺损，经过三年随访，确认这两名患者的受损神经功能已基本恢复。

我国学者研究了腺病毒转染的肝细胞生长因子（HGF）对脱细胞神经移植物修复大鼠坐骨神经横断的影响。将 BMSC 或 ADSC 源性施万细胞样细胞和含有 BMSC 的纤维蛋白凝胶与脱细胞神经同种异体移植物形成复合体，并将其植入桥接至坐骨神经缺损。结果表明，在脱细胞神经同种异体移植物中加入这些细胞因子，能有效维持神经结构和促进神经再生。

（三）干细胞与再生医学

干细胞按照分化能力分为具有分化为机体所有组织类型细胞能力的全能干细胞，如胚胎干细胞，以及在特定环境下能多系列分化的多能干细胞，如成体干细胞。经过干细胞来源选择和干细胞修饰，通过直接移植或与组织工程化移植物结合进行的干细胞疗法，大致可归入干细胞再生医学。

我国科研团队采用诱导多能干细胞（iPSC），通过四倍体胚胎互补技术，构建了第一只活体小鼠以证实体细胞源性 iPSC 具有与 ESC 相似的多能性，并且还从孤雄单倍体 ESC 构建了第一只转基因小鼠，以显示孤雄单倍体的发育多能性。他们还采用单倍体 ESC 技术，通过规律成簇的间隔短回文重复序列（CRISPR）的 CRISPR 相关（Cas）系统，构建大鼠多基因突变，使大鼠孤雄单倍体胚胎干细胞（RahESC）成为基因修饰和筛选的实用工具。

我国学者采用宫内干细胞移植（IUSCT）技术，将造血干细胞、小鼠 ESC 和小鼠 iPSC 移植到山羊胚胎中，建立了嵌合体动物模型，以研究这些移植干细胞的生物学功能，并评估了其在组织修复和遗传疾病方面临床应用的可能性。

我国学者提出了一个涉及重编程早期的信号网络，能抑制雷帕霉素复合物 1（mTORC1）靶向的自噬，表明重编程的效率取决于网络平衡。还报道 c-Jun 抑制体细胞命运，抑制其向多能性方向分化的潜力。

（四）其他再生策略

除了组织工程和干细胞技术，我国学者还有其他再生医学方面的研究进展。例如，非人灵长类（NHP）疾病模型的开发和筛选，已取得 NHP 研究的重大进展。尽管 NHP

与人类在遗传和生理上有相似之处，但在自然情况下，NHP 并不会患上某些人类疾病或损伤。因此，有必要建立不同的转基因 NHP 模型，以更好地了解人类疾病及相应治疗。为了实现这一目标，科研团队采用改良方法构建了转基因恒河猴，其特征在于采用了猴免疫缺陷病毒（SIV）载体和早期卵裂胚胎感染方案。该团队还应用 CRISPR/Cas9 系统对食蟹猴进行了精确的基因打靶，在恒河猴和食蟹猴中完成了两种关键基因的 TALEN 介导诱变。研究提供了多种有效的方法构建靶向基因修饰的 NHP，以准确模拟人类发育和疾病，对再生医学的研究和发展具有重要的研究价值。

为了寻求干细胞移植治疗 CNS 疾病和损伤的替代疗法，我国学者研究通过外部刺激来促进神经再生。研究了氧对 CNS 的生理和病理作用，通过在多个阶段影响神经干细胞的增殖、新生神经元的存活和迁移，以及成熟神经神经嵴细胞，结果间歇性缺氧能促进成年脑神经再生形成。因此，研究人员认为间歇性缺氧刺激有治疗脑外伤和神经退行性疾病的潜力。

（五）展望

由于篇幅所限，对近年来我国再生医学发展的概述还远不够全面。但是可以肯定的是，中国一直处于与国际发展同步的地位，部分领域处于领先或具有自己的特色。

研究人员将进一步尝试创新技术，如提升 3D 生物打印的临床应用。3D 生物打印是集生命科学、材料科学和制造科学的交叉领域，在生物体外构建具有一定生物功能的组织和器官，具有快速性、准确性，在全功能器官制造方面具有很大的潜力。未来的 3D 生物打印可应用于定制芯片器官、制造皮肤、面部重建、多器官药物筛选和插入式血管等方面。

再生医学以商业化替代传统疗法之前，有严格的监管体系进行评估和医疗补偿机制的相关支持。将基础研究成果转化为临床应用是再生医学的目标。我国一直在建立并完善风险监管框架，各部门均对新医疗产品和新技术的使用条件和安全标准进行了重新考量和调整。例如，2015 年国家卫生和计划生育委员会和国家食品药品监督管理总局联合发布了《干细胞研究规定”（试行)》，并于 2016 年制定了政府批准的 30 个干细胞研究所名单，这些研究所位于北京、上海、天津等市，江苏、河北、辽宁、河南、湖北、湖南、广东、四川、贵州等省。中国干细胞研究学会第六届年会（2016 年）的与会人员已经就干细胞研究和应用发布了自律宣言，承诺将严格遵循干细胞研究的规章规定，如《干细胞临床研究管理》和《干细胞医疗产品质量控制与临床前干细胞研究指导方针》等。中国再生医学从基础研究到临床应用的转化过渡将以健康高效的方式进一步发展，从而使更多的患者受益，有利于在更大的范围和领域内促进中国再生医学的长期繁荣发展。

主要参考文献

1. Cheng B, Lu S L, Fu X B. Regenerative medicine in China: main progress in different fields. Military Medical Research. 2016; 3: 24.
2. Mao A S, Mooney D J. Regenerative medicine: Current therapies and future directions. PNAS. 2015; 112: 14452-14459.

3. Huang S, Fu X. Stem cell therapies and regenerative medicine in China. Science China Life Sciences. 2014; 57: 157-161.
4. Wang Z G, Xiao K. Researches on regenerative medicine-current state and prospect. Chinese journal of traumatology, Zhonghua Chuang Shang Za Zhi. 2012; 15: 259-267.
5. Cheng B, Lu S, Fu X. Regenerative medicine in China: demands, capacity, and regulation. Burns & Trauma. 2016; 4: 24.
6. Zheng R, Duan H, Xue J, et al. The influence of Gelatin/PCL ratio and 3-D construct shape of electrospun membranes on cartilage regeneration. Biomaterials. 2014; 35: 152-164.
7. Luo X, Zhou G, Liu W, et al. *In vitro* precultivation alleviates post-implantation inflammation and enhances development of tissue-engineered tubular cartilage. Biomedical Materials(Bristol, England). 2009; 4: 025006.
8. Yuan L, Li B, Yang J, et al. Effects of Composition and Mechanical Property of Injectable Collagen I/II Composite Hydrogels on Chondrocyte Behaviors. Tissue Engineering Part A. 2016; 22: 899-906.
9. Jiang Y, Cai Y, Zhang W, et al. Human cartilage-derived progenitor cells from committed chondrocytes for efficient cartilage repair and regeneration. Stem Cells Translational Medicine. 2016; 5: 733-744.
10. Li X, Feng Q, Liu X, Dong W, et al. Collagen-based implants reinforced by chitin fibres in a goat shank bone defect model. Biomaterials. 2006; 27: 1917-1923.
11. Wu C, Chang J, Zhai W, et al. Porous akermanite scaffolds for bone tissue engineering: preparation, characterization, and in vitro studies. Journal of Biomedical Materials Research Part B, Applied Biomaterials. 2006; 78: 47-55.
12. Huang Y, Jin X, Zhang X, et al. In vitro and in vivo evaluation of akermanite bioceramics for bone regeneration. *Biomaterials*. 2009; 30: 5041-5048.
13. Zhai W, Lu H, Chen L, et al. Silicate bioceramics induce angiogenesis during bone regeneration. Acta Biomaterialia. 2012; 8: 341-349.
14. Zhang Y, Xia L, Zhai D, et al. Mesoporous bioactive glass nanolayer-functionalized 3D-printed scaffolds for accelerating osteogenesis and angiogenesis. Nanoscale. 2015; 7: 19207-19221.
15. Chen Q, Yang Z, Sun S, et al. Adipose-derived stem cells modified genetically in vivo promote reconstruction of bone defects. Cytotherapy. 2010; 12: 831-840.
16. Peng W, Gao T, Yang Z L, et al. Adipose-derived stem cells induced dendritic cells undergo tolerance and inhibit Th1 polarization. Cellular Immunology. 2012; 278: 152-157.
17. Chen X, Qi Y Y, Wang L L, et al. Ligament regeneration using a knitted silk scaffold combined with collagen matrix. Biomaterials. 2008; 29: 3683-3692.
18. Chen J L, Yin Z, Shen W L, et al. Efficacy of hESC-MSCs in knitted silk-collagen scaffold for tendon tissue engineering and their roles. Biomaterials. 2010; 31: 9438-9451.
19. Qin T W, Yang Z M, Wu Z Z, et al. Adhesion strength of human tenocytes to extracellular matrix component-modified poly(DL-lactide-co-glycolide)substrates. Biomaterials. 2005; 26: 6635-6642.
20. Huang S, Xu Y, Wu C, et al. *In vitro* constitution and *in vivo* implantation of engineered skin constructs with sweat glands. Biomaterials. 2010; 31: 5520-5525.
21. Huang S, Yao B, Xie J, et al. 3D bioprinted extracellular matrix mimics facilitate directed differentiation of epithelial progenitors for sweat gland regeneration. Acta Biomaterialia. 2016; 32: 170-177.
22. Fu X, Sun X, Li X, et al. Dedifferentiation of epidermal cells to stem cells *in vivo*. Lancet(London, England). 2001; 358: 1067-1068.
23. Fu X. Wound care study and translation application: a team's work in China. The International Journal of Lower Extremity Wounds. 2014; 13: 84-87.
24. Zhu X, Cui W, Li X, et al. Electrospun fibrous mats with high porosity as potential scaffolds for skin tissue engineering. Biomacromolecules. 2008; 9: 1795-1801.
25. Huang S, Zhang Y, Tang L, et al. Functional bilayered skin substitute constructed by tissue-engineered extracellular matrix and microsphere-incorporated gelatin hydrogel for wound repair. Tissue Engineering Part A. 2009; 15:

2617-2624.

26. Luo H, Lu Y, Wu T, et al. Construction of tissue-engineered cornea composed of amniotic epithelial cells and acellular porcine cornea for treating corneal alkali burn. Biomaterials. 2013; 34: 6748-6759.
27. Wu Z, Zhou Y, Li N, et al. The use of phospholipase A(2)to prepare acellular porcine corneal stroma as a tissue engineering scaffold. Biomaterials. 2009; 30: 3513-3522.
28. Zhou Q, Liu Z, Wu Z, et al. Reconstruction of highly proliferative auto-tissue-engineered lamellar cornea enhanced by embryonic stem cell. Tissue Engineering Part C, Methods. 2015; 21: 639-648.
29. Guo W, Gong K, Shi H, et al. Dental follicle cells and treated dentin matrix scaffold for tissue engineering the tooth root. Biomaterials. 2012; 33: 1291-1302.
30. Yang B, Chen G, Li J, et al. Tooth root regeneration using dental follicle cell sheets in combination with a dentin matrix-based scaffold. Biomaterials. 2012; 33: 2449-2461.
31. Chen G, Chen J, Yang B, et al. Combination of aligned PLGA/Gelatin electrospun sheets, native dental pulp extracellular matrix and treated dentin matrix as substrates for tooth root regeneration. Biomaterials. 2015; 52: 56-70.
32. Luo X, Yang B, Sheng L, et al. CAD based design sensitivity analysis and shape optimization of scaffolds for bio-root regeneration in swine. Biomaterials. 2015; 57: 59-72.
33. Lu S, Li Y, Gao S, et al. Engineered heart tissue graft derived from somatic cell nuclear transferred embryonic stem cells improve myocardial performance in infarcted rat heart. Journal of Cellular and Molecular Medicine. 2010; 14: 2771-2779.
34. Lu S, Wang H, Lu W, et al. Both the transplantation of somatic cell nuclear transfer- and fertilization-derived mouse embryonic stem cells with temperature-responsive chitosan hydrogel improve myocardial performance in infarcted rat hearts. Tissue Engineering Part A. 2010; 16: 1303-1315.
35. Yang Z, Duan H, Mo L, et al. The effect of the dosage of NT-3/chitosan carriers on the proliferation and differentiation of neural stem cells. Biomaterials. 2010; 31: 4846-4854.
36. Mo L, Yang Z, Zhang A, et al. The repair of the injured adult rat hippocampus with NT-3-chitosan carriers. Biomaterials. 2010; 31: 2184-2192.
37. Yang Z, Zhang A, Duan H, et al. NT3 chitosan elicits robust endogenous neurogenesis to enable functional recovery after spinal cord injury. PNAS. 2015; 112: 13354-13359.
38. Duan H, Ge W, Zhang A, et al. Transcriptome analyses reveal molecular mechanisms underlying functional recovery after spinal cord injury. PNAS. 2015; 112: 13360-13365.
39. Han S, Wang B, Jin W, et al. The linear-ordered collagen scaffold-BDNF complex significantly promotes functional recovery after completely transected spinal cord injury in canine. Biomaterials. 2015; 41: 89-96.
40. Li G, Che M T, Zhang K, et al. Graft of the NT-3 persistent delivery gelatin sponge scaffold promotes axon regeneration, attenuates inflammation, and induces cell migration in rat and canine with spinal cord injury. Biomaterials. 2016; 83: 233-248.
41. Zeng X, Ma Y H, Chen Y F, et al. Autocrine fibronectin from differentiating mesenchymal stem cells induces the neurite elongation in vitro and promotes nerve fiber regeneration in transected spinal cord injury. Journal of Biomedical Materials Research Part A. 2016; 104: 1902-1911.
42. Gu X, Ding F, Williams D F. Neural tissue engineering options for peripheral nerve regeneration. Biomaterials. 2014; 35: 6143-6156.
43. Wang X, Hu W, Cao Y, et al. Dog sciatic nerve regeneration across a 30-mm defect bridged by a chitosan/PGA artificial nerve graft. Brain. 2005; 128: 1897-1910.
44. Hu N, Wu H, Xue C, et al. Long term outcome of the repair of 50 mm long median nerve defects in rhesus monkeys with marrow mesenchymal stem cells-containing, chitosan-based tissue engineered nerve grafts. Biomaterials. 2013; 34: 100-111.
45. Gu J, Hu W, Deng A, et al. Surgical repair of a 30 mm long human median nerve defect in the distal forearm by implantation of a chitosan-PGA nerve guidance conduit. Journal of Tissue Engineering and Regenerative Medicine.

2012; 6: 163-168.
46. Li Z, Peng J, Wang G, et al. Effects of local release of hepatocyte growth factor on peripheral nerve regeneration in acellular nerve grafts. Experimental Neurology. 2008; 214: 47-54.
47. Zhao X Y, Li W, Lv Z, et al. iPS cells produce viable mice through tetraploid complementation. Nature. 2009; 461: 86-90.
48. Li W, Shuai L, Wan H, et al. Androgenetic haploid embryonic stem cells produce live transgenic mice. Nature. 2012; 490: 407-411.
49. Wu Y, Li Y, Zhang H, et al. Autophagy and mTORC1 regulate the stochastic phase of somatic cell reprogramming. Nature Cell Biology. 2015; 17: 715-725.
50. Liu J, Han Q, Peng T, et al. The oncogene c-Jun impedes somatic cell reprogramming. Nature Cell Biology. 2015; 17: 856-867.
51. Chen Y, Niu Y, Ji W. Transgenic nonhuman primate models for human diseases: approaches and contributing factors. Journal of genetics and genomics , Yi Chuan Xue Bao. 2012; 39: 247-251.
52. Niu Y, Shen B, Cui Y, et al. Generation of gene-modified cynomolgus monkey via Cas9/RNA-mediated gene targeting in one-cell embryos. Cell. 2014; 156: 836-843.
53. Liu H, Chen Y, Niu Y, et al. TALEN-mediated gene mutagenesis in rhesus and cynomolgus monkeys. Cell Stem Cell. 2014; 14: 323-328.
54. Zhao T, Zhang C P, Liu Z H, et al. Hypoxia-driven proliferation of embryonic neural stem/progenitor cells--role of hypoxia-inducible transcription factor-1alpha. The FEBS Journal. 2008; 275: 1824-1834.
55. Chen L, Wang C, Xi T. Regulation challenge of tissue engineering and regenerative medicine in China. Burns & Trauma. 2013; 1: 56-62.
56. Tang X, Qin H, Gu X, Fu X. China's landscape in regenerative medicine. Biomaterials. 2017;124:78-94

干细胞技术在晶状体、角膜和视网膜再生等领域的发展及应用

刘奕志

中山大学中山眼科中心眼科学国家重点实验室

眼睛是人类直接和形象感知世界的重要器官。角膜病、白内障、萎缩性老年黄斑变性和视神经病变等主要致盲眼病可导致眼组织炎症反应、肉芽组织增殖及瘢痕形成，其共同转归是上皮组织出现不可逆性损伤，失去生理代谢功能，造成视觉丧失。迄今为止，尚缺乏能够使眼组织彻底恢复正常生理功能的方法。

干细胞技术的进展为修复功能性眼组织带来了希望。干细胞主要包括具有多能性的人胚胎干细胞（embryonic stem cell，ESC）、诱导多能性干细胞（induced pluripotent stem cell，iPSC）以及具有单能性的成体干细胞，具有自我更新和分化潜能，参与损伤组织的再生，为人体组织功能性修复带来了新希望，已成为前沿医学研究的重点。

眼睛相对独立，存在免疫赦免，屈光间质透明有利于观察再生，是干细胞技术临床转化的理想器官。目前干细胞治疗眼病多采用外源性细胞移植策略：利用干细胞在体外扩增和分化，获取足量的治疗用途细胞，移植入受损的组织，以达到组织修复的作用。外源性细胞移植在基础研究和临床试验中已取得重大进展，但尚未克服细胞移植后长期存活率低、难与受体组织有效整合等瓶颈问题。

利用人体内源性成体干细胞进行组织修复的治疗策略逐渐引起人们的重视。2016 年

Nature 杂志刊载了我国内源性干细胞技术用于晶状体再生与恢复视觉功能研究成果，被F1000推荐，也被 *Nature Medicine* 杂志列为“2016年度全球生命科学八大突破性进展之一”。未来的研究有望进一步阐明内源性干细胞修复眼组织的机理，为建立角膜病和视网膜病变新疗法打下基础，也为人体其他器官的再生修复发挥示范借鉴作用。

（一）干细胞分化为类似角膜、视网膜和晶状体组织功能细胞的技术日趋成熟

1. 干细胞来源的类角膜缘上皮样细胞

炎症、烧伤和免疫性病变等可破坏角膜缘干细胞（limbal stem cell，LSC），导致角膜缘干细胞衰竭（limbal stem cells deficiency，LSCD），引起角膜新生血管化、结膜化和瘢痕化混浊，是致盲的重要原因。同种异体角膜缘组织或者角膜缘干细胞体外扩增后再移植的疗法存在供体不足、免疫排斥等问题，移植后不能保持长期存活。对于全部角膜缘干细胞缺失患者，需要寻找新的可用于角膜重建的自体细胞来源。

国外研究人员创建了一种2D体外培养体系，诱导人类iPSC自发分化形成外胚层多重区域（SEAM），该区域包括4个不同细胞群体的同心区，在第三个区域中分离出类似角膜上皮干细胞，移植到兔眼模型中发现其可以促进眼表重建，相关成果于2016年发表在 *Nature* 杂志。

国外学者提出ATP结合盒亚家族B的第5个成员ABCB5可能是LSCs的特异性标记物。LSCD患者角膜的ABCB5阳性细胞数量明显减少；*ABCB5* 敲除小鼠出现LSC的缺失，同时角膜创伤修复能力出现障碍；将分离的ABCB5+细胞移植到LSC缺乏的小鼠模型中，可修复角膜上皮，相关成果于2014年发表在 *Nature* 杂志。

中山大学中山眼科中心研究人员发现 Wnt7a/Pax6 是决定角膜上皮干细胞更新、分化的关键因子，其缺失将会导致角膜缘干细胞形成“皮肤样”上皮细胞；进一步将Pax6转导入皮肤上皮干细胞，使之转分化为类角膜缘干细胞；该细胞移植到兔眼角膜损伤模型中，可成功修复受损组织，形成透明的角膜上皮层，为角膜干细胞衰竭致盲的治疗提供了新策略，相关成果于2014年发表在 *Nature* 杂志。

2. 干细胞来源的类晶状体上皮样细胞

国外学者在体外细胞实验中将人ESCs往神经外胚层方向诱导，添加FGF和BMP等因子后可将其诱导为类似晶状体前体细胞，表达PAX6和α-crystallins等晶状体关键调控因子及结构蛋白；在添加FGF2和Wnt-3a等培养条件下可形成类晶状小体，表达αA-，αB-，β-，γ-crystallins，filensin等晶状体标记物。Qiuli等也将尿道上皮来源iPSC诱导分化为类似晶状体前体细胞和类晶状小体，可表达αA-，αB-，β-，γ-crystallins等标记物。

3. 干细胞来源的类视网膜色素上皮和感光前体样细胞

视网膜色素变性（retinitis pigmentosa，RP）、老年性黄斑变性（age-related macular degeneration，AMD），以及Stargardt病等在疾病晚期出现光感受器细胞或视网膜色素上皮细胞（retinal pigment epithelium，RPE）的损伤，引起中心视野丢失和视觉功能障碍。在干细胞移植研究领域，学术界主要关注在体外将各种干细胞（包括ESC、iPSC、胎儿干细胞、

造血干细胞、间充质干细胞等）制备为类似光感受器样细胞以及类似 RPE 样细胞。

目前，干细胞分化为 RPE 样细胞的体外二维诱导培养技术已经成熟。hESC-RPE 和 hiPSC-RPE 细胞在形态、基因表达谱和吞噬能力方面均接近于人正常 RPE 细胞，移植到功能缺陷的 RCS 大鼠视网膜下后，短期促进了视网膜感光细胞存活和减缓视功能损害。然而，二维干细胞培养体系诱导得到的类视网膜感光细胞的分化程度有限，影响移植效果。

日本科学家在三维培养环境下，首次将小鼠 ESC（mESC）和人类 ESC（hESC）诱导分化培养为立体视杯组织，该组织表达了睫状体和视网膜细胞（感光细胞、水平细胞、神经节细胞、视网膜色素上皮细胞等）的标记物，为制备治疗细胞提供了新的培养体系，相关成果于 2011 年发表在 *Nature* 上。随后 hiPSC 也被培养为三维立体视杯，且 hiPSC 来源的三维视杯具有感光电生理活动，提示视杯细胞间存在功能性连接，相关成果于 2014 年发表在 *Nature Communications* 杂志。

国外学者采用了上述三维培养技术培养出小鼠 mESC 来源视杯组织，将分选得到的 Rhop.GFP+视网膜前体细胞注入 Gnat1$^{-/-}$视网膜变性小鼠视网膜下，在移植后第 29 天，发现 mESC 来源视网膜前体细胞可以有效整合到受体视网膜组织并分化为成熟的感光细胞，相关成果于 2013 年发表在 *Nature Biotechnology* 杂志。他们认为移植未发育成熟的前体细胞更有利于和受体组织整合。

国外学者利用氯化钴注射或 577nm 激光损伤视网膜造成视网膜变性的猴子模型，并利用 hiPSC 来源视网膜进行移植治疗，发现移植细胞能分化为含有视锥、视杆细胞的外核层组织，并和受体的内核层建立连接，相关成果于 2016 年发表在 *PNAS* 杂志。

（二）外源性细胞移植治疗眼病的人体安全性已得到初步证实，但其有效性尚待提高

在角膜上皮再生修复领域，自体角膜缘组织移植是治疗 LSCD 的理想方法，但容易造成供区的医源性创伤。近年来开始出现将对侧健眼/同侧患眼的自体角膜缘组织（1~2 mm^2）在体外扩增后再移植治疗的技术。Paolo 等将 112 例 LSCD 患者的自体 LSC 接种到纤维蛋白层上进行体外培养，移植到受损角膜面，76.6%患者术后实现角膜上皮化。基于此项技术的首个干细胞治疗产品 Holoclar 已获欧盟批准。

在视网膜再生修复领域，外源性细胞移植入视网膜组织过程中的应激反应、移植物的迁移定位、受体免疫排斥反应、细胞分裂和分化深层机理及其病理微环境调控尚未得到有效解决，仍然面临着长期存活率低的瓶颈。在动物实验研究中，国外学者发现 iPSC-RPE 细胞移植到受体视网膜组织第 13 周后基本完全消失；发现细胞移植后受体短暂出现的视网膜电生理反应在第 19 周消失。国外科研人员将 20 万个 mESC 视杯的视网膜前体细胞移植到小鼠视网膜下，术后第 29 天平均只剩 236 个，在 34 天后基本全部消失，移植术后小鼠的视功能并没有提高。

国外学者率先开展 ESC-RPE 细胞的临床试验，他们从 hESC 中获得了纯度为 99% 的类 RPE 样细胞，用于治疗 9 名 Stargardt 病患者和 9 名萎缩性老年黄斑变性患者。将细胞（5、10 或 15 万个细胞/单眼注射）移植入患者视网膜下间隙后第 22 个月进行观察，没有发现异常增殖、畸胎瘤和免疫排斥等不良反应；注射部位出现了色素增殖灶，但缺乏外源性细胞移植后存活的证据；18 名患者中 10 人视力稍有提高。该临床试验初步证

实了 hESC 移植的中长期安全性，相关成果于 2014 年发表在 *Lancet* 杂志。但由于该临床试验缺乏对照组，无法明确区分这种效应是由于移植手术操作本身引起还是外源性干细胞的疗效，干细胞治疗的有效性仍需进一步验证。

国外学者率先开展利用自体 iPSC-RPE 植片的临床试验。他们从 2 名老年性黄斑变性患者获取自体 iPSC，通过全基因组测序明确其遗传完整性，由于其中 1 名患者 iPSC 的遗传稳定性欠佳，从安全考虑未如期进行干细胞移植；而另 1 位患者则接受了黄斑下 iPSC-RPE 细胞植片移植，术后 1 年视力保持稳定，未发现明显的不良反应及排斥反应，初步证实了 iPSC 来源细胞移植治疗视网膜疾病的安全性，相关成果于 2017 年发表在 *N Engl J Med* 杂志。目前利用异体 iPSC-RPE 治疗黄斑变性的临床试验正在进行中。

外源性干细胞移植治疗眼病的风险需要得到充分重视。美国 FDA 规定干细胞治疗过程必需“忠于组织或者细胞自身生物学特性的相关功能”，随意滥用干细胞治疗可能带来严重的不良后果。2017 年 *N Engl J Med* 杂志报道了一项关于 AMD 干细胞治疗研究：三位 AMD 女性患者双眼接受玻璃体腔内注射了来源未经鉴定的自体脂肪组织来源的间充质干细胞，结果一位女性失明，而另外两位患者也出现明显的视力损伤。

（三）内源性干细胞疗法为治疗致盲性眼病提供了新方向

眼组织存在着具有增殖分化潜能的成体干细胞。法国科研人员发现除了角膜缘，在中央角膜区也存在具有自我更新维持能力的上皮干细胞。有国外学者在供体死亡几个小时后的眼球中分离出 RPE 细胞，在体外合适培养条件下发现 10%左右的细胞丧失了 RPE 标记物，拥有了可分化为间充质和神经细胞的多能性。人 Müller 胶质细胞在体外培养条件下可分化为类视网膜感光细胞和神经节细胞。如能证实并充分利用眼组织中已有的内源性成体干细胞的再生修复潜能，将有望实现组织功能性再生。这种再生治疗策略的优势在于成体干细胞来源于自身，可以直接定向分化为功能细胞进行替代修复，不存在伦理争议、免疫排斥及移植细胞携带病毒等安全问题。

白内障摘除联合人工晶状体（intraocular lens，IOL）植入术是白内障唯一有效的治疗方法。然而，IOL 作为替代材料，仍存在调节力差以及术后眩光等缺陷，且 IOL 不适宜植入小于 2 岁的小儿，无法恢复小儿术后的视功能。我国学者确定了 Bmi1 和 Pax6 是调控晶状体上皮干细胞自我更新和分化的关键因子，可促进细胞分化并形成类晶状体结构；并进一步创建了一种内微创白内障新术式，在清除病变组织的同时，保留了晶状体内源性干细胞及囊袋结构（干细胞再生微环境）完整性，利于内源性晶状体上皮干细胞的增殖和分化，最终实现了功能性晶状体原位再生，成功用于白内障患儿的临床治疗，为白内障提供了新的治疗方法，也为组织器官再生及内源性干细胞的应用提供了范例，相关成果于 2016 年发表在 *Nature* 杂志，也被 *Nature Medicine* 杂志列为“2016 年度全球生命科学七大领域八大突破性进展”。

主要参考文献

1. Taylor H R, Jonas J B, Keeffe J, et al. Disability weights for vision disorders in Global Burden of Disease study. Lancet. 2013.381(9860): 23.

2. Bourne R R, Stevens G A, White R A, et al. Causes of vision loss worldwide, 1990-2010: a systematic analysis. Lancet Glob Health. 2013.1(6): e339-349.
3. Thomson J A, Itskovitz-Eldor J, Shapiro S S, et al. Embryonic stem cell lines derived from human blastocysts. Science. 1998.282(5391): 1145-1147.
4. Takahashi K, Yamanaka S. Induction of pluripotent stem cells from mouse embryonic and adult fibroblast cultures by defined factors. Cell. 2006.126(4): 663-676.
5. Nazari H, Zhang L, Zhu D, et al. Stem cell based therapies for age-related macular degeneration: The promises and the challenges. Prog Retin Eye Res. 2015.48: 1-39.
6. Lin H, Ouyang H, Zhu J, et al. Lens regeneration using endogenous stem cells with gain of visual function. Nature. 2016.531(7594): 323-328.
7. Stower H, Bondar T, Farrell A, et al. Notable advances 2016. Nat Med. 2016.22(12): 1374-1376.
8. Tan D T, Dart J K, Holland E J, et al. Corneal transplantation. Lancet. 2012.379(9827): 1749-1761.
9. Hayashi R, Ishikawa Y, Sasamoto Y, et al. Co-ordinated ocular development from human iPS cells and recovery of corneal function. Nature. 2016.531(7594): 376-380.
10. Ksander B R, Kolovou P E, Wilson B J, et al. ABCB5 is a limbal stem cell gene required for corneal development and repair. Nature. 2014.511(7509): 353-357.
11. Ouyang H, Xue Y, Lin Y, et al. WNT7A and PAX6 define corneal epithelium homeostasis and pathogenesis. Nature. 2014.511(7509): 358-361.
12. Yang C, Yang Y, Brennan L, et al. Efficient generation of lens progenitor cells and lentoid bodies from human embryonic stem cells in chemically defined conditions. FASEB J. 2010.24(9): 3274-3283.
13. Fu Q, Qin Z, Jin X, et al. Generation of functional lentoid bodies from human induced pluripotent stem cells derived from urinary cells. Invest Ophthalmol Vis Sci. 2017.58(1): 517-527.
14. Jones M K, Lu B, Girman S, et al. Cell-based therapeutic strategies for replacement and preservation in retinal degenerative diseases. Prog Retin Eye Res. 2017.58: 1-27.
15. Lim L S, Mitchell P, Seddon J M, et al. Age-related macular degeneration. Lancet. 2012.379(9827): 1728-1738.
16. Meyer J S, Katz M L, Maruniak J A, et al. Embryonic stem cell-derived neural progenitors incorporate into degenerating retina and enhance survival of host photoreceptors. Stem Cells. 2006.24(2): 274-283.
17. Kokkinaki M, Sahibzada N, Golestaneh N. Human induced pluripotent stem-derived retinal pigment epithelium(RPE)cells exhibit ion transport, membrane potential, polarized vascular endothelial growth factor secretion, and gene expression pattern similar to native RPE. Stem Cells.2011.29(5): 825-835.
18. Pearson R A, Barber A C, Rizzi M, et al. Restoration of vision after transplantation of photoreceptors. Nature. 2012.485(7396): 99-103.
19. MacLaren R E, Pearson R A, MacNeil A, et al. Retinal repair by transplantation of photoreceptor precursors. Nature. 2006.444(7116): 203-207.
20. Eiraku M, Takata N, Ishibashi H, et al. Self-organizing optic-cup morphogenesis in three-dimensional culture. Nature. 2011.472(7341): 51-56.
21. Nakano T, Ando S, Takata N, et al. Self-formation of optic cups and storable stratified neural retina from human ESCs. Cell Stem Cell. 2012.10(6): 771-85.
22. Zhong X, Gutierrez C, Xue T, et al. Generation of three-dimensional retinal tissue with functional photoreceptors from human iPSCs. Nat Commun. 2014.5: 4047.
23. Gonzalez-Cordero A, West E L, Pearson R A, et al. Photoreceptor precursors derived from three-dimensional embryonic stem cell cultures integrate and mature within adult degenerate retina. Nat Biotechnol. 2013.31(8): 741-747.
24. Shirai H, Mandai M, Matsushita K, et al. Transplantation of human embryonic stem cell-derived retinal tissue in two primate models of retinal degeneration. Proc Natl Acad Sci U S A. 2016.113(1): E81-90.
25. Pellegrini G, Traverso C E, Franzi A T, et al. Long-term restoration of damaged corneal surfaces with autologous cultivated corneal epithelium. Lancet. 1997.349(9057): 990-993.

26. Rama P, Matuska S, Paganoni G, et al. Limbal stem-cell therapy and long-term corneal regeneration. N Engl J Med. 2010. 363(2): 147-155.
27. Carr A J, Vugler A, Lawrence J, et al. Molecular characterization and functional analysis of phagocytosis by human embryonic stem cell-derived RPE cells using a novel human retinal assay. Mol Vis. 2009.15: 283-295.
28. Idelson M, Alper R, Obolensky A, et al. Directed differentiation of human embryonic stem cells into functional retinal pigment epithelium cells. Cell Stem Cell. 2009.5(4): 396-408.
29. Schwartz S D, Regillo C D, Lam B L, et al. Human embryonic stem cell-derived retinal pigment epithelium in patients with age-related macular degeneration and Stargardt's macular dystrophy: follow-up of two open-label phase 1/2 studies. Lancet. 2015.385(9967): 509-516.
30. Mandai M, Watanabe A, Kurimoto Y, et al. Autologous induced stem-cell-derived retinal cells for macular degeneration. N Engl J Med. 2017.376(11): 1038-1046.
31. Turner L. US stem cell clinics, patient safety, and the FDA. Trends Mol Med. 2015.21(5): 271-273.
32. Kuriyan A E, Albini T A, Townsend J H, et al. Vision loss after intravitreal injection of autologous "Stem Cells" for AMD. N Engl J Med. 2017.376(11): 1047-1053.
33. Majo F, Rochat A, Nicolas M, et al. Oligopotent stem cells are distributed throughout the mammalian ocular surface. Nature. 2008.456(7219): 250-254.
34. Salero E, Blenkinsop T A, Corneo B, et al. Adult human RPE can be activated into a multipotent stem cell that produces mesenchymal derivatives. Cell Stem Cell. 2012.10(1): 88-95.
35. Jayaram H, Jones M F, Eastlake K, et al. Transplantation of photoreceptors derived from human Müller glia restore rod function in the P23H rat. Stem Cells Transl Med. 2014.3(3): 323–333.
36. Giannelli S G, Demontis G C, Pertile G, et al. Adult human Müller glia cells are a highly efficient source of rod photoreceptors. Stem Cells. 2011.29(2): 344-356.
37. Singhal S, Bhatia B, Jayaram H, et al. Human Müller glia with stem cell characteristics differentiate into retinal ganglion cell(RGC)precursors in vitro and partially restore RGC function in vivo following transplantation. Stem Cells Transl Med. 2012.1(3): 188-199.
38. Liu YC, Wilkins M, Kim T, et al. Cataracts. Lancet. 2017. S0140-6736,(17):30544-30545.

三、微创与手术机器人

微创植入技术相关研究进展

沈 雳 葛均波
复旦大学附属中山医院

（一）生物可吸收支架

1. 生物可吸收支架的国外研究进展

1977 年 Gruentzig 医师完成了第一例经皮冠脉成形术（PTCA），开创了介入心脏病学的新纪元。自此该学科蓬勃发展，先后经历了 PTCA、裸金属支架（BMS）和药物洗脱支架（DES）时代。血管支架是心脑血管疾病治疗的关键医疗器械。目前在全世界范围内每年临床使用约 500 万只血管支架，微创血管疾病治疗的介入技术，因创伤小、痛苦少、术后恢复快、疗效明显，已在全球各地广泛应用，发展迅猛。2003 年用于心血管疾病治疗的冠脉支架全球市场的销售额仅为 27 亿美元，2011 年增至 71 亿美元，预计 2016 年将超过 100 亿美元。在美国，目前每年冠脉支架植入数量已超过 120 万套。

虽然目前临床广泛使用的 DES 成功解决了 PTCA 术后急性血管闭塞和 BMS 术后再狭窄的问题，但 DES 仍不是完美的支架。DES 表面涂覆的抗增殖药物一方面抑制了血管平滑肌增生，另一方面却延缓了血管内皮修复。此外，永久存在于血管中的金属植入物可导致血管壁炎症，并限制了血管正常的舒缩活动。2006 年欧洲心脏病学年会报道的 BASKET-LATE 研究使人们认识到了晚期支架内血栓（ST）这种与 DES 相关的可怕并发症。为了降低晚期 ST 的发生率，研究者对冠脉支架作了多种改良。

生物可吸收支架（BRS）的优势在于支架植入后在血管修复期内对病变血管以足够的支撑，待血管重建后即可在体内被逐步降解吸收，在抑制内膜增生、降低再狭窄发生率的同时，又能减少体内异物的长期存在和药物残留，避免永久支架所导致晚期及迟发晚期血栓的形成和血管瘤的发生，更重要的是重塑血管形态及弹性，修复其血管功能，保证支架术后远期的安全性和有效性，BRS 为介入心脏病学带来了一种新的治疗策略——血管修复疗法。目前用于制作 BRS 的材料主要是聚合物（聚乳酸）和金属（镁、铁）。前者制造工艺较成熟，而后者因降解速度、炎症反应的问题尚难以在临床广泛使用。全球范围内已开展临床研究的可降解支架包括 Igaki-Tamai 支架（IgakiMedical，Japan）、Abbott BVS（Abbott Vascular，US）、ART18Z 支架（ART，France）、Fantom 支架和 ReZolve 支架（RevaMedical，US）、DESolve 支架（Elixir，US）、Ideal 支架（XenogenicsCorp，US）等。但迄今为止仅有 Absorb BVS（Abbott Vascular，US）、DESolve（Elixir，US）和 ART（ART，France）3 款 BRS 获得欧洲 CE 认证，并已经成功应用于临床，其中 ART 是不带药 BRS 支架，其他支架均处于临床或临床前研究阶段（表 1）。

依据 2015TCT 会议资料，雅培 BVS 支架人体植入量已经超过 12 万枚，且仍具有巨大的增长空间。2016 年 3 月，美国食品和药物监督管理局（FDA）专家顾问团为 Absorb BVS 的获益进行了专门评估研究，最终，给予了 Absorb BVS 绝对多数赞成票，强力支持其在美国的批准上市，并于 2016 年 7 月正式在美国批准上市。Absorb BVS 在 FDA 所获得的认同，昭示了 BRS 时代已经来临。然而，在 2016TCT 会议上公布了 ABSORB II3 年的临床随访结果，在 BRS 组支架内血栓发生率为 3%，而 Xience 对照组却不存在支架内血栓（P=0.0331），而且在 2017 年 ACC 年会上，ABSORB III 2 年的结果表明 BVS 植入后两年确定和极可能的支架内血栓发生率为 1.9%，而金属支架组为 0.8%。同一天 FDA 对 Absorb BVS 发出警告：建议医生谨慎使用 BVS，避免 BVS 在小血管中应用，同时建议病人遵从医生关于双联抗血小板药物治疗的推荐。

表 1 国外血管可吸收支架发展状况

公司	产品	材料	临床前研究	临床研究	上市后
Abbott Laboratories	Absorb	PLLA/PDLLA	√	√	√
Elixir	DESolve	PLLA/PDLLA	√	√	√
Meril	MeRes	PLLA	√	√	
Amaranth Medical	Fortitude	PLLA	√	√	
ART	ART Pure	PDLLA	√	√	√

续表

公司	产品	材料	临床前研究	临床研究	上市后
Biotronik	DREAMS	Magnesium+PLLA	√	√	√
BioMagic	BioMagic	PLLA/PDLLA	√		
Kyoto Medical	IGAKI-TAMAI	PLLA	√	√	
Xenogenics	Ideal BioStent	Polyanhydride（ASA/adipic acid anhydride）	√	√	
Arterius	ReBioStent	Bioresorbable polymer	√		
Cardionovum	ReNATURAL	Metal	√		
Medtronic	Mg Spiral	Magnesium	√		
OrbusNeich	On-AVS	PLLA/PDLA/TMC/eCAP	√		
RevaMedical	Fantom	Tyrosine polycarbonate	√		
S3V	Avatar	Not available	√		
Zorion Medical	ZMED	Magnesium+polymer	√		
Boston Scientific	BSC　BRS	Magnesium	√		

2. 生物可吸收支架的国内发展状况

目前国内已有多家企业开展BRS研发，还没有批准上市的BRS产品。部分机构研发的聚乳酸类药物支架已经进入临床试验。最为领先的是 Xinsorb 和 NeoVas，均是以PLLA为骨架，西罗莫司为抗增殖药物的生物可吸收支架，支架采用球囊扩张方式释放。在FIM试验中，此两种支架在短期随访中均显示了极高的安全性和有效性。目前Xinsorb支架已经完成 1230 例入组，已完成上市申报前的随访； NeoVas 支架正在进行大批人体临床研究。

此外，尚有多个可吸收金属支架的研究，具有代表性的是镁基合金、铁基合金、锌基合金血管支架。目前我国在研的可吸收镁合金心血管支架，可吸收铁支架，均处于临床前研究阶段（表 2）。

表 2　国内血管可吸收支架发展状况

机构名称	产品	材料	临床前研究	临床研究
山东华安生物科技有限公司	XINSORB	PLLA/PDLLA	√	√
乐普（北京）医疗器械股份有限公司	Neovas	PLLA/PDLLA	√	√
上海微创医疗器械（集团）有限公司	Firesorb	PLLA/PDLLA	√	√
上海百心安生物技术有限公司	Galaxy	PLLA/PDLLA	√	√

上述研究成果标志着国产BRS技术正在逐步走向成熟，与国际BRS技术处于相当的水平。

以国内首个用于人体临床试验的BRS——Xinsorb支架为例，该支架产品的研发始于2005年，申请了发明专利。在随后的十年里，完成近200多头临床前动物实验研究，最终在 2012 年的临床前动物验证性实验取得良好结果，其性能与当时市场上主流金属药物支架Firebird2相似。2013年9月，Xinsorb支架几乎与Absorb BVS支架同步在我国启动临床试验。Xinsorb 支架的人体探索性试验 6 个月的结果显示：该支架具有与 Absorb BVS 一致的安全性和有效性，其支架内晚期管腔丢失平均为 0.17mm，与 Absorb BVS 支架的（0.19±0.18）mm 相当。2014 年 8 月至 2016 年 5 月，Xinsorb 支架完成了 400 随机对照临床研究和 800 例单组注册研究入组。目前已完成了 2 年的 FIM 临床随访。从现有的结果来看，Xinsorb 支架疗效和安全性与国外同类产品相仿，也与目前金属支架的标杆 XIENCE 支架疗效接近，这标志着我国已经掌握了完全可降解支架的核心技术。

我国生物科技研究机构正在研发的第二代可吸收冠脉支架，旨在通过对聚合物材料的改性等技术优化，改善聚合物材料的抗裂性能，进而生产出强度和壁厚与金属支架相当，又比金属支架柔软的聚合物支架。该项研发已经纳入国家“十三五”“生物医用材料研发与组织器官修复替代”重点专项计划。同时，BRS 用于临床研究时间有限，且仍需更大样本量、更长随访时间的临床随机研究，不仅仅是在低、中危冠心病人群，更要通过复杂病变、真实人群的数据来验证其安全性和有效性，最终造福于所有冠心病患者。

（二）人工瓣膜

经过 30 多年全世界的共同努力，全球冠心病的发病率呈现明显持续下降的趋势，然而心脏瓣膜疾病的发病率不但没有下降，反而呈现稳步的上升趋势。从世界范围来看，全球约 0.49%的人口患有风湿性心脏瓣膜病（约 3500 万），我国是世界上风湿性心脏病最高发的地区之一，约有风湿性心脏瓣膜病患者 500 万~800 万。而且随着社会的进步和经济的发展，从全球范围来看，退行性心脏瓣膜病已经超越风湿性心脏病，成为最常见的心脏瓣膜病发病机制，加上感染性心内膜炎、先天性心脏瓣膜病、自身免疫性心脏瓣膜病以及其他各种类型的心脏瓣膜病，保守估计全球心脏瓣膜病患者约有 8000 万~1 亿人。心脏瓣膜疾病的远期预后不佳，虽然医学在不断进步，很多疾病导致的死亡人数都呈现显著的下降趋势，但是因心脏瓣膜病导致的死亡人数却呈现持续上升的趋势，1979~2009 年，30 年间仅美国因心脏瓣膜疾病死亡的人数就几乎翻了一番；而在我国，仅风湿性心脏病一项，每年就导致约 8 万人死亡。

当心脏瓣膜病发展到一定阶段，瓣膜丧失功能且无法修复时，人工心脏瓣膜置换手术是唯一有效且可靠的治疗手段。自 20 世纪 60 年代，美国学者 Starr 教授成功实行世界上第一例人工心脏瓣膜置换手术以来，经过半个多世纪的发展与进步，人工心脏瓣膜置换手术已经挽救了数以千万计的心脏瓣膜疾病患者的生命。

人工心脏瓣膜主要分为机械瓣膜、生物瓣膜、介入瓣膜和组织工程瓣膜。

（1）机械瓣

机械瓣又称金属瓣。主要分为：球笼瓣、笼碟瓣、斜碟瓣和双叶瓣。球笼瓣的瓣架呈笼状，瓣柱由不锈钢制成，球状阀体由硅橡胶、金属或者热解碳制成；此种类型结构简单，开闭活动稳定、耐久性好。不足之处是跨瓣压差搞，通过瓣膜后的血流为测流，中心血流受阻，在球瓣前后有涡流，血栓率高，有溶血现象。瓣架高，易造成左心室流出道梗阻和室间隔刺激。代表瓣膜有 Starr-Edwards valve，Smeloff-Cutter valve，Magovern valve。笼碟瓣为塞式中心碟片，其阀体为透镜状碟片，开放时过瓣血流通过其小侧孔，瓣架低，质量较轻，耐久性好。不足之处为其跨瓣压差较大，血流动力学性能较差，碟片的活动范围较小，结构易损害。代表瓣膜有 Kay-ShiLey valve，Beall valve。斜碟瓣其阀体为蝶形片，由铰链结构将碟片悬夹在瓣环内，碟片开放时向一侧倾斜 60~80°，该瓣膜植入后的血流为中心血流，使血流动力学得以改善，降低了血栓的发生率，不足之处其小孔下游有较大的滞流区，可能是血栓形成和组织增生的诱因。代表瓣膜为 Hall valve，Sorin valve，Bjork-Shiley valve。双叶瓣为在圆形瓣环内有两个半圆片状的瓣叶，每个瓣叶基地两端各有一个轴与瓣环内相应处的槽构成铰链，可自由开关。此种瓣膜的开闭原理接近自然瓣，属中心血流型，明显改善了血流动力学，瓣叶活动灵活，有效瓣口面积较大，跨瓣压差小，血栓栓塞率低。该瓣膜的不足之处仍是没有完全消除血栓形成的原因，代表瓣膜为 St. Jude valve，Sorin Biocarbon valve 等。

（2）生物瓣膜

生物瓣膜不同于机械瓣膜全部采用人造材料，而是部分或者全部采用生物组织材料。目前生物瓣膜已发展到第三代。生物瓣的优点：①不易形成血栓和栓塞，术后抗凝 6 个月即可，不需要再服用抗凝药物；②置换后血流动力学特征接近人体正常情况，血栓的形成的可能性比较低，不会对血液成分产生破坏；③瓣膜材料的血液相容性良好，不会产生凝血、溶血现象，形成血栓的风险较低，能长期维持组织和功能的完整性。不足之处是瓣膜的轻度较差，瓣膜耐久性比机械瓣膜变短，预期使用寿命为 15~20 年，生物瓣膜最大的问题是钙化，可导致材料的弹性、韧性和强度发生改变。

（3）介入瓣膜

相对于外科手术，支架瓣膜介入治疗方法创伤小、不留疤痕、术后恢复快。目前主要的介入瓣膜包括：SAPIEN XT Valve、Edwards SAPIEN 3、Engager valve、Direct Flow valve、Symetisl Accurate Valve、Portico valve、Jena Valve、Tiara valve、Sadra Lotus valve、Evolut R 等。2016 年 TCT 公布了“PARTNER 2A”临床试验结果，研究终点为死亡或致残性脑卒中发生率，经导管主动脉置换术（TAVR）与外科主动脉置换术（SAVR）相比，2 年意向治疗分析结果提示主要终点发生率 TAVR∶SAVR=19.3%∶21.1%，P=0.001；符合方案集分析 TAVR∶SAVR=18.9%∶21.0%，$P<0.001$；经股动脉入路，TAVR 的主要终点发生率较 SAVR 较低，而经胸腔入路组，TAVR 与 SAVR 的主要终点发生率没有差别。此项研究对于奠定 TAVR 在主动脉瓣膜疾病中的应用至关重要。对于二尖瓣反流的患者，EVERESTⅠ期结果表明 82%的患者成功植入 MitraClip，6 个月随访时均不需要外科手术，60%的患者二尖瓣反流程度明显改善。2010 年 10 月 3 日，复旦大学附属中山医院完成国内首例 TAVR 手术。2012 年 5 月 26 日，该院为 3 例重度二尖瓣反流患者成功实施经导管二尖瓣修复术（TMVR）。

（4）组织工程瓣膜

组织工程瓣膜能创造出一种活的心脏瓣膜。有着良好的自我修复、重建能力，可以克服目前人工心脏瓣膜的各种缺点。它是用人工合成可吸收的聚合物支架或去细胞生物支架，先种植纤维细胞，再种植单层内皮细胞对其进行包裹覆盖。组织工程瓣膜所用的材料分为：①PLGA（聚乳酸和聚乙醇胺的共聚物），具有良好的组织相容性、生物可降解性和可吸收性，降解速率易于控制，材料厚而硬，强度不够；②胶原、壳聚糖和去细胞瓣膜等天然支架材料，能承受体液高流量、高压力及高频率往复运动的负荷，保证内皮细胞的黏附和种植，还需满足制备贮存简便、来源丰富、机械强度高、与人体相容性好等要求；③同种瓣膜，同种瓣最为理想，在组织相容性上表现最好，但是受材料来源、保存以及复杂的伦理条件的限制；④异种生物瓣，取材广泛，在解剖及组织学上与人来高度相似。猪的主动脉瓣支架容易制作，人血管内皮细胞容易在其上生长，可以作为一种良好的组织工程瓣膜。

目前，国际市场上同时获得欧盟CE认证和美国FDA认证的经导管生物瓣只有两个，分别是美国研究开发的Sapien系列产品和CoreValve系列产品，都是介入型主动脉瓣。其他公司也相继研究开发出介入型主动脉瓣系统，并已经通过了欧洲的CE认证，但均未获得美国FDA的认证。以上所有介入型人工心脏瓣膜均未进入中国市场。2016年5月CFDA已经批准Venus A瓣膜用于临床。国内公司宣布，全线收购德国专利技术组合，用于研发第三代TAVR瓣膜的研发，有希望将国产瓣膜推向世界；国内的Vitaflow瓣膜也正在全国多家中心紧锣密鼓的进行Ⅲ期临床试验，目前临床试验已经完成，数据也很值得期待。

在介入型二尖瓣、三尖瓣瓣膜产品方面，由于瓣膜生理结构和功能复杂，目前尚无任何成熟产品上市，也是国际上各大公司着重研发并亟待突破的领域。目前处于临床阶段的有Fortis系列产品和Tiara系列产品，此外还有许多公司也在这方面进行了积极的探索。国内尚未见到介入型二尖瓣、三尖瓣的研究报道。

（三）左室辅助装置

心力衰竭是世界范围内非常普遍的一种疾病，是心源性死亡的主要原因。我国心衰的发生率为0.9%，全球大约有2000万心力衰竭的患者，随着老龄化社会的到来、寿命的延长，心衰的发病率会更高。当心脏移植、药物治疗和外科手术治疗对终末期心衰患者效果不佳时，可以应用左室辅助装置可以取得良好的治疗效果。

1. 国外左室辅助装置发展状况

左室辅助装置根据结构和工作机制不同分为三代：第一代为搏动性血泵；第二代为旋转血泵，包括轴流泵和离心泵；第三代为悬浮血泵。目前常用的为第二代血泵。

1963年，美国国立卫生研究院启动了人工心脏研究计划，Michael De Bakey给1例主动脉瓣置换术患者植入了世界第一台左室辅助装置原型机。20世纪80、90年代，第一代为搏动性血泵，主要供短期应用。由于体积大、耗能多、并发症多，因此随着第二代血泵的应用，临床上很少用或者停用。1984年，FDA批准了第一个用于临床的Novacor左室辅助装置，它在100个医学中心应用，以耐久性著称，中国医学科学院阜外医院成功进行了此泵植入1例，辅助2年，然后成功地进行了心脏移植。2003年7月，FDA根据REMATCH临床实验结果（表明左室辅助装置治疗优于单纯药物治疗），批准了HeartMate XVE血泵进行永久支持治疗，这也是唯一一种不需要抗凝的血泵，同时也是FDA批准的第一个永久性心室辅助装置。第一血泵植入后其机械故障及感染的发生率增加，同时新一代血泵的出现导致第一代血泵的临床应用急剧减少。

第二代血泵为旋转泵，为持续流血泵，包括轴流泵及离心泵，是目前临床应用最多的血泵。第二代泵克服了第一代泵的缺点，旋转叶片转动使血流成为持续性。第二代泵体积小、易植入，没有瓣膜装置部分、没有气囊室、减少感染发生率，结构简单，减少了泵丧失功能的发生率。第二代泵中 HeartMate II 为 Heartmate XVE 的替代品，2003 年开始临床实验，2005 年获得欧洲 CE 认证，2010 年获得 FDA 认证，可以进行移植前过渡治疗及永久支持治疗。已在 350 个心脏中心使用，超过 2 万例患者使用，最长时间为 8 年。

第三代血泵：此泵利用磁悬浮或水力悬浮，不需要轴承，可以减少机械磨损及对血细胞的破坏，减少血栓及感染发生率。目前尚处于研制及临床试验阶段。包括 HeartWare 血泵、Incor 血泵、DuraHeart 血泵及 HeartMate III 血泵。FDA2012 年批准 HeartWare 血泵进行临床前的过渡治疗使用。HeartWare 是一种磁悬浮离心血泵，目前在 37 个国家 230 个心脏中心使用，植入数量超过 2500 例。Incor 泵是第一个投入临床应用的磁悬浮轴流泵。2002 年世界上第一例 Incor 植入人体，2003 年获得 CE 认证，2004 年获得 FDA 批准用于临床试验。

2. 国内左室辅助装置的发展状况

我国 20 世纪 80 年代开始尝试研制心室辅助装置，90 年代研制出我国第一代螺旋型左室辅助泵，由空气压缩机、真空泵、电池阀等组成的气动式左室辅助装置；中国医学科学院阜外医院科研团队开发出轴流式人工心脏泵；由苏州大学等机构联合研制的 China Heart 人工心脏，采用的事传感器全磁悬浮无接触轴承支撑的离心泵，在 2011 年进行了动物实验；泰达国际心血管病医院与中国运载火箭技术研究院于 2010 年合作研制的“火箭心”，采用磁液双悬浮技术，2014 年 12 月 23 日开始陆续在实验绵羊内成功植入。国内对心室辅助装置设备的研究已取得一定的进展，然而，目前还没有一款国产人工心脏可供临床使用，目前仍然有很多问题需要解决。

（四）脑深部电刺激

脑深部电刺激（deep brain stimulation，DBS）疗法，又称脑起搏器，是以一定程度的电脉冲，刺激脑功能核团，以调整或恢复脑部功能，缓解疾病症状的一种方法。DBS 疗法 1997 年被批准用于特发性震颤和帕金森震颤，2002 年被批准用于帕金森病（Parkinson’s disease，PD），2003 年被批准用于治疗肌张力障碍，2009 年被批准用于治疗强迫症。左旋多巴是治疗帕金森病的“金标准”，但长期大量口服此类药物可引起严重的并发症，而 DBS 植入后的安全、可靠、可调节的特点使其成为在左旋多巴之后治疗帕金森病的第二个里程碑。全球目前有 15 万多名接受 DBS 治疗的患者。由于我国经济的发展，接受 DBS 的患者呈几何指数增长。

1. 帕金森病

2002 年，美国 FDA 批准了 DBS 用于治疗 PD，国内外多家医院开展了 DBS 治疗 PD 的手术，效果良好。Vim（丘脑腹中间核）-DBS 能有效抑制帕金森患者的震颤；GPi（苍白球内侧核）-DBS 能显著改善帕金森患者的震颤、运动迟缓、肌僵直、姿势和步态；STN（丘脑底核）-DBS 能明显改善帕金森患者的运动障碍、强直、震颤及姿势、步态和平衡能力。DBS 已成为 PD 标准疗法的一部分，治疗靶点优先选择 STN。

2. 特发性震颤（essential tremor，ET）

特发性震颤（essential tremor，ET）是一种最常见的病理性震颤。1997 年 FDA 批准 ET 的 DBS 治疗，Vim-DBS 治疗 ET 的临床报道，震颤控制率为 70%~90%。

3. 肌张力障碍

肌张力障碍是多种原因引起的全身和局部的异常动作或（和）姿势为主要特征的综合征。2003 年 FDA 批准 DBS 用于肌张力障碍的治疗。GPi 是肌张力障碍的主要靶点，也有研究表明 GPi-DBS 和 STN-DBS 均可有效改善痉挛的状况，同时也有研究表明 Vim-DBS 对肌张力障碍也有一定的效果。

4. 精神疾病

Whiting 等对 3 例进行为旁路手术的肥胖患者进行大脑双侧外丘脑的 DBS 治疗，接受治疗的患者有明显的体重下降，且没有出现明显的心理和生理副作用；Wu 等报道 4 例伏隔核 DBS 治疗厌食症，随访 38 个月，体重增长 65%；Kuhn 等采用伏隔核 DBS 治疗酒精依赖，治疗后症状改善；Mallet 等采用 STN 作为靶点治疗强迫症取得好的疗效。Lozano 将 DBS 电极植入额叶内侧的胼胝体膝部下的扣带回进行电刺激治疗抑郁症取得良好的效果。

自从 20 世纪 80 年代 DBS 开始应用于治疗帕金森病和特发性震颤以来，经过近 30 年的飞速发展，已成为治疗某些精神神经疾病的一种技术，虽然 DBS 治疗疾病的具体作用机制仍不十分清楚，但着不能阻碍 DBS 进入临床。DBS 可以用于神经性厌食症、强迫症、抑郁症、精神分裂症、抽动秽语综合征、侵略性行为、肥胖症、慢性顽固性疼痛、难治性癫痫、物质成瘾、耳鸣等。

我国仅帕金森和癫痫患者就超过 1400 万，我国适合植入 DBS 的患者人群是巨大的。但自从 1999 年 DBS 首次在我国应用于临床，DBS 就被国外公司垄断，一般费用都在十几万。为了研制中国自己的 DBS，在清华大学科学家的带领下，组建了由电子、信息、软件、材料、制造等专业的研究团队，已成功研制出 DBS 平台。自 2013 年 5 月获得产品注册证以来，已在全国 26 个省/市/自治区的 100 多家医院应用，总植入 4500 多例次，平均为每位患者节省 10 多万元。

国产脑起搏器价格比进口同类产品便宜一半，更重要的是，还可应用在治疗癫痫、抑郁、肥胖、高血压等慢性疾病。2020 年，脑相关的神经调控产业的全球市场将高达 160 亿~200 亿美元。我国脑起搏器系统解决方案是：建立大中心、省级中心、地方中心三级诊疗体系，使我国具有独立、完整诊疗能力的医院由 20 家提高到 170 家，每家医院辐射 5~10 家地方医院，应用医院总数超过 1000 家，具有每年 1 万次手术的能力。

主要参考文献

1. 刘修健，吴广辉，徐创业，等.ChinaHeart 左心辅助装置的动物在体存活实验.中国生物医学工程学报，2012，31(5): 736-741.

2. 邢作英，王永霞，朱明军.慢性心力衰竭流行病学研究现状及其原因.中华实用诊断与治疗杂志，2012，26(10): 937-938。.
3. 吴清玉，杨研，杨少先，等.应用左心室机械辅助装置行心脏移植前过渡治疗 2 年一例, 2004, 42(24): 69-70.
4. 曾侃，罗征祥，叶椿秀.自制气动式左心辅助循环的山羊活体实验.中华胸心血管外科杂志, 1996(2): 117-118.
5. 张岩，胡盛寿，周建业，等. FW 型轴流泵的体外溶血与动物实验研究.中国胸心血管外科临床杂志，2009，16(2): 114-117.
6. Abad Cipriano, Hernández-Ramírez José Miguel, Caballero Eduardo. Patient lives almost 50 years after aortic valve replacement with a starr-edwards caged-ball valve. .Tex Heart Inst J, 2016, 43(6): 562.
7. Agarwal S, High K M. Newer-generation ventricular assist devices. Best Pract Res Clin Anaesthesiol, 2012, 26(2): 117-130.
8. Bottio T, Basso C, Thiene G, et al. Prolonged durability of a Kay-Shiley mechanical valve prosthesis. Tex Heart Inst J, 2006, 33(2): 270-271.
9. Bui A L, Horwich T B, Fonarow G C. Epidemiology and risk profile of heart failure. Nat Rev Cardiol, 2011, 8(1): 30-41.
10. Cho Y H, Deo S V, Schirger J A, et al. Implantation of a HeartMate II left ventricular assist device via left thoracotomy. Ann Thorac Surg, 2012, 94(5): 1712-1714.
11. Felix C M, Fam J M, Diletti R, et al. Mid- to long-term clinical outcomes of patients treated with the everolimus-eluting bioresorbable vascular scaffold: the bvs expand registry. JACC Cardiovasc Interv, 2016, 9(16): 1652-1663.
12. Frazier O H, Rose E A, Oz M C, et al. Multicenter clinical evaluation of the heartmate; vented electric left ventricular assist system in patients awaiting heart transplantation. J Heart Lung Transplant, 2001, 20(2): 201-202.
13. Komoda T, Komoda S, Dandel M, et al. Explantation of INCOR left ventricular assist device after myocardial recovery. J Card Surg, 2008, 23(6): 642-647.
14. Kuhn J, Lenartz D, Mai J K, et al. Disappearance of self-aggressive behavior in a brain-injured patient after deep brain stimulation of the hypothalamus: technical case report. Neurosurgery, 2008, 62(5): E1182; discussion E1182.
15. Kuhn J, Lenartz D, Mai J K, et al. Disappearance of self-aggressive behavior in a brain-injured patient after deep brain stimulation of the hypothalamus: technical case report Neurosurgery, 2008, 62(5): E1182; discussion E1182.
16. Larson P S. Deep brain stimulation for psychiatric disorders. Neurotherapeutics the Journal of the American Society for Experimental Neurotherapeutics, 2008, 5(1): 50-58.
17. Leon M B, Smith C R, Mack M J, et al. Transcatheter or surgical aortic-valve replacement in intermediate-risk patients. N Engl J Med, 2016, 374(17): 1609-1620.
18. Morishita T, Foote K D, Haq I U, et al. Should we consider Vim thalamic deep brain stimulation for select cases of severe refractory dystonic tremor. Stereotact Funct Neurosurg, 2010, 88(2): 98-104.
19. Mallet L, Polosan M, Jaafari N, et al. Subthalamic nucleus stimulation in severe obsessive-compulsive disorder. N. Engl. J. Med., 2008, 359(20): 2121-2134.
20. Nishio S, Takeda S, Kosuga K, et al. Decade of histological follow-up for a fully biodegradable poly-L-lactic acid coronary stent(Igaki-Tamai stent)in humans: are bioresorbable scaffolds the answer?Circulation, 2014, 129(4): 534-535.
21. Pfisterer M, Brunner-La R, Hans P, et al. Late clinical events after clopidogrel discontinuation may limit the benefit of drug-eluting stents: an observational study of drug-eluting versus bare-metal stents. J. Am. Coll. Cardiol., 2006, 48(12): 2584-2591.
22. Steinvil A, Rogers T, Torguson R, et al. Overview of the 2016 U.S. food and drug administration circulatory system devices advisory panel meeting on the absorb bioresorbable vascular scaffold system. JACC Cardiovasc Interv, 2016, 9(17): 1757-1764.
23. Shen L, Wu YZ, Ge L, et al. A head to head comparison of XINSORB bioresorbable sirolimus-eluting scaffold versus metallic sirolimus-eluting stent: 180 days follow-up in a porcine model. Int J Cardiovasc Imaging, 2017. 1-9.

24. Slater J P, Rose E A, Levin H R, et al. Low thromboembolic risk without anticoagulation using advanced-design left ventricular assist devices. Ann Thorac Surg, 1996, 62(5): 1321-1328.
25. Strueber M, Larbalestier R, Jansz P, et al. Results of the post-market registry to evaluate the heart ware left ventricular assist system(ReVOLVE). J Heart Lung Transplant, 2014, 33(5): 486-491.
26. Schmid C, Tjan TD, Etz C, et al. First clinical experience with the Incor left ventricular assist device. J Heart Lung Transplant, 2005, 24(9): 1188-1194.
27. Schuurman P R, Bosch D A, Bossuyt P M, et al. A comparison of continuous thalamic stimulation and thalamotomy for suppression of severe tremor. N. Engl. J. Med., 2000, 342(7): 461-468.
28. Teshima H, Ikebuchi M, Miyamoto Y, et al. 10-year results of On-X bileaflet mechanical heart valve in the aortic position: low target INR regimen in Japanese. Gen Thorac Cardiovasc Surg, 2017, 65(8): 435-440.
29. Uchino G, Yoshida H, Sakoda N, et al. Outlet strut fracture and leaflet escape of Bjork-Shiley convexo-concave valve. Gen Thorac Cardiovasc Surg, 2017, 65(6): 358-360.
30. Wu Y Z, Shen L, Ge L, et al. Six-month outcomes of the XINSORB bioresorbable sirolimus-eluting scaffold in treating single de novo lesions in human coronary artery. Catheter Cardiovasc Interv, 2016, 87 Suppl 1: 630-637.
31. Wheeldon D R, Jansen P G, Portner P M. The Novacor electrical implantable left ventricular assist system. Perfusion, 2000, 15(4): 355-361.
32. Weaver F M, Follett K A, Stern M, et al. Randomized trial of deep brain stimulation for Parkinsondisease: Thirty-six-month outcomes. Neurology, 2012, 79(1): 55-65.
33. Whiting D M, Tomycz N D, Bailes J, et al. Lateral hypothalamic area deep brain stimulation for refractory obesity: a pilot study with preliminary data on safety, body weight, and energy metabolism. J. Neurosurg., 2013, 119(1): 56-63.
34. Wu H, Van DyckLippens P J, Santegoeds R, et al. Deep-brain stimulation for anorexia nervosa. World Neurosurgery, 1900, 80(4): 1-10.
35. Yahagi K, Yang Y, Torii S,et al. Comparison of a drug-free early programmed dismantling PDLLA bioresorbable scaffold and a metallic stent in a porcine coronary artery model at 3-year follow-up. J Am Heart Assoc, 2017, 6(6).
36. Yang H, Wang C, Liu C, et al. Evolution of the degradation mechanism of pure zinc stent in the one-year study of rabbit abdominal aorta model, Biomaterials.2017.145:92.
37. Zhang Y J, Wang X Z, Fu G S, et al. Clinical and multimodality imaging results at 6 months of a bioresorbable sirolimus-eluting scaffold for patients with single de novo coronary artery lesions: the NeoVas first-in-man trial. EuroIntervention, 2016, 12(10): 1279-1287.

骨科手术机器人的发展及临床应用

田 伟 韩晓光 刘亚军

北京积水潭医院脊柱外科；骨科机器人技术北京市重点实验室

医疗机器人技术是集医学、生物力学、机械学、机械力学、材料学、计算机学、机器人学等多学科为一体的新型交叉研究领域。在骨科领域也取得了诸多进展，先后诞生了多种新的治疗理念和方法，骨科机器人技术已成为现代骨科发展的必然趋势。

目前文献报道的骨科手术机器人达 30 余种，但真正用于临床的不超过 10 种，主要为：用于辅助定位的 Caspar（德国）、Renaissance（以色列）、ROSA spine（法国）、PinTrace（瑞典），天玑骨科手术机器人（中国）等机器人；用于术中灵巧操作的 RoboDoc（美国）、RIO（美国）、Acrobot Sculptor（英国）等机器人。

（一）国际进展

1986 年，美国 IBM 公司和加州大学戴维斯分校联合开发了一种用于髋关节置换术的智能系统；以此为基础，美国在 1992 年推出了主动操作型骨科机器人产品 RoboDoc（图 1），用于关节置换术中辅助骨骼和假体的成形、定位和置入。有研究表明：RoboDoc 手术机器人的效果能够达到传统手术水平，并且提供了独具优势的术前规划软件 OrthoDoc；但同时，系统故障、股骨干处理时间长、并发症发生率高等问题也在一定程度上阻碍了该系统的广泛使用。

1997 年出现的 CASPAR 机器人类似于 RoboDoc 系统，可用于人工全膝或全髋关节置换手术中的骨面处理，还可在交叉韧带重建术中进行植入物的骨隧道钻削；临床验证表明：CASPAR 相对于传统技术有明显的优势。2001 年由英国帝国理工大学开发的 Acrobot 机器人是首个使用主动约束（active constraint）概念的骨科机器人，使用过程中需要将固定基准点位置的夹钳连接在股骨和胫骨上，实现坐标系配准，主要用于全膝关节置换和膝关节单髁置换术，获得 FDA 认证，临床研究发现可有效减少术后力线与规划的偏差，加快膝关节功能恢复。其后，随着研究的深入，出现了更专用的骨科机器人本体形式。日本东京大学、法国及意大利科研机构等采用串联结构相继研制出用于关节置换的机器人样机。与此同时，并联机器人凭借其刚度大、精度高、体积小等优势，开始用于骨科手术设备研究，例如，美国卡内基梅隆大学开发的用于髌骨关节成形术的 MBARS 系统（Mini bone-attached robotic system）和 CRIGOS 系统、韩国开发的 ArthRobot 系统（可进行全髋关节置换术）等。以色列开发的 MARS（miniature robot for surgical procedure）系统是一种能够在手术中精确自动定位的影像引导系统，适用于穿刺针、探针和导管的机械引导。美国开发 RIO 系统（robotic arm interactive orthopedic system）的设计原理与 Acrobot 系统相类似，主要用于单髁膝关节置换及全髋关节置换；截至 2014 年底，全球装机量约 200 台，总手术量已超过 5 万例。前期研究发现：RIO 机器人辅助关节置换手术的切口更小，恢复时间更短，可缩短年轻医生的学习曲线，机器人辅助下术后胫股角对线角度、短期内膝关节活动度及功能评分均优于传统手术。

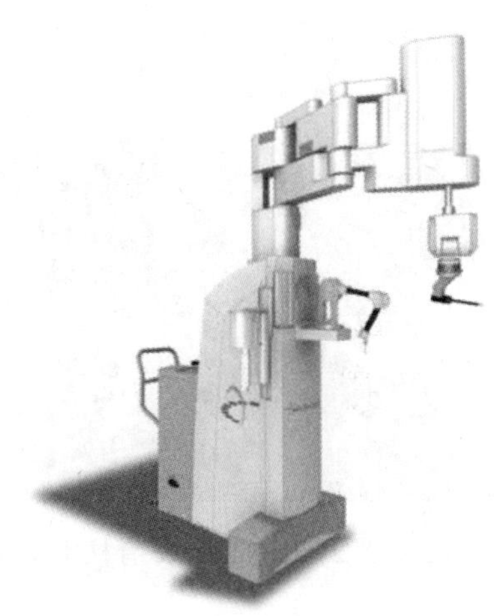

图 1　RoboDoc 系统

脊柱外科方面，以色列研究机构于 2001 年在 MARS 系统基础上开发了可固定在患者脊柱上的小型六自由度并联机构 Renaissance 系统（图 2），总体系统精度小于 1.5mm，其直径 50mm，高 80mm，重量仅为 250g，为被动式机器人，可引导医生进行脊柱内固定手术，附设有 Hover-T 微创框架，可实现更大的操作范围，已获得 FDA 和 CE 认证，于 2014 年 8 月取得 CFDA（国家食品药品监督管理总局）注册证，截至 2015 年 6 月，全球装机量已超过 80 台，总手术量超过 1 万例，超过 4.5 万枚植入物。临床研究报道椎弓根置钉准确率达 98.5%，显著优于传统手术效果，但存在操作比较复杂，缺少实时影像监控等缺陷。2016 年该机构在 Renaissance 基础上又推出 Mazor X，是一款针对脊柱外科手术的串联机器人，已取得 FDA 认证，但目前尚无大宗例文献报道。2014 年国外医疗公司推出了 ROSA Spine 产品（图 3），已经通过欧洲 CE 认证。该机器人系统包括一个 6 自由度的机械臂，机械臂末端安装有力反馈系统，能够识别术中力学信号的异常，提高手术过程的安全性。该机器人术中导航基于 3D O-arm CBCT 实时引导，能够实现术中机器人实时呼吸追踪和补偿。初期临床研究结果显示其 38 枚螺钉置入准确率为 97.4%。

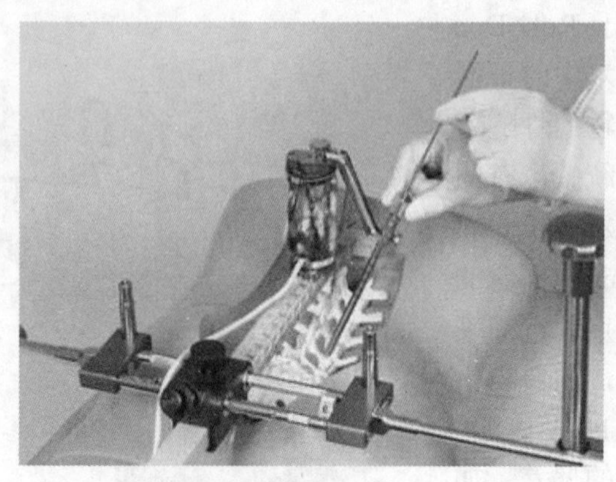

图 2　Renaissance 脊柱手术机器人系统

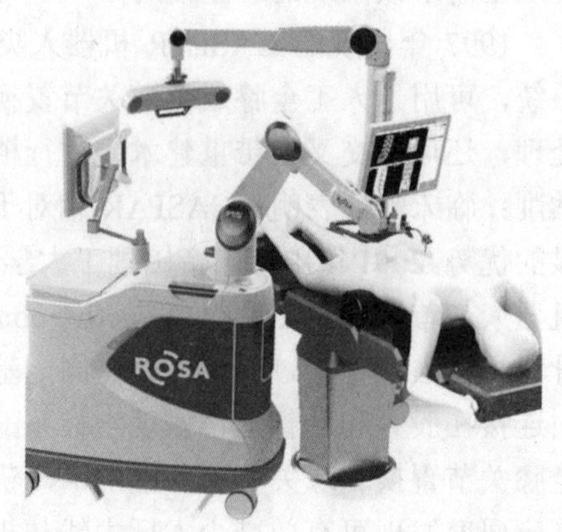

图 3　ROSA 机器人系统

（二）国内现况

我国骨科机器人的研究整体上起步较晚，研究及使用单位主要有北京积水潭医院、第三军医大学新桥医院、中国人民解放军总医院、洛阳正骨医院等医疗机构，以及北京航空航天大学、哈尔滨工业大学、中国科学院沈阳自动化研究所、上海交通大学等科研机构。2002 年，在科技部项目支持下，北京积水潭医院以创伤骨科为切入点，启动了我国骨科机器人技术研究及临床试验工作。随后，国内多家机构开展了相关研究，并在创伤骨科、脊柱外科、运动医学等领域取得了技术突破，部分成果已应用临床。

2004 年，北京积水潭医院联合北京航空航天大学提出了基于 2-PPTC 结构的骨科双平面定位技术，实现了术中的靶点精确定位，并研制出一种小型双平面骨科机器人系统，其功能模块化的临床构型设计可用于不同手术适应证。2004 年完成国内首例机器人辅助骨科手术，2006 年完成国内首例远程遥规划手术（北京-延安），解决了传统骨折内固定术定位困难、主要依赖术者经验及术中透视等的瓶颈问题；目前，北京积水潭医院主导研制的第三代骨科手术机器人系统（天玑骨科手术机器人）的定位精度达到了亚毫米级，是国际首台通用性骨科手术机器人，可完成脊柱、骨盆、四肢骨折等多种手术（图 4）。获得我国唯一医疗机器人领域Ⅲ类器械注册证，2015 年 8 月至 10 月间，北京积水潭医院使用机器人辅助技术陆续完成了世界首例基于术中实时三维影像的机器人辅助脊柱胸腰段骨折的微创内固定手术、世界首例基于术中实时三维影像的机器人辅助寰枢椎经关节螺钉内固定术和世界首例基于术中实时三维影像的机器人辅助齿状突骨折内固定术，定位精度及临床适用范围达国际领先水平。

2008 年，第三军医大学联合中国科学院沈阳自动化研究所研制了脊柱微创手术机器人，在术中辅助医生进行打孔操作，减少医生的 X 射线辐照损伤，有效保证医生的健康安全。该系统利用通用型 6 自由度工业机械臂提供手术操作，可实现三维空间内全方位的运动；尖端安装六维力/力矩传感器，可反馈机械臂尖端所受力/力矩情况，目前仍处于体外试验节段。

2012 年，香港中文大学威尔士亲王医院研制了 HybriDot 骨科机器人，融合人机协同操作理念，实现了机器人的主被动混合控制，即：当机器人距离操作目标较远时，由医生拖动机械臂到达目标附近，再由机械臂在小范围内进行高精度自主运动，显著提升了操作效率。

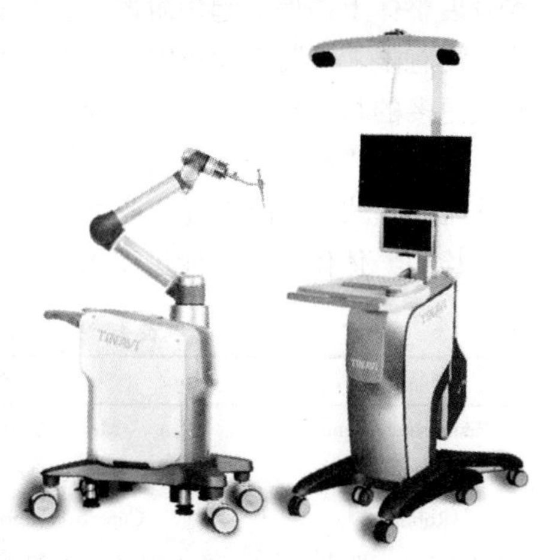

图 4 天玑骨科手术机器人
（第三代骨科机器人产品）

2014 年，北京积水潭医院联合中国科学院深圳先进技术研究院开发了一种基于力反馈的主被动一体化脊柱手术机器人 RSSS（robotic spinal surgery system），用于导航辅助下的脊柱钻钉道；该机器人末端同样安装有力/力矩传感器，实现了基于力拖拽的被动式控制系统。此外，郑州大学、哈尔滨工业大学、北京航空航天大学、南开大学、苏州大学、北京大学第三医院等也开展了脊柱微创手术机器人研究，建立了样机系统，正在开展实验研究。

综上所述，骨科机器人技术经过 30 余年的发展，成果显著，精准定位技术精度已达到 1mm 左右，可明显减少透视辐射剂量，提高内植物置入精准度，已成功应用于骨科手术的诊断、治疗及康复过程，正在不断地改变着传统的骨科诊疗模式。但目前骨科手术领域的机器人的结构大多庞大，用途较为单一，对于以脊柱畸形、骨盆髋臼骨折为代表的高难度手术，缺少相应的机器人产品；同时，价格昂贵、维护困难、配套设备烦琐等问题极大限制了其在临床的进一步应用。为了满足复杂骨科环境下的适应性、可靠性，亟待研究具有多功能、模块化、具有安全检测等功能的紧凑型骨科机器人及相应的临床应用综合解决方案。

（三）国内与国际对比优势与差距

自 2001 年至今，历经 15 余年，我国骨科机器人研究从无到有，取得了显著进步，在基础理论、关键技术及自主产品、临床应用等方面均取得重要突破。其中以北京积水潭医院为主导研发的天玑骨科手术机器人为世界首台通用型骨科机器人，可完成四肢骨折、骨盆骨折、脊柱退行性疾病等多种骨科术式，定位精度小于 1mm，2015 年完成世界首例机器人辅助上颈椎手术，临床性能及指标已达国际领先水平。这些均表明我国在智能辅助骨科技术领域取得了显著的进步并得到国际认可（表 1）。

但同时我们应该清楚地认识到相比较于国外成熟的骨科机器人产品，我国骨科机器人发展整体上仍处于起步阶段，存在基础理论不完整、技术研究分散、产品种类少、临床应用有限、研发产业化能力不够、产品商业化推广欠缺等问题，此外，我国已有研发模式更多的是高校和医院联合研发模式，企业和检测机构的参与度不足，“技术需求驱动”远大于“产品需求驱动”。这些均需要我们继续努力，创新研发模式、产品转化与临床推广模式，协同推进产业进步，在医工联合的基础上，应进一步加强“产、学、研、医、检”一体化研发，促进我国骨科手术机器人领域的快速发展。

表 1　典型骨科手术机器人产品性能比较

产品名称	生产商	上市情况	定位精度	产地
Renaissance spine	Mazor Robotics Ltd.	2011 年 FDA 认证	1.5mm	以色列
RIO	MAKO Surgical	2012 年 FDA 认证	1.0mm	美国
RoboDoc	Curexo Technology Corp.	2009 年 FDA 认证	1.0mm	美国
天玑骨科手术机器人	北京积水潭医院，北京天智航客机股份有限公司	2010 年 CFDA 认证	0.8mm	中国

（四）前景展望

综上所属，精准、微创治疗是 21 世纪骨科手术发展的主旋律，已成为骨科临床治疗的发展趋势。骨科机器人是推动精准、微创手术发展和普及的核心智能化装备，发展前景广阔，市场巨大。手术机器人作为数字化医疗器械的最新发展成就，市场前景广阔。其中，骨科机器人作为技术突破及产业发展最为全面和成熟的一个分支，其市场预期更为广阔。根据国际机器人联合会（IFR）数据，世界范围内，手术机器人市场 2014 年约 32 亿美元，2021 年将达 200 亿美元，年均增长率超 20%；这其中，骨科机器人的市场份额占 23%。在我国，骨科机器人市场仍处在起步阶段，现有临床上主要以图像引导手术产品为主，且几乎为外国公司所垄断，而国产骨科机器人尚未形成市场规模。但是，我国医疗单位众多，地市级以上医院都是潜在的用户，市场前景非常广阔，未来十年国内市场需求将达到 10 亿美元，市场需求广阔。

骨科机器人的战略地位正在世界范围内受到高度重视。各发达国家密集出台了一系列支持骨科机器人发展的政策。《美国创新战略（2015 版）》将机器人技术列为下一代通用技术；欧盟委员会“地平线 2020 计划”将投资 6140 万美元推进工业和服务机器人技术在医疗领域的发展；手术机器人产业在我国也受到政府和国家领导人的高度重视，习近平总书记将机器人称为“制造业皇冠顶端的明珠”。《中华人民共和国国民经济和社会发展第十三个五年规划纲要》明确将“手术机器人”列为“高端装备创新发展工程”中重点发展的机器人装备；《中国制造 2025》在“生物医药及高性能医疗器械”重点领域提出要“提高医疗器械的创新能力和产业化水平，重点发展影像设备、医用机器人等高性能诊疗设备”；“十三五”规划也将“手术机器人”列为“数字诊疗领域”十类重大战略性产品之一。在此背景下，我国骨科机器人迎来了重要发展机遇。

经过 30 余年发展，骨科手术机器人技术正朝着人机交互全面化、图形图像精细化、硬件体积微型化、手术过程无创化、远程操作流畅化等方向迈进。我国在骨科机器人领域起步较晚，但经过 10 余年的发展，取得了巨大的成绩，其中以天玑骨科手术机器人为代表的我国自主研发的机器人产品，性能及技术指标已达国际领先地位，我们应当以此为契机，把握机遇，争取在医疗机器人领域继续取得卓越成就，使更多的中国制造造福人民健康，走向世界。

主要参考文献

1. Schulz A P, Seide K, Queitsch C, et al. Results of total hip replacement using the Robodoc surgical assistant system: clinical outcome and evaluation of complications for 97 procedures. Int J Med Robot, 2007, 3(4): 301-306.
2. Spencer E H. The ROBODOC clinical trial: a robotic assistant for total hip arthroplasty. Orthop Nurs, 1996, 15(1): 9-14.
3. Taylor K S. Robodoc: study tests robot's use in hip surgery. Hospitals, 1993, 67(9): 46.
4. Cowley G. Introducing "Robodoc". A robot finds his calling--in the operating room. Newsweek, 1992, 120(21): 86.
5. Paul A. Surgical robot in endoprosthetics. How CASPAR assists on the hip. MMW Fortschr Med, 1999, 141(33): 18.
6. Davies B, Jakopec M, Harris S J, et al. Active-constraint robotics for surgery. Proceedings of the IEEE, 2006, 94(9): 1696-1704.
7. Lonner J H. Robotic arm-assisted unicompartmental arthroplasty. Semin Arthroplasty, 2009, 20(2): 15-22.
8. Togawa D, Kayanja M M, Reinhardt M K, et al. Bone-mounted miniature robotic guidance for pedicle screw and translaminar facet screw placement: part 2-Evaluation of system accuracy. Neurosurgery, 2007, 60(2): 129-139.
9. Sukovich W, Brink-Danan S, Hardenbrook M. Miniature robotic guidance for pedicle screw placement in posterior spinal fusion: early clinical experience with the SpineAssist. Int J Med Robot, 2006, 2(2): 114-122.
10. Shoham M, Burman M, Zehavi E, et al. Bone-mounted miniature robot for surgical procedures: concept and clinical applications. Robotics and Automation, IEEE Transactions on Robotics and Automation, 2003, 19(5): 893-901.
11. Lonjon N, Chan-Seng E, Costalat V, et al. Robot-assisted spine surgery: feasibility study through a prospective case-matched analysis. European Spine Journal. 2016; 25: 947-55.
12. Chenin L, Peltier J, Lefranc M. Minimally invasive transforaminal lumbar interbody fusion with the ROSA(TM)Spine robot and intraoperative flat-panel CT guidance. Acta Neurochirurgica. 2016; 158: 1125-8.
13. Lefranc M, Peltier J. Accuracy of thoracolumbar transpedicular and vertebral body percutaneous screw placement: coupling the Rosa(R)Spine robot with intraoperative flat-panel CT guidance—a cadaver study. J Robot Surg 2015; 9: 331-338.
14. 赵春鹏, 王军强, 刘文勇, 等. 骨科机器人系统全程规划模块在长骨骨折精确牵引中的研究. 中华医学杂志, 2007, 87(43): 3038-3042.
15. 王军强, 王剑飞, 胡磊, 等. 医用机器人辅助股骨带锁髓内针远端锁钉瞄准系统的实验研究. 中华医学杂志, 2006, 86(9): 614-618.
16. Tian W, Wang H, Liu Y. Robot-assisted anterior odontoid screw fixation: a case report. Orthopaedic Surgery, 2016, 8(3): 400.
17. Tian W. Robot-Assisted posterior C1-2 transarticular screw fixation for atlantoaxial instability: a case report. Spine, 2016, 41: 1.
18. Tian W, Han X, Liu B, et al. A robot-assisted surgical system using a force-image control method for pedicle screw insertion. PLos One. 2014, 9(1): e86346.

四、诊断新技术

生物芯片研究进展及前景

谢 兰 程 京

清华大学医学系统生物学研究中心

（一）生物芯片概述

1. 概念和历史

生物芯片（biochip）技术是把生物医学检测相关非常微小的材料，如核酸、蛋白质、细胞、组织等，有序地固定到芯片上去，或者在芯片上制作各种微流体的管道和反应池，用这些器件实现对细胞、蛋白、基因及其他生物成分的快速、并行处理和分析。生物芯片具有高通量、微型化、自动化、高灵敏度和高特异性的特点，已经广泛应用于疾病预测、疾病预防、个体化治疗、药物开发、食品安全、环境检测、农业育种、太空探索、国家安全和司法鉴定等多个领域。

生物芯片的概念最早由 Fodor 等于 1991 年在美国《科学》杂志上提出，他们利用光刻技术，在固相基质上通过光引导原位合成了 1024 种多肽的序列，并用荧光显微镜观察了多肽和单克隆抗体之间的亲和反应。美国科学促进协会于 1998 年底将生物芯片评为当年的十大科技突破之一。我国生物芯片研究始于 1997~1998 年，“十五”期间，国家 863 计划重点组织实施了“功能基因组及生物芯片研究”重大专项，对生物芯片的系统研发给予支持。目前，生物芯片产业在我国已初具规模，已有数十家生物芯片公司陆续成立。

自 2006 年以来，美国食品药品监督管理局先后组织了 4 次微阵列芯片质量控制（microarray quality control，MAQC）项目，旨在促进生物芯片技术的标准化，加速其在临床上的应用。从 MAQC-III（也称 SEQC）开始，加入对测序技术的评估，除了要加强各测序平台的可重复性，也对其临床使用情况和安全性进行了评估。

近年来，生物芯片领域最重要的趋势是从生命科学研究走向了临床应用。特别是随着精准医学概念的提出，包括微阵列芯片和二代测序微流控芯片在内的各种生物芯片成为了极为重要的技术平台。

2. 分类

（1）按照结构特点分类

生物芯片的分类方法众多，最为常用的分类方法是按照结构特点将其分为两类：第一类是微阵列芯片，包括人们熟知的基因芯片等；第二类为微流控芯片，包括各类样品制备芯片、温控生化芯片、毛细管电泳芯片等，其最高境界是将全部步骤集成在一个器件上，形成微型全分析系统，也称为“芯片实验室”。

微流控芯片具有强大的样品制备能力，可以为高通量测序提供必要的样品制备平台。同时微流控技术也是即时诊断（point-of-care testing，POCT）市场上被认为最有潜力的技术。微流控芯片的快速发展也为器官芯片的诞生提供了基础，结合 3D 细胞培养和微制造工艺目前已经可以制作出支持组织分化、模拟组织与组织交互界面的一些结构，部分模拟活体器官的功能。器官芯片比现有的二维培养细胞模型或者动物模型更加接近人体生理环境，有望大大提高新药开发的效率。

（2）按照检测对象分类

生物芯片按照检测对象的不同，可以分为基因芯片、蛋白质芯片、细胞芯片、组织芯片等。基因芯片是发展最早、应用最成熟的生物芯片，又可细分为 DNA 芯片、mRNA 芯片、microRNA 芯片、lncRNA 芯片、circRNA 芯片等。蛋白质芯片在寻找肿瘤标志物、肿瘤早期诊断及抗肿瘤药物的研发方面已获得重大的进展，部分蛋白质芯片已转化为医疗诊断产品。细胞芯片在药物筛选、干细胞研究方面的作用日益凸显。组织芯片可以和许多常规技术，如免疫组织化学、核酸原位杂交等结合，有可能形成新的突破点，在药物筛选和肿瘤诊断等领域发挥作用。

（二）已进入临床的生物芯片相关产品

2015 年 1 月 20 日，美国总统奥巴马在国情咨文中宣布启动 2.15 亿美元的“精准医疗行动”（Precision Medicine Initiative），其核心思想是充分考虑个体在基因、环境、生活方式上的差异，提高疾病防治的有效性。2015 年 3 月，中国成立“精准医疗战略专家组”，将精准医疗作为我国重要的战略计划。

精准医疗强调基于个体的基因信息进行疾病的预测、诊断和个性化治疗，基因检测技术是实现精准医疗的重要基石，而生物芯片则为基因检测提供了高效和准确的平台。尽管起步比国外晚，我国却是世界上批准生物芯片进入临床最早的国家，比美国早近 3 年。下面我们选择一些有代表性的、已进入或即将进入临床的生物芯片产品做简要介绍。

1. 感染性疾病

（1）呼吸道病原菌核酸检测试剂盒（恒温扩增芯片法）

呼吸道感染是临床最常见的感染性疾病，抗生素的发明使得呼吸道感染的发病率和死亡率大幅度下降。对病原菌的准确鉴定对于抗生素的使用具有重要的指导意义，可以有效避免错用或滥用抗生素。

我国研发的呼吸道病原菌核酸检测试剂盒（恒温扩增芯片法）可同时对 13 种常见病原菌（即肺炎链球菌、金黄色葡萄球菌、大肠埃希氏菌、肺炎克雷伯菌、铜绿假单胞菌、鲍曼不动杆菌、嗜麦芽窄食单胞菌、耐甲氧西林葡萄球菌、流感嗜血杆菌、嗜肺军团菌、肺炎支原体、肺炎衣原体、结核分枝杆菌）进行非培养的快速并行检测，检测只需要 1h，可很大程度解决目前呼吸道感染病原菌检测周期长、确诊率低、部分细菌难培养等问题，从而很好地辅助临床诊断。该款产品已经于 2016 年获得医疗器械注册证书，已在北京大学人民医院、北京协和医院、广州医科大学第一附属医院、浙江医科大学第一附属医院、福建省立医院等多家医院开展应用。

（2）乙型肝炎病毒耐药基因检测试剂盒（微阵列芯片法）

乙型肝炎是由乙型肝炎病毒（hepatitis B virus，HBV）引起的以肝脏炎性病变为主且可引起多器官损害的一种传染病。我国是乙肝的高流行地区，乙肝表面抗原携带率约为10%。目前治疗乙肝的药物主要有核苷类似物和干扰素两类。随着抗乙肝药物的广泛应用，HBV耐药性问题日益凸显，对HBV耐药性检测在乙肝的治疗中有着举足轻重的作用。

我国研究开发的乙型肝炎病毒耐药基因检测芯片可以检测对拉米夫定、替比夫定、阿德福韦、替诺福韦和干扰素的耐药性，检测的相关位点包括 *rtL180M*、*rtA181T*、*rtA181V*、*rtM204I*、*rtM204V*、*rtN236T* 和 *nt1896G-A*，通过对耐药基因突变的识别来精准地指导临床用药。

（3）分枝杆菌菌种鉴定试剂盒（DNA 微阵列芯片法）

结核病是全世界最主要的传染病之一，目前，每年死于结核病的人数约170万，新发病例超过900万人。

分枝杆菌菌种鉴定基因芯片，可以同时快速检测包括结核杆菌在内的17种分枝杆菌（结核、胞内、鸟、戈登、堪萨斯、偶然、瘰疬、浅黄、土、龟-脓肿、草、不产色、海-溃疡、金色、苏尔加、蟾蜍和耻垢分枝杆菌），检测时间仅需6h，比传统生化鉴定法快100倍。这款产品已经于2009年获欧盟CE认证，2013年获得医疗器械注册证书。由于在应用方面的良好表现，先后获中国检验医学十大先进试剂、北京市自主创新产品证书和北京企业评价协会科技创新产品奖。

（4）结核分枝杆菌耐药基因检测试剂盒（DNA 微阵列芯片法）

耐多药结核分枝杆菌是指至少耐利福平和异烟肼的菌株，与结核的高病死率密切相关。据世界卫生组织估计，全球每年约出现50万耐多药结核新发病例，全球患该病的人数将高达100万。克服耐药性结核病的关键是快速准确地诊断出耐药性结核分枝杆菌，传统的药物敏感性试验培养周期长，约需4~12周才能得出结果。

我国研究开发的结核分枝杆菌耐药检测基因芯片，基于 *rpoB*/*katG*/*inhA* 的基因突变，能够快速检测分离株或者痰样本中结核杆菌的耐药情况（主要针对利福平和异烟肼两个一线抗结核药物），检测时间同样只需6h，比传统的药敏法快50~100倍。这款产品同样于2009年获欧盟CE认证，2010年获得医疗器械注册证书。

（5）GeneXpert Systems

由国外科研机构开发出的GeneXpert Systems系列产品，可以对多种感染性疾病进行快速诊断，其中多项检测已获得FDA认证。

以Xpert Xpress Flu/RSV为例，这款产品于2017年获得美国食品药品监督管理局认证，可以鉴定出流感病毒A（influenza A，Flu A）、Flu B和呼吸合胞病毒（respiratory syncytial virus，RSV），耗时仅需30min。这对于流感的控制非常有利，因为流感诊断的金标准RT-PCR耗时较长，临床医生常常被要求凭经验对疑似流感的病人作出处理。这款产品很好地解决了这一难题，可帮助医生作出快速临床诊断，也避免了使用不必要的抗生素。

（6）Aptima HIV-1 Quant Assay

国外研究机构开发的 Aptima HIV-1 Quant Assay 已获得 FDA 认证，可以检测 HIV 病毒载量，结合病人的临床表现和其他实验室指标，可以评估病人的预后，也可以对抗病毒治疗的疗效进行监测。产品的灵敏度和准确度很高，并且可以实现检测全自动化，非常方便。

2. 遗传性疾病

（1）15 项遗传性耳聋相关基因检测试剂盒（微阵列芯片法）

我国现有听力残疾人群 2000 多万，居各类残疾之首，其中 0~6 岁的儿童约有 80 万。在新生聋儿中，约 60% 的听力障碍是由于遗传基因引起的。正常人中也有约 5%的耳聋基因携带率，是造成后天耳聋和生育下一代聋儿的主要原因。

2009 年，我国研发出全球首款遗传性耳聋基因检测试剂盒，并顺利通过国家食品药品监督管理总局注册审批，为预防遗传性耳聋提供了最有效的方法。经过改良的第 2 代遗传性耳聋检测产品可以同时检测针对先天性耳聋、药物致聋、大前庭水管综合征的 4 个基因（*GJB2*、*GJB3*、*12SrRNA* 和 *PDS*）上的 15 个突变位点，配合全自动流体工作站和高通量激光共焦扫描仪，每次可完成 96 份样品的自动提取和自动检测。

截止到 2017 年 6 月，包括北京、成都、郑州、长春、福州、新疆、南通、长治等在内地区已自发将基于芯片的耳聋基因筛查列入民生工程，超过 200 万新生儿因此受益，其中近 5.5 万人避免了因错误用药导致的一针致聋。

（2）地中海贫血基因检测试剂盒（微阵列芯片法）

地中海贫血症（简称地贫），又称海洋性贫血或珠蛋白生成障碍型贫血，是我国南方各省、自治区（广东、广西、海南、云南、四川、重庆等）最常见、危害最大的遗传病，人群发病率高达 10%以上。地贫是由于编码珠蛋白基因的缺陷使血红蛋白中的珠蛋白肽链出现一种或几种合成减少或不能合成，从而导致血红蛋白的组成发生改变，临床症状大多表现为慢性进行性溶血性贫血。地贫的治疗较为困难，重症患者需要长期输血和去铁治疗，因此治疗费用极高。

我国研发推出的地中海贫血基因检测芯片可实现对低至 10ng 人基因组 DNA 的检测，灵敏度极高，且检测速度快，结果准确可靠。通过基因诊断可获得关于地贫更早期和更准确的结果，将地贫的基因诊断应用于产前筛查，可以有效避免重症地贫患儿的出生。

（3）染色体异常检测芯片（比较基因组杂交芯片）

染色体异常是导致自然流产、生殖障碍、先天性畸形、发育迟缓、精神发育迟滞等疾病的重要原因。我国每年新增染色体异常患儿高达 10 万~20 万人，约占新生儿的 0.5%~1%。临床上，约 50%的早期自然流产由染色体异常所引起。

染色体异常检测基因芯片是基于比较基因组杂交的原理，将待测的 DNA 样品和特殊设计的探针进行杂交，能够有效检测染色体的微缺失、微扩增和杂合性缺失等变异情况。由于其分辨率高，检测时间短，自动化程度高，正逐渐取代传统核型分析技术成为分析染色体异常的细胞遗传学研究的主流工具。我国推出了自主研发的染色体异常检测基因芯片 500+，一次可以检出数百种致病性染色体异常，不仅覆盖国际主流数据库的检测位点，还覆盖了最新的中华民族健康与疾病遗传资源共享平台数据库（GRCP），更适合于中国人群的产前筛查及出生缺陷检测。

（4）CytoScan® DX Assay（Affymetrix，Inc.）

国外的 CytoScan® Dx Assay 芯片也是一款用于染色体异常检测的芯片，主要用于染色体拷贝数变异检测，于 2014 年获得 FDA 许可。这款芯片主要用来检测与儿童发育迟滞或智力障碍相关的染色体异常，同时 FDA 也强调，该芯片不应该用作独立诊断，检测结果应和其他临床结果相结合。

3. 肿瘤类疾病

（1）MammaPrint®基因表达谱芯片

65%的乳腺癌患者在初次诊断时并没有淋巴结转移，在她们当中，85%的患者可以在 10 年内不发生远处转移，因此，她们并不会从化疗或激素疗法中获益。然而，临床医生很难准确地判断乳腺癌患者的类型和复发风险。

荷兰的研究公司开发的 MammaPrint®，是世界上首个被 FDA 批准上市的基于基因表达谱分析的分子诊断芯片产品，可以对 61 岁以下、I - II 期淋巴结阴性乳腺癌患者的复发风险进行评估。这项技术基于 70 个基因的表达水平，通过特殊的算法来评估癌症转移的风险，高风险的病人适合更强的治疗方案。

（2）Prosigna 乳腺癌基因表达谱芯片

国外公司研发的 Prosigna 芯片是 2013 年 FDA 批准的用于乳腺癌术后风险评估的多基因检测系统。通过对与乳腺癌相关的 50 个基因的表达量进行检测从而实现：①对乳腺癌分型，根据基因表达的差异，乳腺癌可分为 5 种分子亚型：管腔 A 型、管腔 B 型、类正常乳腺型、HER2 型和基底细胞样乳腺癌（luminal A、luminal B、normal breast-like、HER2 和 basal-like），从而采取相应的个体化治疗；②报告复发风险，Prosigna 分析软件综合基因表达、肿瘤大小等信息对手术后 10 年内复发的概率作出评分，并根据评分结合淋巴结转移的情况对复发风险作出分级，医生可以通过 Prosigna 报告的复发风险决定是否对患者采用化疗。

（3）Pathwork® Tissue of Origin Test

对于任何一种肿瘤，准确判断其来源对于选择合适的治疗方案非常关键。

国外公司开发的 Pathwork® Tissue of Origin Test 芯片，也是一种基于基因表达水平的诊断性检测，可以确定低分化或未分化肿瘤标本的组织来源。该芯片通过检测与转移癌原发灶相关的 1550 个基因的变化来溯源 15 种不同组织类型的肿瘤。临床医生可以依据检测结果对不同类型的癌症进行溯源，从而选择组织特异性的治疗方案。

（4）人乳头瘤病毒（HPV）分型检测试剂盒（微阵列芯片法）

宫颈癌是威胁妇女健康的主要疾病之一，发病率在女性恶性肿瘤中居第二位，仅次于乳腺癌。根据 HPV 型别与宫颈癌发生危险性的高低可将 HPV 分为低危型和高危型两类。低危型 HPV 主要包括 6、11、42、43、44 型等，通常引起外生殖器湿疣等良性病变，高危型 HPV 主要包括 16、18、31、33、52、56、68 等型，高危型 HPV 的持续感染及多重感染是宫颈癌发生、发展的必要因素，在超过95%的宫颈癌病人中可检出HPV病毒。宫颈HPV早发现、早预防是阻断癌变的关键。

我国研发的人乳头瘤病毒（HPV）分型检测试剂盒（微阵列芯片法）可以同时检测18种HPV高危型（16、18、26、31、33、35、39、45、51、52、53、56、58、59、66、68、73、82）和4种HPV低危型（6、11、70、81），全程只需3.5h，为临床宫颈癌快速筛查和辅助诊断提供了良好的解决方案。这款产品已于2015年获得医疗器械注册证书。

4. 心脑血管疾病

（1）抗栓治疗个体化用药基因检测试剂盒（微阵列芯片法）

华法林和氯吡格雷是治疗心脑血管疾病常用的抗栓药物，被广泛用于预防和治疗血栓性疾病，但在临床使用中，临床疗效和不良反应的个体差异却很大，剂量难以掌握，有些人即使服用很小的剂量也可能会导致出血，而有些人服用常规剂量却可能出现抗凝不足。而这一现象和个体的遗传因素相关，一些基因变异会直接影响药物在血液中的代谢速率，进而影响药效和毒性，如*CYP2C9*基因的变异会影响人体对华法林的代谢速率。美国FDA早在2007年就推荐在使用华法林、氯吡格雷等药物前对病人体内*CYP2C9*、*CYP2C19*、*VKORC1*等基因的多态性进行检测。

我国研发的抗栓治疗个体化用药基因检测试剂盒（微阵列芯片法），针对与华法林和氯吡格雷个体化用药相关的6个基因（*CYP2C9*、*VKORC1*、*CYP4F2*、*GGCX*、*CYP2C19*、*CYP3A4*）上的9个突变位点进行检测，覆盖位点全面，灵敏度可达100ng/μl人基因组DNA，用时仅需4~4.5h。医生可根据患者基因型来调整抗栓药物的给剂量，在保证抗凝效果的同时避免大出血等严重副作用。

5. 代谢性疾病

（1）苯丙氨酸羟化酶基因突变检测试剂盒

苯丙酮尿症（phenylketonuria，简称PKU）是一种先天代谢性疾病，由于基因突变造成新生儿体内苯丙氨酸代谢紊乱。

我国研发的苯丙氨酸羟化酶基因突变检测试剂盒，通过对编码苯丙氨酸羟化酶的基因进行突变位点检测，不仅可以对新生儿进行筛查，而且还可进行产前诊断，是对传统生化检测的有益补充。

（二）生物芯片前景展望

可以看到，生物芯片已逐渐从科研领域转向临床应用，成为精准医疗不可或缺的重要技术平台。我国的生物芯片类产品已积累了近十年的临床应用经验，在感染性疾病、遗传性疾病、肿瘤类疾病、心血管疾病、代谢性疾病的诊疗方面大放异彩。另外，我国自主研发和生产的生物芯片类产品及仪器也开始向海外出口，销售覆盖亚洲和欧美20多个国家。

主要参考文献

1. 邢婉丽, 程京. 2004. 生物芯片技术. 北京: 清华大学出版社.
2. Fodor S P, Read J L, Pirrung M C, et al. Light-directed, spatially addressable parallel chemical synthesis. Science. 1991, 251(4995): 767-773.
3. MAQC Consortium, Shi L, Reid L H, et al. The MicroArray Quality Control(MAQC)project shows inter– and intraplatform reproducibility of gene expression measurements. Nat Biotechnol. 2006, 24(9): 1151-1161.
4. Luo J, Schumacher M, Scherer A, et al. A comparison of batch effect removal methods for enhancement of prediction performance using MAQC-II microarray gene expression data. 2010, 10(4): 278-291.
5. Shi L, Campbell G, Jones W D, et al. The MicroArray Quality Control(MAQC)-II study of common practices for the development and validation of microarray-based predictive models. Nat Biotechnol. 2010, 28(8): 827-838.
6. Su Z, Łabaj P P, Li S, et al. A comprehensive assessment of RNA-seq accuracy, reproducibility and information content by the Sequencing Quality Control Consortium. Nat Biotechnol. 2014, 32(9): 903-914.
7. Huh D, Hamilton G A, Ingber D E. From 3D cell culture to organs-on-chips. Trends Cell Biol. 2011, 21(12): 745-754.
8. Zhou Q J, Wang L, Chen J, et al. Development and evaluation of a real-time fluorogenic loop-mediated isothermal amplification assay integrated on a microfluidic disc chip(on-chip LAMP)for rapid and simultaneous detection of ten pathogenic bacteria in aquatic animals. J Microbiol Methods. 2014, 104: 26-35.
9. 杨瑞锋, 杜绍财, 丛旭, 等. DNA 微阵列芯片法检测慢性乙型肝炎拉米夫定和阿德福韦酯耐药突变. 中华检验医学杂志. 2010, 11: 1049-1053.
10. Lawn S D, Zumla A I. Tuberculosis. Lancet. 2011, 378(9785): 57-72.
11. Zhu L, Jiang G, Wang S, et al. Biochip system for rapid and accurate identification of Mycobacteria species from isolates and sputum. J Clin Microbiol. 2010, 48(10): 3654-3660.
12. Guo Y, Zhou Y, Wang C, et al. Rapid and accurate determination of MDR in *M. tuberculosis* isolates and clinical sputum using a biochip system. Int J Tuberc Lung Dis. 2009, 13(7): 914-920.
13. Dugas A F, Valsamakis A, Gaydos C A, et al. Evaluation of the Xpert Flu rapid PCR assay in high-risk emergency department patients. J Clin Microbiol. 2014, 52(12): 4353-4355.
14. Nair S V, Kim H C, Fortunko J, et al. Aptima HIV-1 Quant Dx--A fully automated assay for both diagnosis and quantification of HIV-1. J Clin Virol. 2016, 77: 46-54.
15. Petit C. Genes responsible for human hereditary deafness: symphony of a thousand. Nat Gen. 1996, 14: 385-391.
16. Smigal C, Jemal A, Ward E, et al. Trends in breast cancer by race and ethnicity: update 2006. CA Cancer J Clin. 2006, 56(3): 168-183.
17. Mook S, Van't Veer L J, Rutgers E J, et al. Individualization of therapy using Mammaprint: from development to the MINDACT trial. Cancer Genomics Proteomics. 2007, 4(3): 147-155.
18. Wallden B, Storhoff J, Nielsen T, et al. Development and verification of the PAM50-based Prosigna breast cancer gene signature assay. BMC Med Genomics. 2015, (22)8: 54.
19. Dumur C I, Fuller C E, Blevins T L, et al. Clinical verification of the performance of the pathwork tissue of origin test: utility and limitations. Am J Clin Pathol. 2011, 136(6): 924-933.
20. Elfgren K, Kalantari M, Moberger B, et al. A population-based five-year follow-up study of cervical human papillomavirus infection. Am J Obstet Gynecol. 2000, 183(3): 561-567.
21. Cavallari L H. Tailoring drug therapy based on genotype. J Pharm Pract. 2012, 25(4): 413-416.

测序技术和分子诊断

陈芳 谢伟伟 蒋慧 王晓玲 夏志 杨焕明
深圳华大基因研究院

国际人类基因组计划（International Human Genome Project，HGP）已在14年前落下帷幕，它的重大影响主要有三个方面：首先，倡导了一种文化——合作的文化，这已成为“全球化”的重要组成部分，给正在迅速崛起的中国医学科学界提供了走向世界的机遇，同时也给疾病分子诊断的国际合作提供了成功的先例。其次，HGP创立了一个新的学科——基因组学，已经使生命科学的几乎所有学科都“组化”或“组学化”了，也给我国分子诊断的发展提供了新的启示：连接“基因型”分析和包括所有临床检测、各种影像的“表现型”分析，即把所有的表现型“数字化”。最后，HGP建立、发展和推广的一项技术——DNA测序技术已成为分子诊断的主要技术，并给疾病的诊断带来了革命性变化。到2017年5月底，新一代测序技术已实现了“一千美元/基因组”的目标，即一美元能测300万个碱基，为分子诊断技术造福人类提供了前所未有的技术支撑。

此外，其他与测序有关的技术，如基于单核苷酸多态性（single nucleotide polymorphism，SNP）的遍基因组关联分析（genome wide association study，GWAS），运用改进的PCR技术（如数字PCR、定量荧光PCR）的点突变和基因组小区域分析技术，基于DNA捕获（DNA capture）的基因组区域分析技术（如外显子与外显子组分析、线粒体基因组分析等），RNA组与miRNA分析技术，新近出现的META基因组学和微生物组群（microbiota）分析技术，甲基化组（methylome）分析，特别是单细胞组学分析技术，以及母血中胎儿DNA和有核红细胞、循环肿瘤细胞（circular tumor cell，ctCell）和细胞外游离DNA（cell-free DNA，cfDNA）分析技术，蛋白质组与代谢组分析的质谱技术，各类芯片技术，以及基于几百万不同群体的正常人与各种病人基因组序列数据的“大数据”的理念，疾病及所有表型的数据化“深度学习”（deep learning）和“人工智能”等，使分子诊断技术在临床上的应用展现出前所未有的新局面。

（一）分子诊断的新进展

从人类的发育和疾病的发展阶段性，可将疾病的分子诊断技术分为“产前（prenatal）”、“植入前（preimplantational）”、新生儿（newborn）、“症状前（pre-symptomatic）”诊断，以及症状出现后的疾病诊断分型和治疗过程中的用药指导及预后评估等。

1. 无创产前检测技术

10余年来，分子诊断领域最重要的进展和最广泛的应用技术是无创产前检测（non-invasive prenatal testing，NIPT）。1997年，中国香港中文大学的卢煜明（Dennis Lo）团队首次发现孕妇外周血中存在源自胎儿的游离DNA，为无创产前检测提供了新的可靠的样本来源。而这一技术的临床应用，则得益于大规模平行高通量（massively parallel high-throughput，MPH）测序技术及其配套技术——痕量 DNA 测序，目前主要用于胎儿染色体非整倍体综合征如 21-三体综合征（Down 综合征）、18-三体综合征（Edward 综合征）和 13-三体综合征（Patau 综合征）等的检测。

NIPT 技术的发展趋势是序列化、痕量化、简捷化、快速化、低成本化、灵敏性与特异性的提高，以及多种靶标的开发和疾病谱的扩展。主要有：①传统的相关染色体区域的序列片段数目变异（copy number variation，CNV）用于非整倍体直接分析；②CNV 用于基因组缺失与扩增引起的疾病的分析；③经典的单基因遗传病相关的“点突变”直接分析。一个最成功的案例是：对一位孕妇血浆进行了 270 × 的高深度测序，通过对比母体血浆序列及父母的基因组序列，胎儿新发突变的检出灵敏度达到 85%，阳性预测值达到 74%，比之前提高了两个数量级。此外，在一例确诊胎儿患有心脏皮肤综合征的妊娠中，运用该技术对母亲血浆 DNA 进行了高达 195 × 覆盖度的测序，检测到了胎儿携带的 *BRAF* 基因新发致病突变。应用相对单倍型剂量（relative haplotype dosage，RHDO）分析结合高通量测序来检测胎儿是否存在相关遗传突变，可以不必依靠父母双亲及家庭成员 DNA 信息。

2. 植入前检测技术

PGS（preimplantation genetic screening）指对早期胚进行染色体分析，选择未见异常的用于植入，以提高试管婴儿成功率（怀孕率和出生率）；而 PGD（preimplantation genetic diagnosis）是指通过显微操作技术取出早期胚（体外受精后、植入前）的一个或少数几个细胞或囊胚期的胚胎滋养层的足量细胞，应用 DNA 分析技术进行特定基因和染色体畸变的检测，主要适用于有明确遗传病的人群或夫妻双方是否平衡易位携带者。PGS/PGD 的关键是获得足量的早期胚 DNA，而不对胎儿带来任何损伤。2016 年由 PGDIS（Preimplantation Genetic Diagnosis International Society）发布的《PGD 指南》建议对胚胎嵌合度进行检测。以往的 PGD 技术难以区分正常核型和平衡易位携带的早期胚，现在利用高通量测序技术能够精确确定断裂点，可以对染色体平衡易位进行预测诊断。也可以利用全基因组测序结合单体型分析，实现只需一次活检便可对早期胚进行染色体异常和单基因变异的同时检测。

3. 新生儿筛查技术

我国新生儿疾病筛查（newborn screening）起始于 1981 年，最初筛查的遗传病有苯丙酮尿症、半乳糖血症及先天性甲状腺功能减低症，而后扩大到苯丙酮尿症、先天性甲状腺功能低下、先天性肾上腺皮质增生症、葡萄糖-6-磷酸脱氢酶缺乏、半乳糖血症、遗传性耳聋、地中海贫血等 40 余种高发、致残行及致病性较高的疾病。以常规的技术及串联质谱法作为常用的检测手段准确度过低，对高危人群需要重复多次检测。新生儿耳聋目前普遍采用听力筛查结合基因检测以提高检出率，该方法在京津冀等地区得到了广泛推广。我国先天性肾上腺皮质增生（congenital adrenal cortical hyperplasia，CAH）筛查起步较晚，但目前全国已有近百家新生儿筛查服务中心。“中华预防医学会出生缺陷预防与控制专业委员会新生儿筛查学组”建议将基因检测作为 CAH 确诊的金标准，尤其对于临床疑似而生化诊断困难者，或诊断不明已用糖皮质激素治疗者。除此之外，已开展对一些新生儿高发疾病分子诊断的研究，如短链酰基辅酶 A 脱氢酶缺乏症等。

4. 疾病的症状前和症状后基因检测

（1）遗传病的基因检测

单一的经典遗传病尽管可被称为“罕见病”，但病种多样复杂，患者总数巨大。记录在 OMIM(Online Mendelian Inheritance in Man)上的已知人类孟德尔遗传病已有 8389 种（至 2017 年 6 月 1 日），其中 5003 种疾病表征已明确其致病基因和变异。这类较为明确的分子基础可以马上转化为临床分子检测与诊断的靶基因或靶变异。

对于遗传病的患者，应尽早发现并给予治疗，以减轻或控制患者的症状。对于那些严重致畸致残且目前尚无有效治疗的遗传病，运用基因检测来指导产前和植入前诊断/筛查是目前的主要策略，也是“表型治疗”及“基因治疗”的基础和前提。

遗传疾病的诊断，经历了最初的家系分析、细胞遗传学分析、FISH（fluorescence *in situ* hybridization，荧光原位杂交）、PCR、基因芯片等几个技术发展阶段。高通量测序技术开启了遗传病分子检测的新纪元。

国内目前已有的遗传病基因检测产品包括遗传性耳聋基因检测、骨骼/肌肉神经系统遗传病基因检测、眼科遗传病基因检测、遗传性代谢疾病基因检测、单基因糖尿病基因检测、遗传性心律失常基因检测、消化系统单基因病基因检测等。其主要流程都是通过特异性序列分析并捕获靶 DNA 片段（即疾病相关基因），经不同技术（如捕获芯片）富集后上机测序。目前国内已有多家公司开展遗传病基因检测。不同公司的基因检测产品在芯片设计和测序平台会有不同，都需要满足评测指标如靶基因的捕获效率、覆盖率、均一性和稳定性等临床应用要求。

遗传病基因检测需经过以下三个重要环节：一是医生需对病人的疾病表征有准确的判断，并能给出基因检测的必要性建议；二是基因检测机构的工作流程，在最短的时间内给出可靠的基因检测结果；三是医生和遗传咨询专业人士对于变异的致病性判断和生命伦理原则（如“知情同意”和“保护隐私”以及“不知之权”等）的把握。只有这三个环节紧密配合，才能保证遗传病基因检测的及时、可靠、实用。

遗传病基因检测领域的技术发展，一是追求低成本下的高质量技术，以期惠及更多群体；二是提升医生和遗传咨询团队的能力，准确地解读变异与疾病表型的关系，更好地指导患者的个性化诊疗；三是以“大数据”为基础的数字化及“深度学习”和“人工智能”的大规模、快速、准确分析。

（2）癌症的分子诊断

癌症是全球发病和死亡的主要原因，2015 年中国癌症发病人数为 429.2 万，癌死亡人数为 281.4 万，约占全球癌症死亡人数的 1/4。随着人类平均寿命的持续延长，以及环境和生活方式等多方面的原因，肿瘤发病率的持续增长趋势似乎难以逆转。

癌症研究从检测到治疗都取得了长足的进步。从遗传学与基因组学的角度，肿瘤研究与临床诊断有两个重要方面：基因型分析的序列化和表现型分析的数字化。“表现型分析”及传统的肿瘤诊断方法主要有影像学、病理学及其他生化、免疫指标，当前的中心任务是基于大数据理念的数字化。癌症具高度异质性，组织学形态相同的癌组织的分子改变也不尽相同，从而导致肿瘤治疗反应和预后的差别。而近期的技术进展包括 cfDNA 和循环肿瘤细胞（circular tumor cell，ctDNA）的分离和基因组测序，以及单细胞组学技术的发展。

基于分子诊断的癌症预防宫颈癌是“病毒致癌”较为明确的癌症，高危型人乳头状瘤病毒（humanpapillomavirus，HPV）的感染是宫颈癌发展的必要阶段，这使得宫颈癌成为癌症预防的成功典范之一。美国 FDA 批准的 HPV 四价疫苗和二价疫苗作为初级预防手段已经在 48 个国家实施，证明这两种疫苗对于 HPV16/18 相关的宫颈、外阴，以及阴道病变和 HPV6/11 相关的生殖疣有效性可达 100%。对于未有过性接触的未成年女性可以采用 HPV 疫苗进行宫颈癌的预防。以测序技术为基础的各种技术已成为病毒和其他病原微生物的分子检测和分型的最快速、最准确、最可靠的手段。

遗传性肿瘤的分子诊断。遗传性肿瘤的发生源于某些特定基因的变异，这些变异会在家族中遗传并使携带变异的家庭成员罹患相应恶性肿瘤的概率极大上升。约 5%~10% 的乳腺癌为家族性，其中约有 40%~45% 的遗传性乳腺癌是由 *BRCA1/2* 基因突变引起的，对 *BRCA1/2* 基因突变携带者进行定期的基因筛查、药物预防和手术预防，可以将乳腺癌的患病风险降低高达 90%。现已发现还有一些其他的基因突变也会导致乳腺癌风险上升，如 *CHEK2*、*BRIP1*、*BARD1* 等基因，以及一些其他肿瘤相关综合征易感基因 *TP53* 和 *PTEN* 等。

25%的结直肠癌可能是遗传性的。遗传性非息肉病性结直肠癌（HNPCC，又称林奇综合征）和家族性息肉病（FAP/AFAP）都是常见遗传性结直肠癌易感综合征。HNPCC 主要是由错配修复基因（*MLH1*、*MSH2*、*MSH6* 和 *PMS2*）的突变导致。FAP 综合征也是一种结直肠癌易感综合征，主要为 *APC* 基因的突变，患者青少年时期会有成百上千的结直肠息肉出现，如果不进行干预，最终会发展为结直肠癌。另外已知的遗传性癌症还有胃癌遗传易感综合征、肾癌遗传易感综合征、前列腺癌、多发性内分泌瘤、甲状腺癌、黑色素瘤等癌症。

目前针对遗传性肿瘤基因筛查的技术方法主要为 DNA 捕获结合高通量测序技术，可以根据所需检测的遗传性肿瘤的类型不同而进行不同类型的基因检测。例如，具有乳腺癌家族史的人群，常推荐进行 *ATM*、*BRCA1*、*BRCA2*、*CDH1*、*CHEK2*、*PALB2*、*PTEN*、*STK11*、*TP53* 等基因的检测。而具有结直肠癌家族史的人群则推荐 *APC*、*AXIN2*、*EPCAM*、*MLH1*、*MLH3*、*MSH2*、*MSH6*、*MUTYH*、*PMS1*、*PMS2*、*STK11*、*PTEN*、*SMAD4*、*BMPR1A* 等基因的检测。

ctDNA 用于癌症的分子诊断。ctDNA 广泛存在于肿瘤患者的血液之中，占癌症患者体液中游离 DNA 总量的 0.01%~50%。相比循环肿瘤细胞，ctDNA 在血液中的含量更高。ctDNA 直接来自肿瘤原发灶或转移灶中的脱落癌细胞，是肿瘤释放的重要标记物，能较为全面地反映实体肿瘤各个亚群的发育动态。ctDNA 具有出现较早、半衰期较短的特点。近年来发展了一系列分离、捕获、富集的技术并结合高通量测序技术，使 ctDNA 的检测与分析接近临床应用的要求。如在乳腺癌和结肠癌中，ctDNA 比蛋白标志物更灵敏，可用于追踪肿瘤的消失、转移和复发。ctDNA 还可用于肿瘤耐药的机制研究，发现新的靶点，同时能够比传统方法更早检测到肿瘤的发生发展情况。一项回顾性研究发现，ctDNA 检测可提前 11 个月检测到复发风险。在指导治疗和预后评估上，包括发现早期转移和避免过度治疗等方面，ctDNA 分析技术也具有明显优势，尽管在特异性和检出率方面都有待提高。cfDNA 的甲基化分析已在肿瘤早期诊断中开始尝试，结直肠癌的 *SEPTIN9* 的检测灵敏度可达 70%，非小细胞肺癌的 *SHOX2* 灵敏度可以达到 78%，而使用 *TWIST*、*ONECUT2* 和 *OTX1* 甲基化分析结合 *FGGR3*、*TERT* 和 *HRAS* 突变能够用来进行膀胱癌的检查，其灵敏度和特异性分别为 97%和 83%。可以预见“液体活检”将在肿瘤的预防和治疗中起重大作用。

蛋白质生物标记物用于癌症的分子诊断不同癌症细胞表达的生物标记物的种类和含量也有所不同。例如，AFP 为肝癌的标记物，PSA 为（前列腺特异抗原）为前列腺癌的生物标记物，CAl25 为卵巢癌的生物标记物。这些常用的肿瘤标记物都有对应的阈值，分析技术以免疫生化为主。肿瘤蛋白质标记物的检测已作为临床上诊断癌症的常用辅助手段。

癌症的分子诊断用于靶向治疗靶向药物已在肿瘤治疗中开始应用。靶向药物是针对特异性靶基因、靶变异位点设计的，在用药之前，必须检测靶位点才能提供药物治疗方案。以 EGFR 靶向药物为例，在非小细胞肺腺癌里，*EGFR* 基因的突变频率很高，尤其是亚裔非吸烟的女性患者。*EGFR* 基因的常见突变位点发生在 18、19、20 和 21 号外显子上，其中 19 号外显子的非移码缺失突变约占 45%，21 号外显子的 *L858R* 点突变占 40%~45%，19 号外显子的非移码缺失，或 21 号外显子的 *L858R* 错义突变，可以考虑使用 EGFR 靶向药物，即吉非替尼（易瑞沙）、厄洛替尼（特罗凯）和埃克替尼（凯美钠）。而阿法替尼对于某些类型的 *EGFR* 基因罕见突变（如 *EGFR* 基因 *G719X*、*L861Q* 和 *S768I* 的患者）疗效较好。奥希替尼是新一代靶向，对 EGFR-TKI 的 *T790M* 突变导致的耐药性有很好的响应率。而如有其他突变导致的耐药性则需考虑联合用药，都需要分子诊断作为参照。

癌症的分子诊断用于放化治疗。目前放化治疗仍占肿瘤临床治疗的 70% 以上。放化治疗是利用化学药物杀死肿瘤细胞、抑制肿瘤细胞生长繁殖或促进肿瘤细胞凋亡的一种治疗方式。毒副作用较大，患者的一些基因表达及变异的多态性与放化疗的代谢，以及毒副作用程度相关。一些相关基因的检测能反映放化疗的效果。目前针对各种药物治疗方案，使用测序技术可对 592 个癌症相关基因进行分析，为临床治疗提供有用的信息。

癌症的分子诊断用于免疫治疗肿瘤从 1891 年开始经历了漫长的探索并遭遇多次重大挫折。2010 年获美国 FDA 批准的前列癌治疗疫苗 Provenge 曾被誉为史上第一个免疫治疗药物。2011 年，CTLA-4 单抗 Ipilimumab 被批准作为免疫检验点抑制剂上市。截至目前，以 PD-1 抗体、PD-L1 抗体、CTLA-4 抗体为免疫检查点抑制剂，已被批准用于恶性黑色素瘤，、非小细胞肺癌、肾癌等多个种癌症中使用，效果非常显著。另外对于一些特殊的癌症，如乳腺癌、卵巢癌、前列腺癌等与体内激素及部分基因表达（如 *ER*、*PR*、*HER2* 基因）密切相关，在激素类药物治疗时也要参考这些基因的动态变异和表达水平的动态变化。与此同时，同癌异治、异癌统治的思想也被越来越多的人接受。

（3）复杂疾病的分子诊断

以 T2D（Ⅱ型糖尿病）为例。近 10 年来，我国糖尿病患病人数快速攀升到将近 10%以上。近几年糖尿病分子诊断最重要的进展是肠道微生物（microbiome）与 T2D 的关系。肠道微生物的 16S RNA 研究已发现 T2D 病人与一些细菌的种类有关。肠道微生物组关联分析（metagenome wide association study，MWAS）也发现 T2D 患者肠道梭菌目（Clostridiales）减少，*Clostridium hathewayi* 菌类数目增加。

在 T2D 患者的肠道微生物中，产生丁酸盐的细菌和丁酸盐生物合成基因的减少，可能与胰高血糖素样肽 1（GLP1）和 YY 肽分泌的能力有关。这些肽参与促进肠内糖异生，能更好地控制葡萄糖和能量平衡。通过药物治疗后患者的这类细菌数目会得到恢复。以上的研究显示肠道微生物作为检测糖尿病的分子标记将成为可能。

最近的研究表明 T2D 与脂质代谢紊乱之间的关联，发现血浆中酰基肉碱（acylcarnitines）可以作为分子编辑对 T2D 进行预测。而液相色谱-串联质谱分析发现溶血磷脂酰胆碱与 HOMA-IR（血红蛋白和胰岛素抵抗指数）呈负相关。

（二）我国分子诊断技术的优势和不足

1. 我国已进入测序技术开发和应用的先进行列

自 1999 年参与 HGP 并完成其“中国卷”，我国在 2013 年便成为“测序大国”，测序能力约占全球的一半，并为人类和其他动物、植物和微生物的基因组测序做出了至少 1/3 的贡献。疾病的分子诊断是测序及其他相关技术在医学临床上的第一轮成功应用；NIPT 和新生儿筛查已在全国多数省/市/自治区全面推广；植入前基因检测已开始进入辅助生殖临床；癌症及其他重要疾病的早期诊断、分子分型、用药指导等方面已从“跟跑”转为“并跑”，并在少数方面进入“领跑”的先进行列。

NIPT 在我国已产生较为深远的医学和社会影响。如深圳在 2013 年开始至 2016 年底，已实施了 171 243 例孕妇的 NIPT，共检出 739 例各种染色体异常。并在 44 838 例 21-三体初筛为“低风险”孕妇中以 NIPT 检出染色体异常 70 例。全市 21-三体综合征患儿的出生率由 2013 年的 2.56/万降低到 2016 年的 1.60/万，下降了 37.4%。深圳与河南、安徽、重庆等省市的一些地区已启动政府的全面补贴。据不完全初步统计，我国以测序技术为基础的 NIPT 已累计完成 500 多万例。

我国与国际先进水平的差距也是明显的。如新生儿的疾病筛查，对比美国，我国仍处于相对落后的阶段，主要体现在：①美国新生儿疾病筛查的种类大约为 29 种（各州根据不同情况有所增减），而我国一般不到 10 种；②基因诊断技术在美国新生儿疾病筛查中已开始应用，而我国则刚起步。但在新生儿样本的筛查模式，我国则有相对的优势。欧美国家的筛查中心仅接受新生儿血样本的检测，不承担可疑病例的召回和阳性病例的诊断与治疗、随访与评估等工作，而我国的新生儿筛查中心集宣传筛查、诊治、随访、管理于一体，在一定程度上有利于诊断和治疗。

2. 我国已建立了具有中国特色的分子诊断监管体系

美国是世界上分子诊断的应用大国，以测序技术为基础的 NIPT 等分子诊断技术的应用最广，监管也较为有序。2016 年 7 月，美国医学遗传学会（American College of Medical Genetics，ACMG）发表了关于胎儿非整倍体无创产前诊断的新共识，明确支持以 NIPT 来替代非整倍体染色体综合征的传统检测方法。

在欧洲，瑞士是全球首个将 NIPT 纳入医保的国家，向“高风险”孕妇提供“强制性”服务。荷兰也将 NIPT 纳入公共健康项目。英国于 2016 年 11 月开始全面推广 NIPT。德国于 2016 年 8 月组织对 NIPT 进行评估，准备于 2019 年 8 月将 13-、18-及 21-三体的 NIPT 列入国家医保体系。欧洲近百个实验室于 2017 年 6 月 8 日发表了“推广 13-、18-、21-三体的 NITP 实践的共识与标准”，反映了欧洲医学界对 NIPT 的支持态度。

由于技术“门槛”及其他原因，我国的 NIPT 等分子诊断技术也曾几度乱象丛生，并导致长达数月的全国性强制“关门”整顿。经过较长时间的讨论与尝试，国家卫生计生委医管局于 2016 年 10 月 27 日发布了《国家卫生计生委办公厅关于规范有序开展孕妇外周血胎儿游离 DNA 产前筛查与诊断工作的通知》，原则上只要具备相关资质的医院或医学检验所都能开展无创 DNA 产前筛查与诊断，在扩大应用范围的同时也更需要加强对相应资质的审查与监管。国家食品药品监督管理总局于 2017 年 3 月 30 日发布了《胎儿染色体非整倍体（13-、18-、21-三体）检测试剂盒（高通量测序法）注册技术审查指导原则》。这些文件都有力地推动了我国 NIPT 的有序发展。

对于植入前诊断，在加强监管的前提下，我国积极推动这一技术在辅助生殖临床中的应用。 2016 年年底，国家卫生计生委批准了 451 家辅助生殖机构，其中就包括 40 家拥有开展植入前诊断的资质的机构。同时，国家食品药品监督管理局也发布了用于评价高通量测序法进行植入前染色体非整倍体检测的国家“参考样品”，并征求多家检测机构的意见和建议，制定了《高通量测序技术进行植入前染色体非整倍体检测试剂的质量控制技术评价指南》，对新的植入前遗传学诊断技术提供指导。尽管相对于欧美国家，我国这些相应的法规政策、指导意见等还不够完善，有待进一步加强建设和健全。

除了政府有关部门的有效监管之外，我国的医学科学界也对产前、植入前的分了诊断相关的生命伦理问题进行了广泛的讨论，并达成了诊断对象与知情同意等方面的共识与相关的技术性标准，为测序及相关技术在医学临床方面更广泛的应用提供了成功的经验。

3. 我国在上游技术和基础数据的开发方面的差距明显

分子诊断的重要技术是测序技术，而测序技术的上游是测序仪的研发和量产。迄今，这一市场的垄断仍十分突出，差不多 90% 的测序仪是美国的一家公司生产的，并几度在新型仪器和试剂方面对我国实行很不平等的销售政策，数种新的机型在我国的标价是美国本土销售价的两倍左右。可喜的是，这种情况正在改变。我国自主开发、具有自我知识产权的新一代测序仪，已经接近国际先进水平，已开始批量生产并投入分子诊断。

与测序相关的分子诊断的重要基础是未病和患病个体的基因组序列数据和表型组（包括临床症状，超声波和 X 射线、CT 和磁共振、病理图像等所有影像，所有生化、免疫等临床指标）的“大数据”。我国的与测序相关的分子诊断机构和公司已有数百家之多，但上述数据的收集及其标准化，分享机制及其制度化尚未成型，动态数据（如大人群的随访）也亟待开始和规范化。这些现象也会随着国家基因库及其分享机制的建立而逐步改善。

与分子诊断相关的重要技术是生物信息学研究及其分析工具的开发。我国在基因组学和生物信息学方面曾创造了辉煌，如“全基因组霰弹法测序”的“从头组装”软件曾在全球称雄，为 MPH 测序技术的应用起到了很大的推动作用。但在分子诊断的信息分析方法上，迄今尚未见突破性的创新。同时，要在“大数据”的理念指导下，抓紧开展海量数据分析、“深度学习”和智能化。症状组学（symptomics）就是人类疾病的“表型组学”的重要部分。要鼓励、支持影像组学（imageomics，包括 X 射线、超声波 CT、磁共振、病理图像等）、生化免疫分析等所有临床指征的数字化，纳入“大数据”，逐步“智能化”。

主要参考文献

1. 冀飞，王秋菊.新生儿听力及基因联合筛查与遗传咨询——京津冀 0-6 岁儿童听力筛查诊断中心 2016 年第一季度学术讨论会纪要. 中华耳科学杂志，2016 , 14(2): 322-322.
2. 相丽丽，林倩.济南市部分新生儿听力和耳聋基因联合筛查结果分析.中华耳鼻咽喉头颈外科杂志，2015, 50(5): 401-405.
3. 忻蓉，顾春健.湖州市新生儿听力和耳聋基因联合筛查结果分析.中国耳鼻咽喉头颈外科杂志.2016, 23(5): 269-271.
4. 原晶晶，张帆.957 例新生儿听力和聋病易感基因联合筛查结果分析.海南医学, 2016, 27(15): 2441-2443.
5. 中华预防医学会出声缺陷预防与控制专业委员会新生儿筛查学组.先天性肾上腺皮质增生症新生儿筛查共识.中华儿科杂志.2016,54(6):404-409.
6. 杨茹莱.新生儿半乳糖血症筛查及基因谱分析.中华儿科杂志，2017 , 55(2): 104-108.
7. 黄新文.短链酰基辅酶 A 脱氢酶缺乏症新生儿筛查、临床特征及基因突变分析.中华儿科杂志，2016, 54(12): 927-930.
8. Gregg A R, Skotko B G, Benkendorf J L, et al. Noninvasive prenatal screening for fetal aneuploidy, 2016 update: a position statement of the American College of Medical Genetics and Genomics. Genet Med. 2016; 18: 1056-1065.
9. Xu C, Wang T, Liu C, et al. Noninvasive prenatal screening of fetal aneuploidy without massively parallel sequencing. Clin Chem. 2017; 63: 861-869.
10. Lefkowitz R B, Tynan J A, Liu T, et al. Clinical validation of a noninvasive prenatal test for genomewide detection of fetal copy number variants. Am J Obstet Gynecol. 2016; 215: 227 e1- e16.
11. Chan K C, Jiang P, Sun K, et al. Second generation noninvasive fetal genome analysis reveals de novo mutations, single-base parental inheritance, and preferred DNA ends. Proc Natl Acad Sci U S A. 2016; 113: E8159-E68.
12. Hui W W, Jiang P, Tong Y K, et al. Universal haplotype-based noninvasive prenatal testing for single gene diseases. Clin Chem. 2017; 63: 513-524.
13. Gardner D K SWB. *In vitro* culture of human batboys In: Towards reproductive certainty: infertility and genetics beyond 1999. Carnforth: Parthenon Publishing. 1999.
14. Werner MD, Scott RT, Jr., Treff NR. 24-chromosome PCR for aneuploidy screening. Curr Opin Obstet Gynecol. 2015; 27(3): 201-205.
15. Xu J, Fang R, Chen L, et al. Noninvasive chromosome screening of human embryos by genome sequencing of embryo culture medium for *in vitro* fertilization. Proc Natl Acad Sci U S A. 2016; 113(42): 11907-11912.
16. Munne S, Grifo J, Wells D. Mosaicism: “survival of the fittest” versus “no embryo left behind”. Fertil Steril. 2016; 105(5): 1146-1149.
17. Diez-Juan A, Rubio C, Marin C, et al. Mitochondrial DNA content as a viability score in human euploid embryos: less

is better. Fertil Steril. 2015; 104(3): 534-541.

18. Fragouli E, Spath K, Alfarawati S, et al. Altered levels of mitochondrial DNA are associated with female age, aneuploidy, and provide an independent measure of embryonic implantation potential. PLoS Genet. 2015; 11(6): e1005241.
19. Greco E, Minasi M G, Fiorentino F. Healthy babies after intrauterine transfer of mosaic aneuploid blastocysts. N Engl J Med. 2015; 373(21): 2089-2090.
20. Hu L, Cheng D, Gong F, et al. Reciprocal translocation carrier diagnosis in preimplantation human embryos. EBioMedicine. 2016; 14: 139-147.
21. Yan L, Huang L, Xu L, et al. Live births after simultaneous avoidance of monogenic diseases and chromosome abnormality by next-generation sequencing with linkage analyses. Proc Natl Acad Sci U S A. 2015; 112(52): 15964-15969.
22. Stewart B W, Wild C P. World Cancer Report 2014. IARC Non Serial Publication. 2014.
23. Chen W, Zheng R, Baade P D, et al. Cancer statistics in China, 2015. CA: A Cancer Journal for Clinicians, 2016, 66(2): 115-132.
24. World Health Organization. Cancer control: knowledge into action: WHO guide for effective programmes. World Health Organization, 2007.
25. Oh J K, Weiderpass E. Infection and cancer: global distribution and burden of diseases. Annals of Global Health, 2014, 80(5): 384-392.
26. Walboomers J M M, Jacobs M V, Manos M M, et al. Human papillomavirus is a necessary cause of invasive cervical cancer worldwide. The Journal of Pathology, 1999, 189(1): 12-19.
27. Lehtinen M, Paavonen J, Wheeler C M, et al. Overall efficacy of HPV-16/18 AS04-adjuvanted vaccine against grade 3 or greater cervical intraepithelial neoplasia: 4-year end-of-study analysis of the randomised, double-blind PATRICIA trial. The Lancet Oncology, 2012, 13(1): 89-99.
28. Huh W K, Ault K A, Chelmow D, et al. Use of primary high-risk human papillomavirus testing for cervical cancer screening: Interim clinical guidance, Gynecologic Oncology，136(2015)：178-182.
29. Cox J T, Castle P E, Behrens C M, et al. Comparison of cervical cancer screening strategies incorporating different combinations of cytology, HPV testing, and genotyping for HPV 16/18: results from the ATHENA HPV study[J]. American Journal of Obstetrics and Gynecology, 2013, 208(3): 184. e1-184. e11.
30. Lynch H T, Smyrk T. Hereditary nonpolyposis colorectal cancer(Lynch syndrome): an updated review. Cancer, 1996, 78(6): 1149-1167.
31. Ford D, Easton D F, Bishop D T, et al. Risks of cancer in BRCA1-mutation carriers. The Lancet, 1994, 343(8899): 692-695.
32. Mulshine J L, Sullivan D C. Clinical practice. Lung cancer screening.N.Engl.J.Med. 2005.352 , 2714-2720.
33. Diehl F, Schmidt K, Choti M A, et al. Circulating mutant DNA to assess tumor dynamics. Nature Medicine, 2008, 14(9): 985-990.
34. Kidess E, Heirich K, Wiggin M, et al. Mutation profiling of tumor DNA from plasma and tumor tissue of colorectal cancer patients with a novel, high-sensitivity multiplexed mutation detection platform. Oncotarget, 2015, 6(4): 2549.
35. Warren J D, Xiong W, Bunker A M, et al. Septin 9 methylated DNA is a sensitive and specific blood test for colorectal cancer. BMC Medicine, 2011, 9(1): 133.
36. Dietrich D, Kneip C, Raji O, et al. Performance evaluation of the DNA methylation biomarker SHOX2 for the aid in diagnosis of lung cancer based on the analysis of bronchial aspirates. International Journal of Oncology, 2012, 40(3): 825.
37. van Kessel K E M, Van Neste L, Lurkin I, et al. Evaluation of an epigenetic profile for the detection of bladder cancer in patients with hematuria. The Journal of Urology, 2016, 195(3): 601-607.
38. Fritz H. Schröder, M.D., Jonas Hugosson, et al. "Prostate-cancer mortality at 11 years of follow-up." New England Journal of Medicine 366.11(2012): 981-990.

39. 窦莉伶，徐俐. CAl25 的检测在临床疾病诊断中的应用. 检验医学与临床. 2012, 9(2): 209-212.
40. Yuen M F, Lai C L. Serological markers of liver cancer.Best Practice & Research Clinical Gastroenterology . 2005,19(1): 91-99.
41. Easton D F, Bishop D T, Ford D, et al. Genetic linkage analysis in familial breast and ovarian cancer: results from 214 families. American Journal of Human Genetics, 1993, 52(4): 678-701.
42. Van Der Klift H, Wijnen J, Wagner A, et al. Molecular characterization of the spectrum of genomic deletions in the mismatch repair genes MSH2, MLH1, MSH6, and PMS2 responsible for hereditary nonpolyposis colorectal cancer(HNPCC). Genes, Chromosomes and Cancer, 2005, 44(2): 123-138.
43. Miyoshi Y, Ando H, Nagase H, et al. Germ-line mutations of the APC gene in 53 familial adenomatous polyposis patients. Proceedings of the National Academy of Sciences, 1992, 89(10): 4452-4456.
44. Kim G, Ison G, McKee A E, et al. FDA approval summary: olaparib monotherapy in patients with deleterious germline BRCA-mutated advanced ovarian cancer treated with three or more lines of chemotherapy. Clinical Cancer Research, 2015, 21(19): 4257-4261.
45. Sequist L V, Martins R G, Spigel D, et al. First-line gefitinib in patients with advanced non–small-cell lung cancer harboring somatic EGFR mutations. Journal of Clinical Oncology, 2008, 26(15): 2442-2449.
46. Cheever M A, Higano C S. PROVENGE(Sipuleucel-T)in prostate cancer: the first FDA-approved therapeutic cancer vaccine. Clinical Cancer Research, 2011, 17(11): 3520-3526.

光学分子影像：成像技术、成像探针和成像应用

王 坤 杜 洋 田 捷

中国科学院自动化研究所 中国科学院分子影像重点实验室

光学分子影像正在革命性地改变我们对人体内在机理、疾病诊断、药物设计和治疗评估的研究方式。作为一个新生的医学影像领域，其出现和发展实现了对疾病状态中涉及的分子细胞水平的复杂生化过程的活体可视化观测。本文中，我们以活体动物疾病模型和人类患者为成像对象，专注于光学分子影像的成像技术、探针和应用，分别介绍相关成像模型算法、成像系统设备、成像光学探针在我国的最新发展和应用，相应的巨大优势和挑战，以及未来可能的发展反向。

（一）光学分子影像的基本定义

光学分子影像（optical molecular imaging）是近年来医学成像领域中的发展前沿和热点，拥有众多突破性进展，也是我国医学影像发展的重点方向之一。光学分子影像相关技术和应用显著增强了科研人员和临床医师对于生物体内复杂生化现象的可视化研究能力，其基本定义为：以光学成像为手段，在细胞和分子水平对活体生物体内的生物化学事件进行无创、动态的可视化。总体来讲，光学分子影像包括相应的成像模型算法，特殊研制的成像仪器设备，以及与这些成像技术相配合的靶向性成像显影剂（即分子探针）。这些综合起来才可实现对病态组织微环境内分子特性和生化标志物的光学可视化。虽然分子影像的提出和发展只有不到 20 年，远远短于传统的结构成像和功能成像，而光学分子影像更是处于其技术发展的幼年期，但这一新生代的医学影像技术已经在肿瘤等多种重大疾病的诊断、治疗监视、药物研发，以及对深入了解纳米尺度的蛋白质相互

作用和酶转化等领域，展现了前所未有的巨大前景。

（二）光学分子影像的成像技术和应用

光学分子影像在过去 15 年间的显著突破之一，便是由常规定性的二维平面成像，逐步发展到了精准定量的三维断层成像。常规光学成像采用了摄影原理，是捕捉从活体光学报告分子中发射的可见光和近红外光的最简单技术。这种平面技术可以提供很好的浅表分辨率（成像对象体表的分辨率），高灵敏度和高成像通量，但它具有一个重要的缺陷：由于探测到的活体表面光通量的分布和信号强度，和活体内的光源，也就是光学分子探针在体内的空间分布和区域浓度具有非线性关系，导致该二维平面技术难以实现活体定量成像。为了克服这一挑战性问题，国际上多个团队开展了光学三维断层成像的研究。

1. 三维光学成像模型和重建算法

三维光学断层成像主要应用于小动物疾病模型的预临床研究领域，可以对动物活体内光学分子探针的三维分布进行无创、定量、动态的全身成像。基于不同类型的光学分子探针和成像物理原理，其成像技术被细分为 4 个模态：激发荧光分子断层成像（运用激发荧光探针和外部激发光源）、生物自发荧光断层成像（运用报告基因和荧光素底物，无外部激发光源）、契伦科夫荧光断层成像（运用放射性核素探针，无外部激发光源），以及光声断层成像（运用光声分子探针，外部脉冲激发光源和超声探测器）。但是无论是哪种光学成像模态，都有两个通用的因素会显著影响断层成像的效果：第一，研究合适的数学成像模型来描述光子在组织中的传播十分关键，即通称的前向问题；第二，研发有效的断层重建算法也同等重要，即通称的逆向问题。

三维光学断层成像的前向问题应对的典型方法是假设成像对象的光学特性为整体均匀一致的，然后寻找光学扩散方程的数值解或解析解。为了进一步提高精度，不同的前向模型，或基于辐射传输方程的近似求解，或基于扩散方程求解融合光能传递原则，或基于高阶球面谐波近似，针对不同的组织和器官被提出。此外，活体小动物组织和器官的光学特性也被假定为异质而非均一的。光学成像模型正在朝着更精确的方向演变，同时为了适应活体应用，相应的计算量增加也被控制在可接受的范围以内。

由于组织中光子的高散射效应，三维光学断层成像的系统矩阵是病态的，而逆向的三维重建也是不适定的。三维光学断层成像可以通过多模融合技术，利用从其他结构类成像模态获取的先验信息或引导信息来最小化这些问题。此外，多种多样的正则化方法，如 Tikhonov 正则化、稀疏正则化、全变分正则化、重加权 L2 和 L1 正则化，可以被用来实现计算上的快速和鲁棒重建。这些方法可以与快速解析式或者数值解法结合使用，从而进一步加快重建的速度。总而言之，因为应用复杂的多模成像系统必然会带来数据获取量的增加，对于快速和鲁棒的逆向重建算法的迫切需求也会相应持续。

目前，三维光学断层成像由于成像模型和重建算法的不断进步，其对于活体动物疾病模型内分子探针的三维分布，可以达到百微米级的空间定位精度，亚毫米级的空间分辨率和秒级的三维重建速度。

2. 光学分子影像成像设备和应用

作为国际公认的新一代医学影像技术，光学分子影像的提出和发展尚不满 20 年，多种新型光学成像模态的探索不足 10 年，因此其成像仪器设备目前还大多处于预临床基础研究的实验室研制阶段。针对某些典型的临床应用，光学分子影像的相关设备正逐步开展由预临床到临床的转化应用，并展示了显著的临床效果和巨大的应用潜力。国际上相关的硬件系统会根据生物医学应用或研究小组的不同而有所不同，我国近年来较为突出的研发成果包括动物光学多模融合三维成像设备（图 1 a）、动物多光谱光声断层成像设备（图 1 b），以及应用于临床肿瘤切除手术的光学分子影像术中导航设备（图 1 c）。依靠这些新型光学成像设备，我国相继产生了一批关于预临床基础研究和临床疾病诊疗的突出科研成果。

细胞治疗量化观测和优化：运用激发荧光分子断层成像可以高特异性、无创、定量和动态观测细胞治疗对于肢体缺血等疾病的治疗过程，从而优化治疗细胞的体内递送效率，降低注射剂量，减少并发症发生概率并减少相关花费（图 2a）。

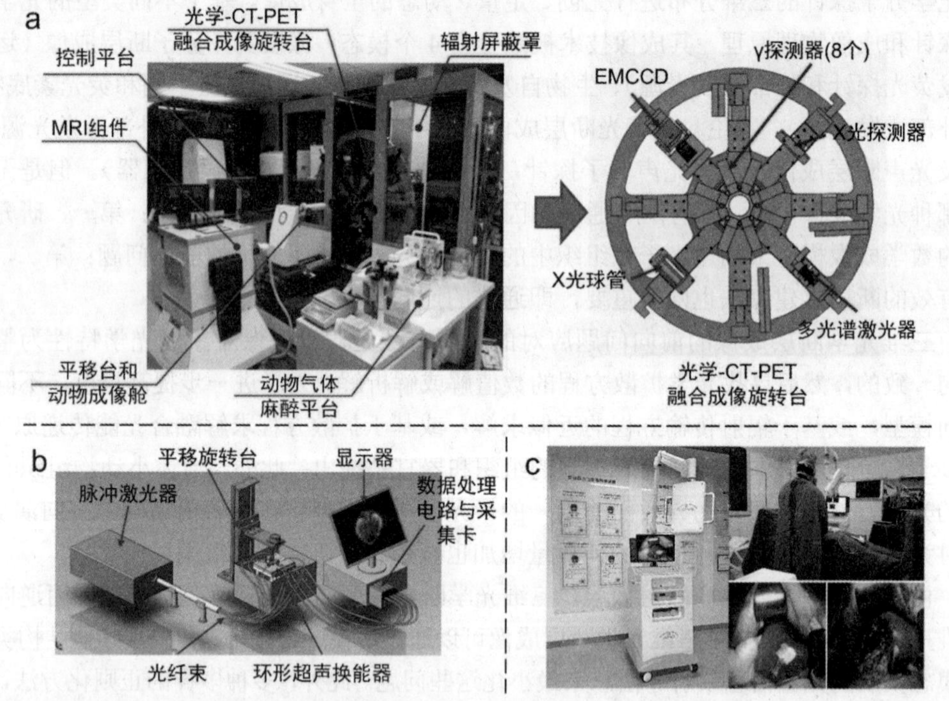

图 1　我国近年来自主研发的光学分子影像成像设备

a. 动物光学-CT-PET-MRI 多模态融合三维成像设备；b. 动物多光谱光声断层成像设备；c. 光学分子影像术中导航设备及其在临床手术室中的应用场景和实际成像效果

早期肿瘤高灵敏探测：运用契伦科夫荧光断层成像可以高精度三维可视化核素分子探针在肿瘤组织内部的空间分布，从而获取常规结构成像无法定量的肿瘤微环境空间异质性信息（图 2 b）。该技术不仅可以达到与常规 PET 成像相同的成像效果，还可以通过与多种纳米探针的有机结合运用，实现比常规 PET 成像更高的肿瘤探测灵敏度，提高早期乳腺癌（直径 2mm）的无创影像检测能力。

抗肿瘤药物疗效定量评估：运用生物自发荧光断层成像对原位肝癌肿瘤小鼠模型进行精准的三维成像，并对新设计和合成的肝癌靶向和非靶向治疗性药物的抗肿瘤功效进行定量化、无创和高特异性观测（图 2 c），且无需牺牲荷瘤鼠，显著提高了药物疗效的观测精度和观测效率，并显著减少了试验周期和成本。

术中定位乳腺癌前哨淋巴结：运用光学分子影像术中导航技术，在乳腺癌临床手术中，实时动态定位前哨淋巴结，引导乳腺外科医生精准切出前哨淋巴结以进行术中病理活检（图 2 d）。该研究在我国北京、安徽和广东的三家医院开展了多中心临床试验，结果表明光学分子影像技术相对于传统的亚甲蓝颜色技术，对于前哨淋巴结的探测率提高了近 10%。

肺癌术中划分肺段边界：运用微创式的光学分子影像术中导航技术，可以通过胸腔镜精准、实时划分不同肺段间的组织边界，精确引导胸外科医生进行肺段切除手术，避免对于正常肺段的非必要性创伤（图 2 e）。该技术对于肺段边界的定位精度达到了 1mm 左右，成像速度达到了 25 帧/s，满足了肺段切除术的实际需求。

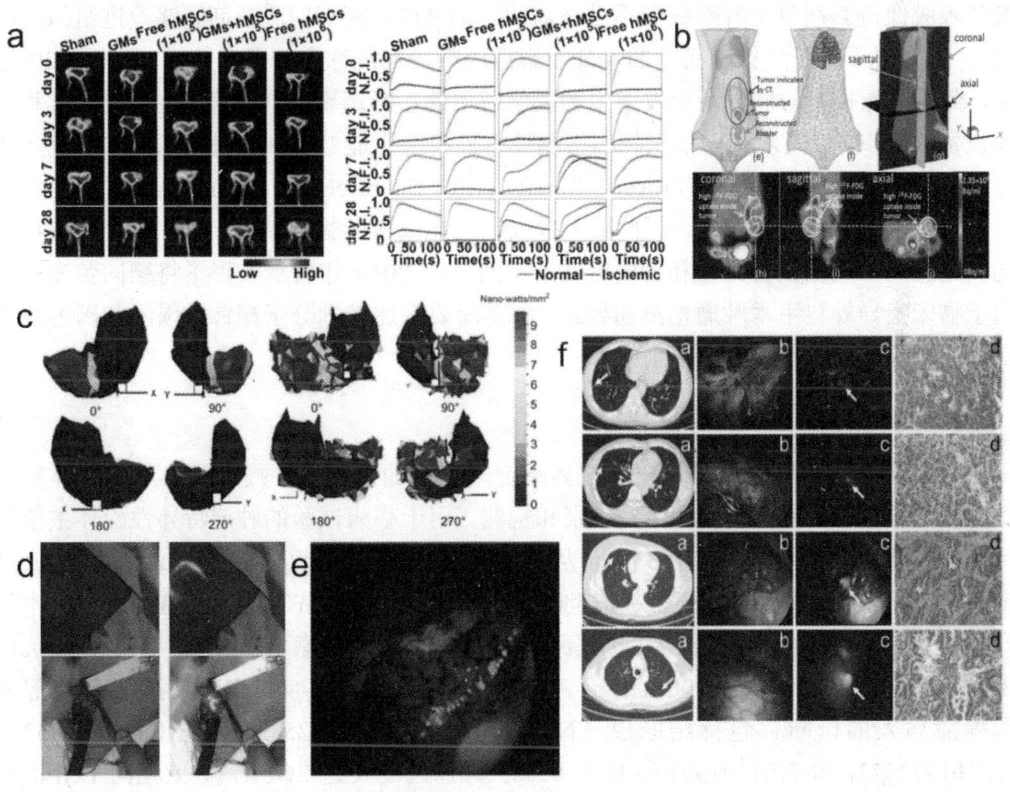

图 2　近年我国光学分子影像的部分突出进展

a. 激发荧光分子断层成像观测和优化细胞治疗；b. 契伦科夫荧光断层成像三维定量核素探针在肿瘤组织内的三维分布；c. 生物自发荧光断层成像定量评估抗肝癌药物的不同疗效；d. 光学分子影像术中导航乳腺癌手术前哨淋巴结活检；e. 光学分子影像术中导航肺癌手术肺段切除；f. 光学分子影像术中导航肺癌手术微小癌灶切除

肺癌术中高灵敏探测微小癌灶：除了肺段边界划分，运用微创式的光学分子影像术中导航技术还可以高灵敏检测微小肺癌癌灶。通过对比术前的 CT 成像，光学分子影像技术不仅可以在术中发现 CT 中已经检测到的肺癌病灶，还可以在近 20%（7/36）的肺癌病人中发现 CT 未能检测到的微小卫星灶，其直径仅为 1~2mm（图 2 f）。

综上，光学分子影像通过成像模型、重建算法和成像设备等一系列成像技术的创新和发展，其对生物体内细胞和分子水平的复杂生化事件和过程的影像学观测，已经逐步由常规的定性二维可视化，发展到了定量三维可视化；其应用范围，已经逐步由对于疾病的预临床基础科学研究，发展到了临床多种肿瘤的术中影像学精准导航。在疾病的机理研究，新型药物的设计研发，新型治疗方式的监测和评估，以及手术的导航等方面，光学分子影像都展示出了显著的应用价值和发展潜力。

（三）光学分子影像的成像探针和应用

医学影像对生物活体组织内部结构提供了快速、纵向的、及非侵袭性的可视化。医学影像目前主要有两种方式，第一种是解剖成像，用于提供大体解剖结构成像信息；另一种是分子或功能成像，能够提供生理和细胞代谢，蛋白质表达及 DNA 合成信息。尽管外源成像造影剂对于解剖成像不是必需的（如 MRI 或 CT 造影剂能够改进组织对比度），但是对于分子成像是必需的（分子影像的影造剂统称为分子探针）。在过去 20 年间，荧光成像技术协同创新引发了生物医学应用的不断革新。具体来讲，荧光化学和成像设备的进步，以及对靶向标识物的检测使得外科医生能够对肿瘤进行术中实时荧光成像和定位，尤其是近红外荧光[near-infrared（NIR）fluorescence imaging]具有深层组织穿透力和可以忽略的自体荧光，因此极大提高了荧光成像的临床转化前景。荧光染料特性的快速提高，成像设备完善和靶向策略的不断发展 2010 年首次实现了将靶向荧光探针用于临床指导外科手术肿瘤检测和导航。下面简要综述光学分子探针的国际和国内研究新进展及临床应用现状和发展前景。

1. 靶向分子探针

将荧光染料与肿瘤特异性靶向配体结合能够增加探针对肿瘤细胞表达的受体的灵敏度和特异性，实现低浓度的荧光识别和检测。用于临床试验的肿瘤特异性配体主要包括抗体、肽片段和小配体（图 3）。自从 2006 年抗 CD20 单克隆抗体 rituximab 被 FDA 批准后，不多于 15 种单克隆抗体被批准用于抗肿瘤治疗。先前对人结直肠活检标本研究证实 VEGF 作为一个有潜力的结直肠肿瘤的靶点。因此靶向 VEGF 的单克隆抗体 Bevacizumab 与荧光染料 800CW 结合，构建的 Bevacizumab-800CW 正用于临床上癌前和癌症病人的诊断，包括结肠癌（NCT01508572，NCT02583568，NCT02129933，NCT01972373，NCT01691391）。此外 95%头颈癌过度表达 EGFR，因此靶向 EGFR 的探针 cetuximab-800CW 和 panitumumab-800CW 正在进行临床评估，用于术中检测肿瘤。但是基于抗体的成像也存在一定的局限性。目前努力的方向是通过使用小的抗体片段来降低循环时间和提高靶向性的策略。

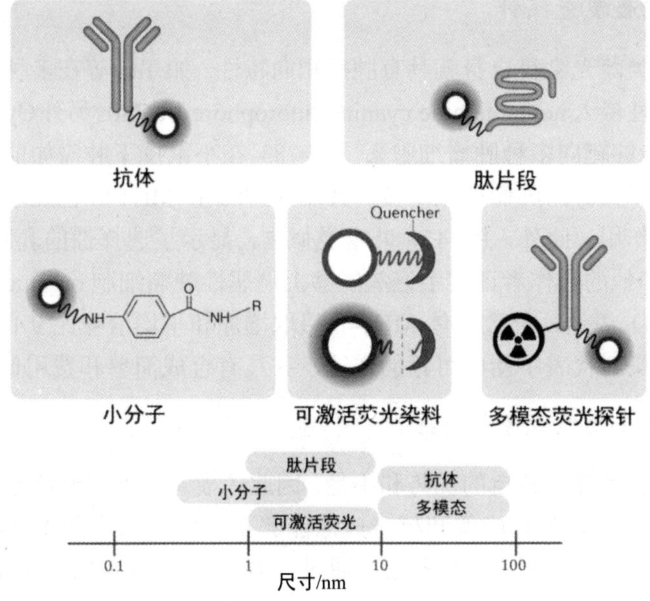

图 3 用于临床试验的靶向荧光探针

靶向荧光探针目前应用于临床试验的包括小分子、肽片段、可激活染料、抗体和多模态荧光探针。可激活荧光染料最初是被荧光淬灭的，但被酶切除后能够释放出荧光。这些靶向探针的相对尺寸大小显示在图 3 底端。

2. 可激活的荧光探针

可激活的荧光探针是近年来研究的热点，这种探针只有结合到靶向组织后才能释放出荧光，因此具有极高的靶向成像特异性，提高荧光成像信背比。可激活的荧光染料设计策略主要是通过光化学淬灭或是配体靶向激活效应来实现的。可激活荧光探针最初用于临床试验的包括 LUM015 和 AVB-620，主要利用蛋白酶激活的作用原理。Whitley 等在将 LUM015 探针用于小鼠和狗的小动物实验后取得较好效果后，将其应用于临床试验，主要用于 15 个软组织瘤或乳腺肿瘤（NCT01626066）。另一种目前用于预临床阶段取得较好的效果并具有极大的临床转化前景的荧光染料是由日本 Urano，Kobayashi 团队合成的 γ-glutamyl hydroxymethyl rhodamine green（γ-Glu-HMRG）探针。γ-glutamyltranspeptidase（GGT）能够切除谷氨酸盐（glutamate），GGT 在正常细胞不表达，但在多种肿瘤细胞膜过度表达，包括宫颈癌和卵巢癌。在小鼠的人源腹腔卵巢癌模型上，将探针喷洒到肿瘤区域导致 γ-Glu-HMRG 发光成像。在另一些研究中，新型的可激活的荧光探针是 pH 响应的荧光探针，如 pH-actviated BODIPY 和 cyanine 荧光染料。

目前将靶向和激活作用相结合是增加成像特异性的发展趋势。在预临床研究中，ICG 与临床批准的单克隆抗体（如 daclizumab、trastuzumab 和 panitumumab），通过疏水作用淬灭抗体与荧光染料的相互作用。但被肿瘤细胞吞噬后荧光染料能够释放出来发光。通过应用 FDA 已经批准的 ICG 标记的抗体策略应用于临床将更有前景，并且这些复合物显示了极好的信号背景比率。

3. 内源靶向性荧光探针

目前还有一类荧光染料自身就具有肿瘤靶向特性。如 Tan 等在多种肿瘤模型中证明了肿瘤能够特异性摄入 heptamethine cyanine fluorophore IR-780。另外 Cy7 染料，如 IR-783 和 MH148，也能够靶向多种肿瘤细胞系。IR-783 在小鼠皮下肿瘤如前列腺、膀胱、胰腺和肾肿瘤显示了极好的肿瘤摄取功效。另外 IR-783 和 MH148 也显示了极好的肿瘤摄取和肿瘤杀伤的作用。此外，Pz247，卟啉类似物，显示了选择性的乳腺皮下肿瘤摄取。在 2014 年，Wu 和他的合作者证实了乏氧能够上调恶性肿瘤细胞 organic anion transporter proteins（OATPS）表达，导致活体 MH148 摄取增加和平均信噪比 9.1 左右。能够靶向肿瘤的这些荧光染料代表了新的可行的方法，并具有合成简单和费用低的优势。

4. 多模态和多功能成像荧光探针

每种成像模态都存在各自的优势和不足，因此多模态成像策略能够克服单一模态成像的局限性。通过结合荧光成像和核素成像能够整合定量检测和无深度限制的核素检测，及高空间分辨率和功能分子成像。通过结合荧光和核素成像能够对前哨淋巴结（sentinental lymph node，SLN）进行术前定位和术中导航，并且已经应用到人体实验。第一个应用到人体的双模成像靶向探针是结合 SPECT/荧光成像优势。indium-111-DOTA-girentuximab-IR-800CW 探针正被评估用于术中导航（NCT024975599）；girentuximab 是一种单克隆抗体，在近 95%的肾细胞癌中表达。另一个应用例子是将吲哚菁绿（indocyannie green，ICG）与 99mTc-核素标记的纳米胶状体结合用于包括乳腺癌、前列腺癌、口腔癌及子宫内膜癌的术前和术中前哨淋巴结准确检测。多模态成像的另一个优势在于能够用于疾病分期（如用 MRI 做深层组织评估或用 PET/SPECT 做全身评估）以及引导手术切除（如使用实时光学成像寻找肿瘤手术边界）。典型应用的例子是多模态硅材料标记了近红外和 PET 成像元素，用于靶向人黑色素瘤模型。

5. 我国的荧光分子探针研发进展

我国在荧光探针及多模态探针研发和临床应用方面也取得了一系列研究进展。代表性工作包括如下几个方面。

第一，早期微小乳腺癌病灶的多模融合高灵敏度成像。2015 年，中国科学院分子影像重点实验室与中国人民武装警察部队总医院、中国人民解放军总医院开展医工交叉合作，针对早期微小乳腺癌病灶难于有效成像和发现的难题，采用氧化铕纳米粒子及光学-核素融合成像新方法，进行无创在体成像，突破了常规单模态成像灵敏度的极限，实现了早期微小乳腺癌的超高灵敏度成像。相关研究结果发表于 *Nature Communications*。

第二，2015 年西京医院肿瘤生物学国家重点实验室消化内科开展了胃癌淋巴结肿瘤转移灶的在体高灵敏检测。该团队针对胃癌细胞 TRAK1 分子靶点，合成了 MGb2-NaGdF4：Yb，Er@NaGdF4 新型上转换荧光探针，并对小鼠原位胃癌模型开展了肿瘤检测实验。实验表明，应用该新型成像探针的上转化荧光成像具有极高的信噪比，不仅可以对胃癌原发灶实现精准检测，还可以高灵敏度地无创在体检测出胃癌的微小转移病灶，其病灶直径约为 3mm。相关研究结果发表于 *ACS Nano*。

第三，2016 年，分子影像北京市重点实验室和西京医院核医学科进行医工结合开展光学多模融合三维定量成像肝癌微小转移，在肝原位及转移肿瘤小鼠模型上使用新型核素放射激发荧光断层成像（radiopharmaceutical-excited fluorescence tomography，REFT）三维定量成像微小肿瘤转移。REFT 是融合核素信号、光学信号和 CT 解剖结构图像的新型三维断层成像方法。实验表明 REFT 对肝癌病灶的检测率超过了常规 PET。相关研究结果发表于 *Journal of Nuclear Medicine* 上。

第四，2014 年，中国人民解放军总医院和中国科学院自动化研究所分子影像重点实验室团队通过医工结合，针对如何确定肝癌边界以及如何确定肝癌切除是否留有残余两个问题开展术中光学分子影像实时引导肝癌精准切除研究。通过使用吲哚菁绿（ICG）作为探针，并应用实验室自主研发术中光学手术导航系列设备，对 42 例肝癌病人进行临床成像导航切除手术研究。临床应用证明新型分子成像可精准引导切除微小转移肝癌病灶，并避免肝癌残余，从而有效降低术后复发概率。在已诊疗的肝癌患者中，有 48%患者的微小病灶或残余仅由分子影像手术引导的手术发现。使用分子影像导航肝癌切除后显著优于常规的肝癌手术效果。相关研究结果发表在 *Theranostics*。

综上所述，肿瘤的早期检测和精准诊疗面临严峻挑战，而光学分子影像的发展是肿瘤早期检测和精准诊疗的有效工具，是国际医学影像发展的学术前沿，是国际和国内医学转化的战略高地。目前光学分子影像发展的主要趋势是将研发的具有高生物安全性和相容性的新型光学分子探针进行临床转化，为指导临床诊断和治疗服务。目前国际上在预临床小动物和临床试验方面都已经取得了快速的发展，而我国目前在临床研究方面发展缓慢，这既是当前存在的挑战性问题，也是今后发展的主要方向。

主要参考文献

1. Wang K, Chi C W, Hu Z H, et al. Optical molecular imaging frontiers in oncology: the pursuit of accuracy and sensitivity. Engineering. 2015; 1(3): 309-323.
2. James M L, Gambhir S S. A molecular imaging primer: modalities, imaging agents, and applications. Physiol Rev. 2012; 92(2): 897-965.
3. Reynolds J S, Troy T L, Mayer R H, et al. Imaging of spontaneous canine mammary tumors using fluorescent contrast agents. Photochem. Photobiol., 1999, 70(1): 87-94.
4. Mahmood U, Tung C H, Bogdanov A Jr, et al. Near-infrared optical imaging of protease activity for tumor detection. Radiology. 1999; 213(3): 866-70.
5. Qin C H, Feng J C, Zhu S P, et al. Recent advances in bioluminescence tomography: Methodology and system as well as application. Laser Photonics Rev., 2014, 8(1): 94-114
6. An Y, Liu J, Zhang G, et al. Compactly Supported Radial Basis Function-Based Meshless Method for Photon Propagation Model of Fluorescence Molecular Tomography. IEEE Trans Med Imaging. 2017; 36(2): 366-373.
7. Zhang S, Wang K, Liu H, et al. Reconstruction Method for In Vivo Bioluminescence Tomography Based on the Split Bregman Iterative and Surrogate Functions. Mol Imaging Biol. 2017; 19(2): 245-255.
8. Liu H, Yang X, Song T, et al. Multispectral hybrid Cerenkov luminescence tomography based on the finite element SPn method. J Biomed Opt. 2015; 20(8): 86007.
9. Liu H, Wang K, Peng D, et al. Curve-driven-based Acoustic Inversion for Photoacoustic Tomography. IEEE Trans Med Imaging. 2016; 35(12): 2546-2557.
10. Li C, Mitchell G S, Cherry S R. Cerenkov luminescence tomography for small-animal imaging. Opt Lett. 2010; 35(7):

1109-11.

11. Ye J, Du Y, An Y, et al. Sparse reconstruction of fluorescence molecular tomography using variable splitting and alternating direction scheme. Mol Imaging Biol. 2017; DOI: 10.1007/s11307-017-1088-4.
12. Zhu D, Li C. Nonuniform update for sparse target recovery in fluorescence molecular tomography accelerated by ordered subsets. Biomed Opt Express. 2014; 5(12): 4249-59.
13. Wu P, Hu Y F, Wang K, et al. Bioluminescence tomography by an iterative reweighted(l)2 norm optimization. IEEE Trans Biomed Eng. 2014; 61(1): 189-96.
14. Li Y, Liu W, Liu F, et al. Primed 3D injectable microniches enabling low-dosage cell therapy for critical limb ischemia. Proc Natl Acad Sci U S A. 2014; 111(37): 13511-6.
15. Hu Z, Qu Y, Wang K, et al. In vivo nanoparticle-mediated radiopharmaceutical-excited fluorescence molecular imaging. Nat Commun. 2015; 6: 7560.
16. Ma X, Cheng Z, Jin Y, et al. SM5-1-conjugated PLA nanoparticles loaded with 5-fluorouracil for targeted hepatocellular carcinoma imaging and therapy. Biomaterials. 2014; 35(9): 2878-89.
17. He K, Chi C, Kou D, et al. Comparison between the indocyanine green fluorescence and blue dye methods for sentinel lymph node biopsy using novel fluorescence image-guided resection equipment in different types of hospitals. Transl Res. 2016; 178: 74-80.
18. Mao Y, Wang K, He K, et al. Development and application of the near-infrared and white-light thoracoscope system for minimally invasive lung cancer surgery. J Biomed Opt. 2017; 22(6): 66002.
19. Mao Y, Yang F, Zhou J, et al. The identification of sub-centimeter nodules by Near-infrared fluorescence thoracoscopic systems in pulmonary resection surgeries. Eur J Cardiothorac Surg. 2017 ; DOI: 10.1093/ejcts/ezx207.
20. Kobayashi H, Ogawa M, Alford R, et al. New strategies for fluorescent probe design in medical diagnostic imaging. Chem Rev. 2010; 110(5): 2620-40.
21. Urano Y, Sakabe M, Kosaka N, et al. Rapid cancer detection by topically spraying a γ-glutamyltranspeptidase-activated fluorescent probe. Sci Transl Med. 2011; 3(110): 110ra119.
22. Vacchelli E, Aranda F, Eggermont A, et al. Trial Watch: Tumor-targeting monoclonal antibodies in cancer therapy. Oncoimmunology. 2014; 3(1): e27048.
23. Tjalma J J, Garcia-Allende P B, Hartmans E, et al. Molecular Fluorescence Endoscopy Targeting Vascular Endothelial Growth Factor A for Improved Colorectal Polyp Detection. J Nucl Med. 2016; 57(3): 480-485.
24. McMahon J, O'Brien C J, Pathak I, et al. Influence of condition of surgical margins on local recurrence and disease-specific survival in oral and oropharyngeal cancer. Br J Oral Maxillofac Surg. 2003; 41(4): 224-231.
25. Day K E, Sweeny L, Kulbersh B, et al. Preclinical comparison of near-infrared-labeled cetuximab and panitumumab for optical imaging of head and neck squamous cell carcinoma. Mol Imaging Biol. 2013; 15(6): 722-729.
26. Grandis J R, Tweardy D J. Elevated levels of transforming growth factor alpha and epidermal growth factor receptor messenger RNA are early markers of carcinogenesis in head and neck cancer. Cancer Res. 1993; 53(15): 3579-3584.
27. Whitley M J, Cardona D M, Lazarides A L, et al. A mouse-human phase 1 co-clinical trial of a protease-activated fluorescent probe for imaging cancer. Sci Transl Med. 2016; 8(320): 320ra4.
28. Urano Y, Asanuma D, Hama Y, et al. Selective molecular imaging of viable cancer cells with pH-activatable fluorescence probes. Nat Med. 2009; 15(1): 104-109.
29. Lee H, Akers W, Bhushan K, et al. Near-infrared pH-activatable fluorescent probes for imaging primary and metastatic breast tumors. Bioconjug Chem. 2011; 22(4): 777-784.
30. Kobayashi H, Choyke P L. Target-cancer-cell-specific activatable fluorescence imaging probes: rational design and in vivo applications. Acc Chem Res. 2011; 44(2): 83-90.
31. Tan X, Luo S, Wang D, et al. A NIR heptamethine dye with intrinsic cancer targeting, imaging and photosensitizing properties. Biomaterials. 2012; 33(7): 2230-2239.
32. Henary M, Pannu V, Owens E A, et al. Near infrared active heptacyanine dyes with unique cancer-imaging and cytotoxic properties. Bioorg Med Chem Lett. 2012; 22(2): 1242-1246.

33. Trivedi E R, Harney A S, Olive M B, et al. Chiral porphyrazine near-IR optical imaging agent exhibiting preferential tumor accumulation. Proc Natl Acad Sci U S A. 2010; 107(4): 1284-1288.
34. Yang X L, Shi C, Tong R, et al. Near IR heptamethine cyanine dye-mediated cancer imaging. Clin Cancer Res. 2010; 16(10): 2833-2844.
35. Zhang C, Liu T, Su Y, et al. A near-infrared fluorescent heptamethine indocyanine dye with preferential tumor accumulation for *in vivo* imaging. Biomaterials. 2010; 31(25): 6612-6617.
36. van den Berg N S, Brouwer O R, Schaafsma B E, et al. Multimodal surgical guidance during sentinel node biopsy for melanoma: combined gamma tracing and fluorescence imaging of the sentinel node through use of the hybrid tracer indocyanine green-(99m)Tc-nanocolloid. Radiology. 2015; 275(2): 521-529.
37. Benezra M, Penate-Medina O, Zanzonico P B, et al. Multimodal silica nanoparticles are effective cancer-targeted probes in a model of human melanoma. J Clin Invest. 2011; 121(7): 2768-2780.
38. Schaafsma B E, Verbeek F P, Rietbergen D D, et al. Clinical trial of combined radio- and fluorescence-guided sentinel lymph node biopsy in breast cancer. Br J Surg. 2013; 100(8): 1037-1044.
39. Markuszewski M, Polom W, Cytawa W, et al. Comparison of real-time fluorescent indocyanine green and(99m)Tc-nanocolloid radiotracer navigation in sentinel lymph node biopsy of penile cancer. Clin Genitourin Cancer. 2015; 13(6): 574-580.
40. Murase R, Tanaka H, Hamakawa T, et al. Double sentinel lymph node mapping with indocyanine green and 99m-technetium-tin colloid in oral squamous cell carcinoma. Int J Oral Maxillofac Surg. 2015; 44(10): 1212-1217.
41. Buda A, Crivellaro C, Elisei F, et al. Impact of indocyanine green for sentinel lymph node mapping in early stage endometrial and cervical cancer: comparison with conventional radiotracer(99m)Tc and/or blue dye. Ann Surg Oncol. 2016; 23(7): 2183-2191.
42. Qiao R, Liu C, Liu M, et al. Ultrasensitive *in vivo* detection of primary gastric tumor and lymphatic metastasis using upconversion nanoparticles. ACS Nano. 2015; 9(2): 2120-2129.
43. Hu Z, Zhao M, Qu Y, et al. *In vivo* 3-dimensional radiopharmaceutical excited fluorescence tomography. J Nucl Med. 2016; 58(1): 169-174.
44. Chi C, Du Y, Ye J, et al. Intraoperative imaging-guided cancer surgery: from current fluorescence molecular imaging methods to future multi-modality imaging technology. Theranostics. 2014; 4(11): 1072-1084.

数字化技术在口腔医学中的应用

俞光岩 周永胜 彭 歆
北京大学口腔医学院

数字化口腔医学起源于 20 世纪 70 年代。早在 1971 年，法国牙医 Francois Duret 提出了口腔 CAD/CAM（computer aided design and computer aided manufacturing）想法。1983 年，他的第一台牙科 CAD/CAM 样机问世，自此开创了以计算机技术为支撑平台的口腔数字医学时代。

近一些年来，数字化技术越来越广泛地应用于口腔医学领域，特别是中华口腔医学会将数字化口腔医学列为 2015~2017 年连续 3 年的学术年会主题，促使数字化技术更加广泛地渗透到口腔医学的各个领域，技术应用更为规范，有力地推动了口腔医学临床技术的快速发展，大幅提高了口腔疾病的诊治水平。

本文着重叙述数字化技术在口腔颌面外科和口腔修复中的应用。

（一）数字化技术在口腔颌面外科中的应用

数字化外科技术在 20 世纪 90 年代首先被神经外科医生用于临床，它综合了传统外科、三维图象重建、计算机辅助设计和制造及计算机导航和机器人手术等技术优势。目前，该技术已广泛应用于口腔颌面部创伤整复、正颌外科、颌骨缺损的修复重建、颅底肿瘤的诊断与治疗等多个领域。相比于传统的“经验依赖”的治疗模式，数字化外科技术的主要优势在于：①通过三维重建获得直观的三维可视化图像，提高诊断精确性；②术前制定个性化治疗方案，在模拟手术的过程中及时发现设计缺陷进行改进，提高手术效率；③术中实现精确引导与定位，提高手术精度；④术中精确定位重要解剖结构位置，提高手术的安全性，降低手术并发症；⑤术后提供定量评价方法，利于客观地发现问题和改进。

1. 数字化外科技术在颌骨缺损修复重建中的应用

由于肿瘤切除、炎症及外伤等原因引起的上、下颌骨缺损，不仅影响患者颜面部的外形与美观，还造成咀嚼、吞咽及言语等生理功能障碍，严重影响患者的生活质量。近年来，随着“精准医学”概念的提出，个体化、功能性重建成为颌骨缺损重建的目标。数字化技术的发展恰恰符合上述目标并已成为颌骨缺损修复重建手术的常规辅助手段，它主要包括三维重建、计算机辅助设计、快速成型及手术导航等技术。术前获取患者的 CT 数据，在计算机软件中生成三维影像，进行三维重建，可以直观地获得上、下颌骨及周围软硬组织的三维图像；随后，在计算机软件中对肿瘤范围、重要的血管走行及骨性解剖标志进行三维标记，获得三维可视化的视图，使医生可精确判断肿瘤位置、范围及与周围组织结构的关系，克服了传统的二维影像学诊断的方法的不足；在精确三维重建的基础上，可在软件中模拟颌骨切除与重建手术过程，制定精确的手术计划，设计理想的修复效果；再将虚拟设计的数据通过快速成型技术打印出三维模型，并在模型上预弯制个体化的钛网或重建钛板等个体化修复装置，用于术中修复缺损或固定移植骨段。此外，还可以打印手术导板与模板，作为虚拟向现实转化的载体，用于术中截骨与塑形，使手术计划精确地转移到实际手术过程中。也可以通过手术导航技术实现虚拟向现实的转化，在术前根据手术设计进行导航规划，在术中使用手术导航仪辅助手术实施，对截骨的范围、移植骨的位置与方向等进行精确的实时定位，实现术前设计。

2. 数字化外科技术在口腔颌面部创伤整复手术中的应用

口腔颌面部创伤常导致口腔颌面面部多发骨折，进而引起继发畸形和功能障碍。由于口腔颌面部解剖结构复杂、个体差异大，因此仅依靠医生的经验，往往难以获得精确的治疗和满意的治疗效果。目前，以计算机辅助设计与手术导航为主要代表的数字化外科技术，已广泛应用于眼眶骨折、颧骨骨折、颞下颌关节强直、头颈部异物取出等外伤及外伤后继发畸形的整复手术中，取得了良好的治疗效果。以眼眶骨折手术为例，在传统的眼眶骨折修复手术中，仅仅依靠术者的经验，难以准确估计眶容积的变化，也无法找到合适的材料理想修复眶壁的曲面形态，甚至会在暴露骨折眶壁的同时不慎损伤视神经，导致手术效果差和手术风险大；而数字化外科技术能精准地实现对眶容积进行精确的计算，通过镜像技术虚拟重建患侧的眶壁曲面形态，通过3D打印技术打印三维模型，预弯制个体化钛网用于眶壁缺损的修复。术中采用手术导航技术在“直视”下进行眶壁缺损的暴露与修复，准确植入钛网，且避免视神经的损伤，保证了手术的精确性和安全性，获得良好的治疗效果。

3. 数字化外科技术在正颌外科手术中的应用

颅颌面畸形严重影响患者容貌，并对咬合、语音及颌面部肌肉功能状态等产生影响，甚至引起心理障碍并严重影响生活质量。颅颌面畸形的矫治手术方案的设计是正颌外科手术成功的关键。近年来，随着技术的发展与人们生活水平的提高，医生与患者均对手术效果提出了更高的要求。传统的正颌外科手术设计基于二维头影测量、面型预测分析和模型外科，是一种经验依赖的治疗模式。头颅正侧位X射线片通过二维平片表现三维结构，数据丢失在所难免。此外，传统面弓转移过程也存在较大误差，对于一些复杂畸形的颅颌骨关系，用殆架难以完全模拟。利用数字化外科技术，术者可以采用陀螺仪取自然头位，并基于自然头位状态与CT数据在计算机软件中进行三维头影测量。通过图像获取和融合在计算机软件中呈现立体、清晰的骨骼牙齿数据，通过虚拟截骨、移动，预测手术方案，进而通过3D打印技术制作数字化手术引导殆板，指导手术进行，显著提高了正颌外科手术的精确性和可预测性。

4. 数字化外科技术在颅底肿瘤诊断与手术治疗中的应用

颅底是颈内动脉、颈内静脉及颅神经等重要解剖结构聚集的部位，是口腔颌面外科领域内最为疑难和高风险的手术区域。颅底肿瘤多为恶性，且位置深在，早期诊断的最佳手段是穿刺活检。然而，由于部位深在，且包含多个重要的血管神经结构，因此穿刺风险大，且不易准确定位获取瘤体组织。随着数字化技术的发展，计算机辅助设计与导航技术实现了手术中颅底盲区的可视化，极大地增加了手术的安全性和准确性。根据术前的CT数据，可在计算机软件中精确标记肿瘤范围及其周围重要解剖结构与标志，设计穿刺路径，采用导航技术根据术前设计的穿刺路径与深度，应用特制的穿刺枪进行穿刺活检，显著提高了颅底肿瘤穿刺活检的成功率与安全性。此外，数字化技术不仅可以提高颅底肿瘤的诊断成功率，也可辅助颅底肿瘤的治疗。术前根据标记的肿瘤范围、重要结构及周围解剖标志点，在计算机软件中进行肿瘤切除范围的规划；术中采用导航技术验证切除范围，确认安全边界；同时显示操作部位与重要血管神经的三维位置关系，保护血管神经，提高手术的安全性。

（二）数字化技术在口腔修复中的应用

由于龋病、牙周病、外伤、肿瘤等导致的天然牙缺损、缺失后，需用各类修复体进行人工修复，重建口颌功能，否则会引发口颌系统功能障碍、咀嚼与消化系统功能降低，严重影响患者生活质量及心理状态。口腔修复学的最大特点是医生与技师的紧密配合，通过特定的专业知识和技能，为患者设计和制作具有个体化几何形态、美学效果和生理功能的口腔修复体。但传统纯手工修复技术大量依赖医生和口腔技师的主观经验、操作技巧，修复质量控制难度大。数字化技术的发展突破了传统手工模式的复杂性和局限性，可有效地帮助口腔医师实现精确、自动、高效和微创的精准修复理念。支撑数字化修复的单元技术主要包括数字化印模、修复体 CAD/CAM 和可数字化加工的修复材料。

1. 数字化印模

制作各类口腔修复体时，首先需要获取精确的印模（口腔组织的阴模）并灌注模型。数字化印模可分为口内直接扫描（直接法）和牙颌印模/模型的扫描（间接法）。直接法是将小型口内三维扫描设备直接伸进患者口内并对口腔组织进行扫描测量，获取直接数字化印模的方法；该法彻底改变了传统口腔修复的印模获取模式，是口腔数字医学的里程碑。与传统技术相比，该法减少了应用印模材时患者可能产生的恶心、误吞误吸等不适感和风险，并可通过实时补充扫描等操作，更容易保证扫描组织的完整性，避免传统实体印模易产生变形、表面缺陷、伸展不足等临床问题。

但当前的口内三维扫描技术存在局限，主要包括：①扫描设备的单视场扫描面积较小（小于磨牙𬌗面），扫描大跨度（多单位固定桥）、大面积（无牙颌）区域时耗时较长；②当前主流口内三维扫描设备的基本原理，是通过小面积单视场扫描数据的连续重叠拼接获取全部扫描对象的表面三维特征，需要每幅单视场数据中具有可用于多视三维数据拼接所需的明确曲率变化特征，例如牙齿咬合面上的沟窝点隙等；当被扫描对象表面区域缺乏此类曲率变化时，口内多视三维扫描数据拼接时极易出现拼接误差甚至错层，例如无牙上颌腭部黏膜；③黏膜支持或混合支持式活动义齿修复时，需要获取承载个体肌肉功能整塑的“肌静力”边界和黏膜受到功能压力时“变形后”的形态，口内直接光学三维扫描技术从原理上很难实现；针对该类修复时，直接数字化印模技术尚不能达到要求，建议通过间接扫描牙颌印模/模型获取间接数字化印模。

2. 口腔修复 CAD 技术

口腔修复体设计的目的是获得符合患者个体解剖形态、生理功能需求的修复体外形和内部结构，口腔修复 CAD 软件是一种专用的软件系统，它基于三维扫描设备采集的数字化印模，借助高度自动化、智能化的向导式算法模块，辅以必要的人机交互操作，可模拟从业者熟知的手工流程完成修复体边缘线定义、组织面提取与功能外表面的个体化定制设计，实现高效率、高精度的修复体数字化造型。与传统手工制作流程相比，其优势在于：将经典设计理论知识、专家经验高度凝练为逻辑关系明确且充分必要的数学和三维图形学语言，快速、有效提高技师、医师的修复体设计水平和效率。当前几乎所有的修复体都可以数字化设计，主要包括：牙体缺损修复体、固定义齿、可摘局部义齿、全口义齿、赝复体、种植个体化基台等。

3. 口腔修复体的数字化制作及相关材料

将 CAD 软件输出的修复体数字化模型（通常为 STL 格式文件），通过工艺规划软件生成加工设备专用的工艺代码，可控制加工设备自动完成修复体的成形。口腔修复体的数字化制造按其技术原理可分为数控加工（numerical control processing，简称 NC，又称为减材制造）和三维打印（three dimensional printing，简称 3D 打印，又称为增材制造等）两种方式。

口腔修复数字化制造相关材料，是指各类可数控切削材料块或可三维打印的材料粉、液、丝等，主要包括各种牙科金属、牙科陶瓷以及复合树脂材料；这些材料均为工业化批量预制，质量通常优于手工铸件。特别是一些传统工艺难以加工或是无法加工的材料（如氧化锆陶瓷），也可以实现数控加工。例如以氧化锆为代表的可切削增韧陶瓷，可直接数控加工出全解剖形态的全氧化锆陶瓷修复体，终烧结后其机械强度媲美金属，而生物相容性和美学效果又优于金属，受到医患双方的青睐，临床普及率高。

数控加工适合于各类牙科修复材料表面成形，但材料损耗大（>70%）且无法控制材料的内部结构。近年来，3D 打印在口腔数字化修复领域应用迅速，已应用于口腔修复的诸多方面，包括诊断义齿、模型、蜡型、导板、修复体和个体化种植体，打印材料包括纯蜡、树脂基复合材料、金属和陶瓷。2016 年，北京大学口腔医院数字化修复团队基于自主研发的 CAD&3D 打印系统，提出了一种集功能印模、颌位记录与美学诊断于一体的全口诊断义齿 CAD&3D 打印技术，建立了原创的“功能易适性全口义齿数字化修复系统”及临床解决方案。充分发挥数字化和 3D 打印技术精确、自动、高效的优势，规避前述劣势，有效降低全口义齿临床操作难度和流程累计误差，将诊疗次数减少 2~3 次并显著提升最终义齿的功能适合性。然而，当前 3D 打印的精度及高分子、陶瓷制品的多材料一体化打印强度有待提高。此外，作为一种材料内部结构可定制的数字化制造技术，三维打印用于制作口腔修复体更大的优势在于定制功能化的仿生结构，但相关研究尚处于起步阶段。

（三）国内外数字化口腔医学研究及应用的比较

数字化外科技术是传统外科技术与数字化医学技术相结合的产物，已形成一门新型的交叉学科，并在我国得到了迅速发展，已成为我国口腔颌面外科诊疗工作中的常规辅助手段。该技术突破了传统手术界限，更新了外科手术理念，具有提高手术精度、减小手术创伤与并发症、优化手术路径、缩短手术时间等优点，可显著提高临床治疗效果。然而，与国际领先水平相比，我们仍存在一些不足。例如，目前国内尚无可以直接应用于临床的 3D 打印植入物和修复体；目前临床使用的数字化软件与导航系统均来自国外，国产的数字化软件、导航系统，以及配套的手术器械仍在研发中。

而在口腔修复应用方面，我国一些口腔医学院校也开始追踪并研发相关技术。2013 年，北京大学口腔医院已研发完成的全口义齿 CAD&3D 打印系统、口腔临床数字化牙体预备系统等，是我国自主研发的、具有自主知识产权、原创性的前沿技术。然而，与国家整体工业水平密切相关的数字化修复基础装备和材料技术方面，我国与国际先进水平尚有一定差距。主要包括免喷粉口内真彩三维扫描技术、五轴数控切削工艺，以及陶瓷 3D 打印材料工艺等，而在口腔修复 CAD 软件方面，由于我国整体 CAD 软件算法水平的局限，除了全口义齿 CAD 软件达到国际先进水平之外，固定义齿、可摘局部义齿的算法水平尚有较大的差距。

（四）问题及展望

数字化技术在口腔颌面外科应用方面，如何进一步提高数字化辅助手术的精度，以及数字化技术在软组织中的应用，仍需进一步探索和解决。数字化软件及导航系统价格昂贵、操作相对复杂，需要经过专业培训，临床经验不足及任何不正确的操作反而会延长手术时间，增加手术复杂性，因此该技术的普及与推广尚存在一定困难。数字化技术将是口腔颌面外科未来发展的一个重要方向，是一种必不可少的辅助工具。随着数字化技术的发展、人工智能的出现及大数据平台的建立，机器人辅助手术与数字化智能网络诊疗平台将是未来数字化外科的发展方向，数字化外科技术在口腔颌面外科的发展必将有广阔的前景。

而在口腔修复数字化技术的研发方面，3D 打印技术尚在不断的研发和改进中。3D 打印工艺可直接形成复杂宏观表面与微观内部结构，可成为修复体仿生制作的主要手段。今后可用 3D 打印制作许多新型口腔修复体及创新更多的修复体制作方法，例如，一体化 3D 打印的金属烤瓷冠桥和全口义齿、仿生天然牙釉质耐磨性的全氧化锆冠桥等。但其打印精度、跨尺度仿生结构设计，以及多材料一体化打印强度等瓶颈问题需要突破。此外，我国还亟待出台 3D 打印用于口腔医学领域的相关行业和国家标准，以助于技术的进一步规范和质量的稳定提高。

主要参考文献

1. Fernandes R, DiPasquale J. Computer-aided surgery using 3D rendering of maxillofacial pathology and trauma. Int J Med Robot. 2007.3(3): 203-206.
2. Cinquin P, Lavallee S, Barbe C, et al. Computer assisted medicalinterventions. IEEE Engineering in Medicine and Biology. 1995.14(3): 254- 263.
3. Schubert W, Gear A J, Lee C, et al. Incorporation of titanium mesh in orbital and midfacereconstruction. Plast Reconstr Surg. 2002.110: 1022-1030.
4. Yu H, Shen G, Wang X, et al. Navigation-guided reduction and orbital floor reconstruction in the treatment of zygomatic-orbital-maxillary fractures. J Oral Maxillofac Surg. 2010.68: 28-34.
5. Cordeiro P G, Chen C M. A 15-year review of midface reconstruction after total and subtotal maxillectomy. Plast Reconstr Surg. 2012.129: 124-147.
6. Nakayama B, Hasegawa Y, Hyodo I, et al. Reconstruction using a three-dimensional orbitozygomatic skeletal model of titanium mesh plate and soft-tissue free flap transfer following total maxillectomy.Plast Reconstr Surg. 2004.114: 631-639.
7. He Y, Zhu H G, Zhang Z Y, et al. Three-dimensional model simulation and reconstruction of composite total maxillectomy defects with fibula osteomyocutaneous flap flow-through from radial forearm flap. Oral Surg Oral Med Oral Pathol Oral Radiol Endod. 2009.108: 6-12.
8. Hohlweg M B, Schön R, Schmelzeisen R, et al. Navigational maxillofacial surgery using virtual models. World J Surg, 2005.29(12): 1530-1538.
9. Austin R E, Antonyshyn O M. Current applications of 3-D intraoperative navigation in craniomaxillofacial surgery: a retrospective clinical review. Ann Plast Surg. 2012.69: 271-278.

10. Bell R B. Computer planning and intraoperative navigation in craniomaxillofacial surgery. Oral Maxillofac Surg Clin North Am. 2010; 22: 135-156.
11. 章文博，于尧，王佃灿，等. 三维标记技术在上颌骨恶性肿瘤外科治疗中的应用. 中华耳鼻喉头颈外科杂志. 2015.50(5): 378-382.
12. Zhang W B, Wang Y, Liu X J, et al. Reconstruction of maxillary defects with free fibula flap assisted by computer techniques. J Craniomaxillofac. Surg. 2015.43(5): 630-636.
13. Zhang W B, Mao C, Liu X J, et al. Outcomes of orbital floor reconstruction after extensive maxillectomy using the computer-assisted fabricated individual titanium mesh technique. J Oral Maxillofac Surg. 2015.73(10): 2065.e1-2065.e15.
14. Yu Y, Zhang W B, Liu X J, et al. Three-dimensional accuracy of virtual planning and surgical navigation for mandibular reconstruction with free fibula flap. J Oral Maxillofac Surg. 2016.74(7): 1503.e1-1503.e10.
15. Zhang W B, Yu Y, Wang Y, et al. Improving the accuracy of mandibular reconstruction with vascularized iliac crest flap: Role of computer-assisted techniques. J Craniomaxillofac Surg. 2016.44(11): 1819-1827.
16. 章文博，于尧，王洋，等. 数字化外科技术在上颌骨缺损重建中的应用. 北京大学学报(医学版). 2017.49(1): 1-5.
17. 刘筱菁，贺洋，巩玺，等. 计算机导航技术在口腔颌面部创伤整复中的应用. 中华口腔医学杂志. 2012.47(11): 645-650.
18. 张益. 数字化外科技术及眼眶骨折的精确重建. 中华口腔医学杂志. 2012.47(8): 463-465.
19. Zhang Y, He Y, Zhang Z Y, et al. Evaluation of the application of computer-aided shape-adapted fabricated titanium mesh for mirroring-reconstructing orbital walls in cases of late post-traumatic enophthalmos.J Oral Maxillofac Surg. 2010.68(9): 2070-2075.
20. Chien P C, Parks E T, Eraso F, et al. Comparison of reliability in anatomical landmark identification using two-dimensional digital cephalometrics and three-dimensional cone beam computed tomography in vivo. Dentomaxillofac Radiol, 2009.38(5): 262-273.
21. Mayrink G, Sawazaki R, Asprino L, et al. Comparative study between 2 methods of mounting models in semiadjustable articulator for orthognathic surgery. J Oral Maxillofac Surg, 2011.69(11): 2879-2882.
22. Bobek S, Farrell B, Choi C, et al. Virtual surgical planning for orthognathic surgery using digital data transfer and an intraoral fiducial marker, the charlotte method.J Oral Maxillofac Surg. 2015.73(6): 1143-1158.
23. Wang D, Ma D, Wong M L, et al. Recent advances in surgical planning & navigation for tumor biopsy and resection. Quant Imaging Med Surg. 2015.5(5): 640-648.
24. 刘筱菁，李倩倩，田凯月，等.陀螺仪记录转移自然头位系统的建立及其精度检测.北京大学学报：医学版. 2014.46(1): 86-89.
25. 郭传瑸.颅底一颞下区肿瘤的手术径路及手术要点.中国医学文摘耳鼻咽喉科学. 2010.25: 10-13.
26. 郭玉兴，郭传瑸.增强 CT 三维重建在颞下咽旁间隙肿瘤中的应用. 北京大学学报(医学版). 2011.43: 148-150.
27. 郭传瑸，刘筱菁，郭玉兴. 数字化外科技术在颅底肿瘤切除中的应用. 中国医学文摘耳鼻咽喉科学.2014.29(3): 127-130.
28. 冯海兰，徐军.口腔修复学.北京：北京大学医学出版社.2013.
29. Tinschert J, Natt G, Hassenpflug S, et al. Status of current CAD/CAM technology in dental medicine. Int J Comput Dent, 2004, 7(1): 25-45.
30. Van Noort R. The future of dental devices is digital. Dent Mater, 2012, 28(1): 3-12.
31. 张鹏，李伟伟，王勇，等.多源数据获取技术在全口义齿数字修复中的应用进展.中华口腔医学杂志.2016, 51(2): 124-128.
32. Sun Y, Lü P, Wang Y. Study on CAD&RP for removable complete denture. Comput Meth Prog Biomed, 2009, 93(3): 266-272.
33. 孙玉春，李榕，周永胜，等. 三维打印在口腔修复领域中的应用. 中华口腔医学杂志. 2017, 6(52): 381-385.
34. Yuan F, Lv P, Wang P, et al. Custom fabrication of try-in wax complete denture. Rapid Prot J.2016, 22(3): 539-543.
35. Chen H, Wang H, Lv P, et al. Quantitative evaluation of tissue surface adaption of CAD-designed and 3D printed wax

pattern of maxillary complete denture. Biomed Res Int. 2015, 2015: 453968.
36. Wegst U G K, Bai H, Saiz E, et al. Bioinspired structural materials.Nat Mater.2015, 14(1): 23-36.
37. Tertuliano O A, Greer J R.The nanocomposite nature of bone drives its strength and damage resistance.Nat Mater.2016, 15(11): 1195-1202.
38. 田卫东，汤炜. 口腔颌面数字化外科的应用与展望. 口腔颌面外科杂志. 2008. 18(6): 381-384.
39. 胡敏. 颅颌面生物材料的研发与市场准入面临的问题. 中华口腔医学杂志, 2016, 51(11): 641-645.

五、放射治疗新进展

放射治疗发展报告

于金明
山东省肿瘤医院

随着放射物理技术、计算机技术、医学影像技术和生物技术的发展，放射治疗在多方面取得进步。

（一）放射免疫治疗

放射治疗（简称放疗）是治疗癌症的主要治疗方法之一，以往认为放疗的主要作用为放射线打断肿瘤细胞 DNA，引起不可逆的 DNA 损伤和细胞死亡，从而靶向发生快速增殖的细胞，达到抑制肿瘤生长点作用。近年发现，放射线在杀伤局部肿瘤细胞的同时，还可以促进肿瘤相关抗原释放表达增加，激活特异性 T 细胞免疫应答促使肿瘤细胞形成原位疫苗，进一步激发机体抗肿瘤特异性功能，同时引起肿瘤微环境中的免疫细胞数量及其功能的改变，增加部分免疫细胞在肿瘤及淋巴结中的浸润，达到免疫微环境的重塑。合适的放疗剂量与分割模式在最佳时机联合免疫治疗可杀伤放疗野外的远处转移病灶。总之，放疗可以起到“方向盘”的作用，让 T 细胞明确肿瘤细胞的位置。与当前免疫治疗，如相当于“放开免疫治疗的刹车”的 PD-1 抗体，起到“油门”作用的 CAR-T 结合，会得到 1+1>2 的效果。免疫联合立体定向放射治疗（ISABR）的理念（即免疫治疗）联合局部立体定向放射治疗以期产生更强的抗肿瘤效应。多项临床前研究数据已经证实 SABR 后能够激活免疫反应。同时一些研究已经显示放射线诱导的免疫应答可能具有“剂量依赖性”；放射线剂量与分割数对激活免疫应答非常重要；并且可能存在一个放疗剂量阈值，低于这个阈值不能很好地激活免疫应答，高于这个阈值免疫应答可以很好地被激活，为 ISABR 的理念带来了理论基础。一些动物实验也显示不仅 SABR 能够有效激活免疫应答，SABR 联合免疫治疗与单用 SABR 或单用免疫治疗相比，能够获得更好的疗效。虽然有诸多基础实验及少量的临床证据显示 SABR 联合免疫治疗可能带来较好的效果，但是缺少临床随机研究的支持。基于上述理论，SABR 联合免疫检查点抑制剂对早期单发肿瘤或者寡转移肿瘤疗效的临床研究正如火如荼地进行，包括 CTLA-4 单抗 Ipilimumab 联合 SBRT 治疗转移性黑色素瘤（NCT02107755、NCT01970527、

NCT01497808、NCT02406183），PD-1 单抗 Pembrolizumab 联合 SBRT 治疗转移性黑色素瘤、NSCLC、寡转移乳腺癌（NCT02407171、NCT02303366），PD-L1 单抗 Atezolizumab 联合 SBRT 治疗Ⅳ期 NSCLC（NCT02400814）等。Ⅰ期、选择性Ⅱa 期或局部肺实质复发性非小细胞肺癌免疫联合立体定向放射治疗（I-SABR）*vs.* 单用立体定向放射治疗（SABR）Ⅱ期临床随机对照试验（NCT03110978）已经启动，用于探讨探讨 PD-1 免疫治疗与 SABR 结合（I-SABR）能否明显提高疗效，减少复发，提高生存率。

放射免疫治疗的临床研究尚处于初期阶段，仍需大量工作以提高放射治疗联合免疫治疗的疗效，明确其作用机制，利用已有的治疗方法和设备形成一种全新的肿瘤治疗方法。

（二）多线束放疗的发展

中国目前出现了质子/重离子发展热潮，一批重离子、质子治疗系统等逐步开展起来，质子治疗技术正迎来新的发展阶段。1988 年，美国食品药品监督管理局（FDA）批准质子治疗作为一种放射性治疗用于患者的临床治疗。与传统的光子放射治疗技术相比，质子治疗技术的理论上的优势在于其特有的 Bragg 峰，可使高能量区正好置于肿瘤区域，肿瘤前的正常组织只受峰值的 1/3 左右的照射剂量，其后区域剂量也大大降低，可减少不良反应和致命并发症。结合 CT、MRI 等影像学资料，有效地提高肿瘤靶区的剂量，同时降低正常组织受量，尽可能避免损伤正常组织与细胞，实现对肿瘤组织的“定点爆破”。这与当下医学界提出的“精准治疗”的新型医疗概念不谋而合。但要准确地评估质子/重离子放疗的疗效还需要大量前瞻性、随机性临床试验来验证。质子/重离子有效治疗的肿瘤类型也相对局限，主要集中于非小细胞肺癌、头颈部癌、肝癌、儿童肿瘤及前列腺癌等领域。近年来的一些临床试验表明，质子及重离子在胸部肿瘤如食管和肺癌的放射治疗中，并未获得明显的剂量学优势和更好的临床获益。而且质子/重离子装备昂贵，成本比光子放疗大大增加，推广普及难度较大。

相较于质子/重离子放疗，以直线加速器为代表的光子治疗技术更加成熟稳定。主要代表性技术如下。

（1）图像引导放射治疗（image guided radiotherapy，IGRT）

IGRT 是调强适形放射治疗技术的最新进展，该技术的实现途径是将 kV 级 X 射线容积成像设备集成在新型加速器上，能够对连续的及容积 X 线图像进行拍摄翩。该设备发展的基础是锥形束 CT，运用锥形 X 射线采集数据及容积方式计算图像。能够对照射野的位置及形状进行实时的照射，能够有效控制调强适形放射治疗质量，图像引导放疗及剂量引导放疗成为肿瘤自适应放射治疗的一个重要的基础。

（2）螺旋断层放射治疗（helical tomotherapy）系统

该系统是一个将治疗计划、剂量计算、兆伏级 CT 扫描、定位和螺旋照射治疗功能集为一体的调强放疗系统。采用类似 CT 的模式，可以 360 度聚焦断层照射肿瘤，具有靶区适形性佳和剂量分布均匀的特点。可以进行图像引导放射治疗和剂量引导放射治疗，每次放疗前在治疗机上进行 CT 扫描，将得出数据与计划靶区等数据进行对比，并自动调整摆位误差，同时，也可在每次治疗后通过逆向运算出肿瘤的剂量，并自动调整剂量输出，进一步提高了治疗精确性。

（3）自适应放疗（adaptive radiation therapy，ART）

ART 是通过照射方式的改变来实现对患者组织解剖或肿瘤变化的调整，即通过引导图像（如 CT、EPID 等）评判患者解剖和生理变化，或治疗过程中所反馈信息如肿瘤大小、形态及位置变化，动态分析分次治疗与原计划设计之间的差异，并及时自动调整。从而指导后续分次治疗计划的重新设计，尽可能减少正常组织器官受量，提高肿瘤放疗的精准性，便于提高肿瘤放射治疗剂量，降低并发症发生概率，提高肿瘤局部控制率。

但是，我国的加速器分布还不能满足国内需要，百万人口加速器拥有量除天津、北京、山东、江苏、上海五省市外，其他城市仍低于 WHO 推荐标准。因此，继续坚定发展以光子治疗为代表的直线加速器技术，并进一步走向精确化和智能化，实现各级医疗机构的云协作，仍是现阶段中国放射治疗技术发展的主要方向。

（三）我国放射治疗设备、人员的现状和发展方向

国内放射治疗设备的研制与开发起步于 20 世纪 70 年代，1978 年我国第一台 10 MV 医用电子直线加速器 BJ-10 在北京市肿瘤研究所投入临床使用。80 年代以后一批国际先进的放疗设备开始引进中国，中国工程技术人员在自主研发和基础上，对国际先进技术进行学习、吸收、融合，相继研制出了一批先进的放疗设备如高效率驻波电子直线加速器、程控步进马达驱动高活度（10Ci）微型铱-192 源的高剂量率后装治疗机、高通量钴-60 治疗机、模拟定位机、治疗计划系统、剂量监测仪器、X 刀，以及定位设备、模室设备。

目前随着国内放疗设备公司不断的技术研发，在设备技术满足基层放射治疗单位需求的基础上，凭借较高的性能价格比，国产放射治疗设备在基层放射治疗单位占据了半壁江山。

我国研制的 XHA600 数字化医用电子直线加速器适用于图像引导放射治疗技术平台，它采用模块化控制技术，可实现适形调强、容积调强技术，并可持续支持未来多种放疗技术的临床应用。采用模块化实时控制技术，可实时监控加速器的所有参数；实现多轴同步联动，剂量同步调整；加速器最大输出剂量率＞600MU/min；定位精度达到亚毫米，剂量达 0.01MU。采用优化的伺服控制系统确保机械运动精确到位运动响应时间在 ms 级；剂量率伺服，同时能够连续可变；内置集成高速 MLC；将计划导入、摆位及验证、治疗控制、记录上传等多工作站和多显示集中在一个系统，并配备用户操作导航；大尺寸、高分辨率、非晶硅 MV 级平板探测器，具备影像引导放疗技术。

最新研制的高能医用电子直线加速器具有采用高精度旋转机架；具有 6MV、10MV 和 15MV 三档 X 射线，6-21MeV 多档电子线；采用内置集成高速 DMLC：120 叶片、中心叶片投影 0.5cm；高精确治疗床；可集成 EPID，支持患者摆位验证和射野验证；机载 CBCT 影像系统，使用较小剂量获得高清晰度断层图像；支持 3D-CRT、step and shoot、sliding window、IMAT、SBRT。但在高端放疗设备领域，欧美的公司仍处于强势地位。

但近年国内放疗设备增长迅速，全国加速器 5 年增长 50%；全国放射治疗单位 5 年增长 36%；全国放射治疗从业人员 5 年增长 64%；按每百万人口拥有 3 台加速器估算，

到2020年我国应有4200台加速器，目前全国加速器为1931台，需增加118%。放疗设备分布的区域差异仍然明显，经济发达的城市多，而西部、西北等边远地区少，分布的不均衡制约着放疗整体发展水平，需要在整体上加大加速器投入的同时，注重结构上调整各省市不均衡现象。

从事放射治疗从业人员包括医师护士人员、物理师、技术人员也都均成增长趋势，全国放射肿瘤住院医师规范化培训的广泛开展使得全国放射肿瘤医师人才的培养步入正轨。国内放疗技师培养主要来源也在变化，放疗医师技师的来源水平明显提高，但2015年普查结果显示肿瘤科医师和物理师的比例为4.81∶1，物理师仍然不足。

在大家努力下，中国放射治疗界在国际上的话语权逐年攀升，国际大会上的口头发言成倍增长，获得了多项荣誉，令世界对中国刮目相看。同时放疗学会自身也发生了诸多改变，进一步细化了学科建设，同时引入多项理念，根据中国的国情达成了多项中国专家共识，同时进行学术生态的建设，形成了中国北方肿瘤放射治疗协作组、东部肿瘤放射治疗协作组、泛珠江区域肿瘤放射治疗协作组、四川省西部放射治疗协会和华人放疗协作组等5大放疗协作组织。如今，放疗界的国际交流常态化、务实化，职业培训也正规化、制度化。2016~2017年，启动了Best of ASTRO中国巡讲，已经在成都、北京、上海等完成了多场巡讲，ESTRO 中国巡讲班成功举办。这种国际间交流学习模式需更加成熟，进一步加强我国同国际的合作与交流。

未来一段时间，重点开发一键式智能靶区勾画和自动化放疗计划系统，有助于缓解我国医患比不足，放疗工作者负担过重的难题。大力推进远程放疗计划和会诊系统，发挥大医院大专家的优势，帮扶落后地区，有助于消除地区差异、推动放疗均衡发展。我国在功能影像引导肿瘤精确放疗等领域有较好的研究基础，建议增加投入扩大优势；充分发挥行业协会和放疗协作组织的作用，开展多中心临床研究，将我国人口多，患者基数大的优势，转化为临床科研优势，可以大大提升国际话语权，造福更多患者。

六、医疗器械亮点事件/特别关注

魏 迪[1] 张闯年[1] 邓 娟[1] 陈小刚[1] 董显豪[2] 蒲江波[1] 孔德领[1,2]
盛丰年[3] 陈立慧[3] 邵荣光[3]

1. 中国医学科学院生物医学工程研究所；2. 南开大学生命科学学院生物活性材料教育部重点实验室；3. 中国医学科学院医药生物技术研究所

（一）脑科学与神经工程

1. 脑空间信息学

精准分析神经解剖结构对于理解和认识大脑神经网络的连接方式及协同工作机理，具有至关重要的作用。研究已表明不同功能的神经元具有不同的形态、大小及位置，即使同一类型的相邻神经元在形态与投射路径上也存在差异。因此，精确定位神经元及其纤维的投射路径是准确识别全脑神经结构空间组成的前提条件。传统研究中，为了对神经元和神经环路进行定位，人们只能采用手工操作的方式，先将完整脑切为薄片，再对每一张脑片分别进行成像，最后将成像结果与参考脑图谱进行对照，确定感兴趣图像所在的位置。这种做法不仅耗时费力，而且对于需要在全脑范围获得每一个神经元的连接路径而言，无疑是有着明显的缺陷，即完整脑被分离为多张图片，在后期图像重建时难以准确实现神经纤维的连接关系；并且将脑组织图像与参考脑图谱相配准，忽视了个体差异可能造成的定位误差。

华中科技大学武汉光电国家实验室（筹）研究团队另辟蹊径，提出了一种称为全脑定位系统的全自动显微成像方法，在单细胞水平能够解析及定位全脑神经结构。该方法主要包括两种新技术：在全脑成像的同时进行细胞构筑的实时染色；具有宽场大容积层析成像特点的高通量多通道全脑显微成像系统。利用 BPS 方法，可以在 3 天内以 0.32μm×0.32μm×2.0μm 的体素分辨率，获取鼠脑内荧光标记的神经元及其共定位细胞构筑的全脑数据集。BPS 方法不仅将单神经元水平获取小鼠全脑连续图像的时间，从十几天缩短到 3 天，而且可以同时在细胞水平获取每个神经元的解剖坐标。

该团队提出了实时复染的新概念，利用细胞构筑染料的低渗透率实现了待成像表面细胞的实时复染，取代了生物学中常用的复染完整全脑的做法。通过对同一视场的荧光标记神经元与细胞构筑的同时成像，无需再做解剖定位和双通道图像的配准，直接得到全脑连接组的精确三维图像结果。这一概念还可以推广到其他基于机械切削的全脑光学成像技术，如 STP 和 fMOST 技术等。该团队所发展的高通量成像技术，有效地缩短了单神经元分辨水平的全脑光学成像数据获取的时间。

上述研究成果发表在 2016 年 7 月的 *Nature Communications* 上，并于近期发布在欧盟人脑计划的神经信息平台上。这标志着该团队建立的“鼠脑最精细脑图谱基础数据库”为欧盟人脑计划正式采用。

2. 脑-机接口技术

2016 年，“天宫二号”和“神舟十一号”相继成功发射，这是我国第一个真正意义上的太空实验室。由天津大学精密仪器与光电子工程学院神经工程团队与中国航天员中心人因工程国家级重点实验室合作，建立了空间脑-机交互技术试验系统，国际上首次在轨进行脑-机交互技术空间适应性测试。该系统通过大量地基实验深入揭示了失重、噪声、情绪等对脑电的影响，实现了高识别度、高稳定性、适于空间环境的脑-机接口自适应分类技术；建立了针对航天特征的实验策略和训练方法，大幅提高系统识别正确率，为有效开展天地差异对比建立稳定基线。人机融合将是未来航天医学与人因工程发展的必然趋势，该系统的建立和成功测试将为未来深入开展先进交互技术在轨适应性研究和技术应用起到重要的推动作用。

清华大学生物医学工程系、中国科学院半导体研究所和中国医学科学院生物医学工程研究所的研究人员从公共数据集、信息编码和脑电解码三个方面推动了稳态视觉诱发电位脑-机接口的发展。基于 40 目标的脑-机接口字符输入系统构建了稳态视觉诱发电位的标准数据集；提出了单纯颜色调制范式和单纯亮度调制方式来诱发交叉调制频率，并构建相应的基于交叉调制频率的脑-机接口；提出了一个新颖的数据驱动的空域滤波方法以实现对稳态视觉诱发电位的高效检测，并构建基于该脑电解码算法的脑-机接口字符输入系统，其通讯速率高达 325bits/min，为已报道的脑-机接口字符输入系统的最高通讯速率。上述研究成果分别于 2016~2017 年发表于 *IEEE Trans Neural Syst Rehabil Eng.*、*J Neural Eng.和IEEE Trans Biomed Eng.*期刊上。

组合两个或多个不同任务的混合脑-机接口可以有效地克服单一模态脑-机接口不能提供有效和自然的控制策略的缺点。电子科技大学科研人员提出了结合运动想象和运动起始视觉诱发电位的混合脑-机接口，旨在更为有效地实现光标的二维运动控制。该成果发表于 2017 年的 *J Neural Eng.*杂志上。实验结果表明混合脑-机接口能同时唤起所需的运动想象和运动起始视觉诱发电位的信号特征，且均非常接近单模脑-机接口任务所诱发的情况，验证了混合脑-机接口可以提供更为有效和自然的控制命令。

为克服脑电信号的低信噪比问题，传统非侵入式脑-机接口系统往往选择大规模神经元集群的活动信号作为控制信号。但是，由于大部分微弱心理活动所涉及的神经元数量较少，无法作为非侵入式脑控信号，从而造成控制信号类型单一、数量稀少等问题，严重限制了脑-机接口系统的实用性。天津大学精密仪器与光电子工程学院研究团队提出了一种用于极微弱脑电特征的提取与识别方法——辨别典型模式匹配（discriminative canonical pattern matching，DCPM）。实践证明，该方法可提取视觉皮层处面积约为 1.6mm^2 的局部神经活动信号（幅值约为 0.5uV），远小于 SSVEP 和视觉 P300 信号所需的视觉皮层激活面积（分别约为 1300mm^2 和 160mm^2）。进一步利用空分多址和码分多址联合策略，搭建了 32 指令集的脑-机接口系统，最终可实现 63.33 bits/min 的最高信息传输率。该技术将有效拓展非侵入式脑控源信号的范围，扩大脑-机接口系统的应用场景。

华东理工大学脑-机接口与控制研究团队主要从视觉、听觉刺激下事件相关电位的诱发机制与优化，运动想象增强范式，以及脑模态特征提取和识别方法等方面展开深入研究。在视觉诱发方面：主要做了人脸表情切换，人脸表情非匹配和蜂窝模式点阵设计等相关工作，提高了独立凝视目标的可区分性，进一步增强非匹配电位的强度和提高被试在任务中的精神集中度，从刺激形式、诱发电位和被试感受三个方面提高了视觉诱发脑-机接口系统的性能；在听觉诱发方面：主要研究不同方位刺激，自然声和音乐背景等方面对诱发效果的影响，以此来增强听觉刺激的空间可分性，降低刺激疲劳度和提高系统的舒适性；在运动想象增强方面，提出了更适用于中国人的运动想象范式，帮助脑卒中病人的进行康复治疗，提高了系统的运行效率。在脑模态特征提取和识别方法方面：利用张量分析和稀疏化对稳态视觉诱发电位，事件相关电位和运动想象等脑模态特征进行有效提取，显著提高了分类性能。上述成果发表于 2017 年的 *J Neural Eng.*杂志。

3. 神经工程

利用磁共振成像技术在获取大样本活体脑影像的基础上，能够对脑结构和功能区进行精细划分并制作出适用活体个体的脑图谱。目前已有的一些基于磁共振图像构建的脑图谱基本都是基于结构磁共振成像，在脑区划分上主要基于沟回拓扑分布，而且脑区定义非常粗糙，甚至存在明显的错误，很难与脑的功能解剖相对应。中国科学院自动化研究所脑网络组研究中心联合国内外其他团队经过 6 年的努力于 2016 年 6 月成功绘制出全新的人类脑图谱，即脑网络组图谱。该项研究的最新成果——全脑精细分区图谱及其全脑连接图谱在国际学术期刊 *Cerebral Cortex* 上在线发表。该成果突破了 100 多年来传统脑图谱绘制的瓶颈，提出了“利用脑结构和功能连接信息”绘制脑网络组图谱的全新思路和方法。他们绘制的脑网络组图谱包括 246 个精细脑区亚区，比传统的 Brodmann 图谱精细 4~5 倍，具有客观精准的边界定位，第一次建立了宏观尺度上的活体全脑连接图谱。脑网络组图谱是人类脑图谱发展和神经技术进步的必然趋势，是脑科学、认知科学、认知心理学等相关学科取得突破的关键，它能为解析神经及精神疾病神经环路的结构和功能异常，并为发展新一代诊断、治疗技术方法奠定坚实的基础。

（二）分子成像与诊断技术

1. 前沿成像技术

上海交通大学生命科学技术学院研究团队与澳大利亚麦考瑞大学、北京大学在光学超分辨显微领域开展合作，利用光子雪崩效应带来的受激辐射增强机制，成功实现了低受激辐射淬灭光强的超分辨结果，在 40nm 和 13nm 的单颗粒样品上均实现了 28nm 的超高光学分辨率，成功将淬灭光强有效降低了 2~3 个数量级。这一成果有助于在深层组织上实现三维超分辨。相关成果于 2017 年 4 月发表在 *Nature* 杂志上。

细胞精细微观结构在力学信号作用下的反应是细胞生物力学的一项重要研究任务和研究热点，其中，开发能够实时定量测量力学信号对细胞结构和功能作用效果的仪器设备，是解决限制力学信号研究瓶颈的关键因素。华中科技大学生命科学学院团队自 2010 年引进受激发射损耗（STED）纳米显微镜以来，运用专门的接口板构建了三维细胞磁力扭曲仪与 STED 纳米显微镜交互的硬件平台，自主编写了驱动程序和应用软件，成功构建了三维细胞磁力扭曲仪和 STED 纳米显微镜交互的具有超高分辨率的三维细胞磁力扭曲系统，并将其用于细胞生物力学研究。2016 年 8 月，*Nature Materials* 发表了该团队关于力学信号可以直接拉伸染色质并诱导基因表达的成果，该成果为力学刺激可以直接通过细胞骨架和核膜传递到细胞核内并直接激活基因的表达提供了有力证据。

中国科学院深圳先进技术研究院研究团队与美国国立卫生研究院合作，将具备深层生物组织成像能力的双光子显微成像技术（two-photon microscopy，TPM）和具备超分辨成像功能的瞬时结构光照明显微成像技术（instant structured illumination microscopy，ISIM）有机结合起来，实现了一种新型双光子激发的、具备大深度三维成像能力的超分辨光学显微成像系统。该系统能实现 176nm 的横向分辨率、729nm 的纵向分辨率及 250μm 的探测深度的成像效果。该技术对胚胎发育研究具有重要作用。相关成果于 2017 年 6 月 19 日发表在 *Nature Methods* 杂志上。

北京林业大学生物科学与技术学院课题组与中国科学院植物所合作，针对多假设追踪（MHT）算法在多目标关联跟踪过程中计算量大的问题，提出了一种改进算法。利用该算法搭建的植物细胞膜蛋白动态分析单分子检测平台，克服了细胞壁对蛋白动态分析的干扰，建立了全内反射荧光显微术（total internal reflection fluorescence microscopy，TIRFM），实现了对单个膜蛋白运动参数的精准分析，分析的精度达到纳米和毫秒级。相关成果于 2016 年 11 月 19 日在 *Nature Protocols* 上发表。

中国科学院生物物理研究所课题组与中国科学院动物研究所设计了一种新型三维基因组活细胞成像工具——TTALE。研究团队通过硫氧还蛋白（thioredoxin）与 TALE 的融合表达，特异地清除 TALE 成像时伴生的聚集斑块，从而最大程度地释放 TALE 在染色质三维成像方面的效能。该成果具有成像信噪比高及易于操作等优点，应用广泛。相关成果于 2017 年 4 月 7 日发表于 *Cell Research*。

清华信息科学与技术国家实验室课题组及北京大学、澳大利亚悉尼技术大学研究团队合作，提出了一种新的基于偏振反解调的超分辨偶极子取向解析技术 SDOM（super-resolution dipole orientation mapping），超分辨成像领域提供了一种全新的维度。研究组完成了成像的统计建模，利用极大后验将图像重构过程转化为稀疏约束的凸优化问题，快速迭代收敛阈值算法实现了优化模型求解，最终在实现强度超分辨重建的基础上实现角度超分辨信息的解析，拓宽了超分辨成像的认知视角。该技术不仅提升了成像的空间分辨率，也提升了探测荧光团偶极子方向的精度，对超分辨水平下偶极子取向的解析非常有效，对活细胞结构动力学的研究有着极大应用价值。

光散射是降低或破坏光学成像质量以及限制光传输的主要因素。

中山大学光电材料与技术国家重点实验室研究团队发展出一种逆向恢复成像的实验新技术，采用独特的光学系统设计，结合多波长光场的分离，实现了最大光学视场的实时彩色成像，从而具有对隐藏物体的光谱“指纹”开展物质结构特性分析的能力，这在生物深层组织化学成分探测和分析将具有很大的应用潜力。相关成果于 2016 年 9 月 7 日发表于 *Scientific Reports*。

2. 纳米探针与纳米造影剂

中国科学院上海应用物理研究所物理生物学研究室与加州大学圣地亚哥分校研究团队合作，设计了一种基于金纳米粒子的荧光-纳米等离子体双模态成像 fPlas 探针。通过该探针实现了在单细胞水平半定量研究纳米粒子聚集状态的方法，并通过纳米等离子体成像与荧光成像的联用，实现了活细胞内纳米粒子聚集状态与定位信息同时获取。这一研究结果揭示了纳米粒子在细胞内的运输与其聚集状态直接相关，为设计新型纳米药物提供了新的思路和靶点。相关成果于 2017 年 6 月 8 日发表于 *Nature Communications*。

南京大学化学化工学院课题组利用级联放大原理，设计了连续可激活的高敏感光学探针。该工作以病灶生物环境变化引起的探针信号波长的移动来实现探针信号的放大。同时，探针信号波长的移动又被进一步利用来反映病灶的生物学事件和参数。通过上述波长移动/荧光强度增强的连续响应，可以有效地实现对肿瘤微环境信号的两步放大，显著提高探针的信噪比，增强探针的灵敏度。相关成果于 2017 年 4 月 10 日发表于 *Nature Biomedical Engineering*。

中国科学院自动化研究所中国科学院分子影像重点实验室联合德国慕尼黑大学光

声成像团队及中国科学院国家纳米科学中心，采用新兴的光声成像技术和光热治疗手段在乳腺肿瘤的诊疗一体化研究方面取得新进展。他们研发了一种新型 DNA 折纸结构（DNA origami）载体包裹的纳米金造影剂，作为一种光声成像探针，能够实现肿瘤内部结构成像，同时实现影像引导下的肿瘤光热治疗，极大提高了肿瘤治疗的疗效。相关成果发表在 *Advanced Materials* 杂志上。

苏州大学科研人员设计了一个基于脂质体的纳米探针 Lipo@HRP&ABTS，实现了 H_2O_2 高特异性和高灵敏度的体内光声成像检测。利用该探针可以准确地检测出由脂多糖或细菌感染诱导炎症产生的过程。局部注射该探针后，基于 H_2O_2 含量上的差异可以进一步通过光声成像区分转移性淋巴结与非转移性淋巴结，有望实现肿瘤手术中对淋巴结清扫的精准导航。此外，利用该探针对 H_2O_2 依赖的近红外吸光度，还实现了肿瘤特异性光热治疗。相关成果发表在 *PNAS* 杂志上。

深圳大学医学部生物医学工程学院科研人员和美国国立卫生研究院等多家单位合作，利用人体内生物色素——黑色素作为原料，通过仿生法成功合成了磁性黑色素纳米颗粒（MMNs），再利用黑色素能吸附金属离子的特性，实现了快速一步放射性核素 64Cu 百分百标记。标记后的纳米探针可利用正电子发射计算机断层显像（PET）、磁共振成像（MRI）和光声成像（PAI）三种成像模式同时指征肿瘤，该探针在肿瘤部位蓄积后利用较低的激光照射便可达到高效的肿瘤光热治疗效果，从而实现了多模态成像指导的光热治疗。同时，MMNs 还具有 UV 和 γ 射线保护功能。这一研究成果以封面文章形式发表于 *Advanced Materials* 上。

中国科学技术大学化学与材料科学学院与中国科学院强磁场科学中心合作，发明了一种能在化疗肿瘤内“智能”自聚集的磁共振纳米造影剂——四氧化三铁复合纳米粒子，该纳米粒子在凋亡肿瘤细胞内半胱天冬酶的控制下“智能”地自聚集成大尺寸磁性纳米粒子，可显著增强肿瘤的横向磁共振成像信号，并在患肿瘤的小鼠体内验证了其优异肿瘤成像效果，为肿瘤化疗疗效评价提供了新思路。该研究成果发表在 *Nano Letters* 上。

华南理工大学研究团队与香港科技大学研究团队紧密合作，近年来在聚集诱导发光（AIE）荧光探针方面取得了丰硕成果，确立了在国际上的领先地位。AIE 的荧光效应有望广泛应用于发光器件、化学检测和生物传感等技术领域。本年度该研究团队在各类新型荧光分子探针的制备和生物医学效应评价方面取得了一批高水平成果，在 *Nat Commun*、*Adv Mater* 和 *J Am Chem Soc* 等期刊发表了多篇研究论文。

3. 分子诊断技术

由博奥生物集团联合解放军总医院、清华大学共同设计开发的“遗传性耳聋基因诊断芯片系统”荣获 2017 年度“黄家驷生物医学工程奖”一等奖。此奖项由中国生物医学工程学会设立，是国内该领域的最高科技奖项。该项目通过对耳聋遗传高危人群的分子病因学研究，确定了中国耳聋人群最常见高发的遗传性耳聋致病基因和突变位点，并在此基础上研发出国际首款耳聋基因诊断芯片，该芯片覆盖了能够检测先天性耳聋、药物性耳聋、大前庭导水管综合征相关的耳聋基因位点，具有准确性高、稳定性好、操作简便等特点，是至今获证最早、覆盖位点最多、筛查人群最大，且唯一实现干血斑等痕量样品检测大高灵敏度产品。

（三）纳米药物递送系统与纳米疫苗

1. 纳米药物递送系统

中国科学院国家纳米科学中心研究人员构建了一种具有核壳结构的脂质体-共聚物杂化纳米药物载体，对肿瘤血管内皮表面具有酶切活性的 MMP-2 具有响应特性，实现了抗血小板抗体（R300）对肿瘤组织的靶向输运。通过特异清除肿瘤相关血小板，该载体导致肿瘤血管孔隙增大，增强了 EPR 效应，进而促进了所载化疗药物阿霉素（Dox）在肿瘤组织中的渗透和富集，有效抑制了小鼠乳腺癌和肺癌细胞的增殖。该研究首次实现了肿瘤微环境中肿瘤相关血小板的安全与高效清除，为增强肿瘤血管 EPR 效应提供了新的技术和思路，对纳米技术在肿瘤治疗中的应用具有积极推动作用。相关工作发表在 *Nature Biomedical Engineering* 上。

中国苏州大学、中国科技大学、中国科学院长春应用化学研究所和美国伊利诺伊大学厄巴纳-香槟分校的研究人员利用癌细胞自身的代谢系统，研发出一种通过小分子糖标记和靶向难以治疗癌症的新方法，这为治疗无法对常规靶向抗体产生应答的癌症（如三阴性乳腺癌）打开了新的大门。相关研究结果于 2017 年 2 月 13 日在线发表在 *Nature Chemical Biology* 上。

中国科学院国家纳米科学中心、沈阳药科大学，以及美国国立卫生研究院成瘾研究所研究人员合作，提出了一种以单壁碳纳米管自身作为药物活性成分而非支架材料或药物载体的全新治疗策略，研究了单壁碳纳米管对抗甲基苯丙胺所致精神依赖性的实验效果及作用机制。首次揭示了单壁碳纳米管对甲基苯丙胺所致精神依赖性的显著逆转作用，以及不同构型的单壁碳纳米管的作用差异，为进一步讨论碳纳米材料的构效关系提供了重要依据。值得关注的是，在聚合态单壁碳纳米管有效剂量范围内，动物的运动、摄食及饮水等一般行为并未受到显著影响，也未发现中枢神经系统的病理性变化，具有良好的安全性，从而显示出很好的抗成瘾性药物精神依赖性潜质，该研究已在 *Nature Nanotechnology* 杂志上发表。

华东师范大学化学与分子工程学院、上海市绿色化学与化工过程绿色化重点实验室研究人员与中国科学院上海硅酸盐研究所研究人员合作，成功制备了单分散、直径约 100nm 的硅化镁（Mg_2Si）纳米耗氧剂，并提出了无机耗氧剂用于肿瘤饥饿疗法的新思路，同时为批量化制备新型功能纳米材料提供了新的方法。相关工作发表于 *Nature Nanotechnology* 上。

中国药科大学研究人员利用嗜中性粒细胞作为药物载体，运载脂质体包裹的化疗药物紫杉醇，在小鼠中成功地抑制了手术后胶质母细胞瘤的复发。嗜中性粒细胞是人类血液中最丰富的白细胞群体，它能准确地迁移至急性损伤组织和炎症部位。研究人员巧妙地利用嗜中性粒细胞这种对炎症的趋向性以及可穿越血脑屏障的特点，与肿瘤术后切除部位释放炎症因子相结合，实现药物高效的自主引导靶向递送。这种全新的靶向给药策略跳出了传统的通过特定受体-配体结合进行药物靶向的限制，为癌症治疗特别是脑部肿瘤治疗指出了新方向。相关成果发表于 *Nature Nanotechnology* 杂志上。

中国科学技术大学科研人员与华南理工大学科研人员合作，通过 2,3-二甲基马来酸酐（DMMA）修饰的细胞穿膜肽（TAT）功能化聚磷酸酯自组装而成一种纳米递送系统，利用肿瘤酸度微环境的特点和近红外光调控的方法，调控纳米药物与生物系统的相互作用。这种设计策略有效提高了药物抗肿瘤的效果。相关工作发表于 *Nano Letters* 杂志上。

深圳大学科研人员、美国国立卫生研究院科研人员和美国马里兰大学的科研人员合作，利用无毒且可降解的空心介孔氧化硅纳米颗粒，同时装载葡萄糖氧化酶和 L-精氨酸，合成了一种新型智能纳米诊疗剂，从而实现针对恶性肿瘤的绿色无创协同治疗。一方面，葡萄糖氧化酶可以将肿瘤区的葡萄糖转化为葡萄糖酸和过氧化氢，不仅可以切断肿瘤赖以生长的能量供应，还可以利用过氧化氢高效杀死肿瘤细胞；另一方面，生成的高浓度酸性过氧化氢又可以氧化并加速 L-精氨酸的分解，生成高浓度的一氧化氮（NO）气体，进一步增强 NO 气体对肿瘤细胞的杀伤作用。相关论文以封面文章的形式发表于 *Angewandte Chemie International Edition* 上，并入选 Very Important Paper（VIP）。

南京大学科研人员与南卡罗来纳大学科研人员合作，制备了一种多功能“金纳米海绵”，集高载药、肿瘤特异性靶向、多重响应药物释放和光热治疗为一体，实现对乳腺癌的化疗-光热治疗一体化。实验结果显示，该系统在体外细胞水平和体内肿瘤模型中都显示出明显的抗肿瘤效果。相关工作发表在 *Advanced Materials* 上。

2. 纳米疫苗

近年来，免疫治疗已经成为了最有效的癌症治疗方法之一，例如，基于抗体的免疫检验点抑制剂（如 CTLA-4 抑制剂、PD-1 抑制剂等）能够显著提高部分癌症病人的生存期（如黑色素瘤、非小细胞肺癌等）。近年来，结合纳米技术发展起来的新型纳米疫苗将对免疫治疗发挥重要作用。

中国科学院生化工程国家重点实验室同苏州大学的研究人员发现，聚合物包被的石墨烯虽然不会被巨噬细胞内吞，但却会加速巨噬细胞膜流动性，促进巨噬细胞迁移并诱导其产生大量炎症因子，从而触发人体细胞强烈的免疫响应。此外，他们还发现了一条激活机体免疫细胞并发挥作用的新途径，在没有对细胞产生物理损伤的情况下，聚合物包被的石墨烯刺激细胞发出信号，触发机体免疫系统作出反应。当此类纳米材料被靶向到肿瘤或者感染病毒的细胞，就能激活免疫系统，从源头上攻击肿瘤细胞和被感染细胞，对纳米医学与精准医学的发展都具有重要意义。相关工作发表在 *Nature Communications* 上。

苏州大学科研人员利用纳米粒子的光热效应消除原位肿瘤并生成“肿瘤疫苗”。他们首先利用三种 FDA 批准的分子合成了 PLGA-ICG-R837 纳米颗粒，将其注射到肿瘤部位，在近红外光的照射下不仅能有效地消除原发性肿瘤，还能释放出多种肿瘤相关抗原，并与 R837 一起发挥类癌症相关“疫苗”的作用。该工作利用光热消除原发性肿瘤产生的癌细胞相关抗原，和 R837 结合，可以作为癌症相关纳米“疫苗”，在与 anti-CTLA4

的联合使用下很有可能可以有效地消融多种原发性肿瘤，抑制肿瘤转移，并触发强免疫记忆效应，防止肿瘤的复发。相关工作发表在 *Nature Communications* 上。

武汉大学科研人员开展了免疫化疗联合治疗，抗肿瘤药物阿霉素被负载于介孔二氧化硅（DOX@MSN）上，利用环糊精结合 MSN 表面的苯并咪唑–聚乙二醇复合物，实现药物的封装；通过表面修饰叶酸来实现肿瘤的靶向。当药物复合体进入肿瘤，在细胞内环境的低 pH 和高浓度谷胱甘肽作用下，环糊精将脱离，实现药物的可控释放；同时，DOX@MSN 能成功诱导肿瘤细胞释放抗原，引发抗肿瘤免疫响应，实现转移性肿瘤的治疗。

过继性树突状细胞（DCs）治疗在抗肿瘤和抗感染方面具有巨大的应用前景和发展潜力。军事医学科学院野战输血研究所科研人员针对限制 DCs 治疗的两大因素，设计了三种新型的功能化纳米金促进剂，筛选出能将抗原和免疫刺激剂同时高效递呈至 DCs 的载体设计方案。基于活体小动物分子影像平台，研究团队对过继性 DCs 体内成像示踪发现，该纳米促进剂可使 DCs 总淋巴器官归巢数量提高 15 倍，肝脏引流淋巴结归巢数量提高 36 倍，大大提高其所激活的抗原特异性 T 细胞免疫应答和抗嗜肝病毒感染效率，为优化临床 DCs 细胞治疗方案提供了新的思路。相关工作发表在 *ACS Nano* 上。

南开大学生物活性材料教育部重点实验室研究团队发现了一类能激活细胞免疫的新型短肽水凝胶疫苗佐剂，该佐剂适用于核酸、蛋白质、短肽和全细胞等多种抗原，可显著促进各类抗原被抗原呈递细胞摄取和在淋巴结富集，激活下游免疫，提升抗体滴度，产生杀伤性 T 细胞，对重大疾病如癌症和艾滋病疫苗的研发和抗体的制备有一定意义，研究结果发表在 2016 年 *Adv Funct Mater* 和 2017 年 *Adv Mater* 期刊上。

（四）组织工程与再生医学

浙江大学再生医学研究中心课题组利用单细胞基因分析技术解析肌腱细胞亚群，在肌腱细胞群中鉴定了一个 nestin+肌腱干/祖细胞（TSPCs）亚群，并在体内外证实了其对于肌腱干细胞的表型维持及分化决定中的关键作用。该工作运用单细胞基因分析技术，突破了传统群体细胞研究平均化的局限，显示了 nestin 在肌腱干/祖细胞的一个亚群中富集，并通过对 Gene expression Omnibus（GEO）数据集分析，以及免疫荧光和 Nestin-GFP 小鼠进一步证实 nestin 对于肌腱干细胞腱系分化决定中的关键作用。相关工作发表于 *Science Advances* 上。

冠状动脉疾病是当今世界上的首要致死疾病，冠状动脉粥样硬化及心肌梗塞等冠状动脉疾病发生后，导致了心脏供血供氧的不足，大量细胞死亡，从而诱发了炎症及损伤修复反应，促使新血管的形成，以恢复损伤区的血液供应，因此，快速的血管新生过程对于心肌损伤后的修复过程具有至关重要的作用。中国科学院上海生命科学研究院生物化学与细胞生物学研究所研究团队利用系统的遗传谱系示踪技术，揭示了成体心脏修复再生中新生血管的来源，为临床治疗心梗后的心脏再生治疗提供了重要的理论基础和新的思路。相关工作发表在 *Journal of Clinical Investigation* 上。

人体皮肤能从周围复杂的环境中感知各类信息，模仿人类皮肤的多功能的电子皮肤将为人体生理信号实时检测、便携式灵敏检测器、人机通信界面、仿生机器人部件等应用提供多种可能性。南京大学化学化工学院先进能源材料与器件研究团队与中国科学院苏州纳米技术与纳米仿生研究所和新加坡南洋理工大学合作，在柔性电子皮肤方面取得重要进展。研究人员设计了一种基于少壁碳纳米管取向阵列/高分子复合薄膜的通用器件结构，能够监测人体关节的弯曲以及拉伸情况。测试弯曲电子皮肤的在不同电压下的电学特性，显示其为欧姆特性，而且电流大小与电子皮肤的弯曲角度呈现出高灵敏度、高度可重复的线性响应，即使弯曲上万次仍能保持良好的性能。该柔性电子皮肤可以用来非常迅速、灵敏地检测手指弯曲和伸直的状态变化，还可以制备同样对拉伸敏感的电子皮肤。这些功能在可穿戴人机通信接口、人体生理信号检测、仿生机器人部件、便携式运动检测器等方面都有潜在的应用前景。相关工作发表于 *Advanced Functional Materials* 上。

再生医学是专注于人造组织或全身器官的临床修复应用工程，通常采用的策略是通过供体器官的脱细胞化，以提供无细胞的天然来源的生物支架，然后用干细胞群体对骨架进行再细胞化。浙江大学医学院第一附属医院研究课题组通过腔室灌注系统在门静脉和肝内腔静脉之间进行旁路循环，从而使单一肝叶脱细胞，随后使用大鼠同种异体原代肝细胞将进行在细胞化。脱细胞后仍能维持血管结构网络和天然肝叶的功能特征，用同种异体原代肝细胞可实现高效再细胞化，重新建立血液循环，从而恢复肝叶功能。相关工作发表在 *J. Biochem. Cell Biol* 上。

2016 年，一款具有我国自主研发并拥有知识产权的脱细胞角膜植片产品，获得国家食品药品监督管理总局（CFDA）颁发的医疗器械注册证书，标志着以复明性为主要疗效指标的角膜产品成功获批上市，将有效帮助千万角膜盲患者恢复视力。该产品由天然生物组织经特殊技术处理后制成，基本成分是胶原纤维蛋白，具有与人角膜高度相似的纤维结构和形态，因而基本光学特性接近人角膜，具有免疫原性低，透明度高和组织相容性好的特点，在临床上可替代人角膜用于角膜移植手术。

上海交通大学附属新华医院课题组利用超顺排列的碳纳米管薄膜培养心肌细胞，引导心肌细胞取向排列，并产生电脉冲传导特性，同时提供了心肌节律性收缩所需要的细胞外信号传输通路，而且还减少了细胞在培养条件下的多极分散，对防止心率失常的发生很有意义。这种取向碳纳米管薄膜联合心肌细胞对治疗心肌梗死和心率失常具有应用前景。相关研究结果发表在 2017 年 *Adv Mater* 期刊上。

与此相似，上海交通大学第九人民医院课题组应用磁性诱导固定了生长因子的多层细胞片，用于复杂组织的再生。Fe_3O_4 磁性纳米颗粒经过纳米氧化石墨烯涂层，用于标记干细胞和递送生长因子，在磁场的控制下，纳米粒标记的干细胞可排列成不同形式的多层细胞片，而纳米石墨烯的存在提供了丰富的文羧基用于结合和递送生长因子 BMP2，通过这种方法构建了负载生长因子 TGFβ3 和/BMP2 的牙髓干细胞多层细胞片，可望应用于口腔组织再生治疗。相关研究结果发表在 2017 年 *Adv Mater* 期刊上。

南京鼓楼医院肝胆外科第三代生物人工肝的临床应用获得成功。前两代人工肝细胞源于猪，第三代从人体的皮肤、脂肪等相关组织中提取细胞，重新编程为 hiHep 细胞，这种细胞能表达肝脏特异基因，在体外可以增殖，并且具有成熟肝细胞的相关功能，包括分泌血清白蛋白、积累糖原、代谢药物等。将 hiHep 细胞移植到病人体内，其可成功整合到病人肝脏中发挥功能。相较于前两代，第三代生物人工肝的安全性、适应性更强，在细胞移植时可避免免疫排斥反应。

安徽省医科大学第一附属医院成功完成一例角膜移植手术。此次采用的人工生物角膜的供体是一头猪，因为猪角膜的组织结构、形态、大小和人比较相近，韧性强度好，植入后角膜的厚度、屈光度能够保持不变，感觉神经可以长入，并恢复知觉。与普通人捐赠的角膜相比，人工生物角膜移植术后排异反应会更低，手术后患者只需要滴眼药水即可，不需要服用抗排异药物。一般 7~10 天角膜即可逐渐恢复透明，视力也会逐渐恢复。

中国科学技术大学科研团队首次通过模拟天然珍珠母生长过程制备了人工仿生结构材料，具有与天然珍珠母高度相似的化学成分、微观结构等特征，并兼具很好的强度及韧性。该成果刊发在 *Science* 杂志上。运用类似的策略合成的人工骨骼或牙齿，有望高度重现人体骨骼的强度和韧性，并因成分高度近似，可有效避免材料植入人体的排异反应，也免去了以前金属构件放入人体还要取出的痛苦。

（五）检测和诊断技术

1. 全血一步法甲胎蛋白检测试剂盒

生物芯片上海国家工程研究中心利用国际专利技术自主研发出我国首个全血一步法甲胎蛋白（AFP）检测试剂盒“爱福陪”。该产品与罗氏电化学发光法相比符合率达到 99%，适合于社会化家庭用 AFP 监测检测。“爱福陪”的推广与应用，将促进“肝癌早诊早治技术方案”的进一步发展，大规模“家庭化”肝癌早筛将成为趋势。

2. 热休克蛋白 90α（Hsp90α）获准用于肝癌检测

清华大学研究团队在世界上首次证明，肿瘤标志物 Hsp90α 可用于肝癌患者的检测。Hsp90α 定量检测试剂盒已获得国家第三类（最高类别）医疗器械证书，并通过了欧盟认证。

Hsp90α 突破了临床公认的肝癌检测标志物是 AFP 的局限，灵敏度比其高出约一倍。此外，患者血浆 Hsp90α 浓度的变化与病情变化具有很好的对应性，这对肝癌患者进行及时的病情监测和疗效评价、指导肿瘤个体化治疗具有重要临床价值。

3. 检测埃博拉病毒纳米酶试纸条

中国科学院多名院士合作研制出有效检测埃博拉病毒的“纳米酶试纸条”新技术。该技术创新性地将纳米酶应用于试纸条技术，将埃博拉病毒检测的精度提高了近百倍，而且简便快捷，非常适合非洲当地的实际情况。研究成果在《生物传感器与生物电子学》（*Biosensors and Bioelectronics*）发表。该团队还与中国疾病预防控制中心及军事医学科学院的学者合作，将纳米酶试纸条推广至了新布尼亚、流感等病毒的检测中。

纳米酶技术作为一个技术平台，可以用于传染病的检测，在食品检测、环境监测和法医检测等领域也都有广阔应用空间。

4. 寨卡病毒核酸快速检测技术

郑州大学第一附属医院院遗传与产前诊断中心研究团队成功自主研发了寨卡病毒核酸快速检测技术，并可面向社会提供检测服务。他们比对了寨卡病毒核酸序列与其他黄病毒属成员的差异，并分析了寨卡病毒不同亚型、不同毒株间保守序列的差异性，在此基础上开发出了寨卡病毒荧光定量 PCR 检测技术，目前该技术原理性实验已取得成功。该技术具有耗时短、灵性度高、特异性强等优点，可检测目前已知所有寨卡毒株，并且与其他黄病毒属成员无交叉，并可早期诊断寨卡病毒感染。

5. 国产结核分枝杆菌耐药性体外检测诊断试剂盒

国家食品药品监督管理总局批准了结核分枝杆菌氟喹诺酮类药物耐药突变检测试剂盒、结核分枝杆菌链霉素耐药突变检测试剂盒和结核分枝杆菌乙胺丁醇耐药突变检测试剂盒。三个产品都由扩增试剂、对照试剂和提取试剂组成，可用于结核分枝杆菌对氟喹诺酮类、链霉素、乙胺丁醇耐药性的检测。

6. 基因筛查和产前诊断

中国遗传学会遗传咨询分会联合复旦大学附属儿科医院在上海市发起“中国新生儿基因组计划”，该计划将在未来 5 年开展 10 万例样本的新生儿基因检测，旨在构建中国新生儿基因组数据库，建立新生儿遗传病基因检测标准，促进新生儿遗传病基因检测产业化，完善遗传咨询培训体系。同日该分会还联合山东大学附属生殖医院发起“中国胚胎基因组计划”。目标是构建中国胚胎基因组数据库，建立胚胎植入前检测的遗传咨询体系及报告解读标准，建立胚胎植入前检测遗传咨询培训体系。

第五章　中国医学科技疾病领域进展

本章介绍近几年来我国在疾病领域取得的进展，主要关注疾病的基础研究、诊断、治疗、预防等方面的进展情况。通过文献研读、情报分析和专家咨询，结合疾病发病谱，筛选发病率高，进展较多的领域和疾病进行详细阐述。

心血管领域创新性研究概况

惠汝太　胡盛寿

中国医学科学院阜外医院

2016~2017 年，中国心血管界的研究成果斐然，不少研究结果已经达到世界领先水平。有些领域，如清华大学结构生物学研究组，在“通向未来的列车”上，中国科学家是“驾驶员”，国际上的专家是“乘客”为建设创新型国家做出了表率。

（一）深度解析心脏电-机械活动相关的离子通道结构

清华大学研究组长期致力于分子结构的研究。在离子通道，特别是兴奋-收缩偶联领域取得了一系列研究成果，发表了一系列论文，包括第一个雷尼丁受体-1（RyR1）的高解析度原子结构，以及第一个钙通道 Cav1.1 复合物的高解析度冷冻电镜结构，这些发现极大促进了我们对兴奋-收缩偶联的理解。

1. 钠离子通道

清华大学研究组在 *Science* 杂志上发表了研究论文《真核生物电压门控钠离子通道的近原子分辨率三维结构》，首次报道了真核生物电压门控钠离子通道的 3.8 Å 分辨率的冷冻电镜结构，为理解真核生物电压门控钠离子通道作用机制和相关疾病致病机理奠定了基础（图 1）。

门控钠离子通道是由镶嵌膜蛋白形成的离子通道，可以让钠离子（Na^+）通过细胞膜。依启动的方式，钠离子通道分为 2 个亚型，依电压变化而启动的钠离子通道被称为电压门控型；需和其他化学物质（配体）结合后才启动的钠离子通道被称之为配体门控型。

在神经元、肌肉细胞及特定的神经胶质细胞内，钠离子通道和动作电位的产生有关。电压门控钠离子通道（Nav 通道）引发动作电位，而电压门控钾离子通道（Kv 通道）则终结动作电位，恢复至静息状态。钠通道是所有动物中电信号的主要启动键，而电信号则是神经活动和肌肉收缩等一系列生理过程的控制基础。

在人体中，目前发现至少有 9 种电压门控钠离子通道亚型，在不同的器官和生理过程中发挥作用。钠离子通道的异常会导致一系列心血管相关的疾病，特别是心律失常与高血压，也会导致一些神经、肌肉癫痫和持续性疼痛或者无法感知痛觉等其他疾病。迄今为止，研究者已经发现，人体的 9 种钠通道蛋白中存在 1000 多个与已知疾病相关的点突变。此外，钠离子通道也是许多局部麻醉剂（如利多卡因和普鲁卡因）以及大量神经毒素（如许多蛇毒、蝎毒、蜘蛛毒素等）的直接作用靶点。钠离子通道是诸多国际制药公司争相研究的药物靶点。获取钠离子通道的精细三维结构，对于理解其工作机理以及制药至关重要，有着巨大的制药前景。

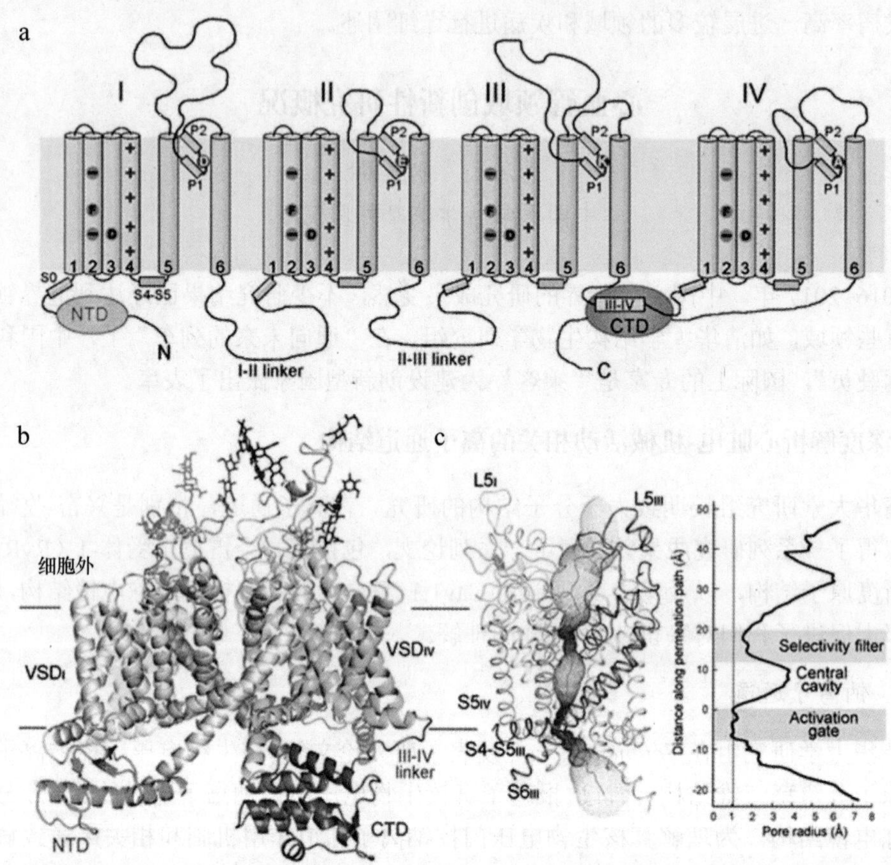

图 1 真核生物电压门控钠离子通道的拓扑图和三维电镜结构

2. 雷尼丁受体（RyR）

清华大学研究组与加拿大艾伯塔省 Calgary 大学研究组合作，首次在 *Science* 杂志报道了 RyR2 亚型关闭与开放 2 种状态的三维电镜结构，为理解相关生理过程（包括但不限于肌肉收缩偶联过程）的分子机理打下了重要基础。

雷尼丁受体广泛存在于肌肉细胞（包括骨骼肌和心肌）及脑组织中的钙离子释放通道，其功能是在收到上游信号后，将内质网或肌浆网中的钙离子快速释放到细胞质中，触发进一步的信号传递，导致肌肉收缩等。在哺乳动物中，雷尼丁受体有 3 个亚型，其中 RyR1 和 RyR2 分别在骨骼肌和心肌的兴奋-收缩偶联中发挥作用。RyR1 与钙离子通道 Cav1.1 主要在骨骼肌中发挥作用。心脏中主要是 RyR2 和 Cav1.2，RyR2 的激活主要依赖 Cav1.2 通道钙离子内流实现。RyR2 的突变会导致心脏功能紊乱，包括引发儿茶酚胺敏感性多形性室性心动过速、特发性心室颤动、心源性猝死等致命性疾病。图 2 显示雷尼丁受体关闭与开放状态。RyR2-2 很大一部分位于细胞膜的跨膜区域，在开放构像中，该通道扩张，从而使钙离子能顺利从肌浆网内转移到细胞质中。

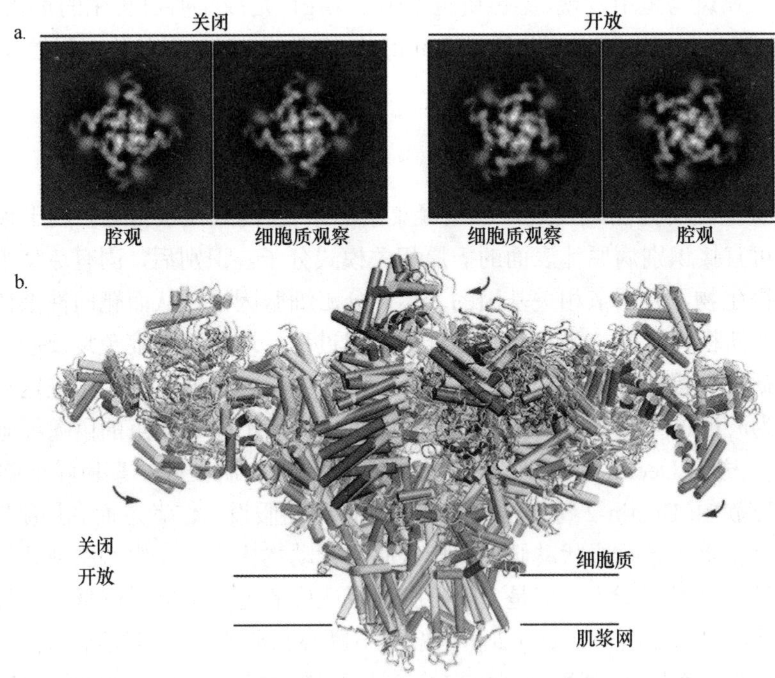

图 2 猪心细胞 RyR2 在开放及关闭状态下的结构

a. 电镜下 RyR2 受体形貌；b. 跨膜域两种结构重叠。箭头提示细胞质区域从关闭状态到开放状态的整体转换

（二）心脏肥厚与再生的新的调控因子

湖北省医院研究组发现重要的心脏肥厚的分子开关——肿瘤坏死因子受体相关因子 6（TRAF6）。TRAF6 是泛素 E3 连接酶家族成员之一。在人与动物肥厚心脏中看到 TRAF6 水平增高，这种增高有可能是调节心脏肥厚的关键分子。研究者发现，心脏特异 Traf6 过表达，加重血管紧张素 II 诱发的心脏肥厚，而 Traf6 缺乏小鼠心脏肥厚表型缓解。激发 TRAF6 自动泛素化，有利于募集 TAB2（TGF-β 活化激酶 1 / MAP3K7 结合蛋白-2），促进与 TGFβ-激活的激酶-1（TAK1）结合；TRAF6-TAK1 直接相互作用，促进 TAK1 泛素化。同一研究组还发现，抑制剂 IKKε（干扰素通路负性调节因子）抑制病理性心脏肥厚。为心脏肥厚与心衰治疗，提供了新的希望。

武汉同济医院研究组报道高血压以及高血压心脏肥厚的表观调控机制，他们发现 miR-21 可能参与构成高血压以及高血压心脏肥厚的调控。miR21 通过调节线粒体内的基因翻译，降低自发性高血压大鼠的血压与缓解心脏肥厚。

北京安贞医院研究小组，在世界上首先提供证据，支持高血压刺激心脏成纤维细胞上调激活转录因子 3（activating transcription factor 3，ATF3），抑制 Map2K3 表达与下游 p38-TGF-β 信号，保护心脏。心脏 ATF3 信号通路有可能成为治疗高血压性心脏重塑的靶点。

虽然斑马鱼成年心脏再生能力非常强，但是成年人心脏再生问题一直没有解决。北京大学研究组在斑马鱼中发现，染色质重塑因子 Brg1 是成年心脏再生的重要调节因子。Brg1 促进心脏再生的机制，部分通过 Dnmt3ab-依赖的 DNA 甲基化，阻遏 cyclin-依赖的激酶抑制剂。

（三）心肌梗死

上海瑞金医院研究团队发现，C-型凝集素激素受体-2（Dectin-2）属于模式识别受体的一种，可直接识别病原体表面的病原相关模式分子。识别后，固有免疫细胞即可吞噬这些病原微生物，并调节相关基因的表达，分泌细胞因子，从而靶向性杀伤相关的病原微生物。心肌梗死后的心脏重塑，心衰与破裂过程，均涉及炎症免疫反应。根据上述科学成果，研究者提出了研究假设：Dectin-2 可能参与心肌梗死后的心脏重塑，心衰与破裂过程。为验证这一假设，研究者分选了心肌梗死后不同时间点的巨噬细胞进行表达谱芯片分析，发现 Dectin-2 主要在巨噬细胞表达。在心肌梗死早期巨噬细胞中，C 型凝集素受体家族中 Dectin-2 特异性高表达，支持研究假设。作者进而利用敲除 Dectin-2 小鼠动物模型，永久结扎冠状动脉，制作心肌梗死动物模型。发生心肌梗死后，尽管小鼠的梗死面积没有显著减小，但是，因心脏破裂造成的死亡率明显降低。而且增加心室壁厚度，心功能显著改善。Dectin-2 基因敲除小鼠心肌梗死后，心脏高表达 α-平滑肌肌动球蛋白与胶原Ⅰ/Ⅲ，而基质金属蛋白酶-2 与基质金属蛋白酶-9 低表达。Dectin-2 缺乏，抑制细胞凋亡速率与坏死细胞死亡。但是 Dectin-2 不影响免疫细胞浸润，也不影响巨噬细胞极化。细胞实验证明，Dectin-2 通过促进心脏白介素-12 的产生，激活辅助性 T 淋巴细胞-1（Th1）/干扰素-γ 免疫反应。在分离的成纤维细胞，干扰素 γ 下调 TGFα 诱导的 α-平滑肌肌动球蛋白与胶原Ⅰ/Ⅲ表达，降低成肌纤维细胞的分化与迁移。Dectin-2 敲除，改善缺血心肌再灌注损伤，促进梗死愈合。Dectin-2 是一个不利于心梗后愈合，增加心脏破裂风险，加重心脏重塑的危险因素。

Ⅲ类去乙酰化酶（SIRT1）具有心脏保护作用已经被业界熟知，但是机制没有完全阐明。某些应激刺激导致 *SIRT1* 基因表达下调。研究发现，SIRT1 可能通过表观调控机制发挥作用。首先，利用原代大鼠新生心室心肌细胞（NRVMs）研究发现，缺血与氧化应激快速上调 SUV39H（哺乳动物组蛋白 H3K9 甲基转移酶）而抑制 SIRT1。与野生型小鼠对比，SUV39H 敲除小鼠对心肌梗死呈现保护作用。真菌代谢物毛壳素（chaetocin）是 SUV39H1 和 G9A143 的抑制剂。毛壳素抑制 SUV39H 活性，减弱心梗后心脏损伤。机制：SUV39H 与异染色质蛋白-1γ（heterochromatin protein 1γ，HP1γ）催化 H3K9 在 SIRT1 启动子区三甲基化（trimethylation），抑制 SIRT1 转录。SUV39H 增强细胞内 ROS 水平，依赖于 SIRT1。

心肌梗死诱发不可逆的心肌细胞损伤，导致心衰与心律失常，危及生命与健康，但是发生机制没有完全阐明，因此缺乏针对性治疗措施。上海中山医院邹云增教授等构建了心肌细胞特异表达低密度脂蛋白受体相关蛋白 5/6 与 β-连环素（β-catenin）敲除小鼠，外科手术制造心肌梗死的动物模型。研究者发现，低密度脂蛋白受体相关蛋白 5/6，参与心肌细胞对缺血损伤的双重反应，低密度脂蛋白受体相关 5/6 与 Wnt/β-连环素信号通路，有可能成为治疗靶点。

中国医学科院阜外医院研究组发现，新的保护血管损伤的趋化因子——CXC 趋化因子受体-7 是维持血管稳态的调控因子。动脉内皮损伤，CXC 趋化因子受体-7 高表达，改善心肌梗死后心脏功能与心脏重塑。研究结果提示，上调 CXC 趋化因子受体-7 可能成为冠脉介入治疗 PCI 后血管再狭窄与心肌梗死后心脏重塑。

（四）腹主动脉瘤

老年人易患腹主动脉瘤，但易患腹主动脉瘤的分子机制不明确。长寿基因 *SIRT1* 编码沉默调节蛋白-1（Sirtuin 1，Ⅲ类组蛋白去乙酰化酶）。在腹主动脉瘤形成过程中，血管老化与炎症发挥重要作用，但是机制均不清楚。研究者在人腹主动脉瘤样本中发现长寿基因 *SIRT1* 的表达与活性均明显降低。动物实验发现，敲除 *SIRT1* 会抑制血管紧张素Ⅱ-诱导的腹主动脉瘤形成与破裂。*SIRT1* 功能降低将导致血管老化与炎症，可能是老年人易发腹主动脉瘤的原因之一。研究提示，增强 *SIRT-1* 功能有可能阻止腹主动脉瘤的发生发展（中外合作研究）。

河北医科大学研究组，在 2016 年 *Circulation Research* 杂志发表关于腹主动脉瘤的研究成果。他们依据血管重塑过程中锌指蛋白亚家族成员 Kruppel-样因子-5（KLF5）高表达，巨噬细胞浸润的科学发现，提出 KLF5 可能参与巨噬细胞浸润以及腹主动脉形成的理论假设。研究人员首先在动物腹主动脉瘤模型与人的腹主动脉瘤组织中发现 KLF5 高表达，敲除 KLF5 小鼠（myeKlf5 $^{(-/-)}$ 小鼠），动脉壁巨噬细胞浸润，中层平滑肌丢失，弹力纤维降解，腹主动脉瘤形成均明显降低。研究人员随后在细胞模型中探索了 KLF 的信号通路，结果支持 KLF5-依赖的 Myo9b/RhoA 信号通路，调控腹主动脉瘤形成过程中足体（podosome）的形成与巨噬细胞迁移。结果提示，KLF5-Myo9b-RhoA 通路有可能成为腹主动脉瘤的治疗靶点。

另有报告，平滑肌细胞 Smad4-依赖性 TGF-β 信号是主动脉瘤形成与夹层的保护因素。

（五）心肌内脂肪细胞来源

最近研究发现，心脏具有内分泌代谢功能，既是体内信号系统信号分子的来源，也是信号分子的靶点。心肌内脂肪浸润可能构成心律失常的基础。脂肪沉积在心脏，造成脂肪心（cardiac steatosis）。研究已经证明，心肌内纤维脂肪浸润与心源性猝死相关，因此无创检查心肌内纤维脂肪浸润具有预后意义。心肌内脂肪细胞的发育来源尚不清楚。研究人员利用遗传宗谱（genetic lineage）示踪分析心内细胞发现：心肌内脂肪细胞限于心肌区域，最贴近心内膜细胞，主要来源于 Nfatc1（+）心内膜心肌细胞。尽管心内膜能够产生冠脉血管内皮细胞，环绕心肌内脂肪细胞，但是。不管出生后稳态发育的需要或是心肌梗死后修复的需要，心肌内脂肪细胞均不是来源于冠脉血管。

研究证明，成人心脏心肌内脂肪细胞的来源于正处于发育阶段的心内膜细胞，而不是冠脉血管内皮细胞。

（六）新的危险因素

冠心病的危险因素：7-酮胆固醇（7-KC）。7KC是胆固醇的氧化产物，血浆高7-KC与稳定冠心病患者的心血管事件风险增加相关，包括总死亡与复合终点事件（心肌梗死、心衰住院、心血管死亡、全因死亡、复合终点事件心肌梗死/心衰/死亡）。

主要参考文献

1. Bai X C, Yan Z, Wu J, et al. The Central domain of RyR1 is the transducer for long-range allosteric gating of channel opening. Cell Res. 2016. 26(9): 995-1006.
2. Wu J, Yan Z, Li Z, et al. Structure of the voltage-gated calcium channel Ca(v)1.1 at 3.6 Å resolution. Nature.2016.537(7619): 191-196.
3. Wu J, Yan Z, Li Z, et al. Structure of the voltage-gated calcium channel Cav1.1 complex. See comment in PubMed Commons below. Science.2015.350(6267): aad2395.
4. Shen H, Zhou Q, Pan X,et al. Structure of a eukaryotic voltage-gated sodium channel at near-atomic resolution. Science. 2017.355(6328). pii: eaal4326.
5. Peng W, Shen H, Wu J,et al. Structural basis for the gating mechanism of the type 2 ryanodine receptor RyR2. Science. 2016.354(6310). pii: aah5324.
6. Ji Y X, Zhang P, Zhang X J, et al. The ubiquitin E3 ligase TRAF6 exacerbates pathological cardiac hypertrophy via TAK1-dependent signalling. Nat Commun. 2016. 7: 11267.
7. Deng K Q, Wang A, Ji Y X, et al. Suppressor of IKKε is an essential negative regulator of pathological cardiac hypertrophy. Nat Commun. 2016.7: 11432.
8. Li H, Zhang X, Wang F, et al. 2016. MicroRNA-21 lowers blood pressure in spontaneous hypertensive rats by upregulating mitochondrial translation. Circulation.134(10): 734-751.
9. Li Y, Li Z, Zhang C,et al. Cardiac fibroblast-specific activating transcription factor 3 protects against heart failure by suppressing MAP2K3-p38 signaling. Circulation. 2017. 135(21): 2041-2057.
10. Xiao C, Gao L, Hou Y, et al. Chromatin-remodelling factor Brg1 regulates myocardial proliferation and regeneration in zebrafish. Nat Commun. 2016.7: 13787.
11. Yan X, Zhang H, Fan Q, et al.Dectin-2 deficiency modulates Th1 differentiation and improves wound healing after myocardial infarction. Circ Res. 120(7): 1116-1129.
12. Yang G, Weng X, Zhao Y, et al. The histone H3K9 methyltransferase SUV39H links SIRT1 repression to myocardial infarction. Nat Commun. 2017.8: 14941.
13. Wo D, Peng J, Ren D N, et al.Opposing roles of Wnt inhibitors IGFBP-4 and Dkk1 in cardiac ischemia by differential targeting of LRP5/6 and β-catenin. Circulation. 2016.134(24): 1991-2007.
14. Hao H F, Hu S , Chen H, et al.Loss of endothelial CXCR7 impairs vascular homeostasis and cardiac remodeling after myocardial infarction: implications for cardiovascular drug discovery. Circulation. 2017. 135(13) :1253-1264.
15. Chen H Z, Wang F, Gao P, et al. Age-associated Sirtuin1 reduction in vascular smooth muscle links vascular senescence and inflammation to abdominal aortic aneurysm. Circ Res. 2016.119(10): 1076-1088.
16. Ma D, Zheng B, Suzuki T,et al. Inhibition of KLF5-Myo9b-RhoA pathway-mediated podosome formation in macrophages ameliorates abdominal aortic aneurysm. Circ Res. 2017. 120(5): 799-815.
17. Zhang P, Hou S, Chen J, et al. Smad4 deficiency in smooth muscle cells initiates the formation of aortic aneurysm. Circ Res. 2016.118(3): 388-399.
18. Zhang H, Pu W, Liu Q, et al. Endocardium contributes to cardiac fat. Circ Res. 2016.118(2): 254-265.

19. Song J, Wang D, Chen H, et al. Association of plasma 7-Ketocholesterol with cardiovascular outcomes and total mortality in patients with coronary artery disease. Circ Res. 2017.120(10): 1622-1631.

心血管疾病风险预测及应用科技进展

杨学礼 李建新 顾东风
中国医学科学院阜外医院 国家心血管病中心

心血管疾病是全球疾病负担和死亡的主要原因，最新的全球疾病负担研究（global burden of disease，GBD）显示 2013 年全世界心血管疾病死亡超过 1700 万人。我国心血管疾病死亡人数由 1990 年的 256 万上升到 2013 年的 372 万。其中，动脉粥样硬化性心血管疾病（atherosclerotic cardiovascular disease，ASCVD）是我国居民健康的首要威胁，如急性心肌梗死/冠心病、脑卒中等，其住院费用快速增加，造成巨大社会经济负担。心血管病风险评估工具的开发及准确进行心血管疾病风险评估，是有效开展心血管疾病防控的重要基础之一。当前 ASCVD 风险评估工具多是基于欧美国家队列人群开发，由于心血管疾病谱、危险因素流行情况等的差异，这些工具往往不适用于中国人群。因此，亟待开发针对我国人群的 ASCVD 风险预测模型。

中国动脉粥样硬化性心血管疾病风险预测研究（Prediction for ASCVD Risk in China，China-PAR），是基于我国最新的大规模前瞻性队列样本，开发适用于中国人 10 年 ASCVD 发病风险预测的 China-PAR 模型，研究成果于 2016 年 9 月在线发表于国际心血管病领域著名期刊 *Circulation*，获主编专访并配发编者按，编者按积极评价该工作为其他国家提供了重要借鉴。在此基础上，研究者进一步探讨了中国人群 ASCVD 风险分层及低危、中危、高危个体的切点划分，推进了 China-PAR 模型在心血管疾病风险预测和人群防治实践中的具体应用。

（一）中国 ASCVD 风险预测研究（China-PAR）

为进行 10 年 ASCVD 发病风险预测模型的开发和验证，China-PAR 研究整合了“中国心血管健康多中心合作研究”（InterASIA）、“中国心血管病流行病学多中心协作研究”（China MUCA）等 4 项最新的中国人群前瞻性队列随访数据，总样本超过 12 万人。

其中，以 InterASIA 和 China MUCA（1998 年）两个队列的人群作为训练队列样本（derivation cohort），来建立中国 ASCVD 风险评估模型。两项队列人群，合计纳入 2.7 万人，其中 90.1% 完成随访，最长随访超过 23 年。剔除失访、基线患有心血管疾病等不合格的研究对象，最终纳入 2.1 万人用于开发构建 ASCVD 风险预测模型（即 China-PAR 预测模型），其平均年龄 48.6 岁，男性占 48.5%。

参考国内外定义，本研究 ASCVD 包括：急性心肌梗死、冠心病死亡，以及致死和非致死性脑卒中。训练队列人群平均 12.3 年随访中共新发 ASCVD 病例 1048 例。采用 Cox 比例风险回归，分性别构建 China-PAR 预测模型，采用综合的区分度改善指数

（integrated discrimination index，IDI）、净再分类改善指数（net reclassification improvement，NRI）等统计量和事先确定的纳入排除标准，进行预测模型自变量的筛选。

在 China-PAR 模型构建过程中，不仅考虑了欧美预测模型中的危险因素（如年龄、收缩压、是否服用降压药物、总胆固醇、高密度脂蛋白胆固醇、吸烟和糖尿病），还结合中国实际情况和疾病谱的特点，创新性纳入了适合中国人群的特征变量，包括：腰围、南北方、城乡和 ASCVD 家族史，此外，还对年龄与各危险因素的交互作用进行了分析。

China-PAR 预测模型建立后，采用 10×10 交叉验证方法进行内部验证，具有良好的内部一致性。在 China MUCA（1992~1994 年）1.4 万人队列和 CIMIC 队列近 8 万人中进行了 China-PAR 预测模型的外部验证。结果显示，以 *C*-统计量和校准度卡方（calibration χ^2）统计量评价，China-PAR 模型对于 10 年 ASCVD 发病风险具有良好的预测能力；进而通过对 ASCVD 实际发病率和 China-PAR 模型预测发病率的比较显示，China-PAR 模型对 10 年(见图 1)和 5 年 ASCVD 发病风险均有良好的预测能力。

最终，分性别构建的 China-PAR 模型，为进行 10 年 ASCVD 风险预测而纳入的变量包括：①男性中，纳入年龄、治疗或未治疗的收缩压水平、总胆固醇、高密度脂蛋白胆固醇、当前吸烟状况、糖尿病、腰围、南北方区域、城乡、ASCVD 家族史，以及年龄分别与收缩压、当前吸烟状况、ASCVD 家族史的交互作用；②女性中，纳入年龄、治疗或未治疗的收缩压水平、总胆固醇、高密度脂蛋白胆固醇、当前吸烟状况、糖尿病、腰围、南北方区域，以及年龄与收缩压的交互作用。

例如，要预测某个体 10 年内的 ASCVD 发病风险：年龄为 60 岁、未接受降压治疗的收缩压为 130mmHg、总胆固醇为 210mg/dl、高密度脂蛋白胆固醇 55mg/dl、腰围为 80cm、不吸烟、患有糖尿病、住在中国北方城市、没有 ASCVD 家族史。根据预测公式，计算得到 ASCVD 风险：男性为 11.0%，女性为 10.1%。

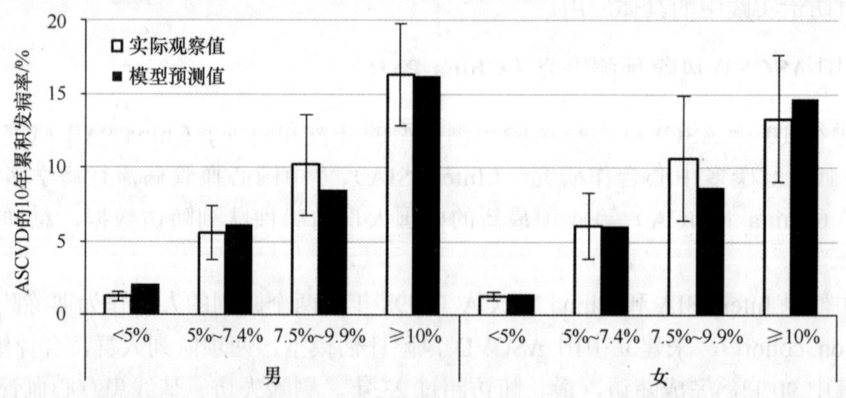

图 1　10 年 ASCVD 发病风险预测模型在 China MUCA（1992~1994 年）队列中的验证

横坐标是将 China MUCA 队列人群分男性、女性，按照 China-PAR 模型估计的 10 年 ASCVD 发病风险预测概率分为四组（包括：预测概率<5%、5%~7.4%、7.5%~9.9%和≥10%）；纵坐标是 ASCVD 的 10 年累积发病率，白色条图表示实际观察到的累积发病率，黑色条图表示模型预测的累积发病率。从图中可见，观察到的累积发病率和模型预测的发病率接近，说明 China-PAR 模型对 10 年 ASCVD 发病风险有良好的预测能力

（二）国内外心血管病风险预测模型的发展

早在 2004 年，我国学者参考美国 Framingham 冠心病风险评估模型，基于中国多省市队列研究（CMCS）开发了我国的冠心病发病风险预测模型，并发现基于美国白人得到的 Framingham 预测模型易高估我国冠心病发病风险。然而，CMCS 队列开始时间较早，基线调查始于 1992 年，且缺乏外部样本的独立验证。随后，我国又基于训练队列 9903 人、验证队列 1.7 万人开发了缺血性心血管疾病（包括冠心病和缺血性卒中）的 10 年风险预测模型，入选年龄、收缩压、BMI、总胆固醇水平、吸烟、糖尿病 6 个危险因素，但是该训练队列始自 1983 年的中美合作研究，上述冠心病和缺血性心血管疾病风险预测模型的开发年代较早。十几年来，心血管疾病及其危险因素流行状况已经发生了变化，需要我们采用当代的、大样本队列人群开发适宜我国人群的心脑血管疾病风险预测模型。因此，China-PAR 研究用 2.7 万人和 9.4 万人的高质量队列人群进行预测模型的开发和验证，研究的终点包括了心肌梗死、冠心病死亡，以及致死性和非致死性脑卒中，是中国首个以动脉粥样硬化性心脑血管疾病（ASCVD）为终点事件的风险预测模型。另外，大样本的队列数据，为检验危险因素的交互作用提供了可能，有助于更加精细的研究心血管危险因素及其交互作用对长期 ASCVD 发病风险的影响。另外，China-PAR 模型构建和验证表明，腰围、南北方、城乡、ASCVD 家族史，以及年龄与相关危险因素的交互作用，都提高了 10 年 ASCVD 发病风险的预测效能，而进入了最终的 China-PAR 预测模型。

欧美国家在心血管疾病风险预测研究方面，起步较早。如国际知名的 Framingham 心脏病研究于 1976 年研发了首个冠心病风险预测模型。随后，美国开发的 Framingham 心血管病综合预测模型（Framingham general CVD equation）、欧洲开发的系统性冠脉风险评分模型（systematic coronary risk evaluation，SCORE）、英国的心血管病风险模型（QRISK）相继问世，这些模型主要应用于欧美白人和黑人。2013 年，美国心脏病学院/心脏协会（ACC/AHA）在全球率先公布了 Pooled Cohort Equations（PCE）模型，用于 10 年 ASCVD 发病风险预测，但同时指出 PCE 模型来自美国的白人、黑人队列数据，该预测模型不一定适用于其他人群。中国 ASCVD 发病风险预测（China-PAR）研究同时与美国白种人、黑人的 PCE 风险预测模型进行了比较。结果显示，在 China MUCA（1992~1994 年）1.4 万人的外部验证队列中，使用 Kaplan-Meier 方法调整后观察到的男性 10 年 ASCVD 发病例数为 218.7，China-PAR 模型估算的 10 年 ASCVD 发病例数为 255.9，仅比实际观察到的发病率高估 17%。然而，基于美国白人开发的 PCE 模型估算的 10 年 ASCVD 发病例数达到 336.9，比实际观察到的发病率高估了 54%，而基于美国黑人开发的 PCE 模型估算的中国人群 ASCVD 发病例数为 453.4，是实际发病率的 2 倍以上，高估更为严重。另外，使用中国人群发病率对美国 PCE 模型进行调整后，依然明显高估中国人群 10 年 ASCVD 发病率。总体而言，与欧美人群开发的风险预测模型相比，China-PAR 模型对于中国人群 10 年 ASCVD 发病风险的预测更加准确。

（三）China-PAR 模型在心血管病风险分层中的应用

China-PAR 模型主要应用于一般人群，旨在确定 ASCVD 高危个体，以尽早采取针对性的防治措施。我们应用其中随访超过 10 年的 China-PAR 队列，近 3.5 万人，平均随访时间长达 14.1 年，期间共有 1922 例 ASCVD 事件发生。我们对此进行了深入分析。参考 2011 年的《中国心血管病预防指南》，根据血压水平、危险因素个数、是否患有糖尿病或其他靶器官损害状况，将一般人群分为心血管病的“很低危”、“低危”、“中危”、“高危”、“很高危”，共 5 类，分析这 5 类人群未来 10 年 ASCVD 的发病风险，如表 1。

表 1 基于传统风险分层观察到的 ASCVD 10 年发病风险

风险分层	Kaplan-Meier 调整 10 年 ASCVD 发病风险/%*		
	合计（95%*CI*）	男（95%*CI*）	女（95%*CI*）
很低危	0.61（0.41，0.81）	0.68（0.18，1.18）	0.60（0.38，0.82）
低危	1.63（1.44，1.82）	1.80（1.51，2.09）	1.46（1.20，1.72）
中危	4.61（4.11，5.10）	4.65（3.98，5.31）	4.55（3.81，5.29）
高危	8.74（7.82，9.66）	9.14（7.98，10.30）	7.98（6.47，9.49）
很高危	23.29（20.06，26.51）	27.92（23.25，32.59）	17.88（13.59，22.18）
总样本	3.25（3.06，3.44）	4.13（3.82，4.44）	2.49（2.26，2.72）

* Kaplan-Meier 调整 10 年 ASCVD 发病风险，是在考虑失访因素后实际观察的 10 年 ASCVD 发病风险。

分析表 1 并结合我国的高血压指南、血脂指南中关于风险分层的划分，以及风险预测的实用性、简便性，最终将一般人群的 ASCVD 发病风险分为低危、中危、高危三大类，并以 5%和 10%作为切点：如果 10 年 ASCVD 发病风险大于等于 10%，可视为 ASCVD 高危人群；而发病风险大于等于 5%但小于 10%可视为 ASCVD 中危人群；小于 5%为 ASCVD 低危人群。按照上述的 5%、10%切点划分，在近 3.5 万人的队列样本中，比较了 China-PAR 预测的发病率和实际观察的发病率，一致性良好。

进一步通过在 China-PAR 队列样本中，筛选基线时具有高血压的研究对象（收缩压/舒张压≥140/90mmHg 和/或服用降压药），共计 7952 人。其平均年龄 51.5 岁、男性占 51.2%，研究对象的平均收缩压 150.0mmHg、舒张压 92.6mmHg，平均随访 13.2 年，共计发生 ASCVD 984 例。在这部分高血压人群中，根据《中国高血压管理指南基层版（2014）》中的定义，将研究对象分为低危、中危、高危三组，10 年 ASCVD 发病风险分别为 2.02%、5.42%、12.54%。可见用 5%、10%作为风险分层的切点也可以适用于高血压人群未来 ASCVD 的风险评估。

（四）心血管病风险评估的意义和展望

随着我国工业化、城镇化的加快和人口的持续老龄化，人民生活方式发生了快速转变，心血管疾病相关危险因素流行尚未得到有效控制，造成了我国心血管疾病负担不断增加。按现有危险因素流行趋势预计，2010~2030 年间我国心血管疾病还将增加 920 万。在心血管疾病防治过程中，需进行危险因素综合评定，关注各种并存的危险因素，并予以积极地干预。根据现有经验，对于低危人群（ASCVD 发病风险 ＜5%），应该加强自我监测以及 ASCVD 终身风险评估；对于中危人群（5% ≤ ASCVD 发病风险 ＜10%），应积极改变不良生活方式，如戒烟、控制体重等；对于高危人群（ASCVD 发病风险≥10%），除生活方式改变之外，应针对自身危险因素，还需在医生指导下进行必要的临床干预，例如根据《中国心血管病预防指南》建议，进行降低血压、血脂和血糖的药物治疗。尽早开展 ASCVD 发病风险的评估，可以方便基层医务人员根据不同个体的心血管疾病风险选择合适的干预策略或治疗方法。

为将 China-PAR 预测模型应用于基层防治实践，研究者已经开发了具有自主知识产权的“心脑血管风险”手机 App 软件，并提供免费下载使用，方便基层医务人员及普通百姓进行 10 年 ASCVD 发病风险评估，指导高危人群自我管理。通过预测模型与移动软件的有机结合，便于基层医务人员快速准确地识别心血管疾病高危个体，也有助于心血管疾病高危人群自我管理、提早采取干预措施，促进了科学研究成果在心血管疾病防治工作中的转化应用。

总之，回顾近年来我国在心血管病风险预测及应用方面的重大科技进展，China-PAR 研究创建了适用于中国人群的 10 年 ASCVD 发病风险预测模型，应用该模型有助于发现心血管病的高危个体。未来的心血管疾病防控，需要将心血管病风险预测、个体的风险分层与心血管危险因素的控制目标相结合，依据不同的心血管病风险采取相应的干预措施、制订合理的干预强度或治疗目标，促进心血管疾病的早防早治和个体化防控。

主要参考文献

1. Mortality GBD, Causes of Death C. Global, regional, and national age sex specific all cause and cause-specific mortality for 240 causes of death, 1990-2013: a systematic analysis for the Global Burden of Disease Study 2013. Lancet. 2015; 385(9963): 117-171.
2. Zhou M, Wang H, Zhu J, et al. Cause-specific mortality for 240 causes in China during 1990-2013: a systematic subnational analysis for the Global Burden of Disease Study 2013. Lancet. 2016; 387(10015): 251-272.
3. Yang X, Li J, Hu D, et al. Predicting the 10-Year Risks of Atherosclerotic Cardiovascular Disease in Chinese Population: The China-PAR Project (Prediction for ASCVD Risk in China). Circulation. 2016; 134(19): 1430-1440.
4. Yang X, Chen J, Li J, et al. Risk Stratification of Atherosclerotic Cardiovascular Disease in Chinese Adults. Chronic Dis and Transl Med. 2016; 2(2): 102-109.
5. He J, Neal B, Gu D, et al. International collaborative study of cardiovascular disease in Asia: design, rationale, and preliminary results. Ethn Dis. 2004; 14(2): 260-268.
6. 国家“九五”科技攻关课题协作组. 我国中年人群心血管病主要危险因素流行现状及从 80 年代初至 90 年代末的变化趋势. 中华心血管病杂志. 2001. 29(2): 74-79.
7. 赵连成, 武阳丰, 周北凡, 等.不同体重指数和腰围人群的血压均值及高血压患病率调查. 中华流行病学杂志. 2003; 24(6): 471-475.
8. Liu J, Hong Y, D'Agostino R B, et al. Predictive value for the Chinese population of the Framingham CHD risk assessment tool compared with the Chinese Multi-Provincial Cohort Study. JAMA. 2004; 291(21): 2591 2599.
9. Wu Y, Liu X, Li X, et al. Estimation of 10-year risk of fatal and nonfatal ischemic cardiovascular diseases in Chinese adults. Circulation. 2006; 114(21): 2217-2225.
10. Kannel W B, McGee D, Gordon T. A general cardiovascular risk profile: the Framingham Study. The American Journal of Cardiology. 1976; 38(1): 46-51.

11. D'Agostino R B, Sr., Vasan R S, Pencina M J, et al. General cardiovascular risk profile for use in primary care: the Framingham Heart Study. Circulation. 2008; 117(6): 743-753.
12. Conroy R M, Pyorala K, Fitzgerald A P, et al. Estimation of ten-year risk of fatal cardiovascular disease in Europe: the SCORE project. European Heart Journal. 2003; 24(11): 987-1003.
13. Hippisley-C J, Coupland C, Vinogradova Y, et al. Derivation and validation of QRISK, a new cardiovascular disease risk score for the United Kingdom: prospective open cohort study. BMJ. 2007; 335(7611): 136.
14. Goff D C, Jr., Lloyd-Jones D M, Bennett G, et al. 2013 ACC/AHA guideline on the assessment of cardiovascular risk: a report of the American College of Cardiology/American Heart Association Task Force on Practice Guidelines. Circulation. 2014; 129(25 Suppl 2): S49-73.
15. 中华医学会心血管病学分会，中华心血管病杂志编辑委员会. 中国心血管病预防指南. 中华心血管病杂志. 2011; 39(1): 3-22.
16. Moran A, Gu D, Zhao D, et al. Future cardiovascular disease in china: markov model and risk factor scenario projections from the coronary heart disease policy model-china. Circulation Cardiovascular Quality and Outcomes. 2010; 3(3): 243-252.

冠心病介入治疗研究进展

韩雅玲　李　洋　梁振洋　徐　凯
（沈阳军区总医院全军心血管病研究所心内科）

随着社会经济的发展，中国居民生活方式发生了深刻的变化。尤其是人口老龄化及城镇化进程的加速，心血管病危险因素流行趋势明显增高，导致了心血管病的发病人数持续增加。经皮冠状动脉介入治疗（percutaneous coronary intervention，PCI）是治疗冠心病的有效手段。随着近年来对冠心病认识的不断深入，有关其发病机制、分类、筛查和诊断技术及器械、药物治疗的研究均取得较大进展。2016 年国际、国内在 PCI 领域开展了许多重要的临床研究，相应的指南、共识也不断更新，体现了国内外对本领域研究和认识的不断深入。现将本年度我国 PCI 领域取得的主要新进展总结如下。

（一）心肌血运重建策略的新证据

1. 我国急性冠脉综合征治疗现状

ST 段抬高急性心肌梗死（ST-elevate nyocardial infarction, STEMI）是急性冠脉综合征（acute coronary syndrome,）ACS 中最凶险的疾病，是常见的心脏急症。中国医学科学院阜外心血管病医院主持开展的 China PEACE-CathPCI 研究，是我国首个全国代表性的冠脉造影和介入治疗医疗质量和结果评价研究，该研究分别在 2001 年、2006 年和 2011 年，采用随机抽样的方法，在全国 55 家医院入选了接受冠脉造影术和 PCI 的 11241 例患者。在 2001~2011 年，因冠脉介入诊治术住院的患者数量由 26 570 例增加至 452 784 例，增加了 17 倍；因 PCI 住院的患者数量由 9678 例增加至 20 8954 例，增加了 21 倍；在接受冠脉造影的患者中，超过一半的症状稳定患者未发现有冠状动脉阻塞性疾病，该比例随时间无明显变化（2001 年：60.3%，2011 年：57.5%，P=0.05）；在接受 PCI 治疗的患者中，采用桡动脉路径的比例由 3.5%猛增至 79%（P<0.001）；药物涂层支架（drug eluting stent，DES）应用率也从 2001 年的 18%猛增至 2011 年的 97.3%（$P<0.001$），其中国产 DES 所占比例由 1.6%增加至 74.8%；在 STEMI 患者中，直接 PCI 比例无明显变化，溶栓后 PCI 比例有所下降，而延迟再灌注则有所增加；患者的中位住院时间由 14 天缩短至 10 天（$P<0.001$）；住院期间的死亡率无明显变化，并发症复合终点无明显变化，所有出血事件以及穿刺相关出血事件都有所减少。需要注意的是，介入医生普遍不重视质量指标的记录，在 2011 年，接受直接 PCI 的患者中，仅有 3%记录了患者到达医院时间，仅 0.5%的患者有入院至球囊扩张时间（door-to-balloon，D2B）；在 PCI 手术记录中，51.5%的患者没有书写手术是否成功，还有 36.3%的病例没写出院带药情况。值得提出的是，在国家相关部门和专业学会、协会及全国 PCI 领域同道的共同努力下，在 China PEACE-CathPCI 研究最后节点 2011 年之后的近 5 年期间，中国 PCI 及治疗整体质量已经有了很大进步，逐渐与国际接轨。笔者所在中心近 3 年 D2B 已从>200min 逐渐降至 60min 以下，STEMI 住院病死率降至 1%以下。

非 ST 段抬高型 ACS（non-ST-elevate acute coronary syndrome, NSTE-ACS）是 ACS 的另一个临床亚型。注册研究一致性显示，NSTE-ACS 较 STEMI 更为常见，其患者严重心血管风险可持续至发病后数天至数周，6 个月死亡率与 STEMI 相似，4 年死亡率是 STEMI 的 2 倍。因此需同时加强 NSTE-ACS 急性期管理和稳定后的二级预防。首都医科大学附属北京安贞医院开展的“中国心血管疾病医疗质量改善项目”（Improving Care for Cardiovascular Disease in China, CCC），是一项 2014 年由中华医学会心血管病学分会与美国心脏协会联合发起的在中国进一步推广 Get With The Guidelines（GWTG）经验的项目，通过对 ACS 和房颤临床数据的收集、分析、结果反馈和以问题为导向的质量改善过程，促进中国心血管病医疗系统遵照指南的建议进行临床实践，以此改善对心血管病患者的医疗服务质量。142 家参与医院共入选 9953 例 NSTE-ACS 患者，其中 63.1%的患者接受冠脉造影检查，58.2%的患者接受 PCI 治疗。但是，40.6%的患者没有进行早期危险分层，仅有 41.7%的极高危患者进行 PCI 治疗，11.1%的极高危患者和 26.3%的高危患者在规定的时间内行 PCI，且 2h 内接受急诊 PCI 的极高危和高危患者死亡率较高。88.3%的患者接受早期双联抗血小板治疗（dual antiplatelet therapy，DAPT）。因此，目前我国 NSTE-ACS 患者救治现状与指南推荐还存在显著差距，大多数极高危患者未行 PCI 的原因、开展 PCI 的适当时机均需进一步探讨。

2. *左主干病变的治疗策略*

无保护左主干病变（unprotected left main coronary artery ,UPLM）是一类高危冠状动脉病变，其主要血运重建治疗方法有 PCI 和冠状动脉旁路移植术（coronary artery bypass grafting，CABG）。因 UPLM 在心肌供血解剖学上的重要性，临床决策时选择何种血运重建策略一直存在争议。

中国医学科学院阜外心血管病医院开展了一项大型单中心观察性研究，连续入选 2004~2010 年 4046 例 UPLM 患者，其中 2604 例接受 CABG，1442 例接受 PCI。3 年随访结果表明，在死亡、非致死性心肌梗死或脑卒中组成的复合终点方面，PCI 组和 CABG 组无差异（7.5% vs. 9.4%，$P=0.07$），校正基线危险因素后仍是如此（8.5% vs. 9.5%，

P=0.43）。与 CABG 组相比，PCI 组 3 年全因死亡率（3.8% vs. 2.5%，*P*<0.001）和再次血运重建率（9.9% vs. 2.1%，*P*<0.001）较高。在 SYNTAX 评分>32 的患者中，PCI 组校正后的全因死亡风险（HR：3.10，*P*<0.001）和复合结局（HR：1.82，*P*<0.001）均显著高于CABG组。而对于SYNTAX评分≤32的患者，两组全因死亡风险无显著差异（HR：1.42，*P*=0.12）。因此，CABG 和 PCI 均可获得很好的 3 年临床结局，对于 SYNTAX 评分≤32 分的 ULMD 患者，PCI 是 CABG 一个合理的替代治疗策略，但是对于 SYNTAX 评分>32 的患者，CABG 的长期生存获益仍大于 PCI。

UPLM 患者行 PCI 的疗效与术者的经验密切相关。中国医学科学院阜外心血管病医院连续入选 2004 年 1 月~2011 年 12 月期间 UPLM 行 PCI 的患者 1948 例，比较了经验丰富且手术量多的术者与经验少的术者治疗后患者的疗效。连续 3 年每年 UPLM 手术量 15 例以上定义为经验丰富且手术量多的术者。发现经验丰富的术者 PCI 后患者 30 天（HR：0.22，*P*=0.003）和 3 年（HR：0.49，*P*=0.009）的心性死亡风险显著降低，且基于 SYNTAX 评分和 SYNTAX II 评分评价心血管风险、选择合理手术方案后，患者的预后更好。

南京医科大学附属南京第一医院开展了一项前瞻性注册研究，比较了置入 DES 的 UPLM 患者不同血运重建策略的长期疗效，即完全血运重建（complete revascularization, CR，所有直径≥1.5mm 的病变血管均成功完成血运重建），部分完全血运重建（partially complete revascularization, PCR，所有直径≥2.5mm 的病变血管均成功完成血运重建）和不完全血运重建（incomplete coronary revascularization, ICR，仅部分直径≥2.5mm 的病变血管成功完成血运重建）。910 例 UPLM 患者 5 年随访结果显示，与 CR 组和 PCR 组相比，ICR 组主要不良心血管事件（major adverse cardiovascular events，MACE，CR vs. PCR vs. ICR，15.5% vs. 22.5% vs. 29.6%，*P*<0.001）和全因死亡（CR vs. PCR vs. ICR，6.2% vs. 7.0% vs. 12.5%，*P*=0.006）发生风险显著增高。倾向性评分进行匹配后，PCR 组与 CR 组 MACE（22.3% vs. 20.1%，*P*=0.46）、全因死亡（7.1% vs. 5.8%，*P*=0.53）和心性死亡（4.5% vs. 1.8%，*P*=0.11）风险相当。因此，未完全血运重建的 UPLM 患者长期预后差，完全血运重建和部分完全血运重建患者置入 DES 后临床疗效相似。

3. 分叉病变治疗策略的优化

PCI 治疗冠状动脉分叉病变目前仍是一个有争议的热点领域。数个研究认为对于绝大部分分叉病变可以采用主干血管置入支架，分支血管必要时置入支架的策略。然而，由于研究设计上的缺陷，尚不能将上述结论推广至临床实践中去。为此，南京第一医院设计了 DK-CRUSH II 研究来比较应用双对吻挤压技术（double kiss crush，DK-Crush）和必要时支架术（provisional stenting，PS）治疗临床实践中非选择性的冠状动脉分叉病变的优劣。研究入选来自亚洲 7 个中心 370 例真性分叉病变的患者，5 年随访结果显示，DK-Crush 组 MACE 发生率较 PS 组降低（15.7% vs. 23.8%），但未达到显著统计学意义（*P*=0.051），而在靶病变再次血运重建发生率上，DK-Crush 组显著低于 PS 组（8.6% vs. 16.2%，*P*=0.027），尤其是复杂病变的再次血运重建（12.5% vs. 36.8%，*P*=0.005），证实了在优化双支架术式以后，DK-Crush 技术可以获得优于 PS 的疗效，对于复杂的分叉病变其优势更加明显。

4. 腔内影像学技术的应用

光学相干断层成像（optical coherence tomography，OCT）是以光学为成像基础的影像学检测手段，以其高分辨率著称，尤其适用于不稳定斑块的识别，有助于冠脉内夹层、血栓的检出，在 PCI 术中可帮助术者观察支架置入后支架边缘的微小夹层，清晰显示支架贴壁情况，降低支架内血栓的发生率。哈尔滨医科大学附属第二医院开展了一项 OCT 评价 PCI 患者的非罪犯病变处脂质斑块特征与远期 MACE 发生风险间相关关系的回顾性研究。纳入了 6 个国家 20 个中心的 1474 例 PCI 患者，4 年随访结果发现：33.6%的 PCI 患者的非罪犯血管存在脂质斑块，其 4 年内 MACE 发生率显著高于无脂质斑块患者（7.2% vs. 2.6%，P=0.033）。进一步分析发现，非罪犯血管的脂质斑块是非罪犯血管发生 MACE 的独立危险因素（RR=2.061，P=0.036）。OCT 结果显示，非罪犯血管相关 MACE 患者脂质斑块的特点是脂质长度长、脂质环弧度更宽、最小管腔面积更小。该项研究解答了为何有些斑块能发生破裂且导致事件，建立了活体影像判断极高危斑块的参数。

冠状动脉血流储备分数（fractional flow reserve, FFR）是指在冠状动脉存在狭窄病变的情况下，该血管所供心肌区域能获得的最大血流与同一区域理论上正常情况下所能获得的最大血流之比。FFR 有很清晰的阈值，FFR<0.8 的狭窄几乎都会导致心肌缺血，FFR≥0.8 的狭窄则造成心肌缺血的可能性非常小。FFR 作为一项微创功能学评价指标，对冠心病的治疗策略具有重要指导意义。陈绍良主持开展了一项前瞻性、多中心、注册研究 DK-CRUSH VII，旨在通过观察冠状动脉 DES 术后即刻 FFR 值预测患者 1~3 年内的靶血管失败率（target vessel failure, TVF），探讨 FFR 值与 1~3 年 MACE 的相关性。2012 年 5 月~2013 年 9 月该研究共纳入中国 8 个中心的 1476 例 DES 置入前 FFR<0.8 的患者，DES 置入后应用 FFR 再次评估。根据术后 FFR 值将患者分为低 FFR 组（FFR≤0.88，n=478）和高 FFR 组（FFR>0.88，n=998）。结果显示，1 年随访时，低 FFR 组心血管死亡和 TVF 发生率分别为 1.3%和 10%，而高 FFR 组则分别为 0.2%和 4%（P=0.017 和 P=0.001）；3 年随访时，低 FFR 组心血管死亡和 TVF 发生率分别为 1.9%和 12.3%，高 FFR 组则分别为 0.6%和 6.1%（P=0.018 和 P=0.002）。因此，无论是 1 年还是 3 年随访结果，DES 置入后 FFR>0.88 组的心血管死亡和 TVF 发生率均显著低于 FFR≤0.88 组，提示 DES 术后 FFR 值高者预后更佳。

5. 介入并发症的防治

随着介入操作技术的逐渐成熟，PCI 适应证范围逐渐扩大，随之而来的并发症也逐渐引起大家的重视，这些并发症在某种程度上也成为 PCI 技术进一步发展的瓶颈。其中，冠状动脉内支架断裂作为冠脉支架术后一种少见且严重的并发症，并未受到人们的足够重视。随着认识逐渐深入，以及腔内影像检查技术的应用，支架断裂的检出率不断提高，此现象已经引起了介入心脏病医师的高度关注。南京第一医院对 2003 年 11 月~2014 年 1 月来自我国 4 个中心 6555 例患者 10 751 支病变血管 16 482 个 DES 的数据进行分析。随访 3 年内，支架断裂总发生率高达 22%。术后 1 年、2 年及 3 年支架断裂发生率分别为 31.3%、19.6%和 49.1%。Ⅰ/Ⅱ型及Ⅲ/Ⅳ型支架断裂比例分别为 46.6%和 53.4%。进一步分析发现，置入右冠脉的支架、不锈钢支架、支架长度>25mm、铰链运动（hinge motion）、支架重叠、置入支架数量较多、支架/血管比值<0.8（后扩张所需的球囊和压力更大）是发生支架断裂的独立危险因素。支架断裂与支架内再狭窄、血管闭塞、夹层，以及 MACE、心肌梗死(myocardial infarction，MI)、血栓、靶病变失败（target lesion failure，TLF）等临床不良事件的发生密切相关。单纯球囊扩张处理Ⅰ/Ⅱ型支架断裂诱发的支架内再狭窄，以及重复置入 DES 处理Ⅲ/Ⅳ型支架断裂诱发的支架内再狭窄均可得到满意的临床效果。上述研究结果提示，机械耐久性更好的 DES 应取代第一代 DES，未来有必要进一步探讨支架置入术前及术后复杂病变处剪切力的变化情况，从而进一步完善支架治疗技术。

（二）与 PCI 有关的药物治疗

1. 生物可降解涂层 DES 置入患者术后 6 个月 DAPT 安全性和有效性不劣于 12 个月 DAPT

DES 相比金属裸支架能够明显降低置入后再狭窄的发生率，但是支架内血栓形成仍是永久性涂层 DES 的潜在并发症，其机制可能与支架置入后内皮化延迟、聚合物过敏反应以及涂层药物促血栓作用相关。在此基础上，生物可降解涂层 DES 问世，理论上能够降低多聚物涂层的不良影响，降低晚期血栓形成风险。沈阳军区总医院韩雅玲主持的 I LOVE IT 2 研究，旨在评价新型生物可降解涂层西罗莫司 DES（sirolimus eluting stent，SES）在真实世界 PCI 临床实践患者中的安全性和有效性，国内 32 家中心 2∶1 随机入选患者接受置入生物可降解涂层 SES（Tivoli，n=1860）或永久涂层 SES（Firebird 2，n=930），两种支架均使用钴铬合金平台。生物可降解涂层 SES 组中，患者 1∶1 再次随机接受 6（n=909）或 12 个月（n=920）DAPT（阿司匹林合用氯吡格雷）。其两种 DES 之间 1 年 MACE 的比较已在 2014 经导管心血管治疗（Transcatheter Cardiovascular Therapeutics, TCT）大会上发布并在美国心脏病学会杂志（*Journal of the American College of Cardiology, JACC*）介入分册发表。2016 年发表的该项 DAPT 亚组研究提示，在置入生物可降解涂层 SES 的患者中，18 个月时，主要终点（净不良心脑血管事件 net adverse clinical and cerebral event, NACCE 和 TLF）发生率，在 DAPT6 个月组不劣于 12 个月组（NACCE：7.5% vs 6.3%，P=0.32；TLF：7.8% vs 7.3%，P=0.60）。6~18 个月，两组均未发生明确/可能的支架内血栓。提示稳定冠心病及缺血程度较低的 ACS 患者，置入可降解涂层 SES 后 DAPT 疗程可缩短至 6 个月，以减少出血并发症及药物副作用，为不能耐受长期 DAPT 的冠心病缺血中低危（尤其是高出血风险）患者提供了一种安全有效的选择。该研究已被纳入 2017 欧洲心脏病学会 DAPT 指南。

2. 侵蚀斑块所致 ACS 治疗或仅需抗栓

导致 ACS 血栓形成的最常见的三种机制分别为斑块破裂、斑块侵蚀和钙化结节。OCT 可识别 ACS 患者罪犯病变的特征，与斑块破裂导致大量血栓形成不同，斑块侵蚀导致的血栓较小、血管结构相对更完整、管腔相对更大。对于伴有侵蚀性斑块的患者，是否可以采用有效的非支架抗栓治疗方案来稳定病情，从而避免支架置入带来的一系列并发症。哈尔滨医科大学附属第二医院开展的 EROSION 研究旨在证实非介入性的治疗方案（即 DAPT）对于 OCT 诊断由斑块侵蚀引发的 ACS 是否安全可行。结果显示，在 405 例可分析 OCT 影像的 ACS 患者中，103 例（25.4%）确定为斑块侵蚀所致。这些 ACS 患者均没有置入支架，采用的治疗方案是：①在心导管检查前给予阿司匹林 300mg，替格瑞洛 180mg，以及普通肝素 100 IU/kg；②是否使用糖蛋白 IIb/IIIa 受体抑制剂或手动血栓抽吸，由主治医生决定；③患者使用普通肝素（持续静脉输注，aPTT 维持在 50~70s），或低分子质量肝素（依诺肝素 1mg/kg，皮下注射，每 12h 1 次），共给药 3 天；（4）继续 DAPT 1 年，剂量分别为阿司匹林 100mg/d，替格瑞洛 90mg，每天 2 次。55 例患者在 1 个月时再次行 OCT 检查，其中 47 例（85.5%）患者血栓体积较基线减小 50% 以上，22 例（40.0%）无残留血栓。血栓体积从 3.7mm^3 减小到 0.2mm^3（P<0.001），最小血流面积从 1.7mm^2 增加至 2.1mm^2（P=0.002）。因此，由斑块侵蚀所引发的 ACS 完全可选择非介入干预，应用肝素＋DAPT 的方法（阿司匹林＋替格瑞洛）可有效缩减血栓的体积并且扩大血流面积。

3. 新型抗凝药物比伐卢定对心肌梗死急诊 PCI 患者围术期治疗安全有效

近年来，新型抗凝药比伐卢定在 ACS 围手术期的应用成为国际上心血管学界的热点问题，掀起了直接 PCI 抗凝方案合理选择的大讨论。沈阳军区总医院主持开展了中国急性心梗患者直接 PCI 围术期应用国产比伐卢定的疗效及安全性（BRIGHT）研究，首次提出急性心肌梗死急诊介入治疗术后延长静滴高剂量比伐卢定的围术期抗凝新策略，克服了欧美临床应用比伐卢定急性支架内血栓风险增高的难题，引起国际关注和高度好评，被誉为“个体化抗栓研究的典范”。BRIGHT 研究女性亚组结果显示，与肝素相比（包括单独肝素或联合替罗非班），直接 PCI 后持续高剂量注射比伐卢定可显著减少女性患者直接 PCI 后 30 天净不良临床事件风险，其主要获益来自出血事件减少（BARC2-5 型出血减少 3.5 倍）。主要不良心脑血管事件亦有减少趋势，支架血栓无增高，提示比伐卢定应作为女性直接 PCI 的优选抗凝药物。BRIGHT 研究桡动脉亚组分析显示，在桡动脉路径行直接 PCI 的患者中，PCI 术中及术后持续高剂量注射比伐卢定，同样可显著降低 30 天净不良临床事件风险（与肝素相比相对风险降低 26.9%，P=0.159），其获益主要来源于出血减少（包括穿刺和非穿刺部位，与肝素相比相对风险降低 60.9%，P=0.057），支架血栓无增高。提示在“经桡动脉时代”，比伐卢定仍具有减少直接 PCI 患者围术期出血的优势。

（三）新型支架和球囊的研发

1. 新型生物可降解涂层 DES 的临床疗效

在支架技术领域中，引入生物可降解性聚合物涂层具有可观的发展前景。中国医学科学院阜外心血管病医院开展的 PANDA III 研究比较了具有相同金属平台及药物、但涂层工艺不同的两种生物可降解涂层 DES 对临床预后的影响，共从中国 46 个中心入选 2348 例患者，以 1∶1 比例随机分入 BuMA（n=1174）或 EXCEL（n=1174）组。结果显示，新一代 BuMA 支架在主要疗效终点（1 年 TLF）方面不劣于 EXCEL 支架（6.4% vs.

6.4%，P 非劣性=0.0003），但 BuMA 支架的安全性更高，其 1 年支架血栓形成发生率明显低于 EXCEL 组（0.5% vs. 1.3%，P=0.047）。由于 BuMA 支架的雷帕霉素释放更加完全，使得支架释放后的内皮化也更快更好，该优势已在前期的 OCT 研究中得到证实。急性心梗患者亚组分析显示，与 EXCEL 组相比，BuMA 组患者 1 年 MI（2.5% vs. 6.1%，P=0.02）、靶血管 MI（2.2% vs. 5.8%，P=0.01）、明确/可能的支架内血栓（0.3% vs. 2.2%，P=0.04）发生率更低。因此，BuMA 支架的“双膜结构”带来了支架血栓发生率降低的获益，这对患者的长期生存和事件也将产生有益影响。

沈阳军区总医院开展的一项前瞻性、多中心、随机对照、非劣效性临床研究 CREDIT II 试验，旨在比较国产第二代生物可降解涂层西罗莫司洗脱支架（EXCEL2）与上一代 EXCEL 支架的临床疗效与安全性。全国 15 家中心共纳入 416 例患者，1∶1 随机分配至 EXCEL2 治疗组（n=208）和 EXCEL 治疗组（n=208）。结果显示，EXCEL2 组和 EXCEL 组术后 9 个月时支架内晚期管腔丢失分别为(0.13±0.24)mm 和(0.16±0.35)mm（非劣效性 P<0.0001）。安全性方面，EXCEL2 组术后 12 个月 TLF 明显低于 EXCEL 组（4.3% vs. 9.5%，P=0.04），患者水平复合终点（patient-oriented composite endpoint，PoCE）发生率也明显低于 EXCEL 组（5.8% vs. 16.6%，P=0.0005）。1 年时 EXCEL2 组未发现明确或可能的支架内血栓。对 CREDIT II 研究及 CREDIT III 研究中的 833 例患者的数据进行汇总分析显示，EXCEL2 支架置入一年后 TLF 的发生率仅为 6.1%，PoCE、全因死亡、心血管死亡、MI、靶血管 MI、任何血运重建、缺血驱动的靶病变血运重建及明确或可能的支架内血栓形成发生率分别为 7.7%、0.7%、0.4%、5.2%、5.0%、2.3%、1.1%、0.4%，均非常低。Cox 比例风险回归分析显示，参考血管直径≤2.74mm、多支血管病变、病变长度≥16.7mm、糖尿病，可增加 EXCEL2 置入 1 年后的 TLF 发生风险（HR 分别为 4.48、2.92、2.05 和 1.61）。上述研究证实，EXCEL2 支架在治疗中国患者原发冠状动脉粥样硬化病变中的有效性和安全性不劣于上一代 EXCEL 支架。

2. 国产完全生物可降解支架研究进展

DES 在完成抑制血管弹性回缩和新生内膜过度增生的作用后，其在血管内的存在已无必要；金属支架的永久存在，还可能影响血管正常舒缩功能，并可能妨碍其后需要进行的 CABG。因此，完全生物可降解支架（bioresorbable scaffolds，BRS）成为 PCI 领域未来发展的方向，被誉为 PCI 领域的第四次革命。中国的 BRS 研发领域十分活跃，已经迈入国际前沿行列。上海中山医院的 Xinsorb BRS 研究和沈阳军区总医院的 NeoVas BRS 研究，在国产 BRS 研发方面也取得了理想的结果。

Xinsorb BRS 研究在 17 个中心入选 400 例患者，随机分为两组，分别置入 Xinsorb 和 Tivoli 支架。上海中山医院单中心 1 年随访结果显示，Xinsorb 组与 Tivoli 组晚期管腔丢失分别为（0.20±0.40）mm 和（0.36±0.53）mm；TLF 分别为 5.7%和 9.4%；两组均无全因死亡或心源性死亡；再次血运重建率分别为 5.7%和 9.4%；Xinsorb 组支架血栓发生率为 2.9%，Tivoli 组未发生支架血栓。同时，OCT 检测结果显示，两组间靶病变管腔面积无统计学差异。因此，在经选择的患者中，Xinsorb 支架展示出了与 Tivoli 金属 DES 支架相似的安全有效性。

NeoVas BRS 随机对照研究在全国 32 家医院共入选 560 例患者，对比 NeoVas BRS 和 Xience 支架治疗非复杂性冠状动脉病变的临床疗效。该研究随机分为 NeoVas BRS 治疗组和 Xience 支架对照组。主要终点为 1 年的节段内晚期管腔丢失，还包含了 TLF、PoCE、支架血栓等多个次要终点。1 年随访结果显示，在 1 年血管造影节段内晚期管腔丢失的主要终点发生方面，NeoVas BRS 支架并不劣于 Xience 支架[(0.14±0.36)mm vs. (0.11±0.34)mm，非劣性 $P<0.0001$]。两种支架 1 年的各种临床事件，例如 TLF、全因死亡、靶血管 MI、缺血驱动的靶病变再次血运重建以及支架血栓的发生率均相似且都较低。在支架小梁内膜覆盖率（NeoVas BRS vs. Xience 支架：98.7% vs. 96.2%，$P<0.001$）和血管修复评分（NeoVas BRS vs. Xience 支架：（2.79±5.71）vs.（7.91±10.60），$P<0.001$）方面，1 年的 OCT 结果表明 NeoVas BRS 支架优于 Xience 支架。术后 1 年的 FFR 随访结果在两组患者中相似。此外，1 年内的心绞痛和运动耐力表现也无统计学差别。从 1 年随访结果来看，NeoVas BRS 是有效、安全的，PCI 后 1 年时 NeoVas BRS 组的主要终点（造影病变节段内晚期丢失）不劣于 Xience 支架组。

3. 药物球囊的临床应用

DES 置入后虽然急性血栓发生风险逐渐降低，但异物相关问题（如聚合物残留及炎症反应等）及晚期支架血栓等并未得到根本解决。近年来，药物涂层球囊（drug coated balloon，DCB）作为一种新的介入治疗技术逐渐应用于冠脉及外周介入领域。

韩雅玲主持开展的 BEYOND 研究是一项前瞻性、多中心、随机对照的优效设计研究，旨在评价冠状动脉 DCB 治疗与普通球囊扩张（ballon angioplasty, BA）相比，在治疗冠状动脉分叉狭窄病变的安全性与有效性。该研究在国内 10 家中心共入组 222 例患者（DCB 113 例 vs. BA 109 例）。主要终点为 9 个月靶病变血管管腔直径狭窄程度。结果显示：DCB 治疗显著减小 9 个月靶病变血管管腔直径狭窄程度（DCB vs. BA，22.3% vs. 34.6%，$P<0.0001$）和晚期管腔丢失[DCB vs. BA，(–0.06±0.32) mm vs. (0.18±0.34) mm，$P<0.0001$]。9 个月靶病变血运重建、靶血管血运重建、TLF、死亡及血栓事件，两组均为 0。主要不良心脑血管事件（DCB vs. BA，1.1% vs. 3.7%，$P=0.16$）和非致死性 MI（DEB vs. BA，0% vs. 0.9%，$P=0.49$）发生率两者间无显著差异。结合本研究数据，相信未来 DEB 在治疗小血管、合并糖尿病、分叉病变，以及支架再狭窄病变等患者中都会产生较理想的应用效果。

（四）指南更新

《中国经皮冠状动脉介入治疗（PCI）指南（2016）》(以下简称《指南》)由中华医学会心血管病学分会介入心脏病学组、中国医师协会心血管内科医师分会血栓防治专业委员会和《中华心血管病杂志》编辑委员会三大学术组织的 113 位业内著名专家，根据最新国内外临床研究结果，特别注重来自中国人群的大型随机临床试验结果，参照欧美相关指南，结合我国的国情及临床实践，对 PCI 治疗领域的热点问题进行讨论并达成一致共识后编写而成。

2016 年《指南》在建立质量控制体系、风险评分系统、血运重建策略的选择、术中操作及主要并发症防治措施、围术期抗栓治疗、其他围术期药物治疗及术后管理共 6 个方面进行了如下重要更新。

（1）首次提出并要求每一个开展 PCI 的中心建立严格的质量控制体系。

（2）首次提出最新的 EuroSCORE II 和 SYNTAX II 危险评分系统，为患者后续血运重建策略的选择提供了更为统一和科学的标准。

（3）血运重建策略方面，提高了对中危稳定冠心病患者 PCI 治疗的推荐；STEMI 合并多支病变患者血流动力学稳定情况下可考虑干预非罪犯血管；对溶栓失败的 STEMI 患者 60min 内行补救 PCI 的推荐级别提高。

（4）PCI 术中操作及并发症防治方面，不再推荐对 STEMI 患者直接 PCI 前常规实施冠状动脉内手动血栓抽吸，血栓负荷重及支架内血栓患者可用手动或机械血栓抽吸，或将其作为应急使用；同时扩大了血管内超声及 FFR 测定技术应用的适应证，增加了对 OCT 技术的推荐内容。

（5）PCI 围术期抗血栓治疗策略方面，在无禁忌证的 ACS 患者首选新型 $P2Y_{12}$ 受体拮抗剂替格瑞洛进行抗栓治疗；DAPT 时程方面，对稳定冠心病患者 DAPT 持续时间的推荐缩短为 6 个月，对其中高出血风险患者可考虑短于 6 个月，但对 ACS 患者仍推荐至少 12 个月 DAPT。在抗凝治疗方面，新增了对稳定冠心病高出血风险患者使用比伐卢定的推荐，ACS 患者比伐卢定的推荐级别上升。

（6）其他围术期药物治疗及术后管理方面，明确提出了注重帮助 PCI 后患者全面康复治疗的理念，指出了运动、合理膳食、戒烟、心理调整和药物治疗 5 个康复处方的意义。

（五）小结

总之，2016 年我国冠心病介入治疗领域成绩斐然，在 PCI 治疗策略，腔内影像学技术的应用、抗凝、抗血小板治疗方法，新型 DES/DCB 的研发，以及 PCI 相关指南的更新等方面均取得了重要进展。但是，该领域目前还存在许多问题亟待解决，对冠心病流行病学、发生机制、诊断学和治疗学方面的研究仍需进一步深入，呼吁加强多学科密切合作，全面提升冠心病防治的整体水平，进一步造福于广大冠心病患者。

2016 年是我国“十三五”的开局之年，医学科技创新已被列入到国家“健康中国”建设、“制造强国”战略、“一带一路”建设等多个宏观战略规划中。随着我国医学科技创新领域顶层设计和总体布局的不断完善，相信通过我们脚踏实地、坚定执着的不懈努力与创新合作，中国冠心病介入治疗领域必将涌现出一批高质量的临床医学研究，不断破解冠心病临床防治中面临的难题，早日迎来我国冠心病死亡率下降的拐点。

主要参考文献

1. GBD 2015 DALYs and HALE Collaborators. Global, regional, and national disability-adjusted life-years(DALYs)for 315 diseases and injuries and healthy life expectancy(HALE), 1990-2015: a systematic analysis for the Global Burden of Disease Study 2015. Lancet, 2016, 388(10053): 1603-1658.

2. GBD 2015 Mortality and Causes of Death Collaborators. Global, regional, and national life expectancy, all-cause mortality, and cause-specific mortality for 249 causes of death, 1980-2015: a systematic analysis for the Global Burden of Disease Study 2015. Lancet, 2016, 388(10053): 1459-1544.
3. GBD 2015 Risk Factors Collaborators. Global, regional, and national comparative risk assessment of 79 behavioural, environmental and occupational, and metabolic risks or clusters of risks, 1990-2015: a systematic analysis for the Global Burden of Disease Study 2015. Lancet, 2016, 388(10053): 1659-1724.
4. 陈伟伟, 高润霖, 刘力生, 等.《中国心血管病报告 2015》概要. 中国循环杂志, 2016, 31(6): 521-622.
5. Zheng X, Curtis J P, Hu S, et al.Coronary catheterization and percutaneous coronary intervention in China: 10-year results from the China PEACE-Retrospective CathPCI Study. JAMA Intern Med, 2016, 176(4): 512-521.
6. Yang Q, Wang Y, Liu J, et al. Invasive management strategies and antithrombotic treatments in patients with non-ST-segment-elevation acute coronary syndrome in China: Findings from the improving CCC project(Care for Cardiovascular Disease in China). Circ Cardiovasc Interv, 2017, 10(6). pii: e004750.
7. Zheng Z, Xu B, Zhang H, et al. Coronary artery bypass graft surgery and percutaneous coronary interventions in patients with unprotected left main coronary artery disease. JACC Cardiovasc Interv, 2016, 9(11): 1102-1111.
8. Xu B, Redfors B, Yang Y, et al. Impact of operator experience and volume on outcomes after left main coronary artery percutaneous coronary intervention. JACC Cardiovasc Interv, 2016, 9(20): 2086-2093.
9. Zhang YJ, Iqbal J, Xu B, et al. Clinical outcomes of "complete, partially complete, and incomplete" revascularisation at five-year follow-up after percutaneous intervention of unprotected left main coronary artery disease with drug-eluting stents. EuroIntervention, 2016, 12(8): e957-e963.
10. Chen SL, Santoso T, Zhang J J, et al. Clinical outcome of double kissing crush versus provisional stenting of coronary artery bifurcation lesions: the 5-year follow-up results from a randomized and multicenter dkcrush-ii study(randomized study on double kissing crush technique versus provisional stenting technique for coronary artery bifurcation lesions). Circ Cardiovasc Interv, 2017, 10(2). pii: e004497.
11. Xing L, Higuma T, Wang Z, et al. Clinical significance of lipid-rich plaque detected by optical coherence tomography: a 4-year follow-up study. J Am Coll Cardiol, 2017, 69(20): 2502-2513.
12. Li S J, Ge Z, Kan J, et al. Cut off value and long-term prediction of clinical events by FFR measured immediately after implantation of a drug-eluting stent in patients with coronary artery disease: 1-to 3-year results from the DKCRUSH VII registry study. JACC Cardiovasc Interv, 2017, 10(10): 986-995.
13. Kan J, Ge Z, Zhang J J, et al. Incidence and clinical outcomes of stent fractures on the basis of 6, 555 patients and 16, 482 drug-eluting stents from 4 centers. JACC Cardiovasc Interv, 2016, 9(11): 1115-1123.
14. Han Y, Xu B, Jing Q, et al. A randomized comparison of novel biodegradable polymer-and durable polymer-coated cobalt-chromium sirolimus-eluting stents. JACC Cardiovasc Interv, 2014, 7(12): 1352-1360.
15. Han Y, Xu B, Xu K, et al. Six versus 12 months of dual antiplatelet therapy after implantation of biodegradable polymer sirolimus-eluting stent: randomized substudy of the I-LOVE-IT 2 trial. Circ Cardiovasc Interv, 2016, 9(2): e003145.
16. Jia H, Dai J, Hou J, et al. Effective anti-thrombotic therapy without stenting: intravascular optical coherence tomography-based management in plaque erosion(the EROSION study). Eur Heart J, 2017, 38(11): 792-800.
17. Han Y, Guo J, Zheng Y, et al. Bivalirudin vs heparin with or without tirofiban during primary percutaneous coronary intervention in acute myocardial infarction: the BRIGHT randomized clinical trial. JAMA, 2015, 313(13): 1336-1346.
18. Wang H, Li Y, Cong H, et al. Efficiency and safety of bivalirudin in patients undergoing emergency percutaneous coronary intervention via radial access: A subgroup analysis from the bivalirudin in acute myocardial infarction versus heparin and GPI plus heparin trial. Catheter Cardiovasc Interv, 2017, 89(7): 1157-1165.
19. Liang Z, Li Y, Wang J, et al. The safety and effectiveness of bivalirudin in female patients with acute myocardial infarction undergoing primary angioplasty: A subgroup analysis of the BRIGHT trial. Catheter Cardiovasc Interv, 2016, Suppl 1: 608-615.
20. Xu B, Gao R, Yang Y, et al. Biodegradable polymer-based sirolimus-eluting stents with differing elution and

absorption kinetics: the PANDA III trial. J Am Coll Cardiol, 2016, 67(19): 2249-2258.

21. Guan C, Xu B, Qiao S, et al. Comparison of two biodegradable-polymer-based sirolimus-eluting stents with varying elution and absorption kinetics in patients with acute myocardial infarction: A subgroup analysis of the PANDA III trial. Catheter Cardiovasc Interv, 2017, 89(S1): 520-527.
22. Wang G, Wang H, Xu B, et al. Efficacy and safety of a biodegradable polymer Cobalt-Chromium sirolimus-eluting stent(EXCEL2)in treating de novo coronary artery disease: A pooled analysis of the CREDIT II and CREDIT III trials. Catheter Cardiovasc Interv, 2017, 89(S1): 512-519.
23. 中华医学会心血管病学分会介入心脏病学组，中国医师协会心血管内科医师分会血栓防治专业委员会，中华心血管病杂志编辑委员会.中国经皮冠状动脉介入治疗指南(2016). 中华心血管病杂志, 2016, 44(5): 382-400.

抗血小板药物研究进展及应用现状的思考

蒋立新　郑　昕　张丽华

国家心血管病中心 中国医学科学院阜外心血管病医院　国家心血管疾病临床医学研究中心

中国正面临疾病流行特征的快速转变，心血管疾病的增长带来的影响尤为突出。1990~2015 年，每年因心血管疾病导致的死亡在总死亡中所占的比例从 25%增至 40%。随着我国人口老龄化进程加速，以及吸烟、不合理膳食、缺少体力活动等不健康的生活方式影响地持续放大，心血管疾病的增长势头将更加迅猛。据世界银行估计，至 2030 年，我国心肌梗死（以下称“心梗”）患者将由 2010 年的 810 万增至 2260 万。这一疾病将对患者的健康和生活造成严重危害，同时给社会带来沉重的经济负担。因此，合理有效地防治心血管疾病刻不容缓。

血栓形成在动脉粥样性心血管疾病的发生发展中起着重要作用，血小板的黏附、聚集、活化、释放是血栓形成的关键环节。近些年来，大量翔实的循证医学证据表明，抗血小板药物通过抑制血小板聚集，减少血栓形成，可明确降低心血管疾病的发生，改善心血管疾病患者的预后。因此，抗血小板药物的研究及应用亦成为治疗心血管疾病的研究热点。

本文将以临床实践为出发点，对于目前临床常用的抗血小板药物，分别从药物分类、临床疗效和其在临床实践中的应用现状，及针对目前临床实践中的应用过程中发现的问题，就相关解决的策略进行阐述。

（一）抗血小板药物分类

目前抗血小板药物主要分为三大类：①环氧化酶抑制剂，该类药物的代表药物为阿司匹林，阿司匹林能够不可逆地与环氧化酶-1 结合，使血栓素 A2 合成减少，进一步抑制血小板聚集及血栓形成；②二磷酸腺苷（adenosine diphosphate，ADP）受体拮抗剂，其中 $P2Y_{12}$ 受体拮抗剂作为 ADP 受体拮抗剂的主要组成部分，其代表药物为噻氯吡啶、氯吡格雷、普拉格雷、替格瑞洛，该类药物通过与其 $P2Y_{12}$ 受体结合，阻断血小板的活化及聚集，从而抑制血栓形成；③糖蛋白Ⅱb/Ⅲa 受体拮抗剂（glycoprotein Ⅱb/Ⅲa inhibitor，GPI），其代表药物为阿昔单抗、替罗非班和依巴肽，此类药物通过与纤维蛋白原竞争性结合 GPI 受体上位点，抑制血小板聚集，抑制血栓形成。

（二）临床疗效

目前临床中常用的药物为阿司匹林及氯吡格雷、替格瑞洛等抗血小板药物，以下将针对上述药物，分别从心血管疾病的一级预防、心血管疾病急性期治疗，以及心血管疾病二级预防的研究进展进行综述。

1. 心血管疾病一级预防

关于心血管疾病一级预防的抗血小板药物，目前仅有一些关于阿司匹林应用的研究证据。但是近些年来，对于阿司匹林能否应用于心血管疾病一级预防的问题一直争论不休，各国指南亦推荐不一。一些荟萃分析显示，低危的患者服用阿司匹林，相对安慰剂组，其心血管事件发生率相对降低，但是心血管事件降低的获益与出血风险相当，净获益明显下降。最近一项荟萃分析研究，纳入来自 11 项随机对照临床研究的 118 445 例受试者，随访 3.6 年至 11 年，结果同样证实阿司匹林可以降低 22%非致命性心肌梗死风险，但是并未降低全因死亡或心血管疾病死亡风险。

基于目前的研究结果，2016年美国预防服务工作组（U.S. Preventive Services Task Force, USPSTF）发布了关于阿司匹林用于心血管疾病一级预防的最新指南，推荐对于年龄在50~59岁、未来10年内患有心血管疾病风险大于10%、无出血风险增加、预期寿命>10 年且愿意接受每天服用低剂量阿司匹林至少10年的人群，USPSTF 建议使用阿司匹林作为心血管疾病（cardiovascular disease，CVD）的一级预防用药（B 级推荐）。对于 60~69岁，未来10年内心血管疾病风险大于10%的人群，是否服用阿司匹林由个人决定；无出血风险、预期寿命>10年且愿意接受每天服用低剂量（≤100mg）阿司匹林至少10年的人群更可能受益。在潜在获益和风险中更重视获益的人群也可选择服用低剂量阿司匹林（C 级推荐）。对于50岁以下或70岁以上成年人，目前证据无法评估阿司匹林用于心血管疾病带来的获益及风险（Ⅰ类声明）。鉴于心血管疾病合并的其他一些危险因素亦可能增加出血风险，因此，临床实践中还需根据患者心血管疾病的危险程度，谨慎权衡获益与出血的风险，合理应用阿司匹林。

2. 心血管疾病急性期治疗

阿司匹林应用于心血管疾病的治疗近 40 年，最早一项关于阿司匹林治疗不稳定型心绞痛患者的研究，入选 1266 例男性不稳定性心绞痛住院患者，随机给予阿司匹林（324mg/d）或安慰剂治疗，主要终点事件为随访 12 周的死亡和心肌梗死。研究发现，阿司匹林组主要事件的发生率较对照组相对下降 51%。探索阿司匹林用于急性心肌梗死的 ISIS-2 研究，入选 17 187 例可疑急性心肌梗死患者，发病 24 小时内随机给予静脉注射链激酶（1.5MU/h）和口服阿司匹林（162mg/d，持续 30 天），或者安慰剂治疗。结果发现，阿司匹林可以有效降低心肌梗死后第 1 个月内血管性死亡达 23%，降低非致死性再发心肌梗死或脑卒中事件达 50%，而且早期服用阿司匹林的获益程度与是否接受溶栓治疗并无显著的相关性，该研究结果意味着每 1000 例急性心肌梗死患者服用中等剂量的阿司匹林 30 天，即可以减少约 25 例患者死亡，降低 10~15 个非致死性再发心肌梗死或脑卒中事件。此外，阿司匹林并没有增加大出血风险。因此，根据 ISIS-2 研究结果，早在 1990 年美国心脏病学会/美国心脏病协会（American College of Cardiology/American Heart Association, ACC/AHA）急性心肌梗死指南明确即指出，对于心肌梗死患者应尽早服用阿司匹林。

噻氯匹定是第一代 $P2Y_{12}$ 受体拮抗剂，早期的研究结果即已明确，用于不稳定性心绞痛患者 6 个月，可以使血管性死亡和非致命心肌梗死发生风险显著下降 46.3%。《早期 ACC/AHA 急性心肌梗死指南》推荐，对于阿司匹林不能耐受的急性心肌梗死患者可以给予噻氯匹定代替。然而，噻氯匹定由于其明显的副作用而影响了其临床应用：严重的中性粒细胞减低，发生率约为 0.9%，虽大部分可逆，但仍有极少数是致命的。偶发的血栓性血小板减少性紫癜，也会造成严重的后果。临床应用时至少每两周需检测血常规以及及时发现不良反应。近些年来，由于其明显的副作用及新药的不断研发，噻氯吡啶逐渐退出临床。

氯吡格雷为第二代 $P2Y_{12}$ 受体拮抗剂，该药相比噻氯吡啶，起效更快，尤其加用负荷剂量后，该药是目前临床证据最为充分，使用最为广泛的 $P2Y_{12}$ 受体拮抗剂。CURE（The Clopidogrel in Unstable Angina to Prevent Recurrent Event）研究入选 12 562 例发病 24 小时内的非 ST 段抬高型急性冠脉综合征（non-ST elevate acute coronary syndrome, NSTE-ACS）患者，所有患者在服用阿司匹林 75~325mg/d 的基础上，分别给予氯吡格雷 300mg 负荷剂量+75mg/d 或安慰剂，平均治疗 3~12 个月。结果发现，阿司匹林合用氯吡格雷组的主要血管事件（心肌梗死、脑卒中或心血管死亡）发生率较阿司匹林组相对降低 20%。此外，该研究发现氯吡格雷的获益在应用早期即可显现。CURE 研究确立了 NSTE-ACS 患者无论是否接受介入治疗，均应早期应用氯吡格雷。根据此研究，指南推荐对于 NSTE-ACS 患者，应尽早应用氯吡格雷，并至少维持 1 个月。而 CLARITY-TIMI28（CLopidogrel as Adjunctive Reperfusion TherapY-Thrombotysis in Myocardial Infarction Study 28）及 COMMIT（ClOpidogrel and Metoprolol in Myocardial Infarction Trial）及 COMMIT 研究为氯吡格雷早期应用于 ST 段抬高型心肌梗死（ST-elevate myocardial infarction, STEMI）患者提供了确凿的证据。自 2007 年，ACC/AHA STEMI 治疗指南推荐，无论是否接受溶栓或其他再灌注治疗，所有患者如无禁忌证，均应尽早服用氯吡格雷（IA 类推荐）。

普拉格雷为第三代 $P2Y_{12}$ 受体拮抗剂。TRITON-TIMI38（Trial to Assess Improvement in Therapeutic Outcomes by Optimizing Platelet Inhibition with Prasugrel–Thrombolysis in Myocardial Infarction 38）研究，入选 13 608 例拟行经皮冠状动脉介入治疗（percutaneous coronary intervention, PCI）的 ACS 患者，在服用阿司匹林的基础上，随机给予普拉格雷（60mg 负荷剂量，10mg/日维持剂量）或者氯吡格雷（300mg 负荷剂量，75mg/日维持剂量），维持治疗 6~15 个月，结果显示普拉格雷组缺血事件显著下降（心血管死亡、非致死性心肌梗死或非致死性脑卒中的复合终点的相对风险下降 19%），但是出血风险显著增多。根据 TRITON-TIMI38 研究结果，早在 2011 年欧洲心脏病学会（european society of cardiology，ESC）指南及 2012 年 AHA/ACC 关于不稳定性心绞痛/非 ST 段抬高型心肌梗死（unstable angina/non-ST-elevation myocardial infarction，UA/NSTEMI 指南推荐对于接受 PCI 治疗的患者应该尽早或行 PCI 时给予普拉格雷 60mg 负荷剂量以及 10mg 维

持剂量至少持续 1 年（IB）。然而对于未行再血管化治疗的高危急性冠脉综合征（acute coronary syndromes，ACS）患者，TRILOGY ACS（Targeted Platelet Inhibition to Clarify the Optimal Strategy to Medically Manage Acute Coronary Syndromes）研究并未证实普拉格雷降低心血管事件疗效优于氯吡格雷，且出血风险增加。因此，基于上述研究结果，指南仅推荐普拉格雷可用于 PCI 的 ACS 患者，术后维持 1 年（IB 类推荐）。然而，普拉格雷在中国目前尚未上市，所以中国指南并未应用普拉格雷。

替格瑞洛为第一个口服、直接、可逆的 P2Y12 受体拮抗剂。PLATO（Platelet Inhibition and Patient Outcomes）研究，纳入 18 624 例 ACS 患者，随机给予替格瑞洛（180mg 负荷剂量，90mg，2 次/日维持剂量），或氯吡格雷（300mg 负荷剂量，75mg/日维持剂量），随访 12 个月，主要终点为心血管死亡、心肌梗死和卒中。结果显示，相对氯吡格雷组，替格瑞洛组血管原因的死亡、心肌梗死及脑卒中的相对危险显著下降 16%，两组之间总体大出血率无差异。对于 PLATO 研究中行保守治疗或冠状动脉旁路移植术（coronary artery bypass grafting, CABG）的患者进行亚组分析，结果显示，替格瑞洛组缺血事件及死亡风险显著降低，且不增加出血风险。基于 PLATO 研究结果，2012 年 ACC/AHA 更新的 UA/NSTEMI 指南指出无论患者是否接受介入治疗，在服用阿司匹林基础上，可以尽早给予替格瑞洛且维持 1 年（IB）。对于 STEMI 患者，2013 年 ACC/AHA 更新对 STEMI 指南，除外溶栓的患者，均可以在阿司匹林的基础上，尽早给予替格瑞洛且维持 1 年（IB）。但是指南强调应合理评估出血风险，尽可能保证获益大于出血风险。替格瑞洛于 2012 年在中国上市，2012 年中国经皮冠状脉介入治疗指南及 2015 年 STEMI 指南均推荐，对于介入患者可以给予替格瑞洛（IB），但是关于溶栓患者的临床疗效，目前并不明确。目前正在进行的 TREAT 研究，将对替格瑞洛对于溶栓患者的临床疗效给予一个明确的答复。

3. 心血管疾病二级预防

关于阿司匹林二级预防的疗效，抗血栓试验协作组（Anti-Thrombotic Trialists' Collaboration，ATTC）进行荟萃分析显示，在高危心血管病患者阿司匹林可使非致命性心肌梗死降低 34%，非致命性卒中降低 25%及死亡事件发生率降低 18%。目前，国内外指南均明确指出，若无禁忌证，冠心病、缺血性脑卒中及短暂性脑缺血发作（transient ischemic attack，TIA）的二级预防均应该长期服用阿司匹林（75~162mg/d）。

对于氯吡格雷的冠心病患者二级预防，基于 CREDO（clopidogrel for the reduction of events during observation）、PCI-CURE（percutaneous coronary intervention-clopidogrel in unstable angina to prevent recurrent ischaemic event）、CAPRIE（clopidogrel versus aspirin in patients at risk of clopidogrel versus aspirin in patients at risk of ischaemic event）、ISAR-SAFE（safety and efficacy of six months dual antiplatelet therapy after drug-eluting stenting）、DAPT（dual antiplatelet therapy study）等研究结果，2016 年 ACC/AHA 关于冠心病患者双重抗血小板治疗时间的指南推荐，根据患者的最初疾病状态及接受的治疗方式不同，氯吡格雷的服用时间不同。对于 ACS 患者，所有患者均应至少服用氯吡格雷 1 年（IA 类推荐），然后根据患者出血风险，决定是否继续服用氯吡格雷（IIB 类推

荐）。对于稳定型心绞痛患者，若接受 CABG 治疗患者，可以考虑氯吡格雷使用时间超过 1 年（IIB 类推荐），若接受 PCI 治疗，药物支架及裸支架至少分别服用 6 个月及 1 个月的氯吡格雷治疗，根据患者出血风险评估，是否延长治疗时间。对于仅是药物治疗的稳定性心绞痛患者，若患者既往无心肌梗死、卒中或外周血管疾病患者，不推荐采用氯吡格雷治疗，仅是对于阿司匹林不耐受患者，氯吡格雷可以作为替代治疗。

关于普拉格雷，根据 TRITON-TIMI38 研究结果，早在 2011 年 ESC 指南及 2012 年 AHA/ACC 关于 UA/NSTEMI 指南推荐对于行 PCI 患者，可服用 10mg 维持剂量至少持续 1 年（IB），对于出血风险低危的患者，可以考虑延长服药时间（IIB 类推荐）。基于 TRILOGY ACS 研究结果，对于保守治疗的 ACS 患者，并不推荐普拉格雷用于二级预防。

对于冠心病患者替格瑞洛长期二级预防问题，PEGASUS TIMI54 研究入选 21 000 例既往 1~3 年心梗病史患者，所有患者在服用阿司匹林基础上，分别给予替格瑞洛 90mg bid、60mg bid 或安慰剂治疗，平均随访 33 个月，结果显示，替格瑞洛组心血管死亡、心梗或卒中的相对危险显著下降，且不增加大出血风险。基于此结果，2016 年 ACC/AHA 双重抗血小板治疗时间指南推荐，对于合并心肌梗死病史 1 年以上的稳定性心绞痛患者，可以考虑在阿司匹林基础上，给予替格瑞洛治疗时间超过 12 个月（IIB 类推荐）。

4. 抗血小板药物临床应用注意事项

抗血小板药物最主要的副作用为出血，但是对于降低心血管疾病的风险而言，其获益远超过其出血风险。临床实践中，可借助 GRACE、CRUSADE 等出血风险进行评分，对于出血风险高的患者，在决定治疗策略时，应注意个体化，选择恰当的药物及剂量。

对于长期需要抗血小板治疗的患者，应加强监测和随访。对于一些出血风险高，如老年人、肾功能不全和严重出血病史的患者，注意有无胃肠道不适、黑边、皮肤瘀斑等。有消化道出血和溃疡病史的患者，建议联合应用质子泵抑制剂等策略，以预防出血。

总之，抗血小板药物是治疗及预防心血管疾病风险的重要基石。近些年来，新药的不断研发，为抗血小板药物提供了更多的选择，临床实践中应根据患者的具体临床特征，采取个体化的治疗策略。除非具有禁忌证，所有冠心病患者均应在服用阿司匹林的基础上，根据患者具体疾病情况及诊疗策略和出血风险，选择适宜的氯吡格雷或替格瑞洛等药物。

（三）抗血小板药物在临床实践中的应用

大量翔实的大规模随机对照临床试验的结果为指导临床实践提供了丰富的证据，并推动了临床指南的不断更新，但是临床试验的结果是否真正应用于临床实践。近些年来，开展的一系列针对心肌梗死急性期、冠心病二级预防等注册登记研究，使我们得以了解临床实践中抗血小板药物的使用的真实情况。

1. 心血管疾病一级预防：高危患者抗血小板药物应用不足与中低危患者不适宜应用的现状并存

由国家卫生和计划生育委员会医药卫生科技发展研究中心发起的心血管风险筛查

项目，自2015年5月启动，已筛查70多万名患者。在既往无心脑血管疾病史的高危人群中，抗血小板药物使用率不足40%；在年龄超过50岁的高血压且合并至少1项危险因素的患者中，使用抗血小板治疗的比例仅有37%。

北京安贞医院对2009年6月至12月，来自全国22省市46家医院连续入选的门诊高血压患者阿司匹林一级预防应用的数据进行分析，结果发现，无心血管疾病史的高血压患者中阿司匹林一级预防使用率为29.2%，其中，心血管疾病高危患者阿司匹林使用率为32.2%，中低危患者阿司匹林使用率为22.4%。在全部阿司匹林的一级预防应用中，中低危患者不宜使用比例占至23.3%。

2. 心血管疾病急性期：抗血小板药物使用有显著改善，但是仍存在改善空间

我国第一个具有全国代表性的关于急性心肌梗死的注册登记研究“冠心病医疗结果评价和临床转化研究—回顾性急性心肌梗死研究”（以下简称China PEACE 回顾性急性心肌梗死研究），该研究根据不同地域及医院水平，随机抽取全国162家医院2001年、2006年及2011年的急性心肌梗死（acute myocardial infarction，AMI）住院患者病历，最终 16 100 例病历纳入结果分析，结果发现 AMI 患者住院期间阿司匹林的使用率由2001 年 84.7%上升至 2011 年 94.7%，不同地区之间的差异在缩小。但是不同医院仍存在显著差异，2011 年仍有 20%的医院阿司匹林使用率低于 90%。氯吡格雷的使用率由2006 年的 45.7%上升至 2011 年的 79.8%。不同地区、不同医院的氯吡格雷使用率存在显著差异，2011 年使用率最高的东部城市地区达 93%，然而中部农村地区使用率仅52.7%，城市医院2011年氯吡格雷使用率的中位数为96.2%（四分位间距87.9%~99.0%），而农村医院氯吡格雷使用率的中位数为60.8%（四分位间距13.3%~93.7%）。

3. 心血管疾病二级预防：抗血小板严重不足，亟待改善

CPACS（Clinical Pathways for Acute Coronary Syndromes）研究，2004~2006年从中国51家二级和三级医院入选了2901例ACS患者（AMI占57%），观察到阿司匹林、氯吡格雷出院带药率分别为92.7%、44.6%。近期，中国冠心病二级预防架桥工程III期（BRIG III）22 研究报告来自全国34家医院的3391例ACS患者，出院及6个月随访时联合应用抗血小板药、他汀类、β受体阻滞剂和血管紧张素转化酶抑制剂/血管紧张素II受体拮抗剂（angiotension converting enzyme inhibitors/angiotensin receptor blocker，ACEI/ARB）的概率均不足50%。

由上述注册登记研究可以看出，尽管循证医学在心血管领域的蓬勃发展提供了治疗丰富的证据，通过临床指南的发布和更新推动了疾病诊疗模式的发展，但是通过上述以抗血小板药物为例，不难看出，我国临床实践与指南推荐之间的差距仍旧存在，不同地区存在显著差异。分析其原因考虑以下方面：①缺少科学的评价体系，医生不知道主要存在哪些问题，应该如何改进；②缺少必要的激励机制，诊疗是否规范，亦无任何的奖励与惩罚措施，不能充分调动医生的积极性；③医生对于疾病的诊疗措施，认识程度不够，对于指南理解不到位，认为不需要或不适用该药治疗，导致药物的应用不足；④患者对疾病的认知程度不够，导致药物依从性差；⑤长期用药的经济负担，导致患者的服

药依从性降低。

(四) 改善建议

我国人口众多、心血管疾病负担重，医疗资源有限，针对现状及其原因，如何将已有的研究成果更有效地转化为临床实践，改善心血管疾病患者的诊疗和结局，亟需结合我国自身的医疗和政策背景，需要医疗机构、卫生行业协会、学术机构和卫生政策等部门多方联动，构建综合、高质量的医疗评价体系和质量监测系统，开展一系列医疗结果质量评价及改善工作，具体建议如下。

1. 构建科学的心血管疾病诊疗质量评价及公布体系，及相关激励体系

将已有的研究成果更有效地转化为临床实践，需要针对高患病、高死亡、高花费心血管领域重大疾病，建立能够高效、持续并及时地对全国范围内开展心血管疾病诊疗监测及评价体系。近年来国家卫生和计划生育委员会采取了一系列改善医疗服务质量的新举措，制定了急性心梗等单病种特定的质量监测指标，为提高各级医院的医疗质量产生重要的推动作用。然而，现有质量监测指标在完整性、可操作性、定量化和规范性等方面仍需进一步改进。

首先，通过政府部门与相关领域的行业学会的紧密合作，建立标准化的数据定义、操作说明及质量评价指标，以确保评价指标的完整性、可操作性、定量化和规范性。其次，利用先进的信息技术，整合已有的心血管疾病防控注册登记系统数据，运用大数据等技术，分析心血管疾病防控过程中存在问题，确定改善靶点，为制定相关策略提供循证依据。再次，将医院、医保及死亡登记等全国级系统进行关联，不仅可以了解患者长期的防控效果，还可以结合患者相关临床特征，科学的评价防控措施的合理性。

针对重点评价指标，应该定期向社会公布整个国家、不同该地区的防治情况，揭示其中不规范的具体环节。对于表现欠佳的医院，公布其数据并非为了责罚或批评，而是客观展示差距，以此为基准进行质量改善；而对于表现优于平均水平的医院，可以组织学习、进行专访或调研等，了解他们表现优异的原因和可借鉴之处。而卫生行业部门及医疗机构，可以分别从行业规范及指南制定层面、诊疗的具体实施层面，针对所发现的问题进行改善。质量评价的公开透明无疑能够强有力地促进心血管疾病防治水平的提高。

此外，建立经济或其他方面的激励机制，不断促进最佳防治策略的应用。例如，美国 Medicare 支付系统中，如果某一医院特定疾病住院患者的风险标准化再入院率（risk standardized readmission rate）超过全国平均水平，则其下一年度这类疾病的 Medicare 住院费用将被惩罚性扣减。而英国国家医疗服务体系（National Health Service, NHS）则会对高质量的医疗服务（如对非 ST 段抬高型心肌梗死患者快速开展冠状动脉造影）给予更高的支付比例，作为奖励。然而，目前该类干预措施在中国医疗环境中的实际效果尚待验证。

2. 提高医院规范诊疗能力，提高治疗效果

充分利用国家心血管病中心标准规范制定、监测评价、人才培养、技术指导等方面

作用，依托现有心血管病等慢性病区域中心，通过远程培训、远程会诊、现场指导等方式承担对辖区内心脑血管疾病防治的技术指导，重点加强对基层医疗机构的诊疗服务能力的提高，确保基层医疗卫生机构能够实施人群健康促进、高危人群发现和指导、患者干预和长期二级预防的管理等基本医疗卫生服务。

此外，为进一步改善临床实践，开发全国统一的电子病历系统平台，一方面整合循证诊疗知识库，指导临床实际中医务人员规范化治疗，另一方面开发临床辅助决策模型，根据不同患者的特征预测其在接受某种治疗后的疗效和相关并发症的风险，帮助医生权衡治疗的疗效和安全性，指导个体化治疗。

3. 加强心血管疾病防控教育管理，提升心血管疾病的管理理念

建立健全心血管教育体系，普及健康科学知识，教育引导患者树立正确疾病管理观念，提高心血管疾病的危险因素控制理念，增强对于长期用药依从性的重要性认识。卫生和计划生育部门组织专家编制科学实用的心血管疾病的防控知识和信息指南，由专业机构向社会发布，广泛宣传预防及合理用药等健康科普知识，规范心血管疾病防治健康科普管理。充分利用主流媒体和新媒体开展形式多样的心血管疾病防治宣传教育，开展有针对性的健康宣传教育。借助手机短信、微信等各类智能化信息技术的发展平台，开发基于手机短信、微信平台的心血管疾病患者的长期自我管理信息化辅助工具，期望在这些辅助工具的帮助下，可全面提高我国心血管疾病患者二级预防的长期依从性和危险因素控制率，减少疾病复发，改善预后，降低国家和个人的医疗花费负担。

4. 完善保障政策，切实减轻群众就医负担

近些年来，医保和一些救助政策得到切实改善，医保覆盖率达95%以上。然而，我国经济发展水平存在显著的地区差异，不同地区医保政策亦存在差异，切实保证每位患者负担得起心血管疾病长期防治费用，仍存在很大的改善空间。除现有的政府支持的基本医保之外，发展多样化健康保险服务，鼓励有资质的商业保险机构开发与基本医疗保险相衔接的商业健康保险产品，开展心血管慢性病相关保险经办服务。按规定对符合条件的患心血管慢性病的城乡低保对象、特困人员实施医疗救助。鼓励基金会等社会公益慈善组织将优质资源向贫困地区和农村延伸，开展对特殊人群的医疗扶助。

保障药品生产供应，提高药品的可及性。对于专利到期药物的仿制和生产，提升仿制药质量，降低采购价格，保证患者能够买得起药。同时，加强二级以上医院与基层医疗卫生机构用药衔接，发挥社会药店在基层的药品供应保障作用，切实保证患者能够买得到需要的药品。

（五）总结

动脉粥样性心血管疾病的疾病负担日趋沉重，业已成为社会发展的重大公共卫生问题。透视抗血小板药物的应用现状，可以得出结论，尽管心血管领域的蓬勃发展提供了治疗丰富的证据，但是我国临床实践与循证医学证据存在巨大鸿沟，应当借鉴发达国家医疗质量改善的经验，制定切实可行的针对性政策、法规；行业、学术机构应大力加强

对医疗工作者着的培训，努力缩小临床实践与循证医学证据和指南之间的差距，使得抗血小板等药物使用更加科学规范。同时依托媒体和专业人员的力量，广泛普及对民众健康的宣教，使其充分认识合理用药对于心血管疾病积极的预防和治疗作用。只有全社会多方联动，才能具有明确循证医学证据的心血管疾病防治药物的合理应用，从而有效遏制心脑血管疾病在中国日益严峻的挑战。

主要参考文献

1. Group WB. Toward a healthy and harmonious life in china: stemming the rising tide of non-communicable diseases. http: //www.worldbank.org/en/news/feature/2011/07/26/toward-health-harmonious-life-china-stemming- rising-tide-of-non-communicable-diseases.
2. 国家心血管病中心. 中国心血管病报告 2016. 北京：中国大百科全书出版社, 2016.
3. Gunnar R M, Bourdillon P D, Dixon D W, et al. ACC/AHA guidelines for the early management of patients with acute myocardial infarction. a report of the american college of cardiology/american heart association task force on assessment of diagnostic and therapeutic cardiovascular procedures(subcommittee to develop guidelines for the early management of patients with acute myocardial infarction). Circulation. 1990.82(2): 664-707.
4. Antithrombotic Trialists' Collaboration.Collaborative meta-analysis of randomised trials of antiplatelet therapy for prevention of death, myocardial infarction, and stroke in high risk patients. BMJ. 2002.324(7329): 71-86.
5. Baigent C, Blackwell L, Collins R, et al. Aspirin in the primary and secondary prevention of vascular disease: collaborative meta-analysis of individual participant data from randomised trials. The Lancet. 2009. 373(9678): 1849-1860.
6. Zhang L, Desai N R, Li J. et al. National quality assessment of early clopidogrel therapy in chinese patients with acute myocardial infarction (AMI) in 2006 and 2011: Insights from the china patient-centered evaluative assessment of cardiac events(PEACE)-retrospective AMI study. J Am Heart Assoc. 2015.4(7). pii: e001906.
7. Levine G N, Bates E R, Bittl J A, et al. 2016 ACC/AHA guideline focused update on duration of dual antiplatelet therapy in patients with coronary artery disease: A report of the american college of cardiology/american heart association task force on clinical practice guidelines. J Thorac Cardiovasc Surg. 2016.152(5): 1243-1275.
8. Bibbins-Domingo K, U.S. Preventive Services Task Force. Aspirin use for the primary prevention of cardiovascular disease and colorectal cancer: u.s. preventive services task force recommendation statement. Ann Intern Med. 2016.164(12): 836-845.
9. Guirguis-Blake J M, Evans C V, Senger C A, et al.Aspirin for the primary prevention of cardiovascular events: a systematic evidence review for the U.S. Preventive Services Task Force. Ann Intern Med. 2016.164(12): 804-813.
10. Raju N, Sobieraj-Teague M, Hirsh J, et al. Effect of aspirin on mortality in the primary prevention of cardiovascular disease. The American Journal of Medicine.2011. 124(7): 621-629.
11. Bartolucci A A, Tendera M, Howard G. Meta-analysis of multiple primary prevention trials of cardiovascular events using aspirin. The American Journal of Cardiology.2011.107(12): 1796-1801.
12. Baigent C, Blackwell L, Collins R, et al. Aspirin in the primary and secondary prevention of vascular disease: collaborative meta-analysis of individual participant data from randomised trials. The Lancet.2009.373(9678): 1849-1860.
13. Seshasai S, Wijesuriya S, Sivakumaran R, et al. Effect of aspirin on vascular and nonvascular outcomes: meta-analysis of randomized controlled trials. Archives of Internal Medicine.2012.172(3): 209-216.
14. Lewis H D, Davis J W, Archibald D G, et al. Protective effects of aspirin against acute myocardial infarction and death in men with unstable angina. New England Journal of Medicine.1983.309(7): 396-403.
15. Baigent C, Collins R, Appleby P, et al. Isis-2: 10 year survival among patients with suspected acute myocardial infarction in randomised comparison of intravenous streptokinase, oral aspirin, both, or neither: theisis-2(second

international study of infarct survival)colaborative group. BMJ.1998.316(7141): 1337-1343.

16. Quinn M J, Fitzgerald D J. Ticlopidine and clopidogrel. Circulation. 1999.100(15): 1667-1672.
17. Gent M, Donald Easton J, Hachinski V, et al. The Canadian American Ticlopidine Study (Cats) in thromboembolic stroke. The Lancet. 1989.333(8649): 1215-1220.
18. Gill S, Majumdar S, Brown N E, et al. Ticlopidine-associated pancytopenia: implications of an acetylsalicylic acid alternative. The Canadian Journal of Cardiology. 1997. 13(10): 909-913.
19. CAPRIE Steering Committee. A randomised, blinded, trial of clopidogrel versus aspirin in patients at risk of ischaemic events(caprie). caprie steering committee. The Lancet. 1996. 348(9038): 1329-1339.
20. Yusuf S, Zhao F, Mehta S, et al. Effects of clopidogrel in addition to aspirin in patients with acute coronary syndromes without St-Segment Elevation. New Eng J Med. 2001. 345(7): 494-502.
21. Yusuf S, Mehta S R, Zhao F, et al. Early and late effects of clopidogrel in patients with acute coronary syndromes. Circulation.2003.107(7): 966-972.
22. Braunwald E, Antman E M, Beasley J W, et al. ACC/AHA2002 Guideline update for the management of patients with unstable angina and non–st-segment elevation myocardial infarction—summary article: a report of the american college of cardiology/american heart association task force on practice guidelines(committee on the management of patients with unstable angina). Journal of the American College of Cardiology.2002. 40(7): 1366-1374.
23. Chen Z M, Jiang L X, Chen Y P, et al. Addition of clopidogrel to aspirin in 45, 852 patients with acute myocardial infarction: randomised placebo-controlled trial. The Lancet. 2005. 366(9497): 1607-1621.
24. Antman E M, Hand M, Armstrong P W, et al. 2007 focused update of the ACC/AHA 2004 guidelines for the management of patients with St-Elevation myocardial infarction: a report of the american college of cardiology/american heart association task force on practice guidelines: developed in collaboration with the canadian cardiovascular society endorsed by the american academy of family physicians: 2007 writing group to review new evidence and update the acc/aha 2004 guidelines for the management of patients with st-elevation myocardial infarction, writing on behalf of the 2004 writing committee. Circulation. 2008. 117(2): 296-329.
25. Bertrand M E, Rupprecht H-J, Urban P, et al. Double-blind study of the safety of clopidogrel with and without a loading dose in combination with aspirin compared with ticlopidine in combination with aspirin after coronary stenting. Circulation.2000. 102(6): 624-629.
26. Wiviott S D, Braunwald E, McCabe C H, et al. Prasugrel versus clopidogrel in patients with acute coronary syndromes. N Engl J Med.2007.357(20): 2001-2015.
27. Levine G N, Bates E R, Blankenship J C, et al. 2011 Accf/Aha/Scai Guideline for percutaneous coronary interventiona report of the american college of cardiology foundation/american heart association task force on practice guidelines and the society for cardiovascular angiography and interventions. Journal of the American College of Cardiology. 2011. 58(24): e44-e122.
28. Montalescot G, Bolognese L, Dudek D, et al. Pretreatment with prasugrel in non–st-segment elevation acute coronary syndromes. New England Journal of Medicine. 2013.369(11): 999-1010.
29. Roe M T, Armstrong P W, Fox K A A, et al. Prasugrel versus clopidogrel for acute coronary syndromes without revascularization. New England Journal of Medicine.2012. 367(14): 1297-1309.
30. Jneid H, Anderson J L, Wright R S, et al. 2012 ACCF/AHA focused update of the guideline for the management of patients with unstable angina/non-st-elevation myocardial infarction(updating the 2007 guideline and replacing the 2011 focused update): a report of the american college of cardiology foundation/american heart association task force on practice guidelines. J Am Coll Cardiol. 2012. 60(7): 645-681.
31. Wallentin L, Becker R C, Budaj A, et al. Ticagrelor versus clopidogrel in patients with acute coronary syndromes . N Engl J Med.2009.361: 1045-1057.
32. James S K, Roe M T, Cannon C P, et al. Ticagrelor versus clopidogrel in patients with acute coronary syndromes intended for non-invasive management: substudy from prospective randomised platelet inhibition and patient outcomes(plato)trial. BMJ.2011.342(d3527).

33. Held C, Asenblad N, Bassand JP, et al. Ticagrelor versus clopidogrel in patients with acute coronary syndromes undergoing coronary artery bypass surgery: results from the plato(platelet inhibition and patient outcomes)trial . J Am Coll Cardiol.2011.57(6): 672-684.
34. 中华医学会心血管病学分会介入心脏病学组, 中华心血管病杂志编辑委员会. 中国经皮冠状动脉介入治疗指南 2012(简本). 中华心血管病杂志，2012, 40(4): 271-277.
35. 中华医学会心血管病学分会, 中华心血管病杂志编辑委员会. 急性 ST 段抬高型心肌梗死诊断和治疗指南. 中华心血管病杂志, 2010, 38(8): 675-690.
36. 中华医学会心血管病学分会, 中华心血管病杂志编辑委员会. 不稳定性心绞痛和非段抬高心肌梗死诊断与治疗指南. 中华心血管病杂志, 2007, 35(4): 295-304.
37. Bonaca MP, Bhatt DL, Cohen M, et al. Long-term use of ticagrelor in patients with prior myocardial infarction. N Engl J Med. 2015.372(19): 1791-1800.
38. 刘军, 赵冬, 刘静,等. 女性急性冠状动脉综合征患者二级预防药物使用现状——中国冠心病二级预防架桥工程III期. 心肺血管病杂志.2014. 33(6):760-764.
39. Bi Y, Gao R, Patel A, et al. Evidence-based medication use among Chinese patients with acute coronary syndromes at the time of hospital discharge and 1 year after hospitalization: results from the Clinical Pathways for Acute Coronary Syndromes in China(CPACS)study. American Heart Journal.2009.157: 509-16.e1.
40. 刘军，赵冬，刘静，等. 我国门诊高血压患者阿司匹林一级预防应用现状. 中华内科杂志 , 2016 , 55(4): 267-272.
41. 国家卫生和计划生育委员会. 我国心血管高危人群抗血小板治疗比例偏低. http: //news.cctv.com/2016/10/07/ARTIC49Y7SYTVO8g7B8gR8zh161007.shtml.

实体肿瘤诊疗进展

赫 捷 高禹舜 毕 楠 王志杰

国家癌症中心 中国医学科学院肿瘤医院

2016 年伊始，美国癌症学会官方期刊 CA 杂志（*A Cancer Journal for Clinicians*，SCI 影响因子 187.04）刊登了来自我国国家肿瘤中心赫捷院士团队的研究结果，首次较为科学准确地估算出我国 2015 年新增癌症病例（429.2 万例）和死亡人数（281.4 万人），以及各种常见肿瘤的现状。该研究对全球肿瘤防控具有重要意义，同时也在一定程度上为我国肿瘤防治策略提供了依据。

在随后的一年里，实体肿瘤临床科研领域获得了飞速发展，本文对 2016 年肺癌、肝癌、胃癌、食管癌、结直肠癌和乳腺癌等实体肿瘤在防诊治方面的国内外研究进展进行综述，对比优势与差距，并展望未来发展趋势和前景。

（一）国际研究进展

1．早期筛查

色素内镜加碘染色和活检筛查较以往可提高食管癌前病变的检出率，敏感性达 67%、特异性达 70%。一项前瞻性多中心队列研究结果证实，长期内镜检查随访有利于及时发现早期食管癌变，早期内镜治疗可有效提高食管腺癌患者的总生存率。来自韩国的一个前瞻性研究结果发现，磁共振成像（magnetic resonance imaging, MRI）比超声更敏感，检出率分别为 86%和 27.9%（P<0.001），通过筛查确诊的早期肝癌患者预后较好，3 年总生存率约为 86%。由于食管的早期癌及癌前病变在内镜下的特征不明显，造成活检的盲目性，从而导致该病的检出率低，漏诊率高（有文献报道漏诊率高达 40%）。色素内镜技术可显著提高食管早癌的检出率，降低漏诊率。

2. 外科治疗

在目前实体肿瘤的外科治疗当中，微创与精准已成为发展的主旋律。以肺癌为例，单孔胸腔镜手术（video-assisted thoracic surgery，VATS）、剑突下单孔 VATS、机器人辅助 VATS（RATS）等已逐步成为微创外科发展的新方向。一项来自丹麦的随机对照研究证明 VATS 可降低术后疼痛、提高术后 1 年内的生存质量（QOL）。韩国 KLASS-01 研究结果表明，在早期胃癌中，腹腔镜手术远期疗效并不差于开放手术。初步研究结果显示 RATS 进行肺癌根治术、食管癌根治术的疗效在各方面均可媲美 VATS。内镜黏膜切除术（EMR）、内镜黏膜下剥离（ESD）、多环套扎黏膜切除（MBM）等内镜治疗技术已成为早期食管癌的主要切除手段。研究表明，MBM 较带帽黏膜下切除（EMRC）操作简单、耗时短、成本低，因此具有更高的可行性。近年来 EMR 和 ESD 也被广泛地应用于早期胃癌的治疗。一项回顾性研究显示对于扩大指征的分化型早期胃癌，ESD 与手术相比在生存和不良事件方面更具优势。

3. 内科治疗

免疫检查点抑制剂是近年癌症研究的热点，美国临床肿瘤学会（ASCO）将 2016 年命名为免疫治疗 2.0 时代的开启之年，多项临床研究结果显示，PD-1 抑制剂和 PD-L1 抑制剂都在多种晚期恶性肿瘤治疗中表现出优于标准二线治疗的疗效。此外，PD-1 抑制剂（帕母单抗）在 PD-L1≥50%的晚期非小细胞肺癌（non-small-cell carcinoma，NSCLC）中疗效显著优于含铂两药化疗。除了免疫治疗，分子靶向治疗也获得了较大进展，例如一种新型突变抑制剂 EAI045 联合 EGFR 单抗可以有效地抑制 C797S，为三代 EGFR-TKI 耐药开辟了新的治疗模式。在新辅助化疗研究领域，来自澳大利亚团队的研究表明，假如结直肠癌患者术后仍有最小限度的残留病灶，可通过循环肿瘤 DNA（circulating tumor DNA，ctDNA）检测进行筛选和随访，预测患者发生转移的可能和接受辅助治疗的效果。

4. 放射治疗

一项发表在英国医学期刊（*British Medical Journal*,简称 *BMJ*）的大样本回顾性分析显示：经过临床因素匹配后对于≤2cm 病灶，老年肺癌患者行立体定向放疗还是行胸腔镜肺段肺切除术，三年肿瘤专项生存率（cancer-specific survival,CSS）无统计学差异，而对于≤5cm 的肿瘤，胸腔镜肺段肺切除术交立体定向放射治疗显著提高患者的肿瘤专项生存时间（HR 2.10; P<0.001）。质子和重离子放疗方面，一项对美国国家癌症数据库（NCDB）2004~2012 年接受胸部放射治疗的 LA-NSCLC 患者的回顾性分析结果表明，采用三维质子放疗的Ⅱ/Ⅲ期 NSCLC 患者有更好的生存率。近期一项对 35 例合并肝转移或肺转移的患者进行 Ipilimumab 联合 SABR 治疗的结果显示，该方法安全有效，外周

T 细胞标志可以用来预测临床获益。2016 年发表在 *Lancet Oncology* 的基于基因表达调控的放疗剂量（genomic-adjusted radiation dose, GARD）研究首次将基因检测与放射治疗（简称放疗）剂量联系在一起，为研究人员和医生提供了一种可行的方法将放射治疗“变得精准”。

（二）国内研究现状

1. 筛查和早诊早治

中国医学科学院肿瘤医院采用多中心、随机对照试验的方法在我国东中西部具有代表性的三个城市中纳入 2696 例研究对象，进行了肺癌和结直肠癌筛查技术和方案的可行性研究。三年中，发现肺癌 13 例和结直肠癌 3 例。该研究是我国首次尝试癌症筛查领域的随机对照试验，所提供的证据能够为下一步更好地设计大规模的随机对照试验提供必要信息。

北京大学肿瘤医院流行病学研究室采用 13C-尿素呼气试验（13C-UBT）对中国临朐胃癌高发区的 184 786 名研究对象进行 HP 感染状况筛查，结果显示，感染率为 57.6%。在筛查人群中共有 94 101 例完成 HP 感染根治性治疗，根除率为 72.9%，服药依从性为 88.8%。该研究有力地证明在大规模社区人群中进行 HP 的根除性干预是可行的。

2. 外科治疗

上海复旦大学肿瘤医院发表在 *Journal of Clinical Oncology* 上的一项回顾性研究分析了 803 例临床Ⅰ期，并以术中冰冻病理为依据进行了亚肺叶切除的周围型肺腺癌，结果发现冰冻病理和石蜡病理的总的一致度为 84.4%，其中对于 AAH、AIS、MIA 一致度高达 95.9%，仅有 0.9%的患者因为术中冰冻病理的误判而导致切除范围不足，该研究首次提供了术中冰冻可以作为手术切除范围决策的证据，完善了适于亚肺叶切除的 AAH、AIS 和 MIA 的外科评价体系。

中华医学会消化病学分会、中华医学会消化病学分会肿瘤协作组综合了近 5 年国际和国内相关研究的新进展撰写了《中国局部进展期直肠癌诊疗专家共识》。此外还颁布了由中国抗癌协会大肠癌专业委员会制定的《中国结直肠癌预防共识意见（2016 年，上海）》、中国临床肿瘤学会（CSCO）第二个肿瘤临床诊治指南——《CSCO 结直肠癌诊疗指南》，以及由国家卫生和计划生育委员会医政医管局牵头主导，中华医学会肿瘤学分会组织专家撰写的首部《中国结直肠癌诊疗指南（2016 版）》。

我国研究者进行的一项前瞻性Ⅱ期研究比较 carboplatin/docetaxel 用于 NSCLC 新辅助化学药物治疗（简称化疗）和辅助化疗疗效的差异，结果显示辅助化疗组 DFS 和 OS 均明显优于新辅助化疗组。来自我国广东省食管癌研究所的一项国内多中心随机对照Ⅲ期临床研究初步结果，显示新辅助同步放化疗并手术 3 年 OS 显著高于单纯手术者。

一项来自浙江大学肿瘤研究所的研究报道了采用靶向肿瘤内乳酸阴离子和氢离子的动脉插管化疗栓塞术（简称 TILA-TACE），可显著提高难治型肝癌患者的治疗有效率（40/40 例有效），而普通经导管动脉化疗栓塞术（transcatheter arterial chemoembolization, TACE）技术的平均客观有效率为 35%，该研究的初步结果获国际同行认可。

3. 放射治疗

中国医学科学院肿瘤医院回顾性分析了自2002年至2010年在中国医学科学院肿瘤医院进行根治性放疗的III期非小细胞肺癌患者，其中接受调强放疗的患者446例，接受三维适形放疗的206例。研究结果显示，在经倾向性匹配分析后，调强放疗较三维适形放疗可显著提高局部无进展生存，且毒性反应更低。亚组分析显示调强放疗在女性、腺癌、不吸烟以及体重无减轻者中获益更加明显。

中国医学科学院肿瘤医院参与的国际多中心III期临床研究（PROCLAIM 研究）在非鳞癌中对比了培美曲塞+顺铂和 VP-16 +顺铂同步化疗方案的疗效，结果未发现生存获益，但3级及以上骨髓抑制副作用培美曲塞组显著下降，该项研究入选美国医生继续教育项目。

中国医学科学院肿瘤医院牵头发表了国际首个在 LA-NSCLC 患者中头对头对比 EP 和 PC 同步化疗疗效的多中心III期研究结果，显示 EP 组的3年总生存率明显高于 PC 组，且3级及以上放射性食管炎发生率更低。该研究为 NSCLC 同步放化疗标准化提供了重要的循证医学证据。

中山大学附属肿瘤医院牵头开展了一项三药联合化疗方案（多西他赛+顺铂+5-氟尿嘧啶，简称 TPF）治疗局部晚期鼻咽癌的多中心前瞻性III期临床试验，TPF 诱导化疗联合同步放化疗将3年无瘤生存率从72%提高到80%，3年总生存率从86%提高到92%。

中山大学肿瘤防治中心傅剑华、刘孟忠教授牵头的新辅助放化疗并手术治疗局部晚期食管鳞癌的III期临床研究初步结果显示：术前放化疗+手术可延长局部晚期食管鳞癌的总生存，且术后并发症和围手术期死亡率两组均无统计学差异。

2016年中华医学会放射肿瘤学分会发布了我国首个原发性肝癌放疗共识。主要内容包括：对早中期肝癌患者如果不能手术或射频消融者可考虑局部放疗，特别是立体定向放射治疗（stereotactic body radiation therapy, SBRT）；对中晚期肝癌患者放疗可以采用 TACE 或肝动脉灌注化疗或全身药物联合以提高治疗效果；对于晚期伴有远处转移的肝癌患者，放疗可以作为姑息减征手段。

4. 内科治疗

香港中文大学牵头的一项III期临床研究，对比了 EGFR 突变型 NSCLC 一线 EGFR-TKI 治疗失败后 EGFR T790M 阳性患者接受奥希替尼与含铂双药化疗的疗效。初步研究结果显示，奥希替尼单药组较培美曲塞+卡铂/顺铂双药化疗组 PFS 延长近6个月，疾病进展风险下降70%；ORR 提高40%。这一结果为一线 EGFR-TKI 耐药后 *T790M* 突变患者提供了新的治疗策略，亦提示 TKI 耐药后再活检探寻耐药机制（如 *T790M* 突变等）的重要性。除此之外，奥希替尼也显示出对中枢神经系统转移的治疗价值。

血脑屏障导致脑内药物浓度降低，是影响抗肿瘤药物治疗中枢神经系统转移疗效的重要因素。发表于 *Science Translational Medicine* 的一项研究结果显示，作为 EGFR-TKI 家族新成员的 AZD3759 对脑转移具有较好疗效。该药在多个动物模型中显示可完全透过血脑屏障。入组 AZD3759 的 I 期临床剂量爬坡实验的两位 EGFR *21L858R* 突变患者，一线 EGFR-TKI 治疗失败后出现脑转移，接受 AZD3759 后脑转移灶显著缩小。

MET 基因是重要肺癌驱动基因，新近发现的 14 外显子跳跃突变（METexon14-skipping，*METΔ14*）对于 ALK 抑制剂克唑替尼具有较好的疗效预测价值。香港中文大学的一项研究结果显示，在 687 名中国 NSCLC 患者中，2.62%（18/687）的患者存在 *METΔ14*。*METΔ14* 突变常伴有 MET 扩增和拷贝数增加（$p<0.001$），在老年、不吸烟患者中更常见。多因素分析结果提示 *METΔ14* 和拷贝数增加均是独立的不良预后因素，该研究结果提示 *METΔ14* 突变应作为中国 NSCLC 人群的常规临床检测项目进行推广和应用。

不可手术切除的转移性结直肠癌（mCRC）诱导化疗获得缓解后是否给予低毒药物进行维持治疗尚存争议。国外有限的证据显示，贝伐珠单抗联合低剂量卡培他滨能显著延长诱导化疗后的 PFS。中山大学肿瘤医院牵头的一项随机、盲法、多中心Ⅲ期试验，探索了中国晚期结直肠癌维持治疗的可行性。该研究提示中国 mCRC 患者在接受 XELOX 或 FOLFOX 诱导化疗后，采用单药卡培他滨维持是可行的治疗选择。研究成果发表在 *Ann Oncology* 上。

中山大学肿瘤医院探索了基于 VEGFR2/KDR 的 3D 超声分子成像技术用于评估贝伐珠单抗疗效的可行性。研究结果提示 VEGFR2 信号的早期衰减能够预测贝伐珠单抗疗效。这一研究从影像学角度打开了抗血管治疗疗效评价的新视角，为 3D 超声分子成像临床应用于抗血管治疗的疗效预测提供了前期数据。

晚期胃癌的有效治疗手段匮乏，尤其是二线治疗后尚缺乏标准治疗方案。同济大学附属东方医院和解放军第八一医院共同牵头的一项随机、双盲的Ⅲ期研究发现阿帕替尼在胃癌二线治疗失败后的 OS 和 PFS 明显优于安慰剂组。这一研究结果为难治性的晚期胃癌提供了一种新的治疗手段。

中国医学科学院肿瘤医院牵头的Ⅲ期多中心 LUX-Breast 1 研究发表在 *Lancet Oncology* 上，比较了 HER-2 阳性乳腺癌患者在含曲妥珠单抗治疗进展后，拉帕替尼联合长春瑞滨对比曲妥珠单抗联合长春瑞滨的疗效。生存数据显示曲妥珠单抗组的中位 OS 明显优于拉帕替尼组，进展风险下降 52%，且安全性较高。这项研究为曲妥珠单抗治疗进展后继续曲妥珠单抗治疗提供了有力的循证医学证据，有望改写指南。

Utidelone（UTD1）是我国自主研发的一种埃博霉素转基因类似物。中国医学科学院肿瘤医院主持的一项Ⅱ期临床研究，评估了 UTD1 单药或联合卡培他滨治疗对蒽环类和紫杉类耐药的转移性乳腺癌患者的有效性与安全性。该研究结果提示，UTD1 有可能成为克服蒽环类/紫杉类难治性转移性乳腺癌的新型治疗方案。在此基础上，进一步开展了 UTD1 联合卡培他滨对比卡培他滨单药治疗转移性乳腺癌随机、对照、Ⅲ期研究，结果表明，UTD1 联合卡培他滨方案疗效显著，为多程治疗后进展的晚期乳腺癌患者提供了一个新的有效治疗方案。

（三）国内与国际对比优势与差距

我国病例病种资源丰富，近年国家对于医学科研投入逐年增加，国际交流合作日益加深，国内科研资源和平台建设部分已经达到甚至超过欧美医学科研强国，科技产出已达国际前列。但是由于顶层设计不足，缺乏国家级的大数据平台，现有研究之间的协同共享不足，对数据和样本资源的深度挖掘和利用不足，对基础研究的转化不足；由于覆盖人群相对较小，目前癌症筛查和早诊早治研究工作对全人群癌症死亡率的下降作用有限；适合中国国情的癌症规范化诊疗指南缺乏；规范化和个体化诊疗技术及措施有待完善；具备自主知识产权的药物、医疗器械缺乏，国内研究者往往只能成为国外研究的跟从者，难以牵头大规模的多中心临床研究。以上这些情况也在一定程度上制约了我国肿瘤诊疗水平的进步。

（四）前景展望

党和国家高度重视人民健康，习近平总书记在十九大报告中强调，人民健康是民族昌盛和国家富强的重要标志。要完善国民健康政策，为人民群众提供全方位全周期健康服务。作为我国居民的第一死亡原因，恶性肿瘤的临床诊疗的进步是支撑健康中国建设的重要支撑。在国家有关部委的支持下，依托国家癌症中心、国家肿瘤临床医学研究中心及协同网络，汇集各优势单位力量，我国已经初步形成布局合理、定位清晰、管理科学、运行高效、开放共享、协同发展的肿瘤研究创新体系，加强了基础资源和大数据平台建设，开展了一系列大规模的临床研究，这些必将有效加快临床转化，提升临床诊疗水平，推动医疗质量均质化，加速医药产品创新、系统性破解医疗服务供给不足的难点问题，带动肿瘤诊疗水平的提高。

主要参考文献

1. Chen W, Zheng R, Baade P D, et al. Cancer statistics in China, 2015. CA Cancer J Clin. 2016; 66(2): 115-132.
2. Kastelein F, van Olphen S H, Steyerberg E W, et al. Impact of surveillance for Barrett's oesophagus on tumour stage and survival of patients with neoplastic progression. Gut. 2016 . 65(4): 548-554.
3. Kim S Y, An J, Lim Y S, et al. MRI with liver-specific contrast for surveillance of patients with cirrhosis at high risk of hepatocellular carcinoma. JAMA Oncol. 2017.3(4): 456-463.
4. Bendixen M, Jorgensen O D, Kronborg C, et al. Postoperative pain and quality of life after lobectomy via video-assisted thoracoscopic surgery or anterolateral thoracotomy for early stage lung cancer: a randomised controlled trial. Lancet Oncol.2016.17: 836-844.
5. Louie B E, Wilson J L, Kim S, et al. Comparison of video-assisted thoracoscopic surgery and robotic approaches for clinical stage i and stage ii non-small cell lung cancer using the society of thoracic surgeons database. Ann Thorac Surg. 2016.102: 917-924.
6. Park S Y, Kim D J, Do Y W, et al. The oncologic outcome of esophageal squamous cell carcinoma patients after robot-assisted thoracoscopic esophagectomy with total mediastinal lymphadenectomy. Ann Thorac Surg. 2017.103(4): 1151-1157.
7. Fukunaga S, Nagami Y, Shiba M, et al.Long-term prognosis of expanded-indication differentiated-type early gastric cancer treated with endoscopic submucosal dissection or surgery using propensity score analysis. Gastrointest Endosc. 2017. 85(1): 143-152.
8. Reck M, Rodríguez-Abreu D, Robinson A G, et al. Pembrolizumab versus chemotherapy for PD-L1-Positive non-small-cell lung cancer. N Engl J Med. 2016.375(19): 1823-1833.
9. Jia Y, Yun CH, Park E, et al. Overcoming EGFR(T790M)and EGFR(C797S)resistance with mutant-selective allosteric inhibitors. Nature. 2016.534(7605): 129-132.
10. Tang C, Welsh J W, de Groot P,et al.Ipilimumab with stereotactic ablative radiation therapy: phase 1 results and

immunologic correlates from peripheral T cells.Clin Cancer Res. 2017; 23(6); 1388-1396.

11. Scott J G, Berglund A, Schell M J, et al. A genome-based model for adjusting radiotherapy dose(GARD): a retrospective, cohort-based study. Lancet Oncol, 2015: 30648-30649.
12. Pan K F, Zhang L, Gerhard M,et al. A large randomised controlled intervention trial to prevent gastric cancer by eradication of *Helicobacter pylori* in Linqu County, China: baseline results and factors affecting the eradication. Gut. 2016. 65(1): 9-18.
13. Liu S, Wang R, Zhang Y,et al. Precise diagnosis of intraoperative frozen section is an effective method to guide resection strategy for peripheral small-sized lung adenocarcinoma. J Clin Oncol. 2016. 34(4): 307-313.
14. Ming C, Hao W, Kai J, et al. A nonrandomized cohort and a randomized study of local control of large hepatocarcinoma by targeting intratumoral lactic acidosis. Elife.2016. 5. eLife 2016;5:e15691.
15. Senan S, Brade A, Wang L H, et al. PROCLAIM: Randomized phase III trial of pemetrexed-cisplatin or etoposide-cisplatin plus thoracic radiation therapy followed by onsolidation chemotherapy in locally advanced nonsquamous non-small-cell lung cancer. J Clin Oncol. 2016. 34(9): 953-962.
16. Wang L, Wu YL, Lu S,et al. An East Asian subgroup analysis of PROCLAIM, a phase III trial of pemetrexed and cisplatin or etoposide and cisplatin plus thoracic radiation therapy followed by consolidation chemotherapy in locally advanced nonsquamous non-small cell lung cancer. Asia Pac J Clin Oncol. 2016 .12(4): 380-387.
17. Sun Y, Li W F, Chen N Y, et al. Induction chemotherapy plus concurrent chemoradiotherapy versus concurrent chemoradiotherapy alone in locoregionally advanced nasopharyngeal carcinoma: a phase 3, multicentre, randomised controlled trial. Lancet Oncol. 2016. 17(11): 1509-1520.
18. Mok T S, Wu Y-L, Ahn M-J, et al. Osimertinib or platinum-pemetrexed in EGFR T790M-Positive lung cancer. N Engl J. 2017.376(7): 629-640.
19. Yang Z, Guo Q, Wang Y, et al. AZD3759, a BBB-penetrating EGFR inhibitor for the treatment of EGFR mutant NSCLC with CNS metastases. Sci Transl Med. 2016.8(368): 368ra172.
20. Tong J H, Yeung S F, Chan A W,et al. MET amplification and exon 14 splice site mutation define unique molecular subgroups of non-small cell lung carcinoma with poor prognosis. Clin Cancer Res. 2016; 22(12): 3048-3056.
21. Luo H Y, Li Y H, Wang W, et al. Single-agent capecitabine as maintenance therapy after induction of XELOX(or FOLFOX)in first-line treatment of metastatic colorectal cancer: randomized clinical trial of efficacy and safety. Ann Oncol. 2016. 27(6): 1074-1081.
22. Zhou J, Wang H, Zhang H, et al. VEGFR2-Targeted three-dimensional ultrasound imaging can predict responses to antiangiogenic therapy in preclinical models of colon cancer. Cancer Res. 2016.76(14): 4081-4089.
23. Li J, Qin S, Xu J, et al. Randomized, double-blind, placebo-controlled phase III trial of apatinib in patients with chemotherapy-refractory advanced or metastatic adenocarcinoma of the stomach or gastroesophageal junction. J Clin Oncol. 2016. 34(13): 1448-1454.
24. Harbeck N, Huang C S, Hurvitz S, et al. Afatinib plus vinorelbine versus trastuzumab plus vinorelbine in patients with HER2-overexpressing metastatic breast cancer who had progressed on one previous trastuzumab treatment(LUX-Breast 1): an open-label, randomised, phase 3 trial.Lancet Oncol. 2016.17(3): 357-366.
25. Zhang P, Tong Z, Tian F, et al. Phase II trial of utidelone as monotherapy or in combination with capecitabine in heavily pretreated metastatic breast cancer patients.J Hematol Oncol. 2016. 9(1): 68.
26. Ma F, Li Q, Chen S, et al. Phase I study and biomarker analysis of pyrotinib, a novel irreversible Pan-ErbB receptor tyrosine kinase inhibitor, in patients with human epidermal growth factor receptor 2-positive metastatic breast cancer. J Clin Oncol. 2017 .

新时代下我国肾脏疾病谱的变迁

黄昱铭 张路霞 赵明辉
北京大学第一医院肾内科

（一）我国慢性肾脏病的疾病负担

慢性肾脏病（chronic kidney disease，CKD）包括各种原发性肾小球疾病、糖尿病肾病、高血压肾损害等，对各个年龄层人群的生活质量和寿命都影响巨大，是全球突出的公共卫生问题。根据2015年发表在《柳叶刀》杂志的一项全球疾病负担（GBD）研究估计，仅2013年，全球就约有95.6万人的死亡与CKD直接相关，这比1990年增长了134.6%。一项纳入了44个国家CKD患病率的Meta分析估计，全球CKD患病率大约为13.4%（11.7%~15.1%，95%CI），而2009~2010年一项由北京大学肾脏病研究所牵头开展的全国多中心、横断面的流行病学调查显示，我国普通成人的CKD患病率大约为10.8%，与美国（13.0%）、挪威（10.2%）等发达国家的患病率相近，并且大部分处于CKD的早期，据此估计中国18岁以上人群就有1.2亿CKD患者，而CKD的知晓率仅为12.5%。

CKD患者一旦发展到终末期肾脏病（ESRD），则需要长期肾脏替代治疗（包括血液透析、腹膜透析和肾脏移植）来维持生命，其治疗费用相当昂贵，给患者家庭和各国医疗体系造成了沉重的负担。以美国为例，根据美国肾脏数据系统（USRDS）的报告，2012年美国接受肾脏替代的所有患者，即使不计药物治疗的费用，其花费仍然高达286亿美元。并且该费用呈现持续增长的趋势。据估计，ESRD患者用于肾脏替代的费用每年就约为3.5~10万美元，而持续肾脏替代治疗也高度依赖于可持续的医疗保障、基础设施、人员和物资供给。随着人口的老龄化，及糖尿病、高血压等尿毒症危险因素的增加，全球范围内ESRD患者也将会呈现显著增加的趋势。最近，一项利用全球多项大规模观察性研究和登记系统进行分析的Meta研究显示，截至2010年，全球大约共有262万患者接受肾脏替代治疗；此外，在医疗资源稀缺和诊断、治疗手段的限制下，尤其在亚洲和非洲等中、低收入国家，还有约228万名尿毒症患者因为无法得到肾脏替代治疗而死亡。由此估计，全球范围内需要肾脏替代治疗的ESRD患者将于2030年激增至543.9万，这一增长将主要集中在亚非国家，尤其是人口众多的发展中国家——中国。同时，ESRD与其他常见慢性疾病如心脑血管事件、恶性肿瘤等存在着密切而复杂的相互关系，在增加更多医疗支出的同时也极大增加慢性肾脏病患者的死亡风险。

（二）我国重大慢性疾病的流行病学变化

在过去的数十年间，代谢性疾病尤其是糖尿病和高血压患者的人数随之剧增。我国一般人群的糖尿病患病率由1980年的0.9%激增至2010年的11.6%，据此估计，我国现有糖尿病患者至少一亿余，占全球糖尿病患者的近三分之一，已经超过印度成为了排名世界第一的糖尿病大国。与糖尿病患病率增长相似，我国成人高血压的患病率由 1991 年的 13.6%上升至 2009 年的 29.6%。近 20 年来高血压发病率也在不断攀升，从 1991 ~1997 年队列的 2.9/100 人年增加到 2004 ~2009 年队列的 5.3/100 人年。与不断增长的糖尿病和高血压患者相对应的是目前血压血糖知晓率和控制率的不达标。一项全国性调查显示，我国糖尿病患者的治疗率仅为 25.8%，而所有糖尿病患者中血糖得到良好控制的仅占 10.2%。同样类似的，我国 2009~2010 年 13 省对成人调查提示高血压的知晓率、治疗率、控制率和治疗控制率分别仅为 42.6%、34.1%、9.3%和 27.4%。值得关注的是，与发达国家的糖尿病、高血压患者相比，我国患者具有发病年龄年轻（即暴露于疾病的时间更长）、血糖血压控制差的特点，这就导致我国患者更易出现诸如肾脏等靶器官的损害。

（三）我国慢性肾脏病疾病谱的变迁

在全球范围内，糖尿病是导致尿毒症的主要病因。据估计，全球范围内新发尿毒症患者中有 1/3 由糖尿病造成。但在传统知识体系和以往对于我国接受透析治疗的尿毒症患者登记中，肾炎是尿毒症的首位病因。根据 1999 年发布的《中国透析和肾脏移植报告》，在全国所有接受透析治疗的尿毒症患者中，肾炎占 49.9%，而糖尿病肾病和高血压肾损害的比例仅为 13.3%和 8.3%。2008 公布的全国性数据中，肾炎仍然是接受透析治疗尿毒症患者的首位病因，占 45%；糖尿病肾病和高血压肾损害的比例稍有上升，分别为 19%、13%。基于此，长期以来我国肾脏病学科的医学教育、临床培训与科学研究均集中在肾炎上。但随着我国经济的快速发展和人们生活方式的西方化转变，代谢性疾病如糖尿病、高血压等的患病率不断攀升，CKD 疾病谱势必发生相应变化。

近期北京大学第一医院肾内科利用全国一般人群的抽样数据库和住院患者的病案首页数据库对我国 CKD 疾病谱的变迁开展了系列研究。首先，分别统计了 2010 年 1 月至 2015 年 10 月间 0.35 亿三级医院成人住院患者和 47 204 一般人群中糖尿病肾病与肾小球肾炎的患病情况。结果显示，在 2010 年住院患者中糖尿病肾病比例（0.82%）低于肾小球肾炎的比例（1.01%）；自 2011 年起，糖尿病肾病所占比例超过了肾小球肾炎并且两者间差距随着时间不断增大，至 2015 年，两者所占比例分别为 1.10%和 0.75%。对一般人群的分析发现佐证了对住院人群的分析结果，2009~2010 年，糖尿病肾病的比例（1.23%）已经高于肾小球肾炎（0.91%），城乡均如此。按照一般人群的结果估计，我国现有糖尿病肾病患者约 2430 万，其中 60.5%尚处于早期阶段。

随后，北京大学第一医院肾内科补充和收集全国 878 家三级医院 2010 年 1 月至 2015 年 12 月的 0.64 亿成人住院资料，将出院诊断有慢性肾脏病的患者分类为慢性肾炎、糖尿病肾病、高血压肾损害、梗阻性肾病、慢性小管-间质性肾损害和其他疾病所导致的慢性肾脏病（包括自身免疫性肾损害和其他先天遗传疾病引起的慢性肾脏病）6 大类，探讨我国慢性肾脏病疾病谱的变化。结果显示，自 2011 年起，各个年龄层的慢性肾炎百分比均有下降，同时伴随着糖尿病肾病和高血压肾损害百分比的逐年增加，至 2015 年，糖尿病肾病和高血压肾损害两者相加几乎占到了 CKD 患者的一半（待发表数据）；以上变化明确显示了人群范围内代谢性疾病的增加对 CKD 疾病谱的影响。另外我们的研究还发现，由泌尿系结石导致的梗阻性肾病在各个年龄层也呈逐年上升趋势，尤其在

18~45 岁表现最为显著（待发表数据）。其余由慢性小管-间质性肾损害、自身免疫性肾病等病因导致的 CKD 在百分比上基本保持平衡。

以上这些疾病谱的变化特点还存在城乡和地理的差异。糖尿病肾病和高血压肾损害跃居成为城市患者的 CKD 主要原因，并且与传统慢性肾炎的差距在 2015 年与 2010 年的对比中有所增大。而在农村地区，虽然至 2015 年 CKD 的首要病因仍是传统的慢性肾炎，但糖尿病肾病和高血压肾损害所引起的 CKD 与慢性肾炎的百分比差距较 2010 年已经明显缩小（待发表数据）。以 2015 年数据为例观察我国 CKD 疾病谱的地理差异，结果显示从北方至南方，从城市到农村，住院成人患者的糖尿病百分比呈现逐渐下降的趋势，而从南方至北方，从农村到城市则是一个梗阻性肾病百分比逐渐减少的过程。

通过对真实世界的大数据分析，发现了以糖尿病和高血压为代表的代谢性疾病对慢性肾脏病疾病谱的影响，同时观测到了梗阻性肾病的突出改变。由传统肾炎过渡至以高血压、糖尿病等代谢性疾病所引起的肾脏损害为主的疾病谱模式，是大型发展中国家社会发展、生活模式转变、环境因素的影响等因素综合作用的结果。而上述研究也正表明中国慢性肾脏病的疾病谱正向发达国家的模式转变，同时由肾结石引起的梗阻性肾病成为我国南方农村地区 CKD 的首要病因。梗阻性肾病的突出问题在我国既往的流行病学研究中并未得到明确报道，而这一变化的具体原因尚需进一步研究探讨，可能与南方独特的地理气候因素和饮食习惯相关。另外，这一现象也引导反思在肾结石治疗和预防再发方面的缺陷，目前广泛存在缺乏对患者生活方式和饮食习惯的宣教和引导。此外值得关注的是，除了代谢性疾病的影响外，传统的肾小球肾炎疾病构成也在发生演变。最近一项对近 10 年全国 7 万余例接受肾活检患者的资料分析显示，膜性肾病呈现显著增加的趋势，这一增加与大气 $PM_{2.5}$ 和平均空气质量指数存在显著的相关关系；同时其他类型的肾小球肾炎比例则相对稳定。

（四）展望

我国慢性肾脏病的疾病谱正在发生一系列的改变，总体来说它正向发达国家的疾病谱过渡，同时又独具特色；目前以代谢性疾病为主导的病因，意味着更多的并发症和合并证、更长的住院时间和更大的治疗花费，这将给我国医疗卫生体系带来难以估量的负担。幸运的是目前大部分 CKD 患者处于疾病的早期，如果能在人群中进行有效的干预和管理，延长患者进入 ESRD 的时间甚至积极控制原发病以减少新发的 CKD 病例，在全国范围内广泛开展 CKD 的早期防治工作，将能够有效、逐步地缓解对 ESRD 长期肾脏替代治疗造成的社会、经济负担不断增长所带来的巨大压力，真正做到对 CKD 的早防、早治。

在面临以上巨大挑战的今天，深入研究我国慢性病疾病谱的变化及其背后的驱动因素，合理、有效地制定疾病的防治策略，协调、有序地跨学科合作，合理预测和监测疾病谱的新动向并对防治方案作出及时调整，应是今后我国卫生事业着重研究的方向。而这些政策的制定和对疾病的实时监控则有赖于医疗大数据样本库的建立。

大数据时代的到来为能够对于疾病流行病学更为及时、精准的监测和疾病的综合防治提供了更好的发展空间和实施机遇。它具有传统研究所不能比拟的全面性、实时性、准确性和经济性。目前国际上已经建立了许多基于医疗大数据的国家型慢性病监控系统和电子档案。如美国的肾脏数据库系统（The United States Renal Data System，USRDS）和美国住院患者样本库（Nationwide Inpatient Sample，NIS）等。研究者能够借助大数据分析的手段，利用这些系统对真实世界中疾病的变化及治疗情况进行实时的分析和监控，以便更好地开展预后和疗效分析。利用大数据的优势整合多学科资源，包括挖掘经济发展、环境因素和疾病谱变化之间的协动因素，建立科学和政策之间的网络链接，为政府制定政策提供全球、国家和区域层面的成本效益依据，促进资源的合理分配和利用等；进一步形成以政府为主导、以政策为杠杆、以专业协会为依托，结合分级诊疗制度、结合我国慢性病的国情及循证医学证据为原则的防治策略制定模式，促进多学科间的相互协作，以最大化资源利用和利益效益，最终促进社会和环境的和谐、经济和人类健康的可持续的发展。

主要参考文献

1. Mortality GBD, Causes of Death C. Global, regional, and national age-sex specific all-cause and cause-specific mortality for 240 causes of death, 1990-2013: a systematic analysis for the Global Burden of Disease Study 2013. Lancet.2015; 385(9963): 117-171.
2. Hill N R, Fatoba S T, Oke J L, et al. Global prevalence of chronic kidney disease-a systematic review and meta-analysis. PloS One.2016; 11(7): e0158765.
3. Zhang L, Wang F, Wang L, et al. Prevalence of chronic kidney disease in China: a cross-sectional survey. Lancet.2012; 379(9818): 815-822.
4. Liyanage T, Ninomiya T, Jha V, et al. Worldwide access to treatment for end-stage kidney disease: a systematic review. Lancet.2015; 385(9981): 1975-1982.
5. Xu Y, Wang L, He J, et al. Prevalence and control of diabetes in Chinese adults. Jama.2013; 310(9): 948-959.
6. Tao S, Wu X, Duan X, et al. Hypertension prevalence and status of awareness, treatment and control in China. Chinese Medical Journal.1995; 108(7): 483-489.
7. Wang J, Zhang L, Wang F, et al. Prevalence, awareness, treatment, and control of hypertension in China: results from a national survey. American Journal of Hypertension.2014; 27(11): 1355-1361.
8. Liang Y, Liu R, Du S, et al. Trends in incidence of hypertension in Chinese adults, 1991-2009: the China Health and Nutrition Survey. International Journal of Cardiology.2014; 175(1): 96-101.
9. Weiwei C, Runlin G, Lisheng L, et al. Outline of the report on cardiovascular diseases in China, 2014. European Heart Journal Supplements :Journal of the European Society of Cardiology.2016; 18(Suppl F): F2-F11.
10. Barsoum R S. Chronic kidney disease in the developing world. The New England Journal of Medicine.2006; 354(10): 997-999.
11. Dialysis and Transplantation RegistrationGroup CSoN, Chinese Medical Association. The report about the registration of dialysis and transplantation in China 1999. Chin J Nephrol.2001; 17: 77-79.
12. Zuo L, Wang M. Chinese association of blood purification management of chinese hospital current burden and probable increasing incidence of ESRD in China. Clinical Nephrology.2010; 74 Suppl 1: S20-22.
13. Zhang L, Long J, Jiang W, et al. Trends in chronic kidney disease in China. The New England Journal of Medicine.2016; 375(9): 905-906.
14. 王施广，王娟，王振，等. 泌尿系结石的流行病学研究进展. 现代生物医学进展,2016(3): 597-600.
15. Xu X, Wang G, Chen N, et al. Long-term exposure to air pollution and increased risk of membranous nephropathy in China. Journal of the American Society of Nephrology : JASN.2016; 27(12): 3739-3746.
16. Athey S. Beyond prediction: using big data for policy problems. Science. 2017; 355(6324): 483-485.
17. Obermeyer Z, Emanuel E J. Predicting the future-big data, machine learning, and clinical medicine. The New England

Journal of Medicine.2016; 375(13): 1216-1219.
18. Foley R N, Collins A J. The USRDS: what you need to know about what it can and can't tell us about ESRD. Clinical Journal of the American Society of Nephrology : CJASN.2013; 8(5): 845-851.
19. Nadkarni G N, Coca S G, Wyatt C M. Big data in nephrology: promises and pitfalls. Kidney International.2016; 90(2): 240-241.

慢性肾脏病的防治研究

侯凡凡
南方医科大学南方医院 国家肾脏病临床医学研究中心 器官衰竭防治国家重点实验室

慢性肾脏病（chronic kidney disease，CKD）是一组由肾脏炎症、糖尿病、高血压等各种疾病引起的以进行性肾损伤为特征的常见慢性疾病群。CKD 对人类健康的主要威胁来自进行性发展的肾功能减退和并发心脑血管疾病的高度风险。慢性肾脏病，尤其是进展性 CKD 目前缺乏有效治疗，部分 CKD 患者即便原发病已得到控制，其肾脏病变仍进行性发展，最终导致肾功能完全丧失，进入终末期肾脏病（end stage renal disease，ESRD）。终末期肾脏病患者目前只能终身依赖昂贵的肾脏替代治疗（透析或肾移植）生存。我国每年约 7 万 CKD 患者进展至 ESRD，若每人推迟一年进入透析，全国每年可节省透析费用 56 亿元。因此，任何延缓 CKD 进展或改善其预后的措施都将为国家带来巨大社会和经济效益。近年我国肾脏病学者针对防治 CKD 进展的关键环节，通过多中心协同防治研究，揭示了我国 CKD 的疾病负担和危险因素；建立了基于人群的预防 CKD 进展的新策略；创建了预测 CKD 进展风险的新体系；开展了防治/延缓 CKD 进展的多中心临床研究；揭示了肾纤维化的发病新机制并研发了干预肾纤维化的新药先导化合物；为临床治疗提供了新靶标。近年中国大陆的主要研究进展如下。

（一）中国慢性肾脏病的流行病学和危险因素研究

1. 揭示中国慢性肾脏病的疾病负担

2012 年北京大学第一医院牵头完成的中国慢性肾脏病流行病学调查结果显示，我国成人慢性肾脏病患病率为 10.8%，估算我国至少有 1.195 亿慢性肾脏病患者。慢性肾脏病的患病率存在地区差异，华东、华南、华北地区慢性肾脏病的患病率分别为 11.8%、12.1%和 13.0%。按流行病学模型估计，中国终末期肾脏病患者应超过 100 万，但 2013 年中国登记的透析患者只有 33 万，亦即 70%应该接受肾脏替代治疗的终末期肾脏病患者未能接受治疗或因各种原因过早死亡。我国 CKD 的疾病负担不容小觑。

2. 揭示中国慢性肾小球病疾病谱的变迁规律

我国 CKD 的疾病组成与西方国家存在很大差异。慢性肾小球疾病仍为我国 CKD 最常见的病因。我国终末期肾脏病的主要原因为慢性肾小球疾病（占 55.7%），近年北京大学第一医院完成的大型流行病学研究发现，在总体人群和城市住院人群中，糖尿病相关 CKD 的数量已超过慢性肾小球疾病，提示糖尿病相关 CKD 可能在不远的将来成为我国 CKD 的主要原因。

2015 年国家肾脏病临床医学研究中心（南方医院）牵头完成了中国肾小球疾病疾病谱十年变化的研究。这是一项以肾组织活检诊断病例为基础的大样本、多中心流行病学研究，分析了 2004 年到 2014 年间全国 282 个城市 938 家医院经肾穿刺病理诊断的肾小球疾病患者共 74 919 例，这项全球样本量最大的研究揭示了十年间我国各种原发和继发性肾小球疾病发病频率的变化及其年龄和地域分布。结果显示，原发性肾小球疾病占 78.3%，最常见的类型为 IgA 肾病，其次为膜性肾病；继发性肾小球疾病占 17.5%，最常见的类型为狼疮性肾炎。儿童和老年人肾小球疾病的发病频率与中青年有所不同。其中，膜性肾病（一种自身免疫性慢性肾小球疾病）的发病频率以每年 13%的速度递增，其发病风险与空气污染，特别是 $PM_{2.5}$ 的水平密切相关，在 $PM_{2.5}$ 水平＞$70mg/m^3$ 的地区，$PM_{2.5}$ 每增高 $10mg/m^3$，膜性肾病的发病风险增加 14%。通过该项研究，国家肾脏病临床医学研究中心建立了覆盖全国的慢性肾小球疾病病理数据库，为我国卫生决策以及环境保护政策制定提供了重要科学证据。

（二）慢性肾脏病进展的人群预防策略研究

1. 揭示我国进展性肾脏病的易感因素

近年由中山大学牵头完成的遗传流行病学研究，揭示了我国最常见的进展性 CKD 的遗传危险因素。通过汉族人群 IgA 肾病 GWAS 分析，发现了中国人群特有的两个易感位点（8p23 和 17p13），并验证了欧美国家研究中发现的两个染色体位点（22q12 和 MHC 区域）；通过对 GWAS 数据的深度挖掘，发现存在 3q27.3、8q22.3 和 16p11.2 三个新易感位点；同时发现与 IgA 肾病发病风险高度相关的三个拷贝数变异及一个非编码区的缺失变异。

通过在农村社区开展的高血压人群同型半胱氨酸（Hcy）与肾功能损害关系的大样本队列研究，国家肾脏病临床医学研究中心（南方医院）证实，我国高血压人群的同型半胱氨酸水平与肾功能损害相关。该研究纳入 2387 例成人高血压患者，平均随访时间 4.4 年。结果显示，该人群 2.9%发生 CKD 终点事件，肾脏终点事件发生风险与基线 Hcy 水平呈正相关。提示 Hcy 水平升高是我国农村高血压人群肾功能快速下降的独立危险因素。

该中心通过遗传流行病学调查进一步证实，Hcy 水平升高与我国农村人群叶酸缺乏较为普遍有关。我国农村人群叶酸平均水平较美国人群低 50%，除叶酸摄入不足和没有接受强化补充之外，还与我国叶酸代谢关键酶 MTHFR 的 *TT* 基因型频率较高（25%）有关。这些结果为在农村社区人群防治 CKD 进展提供了证据。

2. 首次证实补充叶酸可以延缓高血压人群慢性肾脏病进展

根据叶酸缺乏是我国农村高血压人群肾功能减退重要危险因素的发现，北京大学第一医院与国家肾脏病临床医学研究中心（南方医院）合作完成了“补充叶酸防治中国高血压人群慢性肾损伤”的大样本队列研究（CSPPT-CKD）。这项研究利用该团队已建立的高血压人群队列（CSPPT 人群），通过大样本、多中心、随机对照研究，评价补充叶酸对慢性肾损伤进展的影响。研究共纳入 20 个农村社区的 15 104 例高血压患者，通过平均 4.4 年的随访，证实与单纯降压治疗相比，在降压的同时补充叶酸能够显著降低高血压患者慢性肾损伤进展的风险（风险降低 21%），在治疗前已有 CKD 的患者（1671 例），补充叶酸使肾功能减退风险降低了 56%，同时显著降低肾功能减退和死亡联合终点的风险。该团队同时通过一项多中心、双盲、随机对照研究（20 702 例）证实，补充叶酸能显著降低高血压人群首发脑卒中的风险（风险降低 21%）。

高血压是殃及我国 2.6 亿人群的常见慢性病，高血压相关的脑卒中是我国人群死亡的首位原因（占 22%），高血压引起的慢性肾损伤是我国终末期肾衰竭第三位常见原因（占 17%）。该研究为我国高血压靶器官损伤提供了有效、安全、经济的人群预防新策略，并为全球其他叶酸缺乏地区高血压靶器官损伤防治提供了重要循证医学依据。

CSPPT-CKD 的后续（post-hoc）研究进一步证实，补充叶酸同时能够降低 CKD 患者新发高尿酸血症的风险，同时降低糖尿病患者新发蛋白尿的风险。

（三）慢性肾脏病进展的风险预测研究

1. 慢性肾脏病患者类固醇性糖尿病的预测

CKD 病人常采用类固醇激素治疗，长期类固醇治疗的主要并发症之一为激素诱发的糖尿病。国家肾脏病临床医学研究中心（南方医院）通过前瞻性队列研究，证实非糖尿病 CKD 患者空腹血糖水平偏高（＞4.8μmol）能够预测这类患者激素引起糖尿病的风险，预测准确性为 81%，联合基线空腹血糖和口服激素后 3 个月内血糖增幅≥0.3mmol/L 能使预测准确性达到 90%。为早期识别类固醇性糖尿病高危人群提供了新方法。

2. IgA 肾病进展的风险预测

IgA 肾病患者中 25%将发展为 ESRD，但如何预测这类进展性 IgA 肾病仍是尚未解决的难题。国家肾脏病临床医学研究中心（南方医院）通过前瞻性队列研究发现，IgA 肾病患者肾组织晚期氧化蛋白产物（AOPPs）表达增加；肾组织 AOPPs 表达高于中位数水平的患者肾功能快速下降的发生率显著增加。重复肾活检结果显示，首次活检时肾组织 AOPPs 表达水平与随访过程中肾纤维化指数增高相关。肾组织 AOPPs 表达水平能够预测五年后 IgA 肾病肾纤维化进展和肾功能减退。为鉴别进展性 IgA 肾病高危人群提供了生物标志物。

（四）慢性肾脏病进展的治疗研究

狼疮性肾炎是我国最常见的继发性肾小球疾病。诱导狼疮性肾炎缓解仍是临床治疗的难题。国家肾脏病临床医学研究中心（南京军区总医院）通过多中心、随机对照研究，比较了他克莫司和霉酚酸酯多靶点治疗与静脉环磷酰胺对狼疮性肾炎患者诱导治疗的疗效和安全性。结果表明多靶点治疗诱导狼疮性肾炎缓解显著优于传统的静脉注射环磷酰胺疗法，而两组间的副作用无显著差别。为治疗狼疮性肾炎提供了新方法。

该团队通过在 176 例伴有急性增殖性病变 IgA 肾病、蛋白尿≥1g/24h、eGFR>

$30ml/min/1.73m^2$ 患者的多中心随机对照研究证实，霉酚酸酯加强的松治疗对于减少蛋白尿与全剂量激素相比无明显差异，但前者副作用较少。另一项由国家肾脏病临床医学研究中心（中国人民解放军总医院）牵头完成的多中心、随机对照研究显示，中药黄葵胶囊口服 24 周显著降低尿蛋白排泄量，疗效优于口服氯沙坦，但对肾小球滤过率无明显影响。

（五）肾纤维化机制和防治研究

肾纤维化是各种 CKD 进展的共同途径，发病机制尚未完全阐明。揭示肾纤维化发生发展的分子机制有助于发现干预 CKD 进展的新靶标。我国近年在该领域获得的重要研究结果如下。

1. 发现 Wnt/β-catenin 是介导肾纤维化的关键信号通路

器官衰竭防治国家重点实验室（南方医科大学）首次证实 Wnt/β-catenin 是介导肾纤维化的关键信号通路，揭示了这条信号通路的上游调控分子音猬蛋白（正向调节分子）和 Klotho（负向调节分子），以及 *Snail*、*MMP-7* 等下游基因。β-catenin 活化促进 T 细胞活化因子与肾素血管紧张素（RAS）组分基因的结合，从而活化 RAS 促进肾纤维化。

2. 发现 Wnt/β-catenin 持续活化是 AKI 进展为 CKD 的重要因素

急性肾小管坏死是急性肾损伤（AKI）进展至 CKD 的主要危险因素。但是，调控急性肾小管坏死到慢性肾纤维化和 CKD 的机制尚未明确。器官衰竭防治国家重点实验室（南方医科大学）通过对轻度和中度肾缺血-再灌注的动物实验研究发现，Wnt/β-catenin 信号持续放大激活是肾间质成纤维细胞活化和细胞外基质过度沉积的重要因素。抑制 β-catenin 能够抑制急性肾小管坏死进展到 CKD。这些结果为降低 AKI 发展至 CKD 的风险提供了新靶标。该系列研究引起国际学术界高度关注。

3. 发现 TNC 是肾纤维化微环境的重要分子

器官衰竭防治国家重点实验室（南方医科大学）深入研究了细胞外基质蛋白 TNC 对于纤维化的促进作用，并详细讨论其作用机理。TNC 作为一种细胞外基质蛋白，在多种肾脏纤维化模型中表达异常增加。TNC 具有脚手架性质，通过网罗 Wnt 等促纤维化因子，导致成纤维细胞增殖活化，作为一种主要的纤维化微环境分子，参与纤维化发生、形成和进展。

4. 发现肾脏-中枢交感反射弧调节高盐诱导的肾纤维化

器官衰竭防治国家重点实验室（南方医科大学）通过实验研究首次证实，CKD 状态下高盐摄入能够反向活化肾内和脑内肾素-血管紧张素系统的主要成分；通过肾脏传入和传出神经构成病理正反馈环，促进肾脏纤维化的发生发展，证实器官间对话参与了肾脏纤维化的调控。

5. 防治肾纤维化的新药研究

器官衰竭防治国家重点实验室（南方医科大学）通过实验研究，发现桥连蛋白

Kindlin2 通过介导 TGF-βR1 和 Smad3 的相互作用参与 Smad3 的磷酸化，抑制 Kindlin2 选择性阻断 Smad3 磷酸化，从而抑制促纤维化信号 TGF-β 的活化。为防治肾纤维化提供了新干预靶标。

根据上述发现，该实验室与中国科学院植物研究所合作，从漆树脂中提取、纯化了小分子酚类化合物 GQ5。通过细胞模型和动物模型实验证实，GQ5 能通过与桥连蛋白结合，选择性抑制 Smad3 通路，防治实验性肾纤维化。该研究已获得我国发明专利授权 2 项，美国发明专利授权 1 项，为防治肾纤维化提供了新药先导化合物。

主要参考文献

1. Zhang L, Wang F, Wang L, et al. Prevalence of chronic kidney disease in China: a cross-sectional survey. Lancet.2012.379(9818): 815-822.
2. Chen N, Wang W, Huang Y, et al. Community-based study on CKD subjects and the associated risk factors. Nephrol Dial Transplant. 2009. 24(7): 2117-2123.
3. Chen W, Chen W, Wang H, et al. Prevalence and risk factors associated with chronic kidney disease in an adult population from southern China. Nephrol Dial Transplant. 2009. 24(4): 1205-1212.
4. Zhang L, Zhang P, Wang F, et al. Prevalence and factors associated with CKD: a population study from Beijing. Am J Kidney Dis. 2008. 51(3): 373-384.
5. 全国血液净化病历信息登记系统. http: //www.cnrds.net/www/html/index.html.(accessed May1, 2017; in Chinese)
6. Zhang L, Long J, Jiang W, et al. Trends in chronic kidney disease in China. N Engl J Med. 2016. 375(9): 905-906.
7. Xu X, Wang G, Chen N, et al. Long-term exposure to air pollution and increased risk of membranous nephropathy in China. J Am SocNephrol. 2016. 27(12): 3739-3746.
8. Yu XQ, Li M, Zhang H, et al. A genome-wide association study in Han Chinese identifies multiple susceptibility loci for IgA nephropathy. Nat Genet. 2012. 44(2): 178-182.
9. Li M, Fu J, Wang J, et al. Identification of new susceptibility loci for IgA nephropathy in Han Chinese. Nat Commun. 2015. 6: 7270.
10. Ai Z, Li M, Liu W, et al. Low α-defensin gene copy number increases the risk for IgA nephropathy and renal dysfunction. SciTransl Med. 2016. 8(345): 345ra88.
11. Xie D, Yuan Y, Guo J, et al. Hyperhomocysteinemia predicts renal function decline: a prospective study in hypertensive adults. Sci Rep. 2015. 5: 16268.
12. Xu X, Qin X, Li Y, et al. Efficacy of folic acid therapy on the progression of chronic kidney disease: The Renal Substudy of the China Stroke Primary Prevention Trial. JAMA Intern Med. 2016. 176(10): 1443-1450.
13. Qin X, Li J, Spence J D, et al. Folic acid therapy reduces the first stroke risk associated with hypercholesterolemia among hypertensive patients. Stroke. 2016. 47(11): 2805-2812.
14. Qin X, Li Y, He M, et al. Folic acid therapy reduces serum uric acid in hypertensive patients: a substudy of the China Stroke Primary Prevention Trial(CSPPT). Am J ClinNutr. 2017. 105(4): 882-889.
15. Yang X, Lin X, Lu T, et al. Fasting plasma glucose levels predict steroid-induced abnormal glucose metabolism in patients with non-diabetic chronic kidney disease: a prospective cohort study. Am J Nephrol. 2015; 41(2): 107-115.
16. Wang J, Liang M, Xu J, et al. Renal expression of advanced oxidative protein products predicts progression of renal fibrosis in patients with IgA nephropathy. Lab Invest. 2014. 94(9): 966-977.
17. Liu Z, Zhang H, Liu Z, et al. Multitarget therapy for induction treatment of lupus nephritis: a randomized trial. Ann Intern Med. 2015. 162(1): 18-26.
18. Hou J H, Le W B, Chen N, et al. Mycophenolatemofetil combined with prednisone versus full-dose prednisone in IgA nephropathy with active proliferative lesions: a randomized controlled trial. Am J Kidney Dis. 2017. 69(6): 788-795.
19. Zhang L, Li P, Xing CY, et al. Efficacy and safety of Abelmoschusmanihot for primary glomerular disease: a

prospective, multicenter randomized controlled clinical trial. Am J Kidney Dis. 2014.64(1): 57-65.

20. Zhou L, Li Y, Zhou D, et al. Loss of Klotho contributes to kidney injury by derepression of Wnt/β-catenin signaling. J Am SocNephrol. 2013. 24(5): 771-785.

21. Zhou L, Li Y, Hao S, et al. Multiple genes of the renin-angiotensin system are novel targets of Wnt/β-catenin signaling. J Am SocNephrol. 2015. 26(1): 107-120.

22. Xiao L, Zhou D, Tan R J, et al. Sustained activation of Wnt/β-Catenin signaling drives AKI to CKD progression. J Am SocNephrol. 2016. 27(6): 1727-1740.

23. Floege J. Antagonism of canonical Wnt/β-catenin signaling: taking RAS blockade to the next level? J Am SocNephrol. 2015. 26(1): 3-5.

24. Fu H, Tian Y, Zhou L, et al. Tenascin-C Is a Major component of the fibrogenic niche in kidney fibrosis. J Am SocNephrol. 2017. 28(3): 785-801.

25. Cao W, Li A, Wang L, Zhou Z, et al. A salt-induced reno-cerebral reflex activates renin-angiotensin systems and promotes CKD progression. J Am SocNephrol. 2015. 26(7): 1619-1633.

26. Wei X, Xia Y, Li F, et al. Kindlin-2 mediates activation of TGF-β/Smad signaling and renal fibrosis. J Am SocNephrol. 2013. 24(9): 1387-1398.

27. Ai J, Nie J, He J, et al. GQ5 hinders renal fibrosis in obstructive nephropathy by selectively inhibiting TGF-β-induced smad3 phosphorylation. J Am SocNephrol. 2015. 26(8): 1827-1838.

肾脏疾病分子诊断和分子分型体系的研究进展

刘志红　蒋　松

国家肾脏疾病临床医学研究中心　南京总医院

肾脏病是一个常见、严重危害人类健康的重大慢性非传染性疾病。流行病学调查显示，慢性肾脏疾病在我国人群的发病率超过 10%。肾脏疾病不仅严重危害我国人口健康，还带来了严重的社会和经济负担。解决好肾脏疾病的早期预警和有效防治问题，不仅是我国人口健康领域的战略需求，也是我国医疗改革和保障民生的一个重大挑战。

在过去的半个世纪，肾脏疾病的诊断没有本质性的突破。20 世纪 50 年代以来，肾组织活检的开展使得肾脏实质疾病的诊断迈入组织学水平，紧接其后的肾组织超微结构观察及免疫病理技术的应用更加丰富了肾活检组织学诊断内容，奠定了肾小球疾病及肾小管间质疾病的诊断分型及治疗基础。半个世纪以来，肾活检组织检查大大推动了临床肾脏病学的发展，加深了临床医生对肾脏疾病的认识，然而在长期实践中，人们也日益感到组织学诊断的局限和不足。不同肾脏疾病可以呈现相同的肾脏组织形态学改变，而同一个疾病肾脏组织学的变化又可以千差万别，加之肾活检本身提供肾组织量的限制，均导致了单凭肾脏组织形态学特点来诊断疾病所无法避免的偏差。而基于组织病理形态学的诊断体系，影响了对肾脏疾病分子机制的探索。正是由于在发病机制认识上的局限，肾脏疾病缺少靶向性病因治疗手段，大多数治疗仍停留于经验性治疗水平。

因此，系统研究探索肾脏疾病的新型分子机制，发现和验证新型肾脏疾病分子标志物，构建更加精准的疾病诊断和分类体系，已成为提升我国肾脏疾病整体诊疗水平和研究能力的重要突破口之一。而要想突破现有病理诊断分型体系的局限，我们必须在思想方法和研究策略上有所突破，采用精准医学的研究体系，利用多学科开展联合研究，借助高水平组学研究技术平台，结合大样本临床标本，在解读肾脏疾病分子机制的基础上，确定同分子机制相关的分子标志物，获得分子干预靶点和靶向性干预方法，并在临床研究中评估其安全性和有效性，从而构建疾病分子分型体系，对疾病依据机制进行重新定义，推动临床患者个体化诊治的提升，改善患者的长期预后。在 2016 年中，我国研究团队在肾脏疾病分子诊断和分子分型体系研究中，从肾脏疾病遗传背景和遗传机制、基于肾组织分子标志物、基于体液分子标志物等不同角度开展了探索性研究，在进一步明确肾脏疾病发生发展机制的基础上，发现了一系列可用于肾脏疾病早期诊断、鉴别诊断和预后判断的分子标志物，为构建我国肾脏疾病分子分型体系奠定了良好的基础。

（一）中国人群肾脏疾病遗传基因研究和临床意义

大量的研究显示，同高加索和美国黑人等种族相比，中国人群肾脏疾病患者存在其特殊遗传背景。在中国人群肾脏疾病患者中开展的 GWAS 研究相继发现了中国人群 IgA 肾病（IgA nephrology，IgAN）、局灶节段肾小球硬化（focal segmental glomerulosclerosis，FSGS）和膜性肾病（membranous nephropathy，MN）的遗传易感位点。这些研究为揭示新的分子干预靶点和分子标志物，构建肾脏疾病的分子分型奠定了基础。

1. IgAN 遗传背景研究及其临床意义

IgAN 是我国最常见的慢性肾小球肾炎。不同种族间 IgAN 患病率存在差异，亚洲人群 IgAN 患病率明显高于欧洲和非洲人群。2011 年以来，多个中国人群 IgAN 的 GWAS 研究，共发现 18 个常见遗传突变 SNPs 位点及其可能影响的基因，包括 *HORMAD2*、*DEFA*、*TNFSF13*、*LIF/OSM*、*CARD9*、*ITGAM-ITGAX*、*VAV3*、*MHC* 位点、*CFH* 和 *CFHR1~5* 等（表 1）。

CFH 的 rs6677604 位点在所有中国人群 IgAN 的 GWAS 研究中均具有统计学意义。既往研究发现，该等位基因完全标记 *CFHR1* 和 *CFHR3* 缺失（*CFHR3-1*Δ）。为揭示 *CFH*、*CFHR3* 和 *CFHR1* 突变对 IgAN 发生发展的作用，北京大学第一医院团队研究发现，rs6677604 同 IgAN 患者肾小球系膜区 C3 沉积相关；CHF 的 rs6677604-A 与 *CFHR3-1*Δ紧密连锁，且 rs6677604-A 人群血浆中循环 H 因子（CFH）水平较高，C3 裂解产物—— C3a 水平较低。此外，CFH 水平同循环中 C3 水平正相关，而同肾小球系膜区 C3 沉积负相关。循环中 IgA1 半乳糖缺乏型糖蛋白水平同系膜区 C3 沉积强度相关。这提示 CFH 的基因遗传变异位点（rs6677604）可能通过影响循环中 H 因子水平调控异常糖基化的 IgA1 分子启动补体活化途径，参与 IgAN 发病。此外，*CFHR3-CFHR1* 基因遗传缺失通过减少对 H 因子去调控作用，间接影响 IgAN 患者补体活化，参与 IgAN 发病。

北京大学第一医院团队还进一步通过外显子测序研究，共发现 32 个 *CFHR5* 突变，包括 28 个罕见突变和 4 个常见突变。同野生型 *CFHR5* 相比，3 种重组的 *CFHR5* 突变蛋白，包括 CFHR5-M（c.508G＞A/p.Val170Met）、CFHR5-S（c.533A＞G/p. Asn178Ser）

和 CFHR5-D（c.822A＞T/p.Glu274Asp）显示出更强的 C3b 结合能力，可能间接影响 CFHR5 对 CFH 的去调控能力及 IgAN 患者补体活化，参与 IgAN 发病。

表 1 中国人群开展的 IgAN 的 GWAS 研究及主要发现

样本量（发现队列）	种族	发现的基因/位点	比值比范围	主要发现
1194 患者，902 正常对照	中国汉族	*HLA - DQB1*，*HLA - DPB2*，*CFHR3/1*，*TAP1/2 - PSMB8/9*，*HORMAD2*	1.3~1.7	这 5 个位点可以解释 4%~7% 的疾病变异。IgAN 保护性基因座会增加其他自身免疫性疾病的风险
1434 患者，4270 正常对照	中国汉族	*DEFA*，*TNFSF13/ MPDU1*；4 个已知位点	1.2~1.3	2 个新的位点。SNP 位点同临床亚型和免疫炎症基因相关
2747 患者，3952 正常对照	欧洲及中国汉族	*ITGAM - ITGAX*，*VAV3*，*CARD9*；三个已知位点（9 个 SNPs）	1.2~1.4	3 个新的位点。同疾病发生年龄等因素有关。揭示风险等位基因发生频率的地理空间分布
1434 患者，10661 正常对照	汉族	*ST6GAL1*，*ACCS*，*ODF1 - KLF10*；3 个已知位点	1.1~1.5	3 个新的位点和 DEFA 区域的 3 个独立信号

2. FSGS 的基因背景研究及其临床意义

FSGS 是导致蛋白尿及肾功能衰竭的重要原因之一，根据现有的流行病学资料，FSGS 约占儿童和成人肾病综合征的 20%，占中国原发性肾小球肾炎的 3.3%~16%。FSGS 病因尚不明确，对家族性 FSGS 研究表明，遗传因素是导致 FSGS 重要病因，*NPHS2*、*PLCE1*、*CD2AP* 等基因突变均可导致 FSGS，但这些研究多基于小规模家系，且上述基因在亚洲人群中突变频率明显低于欧洲人群。

近两年，基于中国人群 FSGS 家系和散发病例遗传背景研究，发现了一系列新的遗传易感位点和基因。上海交通大学瑞金医院团队基于一个包含了 40 个 FSGS 家族，50 例散发 FSGS，及 190 例健康对照的中国人群队列全外显子测序研究，鉴定出 6 个 *COL4A3* 错意突变同 FSGS 相关，且所有突变均破坏了 *COL4A3* 高度保守区域。其在中国人群中所发现的 *COL4A3* 突变，同 Malone 等在高加索 FSGS 家系研究中发现的 7 个罕见 *COL4A3* / *COL4A4* 突变均不相同。既往有报道显示，伴有 *COL4A3* 和 *COL4A4* 突变的薄基底膜肾病患者，其肾脏活检可出现 FSGS 病变；且在伴 *COL4A3-5* 突变的初诊 FSGS 患者中，发现其亦有 Alport 综合征临床表现。且在激素耐药肾病综合征中也有部分患者可检测出 *COL4A3* 突变，这提示 *COL4A3* 突变与 FSGS 临床表现和不良预后有关。基于中国人群的 FSGS 遗传背景研究，让我们认识到传统 Alport 综合征的遗传突变基因 *COL4A3~5* 基因同样涉及 FSGS 发生发展过程，提示有可能存在一类特殊的 *COL4A* 相关疾病，有必要开展基因检测进行诊断和分类，以助于未来开展靶向性的干预。

此外，北京大学第一医院团队在中国儿童的激素抵抗肾病综合征（steroid-resistant nephrotic syndrome，SRNS）群体中发现，有 28.3%的患者具有遗传病因；且我国儿童最常见的导致 SRNS 突变基因为 *ADCK4*（6.67%）、*NPHS1*（5.83%）、*WT1*（5.83%）和 *NPHS2*（3.33%），这同国际已发表的儿童 SRNS 突变基因频率存在明显差异。因此，对儿童 FSGS 患者需要完善基因分子诊断手段，开展个体化的诊断和治疗，避免过度使用激素等药物。

3. MN 的基因背景研究及其临床意义

磷脂酶 A2 受体（phospholipase A2 receptor，PLA2R）是一种定位于足细胞的跨膜蛋白，针对此蛋白的抗体是导致特发性 MN 的重要病因。70% MN 患者血清中存在抗 PLA2R 抗体，在其他肾小球疾病血清中均未找到该抗体存在，提示抗 PLA2R 抗体是 MN 的特征性表现。MN 患者 GWAS 研究发现了两个同 MN 发生显著相关的基因位点——*HLA-DQA1* 和 *PLA2R1*，其纯合子携带者罹患 MN 风险分别提高 20 倍和 4 倍。

在中国 MN 患者中的研究也提示，*PLA2R1* 与 *HLA-DQA1* 风险等位基因存在相互作用，且同 MN 的发生密切相关，携带风险等位基因患者易产生抗 PLA2R 抗体，导致 MN 发生。2016 年，国家肾脏疾病临床医学研究中心团队（南京总医院），利用 MN 患者肾小球转录组学数据，发现 PLA2R 抗体阳性的 MN 患者（$PLA2R^{+}MN$）肾小球中 HLA-DRB1 表达明显高于 PLA2R 抗体阴性 MN 患者（$PLA2R^{-}MN$）和正常对照。该团队进一步对 99 例 $PLA2R^{+}MN$ 患者、50 例 $PLA2R^{-}MN$ 患者和 100 例正常对照，进行了全 MHC 区域 DNA 测序，结果表明 *DRB1*1501* 是中国人群 $PLA2R^{+}MN$ 最重要的危险等位基因，其他危险等位基因还包括 *DRB5*0101-DQA1*0102-DQB1*0602*。而在校正不同危险等位基因后，*DRB3*0202* 是罹患 MN 的独立危险因素。98.7%的 $PLA2R^{+}MN$ 患者携带至少一条危险等位基因，且携带危险等位基因的人群罹患 MN 风险是正常人 98.9 倍。但在欧洲白种人群中，*DRB1*1501* 并未被发现可增加罹患 MN 的风险。

（二）基于肾组织的分子标志物研究

肾脏活检组织病理形态学改变是目前肾脏疾病诊断的主要手段。而基于肾组织病变标本开展的组学研究，不仅有助于进一步解读肾脏病中疾病发生发展的机制，也可以有望寻找到同分子机制密切相关的分子标志物（mechanism-based biomarker），其在临床的实际应用，也有利于提升肾脏疾病的分子诊断水平。

国家肾脏疾病临床医学研究中心（南京总医院）既往研究显示，尿液中 miR-196a 在活动型 FSGS 患者中明显升高，且在 FSGS 等慢性肾病疾病（chronic kidney diseases，CKD）患者血浆中，miR-196a 并未出现明显调节，提示其来源于肾脏。他们进一步利用小鼠肾组织 microRNA 测序，观察到 miR-196a 在肾组织中富集，机制研究证实 miR-196a/b 可通过抑制 TGF-β/Smad 通路，降低肾组织中胶原蛋白 1 和 α-平滑肌纤维沉积，进而减轻肾脏组织纤维化，提示 miR-196a/b 有望作为肾脏纤维化的干预靶点；且因为肾脏纤维化是肾脏预后不良关键病理指标，因此尿液中 miR-196a 的变化有望作为 CKD 预后标志物。大样本 CKD 队列研究证实，尿液 miR-196a 水平与尿蛋白、eGFR、ESRD 发生及肾小管间质损伤程度显著相关，在校正其他因素后，尿液 miR-196a 升高是 FSGS 患者发生 ESRD 的独立危险因素。

此外，其他国内研究团队也在基于肾组织开展的机制研究中发现了一系列新的肾脏疾病分子诊断标志物。中南大学湘雅医院团队评估了肾组织内和血浆中 p66Shc 表达同糖尿病肾病（DN）临床表型的关系。研究显示，DN 肾组织和血浆中 p66Shc 和磷酸化 p66Shc 表达均明显增加，且 p66Shc 表达与肾组织氧化应激呈正相关，可作为肾小管损伤预测指标。此外，p66Shc 表达与 IIa-III级 DN 患者 β-NAG、UACR 和 8-OHdG，低密度脂蛋白和血糖水平及糖尿病持续时间呈正相关，这提示肾组织中 p66Shc 表达增加有望作为 DN 新的干预靶点，以及分子标志物。除了 microRNA、mRNA 和蛋白质外，最近长链非编码 RNA（long noncoding RNA，lncRNA）在肾脏中表达变化也成为了候选生物标志物之一。有团队对 db/db 小鼠肾组织中的 lncRNAs 表达模式进行了观察，发现 311 个 lncRNAs 在 db/db 小鼠肾组织中被调节，其共表达的 mRNAs 涉及高尔基体、酶催化活性和有丝分裂核分裂等过程，其变化有作为 DN 分子标志物的潜能。但迄今为止，尚无在大样本人类肾组织标本中的 lncRNA 探索研究，其变化同临床表性、药物治疗反应和肾脏预后的关系尚需要进一步的观察。

（三）基于体液活检的无创性分子标志物研究

相较于肾组织而言，尿液和血液等体液具有无创性，易获取等特点，有利于在病情发生发展过程中对肾脏疾病患者进行实时的跟踪随访，指导患者的个体化诊治工作。因此，基于体液活检的无创性分子标志物是未来开展肾脏疾病分子诊断和分子分型的重要标志物来源，也是目前研究重点。近年来，国内团队在体液活检分子标志物上开展了卓有成效的探索研究，利用蛋白质组学、代谢组学、表观遗传组学等手段，发现了一批同肾脏疾病分子机制相关，且具有良好临床转化应用潜能的无创性新型分子诊断标志物。

微小 RNA（microRNA，miR）因其在体液中的稳定性，是无创性分子标志物的可靠来源。有团队检测了不同阶段 DN 患者和正常对照患者尿液中细胞外微囊泡（extracellular vesicles，EVs）中 miR-192、miR-194 和 miR-215 的表达量。结果发现，miR-192 与蛋白尿水平呈正相关，且可以很好地鉴别 DN 正常白蛋白组与微量白蛋白组。南昌大学团队检测了 IgAN 患者尿液中外泌体 miRNA 表达，发现尿液外泌体中 miR-215-5p 和 miR-378i 显著上调，有望作为 IgAN 诊断标志物。还有团队发现尿沉渣中 miR-205 和 miR-21 水平同 IgAN 患者肾脏间质纤维化程度相关，但多因素回归分析未能证实其可以预测 IgAN 是否缓解。

尿液中蛋白种类和水平可直接反映疾病状态下肾脏组织病变情况，是很好地探索肾脏疾病分子机制和发现分子标志物的来源。国家肾脏疾病临床医学研究中心（南京总医院）团队利用 FSGS 和 MCD 等 CKD 患者尿液开展蛋白质组学研究，发现了 13 种肾脏疾病相关蛋白在患者尿液中明显变化。其中纤维蛋白原（fibrinogen）被报道参与了足细胞损伤和肾脏纤维化等过程，进一步的机制研究发现，肾脏纤维蛋白原可通过调控 TLR4，进而影响下游 p38 MAPK-NFκB 信号通路，参与足细胞骨架破坏和凋亡过程。在此基础上，其团队利用 402 例 CKD 患者队列，观察了患者尿液纤维蛋白原水平和患者肾脏功能进展之间的关系。结果发现，尿液纤维蛋白原水平同蛋白尿和肾脏间质纤维化和小管萎缩评分正相关。在校正了其他影响因素后，尿液纤维蛋白原仍然是 CKD 进展至 ESRD 的独立危险因素。

尿液中蛋白质的变化，不仅可以作为疾病分子标志物；且可以反映肾脏病变的分子机制。基质金属蛋白酶-7（matrix metalloproteinase-7，MMP-7）是可分泌的锌和钙依赖性内肽酶，也是 Wnt /β-catenin 信号通路的靶点，后者在 CKD 中被激活。南方医科大学研究团队观察发现，多种 CKD 患者尿液中 MMP-7 蛋白明显增加，且同患者肾间质纤维化评分正相关。MMP-7 敲除小鼠可以改善梗阻（UUO）模型时的间质纤维化病变，这一作用是通过调控 E-cadherin 蛋白降解，引起 β-catenin 释放和核转移，并导致下游靶基因激活而实现。药物性抑制 MMP-7 可改善梗阻引起的肾脏纤维化。这证实 MMP-7 参与了肾脏纤维化发生发展的过程，是一个重要的分子干预靶点，而其尿液中水平可作为无创性的肾脏纤维化判断标志物。

血液和尿液中代谢产物的浓度变化能够反映肾脏在疾病状态下病理生理过程中的代谢变化，基于高通量代谢产物检测方法，发现和验证体液中代谢产物种类和浓度的差异，及其同临床表型的关系，是探索肾脏疾病新型分子机制和发现新的分子标志物的重要手段之一。近年来，国外多个团队利用代谢组学，研究了体液代谢产物作为 ESRD、DN 等代谢相关性肾脏疾病潜在分子标志物的可能性。同时，我国也开展了探索性研究，例如，有研究团队利用代谢组学方法，观察了能早期反应肾小管间质性肾病大鼠模型疾病进展的代谢产物。研究发现 12-酮脱氧胆酸、牛磺酸脱氧胆酸、LPC（15∶0）和二十二碳六烯酸可作为早期检测肾小管间质性肾病的生物标志物，而 LPE（20∶2）、胆酸、鹅脱氧胆酸和 LPC（17∶0）可作为反映疾病进展的分子标志物。厄贝沙坦干预可逆转上述分子标志物的表达。也有研究团队观察了 CKD 大鼠肾脏间质性纤维化过程中血清代谢物变化，及其同氧化、炎症、纤维化等分子信号通路的关系。发现同正常对照相比，CKD 大鼠血浆中同肾间质纤维化、肾小管损伤和促炎、促氧化和促纤维化等信号通路相关代谢产物表达均上调；多因素回归分析显示，二十四酸、二十二碳烯酸、1-天冬氨酸、二十四烷酸和二十二碳烯酸同肾脏间质损伤相关，具有作为判断 CKD 慢性肾脏间质纤维化的分子标志物的潜能。

（四）我国肾脏疾病分子诊断研究平台的构建和发展

虽然我国近年来在肾脏疾病分子诊断和分子分型研究中开展了大量创新性工作，但不可否认的是，现有的研究，大部分仍属于小样本横断面研究，这也是全世界范围内肾脏疾病分子诊断研究所面临的挑战，这种现状可能导致研究结果的临床转化应用价值较低。因此，未来开展大样本、多中心、前瞻性肾脏疾病患者队列的多组学研究是发展的趋势，将为肾脏疾病分子标志物研究带来更加有意义结果。因此，构建大样本，多中心，严格统一标准的肾脏疾病前瞻性研究队列已成为当务之急，这不仅奠定了未来我国开展肾脏疾病分子机制和分子诊断标志物研究的基础，也将决定我国在国际多中心合作研究中的话语权。2016 年，我国制定的“精准医学”重点研发计划项目指南，就立项在全国范围内建立多个前瞻性的正常人群和疾病研究队列；并资助国家肾脏疾病临床医学研究中心（南京总医院）开展“基于多组学图谱的肾小球疾病分子分型研究”等重点项目，这为我国集中临床优势资源，系统研究探索新型肾脏疾病分子标志物，构建更加精准的疾病诊断和分类体系奠定了良好的基础。

此外，肾脏疾病分子诊断和分子分型体系的研究，需要全球范围内的协同合作，利用标准化的数据字典和标本采集标准，构建可以共享的组学和队列研究平台和体系，支持未来全球多中心合作。国家肾脏疾病临床医学研究中心（南京总医院）团队，同美国国立卫生研究院资助的北美肾病综合征研究网络（NEPTUNE）开展合作研究，利用统一的标准化数据字典和标本采集标准进行肾病综合征患者的前瞻性队列和标本库建设。同时，中心还组建了全国生物样本标准化技术委员会和肾脏病生物样本标准化工作组，共同制定了我国首个《肾脏疾病生物样本库的管理及操作规范》，为我国多中心的生物样本共享制定了标准。双方还合作构建了数字化病理协同研究平台体系。基于已构建的国内外平行肾脏疾病研究队列，可以在未来开展不同种族间的肾脏疾病遗传背景比较、不同种族间的肾脏疾病分子诊断标志物的交叉验证等研究，为全球范围内的肾脏疾病分子诊断研究和分子分型体系构建提供数据支持。

综上所述，近年来，我国在肾脏疾病的分子诊断和分子分型体系研究中开展了一系列创新性强的研究工作，并且构建了相对完善的肾脏疾病分子诊断研究平台和体系。虽然在肾脏疾病发病各个环节寻找有效的生物标志物均已有了很大进展，但是临床上至今尚无有效的分子生物标志物能够替代蛋白尿和 eGFR 在肾脏疾病诊断与判断疗效中的地位，也无行之有效的分子分型体系可以取代肾组织病理分型体系。基因组学、转录组学、蛋白质组学和代谢组学等高通量组学方法在肾脏疾病研究中的应用，使得我们在扩展对肾脏疾病分子机制了解的基础上，发现了一系列具有早期诊断和预后判断潜能的分子标志物。但是需要注意的是，如何将这些从系统生物学的海量实验数据中获得有意义的信息进行大样本的临床验证，是目前亟需解决的难题。此外，现有的在中国人群中开展的早期诊断和预后判断的分子标志物研究，大部分仍属于小样本横断面研究，缺乏在基于中国人群大样本前瞻性队列中的验证，因此其离临床实际应用尚有距离。目前国家肾脏疾病临床医学研究中心（南京总医院）等国内研究机构，已经开展了基于标准化字典的前瞻性肾脏疾病队列研究的建设工作，但如何将这一标准化体系扩展至全国多中心，形成全国范围内网络化的肾脏疾病分子诊断和分子分型协同研究网络，这是未来建设发展的方向，也是提升我国肾脏疾病分子诊断和分子分型研究能力的关键所在。

主要参考文献

1. Zhang L, Wang F, Wang L, et al. Prevalence of chronic kidney disease in China: a cross-sectional survey. Lancet. 2012. 379(9818): 815-822.
2. Tsukamoto Y, Wang H, Becker G, et al. Report of the Asian Forum of Chronic Kidney Disease Initiative(AFCKDI)2007. “Current status and perspective of CKD in Asia”: diversity and specificity among Asian countries. Clin Exp Nephrol. 2009. 13(3): 249-256.
3. Gharavi A G, Kiryluk K, Choi M, et al. Genome-wide association study identifies susceptibility loci for IgA nephropathy. Nat Genet. 2011. 43(4): 321-327.
4. Yu X Q, Li M, Zhang H, et al. A genome-wide association study in Han Chinese identifies multiple susceptibility loci for IgA nephropathy. Nat Genet. 2011. 44(2): 178-182.
5. Magistroni R, D'Agati V D, Appel G B, et al. New developments in the genetics, pathogenesis, and therapy of IgA nephropathy. Kidney Int. 2015. 88(5): 974-989.
6. Li M, Foo J N, Wang J Q, et al. Identification of new susceptibility loci for IgA nephropathy in Han Chinese. Nat

Commun. 2015. 6: 7270.

7. Hughes A E, Orr N, Esfandiary H, et al. A common CFH haplotype, with deletion of CFHR1 and CFHR3, is associated with lower risk of age-related macular degeneration. Nat Genet. 2006. 38(10): 1173-1177.
8. Zhu L, Zhai YL, Wang F M, et al. Variants in complement factor H and complement factor H-related protein genes, CFHR3 and CFHR1, affect complement activation in iga nephropathy. J Am Soc Nephrol. 2015. 26(5): 1195-2004.
9. Zhai Y L, Meng S J, Zhu L, et al. Rare variants in the complement factor H-related protein 5 gene contribute to genetic susceptibility to IgA nephropathy. J Am Soc Nephrol. 2016. 27(9): 2894-2905.
10. Kiryluk K, Li Y, Scolari F, et al. Discovery of new risk loci for IgA nephropathy implicates genes involved in immunity against intestinal pathogens. Nat Genet. 2014. 46(11): 1187-1196.
11. Xie J, Chen N. Primary glomerulonephritis in mainland China: an overview. Contrib Nephrol. 2013. 181: 1-11.
12. Zhang Q, Ma J, Xie J, et al. Screening of ACTN4 and TRPC6 mutations in a Chinese cohort of patients with adult-onset familial focal segmental glomerulosclerosis. Contrib Nephrol. 2013. 181: 91-100.
13. Xie J, Wu X, Ren H, et al. COL4A3 mutations cause focal segmental glomerulosclerosis. J Mol Cell Biol. 2015. 7(2): 184.
14. Malone A F, Phelan P J, Hall G, et al. Rare hereditary COL4A3/COL4A4 variants may be mistaken for familial focal segmental glomerulosclerosis. Kidney Int. 2014. 86(6): 1253-1259.
15. Voskarides K, Damianou L, Neocleous V, et al. COL4A3/COL4A4 mutations producing focal segmental glomerulosclerosis and renal failure in thin basement membrane nephropathy. J Am Soc Nephrol. 2007. 18(11): 3004-3016.
16. McCarthy H J, Bierzynska A, Wherlock M, et al. Simultaneous sequencing of 24 genes associated with steroid-resistant nephrotic syndrome. Clin J Am Soc Nephrol. 2013. 8(4): 637-648.
17. Stokman M F, Renkema K Y, Giles R H, et al. The expanding phenotypic spectra of kidney diseases: insights from genetic studies. Nat Rev Nephrol. 2016. 12(8): 472-483.
18. Wang F, Zhang Y, Mao J, et al. Spectrum of mutations in Chinese children with steroid-resistant nephrotic syndrome. Pediatr Nephrol. 2017. 32(7): 1181-1192.
19. Beck L H, Bonegio R G, Lambeau G, et al. M-type phospholipase A2 receptor as target antigen in idiopathic membranous nephropathy. N Engl J Med. 2009. 361(1): 11-21.
20. Stanescu H C, Arcos-Burgos M, Medlar A, et al. Risk HLA-DQA1 and PLA(2)R1 alleles in idiopathic membranous nephropathy. N Engl J Med. 2011. 364(7): 616-26.
21. Lv J, Hou W, Zhou X, et al. Interaction between PLA2R1 and HLA-DQA1 variants associates with anti-PLA2R antibodies and membranous nephropathy. J Am Soc Nephrol. 2013. 24(8): 1323-1329.
22. Le W B, Shi J S, Zhang T, et al. HLA-DRB1*15: 01 and HLA-DRB3*02: 02 in PLA2R-Related Membranous Nephropathy. J Am Soc Nephrol. 2017. 28(5): 1642-1650.
23. Zhang W, Zhang C, Chen H, et al. Evaluation of microRNAs miR-196a, miR-30a-5P, and miR-490 as biomarkers of disease activity among patients with FSGS. Clin J Am Soc Nephrol. 2014. 9(9): 1545-1552.
24. Meng J, Li L, Zhao Y, et al. MicroRNA-196a/b mitigate renal fibrosis by targeting TGF-β receptor 2. J Am Soc Nephrol. 2016. 27(10): 3006-3021.
25. Xu X, Zhu X, Ma M, et al. p66Shc: A novel biomarker of tubular oxidative injury in patients with diabetic nephropathy. Sci Rep. 2016. 6: 29302.
26. Chen S, Dong C, Qian X, et al. Microarray analysis of long noncoding RNA expression patterns in diabetic nephropathy. J Diabetes Complications. 2017. 31(3): 569-576.
27. Jia Y, Guan M, Zheng Z, et al. miRNAs in urine extracellular vesicles as predictors of early-stage diabetic nephropathy. J Diabetes Res. 2016. 2016: 7932765.
28. Min Q H, Chen X M, Zou Y Q, et al. Differential expression of urinary exosomal microRNAs in IgA nephropathy. J Clin Lab Anal. 2017 . e22226.
29. Liang S, Cai G Y, Duan Z Y, et al. Urinary sediment miRNAs reflect tubulointerstitial damage and therapeutic response in IgA nephropathy. BMC Nephrol. 2017. 18(1): 63.

30. Wang Y Z C, Wang X Z K, Liu Z. Proteomic profile-based screening of potential protein biomarkers in the urine of patients with nephrotic syndrome. Mol Med Rep. 2017. 16(5):6276-6284.

31. Wang Y, Zheng C, Xu F, Liu Z. Urinary fibrinogen and renal tubulointerstitial fibrinogen deposition: Discriminating between primary FSGS and minimal change disease. Biochem Biophys Res Commun. 2016. 478(3): 1147-1152.

32. Wang H, Zheng C, Lu Y, et al. Urinary fibrinogen as a predictor of progression of CKD. Clin J Am Soc Nephrol. 2017 .12(12):1922-1929.

33. Zhou D, Tian Y, Sun L, et al. Matrix metalloproteinase-7 is a urinary biomarker and pathogenic mediator of kidney fibrosis. J Am Soc Nephrol. 2017. 28(2): 598-611.

34. Hocher B, Adamski J. Metabolomics for clinical use and research in chronic kidney disease. Nat Rev Nephrol. 2017. 13(5): 269-284.

35. Sas K M, Kayampilly P, Byun J, et al. Tissue-specific metabolic reprogramming drives nutrient flux in diabetic complications. JCI Insight. 2016. 1(15): e86976.

36. Chen H, Cao G, Chen D Q, et al. Metabolomics insights into activated redox signaling and lipid metabolism dysfunction in chronic kidney disease progression. Redox Biol. 2016. 10: 168-178.

37. Chen D Q, Chen H, Chen L, et al. The link between phenotype and fatty acid metabolism in advanced chronic kidney disease. Nephrol Dial Transplant. 2017. 32(7): 1154-1166.

38. 刘志红. 构建我国肾脏疾病分子诊断和分型体系——基于多组学图谱的免疫性肾小球疾病分子分型研究. 肾脏病与透析肾移植杂志. 2017. 26(1): 26(1):102.

39. Gadegbeku C A, Gipson D S, Holzman L B, et al. Design of the Nephrotic Syndrome Study Network (NEPTUNE) to evaluate primary glomerular nephropathy by a multidisciplinary approach. Kidney Int. 2013. 83(4): 749-756.

40. Hogan M C, Lieske J C, Lienczewski C C, et al. Strategy and rationale for urine collection protocols employed in the NEPTUNE study. BMC Nephrol. 2015. 16: 190.

41. 全国生物样本标准化技术委员会，肾脏病生物样本标准化工作组. 肾脏疾病生物样本库的管理及操作规范. 肾脏病与透析肾移植杂志. 2017. 26(4): 355-359.

42. Barisoni L, Nast C C, Jennette J C, et al. Digital pathology evaluation in the multicenter Nephrotic Syndrome Study Network (NEPTUNE) . Clin J Am Soc Nephrol. 2013. 8(8): 1449-1159.

健康医疗大数据在泌尿系统疾病领域的应用

杨　超　张路霞　赵明辉

北京大学第一医院肾内科

大数据（big data）已成为当今的热点词汇之一，一般指数据规模巨大到一定范围、无法通过目前主流软件捕捉、管理和分析的数据。随着计算机科学的发展，大数据在医疗卫生领域广泛积累，信息技术与医疗健康深度融合，形成了具有重要价值的健康医疗大数据。大力发展健康医疗大数据已经成为国家战略。与其他专科相比，泌尿系统疾病具有国内专科建设不均衡、诊疗异质性大的特点，需要结合健康医疗大数据与人工智能技术大力开展相关研究。

（一）我国健康医疗大数据发展态势

健康医疗大数据是国家重要的基础性战略资源，其应用发展将带来健康医疗模式的深刻变化。2015 年第十二届全国人民代表大会第三次会议和政协第十二届全国委员会第三次会议（简称两会）上，“大数据”一词首次被写入政府工作报告；同年 9 月 5 日，国务院印发了《关于促进大数据发展的行动纲要》，系统部署大数据发展工作；并于 2016 年 6 月 21 日颁布实施了《国务院办公厅关于促进和规范健康医疗大数据应用发展的指导意见》，重点明确了健康医疗大数据发展的重点任务和重大工程，包括了夯实健康医疗大数据应用基础、全面深化健康医疗大数据应用、规范和推动“互联网+健康医疗”服务，以及加强健康医疗大数据保障体系建设。

当前，国家对健康医疗大数据发展高度重视，通过一系列规划和政策推进健康医疗大数据应用，说明发展健康医疗大数据符合我国新时期的发展和建设需求，主要体现在以下几个方面。

1. 健康医疗大数据资源正在快速积累

当前，医学技术、信息技术和生物技术快速发展，大型医院的累积数据量正向拍字节（PB）级发展。随着区域卫生信息共享平台建设的持续推进，汇聚的医疗数据更是达到海量规模。同时，基因组学数据、公共卫生领域大数据、可穿戴设备采集的生命体征和运动相关数据，以及开放的互联网数据均将迅速增长。据预测，至 2020 年，医疗数据量积累将达到 35 泽字节（ZB）。

2. 健康医疗大数据技术成为医学科技创新发展的新动力

基于健康医疗大数据的分析挖掘与应用技术正在深刻地改变着传统的医学研究、临床医疗和卫生管理支持。大数据技术已经成为大样本临床研究、个性化诊疗、精准医疗、疾病监测预警、卫生经济评价、政府政策评估、新药研制、生物标志物检测等医学科技新进展的重要支撑手段，取得了一系列创新成果。

3. 健康医疗大数据发展符合我国医疗行业发展的迫切需求

健康医疗大数据有助于解决我国医疗行业面临的一系列亟待解决的问题。基于健康医疗大数据的临床智能决策系统，能够提高医生诊疗速度和准确度；慢病及健康管理应用软件（application，app）可降低慢病发病率，提升病人依从性。此外，基于健康医疗大数据的药品监管系统有利于减少药品浪费，医保控费系统有利于减少医保欺诈等。

（二）健康医疗大数据在泌尿系统疾病领域的应用实例

1. 国外研究

目前国外肾脏疾病领域的许多研究都是基于大型登记数据库，比如美国的肾脏数据系统（The United States Renal Data System，USRDS）、美国疾病预防控制中心的慢性肾脏病监控系统（Chronic Kidney Disease Surveillance System）、美国住院患者样本库（Nationwide Inpatient Sample，NIS），其他国家管理型数据库，以及来自真实世界诊疗的电子健康档案（electronic health record，EHR）等。由于这些数据库的数据量较大，而且部分数据是纵向收集的；因此，研究者可以借助大数据分析手段进行高维分析，了解真实世界中疾病的自然演变以及治疗效果，开展疾病预后分析。

USRDS 数据来源广泛，数据量巨大，储存了美国自有肾脏替代治疗以来所有的肾脏病人信息；每年均会发表年度报告，内容包括肾脏病患者的发病率、患病率、死亡率，以及其他流行病学特征，已成为肾脏病界被引用最多的文献资料，对临床研究及卫生政策制定具有重要意义。Hsu 等通过在 NIS 数据库中检索疾病诊断编码和操作编码，来识别有透析需求的 AKI 患者，最终得到了有透析需求的 AKI 发病率，并且发现其发病率以每年超过 10%的速度增加。国外有研究者通过整合多个来源的真实世界数据（包括 EHR），开发出 ESRD 发生风险的预测模型，从而筛选出高危人群进行健康管理。最近发现的质子泵抑制剂与 CKD 发病风险之间的关系，也是基于 EHR 分析完成的。

2. 国内研究

（1）慢性肾脏病疾病谱

全球范围内，糖尿病肾病是导致 ESRD 的主要病因；但以往数据显示，我国 ESRD 患者中约一半由慢性肾小球肾炎所致，与发达国家的疾病构成显著不同。随着我国经济的快速发展和生活方式的转变，糖尿病等代谢性疾病显著增加，有可能会对 CKD 疾病谱产生影响。然而，我国尚未建立全国性的肾脏疾病监测体系，传统的研究方式也难以剖析我国不同时间段 CKD 的疾病谱变化情况。

北京大学第一医院基于中国肾脏疾病数据网络（The China Kidney Disease Network，CK-NET）框架下的科研基础，利用全国一般人群抽样数据和三级医院的 3530 万例住院患者病案首页数据，对我国 CKD 疾病谱进行了研究。结果显示，2010 年住院患者中糖尿病肾病所占比例（0.82%）低于肾小球肾炎（1.01%）；自 2011 年起，糖尿病肾病所占比例（0.71%）超过了肾小球肾炎（0.66%），随后差距不断增大（图 1）；一般人群中，2009~2010 年糖尿病肾病所占比例（1.23%）即已经高于慢性肾小球肾炎（0.91%）。按照一般人群的结果估计，我国现有糖尿病肾病患者约 2430 万。由此可见，我国 CKD 的疾病谱已经发生变迁；若不在人群范围内给予干预、在未来 10~20 年会迎来糖尿病肾病

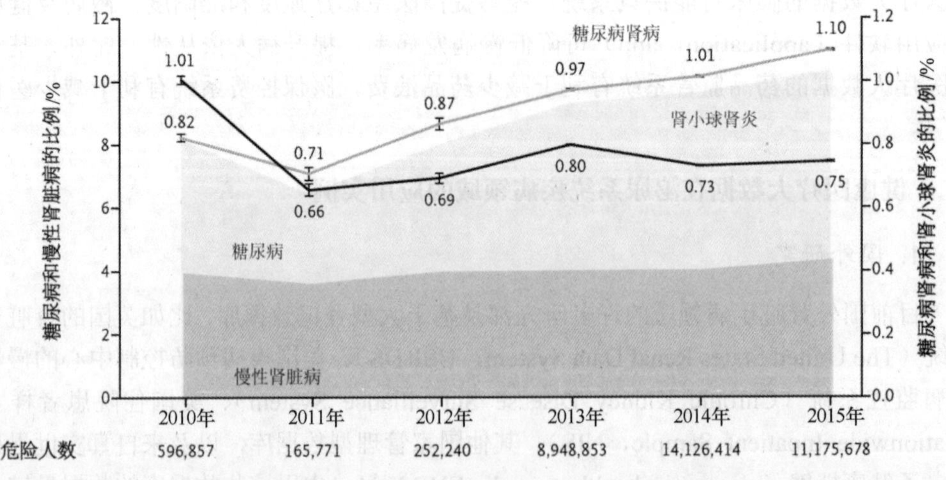

图 1 住院患者中糖尿病肾病和肾小球肾炎相关慢性肾脏病流行趋势

导致 ESRD 的高峰，给我国的医疗卫生体系带来沉重负担。此外，研究还发现由泌尿系结石导致的梗阻性肾病也呈上升趋势，尤其在我国的农村地区和南方地区。

（2）慢性肾脏病跨区域就诊

针对我国 CKD 患者跨区域就诊的情况，北京大学第一医院也进行了相应研究。基于全国海量住院患者数据发现，本地 CKD 患者外出就诊比例最高的是甘肃省、天津市和河北省；以甘肃省为例，33.8%的 CKD 患者均在省外住院治疗。接纳外地 CKD 患者比例最高的是北京市、上海市和陕西省；以北京市为例，诊治的住院 CKD 患者中 1/4 为外地患者，北京市区域诊治中心的地位对于周边省市（如河北省和天津市）的 CKD 患者产生了“虹吸效应”。

（3）膜性肾病与空气污染

南方医科大学南方医院对 2004~2014 年全国 282 个城市共 7 万余例肾活检资料进行分析，以研究全国范围内肾脏病理类型转变与空气污染的关系。研究发现，IgA 肾病仍然是肾小球疾病最常见的病理类型（28.1%），其次为膜性肾病（23.4%）；但是，膜性肾病以每年 13%的速度显著增加，这种增加与大气 $PM_{2.5}$ 和平均空气质量指数有关；而其他类型的肾小球肾炎则相对稳定。

（4）泌尿系统肿瘤预测模型

复旦大学附属肿瘤医院运用大数据分析技术和方法，提出了适用于中国人群的初诊前列腺癌骨转移预测模型，不仅减少了不必要的骨扫描检查，还能筛选出高危人群并给予警示；此外，利用公共平台大数据及肿瘤医院的本地数据库，对原有的膀胱癌基因谱预测模型进行了整合和校正，在精简了检测指标，降低了医疗费用的同时，提高了预测效能，更有利于膀胱癌的精准治疗。

（5）其他健康医疗大数据系统/平台

中南大学于 2014 年 1 月建立了临床大数据系统，涵盖了 40 多种专业及常见病，其中就包括泌尿外科疾病。解放军第 175 医院（厦门大学附属东南医院）建立了基于网络的肾癌随访系统，通过电子邮件、通讯账号等方式辅助传统随访，其结果可直接与医院数据库系统对接。北京大学第一医院泌尿外科利用多年积累的临床数据和样本资源，建立了国家泌尿男生殖系肿瘤精准医疗平台。我国部分医院基于数据互通共享的大数据平台，建立了泌尿系统不同肿瘤的随访数据库，如中国前列腺癌数据库（C-CaP）、中国膀胱癌联盟（CBCC）等。

（三）健康医疗大数据在泌尿系统疾病领域的应用趋势

1. 临床决策支持与精准医学研究

利用大数据和机器学习算法，开发泌尿系统疾病的临床决策支持系统，辅助基层医生进行临床诊疗，将会是在我国不同地区医疗需求驱动下的健康医疗大数据应用方向之一。智能临床决策支持系统不仅能有效提高诊断的准确性，避免过度检查，还能提高医生的工作效率；并结合患者的具体病情、症状体征、检验检查，以及基因组、蛋白质组等组学数据，定制个性化的治疗方案，符合精准医学的本质。此外，在传统描述性统计分析的基础上，还可以采用人工智能技术深度挖掘疾病的发生发展机制，针对肾脏病理图片等医学图像进行定性和定量分析等。

2. 精细化健康管理与疾病随访

随着移动医疗的快速发展，各种可穿戴设备、传感器、手机 App 的出现使得医生与患者沟通更加容易、便捷。患者可以随时通过 App 挂号、查询检查结果和在线问诊，也可以将个人资料、完成后的随访问卷及检验检查结果上传至随访数据平台。这种基于互联网、物联网和大数据的健康管理模式不仅更加个性化、精细化，也有利于提高患者的依从性和随访率，大大降低传统研究的随访成本。同时，上传后的随访数据也可以利用大数据技术实时分析，以便及时调整治疗方案，获得更好的治疗效果。

3. 医疗卫生政策制定与区域医疗中心建设

数据及其统计分析结果是制定医疗卫生相关政策的基础。鉴于我国各地肾脏专科建设和资源配置不均衡，跨区域就诊现象突出，因此，借助大数据分析技术，研究我国肾病患者跨区域就诊的现状、国内医疗中心资源配备情况及相关影响因素，必然成为健康医疗大数据在泌尿疾病领域的一大应用方向；进而可以提出我国泌尿系统疾病防控策略，以及针对我国肾脏专科诊疗现状的优化政策建议，开发完善的转诊系统助力国家分级诊疗政策，促进我国医疗资源的合理匹配与国家区域医疗中心的建设。

（四）健康医疗大数据在泌尿系统疾病领域的应用建议

1. 建立健康医疗大数据的标准规范

加强顶层设计，包括健康医疗大数据的政策法规、伦理研究、共享准则、安全技术等方面。建立泌尿系统疾病的标准化医疗知识库，以及本领域健康医疗大数据的标准规范体系，在数据的采集、存储、整合、挖掘、转化等方面统一标准。建立并完善多方获益、切实可行的共享机制，推进泌尿系统疾病领域内健康医疗大数据的互联互通与深化应用。

2. 整合不同来源的健康医疗数据

在保障数据安全与个人隐私的前提下，适度整合不同来源的健康医疗数据库，包括医院的电子病历、医学影像、检验检查，公共卫生监测数据，大型队列研究数据，基本医疗保险数据，以及各种组学数据、大气环境数据等，搭建我国的泌尿系统疾病健康医疗大数据平台，建立针对泌尿系统疾病的全国性监测体系。推进专病的区域临床数据示范中心建设，使健康医疗大数据真正应用于临床实践，改善医疗服务质量。

3. 培养健康医疗大数据跨界人才

培养健康医疗大数据的跨界领军人才，包括健康医疗大数据分析人才与应用人才，掌握数学、统计学、机器学习和自然语言处理等多方面综合知识，具备临床医学、基础医学和公共卫生专业知识的储备。加强优秀的人才队伍建设，完善合理的人才培养机制，引进大数据与信息科学不同层次的人才，建立梯度人才储备，为数据分析提供技术支撑，打通健康医疗大数据系统人才链。

（五）展望

健康医疗大数据是现代医学信息化、标准化的基础支撑与必然产物。随着科学技术的进步及人们对健康重视程度的提升，健康医疗大数据的价值将被不断挖掘、开发与转化。我国泌尿系统疾病给医疗卫生体系带来了沉重负担，对健康中国建设形成严峻挑战。如何最大限度地利用已有多源数据、提升整体疾病诊疗效率和质量，是亟需解决的科学问题；健康医疗大数据的理念和技术无疑能够极大助力泌尿系统疾病负担的防控。而未来要走的第一步、同样也是最关键的一步，就是搭建数据采集基础设施和平台，促进多源异构数据的融合。

早在 2015 年，国内研究学者提出“中国肾脏疾病数据网络”（CK-NET）的构想，旨在整合多源肾脏疾病数据、构建中国肾脏疾病大数据平台，为肾脏疾病各个层面的决策提供依据、为肾脏疾病领域的深入研究奠定基础。经过以 CK-NET 为框架的深入工作，北京大学第一医院肾内科产出了许多高质量的科研成果和论文（如 2016 年 9 月发表在 *N Engl J Med* 的论文和 2017 年 6 月刊登于 *Am J Kidney Dis* 的近 200 页的年度科学报告等）。随着国家推动健康医疗大数据步伐的加快及北京大学健康医疗大数据研究中心的落地，构建肾脏疾病大数据平台，纵向推动 CK-NET 的建设工作意义重大，且具备了一定必要性和可行性。今后 CK-NET 将基于北京大学附属医院已有的肾脏疾病门诊和住院数据资源，以医疗云数据中心为载体，通过与人工智能技术的深度融合，构建安全、共享、共赢的“中国肾脏疾病数据网络-北大医学肾脏疾病大数据平台”，推动开展高水平的科学研究、参与并助力国家肾脏疾病防控策略制定、培养肾脏疾病大数据跨界人才，并形成可复制、可推广的模式逐步向国内其他大型医院，以及国家区域性健康医疗大数据平台扩展，打造国际一流的专科重大慢病大数据平台。

希望未来有更多的、像 CK-NET 一样的数据平台涌现出来，不断推动健康医疗大数据在泌尿系统疾病领域的发展与应用，使大数据在医疗卫生领域发挥其真正价值、造福于民。

主要参考文献

1. 维克托·迈尔-舍恩伯格，肯尼思·库克耶. 周涛等译. 大数据时代：生活、工作与思想的大变革. 杭州：浙江人民出版社, 2013.
2. Zhang L, Wang F, Wang L, et al. Prevalence of chronic kidney disease in China: a cross-sectional survey. Lancet. 2012. 379(9818): 815-822.
3. Liyanage T, Ninomiya T, Jha V, et al. Worldwide access to treatment for end-stage kidney disease: a systematic review. Lancet. 2015. 385(9981): 1975-1982.
4. Zhang L, Zuo L. Current burden of end-stage kidney disease and its future trend in China. Clin Nephrol. 2016. 86(13): 27.
5. Yang L, Xing G, Wang L, et al. Acute kidney injury in China: a cross-sectional survey. Lancet. 2015. 386(10002): 1465-1471.
6. 王施广，王娟，王振，等. 泌尿系结石的流行病学研究进展. 现代生物医学进展, 2016.(3): 597-600.

7. 叶定伟, 朱耀. 中国前列腺癌的流行病学概述和启示. 中华外科杂志, 2015. 53(4): 249-252.
8. Nadkarni G N, Coca S G, Wyatt C M. Big data in nephrology: promises and pitfalls. Kidney Int. 2016. 90(2): 240-241.
9. Foley R N, Collins A J. The USRDS: what you need to know about what it can and can't tell us about ESRD. Clin J Am Soc Nephrol. 2013. 8(5): 845-851.
10. Hsu R K, McCulloch C E, Dudley RA, et al. Temporal changes in incidence of dialysis-requiring AKI. J Am Soc Nephrol. 2013. 24(1): 37-42.
11. Tangri N, Grams M E, Levey A S, et al. Multinational assessment of accuracy of equations for predicting risk of kidney failure: a meta-analysis. JAMA. 2016. 315(2): 164-174.
12. Lazarus B, Chen Y, Wilson F P, et al. Proton pump inhibitor use and the risk of chronic kidney disease. JAMA Intern Med. 2016. 176(2): 238-246.
13. 张路霞, 赵明辉. 重视我国慢性肾脏病的疾病谱变迁及人群管理策略. 中华内科杂志, 2017. 56(3): 161-162.
14. Zhang L, Long J, Jiang W, et al. Trends in chronic kidney disease in China. N Engl J Med. 2016. 375(9): 905-906.
15. Zhang L, Wang H, Long J, et al. China Kidney Disease Network(CK-NET)2014 annual data report. Am J Kidney Dis. 2017. 69(6S2): A4.
16. Xu X, Wang G, Chen N, et al. Long-term exposure to air pollution and increased risk of membranous nephropathy in China. J Am Soc Nephrol. 2016. 27(12): 3739-3746.
17. 邱敏, 卢剑, 邓绍晖, 等. 移动医疗与大数据平台在专科疾病随访中的应用. 现代泌尿外科杂志, 2015.(11): 764-766.
18. Obermeyer Z, Emanuel E J. Predicting the future — big data, machine learning, and clinical medicine. N Engl J Med. 2016. 375(13): 1216-1219.

哮喘防控进展研究
——《支气管哮喘防治指南》(2016 年版)解读

沈华浩[1]　黄华琼[1]　王　辰[2]
1. 浙江大学医学院附属第二医院呼吸与危重症医学科; 2. 国家呼吸临床研究中心
中日医院呼吸与危重症医学科

1993 年中华医学会呼吸病学分会哮喘学组编写了第一版《哮喘防治指南》，后续又分别在 1997 年、2003 年和 2008 年进行了哮喘指南修订，对国内哮喘规范化诊治发挥了重要作用。现阶段由于国内外有关哮喘的发病机制、诊断与治疗研究取得了许多新进展，循证医学理念渐入人心，更新中国的哮喘指南势在必行。为此，中华医学会呼吸病学分会哮喘学组于 2014 年底启动了新版《支气管哮喘防治指南》(简称《指南》)修订工作。

此次《指南》修订有 3 个特点。第一、此次《指南》修订准备充分，内容框架全面，同时对每一部分内容做了明确分工，由各领域学有所长的教授专门负责修订撰写，以确保内容的准确性和权威性。参考文献检索选用数据库包含①英文：Pubmed/Medline，Embase 和 Cochrane Library；②中文：中国生物医学文献数据库、万方数据库、中国知网和中文科技期刊全文数据库。在此基础上，编写组全体成员反复论证和拟定了新版《指南》的目录框架。《支气管哮喘防治指南》(2016 年版) 结合临床医师需求和临床难点，新增了哮喘流行病学、评估、重症哮喘、特殊类型哮喘及哮喘的某些特殊问题等 4 部分内容，突出实用性。新版《指南》重点更新修订了哮喘的诊断和慢性持续期的治疗。需要特别强调的是哮喘诊断问题。新版《指南》特别强调肺功能在哮喘诊断中的作用，即在重视哮喘症状和体征的同时，强调必须具备可变气流受限的客观检查证据。肺功能作为客观检查与临床症状一样，不可或缺，其主要的目的是避免过度诊断和用药或诊断不足的现象。在哮喘慢性持续期的治疗部分也有一些关键内容更新，后续随着《指南》的发布和实施，各位学组专家后期的推广，这些更新的观点将为更多人学习和接受。

第二，新版《指南》引用的文献约 1/3 来自中国自己的研究，反映了中国哮喘研究的进步，例如在特殊类型哮喘研究领域，中国学者首先发现并报导了隐匿性哮喘、胸闷变异性哮喘，已逐渐为同行认可接受。中国在咳嗽变异性哮喘的研究也有目共睹如中国人半剂量激素在中国哮喘人群的应用、哮喘控制测试（ACT）评分的中国研究、茶碱不同人种的代谢情况，以及在中国的使用等，在指南评估、慢性持续期治疗章节均参考了这些研究成果。另外，中国患者习惯使用口服药物，在《指南》中也因地制宜，对相关药物描述比较详尽。一些新的技术，如支气管热成型术，也在广州、北京、杭州等城市陆续开展，《指南》中也纳入了这些观察数据。

第三，新版《指南》中充分遵循循证医学理念。本次中国哮喘指南修订首次采用了循证医学的方法，除了临床方面的专家外，还邀请了循证医学与指南制订方面的专家共同参与。《指南》采用的证据质量分级标准，主要是采用国际统一的由牛津循证医学中心 2001 年制定的推荐分级的评估、制定和评价（grading of recommendations assessment，development and evaluation，GRADE）标准，同时参考 2015 年版《全球哮喘防治创议（GINA）报告》。证据质量分为“高、中、低和极低” 4 个等级，分别用 A、B、C 和 D 表示。新版《指南》通过这一方法，试图帮助读者明确界定证据质量，清晰公正地评价不同治疗药物、方案的重要结局。

新版《指南》中流行病学章节明确提出，中国哮喘患者约 3000 万，且近年来哮喘患病率呈逐年增长的趋势。2010 年来源于我国 8 个省市的 CARE 研究结果显示，我国 14 岁以上人群哮喘患病率为 1.24%。北京市（1.19%）、上海市（1.14%）、广东省（1.13%）和辽宁省（1.69%）的哮喘患病率分别较 2000～2002 年的数据（北京 0.48%、上海 0.41%、广东 0.99%和辽宁 1.40%）增高了 147.9%、190.2%、14.5%和 20.7%。除了增长的患病率，堪忧的还有哮喘控制率。目前提倡的哮喘治疗目标是实现“哮喘的总体控制”，既要达到当前控制又要降低未来风险。上述流行病学资料提示我们：①在哮喘治疗、管理上远未成功，尚需要倾注大量的精力；②在预防环节，需要改变不重视、少关注的现状。在发现易感人群、西式生活居住方式、空气污染、儿童早期微生物暴露、营养情况对哮喘发病的影响等方面要加强研究。国内一些研究已开始关注这些领域，在中国南方的一项流行病学研究发现农村儿童哮喘患病率显著低于城市儿童，提示农村环境中多种微生物和内毒素的接触可能对哮喘发病起到保护作用。

新版《指南》中特别强调哮喘是一种异质性疾病。哮喘流行病学、自然病史及发病机制方面的研究都明确提示：哮喘的病因及影响因素众多、病理生理机制复杂、分子表型繁多、治疗反应迥异，有着一系列不同的表型（phenotype）。这就提示临床医生在治疗上除了考量群体水平，还需要在个体水平上考虑患者个体的临床特征或表型，诸如可能的疗效差异、患者的喜好、吸入技术、依从性、经济能力和医疗资源等实际状况；另一方面，理解和研究这些差异，对研发新的针对不同表型的治疗策略至关重要，是未来哮喘治疗，尤其是重症哮喘治疗不可忽视的部分。目前关于哮喘表型的研究方兴未艾，但表型的价值绝不仅仅是基于统计学上的聚类差异，其最终的落脚点在于和哮喘的内因型（endotype）相结合，从而评估疾病风险、指导哮喘治疗。

重症哮喘仍然是哮喘诊治领域中重点和具有挑战性的难点。有 5%~10%的患者在充分的治疗下仍表现为哮喘未控制，即所谓的重症哮喘。该人群的死亡率显著高于普通哮喘患者，消耗的社会和医疗资源也远远超出一般的哮喘人群。因此，识别并有效治疗这一人群成为当前全球哮喘防治工作的重中之重。最早的重症哮喘的定义出现于 1999 年，欧洲呼吸学会（ERS）将其描述为呼吸专科医师依据指南指导，进行大于 6 个月的哮喘治疗，使用合理剂量吸入激素（ICS）治疗的同时仍需要短效 β 受体激动剂治疗的未控制哮喘。几经沿革，目前的重症哮喘指南定义为：在过去 1 年中的≥50%时间需要给予高剂量 ICS 联合长效 β 受体激动剂（LABA）和/或白三烯受体拮抗剂（LTRA）/缓释茶碱，或全身激素治疗，才能维持哮喘控制，或即使在上述治疗下仍不能控制的哮喘。相比既往定义而言，新版重症哮喘定义更加明晰且更具临床可操作性、可评估性。明确的定义和诊断标准是重症哮喘治疗和管理的前提和基础。当我们在面对一位可能的重症哮喘患者时，需反复斟酌以下三个问题：①该患者是否是哮喘？②患者有没有并存疾病以及影响因素？③其可能是哪一类表型？虽然到目前为止没有哪一种表型能完美地涵盖和区别重症哮喘，但已经有研究提示这种策略有助于减少急性发作和/或减少 ICS 剂量。随着研究手段和研究技术的进步，今后有望获得更清晰的重症哮喘表型。

中国的哮喘防治事业虽已有较大发展，但还有许多问题尚待解决，还缺乏中国大范围的哮喘流行病学数据，还缺乏足够的本土循证医学证据，或者已有的研究循证医学证据级别不高。再者，各地医疗资源参差不齐，从硬件设施到药物均有差别，如何进行同质化哮喘诊治和管理，整体提高中国的哮喘诊治水平？如何将重症哮喘以表型指导治疗的策略付诸临床实践？这些问题是每一位哮喘防治医务人员面前的巨大挑战，也是重要使命。将来中国的哮喘指南更新将建立在更加广泛、深入的协作研究基础上，积累更多的中国哮喘防治的证据，让中国哮喘防控更加有效。

主要参考文献

1. 中华医学会呼吸病学分会哮喘学组.中华结核和呼吸杂志, 2016. 39(9): 675-697.
2. Shen H, Hua W, Wang P, et al. A new phenotype of asthma: chest tightness as the sole presenting manifestation. Annals of Allergy, Asthma & Immunology.2013, 111(3): 226-227.
3. Zhong N S, Chen R C, Yang M O, et al. Is asymptomatic bronchial hyperresponsiveness an indication of potential asthma? A two-year follow-up of young students with bronchial hyperresponsiveness. Chest.1992, 102(4): 1104-1109.
4. 陈萍，赵海涛，孙丽，等. 全球哮喘防治创议推荐糖皮质激素的半量吸入分级治疗支气管哮喘患者的疗效分析. 中华结核和呼吸杂志, 2005, 28(7): 458-463.
5. Zhou X, Ding FM, Lin J T, et al. Validity of asthma control test for asthma control assessment in Chinese primary care settings. Chest.2009, 135(4): 904-910.
6. 李靖，莫红英，黄海露. 小剂量皮质类固醇吸入合并小剂量茶碱口服对支气管哮喘的治疗作用. 中华结核和呼吸杂志, 2000, 23(6): 336-339.

7. 张清玲，张筱娴，谢佳星，等. 支气管热成形术治疗重度支气管哮喘的初步临床观察. 中华结核和呼吸杂志，2016, 39(3): 183-188.
8. 农英，苏楠，林江涛，等. 支气管热成形术治疗重度支气管哮喘的有效性和安全性研究. 中华结核和呼吸杂志，2016, 39(3): 177-182.
9. Guyatt G H, Oxman A D, Kunz R, et al. Going from evidence torecommendations. BMJ, 2008, 336(7652): 1049-1051.
10. Bateman E D, Hurd S S, Barnes P J, et al. Global strategy for asthma management and prevention: GINA executive summary. EurRespir J, 2008, 31(1): 143-178.
11. 苏楠，林江涛，刘国梁，等. 我国 8 省市支气管哮喘患者控制水平的流行病学调查.中华内科杂志，2014, 53(8): 601-606.
12. 林耀广，王辰，林江涛，等. 北京地区职业人群支气管哮喘及其相关病症的患病率调查. 中华结核和呼吸杂志，2002, 25(11): 650-654.
13. 杭晶卿，孙碧雄，戴荷莲，等. 上海浦东金桥地区 4 万人口支气管哮喘流行病学调查. 中国实用内科杂志，2002(10): 616-617.
14. 汤泰秦，丁勇，郑劲平，等. 广东省支气管哮喘流行病学调查分析. 中华结核和呼吸杂志, 2000(12): 730-733.
15. 陈萍，谢华，吴志家，等. 辽宁省支气管哮喘流行病学调查. 中华结核和呼吸杂志, 2002(10): 30-33.
16. Feng M , Yang Z , Pan L, et al. Associations of early life exposures and environmental factors with asthma among children in rural and urban areas of Guangdong, China. Chest, 2016, 4(149): 1030-1041.
17. Chung K F , Wenzel S E , Brozek J L, et al. International ERS/ATS guidelines on definition, evaluation and treatment of severe asthma. The European Respiratory Journal. 2014, 43(2), 343-373.
18. Moore W C, Meyers D A , Wenzel S E, et al. Identification of asthma phenotypes using cluster analysis in the Severe Asthma Research Program. American Journal of Respiratory and Critical Care Medicine.2010 , 181(4): 315 315-323.
19. Newby C, Heaney LG, Menzies-Gow A, et al. Statistical cluster analysis of the British Thoracic Society Severe refractory Asthma Registry: clinical outcomes and phenotype stability. PloS One. 2014; 9(7): e102987.
20. Moore W C, Bleecker E R, Curraneverett D, et al. Characterization of the severe asthma phenotype by the National Heart, Lung, and Blood Institute's Severe Asthma Research Program. The Journal of Allergy and Clinical Immunology.2007 , 119(2): 405 413.
21. Chung K F, Godard P, Adelroth E, et al. Difficult/therapy-resistant asthma: the need for an integrated approach to define clinical phenotypes, evaluate risk factors, understand pathophysiology and find novel therapies. ERS Task Force on Difficult/Therapy-Resistant Asthma.European Respiratory Society.The European Respiratory Journal.1999, 13(5): 1198-1208.
22. Petsky H L, Cates C J, Lasserson T J, et al. A systematic review and meta-analysis: tailoring asthma treatment on eosinophilicmarkers(exhaled nitric oxide or sputum eosinophils). Thorax.2012, 67(3): 199-208.

妇产科领域妊娠相关疾病的重大进展

郭 薇 赵 越 龙晓宇 乔 杰

北京大学第三医院

随着我国基础研究的飞速发展，近年我国在妇产科领域取得了很多重大进展，使得整体学科影响力在世界范围内受到更多同行关注。现将我国近两年来在妇产领域妊娠相关疾病方面取得的重大进展综述如下。

（一）生殖细胞和胚胎发育相关基础研究重要进展

1. 早期胚胎发育中的表观遗传调控

（1）组蛋白修饰

在生命起始时期，精卵结合之后开启了一系列剧烈的染色质重编程事件。染色质的重编程还伴随着许多组蛋白修饰的变化从而对基因的转录调控起着重要作用。在早期胚胎发育过程中，异常的组蛋白修饰会导致胚胎发育停滞。哺乳动物植入前胚胎全基因组水平组蛋白修饰的建立与调控是生殖生物学领域一个亟待解决的科学问题。2016 年清华大学生命科学学院和医学院研究组、同济大学研究组利用微量细胞染色体免疫共沉淀技术揭示了小鼠早期胚胎发育的组蛋白修饰表观遗传图谱，揭示了早期胚胎发育过程中组蛋白 H3K4me3 和 H3K27me3 在全基因组水平的建立和分布特点及规律。随后，清华大学生命科学学院研究组在《分子细胞》（*Molecular Cell*）杂志发表研究论文，揭示了组蛋白修饰重编程重塑表观记忆。在世界上首次报道了哺乳动物组蛋白修饰是如何从亲代传递到子代的，以及早期胚胎发育中组蛋白修饰遗传和重编程的模式及分子机制，证明小鼠早期胚胎具有非常独特的表观调控机制和模式。以上基础研究成果对后续研究胚胎发育异常、提高辅助生殖技术的成功率具有重要指导意义。

（2）DNA 甲基化

北京大学研究团队之前系统、全面地揭示人类原始生殖细胞在多个关键发育阶段的 DNA 甲基化组重编程过程的基础上，进一步采用优化的 NOMe-seq（全基因组核小体定位及 DNA 甲基化组测序）技术，首次系统地解析了人类与小鼠胚胎期生殖细胞中染色质开放程度和基因组 DNA 甲基化的动态变化及其与基因表达的关系，发现了人类和小鼠早期生殖细胞染色质状态组、DNA 甲基化组与基因表达调控的进化保守性特征和物种特异性特征。人类胚胎生殖细胞中的多能性相关基因和生殖细胞特异性基因之间，存在一种微妙的调节性平衡，并且这些基因对于体内生殖细胞发育有着功能性的意义。该研究成果于 2016 年 11 月 8 日在《细胞研究》（*Cell Research*）在线发表。

2. 早期胚胎发育过程中的环状 RNA（circRNA）分析

2016 年北京大学团队合作完成了一项重要的 circRNA 研究成果。通过 SUPeR-seq 技术对人类卵母细胞和植入前胚胎进行了系统的转录组分析，包括带有 polyA 的 mRNA 和不带 polyA 的 RNA，其中鉴定了上万个环状 RNA，绝大多数环状 RNA 具有发育阶段特异性，而且受到了动态调控。许多环状 RNA 是母体表达的，可能在卵母细胞发生和受精卵形成中承担着重要的调控功能。这项研究为人们提供了宝贵的资源，有助于进一步揭示环状 RNA 在胚胎发育中的独特功能和复杂调控机制。相关工作发表于《基因组生物学》（*Genome Biology*）杂志上。

3. 发现精子 RNA 可作为记忆载体将获得性性状跨代遗传

研究发现父亲的某些获得性性状，如饮食诱导的代谢紊乱，可通过表观遗传的方式“记忆”在精子中并遗传给下一代，这对人类健康和繁衍具有深远的影响。中国科学院动物研究所与上海生命科学研究院营养科学研究所的合作团队基于父系高脂饮食小鼠模型，发现精子中一类来源于 tRNA 的小 RNA（tsRNAs）在高脂饮食下表达谱和 RNA 修饰谱均发生显著改变，且将高脂小鼠精子中的 tsRNAs 片段注射到正常受精卵内可诱导 F_1 代产生代谢性疾病。tsRNAs 进入受精卵后可导致早期胚胎及后代小鼠胰岛中代谢通路基因发生显著改变。研究从精子 RNA 角度，为研究获得性性状跨代遗传开拓了全新的视角，提出精子 tsRNAs 是一类新的父本表观遗传因子，可介导获得性代谢疾病的跨代遗传。该论文发表在《科学》（*Science*）杂志。

（二）辅助生殖治疗临床策略研究重要进展

1. 多囊卵巢综合征患者新鲜胚胎与冻融胚胎移植策略妊娠结局评估

多囊卵巢综合征（polycystic ovarian syndrome，PCOS）的一个显著的特征是排卵功能紊乱或丧失从而导致患者不孕。患者在辅助生殖治疗过程中，由于超促排卵会引起激素水平异常升高，进而引起子宫内膜容受性等母体异常，可能影响妊娠期并发症发生及母儿结局。如果临床上能实行胚胎冷冻移植技术，在合适的时候将胚胎再植入患者体内可能会改善临床的结果，然而此前并没有在 PCOS 患者人群中对新鲜胚胎移植和冷冻胚胎移植后所产生的后续影响进行临床随机对照实验。山东大学团队通过多中心临床研究，分析了 PCOS 不孕症患者行 IVF-ET 中新鲜胚胎移植和冷冻胚胎移植的差异、新生儿的健康结局，以及孕产妇并发症。结果表明，对于 PCOS 患者，首次胚胎移植后，与移植新鲜胚胎相比，移植冷冻后复苏的胚胎可带来较高的活产率，同时卵巢过度刺激综合征的风险也较低，但先兆子痫的风险会增高。这一研究成果有望对今后的辅助生殖技术特别是 PCOS 患者助孕治疗相关临床实践起到积极作用，该论文发表在《新英格兰医学》（*The New England Journal of Medicine*）杂志。

2. 子宫内膜干细胞移植

在过去的十年中，干细胞治疗成为很多疾病治疗的热点方法。目前可以从骨髓、脂肪、羊水等多种组织中提取，已对很多疾病进行有效地诊断和治疗，如血液系统疾病、脑血管疾病、代谢性疾病、神经系统疾病、自身免疫性疾病和皮肤、软骨等的组织修复。然而自体骨髓干细胞的分离、获取给 IUA 患者会带来额外的创伤，因此，国内的学者尝试从月经血中分离、培养间充质干细胞，并获得了成功，分离、培养自体来源的月经血间充质干细胞，7 例宫腔粘连 III-V 级的患者接受了月经来源的间充质干细胞移（menstrual blood-derived stromal cell，menSCs）宫腔内移植，有 5 人内膜厚度达到 7~8mm，3 例临床妊娠，1 例持续妊娠。为子宫内膜损伤的干细胞治疗提供了新的、微创的来源。

3. 胎盘计划

“胎盘是人们了解得最少的一种人类器官”，对胎盘的研究不但可提升在妊娠期间孕产妇的健康及胎儿发育，同时有助于对人类生命过程中胎源性疾病的诊疗。中国医师协会首届胎盘医学大会是在国际上继美国国立卫生研究院 2014 年启动人类胎盘计划（Human Placenta Project，HPP）后首个在国际上召开的胎盘医学大会，客观上在胎盘医学领域，与 HPP 形成了国际上的东西半球呼应。人类胎盘计划是继人类脑科学、人类基因组学后第三个人类宏观健康研究重要项目。近年来，胎盘医学的研究方向主要集中在胎盘形态学、胎盘干细胞、胎盘表观遗传学等几方面工作，并对数字医学在胎盘相关研究中做了一定的探索。中国胎盘医学大会连续两届热烈召开，分别在胎盘结构、感染与炎症、不良妊娠结局、基因组学与胎盘、胎盘生物标记物、胎盘功能、胎盘样本库、环境因素与胎盘、胎盘干细胞、儿童发育障碍等领域进行专题讲座。胎盘是围产组织中干细胞含量最多的器官，占 85%~90%，其余 10%~15%的干细胞来源于脐带和脐带血。随着胎盘干细胞的研究不断深入进行和生物技术越来越趋于完善，胎盘干细胞临床应用有望成为最具突破的干细胞技术。

（三）实现出生缺陷出生前阻断的前沿技术突破

1. 开发针对线粒体遗传疾病的辅助生殖新技术

线粒体疾病为母系遗传，平均每 5000~10 000 个新生儿中就至少有一个线粒体疾病患者。目前临床并无有效治疗方法，所以阻断线粒体疾病向子代传递成为首选解决方法。然而，包括胚胎植入前遗传学诊断（PGD）在内的现有试管婴儿技术均无法解决该问题。

山东大学课题组与中国科学院上海生命科学研究院生物化学与细胞生物学研究所课题组合作，在人类受精卵中实施第二极体移植，可有效阻断线粒体疾病的遗传，为“三亲试管婴儿”的临床实施探索了技术可行性。两个课题组在胚胎干细胞及阻断线粒体病遗传研究领域开展了深度合作，先后在《细胞研究》（*Cell Research*）杂志发表研究成果，报道了人孤雌囊胚的单倍体胚胎干细胞系研究、人类受精卵的前原核移植技术研究和人卵细胞极体移植技术研究成果。该系列研究将为阻断遗传性线粒体疾病提供新的治疗策略，标志着我国线粒体移植相关研究处于世界领先水平。

2. 精确的胚胎植入前遗传学诊断技术

试管婴儿技术不仅促成生育，同时把筛选遗传缺陷的时机提早到了早期胚胎阶段，实现优生优育。中信湘雅生殖与遗传专科医院研发的 MicroSeq 技术（又称“微测序”）已帮助 4 例染色体易位携带者健康生育，标志着我国胚胎植入前遗传学诊断技术取得重大突破性进展。“MicroSeq 技术的创新之处，不仅在于可以帮助染色体易位患者实现健康生育，还能精确定位染色体断点所在的基因，为有症状的染色体患者将来可能出现的疾病提前预警。”中信湘雅和光琇高新合作研发了多项遗传学分析技术，并在进行临床应用，截止到 2016 年 12 月底，建立了 160 余种基因病和 55 种遗传性肿瘤的基因检测和孕前基因检测技术，以及平衡易位、染色体罗氏易位、倒位、插入易位等各种染色体结构异常及染色体非整倍体筛查的孕前基因检测技术。

综上所述，2016 年我国在生殖细胞和胚胎发育的基础研究领域、辅助生殖治疗的临床策略上，以及在出生前阻断出生缺陷的技术突破中，均取得了世界瞩目的进展，为提高生殖健康和减少出生缺陷做出了努力。近年来，随着基因组学、蛋白组学和转录组学等各种技术的飞速发展，我国的妇产科学研究也逐渐从宏观到微观，不断向精准医疗靠近，并利用转化医学将更多的基础研究应用于临床，从而使我国妇产科领域的研究取得了更多长足的进展。

主要参考文献

1. Zhang B, Zheng H, Huang B, et al. Allelic reprogramming of the histone modification H3K4me3 in early mammalian development. Nature, 2016, 537(7621): 553-557.
2. Liu X, Wang C, Liu W, et al. Distinct features of H3K4me3 and H3K27me3 chromatin domains in pre-implantation embryos. Nature, 2016, 537(7621): 558-562.
3. Zheng H, Huang B, Zhang B, et al. Resetting epigenetic memory by reprogramming of histone modifications in mammals. Mol Cell, 2016, 63(6): 1066-1079.
4. Guo H, Hu B, Yan L, et al. DNA methylation and chromatin accessibility profiling of mouse and human fetal germ cells. Cell Res. 2017 Feb; 27(2): 165-183.
5. Dang Y, Yan L, Hu B, et al. Tracing the expression of circular RNAs in human pre-implantation embryos. Genome Biol, 2016.17(1): 130.
6. Chen Q, Yan M, Cao Z, et al. Sperm tsRNAs contribute to intergenerational inheritance of an acquired metabolic disorder. Science. 2016 Jan 22; 351(6271): 397-400.
7. Chen Z J, Shi Y, Sun Y, et al. Fresh versus frozen embryos for infertility in the polycystic ovary syndrome.N Engl J Med, 2016, 375(6): 523-533.
8. Yuksel B, Kilic S, Taser F, et al. Male fertility preservation, current options with stem cells. Niche.2012; 1: 4245.
9. Tan J C, Lin P P, Wang Q S. Autologous menstrual blood-derived stromal cells transplantation or severe Asherman'ssyndorome. Hum Reprod, 2016, 31; (12):2723-2729.
10. Chen Z J, Li J S, Zhong C Q, et al. Generation of human haploid embryonic stem cells from parthenogenetic embryos obtained by microsurgical removal of male pronucleus. Cell Res. 2016; 26(6): 743-746.
11. Chen Z J, Li J S, Wu K L, et al. Polar bodies are efficient donors for reconstruction of human embryos for potential mitochondrial replacement therapy. Cell Res. 2017.27(8):1069-1072.
12. Chen Z J, Wu K, Chen T, et al. Mitochondrial replacement by pre-pronuclear transfer in human embryos. Cell Res. 2017; 27(6): 834-837 .
13. Lin G, Hu L, Cheng D H，et al. Reciprocal translocation carrier diagnosis in preimplantation human embryos. EBioMedicine. 2016; 14: 139-147.

新生儿医学研究进展

李秋平　封志纯

陆军总医院附属八一儿童医院

婴儿死亡率是国际公认的衡量国家或地区社会、经济和卫生工作水平的重要指标，新生儿死亡占婴儿死亡的 60%~70%，因而，降低新生儿死亡率被列为妇幼健康的主要任务之一，联合国世界卫生组织 2015~2030 年可持续发展的目标即“消除可避免新生儿死亡”。我国是人口第一大国，现代新生儿科学起步于 20 世纪 80 年代改革开放伊始，随着社会、经济迅速发展，现已经成为儿科学领域活力最强、科技含金量最高的亚专科。2016 年是我国实施“全面放开二孩政策”的第一年，全国住院分娩活产数达到 1846 万，较 2015 年增长了 11.5%，二孩比例和高龄高危孕产妇比例显著增高，新生儿科工作者完成了繁重的临床工作任务，也获取了可喜的科学技术进展，主要体现在以下几个方面。

（一）流行病学研究

在分娩人数大幅提高情况下，我国 2016 年婴儿死亡率继续稳中有降，由 2015 年的 8.1‰下降至 7.5‰，接近发达国家。设立在四川大学华西第二医院的全国妇幼健康监测中心 2016 年发表的研究结果显示：我国城市新生儿死亡率由 1996~1998 年期间的 11‰下降至 2011~2013 年间的 4‰，农村新生儿死亡率由 1996~1998 年期间的 26.0‰下降至 2011~2013 年间的 8.1‰。虽然农村新生儿死亡率下降幅度非常大，但与城市相比，仍存在较大差距。从死亡原因看，早期新生儿死亡前三位原因依次为早产、宫内相关疾病及出生缺陷，晚期死亡前三位原因依次为早产、出生缺陷和肺炎。

中国医师协会新生儿科医师分会组织的全国 13 家医院 2014 年住院分娩早产儿前瞻性研究结果显示，活产新生儿共 75 360 例，其中早产儿 7684 例，早产儿发生率为 10.2%，与我国资料报告的 2002 年、2005 年早产儿发生率 7.8%、8.1%相比呈增高趋势，亦略高于 2010~2011 年报道的 9.9%。鉴于住院分娩在我国已基本普及，此数据因该能较好反应我国早产儿发生率现状。而美国、日本和欧洲发达国家的早产儿发生率保持在约 12.0%，预计随着我国社会经济迈向发达，早产儿发生率有进一步升高的可能。此研究结果还显示，我国早产儿中超早产儿只占 1.2%，远低于日本等发达国家占 10.5%左右的水平。此外，结果表明我国<32w 的极早产儿存活出院率已达到 91.2%，<28w 的超早产儿存活率达 68.2%，胎龄 25、26、27 周早产儿存活率分别为 31.8%、80.0%、83.0%，较国内 2010 年报道的 0、0、58.3%有显著增高，但较澳大利亚 2007~2011 年的 75.6%、85.1%、91.1%和美国 2003~2007 年的 72%、84%、88%仍有一定差距。

（二）基础研究

深圳儿童医院研究团队与来自美国加州大学圣迭戈分校的研究团队发表在 *Cell Stem Cell* 杂志的研究，成功开发出一种“人源化”实验鼠，并在这种鼠模型中证实两种免疫抑制分子 CTLA4-lg 和 PD-L1 组合使用能抑制 T 细胞的激活，有效保护异体人类胚胎干细胞分化的细胞及组织免于免疫排斥。这对解决目前干细胞疗法发展面临的一个主要瓶颈——移植后免疫排斥具有重大意义。2016 年，深圳儿童医院研究团队在水通道蛋白-4（AQP4）与脑水肿关联研究方面取得进展，他们通过建立缺氧缺血（HI）新生大鼠动物模型和体外 HI 细胞模型，并分别用慢病毒 shRNA 载体处理，发现 HI 组大鼠脑组织水含量明显高于对照组。但下调通过慢病毒或 shRNA 载体下调 AQP4 表达可逆转 HI 导致的脑水肿和神经功能缺损。AQP4 表达下调有益的机制可能是由于 AQP4 与炎性细胞因子 IL-1 IL-6、IL-10β 和 TNF-α 间的相互调节作用。AQP4 可能间接地通过 IL-10β 调节 IL-1、IL-6 与 TNF-α 的表达。这些发现为查明 HI 机制及寻找脑水肿治疗新途径提供了新思路。

支气管肺发育不良是早产儿常见的肺部合并证，其发生发展与紧密连接蛋白（tight junction protein）表达下调有关。中国医科大学盛京医院研究团队采用来自于新生鼠的原始肺泡 II 型上皮细胞（AEC-II）建立了一个体外肺上皮屏障模型，通过 Cav-1-siRNA 下调 AEC-II Cav-1 表达，发现高氧可通过 occludin、claudin-4、ZO-1 缝隙连接和 Cav-1

的退行导致肺上皮屏障的破坏，从而导致 BPD 的发生，而下调 Cav-1 可明显高氧诱导肺损伤。该发现丰富了 BPD 的发病机制。

四川大学华西第二医院研究团队在发现连接蛋白 43、缺氧缺血后脑整合素 αVβ8、缺氧诱导因子（HIF）-1α 等缺血缺氧脑损伤致病或保护因子的基础上，首次对混合系列蛋白激酶样结构域（MLKL）在发育脑缺氧缺血性损伤中的作用与机制进行了研究。通过氧糖剥夺（OGD）和半胱天冬酶抑制剂 zVAD 处理制作神经元坏死模型，他们发现了两个重要的坏死性凋亡相关蛋白——受体相互作用蛋白 1 和 3（RIP1 和 RIP3）表达上调，此外，RIP1-RIP3 与 MLKL 的相互作用也增强了。而采用 siRNA 抑制 MLKL 表达可减弱 RIP1-RIP3 与 MLKL 的相互作用，并减轻 OGD/zVAD 诱导的神经元死亡。低聚 MLKL 迁移导致的细胞膜损伤，可能是神经元坏死的新机制。该研究也为减轻发育中脑损伤提供了新的靶标。

中晚期早产儿大脑自发神经活动的频率特点仍不明确。陆军军医大学大坪医院研究团队通过静息态功能磁共振成像（RS-fMRI）和低频振幅（ALFF）方法对此进行了探讨。发现与足月新生儿相比，中晚期早产儿显著神经活动改变主要在初级感觉运动皮质和扣带回后部/楔前叶。此外，在初级躯体感觉皮层中观察到了频带和组间的显著相互作用。该研究结果显示，新生儿 MLPT 之间自发的 BOLD 信号差异的频率，这有助于对中晚期早产儿自发性脑节律区域性发育的认识。

脱细胞基质组织工程气管已被提议作为气管替代治疗选择，但目前获取脱细胞气管基质的方法效率不足，有待改进。广东省人民医院发现采取胰蛋白酶-EDTA 消化方法，获得的脱细胞气管基质拉伸断裂载荷、拉伸强度、断裂伸长率、弹性模量均优于传统洗涤剂酶消化法。该研究为组织工程气道的研发提供了可能的新途径。

（三）出生缺陷诊治

在遗传代谢病诊治方面，国内也取得了较大进展。近年来，串联质谱（LC-MS/MS）、气相色谱-质谱（GC-MS）等生化分析技术，以及酶学、基因检测等技术在国内得到广泛应用，可诊断的遗传代谢疾病谱日益广泛，临床医师的诊疗水平显著提高，越来越多的遗传代谢病患者得以确诊，缩短了与国际先进水平的差距。陆军总医院附属八一儿童医院学者在《自然》杂志撰文系统介绍了我国在遗传代谢病诊治方面的进展，并对目前存在的问题进行了分析与展望。他们还与基因芯片北京国家工程中心合作，应用临床诊察、传统遗传学检测方法及二代测序技术“阶梯式”诊断策略检诊了 214 例肌张力低下新生儿，结果 147 例明确诊断，确诊率 68.69%。其中：28 例诊断为是非遗传性疾病，诊断率为 13.08%；传统遗传学检测方法诊断出遗传性疾病 97 例，诊断率 45.33%；其余 89 例应用目标捕获二代测序技术对新生儿肌张力相关的 61 种疾病的 35 个基因进行分析，结果显示在 22 例患儿中发现 9 个基因（*RYR1*、*MECP2*、*MUT*、*CDKL5*、*MPZ*、*PMM2*、*MTM1*、*LAMA2* 和 *DMPK*）的 25 种潜在致病性突变，提高诊断率 10.28%。表明综合应用各种分子遗传学诊断技术可有效提高新生儿肌张力低下病因诊断效率。

希特林（Citrin）蛋白缺陷导致的新生儿肝内胆汁淤积症（neonatal intrahepatic cholestasis caused by Citrin deficiency，NICCD）是我国南方高发的一种遗传代谢病，其

确诊依赖 *SLC25A13* 基因突变分析。然而，大约 10%~15%的 *SLC25A13* 突变类型属于大片段插入/缺失，此类突变难以通过 Sanger 测序等常规 DNA 分析手段识别。暨南大学华侨医院利用外周血淋巴细胞开展 *SLC25A13* 基因 mRNA 和 Citrin 蛋白检测，为 NICCD 分子诊断提供了更微创、更具可操作性的标本来源，同时有助于 *SLC25A13* 基因大片段插入/缺失突变的识别。在传统 *SLC25A13* 基因突变分析的基础上，结合外周血淋巴细胞 *SLC25A13* 基因 cDNA 克隆、Western 杂交、SNP 分析和半定量 PCR 等技术，可将 NICCD 分子诊断效率提供到 98.86%，而隐匿性 *SLC25A13* 突变比例下降到 1.14%。

2016 年，*Experimental & Therapeutic Medicine* 上报道了我国首例、世界第 2 例钠牛磺胆酸共转运多肽（sodium taurocholatecotransporting polypeptide，NTCP）缺陷病患者。文中阐明了 NTCP 是一种表达于肝细胞基侧膜的转运蛋白，由定位于染色体 14q24.2 的基因 *SLC10A1* 编码，主要功能是作为参与胆汁酸肠肝循环的主要载体之一，将血浆结合型胆汁酸盐摄取入肝细胞；*SLC10A1* 基因突变可导致 NTCP 缺陷病，其最突出的特征是缺乏瘙痒等明显临床表现而血浆总胆汁酸显著性、持续性升高，且与其他肝功指标改变不同步、不平行；并建立了确诊本病最可靠的 *SLC10A1* 基因分析方法。

（四）新生儿重症救治

陆军总医院附属八一儿童医院学者打破既往超声无法用于肺部检查的常规，采用肺脏超声方法，对肺不张、呼吸窘迫、肺炎、湿肺等疾病进行诊断，发现其具有较高的敏感性、特异性，并且具有无创、便捷的优点，这为新生儿肺部疾病的诊断带来了新突破。

作为新生儿生命支持技术制高点的体外膜肺（ECMO）技术，近几年来在陆军总医院附属八一儿童医院、浙江大学附属儿童医院、复旦大学儿科医院等多家单位相继开展，并取得了较好的治疗效果。至 2016 年底，陆军总医院附属八一儿童医院共完成新生儿 ECMO 治疗 39 例，成功 21 例，成功率 53.85%，将既往存活无望的生命拯救于死亡边缘。2016 年 2 月该院完成了国内首例 ECMO 支持下长途转运一例“完全型大动脉转位（室间隔完整）并心力衰竭”新生儿，转运距离 700km，ECMO 支持 43h，经手术治疗后最终健康出院，标志我国新生儿生命支持技术已达发达国家水平。

复旦大学学者牵头的 27 家 NICU 参加的一项多中心非随机对照试验，对 NO 吸入预防 34w 以下早产儿 BPD 发生风险的效果进行了研究，发现早期 iNO 并不能减少 BPD 及死亡的总发生率，但也没有发现明显短期副作用，其确切效果仍需进一步研究。

2016 年发表于 *NeoReviews* 的一篇论文资料显示，在培训地区，新生儿窒息发生率由 2003 年的 6.32%下降为 2008 年的 2.94%，降低了 87%，死亡率由 7.55/10000 下降至 3.41/10000，下降了 82%，显示 NRP 对降低我国新生儿窒息发生率和死亡率方面发挥了重要作用。

在新生儿脑损伤振幅整合脑电图应用、亚低温治疗、新生儿肾功能衰竭连续性肾脏替代治疗（CRRT）等方面，国内近年来也逐渐普及，这些技术的开展，对我国危重新生儿救治成功率的提高，也起到了重要的推动作用。

此外，在中国医师协会新生儿医师分会、中国新生儿复苏项目专家组等学术组织领导下，制定了《中国新生儿复苏指南》(2016 年北京修订)、新生儿窒息诊断的专家共识、早产儿经鼻间歇正压通气的专家共识等一系列指南性文件，为规范新生儿疾病临床诊疗提供了依据。

(五) 展望

综上所述，2016 年我国新生儿医学发展迅速取得了长足的进步，但与国际领先水平比较仍存在一定差距。亟待我国广大新生儿医学工作者发挥拥有大量病例的资源优势，花大力气规范地开展具有国际重大影响的高水平临床 RCT 研究和更加系统深入的新生儿疾病的基础研究，走创新发展之路，以尽快实现赶超国际同行。

主要参考文献

1. Lu R, Li X, Guo S, et al. Neonatal mortality in the urban and rural China between 1996 and 2013: A retrospective study. Pediatric Research, 2016, 79(5): 689.
2. Kong X Y, Xu F D, Rong W, et al. Neonatal mortality and morbidity among infants between 24 to 31 complete weeks: a multicenter survey in China from 2013 to 2014. Bmc Pediatrics, 2016, 16(1): 174.
3. 徐凤丹, 段顺艳, 孔祥永, 等. 中国 13 家医院住院分娩早产儿呼吸窘迫综合征前瞻性调查分析. 发育医学电子杂志, 2016, 4(2): 106-118.
4. Wang C H, Du L Z, Ma X L, et al. Analysis of in-hospital neonatal death in the tertiary neonatal intensive care unit in China: A multicenter retrospective study. Chinese mMedical Mournal, 2016, 129(22): 2652.
5. Rong Z, Wang M, Hu Z, et al. An effective approach to prevent immune rejection of human ESC-derived allografts. Cell Stem Cell. 2014; 14(1): 121–130.
6. Liu S, Mao J, Wang T, et al. Downregulation of aquaporin-4 protects brain against hypoxia ischemia via anti-inflammatory mechanism. Molecular Neurobiology, 2016: 1-10.
7. Xu S, Xue X, You K, et al. Caveolin-1 regulates the expression of tight junction proteins during hyperoxia-induced pulmonary epithelial barrier breakdown. Respiratory Research, 2016, 17(1): 50.
8. Qu Y, Shi J, Tang Y, et al. MLKL inhibition attenuates hypoxia-ischemia induced neuronal damage in developing brain.. Experimental Neurology, 2016, 279: 223.
9. Wu X, Wei L, Nan W, et al. Frequency of spontaneous bold signal differences between moderate and late preterm newborns and term newborns. Neurotoxicity Research, 2016, 30(3): 539-551.
10. Chen L, He S R, Zhuang J, et al. A novel method to acquire decellularized tracheal matrix from neonatal rabbit. Journal of Biomaterials & Tissue Engineering, 2016, 6(5): 400-407.
11. Feng ZC, Wang Y, Yang Y. Diagnosis and treatment of inherited metabolic disease in China.Science. 2016; sup: 52-54.
12. Wang Y, Peng W, Guo H Y, et al. Next-generation sequencing-based molecular diagnosis of neonatal hypotonia in Chinese Population.Scientific Reports.2016; 7: 29088-29098.
13. Lin W X, Zeng H S, Zhang Z H, et al. Molecular diagnosis of pediatric patients with citrin deficiency in China: SLC25A13 mutation spectrum and the geographic distribution. Sci Rep, 2016, 6: 29732.
14. Zheng Q Q, Zhang Z H, Zeng H S, et al. Identification of a large SLC25A13 deletion via sophisticated molecular analyses using peripheral blood lymphocytes in an infant with neonatal intrahepatic cholestasis caused by citrin deficiency(NICCD): A clinical and molecular study: BioMed Research International, 2016(1): 1-7.
15. Zeng H S, Lin W X, Zhao S T, et al. SLC25A13 cDNA cloning analysis using peripheral blood lymphocytes facilitates the identification of a large deletion mutation: Molecular diagnosis of an infant with neonatal intrahepatic cholestasis

caused by citrin deficiency. Molecular Medicine Reports, 2016, 14(6): 5189.

16. Deng M, Mao M, Guo L, et al. Clinical and molecular study of a pediatric patient with sodium taurocholatecotransporting polypeptide deficiency. Experimental & Therapeutic Medicine, 2016, 12(5): 3294-3300.
17. Liu J, Chen X X, Li X W, et al. Lung ultrasonography to diagnose transient tachypnea of the newborn. Chest, 2016, 149(5): 1269.
18. 洪小杨, 周更须, 刘颖悦, 等. 体外膜肺氧合支持下转运心功能衰竭新生儿一例. 中华儿科杂志, 2016, 54(9): 708-709.
19. Jiang Q, Gao X, Liu C, et al. Early inhaled nitric oxide in preterm infants <34 weeks with evolving bronchopulmonarydysplasia. Journal of Perinatology, 2016, 36(10): 883-889.
20. Xu T, Niermeyer S, Lee H C, et al. International perspectives: reducing birth asphyxia in China by implementing the neonatal resuscitation program and helping babies breathe initiative. NeoReviews, 2016, 17(8): e425-e434.
21. He F, Li Q P, Li N P, et al. Analysis of high-risk factors and effect of early intervention on preterm infant neurodevelopment.Int J ClinExp Med，2017; 10(3): 5372-5380.
22. 卢伟能, 周艳霞, 荣箫, 等. 经外周动静脉全自动换血术治疗高胆红素血症新生儿前后脑电活动的变化. 中华实用儿科临床杂志, 2016, 31(12): 919-922.
23. 贾雯，李清平，董文斌，等. 不同亚低温时间窗治疗新生儿缺氧缺血性脑病的对比研究. 中华实用儿科临床杂志, 2016, 31(14): 1076-1080.
24. 蔡成. 新生儿急性肾衰竭的连续性肾脏替代治疗. 中华实用儿科临床杂志, 2017, 32(2): 84-87
25. 叶鸿瑁, 虞人杰, 王丹华, 等. 中国新生儿复苏指南(2016 年北京修订). 中国新生儿科杂志, 2016, 19(4): 241-246.
26. 中华医学会围产医学分会新生儿复苏学组. 新生儿窒息诊断的专家共识. 中华围产医学杂志, 2016(1): 3-6.
27. 中国医师协会新生儿科医师分会. 早产儿经鼻间歇正压通气的专家共识. 发育医学电子杂志, 2016, 4(2): 85-87.

糖尿病研究进展

张化冰　夏维波　邢小平

中国医学科学院北京协和医院

2016 年我国在糖尿病领域的研究有了长足进步，引起了国际对中国代谢性疾病研究的关注。

中华医学会糖尿病分会主任委员贾伟平教授多次获邀在国际知名期刊《柳叶刀糖尿病与内分泌子刊》（影响因子 19 分）中撰文介绍我国糖尿病研究的进展，我国目前具有全球最大的糖尿病患病人口数，以此为基础，中国研究者基于这一独特的人群进行了越来越多的临床和基础的原创性研究，根据 Web of Science 数据库查询结果，我国糖尿病研究文章从 2000 年的 97 篇增加至 2015 年的 3480 篇，得到了与欧美人群不同中国人糖尿病特点的数据：如适合中国人的糖尿病诊断糖化血红蛋白切点可能为 6.3%，而不是 6.5%；我国糖尿病患者 β 细胞缺陷更加严重，餐后血糖水平更高，需要不同于欧美人群的治疗策略。同时我国处于从低发展水平至高发展水平的急剧转变阶段，这一阶段独特的数据可以为国际研究作出贡献，提示在这一急剧转变阶段应该如何采取有效的策略来有效控制糖尿病及其他代谢性疾病的流行。

美国糖尿病学会（ADA）在 2017 年 1 月的 *Diabetes Care* 增刊上，发布了更新的 2017 年糖尿病医学诊疗标准（standards of medical care in diabetes），从改进治疗的策

略、糖尿病的分型和诊断、综合医学评估和评估合并症、生活方式管理、预防或延缓 2 型糖尿病、血糖目标、2 型糖尿病治疗的肥胖管理、血糖控制的药物治疗、心血管疾病和危险因素管理、微血管并发症和足病、老年人、儿童和青少年、孕期糖尿病管理、院内糖尿病管理 14 个方面基于最新研究证据对多项诊断与治疗建议进行了更新及全面系统地梳理。我国糖尿病指南自 2013 年更新后一直在进行广泛讨论，结合我国自身的最新研究进展，有望在今明两年作出更新。糖尿病药物的心血管安全性是糖尿病药物的研发重点，糖尿病药物仅能达到降低血糖的目标是不够的，还应该减少并发症并确认安全性。由于既往对于糖尿病降糖药物心血管安全性的考虑，美国食品和药品管理局（FDA）要求新研制的降糖药物必须进行心血管安全性的评估。从 2015 年开始，部分新型的降糖药经临床大规模随机对照研究证实能够使心血管疾病患者获益，开启了降糖药物的新篇章。EMPA-REG OUTCOME 研究纳入 7020 例 2 型糖尿病心血管事件高危患者，在标准治疗基础上 1∶1∶1 随机接受 SGLT2 抑制剂恩格列净（empagliflozin）10mg、恩格列净 25mg 或安慰剂，平均随访 3.1 年。结果显示，恩格列净治疗组主要终点（心血管死亡、非致死性心梗和非致死性卒中）发生率风险比（HR）0.86，95%可信区间 0.74~0.99，P=0.04。恩格列净组心血管死亡率显著降低，相对风险降低 38%；心衰住院率更低，相对风险降低 35%；任何原因死亡率更低，相对风险降低 32%。在此基础上 2016 年 12 月 2 日美国 FDA 批准了恩格列净的一种新适应证，即在 2 型糖尿病及心血管疾病成年患者中用于降低心血管死亡风险。这是 FDA 批准的第一个可降低心血管死亡风险的降糖药。此后又有 2 个降糖药物在随机对照的临床研究中证实心血管患者可以由此获益，包括胰高血糖素样肽-1（GLP-1）受体激动剂类似物利拉鲁肽（liraglutide）和索马鲁肽（semaglutide）。利拉鲁肽的 LEADER 研究共入选 32 个国家 9340 例 2 型糖尿病患者，随机分为两组：标准治疗联合利拉鲁肽最高 1.8mg 每日 1 次或标准治疗联合安慰剂治疗，中位随访时间为 3.8 年，结果显示与安慰剂组相比，利拉鲁肽组患者主要复合终点（心血管死亡、非致死性心肌梗死、非致死性卒中）风险显著下降 13%（14.9% vs. 13.0%，HR 0.87，95%CI：0.78～0.97，优效性检验 $P = 0.01$），亚组分析显示，年龄≥50 岁且有明确心血管疾病史、伴中重度肾功能不全（eGFR 60ml/min/1.73m^2）的 T2DM 患者应用利拉鲁肽治疗获益更佳。索马鲁肽经结构修饰其半衰期延长，每周仅需皮下注射一次，使用方便性大幅度提高。索马鲁肽的 SUSTAIN 6 研究纳入 20 个国家 3297 例 T2DM 患者，随机分为 4 组：分别接受 semaglutide 0.5mg、1.0mg 以及安慰剂 0.5mg、1.0mg 治疗，中位随访时间为 2.1 年。semaglutide 组患者主要终点（心血管死亡、非致死性心肌梗死、非致死性卒中）风险显著下降 26%（HR 0.74，95%CI：0.58～0.95，优效性检验 $P = 0.02$）。我国也参与了部分研究，得到了中国人的数据。

虽然目前糖尿病新药层出不穷，但是由于临床研究主要入选的都是成年人，能用于儿童的糖尿病药物非常有限。新的研究开始在儿童糖尿病患者中进行，使得部分降糖药物可以用于儿童。德谷胰岛素（degludec）在 BEGIN YOUNG 1 Trial 中进行了在年龄 1~17 岁儿童中用药 52 周的长期安全性，结果显示这款药物改善了患者的血糖控制，没有增加低血糖风险。这一研究结果使得 FDA 批准了德谷胰岛素可以用于 1 岁以上的糖尿病患者的治疗，这是目前获批用于糖尿病患者治疗年龄最低的长效胰岛素类似物。在我国的儿童糖尿病药物研究中，纳入 162 例 6 岁~18 岁的中国 1 型糖尿病儿童及青少年患者，按照 2∶1 的比例随机给予甘精胰岛素每日一次睡前给药或 NPH 每日一次或两次给药治疗 24 周，结果显示甘精胰岛素和 NPH 胰岛素均可以改善血糖控制，甘精胰岛素组的低血糖事件发生率表现出低于 NPH 胰岛素组的趋势，研究中未发现非预期的安全性问题。因此甘精胰岛素获国家食品药品监督管理总局（CFDA）批准，成为唯一一个在中国 6~18 岁 1 型糖尿病儿童及青少年中进行临床研究并经 CFDA 批准取得该人群适应证的长效胰岛素类似物。

相信今后我国对糖尿病的研究将在现有基础上取得更大的进步，将会对基础性研究向着更深层次挖掘，产生更高水平的前瞻性临床研究报告，为适应我国人群疾病防治方案的制定奠定更加坚实的基础。

主要参考文献

1. Jia W. Diabetes research in China: making progress. Lancet Diabetes Endocrinol. 2017; 5(1): 9-10.
2. Jia W, Wang H, Davies J. China-leading the way in diabetes research. Lancet Diabetes Endocrinol. 2016; 4 Suppl 1: S1.
3. Bi Y, Wang L, Xu Y, et al. Diabetes-related metabolic risk factors in internal migrant workers in China: a national surveillance study. Lancet Diabetes Endocrinol. 2016; 4(2): 125-135.
4. Zinman B, Wanner C, Lachin J M, et al. Empagliflozin, cardiovascular outcomes, and mortality in type 2 diabetes. N Engl J Med. 2015; 373(22): 2117-2128.
5. Marso S P, Daniels G H, Brown-Frandsen K, et al. Liraglutide and cardiovascular outcomes in type 2 diabetes. N Engl J Med. 2016; 375(4): 311-322.
6. Marso S P, Bain S C, Consoli A, et al. Semaglutide and cardiovascular outcomes in patients with type 2 diabetes. N Engl J Med. 2016; 375(19): 1834-1844.
7. Thalange N, Deeb L, Iotova V, et al. Insulin degludec in combination with bolus insulin aspart is safe and effective in children and adolescents with type 1 diabetes. Pediatr Diabetes. 2015; 16(3): 164-176.
8. Liu M, Zhou Z, Yan J, et al. A randomised, open-labelstudy of insulin glargine or neutral protamine Hagedorn insulin in Chinese paediatric patients with type 1 diabetes mellitus. BMC EndocrDisord. 2016; 16(1): 67.

新发突发传染病病原学研究进展

高　福

中国科学院微生物研究所

近年来全球新发突发传染病呈现出愈演愈烈的趋势。自 2003 年我国暴发重症急性呼吸综合征（SARS）之后，2012 年中东国家暴发中东呼吸综合征（MERS），2013 年我国暴发 H7N9 禽流感，2014 年西非暴发埃博拉病毒病（Ebola virus disease），2015 年则出现暴发于巴西、2016 年 2 月被世界卫生组织（WHO）宣布为“国际卫生紧急事件”的寨卡病毒病（Zika virus disease）。面对全球新发突发传染病频发的严峻形势，我国提前布局，建立了新发突发传染病防控综合网络体系，防控和治疗策略取得跨越式提升，在基础及应用领域都取得了重要进展。本报告主要归纳和总结 2016 年度我国科学家在新发突发传染病病原学领域取得的研究进展。

（一）寨卡病毒

早在 1947 年，寨卡病毒就在乌干达寨卡丛林的恒河猴中被发现，但一直没有受到人们的关注。直到 2015 年，寨卡病毒在南美大暴发，并因与新生儿小头畸形症有相关性，而成为国际关注的公共卫生问题。目前，全球已有 80 多个国家和地区出现了寨卡病毒感染病例，我国也在 2016 年出现了输入性寨卡病毒感染病例。寨卡病毒是一种虫媒病毒，与同属黄病毒科黄病毒属的登革病毒、日本乙脑病毒、西尼罗病毒一样，主要通过蚊媒传播，但目前研究表明其也可以通过性传播。寨卡病毒感染会引起流产、新生儿小头症，以及格林—巴利综合征等重大疾病，对人类健康的影响不可低估。针对寨卡病毒现在没有疫苗和特效药物，而且目前对于寨卡病毒的研究也很肤浅，迫切需要全世界的科学家就病毒感染的生物特性和致病机制等方面展开深入研究，同时研发疫苗、抗体和药物，从而有效防控寨卡病毒传播。面对这个既古老又陌生的病毒，我国科学家与全球科学家一起协力攻关，取得了丰硕的成果。

1. 病毒分离与检测

中国科学院武汉病毒研究所研究团队从深圳入境的患者血清中成功分离得到寨卡病毒 WIV-SZ01 株系。该团队还建立了寨卡病毒荧光定量 RT-PCR 等鉴定方法。中国科学院微生物研究所研究组与深圳市第三人民医院合作，从深圳入境的感染寨卡病毒的病人体内分离了寨卡病毒 SMGC-1。中国科学院微生物研究所研究团队建立了快速高灵敏度逆转录环介导等温扩增寨卡病毒检测方法。中国疾病预防控制中心与军事医学科学院相关团队也从广州入境的患者血清中成功分离得到寨卡病毒。这些都为我国开发具有自主知识产权的抗病毒药物、检测诊断试剂和中和抗体等的研究夯实了基础。

2. 致病机制与结构生物学研究

中国科学院遗传发育研究所研究组，神经研究所研究组与军事医学科学院学者合作，首次建立了寨卡病毒小头畸形动物模型，并证实寨卡病毒可以直接导致小头畸形的发生。他们在哺乳动物小鼠中发现，寨卡病毒可以在胚胎脑中感染神经干细胞并快速复制，造成神经干细胞的增殖与分化异常，及神经元的大量死亡，最终导致大脑皮层变薄及小头畸形。随后发现含有高滴度中和性抗体的寨卡病人康复期血清可防治病毒感染胎儿的大脑预防小头畸形症的发生。之后，军事医学科学院研究组与中国科学院遗传发育研究所研究组等单位协同合作，发现一个位于寨卡病毒 prM 蛋白中关键位点，单个氨基酸突变 *S139N* 即可显著增强寨卡病毒的神经毒力，从病毒层面揭示了寨卡病毒感染导致小头畸形的分子机制，相关成果发表在 *Science* 杂志。

中国科学院微生物研究所研究组与中国农业大学研究组合作，首次报道了寨卡病毒能够感染雄性小鼠睾丸，导致睾丸炎及雄性不育，揭示了临床上寨卡病毒性传播的机制，呼吁人们高度重视寨卡病毒对生殖健康的风险，研究成果发表在 *Cell* 杂志。

在病毒蛋白结构方面，中国科学院微生物研究所多个研究组合作解析寨卡病毒首个蛋白晶体结构——非结构蛋白 NS1 的 C 端结构，发现 NS1 蛋白具有特殊的表面电荷性质，提示我们应该从 NS1 着手去研究其与小头畸形症、神经系统并发症的关系。随后解析其全长结构，发现了寨卡 NS1 蛋白具有新的膜结合区，有利于进一步了解寨卡病毒 NS1 蛋白的作用机制及其对疾病的影响。解析了寨卡病毒具有甲基转移酶和聚合酶活性的 NS5 蛋白结构，揭示了其保守的药物作用靶点。天津大学学者和南京大学学者解析了寨卡病毒 NS2B-NS3pro 蛋白酶复合物结构，为开发靶向寨卡病毒蛋白酶的特效药物奠定了结构基础。此外，天津大学研究组及中国科学技术大学研究组在寨卡病毒解旋酶结构及功能研究中也分别取得突破。基于寨卡病毒结构生物学领域的这些重要突破，我们在 *Trends in Biochemical Sciences* 发表了《寨卡病毒结构生物学》综述文章，系统地总结了 2015 年寨卡病毒暴发以来全球科学家在寨卡病毒结构生物学领域所取得的重要进展，并对该领域未来研究方向进行了展望。

清华大学医学院研究组发现 NS1 在病毒“宿主-蚊”传播循环过程中的重要作用，阐明了 NS1 蛋白促进病毒感染蚊虫的分子机制。他们发现登革病毒和乙型脑炎病毒的 NS1 可以被大量分泌到感染宿主的血液中。分泌的 NS1 蛋白会与病毒同时吸食到蚊虫体内，通过抑制蚊虫中肠的免疫系统来促进病毒尽快跨越蚊子的中肠屏障，辅助病毒感染蚊虫。随后进一步发现寨卡病毒的 NS1 蛋白同样也具有辅助病毒感染蚊虫的功能，亚洲系寨卡病毒 NS1 上的一个氨基酸位点突变（*NS1 A188V*）导致 NS1 蛋白的分泌能力增强，使得病毒可以更高效地感染蚊虫并导致蚊虫的病毒感染率大幅上升，从而可能是造成寨卡病毒的大范围流行的原因，相关成果发表在 *Nature* 杂志上。这一研究从另一角度解释了近年来寨卡病毒的暴发流行，也为寨卡病毒的防控和治疗提供了新思路。

3. 治疗性抗体和疫苗研发

中国科学院微生物研究所研究团队与军事医学科学院团队通力合作，首次解析寨卡病毒表面 E 蛋白的结构，同时解析一株黄病毒广谱保护性鼠抗 2A10G6 与 E 蛋白的复合物结构，为寨卡病毒的治疗提供了重要的理论基础和研究思路。随后，中国科学院微生物研究所多个学者合作成功从我国第一例寨卡病人体内分离出了 3 株保护性抗体并解析其保护机制，其中两株抗体高效、特异阻断寨卡病毒感染，有望进一步开发成药物，为人类防治寨卡病毒提供了重要的抗体药物支撑。

在疫苗研发上，中国科学院上海巴斯德研究所研制成功寨卡病毒新型基因工程疫苗，并与智飞生物合作，正式进入临床前研究。中国科学院微生物研究所与长春长生生物科技有限责任公司就灭活寨卡疫苗研发也签署了合作协议，有望加速寨卡疫苗的产业化进程。

（二）埃博拉病毒

1. 进化分析

西非埃博拉病毒暴发后，中国政府向塞拉利昂政府派驻了以中国疾病预防控制中心、军事医学科学院等单位的专业人员为主的移动医疗检测队，在非洲期间检测了大量临床样本，通过对 175 株埃博拉病毒进行全基因组测序，揭示了埃博拉病毒在塞拉利昂的传播规律，指出了病毒稳定的变异速率，研发中的疫苗对于流行毒株应该是有保护作用，相关成果发表于 *Nature* 杂志，并入围“2015 年度中国科学十大进展”。2016 年，中国科学院微生物研究所、军事医学科学院、首都医科大学附属北京地坛医院等单位合作，在前期研究的基础上，研究团队再接再厉，设计开发了埃博拉病毒基因组的新测序策略——扩增子深度测序，并为此开发了一套全新的生物信息学分析流程，第一次系统地揭示了埃博拉病毒在宿主内的进化模式，并指出了病毒基因与重要变异位点在病毒-宿主相互作用中的地位，从个体内种群变异这一崭新角度阐明了病毒的进化过程，解读了病毒的进化规律，推动了“宿主内进化”（Intrahost variation）这一国际上病毒学的前沿领域发展，是进化领域的重大突破与必要补充。

2. 入侵机制

中国科学院微生物研究所研究团队探索了埃博拉病毒进入细胞后在内吞体里发生的入侵机制。前人研究发现内吞体膜上的 NPC1 分子是埃博拉病毒入侵所必需的，但是 NPC1 分子如何介导病毒入侵却一直是个未解之谜。NPC1 分子是负责胆固醇转运的多次跨膜蛋白，具有三个大的腔内结构域（A、C 和 I）。埃博拉病毒囊膜表面糖蛋白在内吞体里经过宿主蛋白酶 Cathepsin 的酶切处理，变成激活态糖蛋白，暴露出受体结合位点来与 NPC1 分子的腔内结构域 C 发生相互作用，从而启动后续的病毒膜融合过程，实现病毒的感染生活史。研究人员解析出激活态糖蛋白与腔内结构域 C 的复合物三维结构，发现结构域 C 主要利用两个凸出来的环状结构插入激活态糖蛋白头部的疏水凹槽里，从而发生相互作用。这一重大发现预示着人们能够针对激活态糖蛋白头部的疏水凹槽设计小分子或多肽抑制剂，来阻断埃博拉病毒的入侵过程。进一步的分析发现，激活态糖蛋白与腔内结构域 C 结合后，会发生构象变化，使得糖蛋白的融合肽更容易暴露出来，插入内吞体膜上，从而启动膜融合过程。随后，中国科学院微生物研究所研究团队与清华大学研究团队合作，进一步解析了全长 NPC1 分子与病毒 GP 蛋白复合物电镜结构，从分子水平阐释了一种新的埃博拉病毒膜融合激发机制。上述研究成果为防控埃博拉病毒病疫情及抗病毒药物设计与研发提供了重要科学基础，是近年来国际病毒学领域的一项重大突破。“埃博拉病毒入侵人体机制被破解”入选“中国 2016 年度十大医学科技新闻”和“2016 年度中国十大生命科学进展”，同时该工作也被选为中国科学院年度 12 项重大科技成果“亮点”之一。两次工作均发表在 Cell 杂志上。

3. 治疗性抗体与小分子药物

埃博拉药物 ZMapp 曾在埃博拉疫情高峰期发挥了重要作用，但其产量低是个问题。军事医学科学院研究团队和北京天广实生物技术股份有限公司团队联合加拿大曼尼托巴大学多名教授在此基础上改进推出一种双抗体疗法，可治愈感染埃博拉病毒 3 天的猴子，并且可以降低成本提高产量。这种双抗体药物由在中国仓鼠卵巢细胞内制成的两种单克隆抗体 MIL77-1 和 MIL77-3 组成，这两种抗体与 ZMapp 所用的在烟草叶中生产的两种单克隆抗体 2G4 和 13C6 很相似。

清华大学医学院研究团队与中国科学院广州生物医药与健康研究院-广州医科大学呼吸疾病国家重点实验室研究团队合作，从免疫的中国猕猴体内，成功分离出三株具高中和能力的抗埃博拉病毒的单克隆抗体 Q206、Q314 和 Q411；并与加拿大相关教授合作，通过感染埃博拉活病毒的动物保护实验，证明其中两个抗体在小鼠感染埃博拉活病毒 48 小时后，具有很强的保护作用。清华大学医学院多个研究组合作，对该三株抗埃博病毒抗体进行深入的结构与功能分析，揭示了抗体 Q206 和 Q411 识别埃博拉病毒表面全新的关键表位，位于膜蛋白受体结合区并接近糖基化区；抗体 Q314 识别与 ZMapp 药物中 13C6 抗体相似的表位，仅位于糖基化区。三株抗体在活病毒中和实验里完全不依赖或只部分依赖补体的存在，对活病毒均能达到接近 100%的抑制率。在抗体作用机制研究中，课题组证实了 Q206 和 Q411 可以干扰病毒与细胞内吞体受体 NPC1 的相互作用。此三株高中和能力的抗体有潜力作为候选药物，有效预防和治疗埃博拉病毒感染。此外，清华大学医学院研究组与美国国立卫生研究院研究组合作解析了两种不同 pH 条件下埃博拉 GP 与人源埃博拉病毒中和性抗体 mAb100 和 mAb114 的复合物冷冻电镜结构，阐述了这两种高效中和性抗体的不同保护作用机制，相关成果发表在 *Science* 杂志上。

中国学者回顾性分析了塞拉利昂—中国友好医院埃博拉病毒患者的临床病例。临床数据表明，使用 T-705（法拉匹韦）治疗组总生存率高于对照组，治疗组（46.9±5.6）d 的平均生存时间长于对照组（28.9±4.7）d，治疗组患者大多数症状明显改善。另外，接受 T-705 的患者中有 52.9%的病毒载量减少了 100 倍，而对照组只有 16.7%。结论表明 T-705 治疗埃博拉病毒感染与延长生存期相关，病毒载量明显降低，为 T-705 治疗埃博拉病毒感染的进一步试验提供了有力的理论依据。

（三）流感病毒

1. 进化溯源

中国科学院流感研究与预警中心与多家单位合作，自 2014 年起对我国 16 个省份和地区 39 个市县的禽流感流病毒流行状况进行持续监测发现，我国北方地区主要以 H9N2 为主，长三角、华中、华南地区有一定比例 H7N9 存在，而在长三角地区以南 H5N6 比重增大，逐渐取代 H5N1 成为优势流行毒株。鸭群在 H5N6 的产生和传播过程中发挥了重要作用，且 H5N6 源于 H5Ny 与 H6N6 的重配。H5N6 对家禽、野鸟、哺乳动物及人的感染，给我们敲响了警钟，必须开展积极有效的防控措施，阻止病毒在家禽中的传播范围继续扩大，从而降低对人的感染概率。

中国科学院武汉病毒研究所学者与兰州兽医研究所学者、哈尔滨兽医研究所学者的团队合作分析了 2014~2015 年在湖南某禽养殖场及周边环境收集的流感病毒数据，发现了 3 株经由 H5N6 及其他亚型重配而来的新毒株 H3N6。动物实验表明 2 年内当地流行的 4 种毒株（H3N2、H3N6、H3N8 及 H5N6）均有较低的致病力。该毒株的发现为禽流感病毒的防控提供了新的素材。

我国科学家通过持续跟踪监测，发现 H7N9 已经从低致病性禽流感病毒进化为高致病性禽流感病毒，需加强防控。

2. 入侵机制

国际病毒分类委员会执委会批准命名了一种新病毒——D 型流感病毒。病毒分类委员会认为该病毒是流感病毒的一个新属，其同 A、B 和 C 型流感病毒存在一定的差异。目前已在北美、欧洲、中国等多个国家和地区检测到此新型流感病毒，牛被认为是主要宿主。D 型流感病毒比 C 型流感病毒存在更广谱的细胞嗜性，能够感染牛、猪、雪貂和豚鼠，并通过接触传播感染其他动物。D 型流感病毒的入侵分子机制成为世界科学家所关注的焦点，中国科学院微生物研究所团队在该研究中取得进展。研究组利用结构生物学手段及功能实验研究了 D 型流感病毒表面唯一的糖蛋白 HEF，通过糖点阵芯片实验证明了 D 型流感病毒结合 9-*O*-乙酰唾液酸作为受体。随后解析了 D 型流感病毒 HEF 蛋白及其与不同受体类似物的复合物结构，发现 D 型流感病毒 HEF 蛋白受体结合位点存在开放通道使得 D 型流感病毒能够容纳不同的糖环构象，为其广泛的细胞嗜性提供了结构基础。组织免疫荧光实验表明 D 型流感病毒 HEF 能结合人、猪和牛的气管纤毛上皮细胞。考虑到 D 型流感病毒不仅能够导致牛和猪发病，而且能够在雪貂和豚鼠中传播，必须警惕和防范其对公共安全的威胁。

3. 疫苗、抗体、小分子药物等

2016 年中国科学家在流感病毒疫苗领域取得了重大进展。其中北京大学研究团队开创了新的流感病毒疫苗设计体系最为令人振奋。该团队对人胚肾（HEK）293T 细胞进行了改造，利用慢病毒载体转染一种来自原核生物的正交翻译系统，改造后的 293T 细胞系用于流感病毒的包装。继而通过对流感病毒基因组进行定点突变人工插入终止密码，产生一种所谓 PTC（premature termination codon）病毒，这种病毒仍可以正常增殖并出现细胞病变效应（cytopathic effect，CPE），利用这种方法对所有 8 个基因进行突变分析，观察子代病毒的感染力与稳定性。研究者最终选择了一个 PTC-4A 病毒研究其安全性、免疫原性，以及保护效果，PTC-4A 病毒的突变没有涉及 *HA* 与 *NA* 基因，而涉及 *PA*、*PB1*、*PB2* 与 *NP*。该结果具有显著优势：PTC-4A 病毒的 LD_{50} 较野毒株显著增加；病毒可以诱导全面的获得性免疫应答；病毒特异性 CTLs 数量也高于传统疫苗。这一发现颠覆了病毒疫苗研发的理念，成就了活病毒疫苗的重大突破，相关工作发表于 *Science* 杂志。

H5N1 禽流感疫苗研究也取得突破，中国科学院上海巴斯德研究所抗感染免疫与疫苗研究课题组与匹兹堡大学儿童医院的合作将 miRNA 技术和腺病毒载体结合，研发了新型禽流感防控技术。上海生物制品研究所提供了一种预防流感病毒感染的新策略，发现壳聚糖经鼻黏膜途径给药后，能通过诱导黏膜固有免疫提高小鼠对抗致死剂量流感病毒攻击的能力。

上海巴斯德研究所在流感治疗性抗体方面取得进展，解析了一株人单克隆广谱性中和抗体 3E1 作用机制。体外中和实验表明 3E1 可以中和 H1、H5 亚型的多株毒株。结构分析发现抗体靶定到血凝素的颈部区，抑制低 pH 诱导的血凝素构像变化及膜融合，控制了病毒的入侵。

中国科学院微生物研究所多个研究组合作报道了一种新型具有高效抗流感活性的四价扎那米韦分子化合物 TZ12，发现在蛋白、细胞、小鼠水平的生物活性评价实验中表现出了对不同亚型的流感病毒株（包括耐药流感病毒株）表现出了较已有抗流感药物扎那米韦更加优秀的抑制活性，有进一步进行临床前开发的潜力。该成果为其他多价抑制剂提供了更加合理有效的设计思路，而且也是对基于靶点蛋白结构进行药物设计的一个重要补充。

（四）其他病原

发现病毒是采取预防手段的前提，在过去 200 多年的时间里，全世界共发现 2200 多种病毒，中国疾病控制中心传染病所研究团队通过对 9 个动物门的超过 220 种无脊椎动物标本进行宏转录组测序，短短 5 年就发现 1445 种全新 RNA 病毒，其中一些病毒与现有已知病毒的差异性很大，以至于需要重新被定义为新的病毒科，这些病毒的发现改变了当今病毒学的认识，填补了对生命起源的认识，成果发表于 *Nature* 杂志。

中国科学院微生物研究所研究组与云南省疾病预防控制中心和华大基因合作，从云南西双版纳采集棕果蝠的直肠拭子样本中鉴定出一种新型蝙蝠冠状病毒，将其命名为果蝠冠状病毒 GCCDC1（Ro-BatCoV GCCDC1），发现其病毒基因组中存在 *p10* 基因与正呼肠孤病毒的 *p10* 最为接近，这也是首次发现在单股正链 RNA 病毒与双股分节段的 RNA 病毒之间的跨科重组。该研究对深入了解病毒间异源重组的机制，以及重组事件对于病毒的毒力和潜在的从蝙蝠到人的跨物种传播的作用具有重要意义。

（五）展望和发展趋势

过去一年，传染病肆虐仍在全球上演。新发、突发传染病一直是医疗卫生领域的重点与热点问题，特别是全球一体化和我国推行“一带一路”倡仪的大背景下，给传染病的防控带来了新的困难。

将来，对新发、突发传染病的研究必然要求越来越精准，越来越超前，做到“防患于未然”。病原感染机制、预警预测技术研究、新型病原的发现，以及快速诊断与监测将成为以后的重点研究方向，而新型疫苗与药物的研发也刻不容缓。尽管我们在病原学研究中已取得令人瞩目的成绩，但如何将科研成果转化为疫苗和药物造福世界仍然是亟待解决的问题。加强院（校）企合作，通过资源优势互补和强强联合，实现科技成果的快速转化，才能更好地助力中国乃至世界健康产业的发展。

主要参考文献

1. Bai C Q, Mu J S, Kargbo D, et al. Clinical and virological characteristics of Ebola virus disease patients treated with Favipiravir(T-705)-Sierra Leone, 2014. Clin Infect Dis. 2016. 63(10): 1288-1294.
2. Cao X, Li Y, Jin X, et al. Molecular mechanism of divalent-metal-induced activation of NS3 helicase and insights into Zika virus inhibitor design. Nucleic Acids Res. 2016. 44(21): 10505-10514.
3. Chen L, Liu Y, Wang S, et al. Antiviral activity of peptide inhibitors derived from the protein E stem against Japanese encephalitis and Zika viruses. Antiviral Res. 2017. 141: 140-149.
4. Chen X, Yang K, Wu C, et al. Mechanisms of activation and inhibition of Zika virus NS2B-NS3 protease. Cell Res. 2016. 26(11): 1260-1263.
5. Dai L, Song J, Lu X, et al. Structures of the Zika virus envelope protein and its complex with a flavivirus broadly protective antibody. Cell Host Microbe. 2016. 19(5): 696-704.
6. Deng C, Liu S, Zhang Q, et al. Isolation and characterization of Zika virus imported to China using C6/36 mosquito

cells. VirologicaSinica. 2016. 31(2): 176-179.

7. Duan W, Song H, Wang H, et al. The crystal structure of Zika virus NS5 reveals conserved drug targets. EMBO J. 2017. 36(7): 919-933.
8. Fu L, Bi Y, Wu Y, et al. Structure-based tetravalent zanamivir with potent inhibitory activity against drug-resistant influenza viruses. J Med Chem. 2016. 59(13): 6303-6312.
9. Gong X, Qian H, Zhou X, et al. Structural insights into the Niemann-Pick C1(NPC1)-mediated cholesterol transfer and ebola infection. Cell. 2016. 165(6): 1467-1478.
10. Huang C, Liu W J, Xu W, et al. A Bat-derived putative cross-family recombinant coronavirus with a reovirus gene. PLoSPathog. 2016. 12(9): e1005883.
11. Jiang J, Li J, Fan W, et al. Robust lys63-linked ubiquitination of RIG-I promotes cytokine eruption in early influenza B virus infection. J Virol. 2016. 90(14): 6263-6275.
12. Li X, Yang J, Liu B, et al. Co-circulation of H5N6, H3N2, H3N8, and emergence of novel reassortant H3N6 in a local community in hunan province in China. Sci Rep. 2016. 6: 25549.
13. Liu J, Liu Y, Nie K, et al. Flavivirus NS1 protein in infected host sera enhances viral acquisition by mosquitoes. Nat Microbiol. 2016. 1(9): 16087.
14. Liu Y, Liu J, Du S, et al. Evolutionary enhancement of Zika virus infectivity in *Aedes aegypti* mosquitoes. Nature. 2017. 545(7655): 482-486.
15. Ma W, Li S, Ma S, et al. Zika virus causes testis damage and leads to male infertility in mice. Cell.2016. 168(3): 542.
16. Misasi J, Gilman MS, Kanekiyo M, et al. Structural and molecular basis for Ebola virus neutralization by protective human antibodies. Science. 2016. 351(6279): 1343-1346.
17. Ni M, Chen C, Qian J, et al. Intra-host dynamics of Ebola virus during 2014. Nat Microbiol. 2016. 1(11): 16151.
18. Qiu X, Audet J, Lv M, et al. Two-mAb cocktail protects macaques against the Makona variant of Ebola virus. Sci Transl Med. 2016. 8(329): 329ra333.
19. Shi M, Lin X D, Tian J H, et al. Redefining the invertebrate RNA virosphere. Nature. 2016. 540(7634): 539-543.
20. Shi Y, Gao G F. Structural biology of the Zikavirus. Trends Biochem Sci. 2017. 42(6): 443-456.
21. Si L, Xu H, Zhou X, et al. Generation of influenza A viruses as live but replication-incompetent virus vaccines. Science. 2016. 354(6316): 1170-1173.
22. Song H, Qi J, Haywood J, et al. Zika virus NS1 structure reveals diversity of electrostatic surfaces among flaviviruses. Nat Struct Mol Biol. 2016. 23(5): 456-458.
23. Song H, Qi J, Khedri Z, et al. An open receptor-binding cavity of hemagglutinin-esterase-fusion glycoprotein from newly-identified influenza D virus: Basis for Its Broad Cell Tropism. PLoS Pathog. 2016. 12(1): e1005411.
24. Tang X, Zhang H, Song Y, et al. Hemagglutinin-targeting artificial micrornas expressed by adenovirus protect mice from different clades of H5N1 infection. MolTher Nucleic Acids. 2016. 5: e311.
25. Tian H, Ji X, Yang X, et al. The crystal structure of Zika virus helicase: basis for antiviral drug design. Protein Cell. 2016. 1-5.
26. Tian H, Ji X, Yang X, et al. Structural basis of Zika virus helicase in recognizing its substrates. Protein Cell. 2016. 7(8): 562-570.
27. Wang H, Shi Y, Song J, et al. Ebola viral glycoprotein bound to its endosomal receptor niemann-pick C1. Cell. 2016. 164(1-2): 258-268.
28. Wang Q, Yang H, Liu X, et al. Molecular determinants of human neutralizing antibodies isolated from a patient infected with Zika virus. Sci Transl Med. 2016. 8(369): 369ra179.
29. Wang W, Sun X, Li Y, et al. Human antibody 3E1 targets the HA stem region of H1N1 and H5N6 influenza A viruses. Nat Commun. 2016. 7: 13577.
30. Wang X, Yin F, Bi Y, et al. Rapid and sensitive detection of Zika virus by reverse transcription loop-mediated isothermal amplification. J Virol Methods. 2016. 238: 86-93.
31. Xu M, Lee E M, Wen Z, et al. Identification of small-molecule inhibitors of Zika virus infection and induced neural

cell death via a drug repurposing screen. Nat Med. 2016. 22(10): 1101-1107.
32. Xu M Y, Liu S Q, Deng C L, et al. Detection of Zika virus by SYBR green one-step real-time RT-PCR. J Virol Methods. 2016. 236: 93-97.
33. Xu X, Song H, Qi J, et al. Contribution of intertwined loop to membrane association revealed by Zika virus full-length NS1 structure. EMBO J. 2016. 35(20): 2170-2178.
34. Zhang Q, Gui M, Niu X, et al. Potent neutralizing monoclonal antibodies against Ebola virus infection. Sci Rep. 2016. 6: 25856.
35. Zheng M, Qu D, Wang H, et al. Intranasal administration of chitosan against influenza A(H7N9)virus infection in a mouse model. Sci Rep. 2016. 6: 28729.
36. 王强，杨扬，郑海霞，等. 深圳口岸输入寨卡病毒的基因和生物学特性分析. 科学通报. 2016.(22): 2463-2474.

病毒性肝炎防控进展

崔富强　庄　辉
北京大学医学部

（一）病毒性肝炎流行现状

据世界卫生组织（WHO）估计，全球每年因病毒性肝炎导致的死亡人数已超过艾滋病、结核和疟疾的死亡（图 1）。在西太平洋地区，由病毒性肝炎导致的死亡人数已多于艾滋病、结核和疟疾死亡的总和。中国占西太平洋地区人口数的 78%，病毒性肝炎的疾病负担远高于本地区其他国家，仅慢性乙型肝炎病毒表面抗原（HBsAg）携带者就占全球的 1/3，每年，原发性肝癌（HCC）归因的死亡例数占全球的 55%。

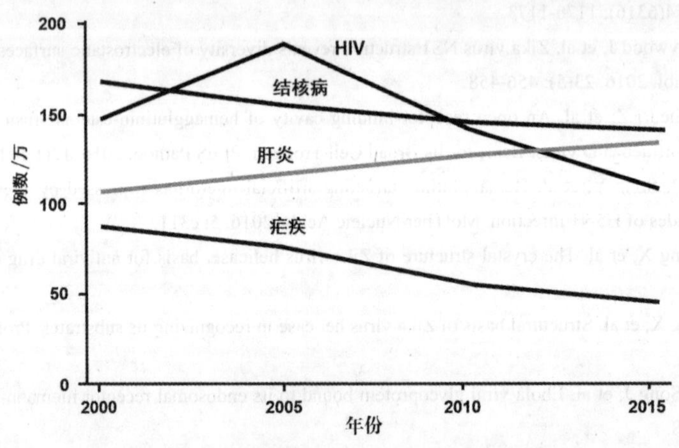

图 1　全球肝炎、艾滋病、疟疾和结核病年死亡例数

1. 甲型肝炎

2004~2016 年，中国累计报告 59.1 万例甲型肝炎（甲肝），年平均发病率为 3.6/10 万；发病呈逐渐下降趋势，发病数由 2004 年的 9.4 万例已下降至 2016 年的 2.1 万例，占病毒性肝炎报告病例的比例由 2004 年的 8.1%降至 2016 年的 1.7%；发病率由 2004 年

的7.3/10万降至2016年的1.6/10万；各年龄组均大幅下降，以5岁组、10岁组和15岁组下降最为明显，降幅分别为86.4%、88.4%和84.3%。以2004年甲肝报告发病率为基线，各年度甲肝发病的相对危险度（relative risk，RR）逐年下降，2016年的RR为2004年的0.23倍。2004~2016年甲肝死亡率也逐年下降。

2. 乙型肝炎

2014年全国乙型肝炎（乙肝）血清流行病学调查结果显示，中国30岁以下人群HBsAg携带率为4.4%，较1992年（10.1%）下降56%；15岁以下儿童的HBsAg携带率由1992年的10.8%降至0.8%，降幅93%。据推算，中国自1992年以来，儿童慢性乙肝病毒（HBV）感染减少约2800万例，因慢性HBV感染导致的死亡减少500万例，提示我国通过新生儿乙肝疫苗免疫阻断母婴传播为主的预防策略取得了成效。但是，我国15~29岁女性人群HBsAg阳性率仍较高，为4%，农村地区更高，为5.6%，表明生育高峰期女性仍处于HBV高携带状态，HBV母婴传播的风险仍然存在。

尽管近30年来，由于实施新生儿乙肝疫苗免疫，有效保护了儿童免受HBV感染，但既往已感染HBV者人数众多。据统计，目前在全国的慢性HBV感染者中，估计约6000万人为HBsAg携带者，约2000多万例为慢性乙肝，约100万例为乙肝肝硬化，约30万例为乙肝相关HCC。

3. 丙型肝炎

根据“Polaris Observatory HCV Collaborators”发表的研究数据，保守估计，2017年我国丙型肝炎病毒（HCV）感染例数约为959万例，预计2030年为682万例。中国肝炎防治基金会对我国HCV感染研究开展的Meta分析结果表明，一般人群抗-HCV阳性率为0.60%。另一项在全国31个省市自治区开展的HCV血清流行病学调查结果表明，儿童抗-HCV阳性率为0.09%~0.26%。吸毒人群（包括社区或公共场所的毒品吸食者、静脉药瘾者、自愿或强制接受戒毒或美沙酮治疗人群）的抗-HCV平均阳性率为48.67%；血透析患者的抗-HCV平均阳性率为6.59%。男男同性恋人群（MSM）的平均抗-HCV阳性率为0.84%，其中哨点监测的MSM平均抗-HCV阳性率为0.77%。

4. 丁型肝炎

目前尚无全国丁型肝炎（丁肝）血清流行病学的调查数据，仅有广西、四川、河南个别地区报告的数据，一般人群和静脉注射毒品人群的抗-HDV流行率分别为0.30%和5.62%，HDV RNA流行率分别为0.15%和4.71%。2016年全国报告丁肝发病411例。

5. 戊型肝炎

我国属戊型肝炎（戊肝）高地方性流行地区，各地均有戊肝发生，其中吉林、辽宁、河北、山东、内蒙古、新疆和北京曾发生本病暴发或流行。近年来，我国报告的戊肝病例有上升趋势，某些地区戊肝病毒（HEV）感染已成为急性肝炎的主要原因。1992年全国病毒性肝炎血清流行病学调查时，仅对13个省的血清样本进行了抗-HEV检测，人群抗-HEV流行率平均为17.2%。1997~2016年各地报道的抗-HEV流行率表明，我国一般人群抗-HEV 有明显的地域差异：东南部地区（四川、广西、浙江、江苏等）抗-HEV 阳性率最高，达 40%左右；中部地区（湖南、湖北、江西、安徽和河南）抗-HEV 阳性率约为 30%；而东北三省和华北地区（北京、天津、内蒙古、河北、山西）抗-HEV 阳性率约 20%。

（二）防控现状

我国自 20 世纪 80 年代起就采取了“预防为主，防治结合”的措施，控制病毒性肝炎的流行。通过实施甲肝和乙肝疫苗免疫策略，降低了甲肝和乙肝的发病率和感染率；通过提升饮水和食品卫生，减少了甲肝和戊肝的发病；通过控制医源性传播及血液和血制品监管，有效遏制了 HBV、HCV 传播；通过健康教育，提升了公众对病毒性肝炎的防控意识。

甲肝的防控主要采取健康教育、疫苗免疫、饮水卫生和食品卫生等综合措施，效果明显，全人群甲肝发病率从 1990 年的 52.6/10 万降至 2016 年的 1.6/10 万。2008~2011 年和 2012~2016 年甲肝报告发病数较 2004~2007 年明显下降，提示 2007 年起甲肝疫苗纳入扩大国家免疫规划后，对全国甲肝疫情控制起到了积极作用。中国从 2008 年开始对全国 18 月龄以上儿童常规接种甲肝疫苗，目前已覆盖 10 岁以下儿童，部分省份对无免疫史的学龄儿童补种甲肝疫苗。2014 年调查显示，我国 2~6 岁儿童甲肝疫苗覆盖率为 91.2%，7~14 岁为 76.0%。但新疆、四川等 5 岁以下儿童的甲肝发病率下降幅度较低，提示常规甲肝疫苗免疫可能存在漏洞，应加强这些地区的常规免疫工作，提高适龄儿童甲肝疫苗及时接种率，建立有效的免疫屏障。

2002 年起我国将乙肝疫苗纳入儿童计划免疫。中央财政连续 5 年共提供 1.8 亿元专项资金，用于中西部省份国家级贫困县乙肝疫苗预防接种工作。另外，中央财政通过转移支付，为中西部地区预防接种工作提供补助。同时，与全球疫苗免疫联盟（Global Alliance for Vaccines and Immunization，以下简称 GAVI）达成协议，由 GAVI 支持成立乙肝疫苗免疫及安全注射 5 年合作项目。自 2002 年项目启动以来，推动了西部省份和中部省份国家级贫困县乙肝疫苗预防接种和安全注射工作，支持了我国乙肝疫苗新生儿预防接种策略的落实，保护了新生儿免受 HBV 感染，减少了母婴传播，从根本上减少了新发的慢性 HBV 感染；通过实施规范诊疗和推广安全注射，减少了医源性感染；健全法制，反对歧视，营造了良好的控制乙肝的社会氛围；加强乙肝病人管理，规范乙肝的诊断和治疗等，减少了乙肝相关疾病的发生和发展，提高了患者的生存质量。

在各级政府的支持和国际组织的援助下，我国新生儿的乙肝疫苗接种纳入计划免疫工作取得良好进展。2002 年以来，乙肝疫苗的全程接种率和首针及时接种率都得到了显著的提高，乙肝疫苗全程接种率从纳入前的 80%提高到 2004 年的 90%以上，首针及时接种率从纳入前的 60%提高到 2004 年的 75%。GAVI 项目地区共有 1100 万儿童接受了乙肝疫苗的预防接种。其中，在西部省份和贫困地区，乙肝疫苗的全程接种率从 64%上升到 2005 年的 90%，首针及时接种率也从 47%上升到 67%。我国东、中、西部乙肝疫苗出生及时接种率和 3 针乙肝疫苗覆盖率的差异不断缩小，至 2009 年均达到 90%以上。

此外，乙肝作为我国重点控制的传染病之一，其防治工作已经列入国家“十一五”规划。卫生部也制定了《2006—2010 年全国乙型病毒性肝炎防治规划》，旨在通过采取免疫预防为主、防治兼顾的综合措施，优先保护新生儿和重点人群，有效遏制乙肝的高流行状态，至 2010 年使我国人群乙肝发病率和乙肝表面抗原携带率有显著下降，并降低由乙肝引发的肝硬化和肝癌的死亡率。

由国家计生卫生委组织领导，重大专项经费给予支持，在 2006 和 2014 年开展的全国乙肝血清流行病学调查显示，2006 年我国人群 HBsAg 流行率为 7.18%，与 1992 年（9.75%）相比下降了 26%。其中，1~4 岁儿童 HBsAg 流行率为 0.96%，与 1992 年（9.67%）相比下降了 90%，按照世界卫生组织的定义，我国已经从乙肝病毒感染高流行区过度为中流行区国家，并提前实现了世界卫生组织西太区提出的“到 2017 年将 5 岁以下儿童 HBsAg 流行率降到 1%以下”的控制目标。2014 年开展的全国乙肝血清流行病学调查显示，我国 1~29 岁人群 HBsAg 流行率降至 2.64%；1~4 岁人群 HBsAg 流行率为 0.32%，与 2006 年（0.96%）相比，又下降了 67%。

在丙型肝炎（丙肝）防控方面，通过加大对采供血机构的监管，促进安全注射；通过立法控制血源性传播。我国 HCV 新发感染已得到有效控制，经输血和注射途径传播已大大减少。静脉注射毒品、输血、不安全注射、重复使用注射器、医疗器械消毒不严格等引起的 HCV 感染也得到控制。2017 年国家食品药品监督管理总局陆续批准了丙肝直接抗病毒药物在中国上市，为丙肝患者带来了福音，疗程缩短至 3 个月至半年，持续病毒学应答率在 90%以上。

戊肝和甲肝一样，已有戊肝疫苗可供预防。2012 年 10 月，我国在全球率先批准上市戊肝疫苗益可宁®（Hecolin®），其接种对象为 16 岁及以上的易感人群，推荐用于 HEV 感染的高危人群，如慢性肝病患者、育龄期妇女、老年人、学生或部队官兵、餐饮业人员、畜牧养殖者、疫区旅行者等。

（三）存在问题

1. 多部门合作机制不够健全，尚未制订 2020~2030 年国家病毒性肝炎控制规划

虽然病毒性肝炎新发感染人数快速下降，但最近发表在《柳叶刀》上的一项研究显示：自 1990~2013 年，全球病毒性肝炎死亡人数由每年的 89 万例升至每年 145 万例。由于我国慢性乙肝和丙肝病例众多，以及抗病毒治疗率低，病毒性肝炎相关死亡也呈上升趋势。有关研究显示，如果不能大规模治疗现有慢性乙肝和丙肝患者，在今后数十年内，人群中乙肝和丙肝导致的肝硬化及肝细胞癌死亡人数将持续升高。

为了进一步降低病毒性肝炎新发感染，提高诊断率和治疗率，需要国家发展和改革委员会、国家食品药品监督管理总局、财政部、人力资源和社会保障部、国家卫生和计划生育委员会等多家协同，制定监测、筛查、诊断、治疗和预防的政策，才能有效整合资源，控制病毒性肝炎的发生。作为实现多部门联合政策的一部分，当前急需制订 2020~2030 年国家病毒性肝炎控制规划，制订战略目标，并积极稳妥推进防治规划。

2. 预防策略未能覆盖弱势人群和高危人群

在预防接种方面，甲肝疫苗在农村、边缘和贫困地区的接种率还未达到要求的目标；乙肝疫苗在高危人群中的接种率较低；戊肝疫苗在高危人群中的免疫策略尚未制订。这

些都在一定程度上影响对病毒性肝炎新发感染的控制。

3. 诊断率和治疗率低，疾病管理机制欠完善

虽然我国已有有效控制乙肝和治愈丙肝的药物，但由于人群对病毒性肝炎的知晓率低，因此诊断率和治疗率较低，规范化抗病毒治疗的比例更低。根据 WHO 估计，2015 年全球乙肝和丙肝的诊断率分别为 9%和 20%，治疗率分别为 8%和 7%，这与世界卫生组织提出的 2030 年实现病毒性肝炎 90%诊断率和 80%治疗率的目标还有很大差距（图 2）。从卫生经济学的角度来说，乙肝患者进行抗病毒治疗有很好的成本效果比；也就是说，如果现在不采取积极的措施治疗慢性乙肝，将来则需要花费更多的资源去治疗慢性乙肝所导致的肝硬化和肝细胞癌（hepatocellular carcinoma，HCC）。

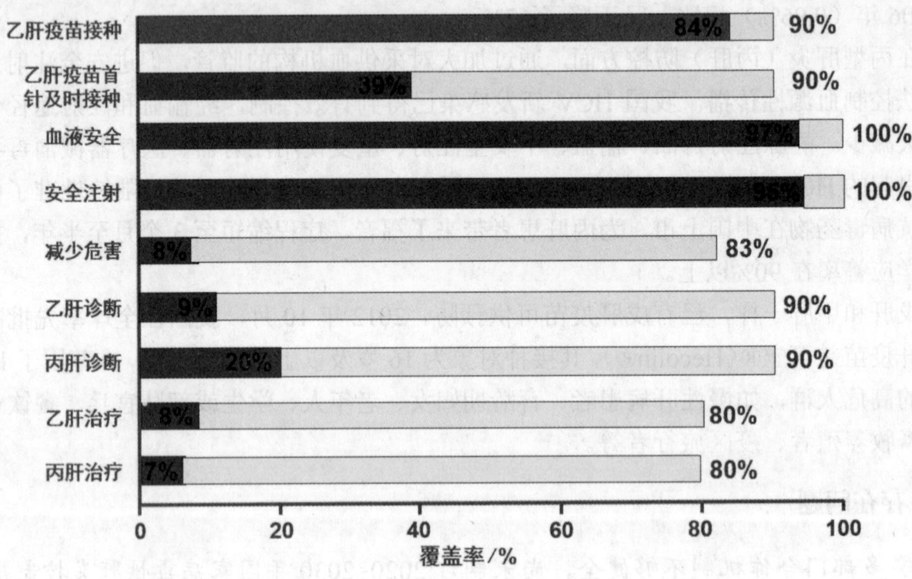

图 2 全球消除乙肝和丙肝策略：基线 2015 年与 2030 年目标

4. 用于决策的监测资料不全

由于监测系统不健全等问题，我国目前还存在甲肝暴发疫情不能及时报告，诊断的准确性不够，难以及时发现和确定甲肝暴发的危险因素等问题；乙肝报告病例中有相当一部分病例由于缺乏特异性的实验室指标，难以确定是否为新发的急性乙肝。此外，我国尚无系统的疾病转归资料，也缺少对疾病治疗的卫生经济学评价资料。HCV 的传播途径并未得到完全控制，仍然有新发的 HCV 感染，主要因素是不安全注射，目前我国还未完全实行安全注射；HCV 感染的确切人数也有待核实。慢性 HCV 感染人群的流行病学特点和慢性 HBV 感染人群有所不同，有显著的高危人群和高流行区特点，因此，在一般人群抗-HCV 流行率 0.43%的背景下，很难制订出涵盖高流行地区和高危人群的预防策略和治疗策略，对高流行区的忽略会是造成今后新的 HCC 高发区的关键问题。由于既往各地戊肝血清流行病学调查人群和检测试剂盒不同，导致各地区间抗-HEV 流行率无法比较。因此，扩大人群覆盖面，采用统一试剂和统一的诊断标准，对全国不同

区域和民族进行戊肝血清流行病学抽样调查，获得我国一般人群抗-HEV流行率数据，对指导各地有效地开展防控工作非常重要。同时，加强对公共进餐场所的监管，对防止戊肝爆发也十分必要。

（四）对我国病毒性肝炎防控的建议

1. 制定国家控制病毒性肝炎的规划

按照世界卫生组织提出的行动规划，结合我国的实际情况，应制订国家控制病毒性肝炎的规划。该规划应客观发布我国病毒性肝炎的流行现状，明确提出控制目标、具体措施和保证政策，对今后控制病毒性肝炎提出一个纲领性文件。通过政府多部门通力合作，建立科学、严谨、快捷的新药审批程序，让有效的抗病毒性肝炎药物及时上市；要借鉴国际通行做法和好的经验，建立通过政府谈判等措施，形成药物价格与医保报销目录决策密切结合的机制，切实提高治疗药物可及性和可支付性；要体现“预防为主”的理念，重视疾病的早预防、早诊断和早治疗。

2. 预防为主，保持高的甲肝和乙肝疫苗接种率

全面推进公共卫生服务均等化，加强甲肝和乙肝疫苗接种管理，确保所有儿童，特别是城市流动儿童和农村偏远地区儿童享有均等机会接种甲肝和乙肝疫苗。重点做好新生儿乙肝疫苗的常规免疫工作，提高新生儿首剂乙肝疫苗24h内及时接种率和全程接种率。教育、卫生计生部门要做好儿童入托、入学查验预防接种证工作，对未接种（含未全程接种）甲肝和乙肝疫苗的儿童要及时予以补种。积极探索成人病毒性肝炎疫苗接种策略。鼓励有条件地区逐步开展HBV感染高风险人群（医务人员、经常接触血液的人员、托幼机构工作人员、器官移植者、经常接受输血或血液制品者、免疫功能低下者、易发生外伤者、HBsAg阳性者的家庭成员等）的乙肝疫苗接种工作；为餐饮行业从业人员、托幼机构工作人员等易传播HAV的重点人群接种甲肝疫苗。各地根据疫情防控需要，按照知情自愿的原则开展戊肝疫苗接种工作。

在控制HBV感染方面，高病毒载量的孕妇在妊娠晚期服用替诺福韦酯治疗，可进一步降低HBV母婴传播率。因此，进一步提高新生儿乙肝疫苗接种率（包括出生24h及时接种率及3针全程接种率），以及HBeAg阳性母亲的HBV母婴阻断率，仍是保持新发慢性HBV感染率持续降低的关键。

3. 建立抗病毒治疗的政策保障体系，规范诊疗

各地要根据本地病毒性肝炎流行情况、医疗卫生机构服务能力、医疗保障筹资水平等实际情况，制订完善的检测策略，明确重点检测对象，稳步扩大检测覆盖面。医疗机构要落实手术、住院、血液透析、侵入性诊疗等患者的乙肝和丙肝抗体筛查规定，为易感染人群和肝脏生化学检测不明原因异常者提供筛查服务。医疗卫生机构和体检机构可在被体检者知情同意的前提下，将乙肝、丙肝检测纳入健康体检范畴。对筛查发现的阳性者要提供必要的确诊及抗病毒治疗等有关服务，不具备条件的要及时转诊。严格执行《关于进一步规范入学和就业体检项目维护乙肝表面抗原携带者入学和就业权利的通

知》要求，不得在就业和入学体检时开展乙肝项目检测。

卫生计生、发展改革、财政等部门要进一步加强病毒性肝炎实验室网络建设，优化布局，县级及以上医疗机构、妇幼保健机构、疾控机构应具备病毒性肝炎相关抗原、抗体检测能力，确保全国以县（区）为单位可开展病毒性肝炎确诊检测工作。卫生计生部门要强化实验室质量控制，定期组织开展实验室检测质量评估，指导和规范病毒性肝炎实验室检测工作，提高实验室检测水平，保证检测质量。

卫生计生部门要根据医药科学技术发展，适时修订病毒性肝炎诊断标准，并按照循证医学原则，制订病毒性肝炎治疗标准和相关临床治疗路径，加强病毒性肝炎的规范化诊疗，优先推动疾病进展快、纤维化程度高及病情严重的慢性乙肝和丙肝病毒性肝炎患者的抗病毒治疗。

财政、人力资源和社会保障、发展改革、工业和信息化、卫生计生、食品药品监管、知识产权、中医药等部门要密切合作，共同推进病毒性肝炎药品供应保障。对于疗效显著、临床急需的抗病毒药物，食品药品监管部门要及时纳入药品注册审批绿色通道，加快新药注册审批；工业和信息化部门要及时组织生产，保障药品供应；卫生计生部门要会同相关部门将其纳入国家药品价格谈判机制。统筹考虑将加快药品注册审批流程、报销支付政策（纳入基本药物目录和医疗保险等）等内容作为药品价格形成和谈判的重要内容，切实降低药品价格。

卫生计生部门要将临床效果明显、群众需求较大的病毒性肝炎药品尽快纳入基本药物目录，并根据科技发展进行动态调整。财政、人力资源和社会保障、卫生计生等部门要依据医疗保险筹资水平，将病毒性肝炎治疗费用纳入基本医疗保障范畴，研究制定合理的抗病毒药品报销比例和费用分担机制。加强城乡居民大病保险和医疗救助与其他社会救助制度的有效衔接，提升家庭困难患者的救助水平，切实减轻病毒性肝炎患者的医疗负担。

4. 加强监测和评价

医疗卫生机构要按照病毒性肝炎诊断标准进行疾病分类诊断，并按照《中华人民共和国传染病防治法》要求报告传染病疫情，对疑似暴发或聚集性疫情，应当及时向当地疾病预防控制机构报告。医疗机构要根据患者病毒性肝炎类型、临床阶段，严格掌握治疗适应证，科学规范使用抗病毒药物。加强病情监测和药物不良反应监测。疾病预防控制机构要密切关注疫情监测系统和当地疫情动态，建立完善病毒性肝炎暴发或聚集性疫情预警机制，制定预案，及时核实疑似暴发或聚集性疫情，做到早发现、早报告、早处置。确定发生暴发或聚集性疫情后，卫生计生行政部门要及时组织有关单位开展流行病学调查、疫情处置、治疗救助、宣传教育和风险沟通等工作。要对疾病筛查、诊断、治疗和监测的各个环节，开展有效性、必要性和成本效益分析，为政府制定具体的政策提供决策依据。

5. 加强适用技术的研究

教育、科技、卫生计生等部门要按照科技计划管理要求，结合“艾滋病和病毒性肝炎等重大传染病防治”、“重大新药创制”科技重大专项和国家自然科学基金等项目的实施，注重基础性研究和应用性研究数据的收集，重点开展传播机制、流行病学、疫苗研发、检测试剂、创新药物、药物仿制、诊断筛查、防控策略、卫生经济学评价等研究，将产、学、研、用等部门结合起来。积极开展与国际组织、有关国家的合作交流，借鉴和吸收国际先进理念和防治经验，提升我国防控病毒性肝炎的能力，并能与其他发展中国家共享中国病毒性肝炎防治的成功经验，扩大国际影响。

主要参考文献

1. 付红伟, 朱永红, 庄辉. 我国戊型肝炎流行病学研究进展. 中国病毒病杂志, 2011, 1(1): 67-70.
2. 刘崇柏. 我国病毒性肝炎人群流行病学特征及流行因素研究. 中华肝脏病杂志, 1998, 6(2): 67-70.
3. 罗碧芬, 魏来. 丙型肝炎研究领域 2016 年新进展. 中华肝脏病杂志, 2017; 25(3): 175-180.
4. 王富珍, 郑徽, 刘建华, 等. 中国 2014 年 2~29 岁人群甲型肝炎疫苗接种率及甲型肝炎报告发病分析. 中华流行病学杂志, 2016, 37(8): 1099-1104.
5. 郑徽, 崔富强, 龚晓红, 等. 我国育龄期妇女乙型肝炎病毒表面抗原及 e 抗原流行现状分析. 中国疫苗和免疫, 2010; (6): 496-499.
6. Cui F, Shen L, Li L, et al. Prevention of Chronic Hepatitis B after 3 Decades of Escalating Vaccination Policy, China. Emer Infect Dis, 2017, 23(5): 765-772.
7. GBDMortality Collaborators COD. Global, regional, and national age-sex specific all-cause and cause-specific mortality for 240 causes of death, 1990-2013: a systematic analysis for the Global Burden of Disease Study 2013. Lancet, 2015, 385(9963): 117-171.
8. Pan C Q, Duan Z, Dai E, et al. Tenofovir to prevent hepatitis b transmission in mothers with high viral load. N Engl J Med, 2016, 374(24): 2324-2334.
9. Shin H R, Shin A, Woo H, et al. Prevention of infection-related cancers in the WHO Western Pacific Region. Jpn J Clin Oncol, 2016, 46(1): 13-22.
10. WHO. Technical consultation on a comprehensive National Hepatitis Programme in China with a focus on viral hepatitis B and C treatment. Manila, Philippines: World Health Organization; Regional Office for the Western Pacific; 2014.2.
11. Zhu F C, Zhang J, Zhang X F, Zet al. Efficacy and safety of a recombinant hepatitis E vaccine in healthy adults: a large-scale, randomised, double-blind placebo-controlled, phase 3 trial. Lancet, 2010, 376(9744): 895-902.
12. 中华人民共和国国家卫生和计划生育委员会.我国儿童乙肝疫苗纳入国家免疫规划工作进展显著. 2006-7-26.

艾滋病研究进展

李太生　吕　玮

中国医学科学院北京协和医院

（一）确定了我国艾滋病疫情新特点

2016 年我国艾滋病的宣传主题是“携手抗艾，重在预防”。我国艾滋病防治工作取得了显著成效，基本阻断了经输血传播，有效控制了经注射吸毒和母婴传播，病死率明显降低。我国艾滋疫情整体保持低流行态势，但男性同性性行为传播比例上升明显。统计显示，截至 2016 年 9 月，我国报告现存活艾滋病病毒感染者和病人 65.4 万例，累计死亡 20.1 万例。经性传播已是最主要传播途径，2016 年 1~9 月，新报告经性传播感染者比例达到 94.2%。在性传播、血液传播和母婴传播三种主要的艾滋病病毒传播途径中，异性性接触传播占 66.6%，男性同性性行为传播已经占到了 27.2%，男性同性性行为传播的比例上升明显，而且该人群是目前各类人群中艾滋病感染率最高的人群。

（二）新发感染率进一步降低，综合预防干预技术步入国际先进水平

我国男男性行为人群、吸毒者和暗娼人群中具有传染性的传染源比例控制在 30%以下，HIV 新发感染率进一步降低至 0.3%以下；有生育需求的单阳家庭配偶间传播新发感染率和母婴传播新发感染率均降低在 0.3%以下。通过国家科技部重大专项支持、中国医科大学的研究人员牵头开展了男男同性恋（MSM）人群日服抗病毒药物预防 HIV 新发感染的研究，研究人员设计了 1600 名 MSM 的个体随机化、平行对照试验，进行 HIV 感染的暴露前预防（PrEP）（每日口服 TDF 300mg）的干预策略研究。结果显示依从性好的情况下，干预组 0 例 HIV 新发感染，对照组新发感染率为 2.8/100 人年。在一定程度上反映出国内综合预防干预技术和体系步入国际先进水平，有效降低了新发感染率。

（三）“艾滋病和病毒性肝炎等重大传染病防治”专项课题连续取得重大科技成果

降低艾滋病患者病死率是重大专项的主要目标。国家“十二五”重大专项课题组通过搭建包括示范区在内的全国治疗网络；优化适宜治疗方案，总结治疗经验；编写优化抗病毒治疗国家指南；各种培训和会议在全国推广应用在内的多种措施，将优化适宜治疗方案和经验在示范区推广，继而在全国范围内推广，提高了我国艾滋病诊治水平，大幅降低了艾滋病患者的病死率。2008 年我国艾滋治疗病人百人年病死率为 5%左右，2012 年我国艾滋治疗病人百人年病死率降至 3.1%，降低了 38%。

“十一五”、“ 十二五”重大专项取得的部分成果和科技进展如下。

（1）优化了新的配伍与组合治疗方案。

初治队列 48 周研究结果显示，我国一线方案的病毒抑制率可达 95%，初治患者人年病死率为 0.35（2/572）。耐药患者队列 48 周研究结果显示无一例死亡。示范区队列患者 48 周研究结果显示百人年病死率为 0.79(5/636)。三个队列总的平均年死亡率为 0.49%（7/1422），优于国外同类研究。

资助课题还通过在 HIV 感染或抗病毒治疗相关的心血管疾病、肝脏疾病、肾脏疾病及代谢性疾病领域进行研究，探讨综合诊治模式，最终实现治疗的长期、有效、可持续性，为实施以“降低病死率、减少新发感染率”的目标提供科学支持。

（2）关注了艾滋病合并结核病这一特殊人群的治疗问题。

资助课题就艾滋病合并结核分枝杆菌感染的诊断、治疗、预防等方面进行了深入研究，以降低艾滋病合并结核分枝杆菌感染的发病率和病死率为出发点，以制订降低合并感染患者病死率，实现和提高艾滋病毒和结核分枝杆菌双控制、降低“两率”为目标，组织国内在此领域的知名单位进行联合攻关，以提高我国艾滋病、结核病的预防、诊断、治疗和控制水平，为提高人民健康水平，维护国家安全，保障社会和谐稳定和经济持续发展服务。

（3）证实了国产干扰素对 HIV/HCV 合并感染者的抗病毒疗效确切。

资助课题研究证实，国产干扰素对HIV/HCV合并感染者的有效率达到了81%，停药2年后总体治愈率能达到57%。结合目前中国国情，在无法使用直接HCV抗病毒药物（DAAs）亦无法在HIV/HCV合并感染人群中广泛使用PEG-IFN的情况下，给予患者国产干扰素加利巴韦林治疗，是降低HCV/HIV合并感染者终末期肝病死亡的有效手段。研究发现HIV/HCV合并感染人群存在低频率的原发DAAs耐药突变，其中HCV-6a高频率出现原发耐药突变。

（4）探索HIV抗病毒治疗的新策略。

HIV感染早期形成的病毒储藏库是目前艾滋病抗病毒治疗所面临的巨大障碍，资助课题在"十一五"筛选到具有激活HIV潜伏作用的药物及靶标的基础上，进一步开展研究，验证药物靶标的有效性及安全性。为抗病毒治疗探索新的治疗策略，实现HIV病毒清除，治愈HIV提供思路。

（四）诊断产品达到国际领先水平：研制出国内自主知识产权的诊断试剂

研制出8种新型艾滋病诊断试剂，其中3种实现产业化，完成1台高通量检测仪样机以及国产化的核酸检测试剂：实现产业化的试剂类型主要是扩增测序的HIV耐药基因型检测方法和试剂，用于耐药毒株发生和传播的监测以及临床耐药病毒的检测；通用性CD4+淋巴细胞检测试剂，能够准确监测艾滋病患者CD4+T淋巴细胞的数量，可评价HIV感染者免疫状况，及时给予患者治疗，有效降低艾滋病发病率及死亡率；HIV新发感染检测试剂，对于我国流行病学监测的标准化有利，为全面监测和评估艾滋疫情的影响提供支持。

（五）在国际上首次提出中国艾滋病病毒-乙肝病毒共感染地区分布图

艾滋病和乙肝有相同感染途径，其他国家和地区的数据显示：5%～20%的艾滋病病毒感染者同时合并慢性乙肝。北京协和医院感染内科研究团队对全国12个省份的1944名艾滋病病毒感染者进行了十余年研究，全面评估了我国艾滋病病毒感染者的乙肝病毒、丙肝病毒共感染率和疾病特点。研究结果显示，我国艾滋病病毒感染者的乙肝病毒、丙肝病毒共感染率分别达到9.5%和8.3%，共感染发病率总体呈现南高北低态势。绘制出了中国艾滋病病毒-乙肝病毒共感染地区分布图，并揭示出乙肝能加速艾滋病发展进程，合并感染不影响抗艾药物疗效和肝毒性，并探索制订了效优价廉的艾滋病病毒-乙肝共感染治疗新策略。该团队进一步研究发现，艾滋病病毒感染者在合并乙肝后，肝纤维化指标上升，肝酶升高，肝部损伤加重，会推进了艾滋病的发展进程。此前有研究表明，抗艾药物奈韦拉平对艾滋病合并丙肝患者的肝毒性较大，但对于艾滋病合并乙肝患者的疗效和药物副作用有待证实。因此，项目团队对529名艾滋病病毒感染者进行了研究，将感染者分为艾滋病病毒单感染组和乙肝病毒合并感染组，在使用相同抗艾药物后，发现两组感染者获得相似的艾滋病病毒抑制率。这一研究结果提示，合并乙肝并不影响抗艾药物的疗效，奈韦拉平未增加合并乙肝患者的肝毒性。该团队针对药物治疗策略的研究结果表明，当乙肝病毒拷贝数低于20 000IU/ml时，可使用抗乙肝药物拉米夫定与另两种抗艾药物共同配伍。当乙肝病毒拷贝数高于20 000IU/ml时，可使用抗乙肝药物替诺福韦、拉米夫定与另一种抗艾药物配伍。经临床实践，上述用药策略具有长期疗效，且有利于合理配置药物资源，对资源有限地区共感染患者治疗具有重要参考意义。此项研究结果目前已被我国艾滋病诊疗指南引用，诊疗方案也在广西、云南等艾滋病防治示范区进行了推广应用。

（六）确定“十三五”我国艾滋病新流行形势下的综合防控策略

艾滋病除直接引起免疫功能低下外，还会造成免疫系统以外其他脏器的并发症，与HIV 阴性人群相比，艾滋病患者的心血管病、肿瘤、骨质疏松、痴呆等的发病率显著升高，有上述并发症导致的死亡是抗病毒治疗时代艾滋病病死率居高不下的主要原因。HIV感染和抗病毒治疗相关的多脏器并发症导致的非艾滋直接相关死亡是目前国际研究的热点。目前认为，HIV 感染后引发的炎症反应和免疫激活在其中起关键的介导作用，即使进行长期有效的抗病毒治疗，这一免疫激活仍会持续存在，但其具体机制尚不清楚，临床诊治中仍处于“发现问题、局部修补”的被动局面。因此，需要对长期感染及抗病毒治疗后出现的心血管、代谢、肾脏、中枢神经系统等非艾滋病直接并发症的机制进行研究，在此基础上探讨抗病毒治疗及免疫调节剂、治疗性疫苗等对其的干预作用，并将其转化为适应国情的 HIV/AIDS 综合诊治模式。进一步优化符合国情的治疗方案，达到国际先进水平，实现治疗队列第一年的治疗成功率达到 90%以上、病死率降至 2%左右；建立使艾滋病人能长期高质量生存的综合治疗新模式；提出 1~2 种艾滋病“功能性治愈”新方案，为我国新形势下艾滋病研究的最新方向。

结核病研究进展

金 奇 刘海鹰
中国医学科学院病原生物学研究所

（一）结核病流行现状及防治亟待解决的问题

20 世纪 90 年代开始，WHO 在全球大力推广“直接观察下的结核病短程化疗”（DOTS）和遏制结核病策略，有效地阻止了结核病发病率上升的势头。尤其是结核病死亡率下降较明显，与 1990 年比，下降了 47%。但是全球结核病的发病率下降仍然比较缓慢，平均每年下降约 1%~2%。目前，结核病仍是全球十大死因之一，致死人数高于艾滋病和疟疾等其他传染病。WHO 发布的《2016 年全球结核病报告》估算 2015 年全球新发结核病患者达 1040 万，约有 180 万人死于结核病。大量结核分枝杆菌潜伏感染者的存在也会导致未来结核病的发病率和患病率居于较高水平。在我国，结核病防控目前仍然面临以下几个方面的关键问题：①痰菌阳性结核病诊断方法敏感性和特异性低，而临床诊断结核病中占较大比例的痰菌阴性结核病缺乏特异且敏感的诊断技术和方法；②耐药结核病诊断时间过长，不依靠药敏结果的经验性抗痨治疗导致耐药结核病治疗效果差，耐多药结核病患者的负担越来越高；③缺乏理想客观的结核病治疗全程疗效监测指标，临床难以把握治愈标准、判断预后以及标准疗程后的复发与否等；④缺乏有效保护成人结核病的预防性疫苗以及针对潜伏感染重点人群的干预治疗策略与措施。此外，我国结核病的流行特点、感染特征，以及最行之有效的治疗方案等研究均有待加强。

针对上述问题，现阶段我国控制结核病流行的主要路径为：精准诊断，发现传染源；早期治疗，控制传染源；积极探索预防干预策略与手段，降低发病率。控制结核病是一场旷日艰难和涉及多个领域的持久战。目前，来自全球的结核病防治组织共同呼吁通过“转变模式”、“渐进突破”、“大胆实践”来控制结核病。结合我国的国情和防治现状，结核病防控丞待解决的问题包括：①研发、完善针对痰菌阳性患者的早期、灵敏、快速的诊断技术（包括结核分枝杆菌耐药检测），满足不同层次（社区/结防机构/专科医院/综合医院）和不同目的（体检筛查/临床诊断/鉴别诊断）的需求，提高结核病的发现率；同时应加强痰菌阴性肺结核病特异性诊断标识和技术研究，解决痰菌阴性结核病的诊断问题；②力争在抗结核药物靶标和新药研究上有所突破，同时注重老药新方案和免疫辅助治疗等手段，优化方案，提高疗效，缩短疗程，减少复发，提高患者的依从性；③推动结核病预防/治疗疫苗的研发，结合国情确定干预重点/高危潜伏感染人群，并探索有效的预防措施和策略，降低发病率。

（二）结核病诊断领域的最新进展

1. 病原学诊断

由于结核分枝杆菌具有细胞壁厚、脂肪酸含量高、胞内寄生等特点，结核病的病原学诊断一直以来灵敏度较低，痰涂片嗜酸染色结核分枝杆菌阳性仍是诊断肺结核病的“金标准”，但临床上仅有约 20%~30%的肺结核患者痰涂片检测阳性。近年来，以分子生物学技术为基础的结核病快速诊断取得了重要突破，相继推出了一系列结核病快速诊断技术和产品（GenoTypeMTBDRplus、Xpert MTB/RIF、TB-LAMP 等），显著地提升了结核病病原学和耐药等诊断的水平。

2. 免疫学诊断

结核病的血清学诊断曾经是该领域中的热点之一，但是由于早期产品在灵敏度和特异性等方面均不理想，2011 年 WHO 不推荐该类技术与产品的推广使用。近年来，基于特异性结核分枝杆菌抗原刺激的 γ-干扰素释放技术的细胞免疫学诊断技术（T-Spot，QFT-Plus）作为结核分枝杆菌感染的诊断日益成熟。但是，此方法无法区分潜伏感染和活动性结核，因此只能作为辅助诊断，不能用于活动性结核病的确诊。

鉴于目前在所有被确诊为肺结核患者中有病原学依据的比例全球平均为 58%（我国约为 30%），近一半及以上的肺结核病例确诊主要依据 X 射线等影像学检查和临床经验的现状，因此迫切需要发展新型结核病诊断技术。其中一条主要探索途径是发现可用于结核病（包括痰菌阴性结核病）诊断的分子标识，并以此为基础研发新型诊断技术与产品。

3. 我国结核病诊断领域的最新进展

经过十年的重点科技攻关，国内相继有 30 多个新型结核病诊断产品获得国家食品药品监督管理总局（CFDA）证书。我国结核病诊断技术在品种（病原学分子诊断、耐药诊断、免疫学诊断等）和准确性（灵敏度和特异性）均与国际先进水平接轨。痰菌阳性样本中结核分枝杆菌的检出率由 25%提高到 50%，结核/非结核分枝杆菌鉴定和耐多药结核分枝杆菌耐药性的检测时间大大缩短，16 种分枝杆菌进行菌种鉴定时间由 2 个月缩短至 1 天；一线和二线 8 种抗结核药物的耐药检测时间由 6~8 周缩短到 6h。诊断产品和技术的研发逐步实现原材料国产化，成本较国外产品大幅降低。国产自主设计的配套仪器设备具备了产业化水平。此外，我国与国际同步，从宿主和结核分枝杆菌两个方面分别针对潜伏感染、发病、耐药新型诊断技术研发筛选出一批具有自主知识产权的候选诊断分子标识，为打破国外知识产权垄断、研发新型诊断技术及产品奠定了基础。

（三）结核病治疗领域的最新进展

1. 短程化疗

结核病的治疗常规需要至少 6 个月。缩短疗程有利于患者规则用药、加速痰菌阴转，降低耐药发生的可能。因此，无论是药物敏感性结核还是耐药结核病的短程化疗新方案是全球范围内临床治疗研究的热点和难点。但在新药研发相对迟缓的大环境下，超短程治疗方案的研究目前仅限于在已有的具有抗结核分枝杆菌的抗生素中选择高效的药物组成新的优化方案。然而，全球多中心临床试验结果说明：对于初治敏感的菌阳患者短程治疗的新方案尚未取得突破性的成果。而对于耐多药结核病的短程治疗的临床试验则取得了一定的进展，疗程从原有的 20~24 个月缩短至 9~18 个月。WHO 在新的耐药结核病诊治指南中已经将 9 个月的方案推荐作为低收入高负担国家初治耐多药结核病的标准化方案。

2. 宿主导向治疗

目前，宿主导向治疗（host-directed therapy，HDT）是属于抗结核治疗范畴中新的治疗策略。该治疗方案将治疗靶点从针对结核分枝杆菌蛋白转变为针对宿主的靶蛋白，通过对宿主对抗胞内细菌免疫通路的调控，影响炎症反应和免疫致病机制，从而抑制结核分枝杆菌（MTB）的感染和感染后的发病，这种全新的治疗理念甚至可以被认为是继 20 世纪初结核病化学治疗实施以来又一个重大突破，在耐药结核病流行，抗结核新药匮乏的时代具有里程碑式的意义。目前国内外已有一系列具有 HDT 作用的药物或化合物处于临床前或者临床试验阶段。前期研究的效果令人振奋，联合化学治疗可以缩短疗程，提高耐药结核病的治愈率，因此可以将之视为结核领域的“靶向治疗”。虽然目前的研究结果还局限于动物及小样本的临床研究，但是其中许多候选药物属于上市药物，有望短期内开展大样本的临床研究。

3. 我国结核病治疗领域的最新进展

我国临床专家在队列研究、比较/优化不同治疗方案等基础上提出的“超短程”和“高剂量”复治新方案大幅提高了复治肺结核病患者痰菌阴转率。从 50.6%分别提高到 64.3%和 70.8%，治疗成功率从 72%提高到 81.4%，治疗疗程从 8 个月缩短到 5 个月；通过化疗结合免疫治疗的新方案，耐药结核病的治疗成功率达到国际水平。采用化疗和免疫治疗相结合的治疗方案临床研究。通过采用国产抗结核药物以及国产免疫制剂（IL-2）相结合、将标准化治疗与个体化治疗相结合等手段，使耐多药患者痰菌阴转率在 70%的基础上提高到了 80%以上，治疗成功率较耐多药高负担国家平均水平（53%左右）提高了 10%以上，疗程从 24 个月缩短至 18 个月，病死率在 0.9%～6%之间，远远低于国际上耐多药结核病高负担国家 15%的平均水平。

（四）国内外相关研究领域的比较分析

近年来，国内外在结核病基础研究和应用基础研究方面的投入大大增加，在结核病诊断、预防和治疗等方面的研究成果日渐凸显。我国在多个前沿领域的研究与国际先进水平接轨。

（1）新型结核病诊断分子标识的发现及其相应诊断技术

目前国内外对结核病特异分子标志物的筛查主要聚焦在结核分枝杆菌和宿主。随着高通量技术的发展，从基因组、转录组、转录后修饰、蛋白质组、代谢组、抗体组等各级水平筛选生物标志物的工作已经全面展开。尤其针对难以诊断的痰菌阴性肺结核病，获得宿主新标识是关键。并且，现在的分子标识物研究已经由原来的单一标识物筛查发展到多个标识物组合共建诊断模型的模式，以最大程度提高诊断准确性，减少诊断的假阴性和假阳性。在国家科技重大专项的支持下，我国自主研发分子标识的进度与国外同类研究几乎同步。

（2）结核病发病重点/高危人群的预防/干预

控制结核病流行需要采取综合性的公共卫生干预措施。对潜伏感染者进行筛查和开展预防性治疗，是目前 WHO 推行的控制结核病疫情的一项重要措施。2014 年 WHO 更是将潜伏感染者的预防干预作为高收入或中高收入国家中低疫情国家（发病率低于 100/10 万）结核病疫情控制的一项重要策略。在国家科技重大专项的支持下，初步揭示了我国结核分枝杆菌潜伏感染的特征及重点发病人群，并在此基础上探索适合我国国情的短程预防/干预方案。

（3）新型结核病预防/治疗性疫苗

鉴于卡介苗（BCG）对预防成人结核病效果的尚不确定，因此迫切需要研发新型结核病疫苗。结核病预防和干预是目前国内外的共同热点，目前仍然存在无法突破的瓶颈问题：①结核病免疫保护机制不清；②对特异性抗原的理解仍然缺乏；③人群特异性免疫反应仍然不清楚，包括新生儿、老年人，潜伏感染者及耐药患者；④动物模型的限制。国际上已有数十个疫苗进入临床试验，我国成人 BCG 疫苗及潜伏感染预防/干预疫苗（微卡疫苗）等数个疫苗正处在临床研究阶段，特别是微卡疫苗是目前国际上唯一一个进入 III 期临床的候选疫苗。

（4）结核病治疗

在有效的新疫苗面世之前，早期诊断和治疗仍是结核病防治最主要的手段。在初治涂阳肺结核病治疗方面，初治患者国际和国内使用的都是 6 个月的标准化学治疗方案，包含的药物种类多，所需的疗程较长，不良反应发生率较高，两月内的痰菌阴转率仅在 80%左右。在研究缩短新发初治肺结核化疗疗程方面，我国仍在追随国外相关研究。在耐多药结核病（MDR-TB）的治疗方面，目前所有在研新药均为国外拥有。但是，在免疫因子辅助化学治疗方面，重大科技专项重点支持了 IL-2 辅助治疗等新治疗方案的研究，可以加快痰菌阴转和改善影像学表现等。

（五）我国结核病研究的发展方向和趋势

根据我国结核病防控/治的需求，未来我国结核病相关研究应重点应包括：病原学（痰菌）阴性肺结核病、结核分枝杆菌感染/潜伏感染等诊断新标识和新产品的研究和临床验证；优化和完善自主研发的耐药结核病分子诊断产品；新型结核病预防/干预/治疗性疫苗研发；适合我国国情的预防/干预策略及方案研究；新型抗结核病药物（包括中药）及治疗方案的开发，以及结核分枝杆菌的流行、致病和免疫保护机制等方面的研究。为早日实现结核病的控制提供科技支撑。

主要参考文献

1. World Health Organization. Global tuberculosis report 2016. WHO/HTM/TB 2016.Geneva: World Health Organization, 2016.
2. Blumberg H, Burman W, Chaisson R, et al. American thoracic society/centers for disease control and prevention/infectious diseases society of America: treatment of tuberculosis. American Journal of Respiratory and cCritical Care Medicine, 2003, 167: 603.
3. Telenti A, Imboden P, Marchesi F, et al. Detection of rifampicin-resistance mutations in *Mycobacterium tuberculosis*. Lancet, 1993, 341: 647-650.
4. Dheda K, Gumbo T, Maartens G, et al.The epidemiology, pathogenesis, transmission, diagnosis, and management of multidrug-resistant, extensively drug-resistant, and incurable tuberculosis. The Lancet Respiratory Medicine, 2017, 5: 291-360.
5. Blakemore R, Story E, Helb D, et al. Evaluation of the analytical performance of the Xpert(R）MTB/RIF assay. J ClinMicrobiol, 2010, 48: 2495-501.
6. Zhang X, Zhao B, Liu L, et al. Subpopulation analysis of heteroresistance to fluoroquinolone in *Mycobacterium tuberculosis* isolates from Beijing, China. J ClinMicrobiol, 2012, 50: 1471-1474.
7. Coll F, McNerney R, Preston M D, et al. Rapid determination of anti-tuberculosis drug resistance from whole-genome sequences. Genome Med, 2015, 7: 51.
8. Koser C U, Bryant J M, Becq J, et al. Whole-genome sequencing for rapid susceptibility testing of *M. tuberculosis*. N Engl J Med, 2013, 369: 290-292.
9. World Health Organization. Global Tuberculosis Report 2011. WHO/HTM/TB 2011.Geneva: World Health Organization, 2011.
10. World Health Organization. Global Tuberculosis Report 2014. WHO/HTM/TB 2014.Geneva: World Health Organization, 2014.
11. Wamer D F, Mizrahi V. Shorting treatment for tuberculosis-back to basics. N Engl J Med, 2014, 37: 1642-1643.
12. 唐神结. 结核病缩短疗程的研究：过去、现在和未来. 结核病与肺部健康杂志, 2016, 5: 19-22.
13. Caminero J A, Sotgiu G, Zumla A, et al. Beat drug treatment for multidrug-resistant and extensively drug-resistant tuberculosis. Lancet Infect Dis, 2010, 10: 621-629.
14. Kwon Y S, Jeong B H, Koh W J. Tuberculosis: clinical trials and new drug regimens. CurrOpinPulm Med, 2014, 20: 280-286.
15. Zumla A, Rao M, Parida S K, et al.Inflammation and tuberculosis: host-directed therapies. J Intern Med, 2015, 277: 373-387.
16. Hawn T R, Matheson A I, Maley S N, et al.Host-directedtherapeutics for tuberculosis: can we harness the host?. MicrobiolMolBiol Rev, 2013, 77: 608-627.
17. Zumla A, Maeurer M, Chakaya J, et al. Towards host-directed therapies for tuberculosis. NatRev Drug Discov, 2015,

14: 511-512.
18. Mayer-Barber K D, Andrade B B, Oland S D, et al. Host-directed therapy of tuberculosis based on interleukin-1 andtype I interferon crosstalk. Nature, 2014, 511: 99-103.
19. Zumla A, Rao M, Wallis R S, et al. Host-directed therapies for infectious diseases: current status, recentprogress, and future prospects. Lancet Infect Dis, 2016, 16: e47-63.

器官捐献和移植的现状及未来

郑树森 徐 骁 陈康辰
浙江大学医学院附属第一医院肝胆胰外科卫生部多器官联合移植研究重点实验室

（一）引言

器官移植是治疗各类终末期器官功能衰竭的终极手段，1960 年我国施行了首例人体肾移植，正式标志着我国器官移植的起步。得益于手术技术的提高与免疫抑制剂改进等措施，移植肾一年存活率目前已达 80%。1977 年，我国第一例肝移植成功实施，但由于此后肝移植治疗效果不佳，曾一度陷入低谷。1993 年，浙江大学医学院附属第一医院郑树森教授团队开展了浙江省第一例肝移植，掀起了国内肝移植第二次浪潮。近年来，我国器官移植技术与方法日新月异，成果斐然，国际影响力持续扩大。2015 年起移植总量已跃居世界第二，现已施行肝移植 36 000 余例，肾移植接近 10 万例，心脏移植接近 2000 例，肺移植 1000 余例。中国器官移植事业已然屹立于世界器官移植强国之林。

当前器官短缺是我国器官移植发展的重要制约因素。2014 年中国宣布：从 2015 年 1 月 1 日起，中国将全面停止使用死囚器官作为移植供体来源，公民逝世后自愿捐赠器官成为器官移植使用的唯一渠道。自 2015 年以来，在社会各界的大力支持下，人体器官捐献和移植工作体系顶层设计不断完善，器官捐献与移植工作不断取得进展与突破。2016 年 5 月，国家卫生和计划生育委员会等 6 部门建立了人体捐献器官转运绿色通道，有助于缩短人体捐献器官转运时间、减少器官浪费，显著提高了受者生存率，得到了广大患者、医务人员及社会各界的一致赞誉。随着器官移植科普宣传工作的推广，2016 年每百万人口年器官捐献率（RMP）达到 2.98，自愿捐献器官人数 6 年间增长百倍，年器官捐献数量超过巴西位居第 2 位。2016 年我国完成器官移植手术 13 238 例，较 2015 年增加 32%，占 2016 年世界器官移植总量 1/10，创历史新高。器官移植临床服务呈现出量、质双升的良好态势。

近年来，我国科研学术影响力在国际器官移植舞台上不断提升。我国器官移植的专家学者们积极参加国际器官移植学术会议，分享移植领域的临床经验与研究成果。在国际移植领域顶级期刊中我国学者多次发表重大学术成果，如肝癌肝移植“杭州标准”等，得到国际广泛认同。

（二）中国器官捐献的现状与发展

自上世纪末以来，国内各类器官移植工作陆续开展，在技术上创新性攻克了许多难题。与此同时，大量的终末期器官功能衰竭患者因等不到合适的供器官，在等待过程中不幸逝世，拓宽供器官来源便成为器官移植迫切需要解决的问题。

2009 年 11 月底，中国公民逝世后器官捐献试点工作研讨会在京召开。2010 年初，原卫生部举行中国心死亡器官捐献（China Donation after Cardiac Death）工作指南研讨会。随后，全国人体器官捐献试点工作正式进行，浙江、湖北、湖南等 11 个省市成为首批试点地区，开展相关工作。

目前国际通用的标准化 DCD 类型，按 Maastricht 标准分为五大类。国家卫生和计划生育委员会根据前期探索经验并参照国际分类，将我国现阶段公民逝世后器官捐献分为三大类。

在 2013 年 11 月在杭州举办的中国器官移植大会上，国内各大移植中心的专家共同签署了《杭州决议》，宣布了：全体器官移植医务工作者严格遵守国务院颁布的《人体器官移植条例》框架下的政策和措施；要求所有的器官移植医院必须确保符合医学伦理的器官来源、遵循公民逝世后自愿器官捐献的中国三大类标准流程。这次签署同时宣告，我国器官移植迈入了崭新的时代篇章。

自 2015 年 1 月 1 日起，中国全面停止使用死囚器官作为移植供体来源，公民逝世后自愿捐赠器官成为器官移植使用的唯一渠道。2016 年 8 月，第 26 届国际器官移植大会上，多位中国专家向国际同仁们全面地介绍了新时期中国器官捐献与移植工作，以及全新的中国器官捐献与获取模式，展示了中国器官捐献与移植成就。

2014 年 8 月 22 日，中国医师协会器官移植医师分会正式成立，标志着我国的器官移植事业将更好地发挥行业服务、协调、维权、自律、监督、管理的职能，加快推动器官移植队伍的整体进步和发展。截至 2017 年，中国医师协会器官移植医师分会已经成立了肝移植、肾移植等 10 个移植相关专业委员会，团结、凝聚了全国移植专家和医师的力量与智慧，推动器官捐献与移植事业发展，共同助力健康中国事业。

据中国人体器官捐献管理中心官网统计：截至 2017 年 6 月 18 日，我国公民逝世后器官捐献者累计共 12 229 例，捐献各类肝、肾、心、肺、胰腺等大器官共 33 673 个。2017 年 1 月 1~2017 年 6 月 18 日，中国器官捐献者人数 2233 例，捐献器官数量 6060 个；截至 2016 年年底，中国器官捐献者人数 9996 例，捐献器官数量 27 613 个，其中 2016 年度，中国器官捐献者人数共有 4080 例，捐献器官数量则达到了 11 296 个。

（三）中国器官移植现况

1. 肝移植

迄今为止，我国共实施肝移植 36 000 千余例。自 2013 年至今，我国每年肝移植手术例数均达 2000 例及以上。2016 年我国肝移植数量共计 3675 例，较 2015 年度肝移植手术例数 2640 例，增加了 1035 例，同比增长近 40%。2017 年 1 月 1 日~7 月 1 日共进行肝移植手术 2149 例，其中公民逝世后肝移植 1932 例，活体肝移植 217 例，同比增长 31.3%。目前已有 90 家具有器官移植资质的医疗单位有能力施行肝移植手术。

实施移植手术的患者中，原发病的种类及比例：良性疾病（包括肝硬化、慢性活动性肝炎急性发作等）占 42.12%，肝脏恶性肿瘤占 40.50%，其他病因占 17.38%。

2. 移植

目前，我国共施行 9 万余例肾移植手术。其中，自 2014 年 9 月 28 日起，DCD 供肾成为我国肾移植供肾来源的主要渠道。2016 年 DCD 来源的供肾达到总例数的 78.3%。2016 年我国肾移植数量共计 9172 例，较 2015 年度肝移植手术例数 7185 例，增加了 1987 例，同比增长 27.7%以上。目前已有 132 家具有移植资质的医疗单位有能力施行肾移植手术。

3. 心脏移植

心脏移植手术类别按手术方式可分为：双腔静脉法、全心法、经典法、异位心脏移植、异位心脏移植合并自体心脏手术。2016 年度我国实施公民逝世后心脏移植 371 例，例数与 2015 年度的 288 例相比，同比增长 30.9%。实施移植手术的患者中，原发病为心肌病患者占 76.3%，冠心病 13.5%，瓣膜病 4.01%，先心病 3.4%，其他 1.2%，心脏肿瘤 0.98%，既往移植心脏衰竭 0.6%。目前已有 40 家具有移植资质的医疗单位可以施行心脏移植手术。自我国全面应用脑死亡供体进行心脏移植以来，我国心脏移植围手术期生存情况令人满意，但仍存在各省份发展不均衡的现象，同时年手术量存在较大的发展空间。

4. 肺移植

2016 年度我国实施公民逝世后肺移植 204 例，与 2015 年度 118 例同比增长 72.9%（表 1）。我国肺移植领域正处于蓬勃发展的新时期，供肺短缺、原发性移植肺功能障碍（primary graft dysfunction）等技术难题在近 10 年来获得了不同程度的解决与改善。但是，慢性排斥反应仍是严重影响远期生存和移植肺功能的主要因素。

表 1 2016 年度器官捐献与移植例数统计表

	移植总数/例	公民逝世后捐献数/例	活体数/例
肝脏移植	3674	3266	408
肾脏移植	9019	7224	1795
心脏移植	368	368	–
肺脏移植	204	204	–

5. 多器官联合移植

近年来，我国多器官联合移植技术日趋成熟，受者生活质量显著提高。根据已有的文献统计分析，心肺移植、肝肺移植、肝肾移植、胰肾移植等多器官联合移植的预后不比单个器官移植差，同样可以维持长期良好的移植物功能，并且不增加围手术期的死亡风险。目前我国肝肾联合移植受者最长存活时间的中国记录为 18 年。

（四）器官移植技术难点与前沿方向

自 20 世纪后期国内各大中心陆续开展各类器官移植以来，得益于新型免疫抑制剂的开发应用和现代外科技术的创新发展，中国大陆地区的移植事业取得令人瞩目的长足进步，然而面对日趋严峻的器官短缺现状，以及资源合理分配的要求，如何进一步拓展器官来源、规范受者选择标准、针对患者精准化、个体化用药及移植技术标准等诸多问题仍然值得深入探讨。

1. 移植器官的保存与质量评估

随着外科手术技术的发展、新型免疫抑制剂的应用，以及移植术后受者管理的进步等，移植的预后得到极大改善。但是，供体来源短缺与等待移植患者的需求之间的供需矛盾仍是目前器官移植所面临的极大挑战。以肝移植为例，自 20 世纪 90 年代初，心脏死亡器官捐献（DCD）的推广有效地扩大了供肝来源，虽然应用 DCD 供肝已经被证明可能增加移植后肝功能衰竭、肝动脉栓塞，以及胆道并发症发生的风险，但是等待移植期间的高死亡率迫使患者在死亡或非理想供肝肝移植之间作出选择。如何科学、快捷、无创、可重复地评估 DCD 供体器官质量和保护移植器官显得尤为重要：①重视潜在器官捐献者的器官功能维护，维持肝、肾等器官功能的基本目标是平均动脉压≥100mmHg（1mmHg＝0.133kPa），动脉血氧分压≥100mmHg，血红蛋白≥1000g/L，尿量≥100ml/L。注意血管活性药物的使用，并顾及心、肺等重要器官的功能保护；②对捐献者的状况进行全面评估，包括原发病、既往病史、捐献器官功能动态评估、心肺复苏、血压及氧合指标评估、动态尿量评估、死亡时间评估等；③静态冷保存（static cold storage，SCS）技术，静态冷保存技术仍是现在器官保护最常用的技术。由于我国目前的公民逝世后器官捐献移植已成为我国器官移植供器官的最主要来源，而捐献器官本身以及较长时间的冷－热缺血时间，导致缺血再灌注损伤（ischemic reperfusion injury，IRI）更为严重，显著影响移植预后。近来，新兴的机械灌注（machine perfusion，MP）技术再次应用于器官保存与修复，但 MP 受压力、灌流速度、氧合情况等参数综合影响，其广泛应用还需大量多中心临床试验验证；④体外膜肺氧合（ECMO）技术，ECMO 既能提供持续和有效的灌注，保证了供体组织器官的充分供血供氧，又能减少大量血管活性药物的应用，并在此过程中纠正内环境紊乱，在器官切除前没有热缺血损伤，减少了不可预测的心跳骤停，同时提供了充分的时间切除器官，为最佳供体的获得提供良好的条件。

2.个体化免疫抑制与免疫耐受

免疫排斥反应，是另一类困扰器官移植医生们的常见问题。20 世纪 70 年代后期环孢素 A（CsA）和 80 年代后期他克莫司（FK506）的发明，可谓器官移植历史上应对免疫排斥反应的两个划时代的里程碑。而近年来，mTOR 受体抑制剂雷帕霉素的发现和临床应用，更是为保护长期存活的移植受者之器官功能提供了崭新的临床思路。

（1）个体化、精准化用药

无论何种免疫抑制药物均存在其难以避免的药物副作用，长期用药的后果就是容易产生诸多并发症，特别是移植后代谢病，如移植术后新发的糖尿病等，严重影响受者术后生活质量，甚至是促进原发病的复发（如肝癌肝移植术后的肝癌复发），所以低剂量的免疫抑制剂维持是最理想的免疫抑制剂治疗方案。为了制订免疫抑制剂的低剂量治疗方案，需要从分子水平、基因水平来判断，进行个性化、精准化用药，针对肝移植术后免疫抑制状态开展个体化免疫治疗新方案研究，建立规范化的肝移植术后辅助内科治疗新策略，有助于提高受者的长期生存质量。

（2）抗体介导的排斥反应

抗体介导的排斥反应（antibody-mediated rejection，AMR）临床上表现为症状严重且对大剂量激素冲击疗法无效，因而成为影响器官移植存活的重要原因。研究表明除了HLA抗体之外尚存在许多非HLA抗体与内皮细胞抗原相互作用而参与AMR的机制。例如，血管紧张素Ⅱ1型受体抗体就是移植物失功的独立危险因素。MHCⅠ类相关链A（MHC class Ⅰ related chain A，MICA）抗体阳性的受者排斥反应及移植物失功的风险增高。许多其他抗血管内皮细胞的非HLA抗体也不断被发现，包括集聚蛋白、波形蛋白、凝集素内皮因子、Fms样酪氨酸激酶3配体、EFG样重复序列黏盘基蛋白Ⅰ样结构域3和细胞间黏附分子4等。

（3）免疫耐受

由于长期免疫抑制剂的使用将给移植患者带来一系列毒副作用，以致影响患者和移植物的长期存活。所以对于器官移植的医生们来说，诱导免疫耐受是移植的终极目标。完全免疫耐受在器官移植临床中非常少见，但肝脏移植、肾移植和心脏移植中均已有报道。今后移植免疫耐受研究领域将主要围绕以下三个热点开展研究：①开展生物标记物监测，用于指导免疫抑制剂撤除的前瞻性临床试验。目前免疫耐受标记物的研究涉及外周血、尿液和移植物组织标本中的细胞亚群、mRNA、miRNA、外泌体、蛋白质分子等；②更好地研究和理解在免疫抑制剂减量直至撤除并成功诱导操作性免疫耐受的过程中移植物的免疫状态；③积极进行移植免疫耐受诱导方式的临床前研究和临床试验。

3. 肝癌肝移植

我国是乙型肝炎高发国家，HBV携带者高达9300万人。我国60岁以下成年男性中肝细胞癌发病率和病死率高居肿瘤首位。肝癌肝移植在我国具有重大现实需求，开展肝癌肝移植临床诊疗新体系研究及应用推广，对提高肝癌临床疗效具有重大意义。1996年，国外学者提出的“米兰标准”并不适合中国国情。2008年，浙江大学医学院附属第一医院研究团队创新性提出国内肝癌肝移植受者选择标准——“杭州标准”：①无门静脉癌栓；②肿瘤累计直径≤8cm，或肿瘤累计直径>8cm、术前甲胎蛋白（AFP）≤400ng/ml且组织学分级为高和（或）中分化。该标准超越了现有传统标准在形态学上对肿瘤数目、大小的限制，更为重要的是，首次引入了肿瘤的生物学特征和分子标记物。中国一项多中心6000余例大样本肝癌肝移植研究验证了“杭州标准”的科学性和临床应用价值，基于“杭州标准”的新型分子分成体系能够精细化选择移植受者。

随着社会捐献体系的逐步构建、移植相关技术的日益进步，以及移植相关平台的发展，器官移植医学也将更好地推进健康中国建设，为全面建成小康社会、基本实现社会主义现代化夯实基础，贯彻落实全面提升中华民族健康素质、实现人民健康与经济社会协调发展的国家战略。

主要参考文献

1. Cypel M, Levvey B, Van Raemdonck D, et al. International society for heart and lung transplantation. international society for heart and lung transplantation donation after circulatory death registry report. J Heart Lung Transplant, 2015, 34(10): 1278-1282.
2. 中华医学会器官移植学分会.中国心脏死亡器官捐献工作指南(第 2 版).中华器官移植杂志, 2011, 32(12): 756-758.
3. 浙江大学医学院附属第一医院．人体器官移植技术临床应用委员会杭州会议决议．中华移植杂志：电子版, 2013(4): 4-4.
4. Lopez R R, Benner K G, Pcancev K, et al. Management of biliary complication after liver transplantation. Am J Surg, 1992, 163(5)： 519-524.
5. Nathan S D. The future of lung transplantation. Chest, 2015, 147(2): 309-316.
6. Saidi R F. Current status of liver transplantation. Arch Iran Med.2012, 15(12): 772-776.
7. Attia M, Silva M A, Mirza D F. The marginal liver donor—an update. Transpl Int, 2008, 21(8): 713-724.
8. 段鑫，郑树森.心脏死亡器官捐献供肝质量评估进展.中华移植杂志：电子版, 2015, 9(1): 38-41.
9. 中华医学会器官移植学分会，中华医学会外科学分会移植学组，中国医师协会器官移植医师分会等.中国心脏死亡捐献器官评估与应用专家共识(2014 版).中华消化外科杂志, 2015, 14(1): 6-12.
10. 黄莹，孙煦勇，秦科，等．心脏死亡供肾中使用机械灌注的保存效果评价．西南国防医药，2015，25(12): 1280-1282.
11. Reznik O, Skvortsov A, Loginov I, et al. Kidney from uncontrolled donors after cardiac death with one hour warm ischemic time: resuscitation by extracorporeal normothermic abdominal perfusion "in situ" by leukocytes-free oxygenated blood[J]. Clin Transplant. 2011 Jul-Aug; 25(4): 511-516.
12. 石炳毅，陈文.体外膜肺氧合技术在器官捐献供体功能维护中的应用．中华医学杂志, 2016, 96(20): 1553-1555.
13. Cooper L, Oz N, Fishman G, et al. New onset diabetes after kidney transplantation is associated with increased mortality-a retrospective cohort study[J/OL]. Diabetes Metab Res Rev. 2017; 33(8): doi: 10.10002.
14. Kim H J, Jung S H, Kim J J, et al. New-Onset Diabetes Mellitus After Heart Transplantation-Incidence, Risk Factors and Impact on Clinical Outcome. Circ J. 2017; 81(6): 806-814.
15. Sigdel T K, Sarwal M M. Moving beyond HLA : a review of nHLA antibodies in organ transplantation. Hum Immunol, 2013, 74(11): 1486-1490.
16. Lee J, Huh K H, Park Y, et al. The clinicopathological relevance of pretransplant anti-angiotensin II type 1 receptor antibodies in renal transplantation[J/OL]. Nephrol Dial Transplant, 2015 Nov 5. pii: gfv375. [Epub ahead of print].
17. Terasaki P I, Ozawa M, Castro R. Four-year follow-up of a prospective trial of HLA and MICA antibodies on kidney graft survival. Am J Transplant, 2007, 7(2): 408-415.
18. Jackson A M, Sigdel T K, Delville M, et al. Endothelial cell antibodies associated with novel targets and increased rejection antibodies associated with novel targets and increased rejection. J Am Soc Nephrol, 2015, 26(5): 1161-1171.
19. Lee J H, Lee S K, Lee H J, et al. Withdrawal of immunosuppression in pediatric liver transplant recipients in Korea．Yonsei Med J, 2009, 50(6): 784-788.
20. Koshiba T, Li Y, Takemura M, et al．Clinical, immunological, and pathological aspects of operational tolerance after pediatric living-donor liver transplantation．Transpl Immunol, 2007, 17(2): 94-97.
21. Brand C, Baeten D, Giral M, et al．Immunosuppressive drug-free operational immune tolerance in human kidney transplant recipients: Part I．Blood gene expression statistical analysis．J Cell Biochem, 2008, 103(6): 1681-1692.
22. Sivozhelezov V, Braud C, Giacomelli L, et al．Immunosuppressive drug-free operational immune tolerance in human kidney transplants recipients．Part II．Non—statistical gene microarray analysis．J Cell Biochem, 2008, 103(6): 1693-1706.

23. Connell R M, Ran D S, Chaudhuri A A, et al. Physiological and pathological roles for microRNAs in the immune system. Nat Rev Immunol, 2010, 10(2): 111-122.

24. Lodish HF, Zhou B, Liu G, et a1. Micromanagement of the immune system by microRNAs. Nat Rev Immunol, 2008, 8(2): 120-130.

25. Harris A, Krams S M, Martinez O M. microRNAs as immune regulators: implications for transplantation. Aml Transplant, 2010, 10(4): 713-719.

26. Bi Y, Liu G, Yang R. microRNAs: novel regulators during the immune response. J Cell Physiol, 2009, 218(3): 467-472.

27. Mazzaferro V, Regalia E, Doci R, et al. Liver transplantation for the treatment of small hepatocellular carcinomas in patients with cirrhosis. N Engl J Med, 1996, 334(11): 693-699.

28. Zheng S S, Xu X, Wu J, et al. Liver transplantation for hepatocelluIar carcinoma: Hangzhou experiences. Transplantation, 2008, 85(12): 1726-1732.

29. Xu X, Lu D, Ling Q, et al. Liver transplantation for hepatocellular carcinoma beyond the Milan criteria. Gut. 2016 Jun; 65(6): 1035-1041.

30. 中华医学会器官移植学分会. 中国肝癌肝移植临床实践指南. 中华外科杂志, 2014, 52(10): 721-725.

常见精神疾病的诊断、治疗研究进展

孙洪强[1]　马梦颖[2]　岳伟华[1]　陆　林[1]

1. 北京大学第六医院/北京大学精神卫生研究所；2. 杭州市第七人民医院

精神疾病的诊断目前关键问题仍然是缺乏生物学指标，治疗上依旧是以抗精神病药为主。但是本年度在诸如深部脑刺激和经颅磁刺激等技术治疗精神疾病方面有了一些进展，为物理治疗方法早日应用于临床治疗精神疾病奠定了基础，同时在抗精神病药的精准治疗和个体化治疗方面也有新的发现。

（一）精神分裂症领域研究进展

1. 精神分裂症的流行病学调查

香港中文大学研究团队调查我国香港地区的精神障碍发病率结果显示精神障碍的整体患病率为2.47%，其中，精神分裂症的患病率为1.25%，妄想性精神障碍的患病率为0.15%，其他类型精神障碍患病率为0.38%，伴精神病性症状的双相情感障碍和抑郁障碍患病率分别为0.31%和0.33%，精神分裂症谱系障碍同精神障碍家族史、吸烟史和不利的社会经济状态等因素相关。北京大学第六医院课题组对新住院的精神分裂症患者躁动的发生率及危险因素也进行了多中心的观察性研究，并发现1400名新入院患者中躁动发生率为47.5%，躁动的发生与入院时存在冲动性、病史中存在冲动行为、非自愿住院、疾病严重性、较低的受教育水平、独居等因素相关。上述研究提示精神疾病不单是生物学的改变，同时受到环境及社会经济等因素影响，改善患者生活环境、社会支持可为其治疗及预后提供帮助，该研究为国家精神相关政策及临床干预方法的制订提供了导向。

2. 精神分裂症的分子遗传学及心理学研究

北京大学第六医院课题组联合上海交通大学Bio-X研究院、中国科学院自动化研究所、四川大学华西医院及日本藤田保健卫生大学等多个国内外研究机构，开展了中国汉族人群全基因组关联研究的 Meta 分析，发现中国汉族精神分裂症人群特有的若干全基因组水平强关联位点（2p16.1，6p22.1，10q24.32 等）及 4 个汉族人群精神分裂症新易感基因 *VRK2*、*GABBR1*、*AS3MT* 和 *ARL3*，并在国际大样本进行验证，鉴别出汉族与欧洲人群之间共有及特异的遗传变异。进而，课题组采用一种多基因遗传风险评分（polygenic risk score，PRS）方法，经过与精神疾病基因组学联盟（Psychiatric Genomics Consortium，PGC）数据的比较分析，发现中国人群变异度（R2 可达 1.7%~5.7%），提供了精神分裂症复杂发病机制的多基因交互作用效应的直接证据；功能探索发现中国汉族人群及欧洲人群共有的新易感基因 *VRK2* 及 *ARL3*，可能参与了神经元分化和迁移等重要神经发育过程的调节，取得了精神分裂症发病机制研究新进展。DISC1（disrupted-in-schizophrenia-1）是导致包括精神分裂症、双相情感障碍等精神疾病发病的高风险因子，可增加多种精神疾病的易感性。清华大学生命科学院课题组利用果蝇模型的剖析了可能会被 DISC1 作用的分子通路，研究发现果蝇的三种通路包括果蝇的 Dys、Trio、Shot 同源物均在引入一个 C 端截短突变体 DISC1 后出现下调，而这三种通路均是生物信息学分析中加以强调的精神疾病病理生理学通路，这一研究结果为精神疾病的多基因理论提供了更多的证据，以期从一定层面解释为何患有同一精神疾病的患者表现的症状却大相径庭。

认知功能受损是精神分裂症表现之一，听从口头指令的功能同日常生活息息相关。中国科学院心理研究所的研究团队发现精神分裂症患者存在由于工作记忆损伤所致的听从口头指令能力受损，但其在唤起和点燃阶段表现出与健康者同样的基于动作形式的优势，且在点燃阶段，同口头指令比较，精神分裂症通过自身亲历（physical enactment）来唤起指令时记忆得到了改善。该研究提示尽管精神分裂症患者存在部分认知功能受损，但经过治疗或训练可改善其损失的认知功能，临床工作中针对患者表现出的不同症状制订个体化的治疗方案也许能有更好的获益。

3. 精神分裂症的影像学研究

磁共振静息态扫描显示精神分裂症患者相较于健康者存在异常的脑部结构及功能连接。中南大学湘雅二医院的研究团队研究发现未接受过药物治疗的青少年首发精神分裂患者在某些脑区的默认网络和感觉运动网络存在相干局部一致性降低，提示双侧楔前叶及右侧顶下小叶脑区的异常也许可作为预测青少年首发精神分裂患者预后的潜在生物标记物。四川大学附属华西医院课题组研究发现，未经治疗过的首发精神分裂症患者的脑内连接减少，特别是脑白质连接的减少不仅发生在局部脑区内也见于各脑区之间，局部脑区的关联皮质中节点的中心性降低及异常的参与系数或模块度，这些可能同患者的病程和功能障碍相关。随着脑影像学技术的发展及生物数据库的建立，使得结合脑影像检查为精神疾病患者作出诊断或评估其预后愈发成为可能。

4. 精神分裂症的治疗进展研究

精神分裂症存在昼夜节律异常，但是其中的机制尚未阐明，北京大学第六医院课题组发现，同健康受试者比较，精神分裂症节律基因 *PER1*、*PER2*、*PER3* 和 *NPAS2* 表达，以及食欲素和胰岛素释放异常，且经氯氮平治疗临床精神症状缓解后上述节律异常也未恢复，提示上述节律基因表达和激素释放异常的持续存在可能是精神分裂症易复发和需要长期治疗的原因之一。

随着非典型抗精神病药物广泛使用，精神分裂症患者的预后得到了很大改善，但药物副反应如体重增加等，以及难治性精神分裂症患者对抗精神病药物治疗反应欠佳仍是药物治疗亟待解决的问题。北京大学第六医院研究团队使用全基因组关联性研究方法（genome-wide association study，GWAS）对抗精神病药物引起的体重增加（antipsychotic-induced weight gain，AIWG）进行了深入探索，并发现 AIWG 可能涉及多个通路的代谢过程，另蛋白酪氨酸磷酸酶受体型 D（protein tyrosine phosphatase，receptor type，D，PTPRD）的 mRNA 在脑区中呈高表达，以及单核苷酸多态性（rs10977144，rs1097154）同样显示了显著表达数量性状位点效应。该研究为更好地理解特定的基因多态性在精神分裂症病理机制中的作用，帮助调整个体化的抗精神病药物的使用从而减少药物副反应提供了支持。中南大学湘雅二院研究人员同美国匹兹堡大学的研究人员提出非典型抗精神病药可通过作用于前额叶和海马调节下丘脑-垂体-肾上腺素的应激反应，并通过增加肌酸、孕酮和磷脂酰乙醇胺的水平来部分修复应激诱导的损伤，该研究为临床中使用三磷酸腺苷、抗氧化剂和 ω-3 脂肪酸作为非典型抗精神病药的增效剂提供了理论支持。

基因的差异性决定了每个人都是独一无二的个体，若基因自身或其表达出现异常则常常伴随着各种疾病的产生。南京医科大学附属无锡精神卫生中心研究团队发现转录因子和 mRNA 组合及交互作用引起的共表达网络异常可导致精神分裂症，同时该研究也为临床研发治疗方法提供了转录因子和 mRNA 表达水平上的新靶点。上海交通大学 Bio-X 研究所研究发现精神分裂症患者对于利培酮、氯氮平、氯丙嗪及喹硫平 4 种抗精神病药物的治疗效果同 *CYP2D6*、*CYP2C19*、*COMT*、*ABCB1*、*DRD3* 和 *HTR2C* 基因显著相关，并筛选出一些新的相关候选基因及组合，并指出 *COMT* 的 rs6269 以及 *HTR2C* 的 rs3813929 基因组合可作为一种改善临床抗精神病药物治疗反应的预测因子，该研究为我们研究精神分裂症的药物治疗扩充了新的知识点。

电休克作为一种物理治疗方法因具有快速控制症状、改善难治性精神障碍的特点而被广泛应用于临床，但其作用机制及预测其疗效的生物标记物尚未探明。北京大学第六医院研究团队发现，同健康者比较，精神分裂症患者的多重内在脑网络连接（如默认网络、颞叶网络、语言网络、皮质纹状体网络等）存在功能性偏差，这将使从个体水平区分患者及健康者成为可能。并发现在接受电休克治疗后，精神分裂症患者不仅精神病性症状得到缓解，其基于多重内在脑网络的分类得分也会下降，且治疗前的分数越低治疗效果越好，提示精神分裂症患者的接受电休克治疗前的基线分类得分可以作为一种治疗结果的预测因子。同时澳门大学研究人员指出电休克治疗虽具有独特的优势，但考虑到其作为一种有创性治疗方法，且对认知功能存在潜在影响等副作用，在对青少年精神障碍患者使用此治疗方法时需谨慎，不建议其作为一线治疗方法。

苏州大学附属广济医院研究团队研究报告指出 rTMS 对于精神分裂症患者阴性症状

的治疗具有延迟效应，使得重复经颅磁刺激（rTMS）作为一种无创、安全的物理治疗方法在临床工作中也愈发体现了其应用价值。对于难治性主要以阴性症状为临床相的精神分裂症患者，药物治疗的同时辅以 rTMS 治疗也许值得一试。

（二）抑郁障碍领域研究进展

1. 抑郁障碍的分子生物学研究

5-羟色胺在精神疾病，特别是抑郁障碍、双相情感障碍及精神分裂症等疾病的病理生理机制及治疗研究中占有举足轻重的地位。上海交通大学学者同美国哥伦比亚大学课题组合作发现原钙黏蛋白基因簇表达的一种特定异构体可决定 5-羟色胺神经环路的组装和轴突空间规则排列，该结果提示原钙黏蛋白可能通过调节 5-羟色胺能神经细胞这一单细胞类型特异性神经环路而参与抑郁症和自闭症等疾病的发病，上述研究成果发表在 *Science* 杂志。

在抑郁障碍中，紊乱的昼夜节律反映了调节人体生理和行为节律的中枢节律起搏器，即下丘脑视交叉上核的异常，浙江大学研究团队在此基础上进一步研究发现视交叉上核的 GABA 表达增加可引起抑郁障碍的节律紊乱，女性抑郁障碍患者视交叉上核精氨酸抗利尿激素（AVP-ir）可升高更多，这也为女性对抑郁障碍的易感性高于男性提供了理论支持。上述研究均从细胞及分子水平上为抑郁障碍的靶向治疗奠定了基础。

2. 抑郁障碍的脑影像学研究

中国科学院自动化研究所研究人员同美国 Lovelace 生物医学和环境研究所研究团队合作，创新性的将结构和功能磁共振技术结合使用融合分析方法比较了心境障碍患者和健康对照的功能网络连接和灰质密度，发现心境障碍患者顶叶和枕叶的灰质密度减少同感觉和运动网络减少的功能连接相关，杏仁核和小脑也可见灰质密度的改变，上述结果可能为诊断双相情感障碍和重度抑郁障碍提供一种新的生物学标记物。

四川大学华西医院研究发现，首发精神障碍患者、重度抑郁障碍患者及创伤后应激障碍患者的默认网络的内部网络连接相较于健康者是减少的，而首发精神障碍患者默认网络间（特别是前扣带回和中央执行网络）的网络连接相较于重度抑郁障碍患者及创伤后应激障碍者是增加的，这一研究结果为进一步探索各类精神疾病间的生物学鉴别点指出了新视角。

3. 抑郁障碍的治疗进展研究

既往的研究表明氯胺酮作为一种 *N*-甲基-D-天冬氨酸（*N*-methyl-D-aspartate, NMDA）受体拮抗剂具有快速起效的抗抑郁效果。我国台湾阳明大学的学者同美国耶鲁大学医学院的研究人员合作发现氯胺酮的抗抑郁作用具有剂量依赖性，且其抗抑郁作用在有一个 *BDNF* 基因低功能 *Met* 等位基因拷贝的中国汉族人群中同样适用，这一研究为进一步探索新型抗抗抑郁药物提供了更多证据。北京大学第六医院课题组研究发现特异性抑制 *DAPK1* 与 *GluN2B* 亚基的相互作用能够产生快速且持久的抗抑郁效果，且无成瘾性，该研究创新性提出了基于 NMDA 受体的快速抗抑郁作用新理念，为研发起效快、副作用小的新型抗抑郁药物提供了新靶点和理论依据。

台湾阳明大学研究团队同样发现认知调节的基线前扣带回皮质 theta 波可以作为预测高频 rTMS 抗抑郁治疗的疗效，在治疗前调节其初始神经活动可增加 rTMS 疗效。

中国中医科学院广安门医院同哈佛医学院合作研究发现经皮迷走神经刺激（transcutaneous vagus nerve stimulation，tVNS）可以调节抑郁障碍患者的默认网络功能连接，为进一步阐明 tVNS 治疗抑郁障碍的机制提供了证据。

（三）物质依赖领域的研究进展

1. 物质依赖的生物学研究

成瘾性物质能够激活依赖者脑内的奖赏系统，从而产生愉悦感，引起脑组织的损伤和长期病变，最终导致依赖，对依赖者的身心产生巨大影响。关于依赖者子代会如何？复旦大学脑科学研究院课题组研究发现，对可卡因依赖的大鼠其第一代和第二代仔鼠也更容易对可卡因依赖，提示对某种物质依赖者可能减少子代对该物质的依赖抵抗性，增加其依赖易感性，这一结果可能是子代伏隔核的成瘾相关信号通路的转录改变相关，该研究成果发表于 *Nature Communications* 杂志。研究提示我们在临床干预中，不能仅重视对依赖者的治疗，还应关注其后代，制订预防措施，降低其后代发生物质依赖的几率。

2. 物质依赖的影像学研究

中南大学湘雅二院课题组对槟榔依赖者的脑部结构进行了研究，发现其默认网络，包括腹内侧前额叶、框内侧前额叶和前扣带回的功能连接是减少的，且连接程度同槟榔依赖程度量表评分呈负相关，这一研究结果为探索默认网络在槟榔依赖病理机制中所扮演的角色提供了新的证据。

3. 物质依赖的治疗进展研究

JAMA Psychiatry 杂志发表了北京大学第六医院研究团队新的研究成果。该研究首先在动物模型中发现普萘洛尔可以有效消除动物的所有的尼古丁成瘾记忆，进而在非条件性刺激后，在再巩固时间窗内，给予吸烟成瘾人群口服普萘洛尔可以消除吸烟相关的记忆，降低吸烟的心理渴求。这一开创性研究成果为难以戒烟的人群带来福音，有望攻克尼古丁依赖等病理性记忆相关精神心理问题无长期有效治疗方法这一医学与社会难题。*JAMA Psychiatry* 杂志也在同期发表了评论文章。

既往研究表现经颅磁刺激（transcranial magnetic stimulation, TMS）有助于降低尼古丁依赖者对烟草的渴求及减少烟草消费，重庆医科大学第一附属医院同美国南卡罗来纳医科大学的研究人员合作发现单次的左侧背外侧前额叶（dorsolateral prefrontal cortex，DLPFC）rTMS 可以减少右侧岛叶及丘脑的活动，减少左侧 DLPFC 和内侧前额皮质的静息态功能连接，该结果为阐明 TMS 治疗物质依赖的作用机制提供了支持。南京师范大学某课题组研究表明高频（10Hz）rTMS 刺激海洛因成瘾者的左侧 DLPFC 可显著降低其线索诱导的渴求，并发现给予海洛因成瘾者单次双侧额颞顶叶（transcranial direct current stimulation，tDCS）同样可以降低被试的线索诱导的渴求评分，上述研究为海洛因成瘾的治疗提供了新方法，也为 rTMS 及 tDCS 进一步应用于其他物质依赖领域奠定了基础。

尼古丁成瘾作为全球公共卫生问题正在日益凸显，而针对尼古丁成瘾的治疗方法却乏善可陈，中国科学技术大学的研究人员发现给予尼古丁依赖者背外侧前额叶皮质直流电刺激（tDCS）可减少尼古丁成瘾者对线索诱导的尼古丁渴求，为临床治疗尼古丁成瘾提供了方向。

（四）焦虑障碍领域的研究进展

1. 焦虑障碍的流行病学调查

有关焦虑障碍的流行病学研究取得了新的重要证据。上海交通大学精神卫生中心与印度、美国和澳大利亚等国临床及科研工作者的紧密结合，回顾了大量文献，系统地分析和探讨了中国、印度这两个世界上人口最密集国家的社会相关因素（如性别、年龄、受教育年限、收入、城市化、婚姻状况，以及地域差别）与精神障碍、神经疾病和物质滥用的联系。本次中、印两国精神神经障碍患病率调查发现焦虑高居第二位。焦虑障碍在中国精神神经障碍患者中的患病率非常高，尤其在女性患者患病率高达 3.3%，男性患病率 2.0%。焦虑障碍和抑郁障碍因为其高流行率，相比其他精神疾患为公共健康带来更大挑战。研究成果为中国、印度及其他中低收入的国家如何减轻精神障碍、神经疾病和物质滥用等疾病带来的社会和经济负担等提供了相关客观证据和指导，该研究发表于 *Lancet Psychiatry* 杂志。

2. 焦虑障碍的分子生物学研究

滨州医学院附属医院代谢与神经精神疾病研究所研究人员与德克萨斯大学圣安东尼奥健康科学中心学者合作，发现脂肪组织 PPARγ-脂联素信号系统在应激易感性中的作用和对抑郁、焦虑行为的调控，这为开发新型抗抑郁和焦虑药物提供了新的靶点。研究人员通过对大脑海马体干细胞的研究发现，一种名为 SGK1 的蛋白对于调节皮质醇对神经形成的影响及糖皮质激素受体行为具有重要作用。该蛋白水平增加，会增强皮质醇的负面效应，使得糖皮质激素受体长期保持活跃状态，既使该激素被清除出细胞，糖皮质激素受体的活跃状态依然会保持很长时间，进而大大降低了大脑的神经形成能力。通过实验，研究人员使用抑制 SGK1 蛋白的小分子化合物（GSK650394），成功阻断了应激相关激素的负面效应，最终使新生脑细胞的数量得以增加。而通过动物模型和 25 名抑郁症患者的血液样本研究，研究人员进一步验证了该结果。

大量研究表明，大脑杏仁核在调控恐惧反应中发挥关键作用，而杏仁核神经元突触部位的 GABAa 受体对有效抑制恐惧的过度表达起着至关重要的作用。南昌大学生命科学研究院与南方医科大学基础医学院合作对位于杏仁核神经元突触外部位的 GABAa 受体的表达格局、功能特性及在恐惧表达中的作用进行了系统研究，发现这类受体的激活显著增强恐惧表达，导致过度的恐惧反应。这一发现对了解大脑杏仁核调控恐惧反应的神经机制具有重要的理论意义，为有效缓解精神疾病患者的恐惧症状提供了潜在的药物干预靶点。该研究结果发表在较有影响力的 *Biological Psychiatry* 杂志上。

3. 焦虑障碍的影像学研究

中南大学湘雅二院的研究团队发现强迫症患者的大脑存在广泛的微结构的改变，主要表现在胼胝体和上纵束脑区，这些脑区可能在强迫症的病理机制中起着重要的作用。该研究提示强迫症可能比普遍认为涉及的脑区网络异常更加广泛，即超过了额叶-纹状体-丘脑环路。并发现强迫症患者存在以β带上异常小世界参数为特点脑功能网络的拓扑改变，其β波紊乱的功能完整性可能同强迫症相关，而θ波紊乱的功能完整性可能同强迫症患者的自知力较差相关，上述研究为探索强迫症的病理生理机制提供了新的证据。

综上所述，目前对于精神疾病的病理机制尚不明朗，对于精神疾病病理机制及诊断和治疗的探索仍然任重而道远。我们需重视将基础医学的研究成果转化为临床应用，结合分子生物学、遗传学、磁共振成像技术、脑电图、脑磁图、经颅磁刺激、经颅电刺激、深部脑刺激及迷走神经刺激等技术，多维度、立体、全面地探索精神障碍的起因、发展及结局。对于各类精神疾病生物学、影像学等生物标记物的研究，靶向治疗药物的找寻，安全有效、副作用少的物理治疗方法的探索仍是科研及临床工作者不懈追求的目标，以期真正达到为精神疾病患者的治疗“量体裁衣”，从而取得最佳的治疗效果，为精神障碍患者带来更多福祉及希望。

主要参考文献

1. Wang C F, Yang S H, Lin S H, et al. A proof-of-principle simulation for closed-loop control based on preexisting experimental thalamic DBS-enhanced instrumental learning. Brain Stimul.2017; 10(3): 672-683.
2. Lin T, Jiang L, Dou Z, et al. Effects of theta burst stimulation on suprahyoid motor cortex excitability in healthy subjects. Brain Stimul.2017, 10(1): 91-98.
3. Chang W C, Wong C S M, Chen E Y H, et al. Lifetime prevalence and correlates of schizophrenia-spectrum, affective, and other non-affective psychotic disorders in the Chinese adult population. Schizophr Bull.2017.43(6):1280-1290.
4. Mi W, Zhang S, Liu Q, et al. Prevalence and risk factors of agitation in newly hospitalized schizophrenia patients in China: An observational survey. Psychiatry Res.2017; 253: 401-406.
5. Yu H, Yan H, Li J, et al. Common variants on 2p16.1, 6p22.1 and 10q24.32 are associated with schizophrenia in Han Chinese population. Mol Psychiatry. 2017; 22(7): 954-960.
6. Shao L, Lu B, Wen Z, et al. Disrupted-in-Schizophrenia-1(DISC1)protein disturbs neural function in multiple disease-risk pathways. Hum Mol Genet. 2017.26(14):2634-2648.
7. Lui S S Y, Yang T X, Ng C L Y, et al. Following instructions in patients with schizophrenia: the benefits of actions at encoding and recall. Schizophr Bull. 2017.44(1):137-146.
8. Liu Y, Zhang Y, Lv L, et al. Abnormal neural activity as a potential biomarker for drug-naive first-episode adolescent-onset schizophrenia with coherence regional homogeneity and support vector machine analyses. Schizophr Res. 2017. pii: S0920-9964(17)30215-30223.
9. Li F, Lui S, Yao L, et al. Altered white matter connectivity within and between networks in antipsychotic-naive first-episode schizophrenia. Schizophr Bull. 2017.doi: 10.1093/schbul/sbx048.
10. Sun H Q, Li S X, Chen F B, et al. Diurnal neurobiological alterations after exposure to clozapine in first-episode schizophrenia patients. Psychoneuroendocrinology. 2016; 64: 108-116.
11. Yu H, Wang L, Lv L, et al. Genome-wide association study suggested the PTPRD polymorphisms were associated with weight gain effects of atypical antipsychotic medications. Schizophr Bull. 2016; 42(3): 814-823.
12. Cai H L, Jiang P, Tan Q Y, et al. Therapeutic efficacy of atypical antipsychotic drugs by targeting multiple

stress-related metabolic pathways. Transl Psychiatry. 2017; 7(5): e1130.

13. Xu Y, Yue W, Yao S Y, et al. Exploring transcription factors-microRNAs co-regulation networks in schizophrenia. Schizophr Bull. 2016; 42(4): 1037-1045.
14. Xu Q, Wu X, Li M, et al. Association studies of genomic variants with treatment response to risperidone, clozapine, quetiapine and chlorpromazine in the Chinese Han population. The Pharmacogenomics Journal. 2016; 16(4): 357-365.
15. Li P, Jing R X, Zhao R J, et al. Electroconvulsive therapy-induced brain functional connectivity predicts therapeutic efficacy in patients with schizophrenia: a multivariate pattern recognition study. NPJ Schizophr. 2017; 3: 21.
16. Wang Z M, Zhu H, Pan Y L, et al. Electroconvulsive therapy and its association with demographic and clinical characteristics in Chinese psychiatric patients. The Journal of ECT. 2015; 31(2): 114-118.
17. Li Z, Yin M, Lyu X L, et al. Delayed effect of repetitive transcranial magnetic stimulation(rTMS)on negative symptoms of schizophrenia: Findings from a randomized controlled trial. Psychiatry Res 2016; 240: 333-335.
18. Chen W V, Nwakeze C L, Denny C A, et al. Pcdhalphac2 is required for axonal tiling and assembly of serotonergic circuitries in mice. Science. 2017; 356(6336): 406-411.
19. Wu X, Balesar R, Lu J, et al. Increased glutamic acid decarboxylase expression in the hypothalamic suprachiasmatic nucleus in depression. Brain Struct Funct. 2017.222(9):4079-4088.
20. He H, Sui J, Du Y, et al. Co-altered functional networks and brain structure in unmedicated patients with bipolar and major depressive disorders. Brain Struct Funct. 2017. 222(9):4051-4064.
21. Gong Q, Hu X, Pettersson-Yeo W, et al. Network-level dysconnectivity in drug-naive first-episode psychosis: dissociating transdiagnostic and diagnosis-specific alterations. Neuropsychopharmacology. 2017; 42(4): 933-940.
22. Su T P, Chen M H, Li C T, et al. Dose-related effects of adjunctive ketamine in taiwanese patients with treatment-resistant depression. Neuropsychopharmacology. 2017.42(13):2482-2492.
23. Li S X, Han Y, Xu L Z, et al. Uncoupling DAPK1 from NMDA receptor GluN2B subunit exerts rapid antidepressant-like effects. Mol Psychiatry. 2017.doi: 10.1038/mp.2017.85.
24. Li C T, Hsieh J C, Huang H H, et al. Cognition-modulated frontal activity in prediction and augmentation of antidepressant efficacy: a randomized controlled pilot study. Cerebral Cortex. 2016; 26(1): 202-210.
25. Fang J, Rong P, Hong Y, et al. Transcutaneous vagus nerve stimulation modulates default mode network in major depressive disorder. Biological Psychiatry. 2016; 79(4): 266-273.
26. Le Q, Yan B, Yu X, et al. Drug-seeking motivation level in male rats determines offspring susceptibility or resistance to cocaine-seeking behaviour. Nat Commun. 2017; 8: 15527.
27. Zhu X, Zhu Q, Jiang C, et al. Disrupted resting-state default mode network in betel quid-dependent individuals. Front Psychol. 2017; 8: 84.
28. Xue Y X, Deng J H, Chen Y Y, et al. Effect of selective inhibition of reactivated nicotine-associated memories with propranolol on nicotine craving. JAMA Psychiatry. 2017; 74(3): 224-232.
29. Li X, Du L, Sahlem G L, et al. Repetitive transcranial magnetic stimulation(rTMS)of the dorsolateral prefrontal cortex reduces resting-state insula activity and modulates functional connectivity of the orbitofrontal cortex in cigarette smokers. Drug Alcohol Depend. 2017; 174: 98-105.
30 Shen Y, Cao X, Tan T, et al. 10-Hz repetitive transcranial magnetic stimulation of the left dorsolateral prefrontal cortex reduces heroin cue craving in long-term addicts. Biological Psychiatry. 2016; 80(3): e13-14.
31. Wang Y, Shen Y, Cao X, et al. Transcranial direct current stimulation of the frontal-parietal-temporal area attenuates cue-induced craving for heroin. Journal of Psychiatric Research. 2016; 79: 1-3.
32. Yang L Z, Shi B, Zhang X C H, et al. Electrical stimulation reduces smokers' craving by modulating the coupling between dorsal lateral prefrontal cortex and parahippocampal gyrus. Soc Cogn Affect Neurosci. 2017; 12(8): 1296–1302.
33. Baxter A J, Charlson F J, Cheng H G, et al. Prevalence of mental, neurological, and substance use disorders in China and India: a systematic analysis. The Lancet Psychiatry. 2016; 3(9): 832-841.
34. Guo M, Li C, Lei Y, et al. Role of the adipose PPAR gamma-adiponectin axis in susceptibility to stress and

depression/anxiety-related behaviors. Mol Psychiatry. 2017; 22(7): 1056-1068.

35. Liu Z P, He Q H, Pan H Q, et al. Delta subunit-containing gamma-aminobutyric acid a receptor disinhibits lateral amygdala and facilitates fear expression in mice. Biological Psychiatry. 2017; 81(12): 990-1002.
36. Gan J, Zhong M, Fan J, et al. Abnormal white matter structural connectivity in adults with obsessive-compulsive disorder. Transl Psychiatry. 2017; 7(3): e1062.
37. Lei H, Cui Y, Fan J, et al. Abnormal small-world brain functional networks in obsessive-compulsive disorder patients with poor insight. J Affect Disord. 2017; 219: 119-125.

失眠及强迫症防治进展

于鲁璐 范滕滕 陆 林

北京大学第六医院

2016 年，我国发布了《中国强迫症防治指南》和《中国失眠障碍诊断和治疗指南》两部指南，整合了最新循证医学研究进展，符合中国国情，临床实践性较好，其中《中国强迫症防治指南》是国内首部关于强迫症的防治指南。

（一）失眠的防治进展

1. 概述

随着生活节奏的加快和社会压力的增加，失眠障碍已经成为一个普遍的社会问题。《2015 年中国睡眠指数报告》显示，我国约有 31.2%的人存在严重的睡眠问题。2017 年发表的一篇 Meta 分析表明，我国失眠的患病率可达 15%。长期失眠会严重损害个体健康，降低生活质量，导致躯体和精神疾病的发生，例如，存在睡眠障碍的老年人中痴呆，包括阿尔茨海默病（Alzheimer's disease，AD）和血管性痴呆的患病率更高，而在老年抑郁症患者中，持续存在睡眠紊乱会导致疾病复发和恶化的风险增加。因此，睡眠医学的出现和发展是必然趋势，它作为一门新兴的交叉学科已经成为临床医学的重要组成部分。

2.《中国失眠障碍诊断和治疗指南》

（1）背景

20 世纪 80 年代，北京协和医院创立了国内第一家睡眠呼吸障碍诊疗中心，经过近 40 年的发展，国内已成立了 1500 多家睡眠中心，有 2000 多家医院建立了睡眠监测室，这些机构的成立为失眠障碍的规范化诊疗提供了平台。规范化诊疗的开展需要规范化指南作为依据，自 2006 年开始，我国先后出版了《失眠定义、诊断及药物治疗专家共识（草案）》、《失眠症中医临床实践指南（第 1 版）》、《中国成人失眠诊断与治疗指南》及《中国失眠防治指南》，最近的一部指南发布至今也已经过去了近 5 年时间。2015 年 10 月，中国睡眠研究会邀请睡眠医学相关专家成立指南指定专家委员会，编制并于 2016 年 6 月出版了《中国失眠障碍诊断和治疗指南》（简称《指南》）。本《指南》以美国睡眠医学会（American Academy of Sleep Medicine，AASM）编制的《成人慢性失眠评估和管理的临床指南》为主要蓝本，根据循证的原则进行了大幅度修订、更新和补充，增加了对特殊人群（如儿童、妊娠期妇女及老年人）失眠障碍的关注，强调了认知行为疗法及具有中国特色的中医药技术在失眠障碍中的应用价值。此外，结合物理治疗技术的发展，介绍了重复经颅磁刺激、生物反馈疗法、光疗等方法在失眠障碍治疗中的应用。

（2）失眠的定义和分类

失眠障碍是以频繁而持续的入睡困难或睡眠维持困难并导致睡眠满意度不足为特征的睡眠障碍，给个体带来明显的困扰或伴随着其他重要社会功能的损害，它既可以孤立存在，也可以与精神障碍、躯体疾病或物质滥用共存。根据病程长短，失眠障碍可以分为慢性失眠（≥3 个月）和短期失眠（＜3 个月）。最近也有学者提出客观短睡眠的概念，即夜间客观睡眠的时间少于 6h，并指出伴有客观短睡眠的失眠障碍可能对药物治疗更敏感，而不伴有客观短睡眠的失眠障碍可能对心理行为治疗更敏感，不过这一分类对治疗的指导作用尚需更多的研究证实。

（3）失眠的发病机制和假说

在本《指南》中，主要介绍了“过度觉醒假说”和“3P 假说”。“过度觉醒假说”提出，失眠是一种过度觉醒障碍，它不仅仅是夜间睡眠的缺失，而是表现为 24h 高觉醒状态。与正常个体相比，失眠障碍患者的高觉醒状态可以表现在皮质醇水平、心率变异性和脑电图上，但是这些指标的阈值尚缺乏明确的界定。“3P 假说”认为，易感因素（predisposing factor）、促发因素（precipitating factor）和维持因素（perpetuating factor）导致了失眠的发生和持续存在，而治疗的重点则在于消除失眠的维持因素。上述两种假说分别代表了神经生物学和认知行为学的观点。除外上述假说，关于失眠的病理生理学证据还涉及了遗传、分子、细胞、神经环路、生理及行为。研究者们对失眠的认识已经有了很大的进展，基于上述理论假设，我们就可以尝试更多的治疗方法，以期获得更好的预后。

（4）失眠的临床评估和治疗

睡眠状况的评估可分为主观评估和客观评估，主观评估的重要工具是量表，在本《指南》中，简单介绍了量表在临床与科研工作用使用的意义及常用的睡眠障碍相关量表。由我国学者主编的《睡眠与睡眠障碍相关量表》已于 2016 年正式出版，其中涵盖了 122 个睡眠量表，为睡眠医学的临床实践和科学研究提供了重要工具。客观评估方法主要包括多导睡眠监测（polysomnography，PSG）、多次睡眠潜伏时间试验（multiple sleep latency test，MSLT）、清醒维持试验（maintenance of wakefulness test，MWT）和体动记录检查。其中 PSG 可以精确评估睡眠病理生理和结构，在临床上已逐渐得到广泛的应用。需要注意的是，失眠的客观评估是主观评估的重要补充，但并非必要条件，这一点无论是从失眠的定义还是诊断标准来看都有所体现，也就是说，原发性失眠可以通过病史、临床表现和量表确诊。

对短期失眠障碍的患者，应积极地寻找诱因，并开展早期的心理行为干预，包括睡眠卫生教育和矫正不良睡眠行为等，去除诱因，必要时辅助药物治疗，防止其转化为慢性失眠障碍。一旦转为慢性失眠障碍，医生应指导患者接受规范的治疗。心理行为治疗特别是认知行为疗法（cognitive behavioral therapy for insomnia，CBTI）是近年来失眠治疗领域的研究重点，且已被证实可以有效地治疗失眠障碍，而随着移动设备和互联网的普及，CBTI 已经可以通过智能手机有效地开展，为患者和医生提供了极大的便捷。鉴于催眠药物的成瘾问题，本《指南》中强调了药物治疗的原则，指出应遵循用药剂量个体化、按需、间断、足量的给药原则，通过持续性评估，根据患者的睡眠情况来调整药物剂量和维持时间。在儿童和老年失眠障碍患者中，首选治疗依然是心理行为干预，妊娠期妇女亦建议首先考虑非药物治疗失眠。失眠的物理治疗已成为临床研究和治疗的新趋势，目前已有报道的方法包括光疗、重复经颅磁刺激、生物反馈技术等，但是上述方法仍需要大样本的随机对照试验来证实其有效性。

3. 未来发展方向和趋势

在过去的二十年中，无论是国际还是国内，睡眠相关的文章数量都成倍增加，研究领域也在不断发生着变化。关于药物治疗及不良反应的研究相对减少，失眠的心理学及心理治疗与其他非药物治疗研究持续增加，失眠的流行病学及合并疾病问题也获得了更多的关注。

随着人们对睡眠生理的深入研究，睡眠在维持正常脑功能中的作用也逐渐凸显，睡眠可以促进脑内代谢物的清除，而慢性睡眠缺乏可导致小胶质细胞激活而诱发大脑损伤，睡眠缺乏已经被证实与越来越多的慢性疾病及功能障碍相关，通过研究潜在的睡眠脑机制，无论对失眠障碍的治疗，还是其他相关慢性疾病的预防都有重要意义。

（1）睡眠机制研究进展

睡眠模式在某种程度上受遗传差异的影响，有关遗传差异的研究能够提高我们对失眠障碍的了解，包括早期识别高风险人群，开展早期干预，以及预防失眠障碍的发生。在相应的睡眠机制研究中，一项全基因组关联研究发现位于 2 号染色体上和 6 号染色体上的两个 SNP 位点与睡眠持续时间有关。而日本北海道大学的研究者发现，某种遗传性睡眠障碍是由脑内生物钟细胞出现节律紊乱导致的，*Cryptochromes* 基因（动植物中广泛存在的生物钟调控蛋白）在其中发挥重要作用。睡眠相位后移综合征（delayed sleep phase disorder，DSPD）是失眠的常见形式之一，国外学者发现这类人群存在钟基因 *CRY1* 突变，并因此导致了睡眠-觉醒周期延长。2016 年发表在《自然》上的一项研究鉴别出了两个关键的核心基因，Sik3 蛋白激酶基因和漏钠通道 NALCN 中的错义突变，这两个基因能够帮助调节机体深度睡眠和做梦的水平，或为阐明相关的基因控制睡眠的网络提供新的线索。

（2）失眠障碍临床研究进展

随着年龄的增长，失眠障碍的发生率也在增加，在老年群体中，普遍存在失眠障碍和认知损害。睡眠与认知的相关性是重要的公共卫生问题，相关研究提示，认知损害与失眠障碍及昼夜节律紊乱存在相关性。存在失眠症状的患者，血清 BDNF 的水平明显降低，且失眠症状的严重程度与 BDNF 水平呈负相关，这为临床诊断失眠症提供了客观的生物标记物，有助于筛选认知能力下降的高危人群，也提示提高睡眠质量可以作为一种潜在的治疗方式改善认知健康。借助睡眠作为治疗新途径的还有美国西北大学和我国北京大学第六医院的研究者们，他们开展了睡眠与情感记忆的研究，发现睡眠状态下反复暴露与恐惧记忆相关的条件线索可显著降低恐惧反应，提示在睡眠状态下可抹除恐惧记忆，《自然》及《睡眠》杂志发表评论文章，认为睡眠可被用来操纵恐惧记忆，这将为创伤后应激障碍（PTSD）的非药物治疗开辟新途径。

（3）失眠障碍治疗新进展

现阶段治疗失眠障碍的药物如唑吡坦和右佐匹克隆都属于 γ-氨基丁酸 A 型受体的正性变构调节剂，存在若干副作用，包括学习、记忆和注意力持续时间受损。长期使用苯二氮卓类药物后，阿尔茨海默病（AD）的发生风险明显增加，且使用时间越长发生风险越高。与短半衰期的药物相比，使用长半衰期的药物后 AD 的发生风险更高。2014 年 8 月 13 日，美国 FDA 批准 Suvorexant 用于治疗失眠障碍患者。Suvorexant 是一种食欲素受体拮抗剂，是该类药物中首款获得批准的药物，该药物可显著延长睡眠时间、降低入睡潜伏期。也有研究证据表明，与目前治疗失眠障碍的药物相比，食欲素受体拮抗剂 DORA-22 在啮齿类及非人灵长类中能够促进睡眠而不会引起显著的学习或注意力等认知功能损害。作为失眠障碍心理治疗的主要手段，认知行为治疗（cognitive behavioral therapy，CBT）也持续获得关注，2015 年的两篇 Meta 分析分别表明，CBT 对单纯失眠及合并精神障碍或躯体疾病的失眠障碍均有良好的疗效，并建议可以将其作为失眠障碍的初始治疗方法。

（二）强迫症防治进展

1. 概述

强迫症（obsessive-compulsive disorder, OCD）是常见的精神障碍之一，严重降低患者的生活质量，全球范围内的终生患病率约为 0.8%~3.0%，国内报道的强迫症患病率为 0.84‰，低于多数西方国家。强迫症的高发年龄呈双峰，即童年晚期或青少年早期以及成年早期（20~29 岁）。强迫症的致残率较高，但就诊率却很低，从发病到首次接受药物治疗的平均时间可达 8 年之久，导致这种现状的原因一方面是由于患者及家属对强迫症的知晓率不足，另一方面也与疾病带来的耻感有关。因此，强迫症的预防、诊断、治疗及康复的过程依然存在巨大的挑战，迫切需要专业的精神卫生医疗服务。

2.《中国强迫症防治指南》

（1）背景

基于遗传、神经影像、临床表型和治疗效果等证据，人们开始认识到焦虑并非强迫症的核心症状，而且也不是所有的强迫症患者都会产生焦虑体验，因此，在 2013 年新出版的 DSM-5 将强迫症从焦虑障碍中分离出来，划归为一个独立的诊断类别，体现了学术界对疾病本质认识的逐渐深入。在我国 2010 年出版的《焦虑障碍防治指南》中，也考虑到强迫症不应包括在焦虑障碍中而未将其纳入，并指出日后应出版专门的强迫症防治指南。中华医学会精神医学分会组织专家编写了《中国强迫症防治指南》，并于 2016 年正式出版。

（2）强迫症的定义

强迫症是一种多维度、多因素疾病，它以强迫思维和/或强迫行为为特征。强迫观念是指头脑中反复出现的不需要的闯入性想法、怀疑、冲动或表象，强迫行为是重复的行为或精神活动。重复与纠缠是强迫症的两个核心表现，患者常常为此感到痛苦或社会功能与生活质量严重下降。

（3）强迫症的发病机制和假说

目前普遍认为强迫症是一种“神经环路”疾病，随着影像学研究技术的进步，用于强迫症病理机制相关研究的多种影像学（如 DTI、fMRI、PET 和 SPECT）研究结果均支持由 Alexander 在 1986 年提出的强迫症皮质-纹状体-丘脑-皮质（cortico-striatal-thalamo-cortical，CSTC）环路结构和功能异常的假说。强迫症发病的生物-心理-社会医学模式具有鲜明的特征，因此除了神经影像学研究，《中国强迫症防治指南》还从遗传、神经生化和社会心理因素三个方面阐述了强迫症的发病机制，指出强迫症是一种多基因遗传病，患者可能存在 5-HT、DA 及谷氨酸系统功能异常，心理社会因素则往往是个体发病的促发因素或使个体具有患病素质的易感因素。

（4）强迫症的临床评估、诊断与治疗

与其他多数精神障碍一样，强迫症的诊断往往依赖于临床评估，而缺乏客观的实验学指标。强迫症的临床表现复杂多变，涉及思维、注意、感知、活动等多个方面，系统而完整的评估包括采集病史、体格检查和精神检查、实验室检查和量表评估等，上述内容应贯穿一个患者从诊断、治疗到康复的全过程。评估强迫症状主要量表是耶鲁-布朗强迫症状量表（Yale-Brown obsessive-compulsive scale，Y-BOCS），由于绝大多数强迫患者均合并焦虑、抑郁等情绪问题，并伴有社会功能和生活质量的下降，因此，还需要使用其他量表如焦虑自评量表（self-rating anxiety scale，SAS）、抑郁自评量表（self-rating depression scale，SDS）、汉密尔顿焦虑量表（Hamilton anxiety scale，HAMA）、汉密尔顿抑郁量表（Hamilton depression scale，HAMD）、社会功能缺陷筛选量表（social disability screening schedule，SDSS）、SF36 健康调查量表（360-item short form health survey，SF-36）等评估相应情况。

在 DSM-5 诊断标准中，不再要求患者对疾病具有良好的自知力，而是增加了对患者自知力程度的评估，以及是否合并抽动障碍，这两处重要改变对指导疾病的治疗和预后有重要影响。自知力差的患者更容易与抑郁障碍共病，病程更长，对心理治疗和药物治疗的效果更差。而伴有抽动的儿童和成人强迫症患者经 5 羟色胺再摄取抑制剂（serotonin reuptake inhibitor，SSRIs）治疗的效果也较差。

药物治疗和心理治疗是强迫症的有效治疗方法，SSRIs 仍是治疗强迫症的一线药物，与其在抑郁障碍患者人群中的应用相比，强迫症患者使用 SSRIs 治疗时的剂量更高，时间更长。《中国强迫症防治指南》指出，急性期治疗时应使用足量药物治疗 10~12 周。美国精神病学协会（APA）强迫障碍治疗指南也强调，应使用 FDA 许可的最大耐受剂量持续治疗至少 8~12 周。近年来，有越来越多的循证证据支持认知行为治疗（cognitive bchavior thcrapy，CBT）的有效性，甚至认为它优于包括药物治疗在内的其他疗法。《中国强迫症防治指南》介绍了包括 CBT 在内的常用心理治疗技术，在实际的临床应用中，仍需遵循规范和个体化的原则，使患者得到最大获益。物理治疗如经颅磁刺激（TMS）、无抽搐电休克治疗（MECT）、深部脑刺激（DBS）和迷走神经刺激（VNS）近年来也开始在临床应用于强迫症的治疗，其中 DBS 已经于 2009 年 2 月被美国 FDA 正式批准用于治疗“慢性、严重的强迫症”，不过在我国，鉴于其治疗的侵入性和长期疗效的不确定性，尚未批准精神疾病的神经外科治疗方法。对于难治性强迫症，首先应进行再评估，寻找并去除影响疗效的不利因素，如存在社会心理压力、药物耐受性差、家庭支持系统不足、治疗依从性欠佳等，必要时需要换药、联合用药、加强心理治疗。

3. 未来发展方向和趋势

强迫症是一种不断被认识的精神疾病，有越来越多的新技术、新手段被用于强迫症病因和发病机制，以及各种治疗策略有效性的研究中。

（1）强迫症机制研究进展

基因分析是研究强迫症遗传机制的主要方法，在过去的 20 年里，有大量关于强迫症患者基因序列、点突变和基因-基因、基因-环境及基因-药物交互作用的研究，国外学者总结后提出，GRIN2A、GRIN2B 和 GRIA2 是强迫症遗传网络中重要的中央节点，而谷氨酸相关通路是强迫症患者的主要受损系统。国外学者联合神经环路激活与信号通路分子蛋白研究，发现下丘脑-杏仁核环路异常及由 SPRED2（在多个脑区表达的一种蛋白，可抑制 Ras/ERK-MAPK 信号通路）表达缺陷导致的 TrkB/ERK-MAPK 信号通路功能上调共同参与了强迫症的病理机制。影像学技术被用于探索强迫症患者的脑结构、脑内代谢及任务状态下脑功能及其连接的变化，涉及的神经环路依然以 CSTC 为主，但人们已经开始从心理学及认知功能角度，结合新的治疗策略开展有针对性的研究，例如纹状体皮层系统与认知灵活性、DBS 刺激边缘-丘脑下核与决策冲动。此外，有效的动物模型的建立也为深入开展强迫症发病机制的研究提供了必要的支持。

（2）强迫症临床及治疗研究进展

强迫症患者中大约 30%的人对 SSRIs 治疗效果欠佳，对这部分患者，一方面医生会进行再评估，另一方面也在寻找与疗效差异有关的原因，例如，通过基因多态性分析尝试对药物治疗效果进行探索性研究。国外学者利用光遗传技术刺激小鼠眶额皮质-腹侧纹状体（OFC-VMS），从而导致 CSTC 过度激活，使小鼠的修饰行为持续增加，研究者提出强迫症不同症状的背后可能有不同的神经环路参与其中，这项研究为进一步研究强迫症的精神病理学提供了可能。此外，闯入性思维也不再是研究者关注的唯一焦点，国外学者借助伤害回避学习理论，探讨了强迫症患者主动回避伤害背后潜在的神经机制。总之，强迫症的发病和相应治疗策略的作用机制仍是未来研究的重点。

主要参考文献

1. Cao X L, Wang S B, Zhong B L, et al. The prevalence of insomnia in the general population in China: A meta-analysis. PLoS One. 2017.12(2): e0170772.
2. Shi L, Chen S J, Ma M Y, et al. Sleep disturbances increase the risk of dementia: a systematic review and metaanalysis. Sleep Medicine Review. 2017. pii: S1087-0792(17)30011-4. doi: 10.1016/j.smrv.2017.06.010PMID: 28890168.
3. Bao Y P, Han Y, Ma J, et al. Cooccurrence and bidirectional prediction of sleep disturbances and depression in older adults: Meta-analysis and systematic review. Neuroscience and Biobehavioral Reviews. 2017.75: 257-273.

4. 失眠定义、诊断及药物治疗共识专家组. 失眠定义、诊断及药物治疗专家共识(草案). 中华神经科杂志. 2006.(2): 141-143.
5. 中医中医科学院失眠症中医临床实践指南课题组. 失眠症中医临床实践指南(WHO/WPO). 世界睡眠医学杂志. 2016.(1): 8-25.
6. 中华医学会神经病学分会睡眠障碍学组. 中国成人失眠诊断与治疗指南. 中华神经科杂志. 2012; 45(7): 534-540.
7. 陈彦方. 中国失眠防治指南简介.中国睡眠研究会第六届学术年会.成都 2010. 13.
8. Schutte-Rodin S, Broch L, Buysse D, et al. Clinical guideline for the evaluation and management of chronic insomnia in adults. Journal of clinical sleep medicine : JCSM : Official Publication of the American Academy of Sleep Medicine. 2008.4(5): 487-504.
9. Vgontzas A N, Fernandez-Mendoza J, Liao D, et al. Insomnia with objective short sleep duration: the most biologically severe phenotype of the disorder. Sleep Medicine Reviews. 2013.17(4): 241-254.
10. Riemann D, Spiegelhalder K, Feige B, et al. The hyperarousal model of insomnia: a review of the concept and its evidence. Sleep Medicine Reviews. 2010.14(1): 19-31.
11. Levenson J C, Kay D B, Buysse D J. The pathophysiology of insomnia. Chest. 2015.147(4): 1179-1192.
12. 陆林, 王雪芹, 唐向东, 等. 睡眠与睡眠障碍相关量表. 北京: 人民卫生出版社, 2016.
13. 唐向东, 李桃美, 张继辉. 失眠症的临床评估与治疗. 中华精神科杂志. 2017.50(1): 3-4.
14. 韦璇, 郑书传, 赖鹏, 等. 失眠的认知行为治疗对慢性失眠患者睡眠质量及催眠药使用的影响. 中华精神科杂志. 2017.50(1): 47-50.
15. 毛洪京, 徐莲莲, 余正和, 等. 个体与互联网认知行为治疗失眠症患者的疗效观察. 中华精神科杂志. 2017.50(1): 41-46.
16. 艾思志, 时杰. 关注催眠药成瘾. 中华精神科杂志. 2017.50(1): 14-17.
17. van Maanen A, Meijer A M, van der Heijden K B, et al. The effects of light therapy on sleep problems: A systematic review and meta-analysis. Sleep Medicine Reviews. 2016.29: 52-62.
18. 余正和, 杨永芬, 王晟东, 等. 低频重复经颅磁刺激联合唑吡坦治疗原发性失眠的疗效评价. 中华精神科杂志. 2017.50(1): 31-34.
19. Taylor D J, Roane B M. Treatment of insomnia in adults and children: a practice-friendly review of research. Journal of clinical psychology. 2010.66(11): 1137-1147.
20. Ma Y, Dong M, Mita C, et al. Publication analysis on insomnia: how much has been done in the past two decades? Sleep Medicine. 2015.16(7): 820-826.
21. Xie L, Kang H, Xu Q, et al. Sleep drives metabolite clearance from the adult brain. Science. 2013.342(6156): 373-377.
22. Bellesi M, de Vivo L, Chini M. Sleep loss promotes astrocytic phagocytosis and microglial activation in mouse cerebral cortex. J Neurosci. 2017.37(21): 5263-5273.
23. Gottlieb D J, Hek K, Chen T H, et al. Novel loci associated with usual sleep duration: the CHARGE Consortium Genome-Wide Association Study. Molecular Psychiatry. 2015.20(10): 1232-1239.
24. Ono D, Honma S, Honma K. Cryptochromes are critical for the development of coherent circadian rhythms in the mouse suprachiasmatic nucleus. Nature Communications. 2013.4: 1666.
25. Patke A, Murphy P J, Onat O E, et al. Mutation of the human circadian clock gene CRY1 in familial delayed sleep phase disorder. Cell. 2017.169(2): 203-15.e13.
26. Funato H, Miyoshi C, Fujiyama T, et al. Forward-genetics analysis of sleep in randomly mutagenized mice. Nature. 2016.539(7629): 378-383.
27. Yaffe K, Falvey C M, Hoang T. Connections between sleep and cognition in older adults. The Lancet Neurology. 2014.13(10): 1017-1028.
28. Giese M, Unternahrer E, Huttig H, et al. BDNF: an indicator of insomnia? Molecular Psychiatry. 2014.19(2): 151-152.
29. Hauner K K, Howard J D, Zelano C, et al. Stimulus-specific enhancement of fear extinction during slow-wave sleep. Nature Neuroscience. 2013.16(11): 1553-1555.
30. He J, Sun H Q, Li S X, et al. Effect of conditioned stimulus exposure during slow wave sleep on fear memory

extinction in humans. Sleep. 2015.38(3): 423-431.

31. Billioti de Gage S, Moride Y, Ducruet T, et al. Benzodiazepine use and risk of Alzheimer's disease: case-control study. BMJ. 2014.349: g5205.
32. Uslaner J M, Tye SJ, Eddins D M, et al. Orexin receptor antagonists differ from standard sleep drugs by promoting sleep at doses that do not disrupt cognition. Science Translational Medicine. 2013.5(179): 179ra44.
33. Trauer J M, Qian M Y, Doyle J S, et al. Cognitive behavioral therapy for chronic insomnia: a systematic review and Meta-analysis. Annals of Internal Medicine. 2015.163(3): 191-204.
34. Wu J Q, Appleman E R, Salazar R D, et al. Cognitive behavioral therapy for insomnia comorbid with psychiatric and medical conditions: A Meta-analysis. JAMA Internal Medicine. 2015.175(9): 1461-1472.
35. Ruscio A M, Stein D J, Chiu W T, et al. The epidemiology of obsessive-compulsive disorder in the National Comorbidity Survey Replication. Molecular Psychiatry. 2010.15(1): 53-63.
36. Phillips M R, Zhang J, Shi Q, et al. Prevalence, treatment, and associated disability of mental disorders in four provinces in China during 2001-05: an epidemiological survey. Lancet. 2009.373(9680): 2041-2053.
37. Anholt G E, Aderka I M, van Balkom A J, et al. Age of onset in obsessive-compulsive disorder: admixture analysis with a large sample. Psychological Medicine. 2014.44(1): 185-194.
38. Dell'Osso B, Camuri G, Benatti B, et al. Differences in latency to first pharmacological treatment(duration of untreated illness)in anxiety disorders: a study on patients with panic disorder, generalized anxiety disorder and obsessive-compulsive disorder. Early Intervention in Psychiatry. 2013.7(4): 374-380.
39. Van Ameringen M, Patterson B, Simpson W. DSM-5 obsessive-compulsive and related disorders: clinical implications of new criteria. Depression and Anxiety. 2014.31(6): 487-493.
40. Alexander G E, DeLong M R, Strick P L. Parallel organization of functionally segregated circuits linking basal ganglia and cortex. Annual Review of Neuroscience. 1986.9: 357-381.
41. Jakubovski E, Pittenger C, Torres A R, et al. Dimensional correlates of poor insight in obsessive-compulsive disorder. Progress in Neuro-Psychopharmacology & Biological Psychiatry. 2011.35(7): 1677-1681.
42. March J S, Franklin M E, Leonard H, et al. Tics moderate treatment outcome with sertraline but not cognitive-behavior therapy in pediatric obsessive-compulsive disorder. Biol Psychiatry. 2007.61(3): 344-347.
43. Ost L G, Havnen A, Hansen B, et al. Cognitive behavioral treatments of obsessive-compulsive disorder. A systematic review and meta-analysis of studies published 1993-2014. Clinical Psychology Review. 2015.40: 156-169.
44. Bozorgmehr A, Ghadirivasfi M, Shahsavand A E. Obsessive-compulsive disorder, which genes? Which functions? Which pathways? An integrated holistic view regarding OCD and its complex genetic etiology. Journal of Neurogenetics. 2017: 1-8.
45. Ullrich M, Weber M, Post A M, et al. OCD-like behavior is caused by dysfunction of thalamo-amygdala circuits and upregulated TrkB/ERK-MAPK signaling as a result of SPRED2 deficiency. Molecular Psychiatry. 2017.
46. Vaghi M M, Vertes P E, Kitzbichler M G, et al. Specific frontostriatal circuits for impaired cognitive flexibility and goal-directed planning in obsessive-compulsive disorder: evidence from resting-state functional connectivity. Biol Psychiatry. 2017.81(8): 708-717.
47. Voon V, Droux F, Morris L, et al. Decisional impulsivity and the associative-limbic subthalamic nucleus in obsessive-compulsive disorder: stimulation and connectivity. Brain : A Journal of Neurology. 2017.140(Pt 2): 442-456.
48. Monteiro P, Feng G. Learning from animal models of obsessive-compulsive disorder. Biol Psychiatry. 2016; 79(1): 7-16.
49. Qin H, Samuels J F, Wang Y, et al. Whole-genome association analysis of treatment response in obsessive-compulsive disorder. Molecular Psychiatry. 2016.21(2): 270-276.
50. Ahmari S E, Spellman T, Douglass N L, et al. Repeated cortico-striatal stimulation generates persistent OCD-like behavior. Science. 2013.340(6137): 1234-1239.
51. Hauser T U, Eldar E, Dolan R J. Neural mechanisms of harm-avoidance learning: a model for obsessive-compulsive disorder? JAMA Psychiatry. 2016.73(11): 1196-1197.

可视化微创神经外科手术研究进展

赵继宗[1,2] 王 佳[1,2] 赵 萌[1]

1. 国家神经系统疾病临床研究中心；2. 首都医科大学附属北京天坛医院神经外科学系

神经外科学（neurosurgery）属外科学的分支，是以手术为主要治疗手段，研究脑、脊髓和周围神经系统疾病发病机制，探索新的诊断和治疗方法的学科。经典神经外科学（classic neurosurgery）始建于 20 世纪初期，历经 20 世纪 50~70 年代显微神经外科学（microneurosurgery）阶段，21 世纪进入微创神经外科学（minimally invasive neurosurgery）时代。伴随着人工智能和互联网等科技演变和学科交叉融合加速，可视化手术设备应运而生，为神经外科手术提供新的平台。术中可视化设备是依赖影像学信息和计算机技术发展出的神经导航（neural navigation）和功能磁共振（fMRI）,包括术中 MRI、CT、DSA 和超声波。利用可视化手术设备可以定位和定性诊断神经系统疾病，显现正常脑功能区和传导束，为制订手术方案和手术中寻找病变、规避脑重要结构提供帮助，从而提高手术疗效。

目前可视化微创神经外科手术，以及术中磁共振手术室和复合手术室（hybrid operating room，Hybrid OR）已经广泛被国际欧美等发达国家神经外科采用。北京、上海、天津等城市的三甲医院也应用了手术中磁共振技术开展切除垂体腺瘤、胶质瘤手术，取得良好效果。复合手术室亦称多种先进影像引导手术室（advanced multi-modality image guidcd OR，AMIGO），集外科手术室、血管内介入治疗、手术后复查和影像学信息传递功能为一体，形成新型手术操作空间，方便使用影像学资料和其他信息，满足多学科手术医师治疗需求，实现显微手术和血管内介入治疗无缝衔接和转换，避免病人治疗过程中多次往返于手术室和介入室之间，减少病人痛苦，拓展脑血管病的治疗范围，提高手术疗效。

（一）国内外神经外科学新进展

1. 脑血管病

（1）复合手术治疗复杂性脑血管病

在复合手术室采用复合手术治疗巨大、床突旁动脉瘤，球囊临时阻断载瘤动脉，减低瘤体张力后，再夹闭动脉瘤；也可单纯手术或介入一期治疗多发动脉瘤；对急诊动脉瘤性蛛网膜下腔出血病人，经过脑血管造影（DSA）迅速确定动脉瘤位置、形态和载瘤动脉后，即刻选择单纯介入或开颅手术夹闭动脉瘤，并经过复查 DSA，确定动脉瘤治疗成功，实现一站式诊断和治疗。

高级别动静脉畸形（AVM）无论单纯手术或介入治疗都难以治愈。复合手术治疗高级别 AVM，首先经 DSA 评估病人 AVM 部位、体积和供血动脉，术中先行栓塞畸形血管团，然后开颅手术切除 AVM，术闭复查脑血管造影，证实全切 AVM 无残存后关颅。

这样不仅减少手术出血，降低手术难度及风险，同时也避免手术后发现残存畸形血管，病人需要反复治疗。

2016 年科技部立项，启动“十三五”研究课题“复杂性脑血管疾病复合手术新模式治疗技术研究”，由首都医科大学附属北京天坛医院牵头，宣武医院、齐鲁医院、天津总医院等单位参加，开展复杂性神经血管疾病治疗。2016 年 1 月至 2017 年 12 月天坛医院完成复合手术 401 例，拓展复杂性脑血管疾患治疗范围，手术效果良好，取得了初步经验，同时正着手培养掌握开放手术及介入等技术的复合型的神经外科医师。

脑动脉狭窄和冠状动脉狭窄同属动脉粥样硬化演变结果。心外科和神经外科临床治疗冠状动脉狭窄和脑血管狭窄，采取的介入与血管重建手术技术类同。以创新的脑心同治理念，建立同质性血管病的新型（交叉）学科，尽快培养复合型神经外科医师，将成为开创血管神经外科学新篇章的必由之路。目前，首都医科大学附属北京天坛医院在复合手术室已开展冠脉狭窄支架治疗和颈内动脉内膜切除治疗同一病人获得成功，并继续探索“脑心同治”新的医疗模式。

（2）普及和推广血管淀粉样变性脑出血和烟雾病外科治疗

“十一五”国家“脑卒中外科综合治疗技术体系研究”项目，在国内建立了 10 家脑卒中临床科研基地，有 71 家合作单位参与研究，连续收治 1532 例急性自发性脑出血病人。发现国人自发性脑内血肿病人中，37.68%病人合并不同程度的脑血管淀粉样变性，脑血管淀粉样变与性别无明显关联，与病人年龄呈正相关，65 岁以上病人的脑血管淀粉样变程度累及脑叶和小脑的范围均大于 65 岁病人。

全国 12 个省市、18 家神经外科中心参与烟雾病的前瞻性随机对照研究，通过对 402 例烟雾病人分析，以脑缺血型烟雾病最常见。出血型烟雾病好发成人，出血风险女性高于男性。出血型烟雾病的自然病史呈现动态变化，随着时间的延长再出血风险明显增加，60 岁以后病人的再出血风险逐渐降低。直接（颞浅动脉-大脑中动脉吻合），间接血管重建术（主要是 EADS）和联合血运重建术对缺血型病人有明显疗效，儿童获益更大；通过手术改善成人病人脑血流灌注能改善病人的认知功能。手术干预能降低出血型烟雾病 5~10 年内再出血风险。直接和间接血管重建术对减低出血性烟雾病的中、短期再出血风险无明显差异。通过举办 4 次脑卒中规范化治疗推广学习班，向基层医院推广了自发脑出血和烟雾病手术治疗技术。

2. 颅脑肿瘤

颅脑肿瘤包括原发性肿瘤和转移瘤。原发脑肿瘤中以胶质瘤（glioma）最常见，占原发性中枢神经系统肿瘤32%，年发病率为5/10万。恶性程度最高的胶质母细胞瘤（glioblastoma，GBM）病人的中位生存期仅为14.6个月。

神经导航技术、术中 MRI 和超声多普勒扫描用于切除低级别胶质瘤时定位，可更准确切除肿瘤。采用荧光染料（黄荧光）技术使边界不清的脑胶质瘤组织着色；应用 5-氨基酮戊酸（5-ALA）区分肿瘤和周围组织，在特殊手术显微镜直视下实时地判断胶质瘤切除程度，提高了手术治疗胶质瘤疗效。

2016 年，WHO 已将胶质瘤分子病理诊断纳入诊断体系。由中国脑胶质瘤协作组

（CGCG）发起的中国脑胶质瘤基因组图谱计划，构建了国内最大的脑胶质瘤生物样本信息库和基因组学数据库。2016 年，《CGCG 成人弥漫性脑胶质瘤临床指南》在 *Cancer Letters* 上发表，为规范国内脑胶质瘤的临床诊治提供了依据。

上海华山医院团队利用全基因组关联性分析，检测入选者血液样本，发现了 10p12.31、10q21.1 和 13q12.13 三个位点突变与汉族人群垂体腺瘤发病易感性密切相关，成果在 *Nature Genetics* 发表。

颅底肿瘤如脊索瘤等周围解剖结构复杂，全切肿瘤困难，手术后并发症严重，易复发。国外研究表明，应用质子放射治疗结合手术治疗原发性脊索瘤病人，5 年肿瘤控制率能达到 68%~85%，复发率为 15%~31%。国内上海重离子医院运营两年来，累计重离子（质子刀）放射放射治疗肿瘤病人 686 例，其中头颈部肿瘤 339 例，随访结果满意。

3. 功能神经外科

（1）脑深部电刺激

脑深部电刺激（deep brain stimulation，DBS）手术已经代替毁损脑核团手术成为外科治疗帕金森病的首选方法。另外，DBS 手术治疗肌张力障碍疾病、强迫症，抽动秽语综合征等精神疾病领域也日趋成熟。

1998 年北京天坛医院完成第一例 DBS 植入术，至今我国已有 7000 余例病人接受 DBS 植入手术。2003 年清华大学与品驰医疗、天坛医院合作，实现神经调控系列产品国产化，形成了完整产品线。截至 2016 年，国产 DBS 已经进入全国 70 余家医院，完成 2000 余例手术，为病人减负 2 亿多元。我国成为继美国之后全球第二个有能力研发、生产和应用 DBS 的国家。

（2）脑机接口

感觉和行为是神经系统的两个端点，神经科学始终致力于在脑与机器之间架起一座桥梁，即脑机接口。在病人颅内埋藏电极，采集皮质脑电信号，利用脑机接口实现病人意念控制机械手，完成多种手势运动，为脑中风、脊髓及肢体神经损伤、肌萎缩侧索硬化（渐冻人）及其他神经肌肉退化病人的康复开拓新途径。浙江大学医学院附属第二医院神经外科与基础科学研究同道合作，完成一例植入式脑机接口，为一例癫痫病人在手术中植入微电极，手术后机械手可以根据病人的意念完成抓水杯动作。

（3）精神外科学

精神外科学（psychosurgery）是对脑内某些特定联系纤维或部位，采用刺激、毁损、切除等外科手段治疗某些精神障碍古老的神经外科分支。1935 年，葡萄牙神经病学家受动物实验启发，与神经外科医师施行第一例“前额叶白质切除术”，治疗严重精神病病人。1955 年后，抗精神病药物氯丙嗪的临床应用，开启了药物治疗精神疾病新时代，精神外科学逐步衰退。受 DBS 治疗运动障碍性疾病启发，1999 年国外神经外科医师报道了第一例内囊前肢 DBS 术治疗强迫症，疗效明显。采用 DBS 技术手术治疗精神性疾病研究，包括强迫症（obsessive-compulsive neurosis，OCD）、重性抑郁、双相精神障碍、抽动秽语综合征、严重的攻击性行为障碍、难以控制的有暴力行为的精神分裂症、进食障碍等。

我国精神外科起步较晚。20 世纪 50 年代仅有个案报道。1985 年，国内陆续开展了立体定向核团毁损治疗难治性精神病和药物依赖，并开展 DBS 治疗精神疾病研究。目前深部脑刺激立体定向手术治疗精神性疾病，仍处于试验阶段，其有效性及安全性尚待评估。2013 年 5 月 1 日《中华人民共和国精神卫生法》的颁布实施，进一步保证了我国精神外科学的规范、健康发展。

功能神经外科将在国家脑研究计划发挥作用，开发通过人为刺激特定神经传导通路从而模拟自然神经功能的技术；深入了解不同神经细胞体或核团的活动与人类特定行为之间的关系将是未来功能神经外科发展方向。

4. 颅脑创伤

神经外科领域高度关注颅脑创伤病人的颅内压监测、去大骨瓣减压术、低温技术等国际多中心随机对照临床研究（randomized clinical trial，RCT）结果。我国颅脑创伤救治水平与欧美等发达国家的差距正在缩小，县一级医院基本具有神经外科，配备 CT 设备，胜任治疗颅脑损伤病人的救治。上海仁济医院作为主要研究者单位参加欧盟组织的全球颅脑创伤多中心研究（CENTER-TBI），开展了为期 8 年的全球颅脑创伤数据库的建立和比较疗效研究，至 2016 年国内 40 多家医院累计入组 4600 多例病人。此外，天津医科大学总医院也注册并开展了阿托伐他汀治疗慢性硬脑膜下血肿的 RCT 研究，也取得初步结果。

（二）临床神经科手术为脑研究做贡献

我国脑科学与类脑研究的总体目标是在治疗认知障碍相关重大脑疾病、儿童及青少年脑智开发、类脑计算机及脑机智能技术领域建设国际一流的创新技术平台。在认知障碍相关重大脑疾病中，针对孤独症等儿童期疾病、抑郁症等成年期疾病、老年痴呆等老年期疾病开发早期诊断技术、创新干预手段、引领临床指南。

颅脑部手术为脑认知科学研究打开一扇窗。脑部手术直接面对人类病患大脑，具有获取人体生物学标本（血、脑脊液、脑组织、脑疾病标本）得天独厚的条件，可以为脑科学研究突破提供强有力支撑，成为发现人类神经系统疾病科学问题的起点、验证和实践科学发现的终点、参与研发生物工程产品的脑科学研究转化基地。

人脑网络组图谱（Brainnetome Atlas）实现了人类全脑的脑区亚区的精细划分并明确其连接图谱，建立了人类脑网络组图谱及其系统验证体系，以及脑网络组图谱使用需要的工具和软件，研究成果应用于各类脑部手术，可实现神经外科手术从脑解剖结构保护到脑功能保护的飞跃。

中国拥有脑疾病临床资源优势，2013 年国家科技部、卫生部（原）、总后卫生部（原）三部委批准建立“国家神经系统疾病临床医学研究中心”，已经建立覆盖全国的合作单位，形成脑科学研究与转化应用基地，为脑重大疾病的早期诊断和早期干预研究提供坚实基础，为重大科研成果转化提供体制与机制保证，继续将我国神经外科学带入国际先进水平。

主要参考文献

1. 赵继宗. 2014~2015 神经外科学学科发展报告. 北京: 中国科学技术出版社.2016
2. 赵继宗. 神经病学临床: 脑科学研究转化基地.科技导报, 2016, 34(11): 1-1.
3. 赵继宗. 临床神经科学是脑疾病研究的源泉和归宿.科技导报, 2017, 35(4): 1-1.
4. 汪业汉, 陈海宁.精神外科过去、现在与未来.立体定向和功能性. 神经外科杂志, 2008, 21(1): 52-58.
5. Hjortdal V E, Redington A N, de Leval M R, et al. Hybrid approaches to complex congenital cardiac surgery. European Journal of Cardio-thoracic Surgery. 2002, 22(6): 885-890.
6. Murayama Y, Ishibashi T, Ebara M, et al. E-052 Robotic digital subtraction angiography systems within the hybrid operating room. Journal of Neuro Interventional Surgery, 2011, 68(5): 1427.
7. 赵继宗, 于洮. 复合手术在脑血管疾病治疗中的临床应用及要解决的问题. 中华医学杂志, 2017, 97(11): 801-803.
8. Jiang T, Mao Y, Ma W, et al. CGCG clinical practice guidelines for the management of adult diffuse gliomas. Cancer Letters. 2016, 375(2): 263-273.
9. Ye Z, Li Z, Wang Y, et al. Common variants at 10p12.31, 10q21.1 and 13q12.13 are associated with sporadic pituitary adenoma. Nature Genetics, 2015, 47(7): 793.
10. Stupp R, Mason W P, van den Bent, et al. Radiotherapy plus concomitant and adjuvant temozolomide for glioblastoma. New England Journal of Medicine. 2005, 352(10): 987-996.
11. Zou D W, Zhao J Z, Zhang D, et al. Enhancement expression of bFGF in Chinese patients with moyamoya disease. Biomedical and Environmental Sciences, 2011, 24(1): 74-80.
12. Wu M X, Huang Z, Zhang D, et al. Color Doppler hemodynamic study of the superficial temporal arteries in superficial temporal artery - middle cerebral artery(STA-MCA)bypass surgery for moyamoya disease. World Neurosurgery.2011, 75(2): 258-263.
13. 王岚, 戴小亚. 全球质子重离子医院现状与展望. 中国医院建筑与装备, 2016(1): 26-31.
14. 张建国. 功能神经外科在脑研究中的地位和价值. 中华神经外科杂志, 2016, 32(10): 973-975.
15. 江基尧. 颅脑创伤循证医学证据的科学观. 中华神经外科杂志, 2016, 32(6): 541-543.

颅脑创伤研究及治疗技术进展

袁　强　胡　锦　周良辅

复旦大学神经外科研究所；复旦大学附属华山医院神经外科；上海神经外科临床医学中心

颅脑创伤（TBI）是全球一项重要的公共卫生问题，重型 TBI 病死率与致残率高，给社会及家庭带来沉重的经济负担。近来，我国对于 TBI 的研究进展迅速，取得了一些令人瞩目的成绩，使得 TBI 的救治水平有所提高。本文就 2016 年间我国在 TBI 治疗技术及相关研究领域取得的基础和临床进展综述与评论如下。

（一）颅脑创伤的颅内压监测与多模态监测

颅内压（ICP）监测指导下的 TBI 救治已经成为目前 TBI，特别是重型 TBI 救治的核心技术。虽然国外多中心前瞻随机对照研究并没有得出 ICP 监测可以改善患者预后的阳性结果，但 2016 年最新的美国 TBI 救治指南仍然推荐对于重型 TBI 患者给予 ICP 监测，因为可以显著降低患者的住院及 2 周死亡率（ⅡB 级推荐），并且推荐将 22mmHg

作为 ICP 控制的阈值（ⅡB 级推荐）。这提示我们在 TBI 的救治过程中并不应该一概而论，而是应该探索 TBI 患者不同亚组最有利的 ICP 监测时机、ICP 控制阈值以及 ICP 靶向治疗方案，做到精准化治疗。为此，华山医院神经外科牵头进行多中心回顾性观察研究，纳入我国 9 省 22 家医院 1443 例 TBI 患者进行分析，结果显示：受伤机制，GCS 评分恶化，Marshall CT 分级，多发伤，硬膜下血肿，脑内血肿，ICP 利用率和神经创伤中心规模均是影响 TBI 患者行 ICP 监测的影响因素。对部分病情严重的患者进行 ICP 监测将有助于改善患者的预后。

在 TBI 患者中，弥散性 TBI（Marshall CT 分级 1~4 级）是一类特定的亚组，患者没有明显的血肿占位，但常常表现为脑肿胀，基底池受压/消失伴或不伴中线移位，这类患者常常出现颅内高压，甚至发展为顽固性颅内高压，对这类患者进行 ICP 监测可以有效地控制和评估颅内高压，稳定病情。为此，华山医院神经外科针对该类患者，开展多中心回顾性观察，结果发现，对于重型弥散性损伤的 TBI 患者（Marshall CT 分级 1~4 级），ICP 监测下的 TBI 救治可以显著改善患者的死亡率，且对极重度 TBI（GCS3-5）和 Marshall CT Ⅳ级的患者改善效果更加明显；另外，ICP 监测虽不能改善 TBI 总体的不良预后率，但可改善极重度 TBI（GCS3-5）患者。为此，推荐对重型弥散性损伤患者应积极进行 ICP 监测。

随着中国人口老龄化以及 TBI 近年来伤因谱的变化，老年 TBI 人群已越来越多，上海仁济医院神经外科针对老年 TBI 患者给予脑室 ICP 监测是否可以改善预后进行了前瞻性的观察研究，结果显示老年 TBI 患者给予脑室 ICP 监测可以显著降低住院死亡率与 6 个月功能预后。这些均为 ICP 监测在 TBI 亚组患者中的精准应用提供了数据支持，为 TBI 的精准治疗提供了科学依据。

此外，一项荟萃分析结果显示，ICP 监测虽不能降低患者的住院死亡风险，但可以降低电解质紊乱、肾功能衰竭的发生率并增加良好预后的可能性。另一篇荟萃分析结果显示，在 2007 版《美国 TBI 救治指南》对 ICP 监测的指征进行了明确推荐之后，ICP 监测在降低 TBI 患者死亡率中的作用日益凸显，研究者指出这可能与指南发布后 ICP 监测的日益规范和使用率增加相关。Sun 等应用 ICP 监测对双额脑挫伤需要去骨瓣减压的患者，进行 ICP 指导下的逐步减压，结果显示有利于改善患者预后并降低术后并发症的发生率。

多模态监测指导下的 TBI 救治是 ICP 监测指导下的 TBI 救治的延伸，一篇荟萃分析结果显示，相较 ICP/CPP 指导下的 TBI 救治，结合脑组织氧监测的多模态监测更能改善患者预后。

（二）颅脑创伤后凝血功能障碍

TBI 后凝血功能障碍属于创伤性凝血病的一种特殊类型，临床诊断与救治有其特殊性。有关 TBI 后凝血功能障碍的发生机制，目前尚无确切定论。为此，国内学者也在此方面进行了不断的探索，天津医科大学神经外科研究显示，TBI 后受损脑组织释放的一种脑源性微粒可以依赖血小板透过受损的血脑屏障释放入血液，诱发凝血大量激活最终导致凝血功能障碍。他们进一步研究又发现位于线粒体膜上的心磷脂可能是这种脑源性微粒的来源，这为TBI后凝血功能障碍的发生机制提供了一个全新的观点，将有利于寻找出TBI后凝血功能障碍救治新的靶点。关于TBI后凝血功能障碍与进展性颅内出血的关系，上海华山医院的荟萃分析结果显示国际标准化比值（INR）与血小板与进展性颅内出血的发生密切相关，而PT与APTT与之关系不大，为TBI后凝血功能障碍监测提供了指导。上海华山医院神经外科应用低剂量重组人凝血因子Ⅶa（rFVIIa）纠正TBI后凝血功能障碍，可有效改善凝血功能并减少脑内进展性出血。为此，2016版的《欧洲创伤性凝血病救治指南》就专门引用该项研究，并将本来已经在上一版中删除的对于rFVIIa的使用推荐又重新纳入，推荐对于其他手段不能控制的严重出血可以给予rFVIIa纠正凝血功能障碍，这也是我国临床领域里的一项重要贡献。

（三）颅脑创伤的精准医学

认识到TBI的高度复杂性，研究者意识到仅靠单打独斗式的研究是无法取得突破的，只有多中心充分合作、建立共享、开放式的数据网络，才可能实现精准治疗。在这一背景下，欧美于2011年10月成立了国际创伤性脑损伤合作研究计划（InTBIR），InTBIR包括美国的TRACK-TBI和欧盟的CENTER-TBI。这些计划利用通用数据单元采集病人基础数据、影像学资料和组织样本库，建立全球性积极合作、数据共享的TBI研究网络。中国作为亚洲唯一单位参加欧盟组织的CENTER-TBI计划，并在2016年入组了大量病例，为进一步开展我国大型TBI临床对列研究积累了经验。

通过对大规模健康和患病人群的临床样本和临床随访信息进行多层次综合性分析和组学研究，寻找疾病早期诊疗和预后判断的临床指标和生物标志物是目前精准诊疗的核心。华中科技大学同济医学院分析了56例TBI患者的血浆τ蛋白水平，发现TBI后血浆τ蛋白水平升高与患者不良预后密切相关。上海浦东新区人民医院神经外科通过对142例TBI患者分析，发现tau蛋白磷酸化水平增加与神经元损伤程度密切相关。另有研究发现TBI患者血浆血小板反应蛋白-1（TSP-1）水平与损伤严重程度及重型TBI患者的预后密切相关。南京医科大学附属南京脑科医院学者研究发现TBI患者体内的NGAL水平与TBI损伤程度密切相关。这些发现可能作为一种全新的标志物指导临床TBI的救治。

（四）颅脑创伤的手术干预与后遗症处理

河南科技大学第一附属医院神经外科根据双额叶脑挫裂伤患者的GCS评分变化，对患者进行分类，制定不同类型患者的手术时机，并取得良好效果，为双额脑挫伤的手术决策提供了指导。脑积水是TBI后常见的并发症，上海市第六人民医院神经外科通过分析TBI后脑积水发生的危险因素，制定脑积水的发生预测模型与评分，以便在TBI早期就准确的预测并通过积极干预以防止脑积水的发生。

鉴于TBI患者后期的有效康复措施以及去大骨瓣减压后的颅骨修补时机目前尚无定论。国内有关组织2016年发表的《创伤性颅骨缺损成形术中国专家共识》与《脑损伤神经功能损害与修复专家共识》为临床医师提供一定的参考。

（五）小结

目前我国的 TBI 研究水平与技术进展与国外的差异已日趋缩小，在某些方面达到国际先进水平。可是，我国至今没有国家范围的 TBI 流行病学调查和 TBI 标准数据库，严重影响我国 TBI 研究优势的发挥和 TBI 患者的精准防治。为此，我们除了要加强对创伤的预防工作以外，还应该进一步完善规范化的 TBI 院前、院内和出院后康复救治体系，并通过标准化的各种大型队列研究和/或组学研究，改进 TBI 的精准化分类和精准预后模型，达到个体化群体的精准医疗。

主要参考文献

1. Carney N, Totten A M, O'Reilly C, et al. Guidelines for the Management of Severe Traumatic Brain Injury, Fourth Edition. Neurosurgery, 2016.
2. Yuan Q, Wu X, Yu J, et al. Effects and clinical characteristics of intracranial pressure monitoring-targeted management for subsets of traumatic brain injury: An observational multicenter study. Critical Care Medicine, 2015, 43(7): 1405-1414.
3. Yuan Q, Wu X, Cheng H, et al. Is Intracranial pressure monitoring of patients with diffuse traumatic brain injury valuable? An observational multicenter study. Neurosurgery, 2016, 78(3): 361-369.
4. You W, Feng J, Tang Q, et al. Intraventricular intracranial pressure monitoring improvesthe outcome of older adults with severe traumatic brain injury: an observational, prospective study. BMC Anesthesiol. 2016; 16(1): 35.
5. Han J, Yang S, Zhang C, et al. Impact of intracranial pressure monitoring on prognosis of patients with severe traumatic brain injury: A PRISMA systematic review and Meta-analysis. Medicine, 2016, 95(7): e2827.
6. Shen L, Wang Z, Su Z, et al. Effects of intracranial pressure monitoring on mortality in patients with severe traumatic brain injury: A Meta-analysis. PloS One, 2016, 11(12): e0168901.
7. Sun G, Shi L, Pan T, et al. Technique of ICP monitored stepwise intracranial decompression effectively reducespostoperative complications of severe bifrontal contusion. Front Neurol. 2016, 7: 56.
8. Xie Q, Wu H B, Yan Y F, et al. Mortality and outcome comparison between brain tissue oxygen combined with intracranial pressure/cerebral perfusion pressure-guided therapy and intracranial pressure/cerebral perfusion pressure-guided therapy in traumaticbrain injury: A Meta-analysis. World Neurosurg. 2017, 100: 118-127.
9. Tian Y, Salsbery B, Wang M, et al. Brain-derived microparticles induce systemic coagulation in a murine model of traumatic brain injury. Blood, 2015, 125(13): 2151-2159.
10. Zhao Z, Wang M, Tian Y, et al. Cardiolipin-mediated procoagulant activity of mitochondria contributes to traumatic brain injury-associated coagulopathy in mice. Blood, 2016, 127(22): 2763-2772.
11. Yuan Q, Sun Y R, Wu X, et al. Coagulopathy in traumatic brain injury and its correlation with progressive hemorrhagic injury: a systematic review and Meta-analysis. J Neurotrauma. 2016; 33(14): 1279-1291.
12. Yuan Q, Wu X, Hu J, et al. Low-dose recombinant factor VIIa for reversing coagulopathy in patients with isolated traumatic brain injury. Journal of Critical Care; 2015 Feb; 30(1): 116-120.
13. Rossaint R, Bouillon B, Cerny V, et al. The European guideline on management of major bleeding and coagulopathy followingtrauma: fourth edition. Crit Care, 2016; 20: 100.
14. Wang J, Li J, Han L, et al. Serum τ protein as a potential biomarker in the assessment of traumatic brain injury. Exp Ther Med. 2016, 11(3): 1147-1151.
15. Yang W J, Chen W, Chen L, et al. Involvement of tau phosphorylation in traumatic brain injury patients. Acta Neurol Scand. 2017; 135(6): 622-627.
16. Wang J L, Jin G L, Yuan Z G, et al. Plasma thrombospondin-1 and clinical outcomes in traumatic brain injury. Acta Neurol Scand. 2016; 134(3): 189-196.

17. Zhao J, Chen H, Zhang M, et al. Early expression of serum neutrophil gelatinase-associated lipocalin(NGAL)is associated withneurological severity immediately after traumatic brain injury. J Neurol Sci. 2016, 15; 368: 392-398.
18. Zhaofeng L, Bing L, Peng Q, et al. Surgical treatment of traumatic bifrontal contusions: when and how? World Neurosurg. 2016; 93: 261-269.
19. Chen H, Yuan F, Chen S W, et al. Predicting posttraumatic hydrocephalus: derivation and validation of a risk scoring system based on clinical characteristics. Metab Brain Dis. 2017. doi: 10.1007/s11011-017-0008-2.
20. 中华神经外科学会神经创伤专业组. 创伤性颅骨缺损成形术中国专家共识. 中华神经外科杂志, 2016, 32(8): 767-770.
21. 中国神经科学学会神经损伤与修复分会. 脑损伤神经功能损害与修复专家共识. 中华神经创伤外科电子杂志, 2016, 2(2): 100-104.

大气污染对中枢神经系统影响的研究进展

郭新彪 杨 迪
北京大学公共卫生学院

随着工业化和城市化的发展，大气污染日益严重，对人类健康的影响引起了广泛关注。大气污染除对心肺系统、免疫功能及生殖发育等具有急慢性损伤外，还可引发中枢神经系统产生病理学改变，并与神经行为及认知功能损害、神经发育异常、神经退行性疾病、脑卒中及中枢神经系统肿瘤等有关。本文对大气污染对中枢神经系统的影响及可能的毒性机制进行评述，并对该领域未来研究的主要方向进行展望，以期为研究大气污染对神经系统的不良影响及制定有关政策措施提供思路。

（一）前言

大气污染由包括颗粒物、气态污染物、有机物及重金属在内的多种污染物的复杂混合物组成，为人类健康带来巨大危害。颗粒物（particulate matter，PM）按照空气动力学直径可分为PM_{10}（≤10μm）、$PM_{2.5}$（≤2.5μm）和$PM_{0.1}$或超细颗粒物（ultrafine particulate matter，UFP）（≤0.1μm）。其中，PM_{10}主要来源于公路、建筑扬尘，木柴燃烧和采矿作业等，它可进入人体呼吸道。$PM_{2.5}$主要来自燃料燃烧、工业活动及交通运输尾气排放，可沉积于细支气管和肺泡。UFP主要源于交通相关空气污染，可直接进入循环系统，并可分布于肺之外的多个器官。这些颗粒物中，$PM_{2.5}$的一些可溶性组分及UFP可穿过气血屏障甚至血脑屏障，或通过嗅神经到达嗅球而进入大脑，因而对中枢神经系统产生较大影响。气态污染物包括臭氧、一氧化碳、硫氧化物和氮氧化物等。臭氧（ozone，O_3）是光化学污染的重要组成部分，因其对人体健康构成威胁而受到广泛关注。大气污染物中的一些有机组分，如有机物不完全燃烧产生的多环芳烃（polycyclic aromatic hydrocarbon，PAHs）等也对人体健康造成危害。

大气污染对健康的损害表现在多个方面。呼吸系统是大气污染物直接作用的靶器官。大气污染与慢性阻塞性肺病入院率升高相关，对肺功能、呼吸道感染、肺癌和呼吸道过敏等可产生不良影响。大气污染物还可引发系统炎症反应，影响自主神经功能，进而诱发不良心血管事件的发生和发展。除此之外，大气颗粒物暴露对人体的免疫系统和生殖发育也可造成不良影响。近些年的研究发现，大气污染还可对中枢神经系统造成不良影响，包括神经炎症反应、小胶质细胞激活、白质异常等神经病理学改变，以及包括阿尔茨海默病、帕金森病在内的神经退行性疾病、神经系统肿瘤、脑卒中及神经发育异常等。本文主要从大气污染物对中枢神经系统的主要影响和作用机制进行评述，并对该领域未来研究的主要方向、有待加强研究的问题进行展望，以期为研究大气污染对神经系统的不良影响及制定有关政策措施提供思路。

（二）大气污染对中枢神经系统的影响

1. 神经行为与认知功能改变

流行病学研究和动物实验研究均发现，大气污染与神经行为和认知功能改变相关。最近的一项研究发现颗粒物暴露可能影响儿童的神经行为学表现。交通相关空气污染物黑炭、NO_2 和超细颗粒物的暴露浓度较高时，儿童的认知发育较缓，这可能与大脑不同区域之间的功能连接受干扰有关。另一项儿童出生队列研究发现，在控制了社会人口学因素、出生体重、血铅水平及吸烟等混杂因素后，黑炭暴露与学龄儿童的词汇量及智商下降相关，并与视觉、记忆力及学习能力下降相关。此外，还有研究观察到 O_3 暴露浓度升高与成年人神经行为学评估分值降低相关。

动物学实验研究进一步探讨了交通相关大气污染物对神经行为的影响。柴油机尾气暴露可上调小鼠海马组织记忆功能相关的基因表达水平，影响其空间学习能力，并改变神经递质代谢水平及自发活动。一些研究探讨了较高浓度的 O_3 暴露对实验动物神经系统的影响。O_3 急性暴露可造成大鼠纹状体脂质过氧化水平增加及纹状体神经元损伤，增加纹状体多巴胺分泌并影响多巴胺的传递及代谢，进而对大鼠的运动行为造成影响。而 O_3 在低剂量（0.3~0.6ppm）下暴露可影响实验动物的神经行为，使动物出现记忆衰退、焦虑和抑郁样表现。

2. 神经发育异常

生命早期的发育过程中，神经细胞网络及神经胶质快速形成，而此时血脑屏障功能还未发育完全，因而中枢神经系统极易受影响而出现损伤。胎儿和婴幼儿比成年人对多种环境污染物更为敏感。流行病学研究发现，母亲孕期 $PM_{2.5}$ 暴露水平升高与胎盘脑源性神经营养因子表达水平降低相关，提示 $PM_{2.5}$ 暴露可能通过影响胎盘基因表达而影响胎儿的神经发育。此外，母亲孕期 PM_{10} 暴露与婴幼儿早期智力发育指数呈负相关，孕期 NO_2 暴露可损害婴幼儿精神运动发育。煤炭燃烧是大气污染的来源之一，它可生成大量 PAHs。出生前 PAHs 暴露与胎儿生长受抑、发育缺陷相关。多项流行病学研究探讨了大气污染物中的 PAHs 对神经发育的影响，发现出生前 PAHs 暴露对儿童神经发育、认知发育和智力发育等方面均可造成不良影响。孤独症谱系障碍是一种广泛性发育障碍，遗传和环境因素与其病因密切相关。研究发现，母亲孕期交通相关空气污染暴露与其子女孤独症的患病风险呈正相关。

动物学实验研究发现，出生后早期暴露于浓缩大气颗粒物（concentrated ambient

particulate，CAPs）可导致小鼠行为学表现异常，具体表现为即刻奖赏的偏向增加，而小鼠的自发活动能力并未受影响。进一步研究发现，受 CAPs 暴露的小鼠出现脑室扩张，其中枢神经系统的神经递质及细胞因子的浓度发生明显改变。此外，小鼠在出生前受到柴油尾气颗粒暴露可出现孤独症样的行为表现，如自发活动能力增强及重复性行为增加等。

3. 神经退行性疾病

神经退行性疾病已成为威胁老年人健康及寿命的重大社会问题。除了年龄、遗传易感性等危险因素外，包括大气污染在内的多种环境因素也可能促进神经退行性疾病的发生和发展。交通相关空气污染是阿尔茨海默病及血管性痴呆的危险因素之一。研究发现，交通相关空气污染物 NO_x 和 CO 暴露可使台湾人群帕金森病的患病风险升高。还有研究报道，交通相关空气污染的指示物黑炭与老年男性的认知功能下降相关。此外，$PM_{2.5}$ 短期和长期暴露与老年人群痴呆、阿尔茨海默病和帕金森病在内的神经退行性疾病的入院风险增高相关。

通过体内、外实验研究对颗粒物的作用机制进行探讨，发现颗粒物暴露可导致小鼠大脑黑质的多巴胺能神经元变性，并引发小鼠小胶质细胞氧化应激及炎症反应。颗粒物导致的神经退行性改变可能由炎性因子介导。研究发现，在交通来源的细颗粒物中，纳米级颗粒物（粒径$<0.2\mu m$）可激活小胶质细胞并诱导促炎因子 TNF-α 和 IL-1 的分泌，TNF-α 作用于神经元可抑制神经突起生长。此外，动物学实验研究还发现，O_3 暴露引发的氧化应激可能导致神经退行性改变。低剂量的 O_3 慢性暴露可导致大鼠海马组织氧化应激，引发海马神经元的线粒体 βA42 聚积。

4. 脑卒中

大气污染是脑卒中发病及患病后生存率下降的潜在危险因素。一项在中国 26 个城市进行的病例交叉研究发现，$PM_{2.5}$ 和 PM_{10} 短期暴露水平升高与缺血性脑卒中入院率升高相关，而与出血性脑卒中无明显关联。此外，多种气态污染物也与缺血性脑卒中入院率呈正相关，如二氧化硫、二氧化氮、一氧化碳和 O_3 等。一些研究还发现空气污染物暴露还可能影响脑卒中发病后的生存率。甚至还有研究发现，即使在较低浓度下，空气污染水平也与人群脑卒中病死率呈正相关。虽然大气污染物对脑卒中发病的影响机制尚未明确，动物学实验研究发现，将大鼠急性暴露于环境采集的 PM_{10} 后，其大脑内血管内皮功能及炎症反应相关蛋白的基因表达发生改变，神经元功能也受到影响；进一步对颗粒物的化学组分与上述指标进行相关分析，发现其中的 PAHs 和碳在颗粒物诱导的脑缺血样损伤中发挥重要作用。此外，O_3 急性暴露还可快速调控大鼠大脑半球及垂体中血管调节通路相关因子（如内皮素和诱导型一氧化氮合酶）的基因表达，进而对心脑血管健康产生影响。

5. 神经系统肿瘤

近年来交通相关大气污染暴露对儿童肿瘤的影响引发人们广泛关注，它可能与儿童中枢神经系统肿瘤的患病风险升高相关。研究发现，母亲妊娠时的住址距交通主干道的距离与产儿患中枢神经系统肿瘤的概率升高相关，在交通主干道密集区居住的母亲其产儿患室管膜细胞瘤的概率大大升高。另一项最新发表的研究也发现，工业生产和道路交通来源的大气污染物（如 PAHs）宫内暴露与儿童原始神经外胚层瘤及成神经管细胞瘤的患病风险升高成正相关。机动车尾气包含不完全燃烧形成的致癌物（如 PAHs）。孕妇暴露于较高浓度的机动车尾气可能导致胎儿体内 PAH-DNA 加合物生成增加，因而使其患癌风险升高。

（三）大气污染对中枢神经系统影响的主要作用机制

1. 大气污染物影响中枢神经系统的途径

动物实验研究已证实，纳米颗粒可沉积于鼻腔嗅上皮，经嗅神经到达嗅球而进入并分布于整个大脑。最近的一项研究在人脑额叶皮层组织中检测到大量外源性磁性纳米颗粒，证实了外源性纳米颗粒可直接进入人脑，其亦可能是经嗅通路入脑。此外，沉积于肺泡的颗粒物可部分进入循环系统并通过血脑屏障入脑。正常情况下，血脑屏障结构完整，保护中枢神经系统免受大分子、有毒物质和小分子有机物损害。大气污染物可改变血脑屏障的结构和功能。研究发现，大气污染较严重地区的儿童和年轻居民的血脑屏障遭到破坏，脑血管内皮细胞发生炎症反应，额叶血管的紧密连接发生改变。大气颗粒物可激活血管周围小胶质细胞而促进炎性因子和自由基释放，损伤内皮细胞的紧密连接，进而影响血脑屏障功能。此外，大气颗粒物还可能通过胃肠道中脑肠轴的感觉传入途径进入大脑。粒径较大的颗粒物无法进入肺部，或者沉积在肺部后通过黏膜纤毛摆动转运至上呼吸道，这些颗粒物最终以吞咽的形式被清除。

2. 氧化应激

大气污染物引起中枢神经系统损伤的具体机制尚不完全清楚，氧化应激是公认的主要作用机制之一。目前普遍认为，神经退行性疾病的发生和发展与氧化应激有关。大气颗粒物表面吸附的生物活性物质及其有机和金属组分可产生大量自由基，进而在其沉积部位引发氧化应激损伤。神经系统耗氧量大，脂质含量高，且其中的过氧化氢酶、超氧化物歧化酶和谷胱甘肽过氧化物酶活性较低，因而与其他组织相比更易发生氧化应激损伤。动物学实验研究及采用对氧化应激易感的 *ApoE* 敲除型小鼠（$ApoE^{-/-}$）为模型，探讨颗粒物对氧化应激易感个体的神经损伤效应。$ApoE^{-/-}$小鼠暴露于超细颗粒物后，其脑组织中丝裂原激活的蛋白激酶（mitogen-activated kinase，MAPK）及胶质细胞激活标志胶质纤维酸性蛋白（glial fibrillary acidic protein，GFAP）的表达水平升高。进一步研究发现，CAPs 亚慢性暴露的 $ApoE^{-/-}$小鼠的黑质致密部出现多巴胺能神经元变性，该损伤表现与帕金森样神经退行性改变相似。气态污染物 O_3 具有较高生物活性。O_3 慢性暴露引发的氧化应激可引发大鼠大脑不同部位发生脂质过氧化、线粒体损伤和神经元细胞形态改变，导致实验动物出现大脑修复能力下降、记忆功能下降、运动能力受损及神经退行性改变。最近的一项研究发现，O_3 暴露引发的氧化应激可导致大鼠大脑海马神经元中 β 淀粉样蛋白生成增加并在线粒体堆积，而线粒体 β 淀粉样蛋白堆积可能与阿尔茨海默病的病理性改变有关。

3. 神经炎症

严重的大气污染可导致慢性神经炎症。炎症反应也被认为是中枢神经系统疾病的病理性因素，在阿尔茨海默病和帕金森病等神经退行性疾病的病因学中发挥重要作用。大气污染较为严重的地区的儿童和成年人的前额叶、海马、嗅球组织中有关炎症反应和氧化应激的基因表达升高，并出现了阿尔茨海默病相关的病理学改变。动物实验研究发现，大气颗粒物暴露可诱导啮齿类动物大脑组织的促炎因子表达增加。此外，O_3具有较高的生物活性，短时暴露可诱导大脑皮层释放大量炎症介质。

中枢神经系统中的不同种类的细胞参与了大气污染引发的神经炎症。星形胶质细胞对于维持血脑屏障功能、分泌神经营养因子、维持神经递质及离子的平衡起到重要作用。中枢神经系统损伤可激活星形胶质细胞。大气污染较严重地区的人脑内发现 GFAP 表达水平升高，提示星形胶质细胞激活。动物学实验研究发现，CAPs 可引发小鼠中枢神经系统中细胞因子和神经递质水平的改变，并可激活多个部位的胶质细胞。小胶质细胞是中枢神经细胞的免疫效应细胞，小胶质细胞及其介导的神经炎症在中枢神经系统损伤及疾病中起着重要作用。柴油尾气颗粒及 PAHs 的代表物苯并 a 芘均可激活小胶质细胞，诱导小胶质细胞氧化应激并促进其向胞外分泌多种促炎因子（如 MCP-1、TNF-α、IL-6），进而对其周围的神经元造成损伤。

（四）小结与展望

综上所述，大气污染对中枢神经系统的影响主要涉及氧化应激及神经炎症的损伤机制，对从胎儿到老年等不同年龄阶段的人群均可造成影响，可影响中枢神经系统结构，引发神经发育异常、行为异常、认知功能障碍等病理性损害，最终可导致神经退行性疾病、中枢神经系统肿瘤及脑卒中等疾病。目前的科学研究成果尚不能满足环境健康决策和及环境健康风险评估的需求，还有许多科学问题需解决，很多研究工作亟待开展。今后的研究工作应着重强调以下几点：①需考虑年龄和性别等易感因素，以及基因和环境的交互作用；②进一步明确大气颗粒物中不同组分对中枢神经系统的作用；③将流行病学研究与实验研究相结合，进一步探讨大气污染物与神经系统病理学改变的关系及其中的生物学机制。

主要参考文献

1. 宋杰，徐东群，赵伟，等. 华北某城市大气颗粒物浓度对神经系统疾病急救人次的急性影响. 卫生研究，2016，45（6）：932-937.
2. Akimoto H. Global air quality and pollution. Science, 2003. 302(5651): 1716-1719.
3. Allen J L, Conrad K, Oberdorster G, et al. Developmental exposure to concentrated ambient particles and preference for immediate reward in mice. Environmental Health Perspectives, 2013. 121(1): 32-38.
4. Allen J L, Liu X, Pelkowski S, et al. Early postnatal exposure to ultrafine particulate matter air pollution: Persistent ventriculomegaly, neurochemical disruption, and glial activation preferentially in male mice. Environmental Health Perspectives, 2014. 122(9): 939-945.

5. Baiz N, Slama R, Bene M C, et al. Maternal exposure to air pollution before and during pregnancy related to changes in newborn's cord blood lymphocyte subpopulations. The eden study cohort. BMC Pregnancy and Childbirth, 2011. 1187.
6. Bandeira F, Lent R, Herculano-Houzel S. Changing numbers of neuronal and non-neuronal cells underlie postnatal brain growth in the rat. Proc Natl Acad Sci U S A, 2009. 106(33): 14108-14113.
7. Block M L, Wu X, Pei Z, et al. Nanometer size diesel exhaust particles are selectively toxic to dopaminergic neurons: The role of microglia, phagocytosis, and nadph oxidase. FASEB Journal : Official Publication of the Federation of American Societies for Experimental Biology, 2004. 18(13): 1618-1620.
8. Brunekreef B, Holgate S T. Air pollution and health. Lancet, 2002. 360(9341): 1233-1242.
9. Calderon-Garciduenas L, Solt A C, Henriquez-Roldan C, et al. Long-term air pollution exposure is associated with neuroinflammation, an altered innate immune response, disruption of the blood-brain barrier, ultrafine particulate deposition, and accumulation of amyloid beta-42 and alpha-synuclein in children and young adults. Toxicol Pathol, 2008. 36(2): 289-310.
10. Calderon-Garciduenas L, Kavanaugh M, Block M, et al. Neuroinflammation, hyperphosphorylated tau, diffuse amyloid plaques, and down-regulation of the cellular prion protein in air pollution exposed children and young adults. Journal of Alzheimer's disease : JAD, 2012. 28(1): 93-107.
11. Campbell A, Araujo J A, Li H, et al. Particulate matter induced enhancement of inflammatory markers in the brains of apolipoprotein e knockout mice. Journal of Nanoscience and Nanotechnology, 2009. 9(8): 5099-5104.
12. Checa Vizcaino M A, Gonzalez-Comadran M, Jacquemin B. Outdoor air pollution and human infertility: A systematic review. Fertility and Sterility, 2016. 106(4): 897-904.e891.
13. Chen J C, Schwartz J. Neurobehavioral effects of ambient air pollution on cognitive performance in us adults. Neurotoxicology, 2009. 30(2): 231-239.
14. Chin-Chan M, Navarro-Yepes J, Quintanilla-Vega B. Environmental pollutants as risk factors for neurodegenerative disorders: Alzheimer and parkinson diseases. Front Cell Neurosci, 2015. 9124.
15. Danysh HE, Zhang K, Mitchell LE, et al. Maternal residential proximity to major roadways at delivery and childhood central nervous system tumors. Environmental Research, 2016. 146315-146322.
16. Desikan A, Crichton S, Hoang U, et al. Effect of exhaust-and nonexhaust-related components of particulate matter on long-term survival after stroke. Stroke, 2016. 47(12): 2916-2922.
17. Dorado-Martinez C, Paredes-Carbajal C, Mascher D, et al. Effects of different ozone doses on memory, motor activity and lipid peroxidation levels, in rats. Int J Neurosci, 2001. 108(3-4): 149-161.
18. Dutta K, Ghosh D, Nazmi A, et al. A common carcinogen benzo[a]pyrene causes neuronal death in mouse via microglial activation. PloS One, 2010. 5(4): e9984.
19. Elder A, Gelein R, Silva V, et al. Translocation of inhaled ultrafine manganese oxide particles to the central nervous system. Environmental health perspectives, 2006. 114(8): 1172-1178.
20. Gonzalez-Guevara E, Martinez-Lazcano JC, Custodio V, et al. Exposure to ozone induces a systemic inflammatory response: Possible source of the neurological alterations induced by this gas. Inhalation Toxicology, 2014. 26(8): 485-491.
21. Guo L, Li B, Miao J J, et al. Seasonal variation in air particulate matter (pm10) exposure-induced ischemia-like injuries in the rat brain. Chem Res Toxicol, 2015. 28(3): 431-439.
22. Herbstman J B, Tang D, Zhu D, et al. Prenatal exposure to polycyclic aromatic hydrocarbons, benzo[a]pyrene-DNA adducts, and genomic DNA methylation in cord blood. Environmental Health Perspectives, 2012. 120(5): 733-738.
23. Hernandez-Zimbron LF, Rivas-Arancibia S. Oxidative stress caused by ozone exposure induces beta-amyloid 1-42 overproduction and mitochondrial accumulation by activating the amyloidogenic pathway. Neuroscience, 2015. 304: 340-348.
24. Hong Y C, Lee J T, Kim H, et al. Air pollution: A new risk factor in ischemic stroke mortality. Stroke, 2012. 33(9): 2165-2169.

25. Kettunen J, Lanki T, Tiittanen P, et al. Associations of fine and ultrafine particulate air pollution with stroke mortality in an area of low air pollution levels. Stroke, 2007. 38(3): 918-922.

26. Kim E, Park H, Hong Y C, et al. Prenatal exposure to pm(1)(0)and no(2)and children's neurodevelopment from birth to 24 months of age: Mothers and children's environmental health(moceh)study. The Science of the total environment, 2014. 481439-481445.

27. Kioumourtzoglou M A, Schwartz J D, Weisskopf M G, et al. Long-term pm2.5 exposure and neurological hospital admissions in the northeastern united states. Environmental Health Perspectives, 2016. 124(1): 23-29.

28. Kleinman M T, Araujo J A, Nel A, et al. Inhaled ultrafine particulate matter affects cns inflammatory processes and may act via map kinase signaling pathways. Toxicol Lett, 2008. 178(2): 127-130.

29. Lee P C, Liu L L, Sun Y, et al. Traffic-related air pollution increased the risk of parkinson's disease in taiwan: A nationwide study. Environ Int, 2016. 9675-81.

30. Li N, Sioutas C, Cho A, et al. Ultrafine particulate pollutants induce oxidative stress and mitochondrial damage. Environmental health perspectives, 2002. 111(4): 455-460.

31. Liu F, Huang Y, Zhang F, et al. Macrophages treated with particulate matter pm2.5 induce selective neurotoxicity through glutaminase-mediated glutamate generation. Journal of Neurochemistry, 2015. 134(2): 315-326.

32. Liu H, Tian Y, Xu Y, et al. Ambient particulate matter concentrations and hospitalization for stroke in 26 chinese cities: A case-crossover study. Stroke, 2017. 48(8): 2052-2059.

33. Liu H, Tian Y, Xu Y, et al. Association between ambient air pollution and hospitalization for ischemic and hemorrhagic stroke in china: A multicity case-crossover study. Environ Pollut, 2017. 230, 234-241.

34. Maher B A, Ahmed I A, Karloukovski V, et al. Magnetite pollution nanoparticles in the human brain. Proc Natl Acad Sci U S A, 2016. 113(39): 10797-10801.

35. Maheswaran R, Pearson T, Smeeton N C, et al. Outdoor air pollution and incidence of ischemic and hemorrhagic stroke: A small-area level ecological study. Stroke, 2012. 43(1): 22-27.

36. Morgan T E, Davis D A, Iwata N, et al. Glutamatergic neurons in rodent models respond to nanoscale particulate urban air pollutants in vivo and in vitro. Environmental health perspectives, 2011. 119(7): 1003-1009.

37. Muhlfeld C, Rothen-Rutishauser B, Blank F, et al. Interactions of nanoparticles with pulmonary structures and cellular responses. Am J Physiol Lung Cell Mol Physiol, 2008. 294(5): L817-829.

38. Oberdorster G, Sharp Z, Atudorei V, et al. Translocation of inhaled ultrafine particles to the brain. Inhalation Toxicology, 2004. 16(6-7): 437-445.

39. Oudin A, Forsberg B, Adolfsson A N, et al. Traffic-related air pollution and dementia incidence in northern sweden: A longitudinal study. Environmental health perspectives, 2016. 124(3): 306-312.

40. Perera F P, Rauh V, Whyatt R M, et al. Effect of prenatal exposure to airborne polycyclic aromatic hydrocarbons on neurodevelopment in the first 3 years of life among inner-city children. Environmental Health Perspectives, 2006. 114(8): 1287-1292.

41. Perera F P, Li Z, Whyatt R, et al. Prenatal airborne polycyclic aromatic hydrocarbon exposure and child iq at age 5 years. Pediatrics, 2009. 124(2): e195-202.

42. Power M C, Weisskopf M G, Alexeeff S E, et al. Traffic-related air pollution and cognitive function in a cohort of older men. Environmental Health Perspectives, 2011. 119(5): 682-687.

43. Pujol J, Martinez-Vilavella G, Macia D, et al. Traffic pollution exposure is associated with altered brain connectivity in school children. NeuroImage, 2016. 129, 175-184.

44. Rivas-Arancibia S, Dorado-Martinez C, Colin-Barenque L, et al. Effect of acute ozone exposure on locomotor behavior and striatal function. Pharmacology, Biochemistry, and Behavior, 2003. 74(4): 891-900.

45. Rivas-Arancibia S, Guevara-Guzman R, Lopez-Vidal Y, et al. Oxidative stress caused by ozone exposure induces loss of brain repair in the hippocampus of adult rats. Toxicological Sciences : An Official Journal of the Society of Toxicology, 2010. 113(1): 187-197.

46. Saenen N D, Plusquin M, Bijnens E, et al. In utero fine particle air pollution and placental expression of genes in the

brain-derived neurotrophic factor signaling pathway: An environage birth cohort study. Environmental Health Perspectives, 2015. 123(8): 834-840.

47. Saenen N D, Provost E B, Viaene M K, et al. Recent versus chronic exposure to particulate matter air pollution in association with neurobehavioral performance in a panel study of primary schoolchildren. Environment International, 2016. 95112-95119.

48. Sama P, Long T C, Hester S, et al. The cellular and genomic response of an immortalized microglia cell line(bv2)to concentrated ambient particulate matter. Inhalation Toxicology, 2007. 19(13): 1079-1087.

49. Sorace A, de Acetis L, Alleva E, et al. Prolonged exposure to low doses of ozone: Short-and long-term changes in behavioral performance in mice. Environmental Research, 2001. 85(2): 122-134.

50. Suglia S F, Gryparis A, Wright R O, et al. Association of black carbon with cognition among children in a prospective birth cohort study. American Journal of Epidemiology, 2008. 167(3): 280-286.

51. Sunyer J, Esnaola M, Alvarez-Pedrerol M, et al. Association between traffic-related air pollution in schools and cognitive development in primary school children: A prospective cohort study. PLoS Medicine, 2015. 12(3): e1001792.

52. Suzuki T, Oshio S, Iwata M, et al. 2010. In utero exposure to a low concentration of diesel exhaust affects spontaneous locomotor activity and monoaminergic system in male mice. Particle and Fibre Toxicology, 77.

53. Tang D, Li T Y, Chow J C, et al. Air pollution effects on fetal and child development: A cohort comparison in china. Environmental pollution (Barking, Essex : 1987), 2014. 18590-96.

54. Thirtamara Rajamani K, Doherty-Lyons S, Bolden C, et al. Prenatal and early-life exposure to high-level diesel exhaust particles leads to increased locomotor activity and repetitive behaviors in mice. Autism Research, 2013. 6(4): 248-257.

55. Thomson E M, Kumarathasan P, Calderon-Garciduenas L, et al. Air pollution alters brain and pituitary endothelin-1 and inducible nitric oxide synthase gene expression. Environmental Research, 2007. 105(2): 224-233.

56. Veronesi B, Makwana O, Pooler M, et al. Effects of subchronic exposures to concentrated ambient particles. Vii. Degeneration of dopaminergic neurons in apo e-/-mice. Inhalation Toxicology, 2005. 17(4-5): 235-241.

57. Volk H E, Hertz-Picciotto I, Delwiche L, et al. Residential proximity to freeways and autism in the charge study. Environmental Health Perspectives, 2011. 119(6): 873-877.

58. von Ehrenstein O S, Heck J E, Park A S, et al. In utero and early-life exposure to ambient air toxics and childhood brain tumors: A population-based case-control study in california, USA. Environmental health perspectives, 2016. 124(7): 1093-1099.

59. Win-Shwe T T, Yamamoto S, Fujitani Y, et al. Nanoparticle-rich diesel exhaust affects hippocampal-dependent spatial learning and nmda receptor subunit expression in female mice. Nanotoxicology, 2012. 6(5): 543-553.

60. Zanobetti A, Dominici F, Wang Y, et al. A national case-crossover analysis of the short-term effect of pm2.5 on hospitalizations and mortality in subjects with diabetes and neurological disorders. Environmental Health: A Global Access science Source, 2014. 13(1): 38.

老年骨质疏松性骨折的治疗策略研究进展

邱贵兴　张　嘉

中国医学科学院北京协和医院

骨质疏松症（osteoporosis，OP）是一种全身性、代谢性骨骼系统疾病，其病理特征为骨量降低、骨微细结构破坏、骨脆性增加，骨强度下降，易发生骨折。OP 常发于老年人群，根据世界卫生组织（WHO）最新定义，年龄大于 60 岁为老年。随着人口老龄化的进展，OP 的患病率不断升高，已成为全世界共同关注的健康问题。据估计，目前全球 OP 患者约有 2 亿人。研究表明，欧洲 2010 年有 2200 万女性和 550 万男性患有 OP，新发骨质疏松性骨折则超过 350 万例，导致的社会经济负担高达 370 亿欧元。我国是世界人口最多的国家，也是 OP 和潜在 OP 患者最多的国家。根据流行病学调查资料显示，我国原发性骨质疏松症患者约为 8800 万人，约占人口总数的 6.97%。

骨质疏松性骨折是 OP 最严重的后果，常是 OP 患者的首发症状和就诊原因。此类骨折多见于老年人，常常合并其他疾病；骨折多不稳定，治疗效果差；愈合缓慢，致残率、致死率较高。老年骨质疏松性骨折给家庭和社会带来了沉重的经济负担。近年来，随着生物力学、内固定技术的发展，其治疗取得了很大进步。

（一）老年骨质疏松性骨折治疗的基本原则

老年骨质疏松性骨折的治疗遵循骨折复位、固定、功能锻炼和抗骨质疏松的基本原则。由于老年患者身体状况和重要脏器功能衰退，其治疗原则与青壮年患者有所不同，需根据骨折部位和患者总体状况选择保守治疗或手术治疗。针对 OP 这一原发病，要进行积极的抗骨质疏松治疗。对此，国内已形成共识，2015 年国内学者制定了《中国骨质疏松性骨折诊疗指南》，对骨质疏松性骨折诊治进行了规范，并得到了普及和推广。

（二）不同部位老年骨质疏松性骨折的治疗

老年骨质疏松性骨折常累及的部位主要有椎体、髋部、桡骨远端和肱骨近端。

1. 老年骨质疏松性椎体压缩骨折

保守治疗是骨质疏松性椎体压缩骨折（osteoporotic vertebral compression fracture，OVCF）的重要治疗方法。保守治疗主要包括卧床休息、垫枕复位、佩带支具、药物止痛、功能锻炼等。该法适于单纯椎体压缩骨折、初始椎体塌陷率低于 25% 及轻中度骨质疏松的患者。保守治疗优点是损伤小，比较安全；缺点是所需时间较长。长期卧床会加重 OP，老年患者容易出现肺部感染、褥疮等相关并发症，而且无法有效恢复椎体高度。多数研究认为保守治疗能够缓解疼痛。目前国内对急性 OVCF 多倾向于先保守治疗，效果不佳者可考虑微创手术治疗。

OVCF 的微创治疗包括经皮椎体成形术（percutaneous vertebroplasty，PVP）和经皮椎体后凸成形术（percutaneous kyphoplasty，PKP）。随着微创技术的发展，PVP 和 PKP 已经成为治疗 OVCF 的常用方法。大量临床研究证实 PVP 和 PKP 止痛效果明显，患者能早期下地，显著提高了生活质量。目前关于其止痛机制尚未完全明了。PVP 比 PKP 操作简单，创伤小，价格低；PKP 能够更好地恢复椎体高度，减少骨水泥渗漏等并发症。

2009 年 *New England Journal of Medicine* 发表了两篇随机、双盲对照研究，认为 PVP 与对照组在疼痛改善等方面无统计学差异。随后大量临床文献对此进行了讨论，绝大多数研究结论支持 PVP 和 PKP 在 OVCF 中的治疗效果，并被多国指南推荐。国外学者回顾分析了 2005~2010 年美国 PVP 和 PKP 的应用趋势，6 年间共有 307 049 名患者接受了 PVP 或 PKP 手术，两者比较，PKP 并发症较少，住院时间较短。

PVP 和 PKP 手术常用的骨水泥是聚甲基丙烯酸甲酯（polymethylmethacrylate，PMMA）。PMMA 单体具有一定的毒性，单体入血后可导致骨水泥反应，引起血压骤降，严重时可导致心跳骤停；PMMA 没有成骨活性，不可被自体骨替代；反应温度较高，可造成周围骨坏死，增加脊髓神经损伤风险；植入椎体后，PMMA 较高的弹性模量导致应力集中，可能增加邻近节段椎体骨折风险。近年来，新的椎体填充材料一直是骨科研究热点。磷酸钙、硫酸钙等材料具有单体无毒、可生物降解、生物相容性较好、可注射填充等特点，但刚度恢复较 PMMA 差，降解速度难控，限制了其临床应用。目前国内外研究多集中于开发可生物降解、具有骨诱导性和骨传导性的复合型填充材料，但大多仍处于实验研究阶段。

除了改进骨水泥填充材料，人们还在探索改进复位器械以提高临床效果。如 OptiMesh 系统，这是一种可植入的网状容器，放入事先在椎体内制备的空腔后，向其内部紧密填充移植骨或骨水泥，形成坚固的支撑体，从而达到稳定脊柱的作用，适用于不累及终板且未破坏椎体力学稳定性的 OVCF。

2. *老年骨质疏松性髋部骨折*

老年髋部骨折主要包括股骨转子间骨折和股骨颈骨折，具有较高的死亡率和致残率，髋部骨折 1 年内，死于各种并发症者高达 30%，致残率达 50%。保守治疗包括卧床、牵引、支具固定、营养支持等措施，但长期卧床容易诱发肺部感染、压疮、下肢深静脉血栓等并发症。目前国内外学者多主张对老年髋部骨折进行早期手术干预，以便尽早下地活动，减少术后并发症。保守治疗主要用于不能耐受麻醉和手术的患者。

手术治疗包括骨折闭合复位内固定和人工髋关节置换术等方法。判断骨折的稳定性对选择何种治疗非常关键。常见内固定系统有钉板系统和髓内钉系统。相较于前者，髓内钉的生物力学更接近人体生理力学特点，而且手术创伤小，目前已经成为治疗股骨转子间骨折的主流。对于稳定型和不稳定型转子间骨折均可选髓内钉固定，而对于股骨转子间粉碎性骨折等特殊病例，为避免内固定失败、畸形愈合，可选择人工髋关节置换术。

对没有移位或低移位倾向的稳定型股骨颈骨折可考虑空心加压螺钉内固定。发生移位的股骨颈骨折以及高龄患者愈合率低，股骨头坏死率高，推荐髋关节置换术，并应根据患者的年龄和活动能力，选择半髋关节置换或全髋关节置换。

老年骨质疏松性髋部骨折患者多合并内科疾病，手术风险高，围手术期管理往往是治疗成功的关键。术前应充分准备，仔细评估老年患者手术的安全性和耐受力。既往研究发现，术前患者的 ASA（American society of anesthesiologists）分级标准可以作为一项独立预测术后死亡危险性的指标。围手术期要预防相关并发症，尤其是深静脉血栓的形成。国内学者制定的《预防骨科大手术后深静脉血栓形成的专家建议》为老年髋部骨折术后规范抗凝治疗提供了指导意见。

鉴于老年髋部骨折的临床特点，早期合理有效的手术风险评估系统有利于筛选无法耐受手术的患者，为临床治疗提供指导意见。国外学者在外科常规手术风险评估系统上加以发展，提出了老年髋部骨折手术风险评估系统。应用比较广泛的有 POSSUM （physiological and operative severity score for the enumeration of mortality and morbidity）、P-POSSUM 以及改良的骨科 POSSUM 系统。近年来，国内学者也日益关注老年骨质疏松髋部骨折的手术风险，提出了一些改良的评分系统，获得了不错的临床效果。

3. 老年骨质疏松性桡骨远端骨折

老年桡骨远端骨折发病率高，影响治疗决策的主要因素包括骨折的稳定性、是否累及关节、关节内骨折的完整性等。首先，良好的最终功能并非必需完全的解剖复位。其次，一些患者的自身要求较低且有较多的合并证，而另一些患者对活动的要求较高或至少要求生活能够自理，治疗选择应尽可能个体化。只要处理得当，各种治疗方式都能取得较好的疗效。

（1）保守治疗

大多数桡骨远端骨折可以通过闭合复位及石膏外固定获得满意疗效。如骨折复位后，能维持力线、移位不大时，可用石膏固定 4～6 周。目前，越来越多的研究倾向于对于部分类型的桡骨远端骨折采用保守治疗。临床研究发现手术治疗效果并未优于保守治疗，在功能评分及主观感觉等方面的差异无统计学意义。老年患者的影像学结果与功能预后并不一致，目前认为只有显著移位或短缩超过 6mm 时才会对预后产生不利影响。为避免肌萎缩和关节僵硬等并发症，需及早进行功能锻炼。

（2）手术治疗

手术治疗的目的是恢复关节面的平整及相邻关节面之间的吻合关系，重建关节的稳定性以及恢复无痛且功能良好的腕关节。根据 2011 年美国骨科医师协会（AAOS）制定的桡骨远端骨折治疗临床指南，其手术适应证包括：①手法复位术后存在桡骨短缩＞3mm；②桡骨远端关节面向背侧成角＞10°；③关节内骨折移位或呈阶梯状不平整＞2mm。

与外固定等治疗方法相比，切开复位内固定在预后和并发症方面优势明显。掌侧接骨板内固定是老年骨质疏松性桡骨远端骨折的标准治疗方法。经掌侧入路切开复位、锁定接骨板内固定可取得良好效果。严重粉碎骨折时，采用外固定结合有限切开复位内固定也可获得满意疗效。桡骨远端骨折对老年患者的日常生活能力影响较大，术后并发症相对较多。若随访第 6 个月的功能评分仍低，患者的日常生活能力将严重降低，这提示康复期有无并发症对患者的最终功能恢复情况及日常生活能力影响较大。

4. 老年骨质疏松性肱骨近端骨折

肱骨近端骨折主要发生在高龄及患有 OP 的人群，发生率为 9%，未经复位或复位不良将对肩关节的功能康复产生不利影响。对于无移位或轻度移位的骨折，或不能耐受麻醉或手术的体弱患者可选择颈腕吊带悬吊治疗。对于移位骨折，目前主张早期手术，根据骨折类型可选择锁定接骨板固定、髓内钉内固定等。锁定接骨板可不通过加压获得稳定固定，且其角稳定机制可提供牢固的螺钉固定，既可获得坚强固定，允许患者早期康复锻炼，又可保护肱骨头血运，减少肱骨头置换的概率，是治疗肱骨近端骨质疏松性骨折的重要进步。肱骨近端髓内钉具有较好的抗旋转特性，在临床上有一定的应用。对于高龄、严重粉碎性骨折或伴肱骨头骨折的患者，可行人工肱骨头置换术。

5. 其他骨质疏松性骨折

老年骨质疏松性骨折还包括：肘部骨折、股骨髁上骨折、踝关节骨折等，这些部位的骨折患者较少，其治疗要点包括：①严格评估患者自身状况，结合患者的日常生活需要，选择恰当的治疗手段；②充分考虑老年患者围手术期的特殊性，加强围手术期综合治疗，减少术后各种并发症；③考虑骨质疏松对各类内外固定或关节置换带来的不利影响，需要选择恰当的固定方式；④加强骨质疏松患者防跌倒的宣传教育及骨质疏松的综合治疗。

（三）抗骨质疏松治疗

OP 是骨质疏松性骨折发生的根本原因，因而治疗骨折的同时必须兼顾抗骨质疏松治疗，一方面可以提高骨量、促进骨愈合，另一方面可降低再骨折风险。

既往大量的动物实验和临床研究显示，多数抗骨质疏松药物对骨折修复和骨折愈合无不良影响。常规剂量应用双膦酸盐对骨折愈合无不利影响，甲状旁腺素（PTH1-34）和维生素 K_2 也有利于成骨。因而要重视围手术期抗骨质疏松治疗，根据 OP 的类型选择合适的治疗方案。

目前抗骨质疏松药物主要分为三大类：①抗骨吸收药物，双膦酸盐类、降钙素、狄诺塞麦等；②促骨形成药物，PTH1-34；③双向作用机制药物，活性维生素 D 等。对于骨折前已用抗骨质疏松药物者，可继续用，但需研究其用药的合理性后再考虑如何继续用药。骨折前未用抗骨质疏松药物者，根据患者情况进行选择：①骨折后急诊或早期进行内固定手术者，在手术后患者全身情况稳定时，建议适时进行抗骨质疏松治疗；②骨折后暂时不做手术或保守治疗患者待全身创伤反应稳定时，建议适时进行抗骨质疏松治疗。

近年来，抗骨质疏松新药的研究取得了很大进展。狄诺塞麦是一种 RANKL 单克隆抗体，它能灭活 RANKL 配体，而后者是骨吸收过程中重要的信号物质，从而延缓骨吸收，降低骨折发生风险。由全球 200 多个临床中心参与的 FREEDOM 研究也证实了狄诺塞麦的疗效。2017 年美国内科医师学会（American College of Physicians，ACP）更新的防治 OP 指南中也强烈推荐使用双膦酸盐类或狄诺塞麦用于 OP 的治疗以降低骨折风险。Romosozumab 是骨硬化素抗体-靶向性促骨形成药物，通过骨硬化素抗体抑制骨硬化素表达。而骨硬化素是成骨细胞分泌的糖蛋白类，通过抑制骨内 WNT 信号系统，使成骨活性下降、破骨活性升高。2014 年 *New England Journal of Medicine* 发表了其相关的Ⅱ期临床研究结果，证实 Romosozumab 改善腰椎骨密度效果优于阿仑膦酸钠和 PTH1-34。

（四）老年骨质疏松性骨折的预防

鉴于老年骨质疏松性骨折预后较差，其预防比治疗更为重要。预防包括几个方面：对于有 OP 相关危险因素的患者，应预防 OP 的发生；对于 OP 患者应防止第一次骨折的发生；对于已经发生骨质疏松性骨折的患者，应预防再次骨折的发生。

1. 骨质疏松性骨折风险评估

目前常用的 OP 风险评估主要有国际骨质疏松症基金会（IOF）一分钟 OP 风险测试、骨质疏松性骨折风险预测简易工具（FRAX）、亚洲 OP 简易自测工具等。应用比较广泛的是 WHO 推荐的 FRAX，可用于计算 10 年髋部骨折及重要部位骨折的概率。由于国内缺乏系统的药物经济学研究，目前中国尚无依据 FRAX 结果计算的治疗阈值。

2014 年美国国家骨质疏松症基金会（NOF）指南中推荐骨折联络服务系统（fracture liaison services，FLS），用于已经发生骨质疏松性骨折的患者管理以降低再发骨折风险。FLS 是由协调员（实习护士、医师助理、护士或其他健康专家）领导的治疗系统，帮助每一个骨折患者得到恰当的诊断、治疗和支持。该计划创建了骨折患者数据库，并建立患者评估和随访时间表。研究证实 FLS 能够显著降低再骨折率和节约医疗成本。这种全方位的骨质疏松性骨折患者管理模式是通过联合多学科，跨专业的规范系统进行预防和治疗，实现骨质疏松性骨折的防治。目前 FLS 在国内部分医院已经落地，正在逐步推广应用中。

2. 老年骨质疏松性骨折的非药物预防

除了药物防治外，日常生活中要加强对老年骨质疏松性骨折的预防。具体包括：改善生活方式，形成良好生活习惯；均衡饮食；规律体力运动和预防跌倒。研究证实预防跌倒能够显著降低骨质疏松性骨折发生率。

（五）老年骨质疏松性骨折的前景与展望

综上所述，老年骨质疏松性骨折具有其特殊性，在治疗骨折的同时必须兼顾骨质疏松的治疗，采用综合性治疗措施，系统管理，早期缓解疼痛，恢复日常生活，避免各种并发症。在骨折治疗中应结合最新研究进展，重视早期外科干预，推广微创理念，引进国外先进的骨质疏松性骨折患者管理模式，降低再骨折风险。同时要加强对骨质疏松性骨折的预防，积极治疗原发病——骨质疏松症。加强宣传教育，推广相关的科普知识和诊疗规范，提高公众和基层临床医师对老年骨质疏松性骨折的关注和认知，更好地防治老年骨质疏松性骨折。

主要参考文献

1. 邱贵兴，裴福兴，胡侦明，等. 中国骨质疏松性骨折诊疗指南(骨质疏松性骨折诊断及治疗原则). 中华骨与关节外科杂志, 2015(05): 371-374.
2. Thomsen K, Ryg J, Matzen L, et al. Choice of osteoporosis guideline has important implications for the treatment decision in elderly women referred to a fall clinic. Danish Medical Journal, 2014, 61(12): A4980.
3. 中华医学会骨科学分会. 骨质疏松骨折诊疗指南. 中华骨科杂志, 2008, 28(10): 875-878.
4. Wright N C, Looker A C, Saag K G, et al. The recent prevalence of osteoporosis and low bone mass in the United States based on bone mineral density at the femoral neck or lumbar spine. J Bone Miner Res, 2014, 29(11): 2520-2526.
5. Hernlund E, Svedbom A, Ivergard M, et al. Osteoporosis in the European Union: medical management, epidemiology and economic burden. A report prepared in collaboration with the International Osteoporosis Foundation(IOF)and the

European Federation of Pharmaceutical Industry Associations(EFPIA). Arch Osteoporos, 2013, 8: 136.

6. Kanis J A, Cooper C, Rizzoli R, et al. Identification and management of patients at increased risk of osteoporotic fracture: outcomes of an ESCEO expert consensus meeting. Osteoporos Int, 2017.
7. 朴俊红，庞莲萍，刘忠厚，等. 中国人口状况及原发性骨质疏松症诊断标准和发生率. 中国骨质疏松杂志，2002(1): 5-11.
8. 邱贵兴. 老年骨质疏松性骨折的治疗策略. 中华老年骨科与康复电子杂志, 2015(1): 1-5.
9. Goz V, Errico T J, Weinreb J H, et al. Vertebroplasty and kyphoplasty: national outcomes and trends in utilization from 2005 through 2010. Spine J, 2015, 15(5): 959-965.
10. Aparisi F. Vertebroplasty and Kyphoplasty in Vertebral Osteoporotic Fractures. Semin Musculoskelet Radiol, 2016, 20(4): 382-391.
11. Yaltirik K, Ashour A M, Reis C R, et al. Vertebral augmentation by kyphoplasty and vertebroplasty: 8 years experience outcomes and complications. J Craniovertebr Junction Spine, 2016, 7(3): 153-160.
12. Yuan W H, Hsu H C, Lai K L. Vertebroplasty and balloon kyphoplasty versus conservative treatment for osteoporotic vertebral compression fractures: A meta-analysis. Medicine(Baltimore), 2016, 95(31): e4491.
13. Anderson P A, Froyshteter A B, Tontz W J. Meta-analysis of vertebral augmentation compared with conservative treatment for osteoporotic spinal fractures. J Bone Miner Res, 2013, 28(2): 372-382.
14. Buchbinder R, Osborne R H, Ebeling P R, et al. A randomized trial of vertebroplasty for painful osteoporotic vertebral fractures. N Engl J Med, 2009, 361(6): 557-568.
15. Kallmes D F, Comstock B A, Heagerty P J, et al. A randomized trial of vertebroplasty for osteoporotic spinal fractures. N Engl J Med, 2009, 361(6): 569-579.
16. Brown D B, Glaiberman C B, Gilula L A, et al. Correlation between preprocedural MRI findings and clinical outcomes in the treatment of chronic symptomatic vertebral compression fractures with percutaneous vertebroplasty. AJR Am J Roentgenol, 2005, 184(6): 1951-1955.
17. Belkoff S M, Molloy S. Temperature measurement during polymerization of polymethylmethacrylate cement used for vertebroplasty. Spine(Phila Pa 1976), 2003, 28(14): 1555-1559.
18. Fahim D K, Sun K, Tawackoli W, et al. Premature adjacent vertebral fracture after vertebroplasty: a biomechanical study. Neurosurgery, 2011, 69(3): 733-744.
19. Pflugmacher R, Schroeder R J, Klostermann C K. Incidence of adjacent vertebral fractures in patients treated with balloon kyphoplasty: two years' prospective follow-up. Acta Radiol, 2006, 47(8): 830-840.
20. Hulme P A, Krebs J, Ferguson S J, et al. Vertebroplasty and kyphoplasty: a systematic review of 69 clinical studies. Spine(Phila Pa 1976), 2006, 31(17): 1983-2001.
21. Inamasu J, Guiot B H, Uribe J S. Flexion-distraction injury of the L1 vertebra treated with short-segment posterior fixation and optimesh. J Clin Neurosci, 2008, 15(2): 214-218.
22. Leung F, Blauth M, Bavonratanavech S. Surgery for fragility hip fracture-streamlining the process. Osteoporos Int, 2010, 21(Suppl 4): S519-S521.
23. Carriero F P, Christmas C. In the clinic Hip fracture. Ann Intern Med, 2011, 155(11): C1-C6, C6-C16.
24. Saudan M, Lubbeke A, Sadowski C, et al. Pertrochanteric fractures: is there an advantage to an intramedullary nail?: a randomized, prospective study of 206 patients comparing the dynamic hip screw and proximal femoral nail. J Orthop Trauma, 2002, 16(6): 386-393.
25. Hackett N J, De Oliveira G S, Jain U K, et al. ASA class is a reliable independent predictor of medical complications and mortality following surgery. Int J Surg, 2015, 18: 184-190.
26. Revenig L M, Canter D J, Kim S, et al. Report of a simplified frailty score predictive of short-term postoperative morbidity and mortality. J Am Coll Surg, 2015, 220(5): 904-911.
27. Bjorgul K, Novicoff W M, Saleh K J. American Society of Anesthesiologist Physical Status score may be used as a comorbidity index in hip fracture surgery. J Arthroplasty, 2010, 25(6 Suppl): 134-137.
28. 邱贵兴，戴尅戎，杨庆铭，等. 预防骨科大手术后深静脉血栓形成的专家建议. 中国临床医生, 2006(1): 27-28.

29. Wang T J, Zhang B H, Gu G S. Evaluation of POSSUM scoring system in the treatment of osteoporotic fracture of the hip in elder patients. Chin J Traumatol, 2008, 11(2): 89-93.
30. Bonicoli E, Parchi P, Piolanti N, et al. Comparison of the POSSUM score and P-POSSUM score in patients with femoral neck fracture. Musculoskelet Surg, 2014, 98(3): 201-204.
31. Dong C, Wang Y, Wang Z, et al. Damage control orthopedics management as vital procedure in elderly patients with femoral neck fractures complicated with chronic renal failure: A retrospective cohort study. PLoS One, 2016, 11(5): e154906.
32. Liu Z, Zhang H, He H Y, et al.[The value of modified POSSUM scoring system in predicting mortality and morbidity for the intertrochanteric fracture in elder patients. Zhonghua Wai Ke Za Zhi, 2010, 48(10): 769-773.
33. 兰秀夫, 于腾波, 孙红振, 等. 建立一种新评分系统用于术前评估老年髋部骨折手术风险. 中华创伤杂志, 2010, 26(3): 225-230.
34. Trumble T E, Schmitt S R, Vedder N B. Factors affecting functional outcome of displaced intra-articular distal radius fractures. J Hand Surg Am, 1994, 19(2): 325-340.
35. Atroshi I, Brogren E, Larsson G U, et al. Wrist-bridging versus non-bridging external fixation for displaced distal radius fractures: a randomized assessor-blind clinical trial of 38 patients followed for 1 year. Acta Orthop, 2006, 77(3): 445-453.
36. Schneppendahl J, Windolf J, Kaufmann R A. Distal radius fractures: current concepts. J Hand Surg Am, 2012, 37(8): 1718-1725.
37. Bartl C, Stengel D, Bruckner T, et al. Open reduction and internal fixation versus casting for highly comminuted and intra-articular fractures of the distal radius(ORCHID): protocol for a randomized clinical multi-center trial. Trials, 2011, 12: 84.
38. Lichtman D M, Bindra R R, Boyer M I, et al. American Academy of Orthopaedic Surgeons clinical practice guideline on: the treatment of distal radius fractures. J Bone Joint Surg Am, 2011, 93(8): 775-778.
39. Figl M, Weninger P, Liska M, et al. Volar fixed-angle plate osteosynthesis of unstable distal radius fractures: 12 months results. Arch Orthop Trauma Surg, 2009, 129(5): 661-669.
40. Cho C H, Lee S W, Jung G H. Comparison of radiological and clinical outcomes of internal fixation using two different volar plates for distal radius fractures. Hand Surg, 2014, 19(3): 357-362.
41. Fu Y C, Chien S H, Huang P J, et al. Use of an external fixation combined with the buttress-maintain pinning method in treating comminuted distal radius fractures in osteoporotic patients. J Trauma, 2006, 60(2): 330-333.
42. Chung K C, Squitieri L, Kim H M. Comparative outcomes study using the volar locking plating system for distal radius fractures in both young adults and adults older than 60 years. J Hand Surg Am, 2008, 33(6): 809-819.
43. Barton T, Chambers C, Bannister G. A comparison between subjective outcome score and moderate radial shortening following a fractured distal radius in patients of mean age 69 years. J Hand Surg Eur Vol, 2007, 32(2): 165-169.
44. Kannus P, Palvanen M, Niemi S, et al. Rate of proximal humeral fractures in older Finnish women between 1970 and 2007. Bone, 2009, 44(4): 656-659.
45. Black D M, Reid I R, Boonen S, et al. The effect of 3 versus 6 years of zoledronic acid treatment of osteoporosis: a randomized extension to the HORIZON-Pivotal Fracture Trial(PFT). J Bone Miner Res, 2012, 27(2): 243-254.
46. Black D M, Reid I R, Cauley J A, et al. The effect of 6 versus 9 years of zoledronic acid treatment in osteoporosis: a randomized second extension to the HORIZON-Pivotal Fracture Trial(PFT). J Bone Miner Res, 2015, 30(5): 934-944.
47. Lyles K W, Colon-Emeric C S, Magaziner J S, et al. Zoledronic acid and clinical fractures and mortality after hip fracture. N Engl J Med, 2007, 357(18): 1799-1809.
48. Black D M, Schwartz A V, Ensrud K E, et al. Effects of continuing or stopping alendronate after 5 years of treatment: the Fracture Intervention Trial Long-term Extension(FLEX): a randomized trial. JAMA, 2006, 296(24): 2927-2938.
49. Fahrleitner-Pammer A, Langdahl B L, Marin F, et al. Fracture rate and back pain during and after discontinuation of teriparatide: 36-month data from the European Forsteo Observational Study(EFOS). Osteoporos Int, 2011, 22(10): 2709-2719.

50. Chen J F, Yang K H, Zhang Z L, et al. A systematic review on the use of daily subcutaneous administration of teriparatide for treatment of patients with osteoporosis at high risk for fracture in Asia. Osteoporos Int, 2015, 26(1): 11-28.

51. Iwamoto J, Seki A, Sato Y, et al. Vitamin K2 promotes bone healing in a rat femoral osteotomy model with or without glucocorticoid treatment. Calcif Tissue Int, 2010, 86(3): 234-241.

52. Qaseem A, Forciea M A, McLean R M, et al. Treatment of low bone density or osteoporosis to prevent fractures in men and women: a clinical practice guideline update from the american college of physicians. Ann Intern Med, 2017, 166(11): 818-839.

53. McClung M R, Grauer A, Boonen S, et al. Romosozumab in postmenopausal women with low bone mineral density. N Engl J Med, 2014, 370(5): 412-420.

54. 原发性骨质疏松症诊治指南(2011 年). 中华骨质疏松和骨矿盐疾病杂志, 2011(1): 2-17.

55. Cosman F, de Beur S J, LeBoff M S, et al. Clinician’s guide to prevention and treatment of osteoporosis. Osteoporosis International, 2014, 25(10): 2359-2381.

56. Dell R, Greene D. Is osteoporosis disease management cost effective?. Curr Osteoporos Rep, 2010, 8(1): 49-55.

57. McLellan A R, Wolowacz S E, Zimovetz E A, et al. Fracture liaison services for the evaluation and management of patients with osteoporotic fracture: a cost-effectiveness evaluation based on data collected over 8 years of service provision. Osteoporos Int, 2011, 22(7): 2083-2098.

58. Dell R, Greene D, Schelkun S R, et al. Osteoporosis disease management: the role of the orthopaedic surgeon. J Bone Joint Surg Am, 2008, 90 Suppl 4: 188-194.

药物性角膜炎的研究进展

董燕玲 谢立信

山东省眼科研究所青岛眼科医院

随着局部眼用药物制剂种类的增多及大量非处方滴眼剂流入市场，药物性角膜炎已成为眼科临床上需要高度重视的问题。药物性角膜炎又称为药物源性角膜病变或药物毒性角膜病变，通常是指由于全身及眼局部应用药物，直接或间接引起角膜组织病理性改变。这种改变可以由药物本身毒性或药物制剂中所含的防腐剂引起，也可以由药物的分解产物引起。由于全身用药引起的药物性角膜炎多与机体对药物的免疫反应或自身免疫反应有关，且难以提前预知，所以我们重点阐述可以通过提高认知来预防和避免的眼局部用药引起的药物性角膜炎。

事实上，具有正规生产批号的药物都是经过严格的药物毒性试验才能最终应用于临床，在合理用药的情况下，药物的毒性反应应该是在可以预知和控制的范围内。但是，相对于发达国家相对优越的医疗环境，中国人口众多，各级别的医院诊疗水平参差不齐，眼局部药物的滥用或不合理应用时有发生，这就需要各级医疗机构的眼科医生对药物性角膜炎有充分的认识、有针对性的用药，在关注药物疗效的同时全面了解药物的特性，尤其是药物可能造成的不良反应。

（一）药物性角膜炎发病机制的研究进展

药物性角膜炎常见的原因为局部滴眼剂的不合理应用和不合理的连续结膜下注射。

引起药物性角膜炎的常见原发疾病主要是青光眼和病毒性角膜炎。患者的用药种类多≥3 种，用药频率≥12 次/天，用药时间长短不一，少则半个月，多则数个月不等。目前已有报道可引起药物性角膜炎的眼局部用药包括：滴眼剂中的防腐剂、抗青光眼药物、表面麻醉剂、抗病毒药物、抗生素类药物、非甾体抗炎药等。每种药物并非仅以一种作用机制引发药物性角膜炎，本文首先对药物性角膜炎的发病机制及其代表药物的国内外研究进展进行分类梳理。

1. 药物性免疫反应

药物引起的过敏性角膜炎相对少见，主要是 T 细胞介导的 IV 型迟发性过敏反应，很少是 IgE 介导的 I 型超敏反应。该机制的代表性药物有抗青光眼药物、抗生素类药物、滴眼剂所含的防腐剂、表面麻醉药和非甾体抗炎药。

有报道拉坦前列素滴眼液的过敏反应仅出现于 1.5%的患者，酒石酸溴莫尼定滴眼液在药物应用平均 15d 后，高达 13.5%的患者出现过敏反应。妥布霉素滴眼液可引起过敏性结膜炎和睑缘炎。滴眼剂中常用的防腐剂苯扎氯铵（benzalkonium chloride，BAK）已经证实具有致敏性，甚至是一种接触性变应原。BAK 可促使脂肪氧化酶活化，合成并分泌类花生四烯酸类物质、炎性介质及许多细胞因子，例如白细胞介素（interleukin，IL）-1α，IL-8，IL-10 及肿瘤坏死因子-α，从而导致迟发性超敏及过敏反应。表面麻醉药可引起眼表自身抗原的暴露，引发抗原-抗体免疫反应，从而导致抗体介导的Ⅱ型超敏反应，产生急性角膜上皮及基质病变，导致角膜变薄及瘢痕化。非甾体类滴眼液引起的过敏反应易发生于患有哮喘等过敏性疾病的患者。有些药物还会与其他物质产生交叉过敏并造成严重的眼部损伤。

2. 细胞毒性反应

可通过细胞毒性反应机制引起药物性角膜炎的药物包括 BAK、表面麻醉剂和抗青光眼药物等。

在体外试验中，BAK 能对角膜上皮细胞产生时间及剂量依赖性的损伤，表现为细胞体变圆，突起消失，细胞质内空泡形成，最终导致细胞分离死亡，还可延缓角膜伤口的愈合。表面麻醉药可直接破坏角膜上皮细胞的细胞器、细胞桥粒和细胞骨架，从而改变细胞的新陈代谢及功能，还可通过改变细胞的肌动蛋白细胞骨架影响角膜上皮细胞的迁移、分化及黏附力，从而延缓上皮的修复。角膜上皮缺损后，表面麻醉药还可进一步引起内皮等深层组织的损害。长期应用抗青光眼药物可引起角膜表层上皮细胞密度降低，角膜上皮紧密连接和微绒毛的破坏，基质细胞活化。

3. 角膜上皮屏障的破坏

BAK、抗青光眼药物和抗病毒滴眼剂等可破坏角膜上皮屏障，从而引起角膜病变。

BAK 能够加速角膜上皮细胞的脱落并伴随细胞内 ATP 的消耗，细胞内 ATP 的消耗可导致 MLC 的磷酸化，进而使细胞骨架收缩，破坏角膜屏障的完整性，从而引起炎症的扩散及加重。β 受体阻滞剂损伤角膜上皮屏障功能的可能机制为损伤了角膜上皮表层细胞的细胞膜使其通透性增加。而抗病毒滴眼剂频繁应用可抑制角膜上皮的 DNA 合成，如碘苷、阿昔洛韦和更昔洛韦等。

4. 角膜神经毒性

目前，国内外对于 BAK 的神经毒性作用研究较多，也有报道长期应用抗青光眼药物可引起角膜基质神经纤维数量减少、弯曲度增加。

BAK 引起的角膜神经毒性有两种形式：可逆的神经毒性及不可逆的神经毒性，前一种表现为神经轴突的病变及恢复，后一种为神经的变性及再生。因此，停用含 BAK 的滴眼液后可能使角膜的可逆性神经毒性完全恢复。不可逆性的角膜神经毒性通过神经再生修复，再生神经的形态及密度都与正常的不同，目前还不知道其功能是否正常。BAK 引起的角膜神经毒性是剂量依赖性的，可通过溶解类脂屏障而破坏神经细胞的细胞膜，从而引起神经元的不可逆损害。有学者通过免疫组织化学检查发现，在 BAK 治疗后，有大量的 T 细胞浸润，提示 T 细胞介导的免疫反应在神经变性中有一定作用。

5. 泪膜稳定性破坏

表面麻醉药、抗青光眼药物和 BAK 可通过不同机制破坏泪膜的稳定性，从而使角膜上皮更容易受到毒性作用的损伤。

表面麻醉药可减少水性泪液的分泌，并破坏上皮细胞的微绒毛从而降低黏液样泪液的黏附性。泪膜稳定性下降、反射性泪液分泌减少及瞬目减少加速泪液的蒸发，导致干眼及上皮病变的加重。抗青光眼药物可以导致泪液减少，应用含防腐剂的噻吗洛尔滴眼液可使泪液破裂时间缩短。BAK 可破坏结膜杯状细胞，破坏角膜上皮微绒毛，使泪液分泌量减少，泪膜不稳定性增加。

6. 非特异性炎症反应

研究表明，滴眼液引起的角膜病变与炎症有关。含有 BAK 的拉坦前列素滴眼液与噻吗洛尔滴眼液可使角膜上皮及浅基质层的炎症细胞明显增加，含防腐剂的噻吗洛尔滴眼液还可使泪液中的促炎症反应细胞因子 IL-1β 显著增加，长期应用抗青光眼药物能引起 IL-6、IL-8 及 IL-10 等表达增加，表明非特异性炎症反应参与了药物性角结膜炎的发病。

（二）药物性角膜炎的临床表现

药物性角膜炎临床症状可表现为：眼部干涩、畏光、烧灼感、异物感、眼红、流泪、视力下降或视力波动等，轻重不等。

药物性角膜炎没有特异性体征，除了原发病的体征以外，角膜病变常表现为：局部或弥漫性浅层点状角膜炎、角膜上皮缺损、丝状角膜炎、假树枝样角膜病变、角膜基质环形浸润、角膜水肿等，严重者可发生角膜溃疡、前房积脓，甚至角膜穿孔。有的患者可伴有角膜知觉减退。

（三）药物性角膜炎的诊断与鉴别诊断

由于药物性角膜炎往往发生在原发性眼病、眼表或内眼手术的治疗过程中，具有一定的隐蔽性，目前对于药物性角膜炎缺乏诊断的金标准。根据国内外的病例报告和诊疗经验，我们总结出以下的诊断要点。

（1）有明确的不规范用药史，如点眼频次过高，疗程过长，剂量过大，连续多次球结膜下注射，滴眼药物直接点于角膜上等。

（2）有白内障手术、抗青光眼手术、玻璃体视网膜手术、角膜屈光手术等内眼手术或眼表手术史；具有药物性角膜炎的易感因素，如干眼等。

（3）角膜病变的特征受原发疾病的影响而各有不同，病变主要位于角膜中央或下方，可表现为角膜上皮点状粗糙、上皮缺损、丝状角膜炎、基质环状浸润、角膜溃疡，甚至前房积脓等。

（4）应用治疗原发病的药物或增加剂量后无效或病情加重，停用相关药物后病情反而好转。

（5）病原学检查无阳性结果，可与感染性角膜病相鉴别。

另外，还有一些辅助检查可以帮助对药物性角膜炎进行正确的诊断。药物性角结膜炎印迹细胞学检查可发现结膜杯状细胞密度减低，黏蛋白分泌减少及结膜的鳞状化生。结膜刮片及脱落细胞学检查可发现嗜酸性粒细胞及中性粒细胞的数量增多。眼表功能检查表现为泪膜破裂时间缩短及泪液分泌减少；角膜知觉可减退甚至缺失。共焦显微镜检查可发现角膜神经密度的降低及形态的改变，角膜上皮细胞密度降低，结膜相关淋巴组织周围杯状细胞的病变，滤泡内及周围炎性细胞的浸润，淋巴管内高速流动的炎性免疫细胞，且随时间延长而更加显著。

（四）药物性角膜炎的临床治疗

目前对于药物性角膜炎的治疗有着公认的原则。

首先，应立即停止应用相关药物，给予修复角膜和抗炎治疗。局部可以应用不含防腐剂的人工泪液，或给予20%自体血清促进角膜上皮修复，同时可局部应用不含防腐剂的低浓度激素及包眼。

其次，对于青光眼等不能停止用药的疾病患者，可以应用不含防腐剂或含其他防腐剂的滴眼液。

如角膜上皮缺损长期不修复，可采用角膜绷带镜、羊膜移植术或睑裂缝合术治疗。对于严重角膜溃疡、角膜穿孔或近穿孔的患者可行角膜移植术治疗。

（五）药物性角膜炎的国内外研究进展分析

药物性角膜炎早在古时就已为人类所知，但是直到1864年Von Graefe报道了局部应用阿托品引起角结膜炎才对该病有了系统的描述。20世纪中后期开始，国外大量文章报道全身及眼局部用药引起的药物毒性角膜病变病例，同时关于药物引起的角结膜炎的基础研究也大量开展，多位学者通过动物模型的体内研究和细胞培养的体外实验等各种手段对容易引起药物性角结膜炎的防腐剂、抗青光眼药物、麻醉剂和抗病毒药物等的致病机制进行研究。而与此同时，国内对药物的毒性研究还主要体现在新药的基础和临床毒性试验上，对临床局部用药引起的药物性角膜炎还没有足够的重视。有学者对 1995 年到2004年国内公开发表的主要医药期刊上报道的药物引起的眼部病变文献进行统计，发现共报道药源性眼病 118 例，其中角膜病变报道仅 26 例，报道的致病药物种类主要为抗微生物类药物。

直到 21 世纪初药物源性角膜病变才在国内得到重视。2004 年，有国内学者报道了 15 例药物性角膜病变分析，提出频繁点药、反复结膜下注射抗生素、局部麻醉剂和滴眼液防腐剂是导致药物性角膜病变的主要原因。随后多篇文章对各地的药物性角膜炎情况进行了报道，均指出局部药物的不合理应用是我国药物性角膜炎的主要原因，并对引起药源性角结膜炎的原发疾病和常见药物进行了不同角度的分析。由于之前的国际研究已经揭示了很多药物引起眼表损害的病理机制，我国对药物性角膜炎的研究从一开始就较多集中在临床研究层面。相对于发达国家报道的单个或小宗临床病例报告，国内的文章常有较多的病例数，这让国内医生能够在药物性角膜炎的诊疗方面获得更丰富的经验，但也从侧面反了国内眼局部用药的合理性还有很大的提升空间。

随着活体共焦显微镜的应用，国内外学者纷纷将该项技术应用于临床角结膜病等眼表疾病的观察，而在药物性角结膜炎的形态学研究方面共焦显微镜也显示出活其体检查的优越性。2017 年初，有国内学者报道通过共焦显微镜对药物性角膜炎的角膜形态进行观察并与干眼等其他可引起点状角膜病变的疾病进行对比，发现发生药物性角膜炎的角膜表现出角膜上皮细胞密度降低、上皮下神经密度降低、弯曲度增加和上皮层雪花样沉积物等形态学特点，提出可以将共焦显微镜作为药物性角膜炎早期诊断的工具。这项研究不仅为药物性角膜炎的临床诊断提供了新的辅助检查依据，也体现了在该病的研究进展上国内与国际已实现了接轨。

（六）前景展望

由于国内人口众多，各地医疗卫生资源分布不均，各级医疗机构水平参差不齐，上级医院接诊的患者往往已在乡村或县级医院应用了大量局部药物。例如，角膜溃疡患者往往在县级医院没有进行角膜刮片或共焦显微镜等病原学检查的情况下，抗真菌、抗细菌、抗病毒的药物齐上阵，即使角膜感染控制住了，角膜也会受到药物滥用的毒性作用而失去修复能力，溃疡持续不愈合。另一方面，角膜病患者大多为农民，文化水平相对较低，用药依从性也相对较差，对药物应用的精确性也就受到影响。医院和患者两方面的因素对药物性角膜炎的发生起着主要的作用，而这种现象又与中国目前的发展阶段和国情密切相关。

近年来，随着国家对医疗改革措施的探索与实施，医疗卫生条件的改善以及人民群众受教育水平的整体提高，中国的药物性角膜病变已得到眼科工作者的高度重视，有望得到更好的预防和避免，做到预防为主，防治结合。

主要参考文献

1. 孙旭光. 重视药物源性角膜病变. 中华眼科杂志, 2009(2): 97-99.
2. 李凤鸣, 谢立信. 中华眼科学. 北京: 人民卫生出版社. 2014: 1233.
3. Zhu X, Rong B, Qiao J, et al. Retrospective analysis of common primary disease of drug-induced keratoconjunctivitis. Int Eye Sci, 2016, 16(1): 7-10.
4. 李炜炜, 孙旭光, 李然, 等. 药物源性角膜病变 30 例临床分析. 眼科, 2010(2): 119-121.
5. 刘艳红, 王婷, 史伟云, 等. 药物源性角膜病变临床特征和治疗回顾分析.中华实验眼科杂志, 2014(3): 246-250.
6. 邓世靖, 孙旭光, 李然, 等. 药源性角膜病变 15 例临床分析. 中华眼科杂志, 2004(2): 122-123.
7. 林夕梅, 施光明, 郑洁琼, 等. 药源性角膜病变 35 例临床分析. 江苏医药, 2015(9): 1087-1088.
8. Krachmer J H, Mannis M J, Holland E J. Cornea. ELservier Inc. 2011: 613.
9. Haverkamp F, Wuensch S, Fuchs M, et al. Intraocular pressuer, safety and quality of life in glaucoma patients switching to latanoprost from adjunctive and monotherapy treatments.Eur J Ophthalmol, 2004, 14(5): 407-415.
10. Manni G, Centofanti M, Sacchetti M, et al. Demographic and clinical factors associated with development of brimonidine tartrate 0.2%-induced ocular allergy. J Glaucoma, 2004, 13(2): 163-167.
11. González-MendiolaMR, Balda A G, Delgado M C, et al. Contact allergy from tobramycin eyedrops. Allergy, 2005, 60(4): 527-528.
12. Baudouin C, Labbé A, Liang H, et al. Preservatives in eyedrops: the good, the bad and the ugly. Prog Retin Eye Res, 2010, 29(4): 312-324.
13. Uter W, Lessmann H, Geier J, et al. Is the irritant benzalkonium chloride a contact allergen?A contribution to the ongoing debate from a clinical perspective. Contact Derm, 2008, 58(6): 359-363.
14. Valente C, Lester M. Impact of glaucoma medication on occular tissue. Expert Rev Ophthalmol, 2010, 5(3): 405-412.
15. Yeniad B, Canturk S, EsinOzdemir F, et al. Toxic keratopathy due to abuse of topical anesthetic drugs. Cutan Ocul Toxicol, 2010, 29(2): 105-109.
16. Chen H T, Chen K H, Hsu W M. Toxic keratopathy associated with abuse of low-dose anesthetic: a case report. Cornea, 2004, 23(5): 527-529.
17. Frew A. Selected side effects: non-steroidal anti-inflammatory drugs and asthma. Prescribers'J, 1994, 34(4): 2.
18. Lyall D, Mcqueen M, Ramaesh K, et al. A sting in the tale: cross reaction hypersensitivity to hyaluronidase. Eye, 2012, 26(11): 1490.
19. Ahluwalia H S, Lukaris A, Lane C M. Delayed allergic reaction to hyaluronidase: a rare sequel to cataract suigery. Eye, 2003, 17(2): 263-266.
20. Mencucci R, Pellegrini-Giampietro DE, Paladini I, et al. Azithromycin: assessment of intrinsic cytotoxic effects on corneal epithelial cell cultures. Clin Ophthalmol, 2013, 7(7): 965-971.
21. Barry N W, Kobert P L. Recurrent corneal ulceration as late complication of toxic keratitis. Br J Ophthalmol, 2002, 86(2): 245-246.
22. Bruce R A, Mcgoldrick K E, Oppenheimer P. Anesthesia for ophthalmology. Birmingham: Aesculapius, 1982: 29.
23. Dass B A, Soong H K, Lee B. Effects of proparacaine on actin and vinculin in corneal epithelium(abstract). Invest Ophthalmol, 1988, 29(9): 53.
24. Riso J M, Millar L C. Ultratructural alterations in the endothelium in a patient with topical anesthetic abuse keratopathy. Ophthalmology, 1992, 99(4): 628-633.
25. Martone G, Frezzotti P, Tosi G M, et al. An *in vivo* confocal microscopy analysis of effects of topical antiglaucoma therapy with preservative on corneal innervation and morphology. Am J Ophthalmol. 2009, 147(4): 725-735.
26. Scuderi A C, Paladino G M, Marino C, et al. *In vitro* toxicity of netilmicin and ofloxacin on corneal epithelial cells. Cornea, 2003, 22: 468-472.

27. Guo Y, Satpathy M, Wilson G, et al. Benzalkonium chloride induces dephosphorylation of myosin light chain in cultured corneal epithelial cells. Invest Ophthalmol Vis Sci, 2007, 48(5): 2001-2008.
28. Gassler N, Rohr C, Schneider A, et al. Inflammatory bowel disease si associated with changes of enterocytic junctions. Am J Physiol Gastrointestin Liver Physiol, 2001, 281(1): G216-228.
29. Ishibashi T, Yokoi N, Kinoshita S. Comparison of the short-term effects on the human corneal surface of topical timolol maleate with and without benzalkonium chloride. J Glaucoma, 2003, 12(6): 486-490.
30. Niiya A, Yokoi N, Matsumoto Y, et al. Effect of beta-blocker eyedrops on corneal epithelial barrier function. Ophthalmologica, 2000, 214(5): 332-336.
31. Sarkar J, Chaudhary S, Namavari A, et al.Corneal neurotoxicity due to topical benzalkonium chloride. Invest Ophthalmol Vis Sci, 2012, 53(4): 1792-1802.
32. Hanani M, Ledder O, Yutkin V, et al. Regeneration of myenteric plexus in the mouse colon after experimental denervation with benzalkonium chloride. J Comp Neurol, 2003, 462(3): 315-327.
33. Parr E J, Sharkey K A. Multiple mechanisms contribute to myenteric plexus ablation induced by benzalkonium chloride in the guinea-pig ileum, Cell Tissue Res, 1997, 289(2): 253-264.
34. Strempel I. The influence of topical beta-blockers on the breakup time. Ophthalmologica, 1984, 189(3): 110-115.
35. Ciancaglini M, Carpineto P, Agnifili L, et al. An *in vivo* confocal microscopy and impression cytology analysis of perserved and un preserved levobunolol-induced conjunctival changes. Eur J Ophthalmol, 2008, 18(3): 400-407.
36. 畅颖, 孙旭光, 王森. 以环形浸润为特点的角膜炎二例. 中华眼科杂志, 2015(3): 218-220.
37. Rabia Karani. Ulcerative keratopathy, toxic. Encyclopedia of Ophthalmology, 2016: 1-3.
38. Stewart W C, Kolker A E, Stewart J A, et al. Conjunctival hyperemia in healthy subjects after short-term dosing with latanoprost, bimatoprost, and travoprost. Am J Ophthalmol, 2003, 135(3): 314-320.
39. Hong S, Lee C S, Seo K Y, et al. Effects of topical antiglaucom application on conjunctival impression cytology specimens. Am J Ophthalmol, 2006, 142(1): 185-186.
40. 史伟云, 王婷. 药物源性角膜病变诊断和治疗中的几个问题. 中华实验眼科杂志, 2013(2): 105-109.
41. Hou Y C, Wang I J, Hu F R. Ring keratitis associated with topical abuse of a dilute anesthetic after refractive surgery. J Formos Med Assoc, 2009, 108(12): 967-972.
42. Chen Y, Le Q, Hong J, et al. *In vivo* confocal microscopy of toxic keratopathy. Eye, 2017, 31(1): 140-147.
43. Calonge M, Diebold Y, Sáez V, et al. Impression cytology of the ocular surface: a review. Exp Eye Res, 2004, 78(3): 457-472.
44. Pisella P J, Pouliquen P, Baudouin C. Prevalence of ocular symptoms and signs with preserved and preservative free glaucom medication. Br J Ophthalmol, 2002, 86(4): 418-423.
45. Yee RW. The effect of drop vehicle on the efficacy and side effects of topical glaucoma therapy: a review. Curr Opin Ophthalmol, 2007, 18(2): 134-139.
46. Holland S, Morck D, Schultz C. Treatment of corneal defects with delayed re-epithelization with a medical device/drug delivery system for epidermal growth factor. Clin Experiment Ophthalmol, 2012, 40(7): 662-668.
47. 何梅凤, 李瑜, 吴伟, 等. 118 例药源性眼病文献分析. 中国医院药学杂志, 2006, 26(7): 866-867.

白血病治疗研究进展

黄晓军

北京大学人民医院　北京大学血液病研究所

白血病是危害人民群众尤其是青少年健康的常见恶性肿瘤之一，随着政府不断加大科技及医疗的投入力度，我国白血病治疗相关研究取得了长足的进步。本文以 2015 年 1

月至 2017 年 6 月我国大陆地区在影响因子>10 的 SCI 收录期刊上发表的白血病领域的文献为主，结合治疗相关的系统工作，回顾我国在白血病治疗相关领域的研究进展，这些研究成果代表了我国近 3 年来白血病治疗领域的最高水平。

（一）白血病的造血干细胞移植治疗

异基因造血干细胞移植是治愈恶性血液系统疾病，尤其是急性白血病的有效乃至唯一的手段。北京大学人民医院研究团队创建发展的非体外去 T 细胞的单倍型造血干细胞移植方案多项关键技术，使单倍型移植体系达到与同胞全合移植一致的疗效，从而解决了造血干细胞移植供者来源匮乏问题，开创了“人人都有供者”的造血干细胞移植新时代。

1. 移植物抗宿主病的防控

国内学者系列工作证明：粒细胞集落刺激因子（granulocyte colony-stimulating factor，G-CSF）可诱导多种调节性细胞如髓源性抑制细胞（myeloid-derived suppressor cell，MDSC）、调节性 B 细胞（regulatory B cell，Breg）等，这些细胞参与降低移植物抗宿主病（graft-versus-host disease，GVHD）的发生。另有学者证明抗胸腺细胞球蛋白（anti-thymocyte globulin，ATG）剂量高有助于单倍体移植 GVHD 发生率下降，说明非体外去 T 单倍体移植、G-CSF 及 ATG 是保证单倍型造血干细胞植入、降低 GVHD 的关键。为进一步降低 GVHD 发生率，北京大学人民医院研究团队进行了“单倍体造血干细胞移植术后基于危险分层预防移植物抗宿主病”前瞻随机对照研究，228 例单倍体移植患者根据移植物 CD4：CD8 比例，分为 GVHD 低危组和高危组，高危组进一步随机分为预防组和对照组，预防组接受小剂量糖皮质激素预防 GVHD，结果显示，100 天Ⅱ-Ⅳ°急性 GVHD 在预防组为 21%，低于对照组（48%），与 GVHD 低危组相似（26%）。该结果发表在 2016 年国际临床肿瘤学顶级期刊 *Journal of Clinical Oncology*。本研究筛选高危患者进行“精准预防”，提高了移植安全性，为“精准医学”走入临床提供了成功范例。

第三军医大学新桥医院研究团队一项多中心随机对照研究显示，输注人脐血来源的间充质干细胞（mesenchymal stromal cell，MSCs）预防单倍型移植后慢性 GVHD，预防组患者 2 年慢性 GVHD 发生率为 27.4%，而对照组为 49.0%（P=0.021）。MSCs 的输注对移植后复发及感染均无影响。淋巴细胞亚群分析显示，MSCs 输注可以增加记忆 B 细胞和调节性 T 细胞的数量，提高 Th1/Th2 比值。该研究发表于 *Journal of Clinical Oncology*，提供了一种安全有效预防慢性 GVHD 的方法，且脐血来源广、获得方便，具有重要的临床应用价值。

2. 植入不良机制的阐明，有助于建立新的治疗方式

移植后的植入不良与植入失败一样，均伴有严重的中性粒细胞和血小板减少，极易死于感染或出血。移植后植入不良的机制目前尚未完全阐明，其中，内皮祖细胞作为骨髓微环境的重要部分之一，可能参与移植后植入不良的发生。北京大学人民医院研究团队研究显示，移植后植入不良的患者存在骨髓内皮细胞功能缺陷，3-羟基-3-甲基戊二酰辅酶 A 还原酶抑制剂阿托伐他汀（atorvastatin）可以通过下调 p38 丝裂原激活的蛋白激酶（mitogen-activated protein kinase，MAPK）通路增强内皮细胞功能。该研究成果表明，

他汀类药物有望修复移植后植入不良患者的骨髓内皮细胞功能缺陷，成为治疗移植后植入不良的药物，具有重要的临床意义。该研究结果发表于 2016 年的 *Blood*。

3. 优化供者选择

在“人人都有移植供者的新时代”，对于准备接受单倍型异基因造血干细胞移植的患者而言，如何选择合适的供者？父母、子女、半相合的同胞及旁系亲属都是潜在的候选供者，这些供者中谁最佳呢？

北京大学人民医院研究团队于 2014 年发表于 *Blood* 期刊的基于 1210 例单倍型移植的临床研究，发现 HLA 位点不合数与单倍型移植结果并不相关。年轻、男性供者移植组“移植相关死亡率低、生存率高”；父亲较母亲供者组“急性 GVHD 发生率低、移植相关死亡率低、生存率高”；子女较同胞供者组“急性 GVHD 发生率低”；父亲较姐姐供者组“移植相关死亡率低、生存率高”；非母系遗传抗原（non-inherited maternal antigen，NIMA）不合同胞较父亲、非父系遗传抗原（non-inherited paternal antigen，NIPA）不合同胞供者组“GVHD 发生率低”，从而建立了单倍型移植供者的“优化选择法则”。研究团队进一步发现，在“北京方案”下，供者特异性抗体（donor-specific antigen，DSA）阳性与不良移植结局相关，DSA 平均荧光强度（mean fluorescence intensity，MFI）≥10 000 与移植排斥密切相关，DSA MFI ≥2000 与植入不良密切相关。此结果发表于 2015 年血液肿瘤学术期刊 *Journal of Hematology & Oncology*。目前已将 DSA 纳入供者选择的重要参考因素。最近，北京大学人民医院领衔的全国多中心研究在 *Leukemia* 报告，影响临床结果的不是供受者 HLA 是否相合，而是供受者年龄、性别、ABO 血型，这些结果不仅证实 2014 年 *Blood* 结果，有助于替代供者选择，也同时对 HLA 相合供者优选这一原则提出了挑战。

4. 单倍体移植治疗多种血液病取得与同胞全合移植一致的疗效

由北京大学人民医院课题组领衔的前瞻、多中心临床研究显示，第一次缓解期（the first complete remission，CR1）的中高危急性髓系白血病患者，单倍体移植与同胞全合移植获得等同疗效。研究入组处于急性髓系白血病 CR1 的连续病例，如果患者有同胞相合供者或 HLA 8/10 以上相合非血缘供者，则进行同胞相合或非血缘移植；其他患者则进行亲缘单倍体移植。最终入组 231 例单倍体及 219 例同胞相合患者，3 年无病生存率分别达到 74%和 78%，3 年总生存率达到 79%和 82%，3 年累积复发率同为 15%，非复发死亡率为 13%和 8%，差异均无统计学意义。同样来自课题组领衔的前瞻、多中心临床研究显示，处于 CR1 的 Ph 染色体阴性的高危急性淋巴细胞白血病患者，单倍体移植与同胞全合移植获得等同疗效。共入组 210 例急性淋巴细胞白血病患者，根据供者来源接受单倍体移植或同胞全合移植，3 年无病生存率分别达到 61% 和 60%，3 年累积复发率为 18%和 24%，非复发死亡率为 13%和 11%，差异均无统计学意义。此外，研究团队对 2003~2013 年中国骨髓移植登记处登记的 454 例接受异基因造血干细胞移植的 MDS 患者进行分析，结果显示，接受 HLA3/6 相合单倍体移植、4~5/6 相合单倍体移植和同胞全合移植的患者，4 年累积复发率分别为 6%、7% 和 10%，4 年调整累积非复发死亡率分别为 34%、29% 和 16%，4 年调整总体生存率为 58%、63% 和 73%（总

P=0.14)，配对比较显示总生存率仅在 HLA3/6 相合和同胞全合组之间存在统计学差异。上述研究结果分别发表在 2015 年 *Blood* 学术期刊、2016 年 *Clinical Cancer Research* 学术期刊和 2016 年 *Leukemia* 学术期刊。

这些经验不仅提高了异基因造血干细胞移植治疗白血病的疗效，同时拓展应用到其他非恶性血液病领域，如再生障碍性贫血等。

（二）急性白血病的其他治疗

1. 急性早幼粒细胞白血病

急性早幼粒细胞白血病（acute promyelocytic leukemia，APL）是一种起病凶险的恶性血液系统疾病，但治愈率高。目前维甲酸联合砷剂的治疗方案，根治率可达 90%以上。瑞金医院研究团队对 APL 的患者进行长达 12 年的随访，总生存率、无事件生存率分别为 87.4%和 80.9%，获得 CR 的患者 12 年无疾病生存率高达 89.1%，该结果于 2016 年在学术期刊 *Blood* 上发表。北京大学人民医院研究者报道，目前维甲酸联合砷剂治疗，APL 的 7 年长期生存可达 90%以上。尽管 APL 患者总体生存良好，但仍有部分高危患者出现复发，而一旦复发，对药物的反应较差，治疗较为棘手。因此，探索 APL 的耐药机制，寻找新的治疗靶点，成为 APL 研究的重要方向。学者团队报道，PML-RARα 突变是砷剂耐药的重要机制；在前述工作基础上进一步研究发现，以人宫颈癌细胞系（HeLa）、人髓性白血病细胞系（U937）以及 CD34 阳性正常造血干细胞为模型的进一步研究发现，不同的 PML-RARα 突变位点对砷剂的反应不同。*A216V*、*S214L*、*A216T* 突变可下调砷剂对 PML-RARα 的作用，而 *L217F* 和 *S220G* 突变的作用较弱，提示 PML-RARα 融合基因点突变的生物学功能存在差异。在体外实验中，提高砷剂的剂量或联合应用全反式维甲酸（all-trans-retinoic acid，ATRA）可以克服 PML-RARα 点突变造成的砷剂耐药。该研究细化了 PML-RARα 突变对砷剂耐药的差异，为复发难治性 APL 的治疗提供了临床参考价值，辅助 APL 的分层和个性化治疗，从而提高临床治愈率，减少复发。研究结果发表于 2016 年 *Blood* 学术期刊。

中国医学科学院/北京协和医学院、天然药物活性物质与功能国家重点实验室课题组在癌症研究领域顶级学术期刊 *Cancer Cell* 杂志发表研究成果，发现假性激酶 Tribbles 同源蛋白 3（TRIB3）通过与 PML-RARα 相互作用，维持 PML-RARα 蛋白的稳定，抑制 p53 介导的抑癌作用。该研究应用 *TRIB3* 敲除和敲入小鼠模型，发现 *TRIB3* 抑制 PML-RARα 驱动的 sumo 化、泛素化和降解，维持 PML-RARα 原癌蛋白的功能，与 APL 的进展、耐药有关。研究进一步显示，作用于 *TRIB3* 的小分子肽，与砷剂或全反式维甲酸联合应用，可以促进 PML-RARα 的降解，提示 *TRIB3* 可能作为 APL 治疗的靶点，为 APL 的治疗提供新的思路。

2. 急性髓系白血病

上海交通大学医学院附属瑞金医院、上海血液学研究所课题组，与上海交通大学附属第六人民医院转化医学中心课题组的合作研究中发现，AML 细胞将果糖作为重要的能量来源，而正常细胞很少将果糖作为能源。AML 细胞表达的 *SLC2A5* 基因水平越高

（即利用果糖的能力越强），则患者的预后越差。使用 RNA 沉默技术干扰 AML 细胞的 *SLC2A5* 基因表达，可显著降低细胞对果糖的摄取以及果糖诱导的细胞增殖。因此，开发抑制或阻断果糖摄取的小分子化合物或抗体，或许能够选择性控制 AML 细胞生长。这项研究于 2016 年发表于学术期刊 *Cancer Cell* 杂志，开创了一种创新研究模式，为 AML 的治疗提供了新的机遇和挑战。

高三尖杉酯碱，联合阿克拉霉素、阿糖胞苷的化疗方案（HAA 方案）应用于 AML 缓解率高，为 AML 患者带来更好的生存，尤其是对于 t（8；21）易位的 AML。北京大学人民医院北京大学人民医院课题组回顾性分析 140 例伴有 t（8；21）易位的 AML 患者，其中 30 例接受 HAA 方案诱导化疗，HAA 诱导化疗 1 疗程 CR 率高达 93.3%(28/30)，4 年无疾病生存率及总生存率分别为 89.9%和 90.8%。该研究提示对于伴有 t（8；21）易位的 AML 患者，应优先考虑 HAA 方案诱导化疗。

（三）慢性白血病的其他治疗

北京大学人民医院牵头的多中心Ⅲ期临床研究显示，在中国人群中应用尼洛替尼或伊马替尼作为慢性粒细胞白血病（chronic myelocytic leukemia，CML）一线治疗的比较，即患者随机接受尼洛替尼 300mg bid 或伊马替尼 400mg qd，结果显示，尼洛替尼组 12 个月获得主要分子生物学缓解（major molecular response，MMR）率更高（52% vs. 27%，$P<0.0001$），两组 24 个月获得完全细胞遗传学缓解（complete cytogenetic response，CCyR）率相似，平均≥80%。研究提示尼洛替尼早期分子生物学反应好，目前，《中国慢性髓性白血病诊断与治疗指南（2016 年版）》已将尼洛替尼列入到 CML 酪氨酸激酶抑制剂（tyrosine kinase inhibitor，TKI）治疗的一线选择中。

总体来讲，我国白血病治疗达到国际先进水平，尤其是在造血干细胞移植方面，国内开创、发展和完善并逐渐形成了国际原创的单倍体移植体系（北京方案），基本上解决了造血干细胞移植供者来源问题，是单倍体移植国际开创者之一。在不断完善白血病治疗技术及管理同时，应更加重视和加强基础和临床转化研究，在全国建立并推广规范的白血病治疗体系。

主要参考文献

1. Chang Y J, Xu L P, Wang Y, et al. Controlled, randomized, open-label trial of risk-stratified corticosteroid prevention of acute graft-versus-host disease after haploidentical transplantation. J ClinOncol. 2016.34: 1855-1863.
2. Gao L, Zhang Y, Hu B, et al. Phase II multicenter, randomized, double-blind controlled study of efficacy and safety of umbilical cord-derived mesenchymal stromal cells in the prophylaxis of chronic graft-versus-host disease after hla-haploidentical stem-cell transplantation. J ClinOncol. 2016.34: 2843-2850.
3. Shi M M, Kong Y, Song Y, et al. Atorvastatin enhances endothelial cell function in posttransplant poor graft function. Blood. 2016.128: 2988-2999.
4. Wang Y, Chang Y J, Xu L P, et al. Who is the best donor for a related HLA haplotype-mismatched transplant? Blood. 2014.124: 843-850.
5. Chang Y J, Luznik L, Fuchs E J, et al. How do we choose the best donor for T-cell-replete, HLA-haploidentical transplantation? J HematolOncol. 2016.9: 35.

6. Chang Y J, Zhao X Y, Xu L P, et al. Donor-specific anti-human leukocyte antigen antibodies were associated with primary graft failure after unmanipulatedhaploidentical blood and marrow transplantation: a prospective study with randomly assigned training and validation sets. J HematolOncol. 2015.8: 84.
7. Wang Y, Liu Q F, Xu L P, et al. Haploidentical vs identical-sibling transplant for AML in remission: a multicenter, prospective study. Blood. 2015.125: 3956-3962.
8. Wang Y, Liu Q F, Xu L P, et al. Haploidentical versus matched-sibling transplant in adults with philadelphia-negative high-risk acute lymphoblastic leukemia: a biologically phase III randomized study. Clin Cancer Res. 2016.22: 3467-3476.
9. Wang Y, Wang H X, Lai Y R, et al. Haploidentical transplant for myelodysplastic syndrome: registry-based comparison with identical sibling transplant. Leukemia. 2016.30: 2055-2063.
10. Liu J, Zhu H H, Jiang H, et al. Varying responses of PML-RARA with different genetic mutations to arsenic trioxide. Blood. 2016.127: 243-250.
11. Li K, Wang F, Cao W B, et al. TRIB3 Promotes APL progression through stabilization of the oncoprotein PML-RARalpha and inhibition of p53-mediated senescence. Cancer Cell. 2017.31: 697-710.e7.
12. Zhu H H, Wu D P, Jin J, et al. Long-term survival of acute promyelocyticleukaemia patients treated with arsenic and retinoic acid. Br J Haematol. 2016.174: 820-822.
13. Zhu H H, Jiang H, Jiang Q, et al. Homoharringtonine, aclarubicin and cytarabine(HAA)regimen as the first course of induction therapy is highly effective for acute myeloid leukemia with t(8; 21). Leuk Res. 2016.44: 40-44.
14. Zhu H, Hu J, Chen L, et al. The 12-year follow-up of survival, chronic adverse effects, and retention of arsenic in patients with acute promyelocytic leukemia. Blood. 2016.128: 1525-1528.
15. Chen W L, Wang Y Y, Zhao A, et al. Enhanced Fructose utilization mediated by SLC2A5 is a unique metabolic feature of acute myeloid leukemia with therapeutic potential. Cancer Cell. 2016.30: 779-791.
16. Wang J, Shen Z X, Saglio G, et al. Phase 3 study of nilotinib vs imatinib in Chinese patients with newly diagnosed chronic myeloid leukemia in chronic phase: ENESTchina. Blood. 2015.125: 2771-2778.
17. Wang Y, Wu D P, Liu Q F, et al: Donor and recipient age, gender, and ABO incompatibility regardless of donor source: Validated criteria for donor selection for hematopoietic transplants. Leukemia, 2017. 199. [Epub ahead of print].

城市严重创伤救治体系的建立与推广进展

姜保国　王天兵　王艳华

北京大学人民院创伤骨科；北京大学创伤医学中心；中国创伤救治联盟

中国是世界上第一人口大国，随着我国城市化的进程和社会经济的不断发展，机动车已成为市内及城市间的主要交通工具。近年来，机动车保有量急速上升，截至 2017 年 3 月底，全国机动车保有量首次突破 3 亿辆。与此同时，随着城市的发展和建设工程的快速猛增，高处坠落伤的数量也居高不下，创伤在整体疾病致死和致残中的比重日益突出，已经成为 45 岁以下人群中第一死亡原因。与其他疾病的救治相比，我国在创伤救治尤其是严重创伤救治方面面临诸多问题和挑战，应引起社会的高度重视，并采取切实有效的改进措施。

（一）国际进展

严重创伤的救治是一个系统整体工程，必须依托完善的救治体系进行实施。目前代表国际最高救治水平的欧美均建立了完整的救治体系和相关的救治流程与规范。在国际上院前急救通常有两种不同的救援模式：一种是英美模式，该模式强调创伤患者的快速转运，“搬上车就走”——以最快的速度将患者转运到创伤救治中心或医院；另一种为德法模式，该模式强调创伤患者的现场救治，院前救治医师要求很高。在院前急救转运方面，除配有装备先进、功能各异的急救车外，均发展了先进的空中救援。受益于此，德国出诊反应时间为 5min，英国为 6min，美国为 4min。

在院内急救阶段，不论英美还是德法模式，均建立了完善的分级救治体系。美国将区域内的创伤救治医院按照救治能力和水平分为Ⅰ、Ⅱ、Ⅲ、Ⅳ级，提供不同层次的创伤急救服务。Ⅰ级创伤中心是当地级别最高的创伤中心，是创伤体系的核心，包括从创伤预防至康复的各个环节，必须具备处理所有创伤患者的资源和能力。德国的创伤中心与其他国家不同，全国按照区域不同设置若干个创伤中心，多发伤患者主要在附属于大学的创伤中心或教学医院进行救治，创伤中心设有专业的创伤急救小组，成员包括一名高级创伤外科医师，2、3 名初级创伤医师及数名护士，创伤外科医生和其他科室会诊医生等待患者，创伤小组创伤外科医生不仅需要负责患者从入院到出院所有部位创伤的治疗，而且还负责患者的康复。

（二）国内现状

创伤尤其是严重创伤常涉及多器官、多系统的损伤，需要多学科联合进行科学、规范的综合性救治。我国各大综合医院由于分科过细，缺乏专业创伤救治团队，致使我国创伤总体救治水平远低于发达国家，亟待建立并形成高效、规范的创伤救治体系。针对上述问题，北京大学创伤医学中心（原北京大学交通医学中心）在国家财政支持下，经过 10 余年的研究与实践，在探索适合中国国情的创伤规范化救治体系、建立创伤规范化救治流程、形成创伤专业救治规范等方面开展了一系列创新性研究工作。项目组先后研究制定了《严重创伤规范化救治》等 15 项创伤救治规范与专家共识，出版《严重创伤救治规范》等 7 部创伤救治专著。在国内率先开展了全国范围的创伤数据采集及流程检测，提出改进创伤救治的关键环节，得到国内外同行的广泛关注与认可；在国际上开创性提出建立“以综合医院为核心的闭环式区域性创伤救治体系”的核心理念，并率先提出在综合医院建立创伤救治团队替代独立的创伤救治中心的新模式，系统开展了严重创伤院内专科救治规范的建立与推广工作，整体实现了中国创伤救治规范体系的建立。与此同时，为进一步加快中国创伤救治的规范化进程，提高创伤救治的能力和技术水平，早日实现中国创伤救治与国际接轨，经教育部批准成立中国创伤救治联盟。该联盟汇集国内外创伤急救领域专家，基于北京大学创伤医学中心多年研究成果，结合我国国情和具体实践，在全国范围内展开“安全中国，百县工程”，该项目通过在县一级的单位开展区域创伤救治体系建设和人员培训，以整体提高我国严重创伤救治水平。

（三）国内与国际对比优势与差距

目前国内创伤院前急救主要由当地急救中心或由急救中心指派的各级医院急诊科承担，院内救治主要由属地各级医院分专科负责。北京大学创伤医学中心通过对全国多个省市和地区伤救治的救治现状调研分析发现，与国外先进的救治体系相比，目前在我国创伤救治过程中存在着诸多问题，主要表现为：缺乏综合救治能力强的区域创伤救治中心及专业的严重创伤救治团队；缺乏规范统一的救治流程和伤情分级预警机制；院前急救队伍创伤救治能力有待提高，院前急救响应时间过长；院内缺乏专业的创伤救治团队；院前急救与院内急诊之间，以及院内急诊与各专科之间缺乏信息交换，同时由于分科过细，各学科之间缺乏科学的信息联动机制，在救治患者过程中各自为战，影响了最终的救治效果。

（四）前景展望

1. 建立以综合医院为核心的闭环式区域创伤救治体系

创伤救治是一个系统整体工程，必须依托完善的救治体系进行实施。欧美国家的创伤救治体系多以独立的创伤救治中心为基础，我国各大城市虽然缺乏独立建制的创伤中心，但却有充裕的涵盖创伤救治各个专科的大型三级综合医院或科室设置相对完备的二级综合医院。有鉴于此，专家组建议，应根据区域面积、人口数量及分布、急救需求和卫生资源分布情况，坚持区域管理、分级救治的原则，在区域内科学规划包括区域创伤救治中心和创伤救治点医院为框架的二级创伤救治体系，即以一个人口在 200 万人以内的政府主辖区作为体系建设的区域，建立或进一步完善院前救治、院内救治的联络及信息交换；以区域内救治能力较强的大型综合性三级医院为创伤救治中心，以区域内的 4~6 家二级医院为创伤救治点（分中心），形成依托 1 个救治中心辐射区域内 4~6 个救治点医院的创伤救治体系。同时，在区域内建立统一规范的院前院内创伤分级预警机制，统一创伤救治流程和规范，形成以综合医院为核心的闭环式区域性创伤救治体系。不同城市和地区可以根据当地人口数量、急救需求、道路交通等情况按照上述标准构建一个或多个相对闭环式的区域性创伤急救体系。

在设置区域创伤救治中心时应参照如下标准：创伤救治中心的创伤住院人数至少>1200/年。其中损伤严重程度评分（ISS）≥16 的患者>20%。区域创伤救治中心主要职责为对创伤伤情评估为红色预警的严重创伤患者，进行一期或终末急救处理和确定性治疗；也对评估为绿色和橙色预警的创伤患者进行终末急救处理或确定性治疗；定期对辖区内的严重创伤救治流程、效果进行评估和回顾，并向卫生行政主管部门反馈；为区域严重创伤发生的原因及救治中存在的问题提出建议和意见。创伤救治点医院的主要职责为对收治的创伤伤情评估为红色预警的创伤患者，进行一期救治，待患者生命体征平稳后协助转运至区域救治中心进行终末或确定性治疗；对评估为绿色和橙色预警的创伤患者进行一期救治，待患者生命体征平稳后如有条件可实施终末治疗，如无能力救治则协助转运至区域救治中心进行救治。

（1）加强院前创伤急救能力建设

院前急救是急诊医疗服务体系的重要组成部分，没有及时有效的院前急救，后面的切工作就失去了前提和基础，其作用在于：给予严重创伤患者早期、及时、有效的现场急救，维持患者的生命，防止再损伤，减轻患者痛苦，并快速安全地将患者护送到医院急诊进行进一步的救治，为抢救赢得时间和条件，减少急危重患者的死亡率和伤残率。但目前我国院前急救整体救治能力和水平尚有待进一步提高，院前急救队伍不稳定，人员严重短缺，院前创伤救治尚不标准、规范，急救反应时间过长等。因此，在建立区域创伤救治体系过程中，首要要加强院前急救能力，地方政府应加大对院前急救的投入，提高急救队伍的待遇，加大培训和继续教育的力度，切实提高区域内院前创伤救治能力和水平。

（2）建立院前与院内创伤急救的信息沟通机制

院前急救与院内急诊之间、院内急诊和院内专科之间缺乏必要的信息沟通，势必会延误患者的救治，影响严重创伤患者的最终救治效果。因此，加强“两个链接”即加强院前救治与院内急诊之间的信息交换，加强院内急诊与创伤救治团队之间的信息交换，使院前和院内的抢救形成无缝链接。院前急救人员在现场接到创伤患者尤其是严重创伤患者后，通过车载信息联动系统将掌握的患者伤情通知接诊医院急诊科，并协助其做好相应的救治准备工作；院内急诊接到院前预警后，根据患者的伤情程度启动相应级别的院内预警，并按照预警级别通知相关专科救治团队人员到急诊科待命，并做好相应的抢救设备及药品物资准备。这样在患者送达医院前，院内已做好相应的抢救准备工作，患者到医院后创伤救治团队即可展开一体化诊治，有效减少因等待造成的延误，提高创伤救治成功率。

（3）组建综合医院的院内严重创伤救治团队，并藉此建立严重创伤多学科协作诊疗模式

目前国内各大综合医院对于创伤患者的抢救，多是在患者到达急诊后由急诊科医师先接诊、再救治，复杂情况下再呼叫专科医师会诊处理。这种机制势必会造成抢救时间延长、救治过程脱节而延误治疗。另外，由于严重创伤患者往往伤情复杂、涉及多学科救治，专科医师接诊过程中经常会缺乏整体救治观念，缺乏对其他专科情况的认识和判断；不同科室的专科医师在处理时也会在救治顺序、手术安排和用药选择等方面存在混乱现象，这些因素都会导致伤员在急诊科抢救时间耽搁和救治效率低下，甚至会因此而丧失最佳手术抢救时机，从而影响救治效果。

创伤尤其是严重创伤常常涉及全身的多个部位，病情危重，在临床诊疗中较为棘手。为确保严重创伤患者得到科学有效的救治，应借鉴 MDT（multidisciplinary treatment）在肿瘤诊疗中的诊疗模式，由相关专家共同讨论诊断和治疗规范与流程，组建“严重创伤救治团队”，并以此开展规范化的创伤救治。目前在创伤救治中心尚未建立的情况下，有必要对现有综合性医院的急诊科功能进行改造，在合理配置创伤救治专业人员的基础上，在医院层面组建严重创伤专业救治团队，并就救治技术和救治流程和规范等开展专业培训。创伤救治团队包括急诊科、骨科、泌尿外科、心胸外科、神经外科、普通外科、麻醉科、ICU。严重创伤救治团队的成员必须在严重创伤患者到达医院之前到达急诊室。伤者送达医院后，创伤救治团队中的医师按照“评估-决策-处理-再评估-再决策”的原则，迅速判断病情并立即进行生命支持、损伤控制、准备确定性手术，实现由“环节型”向“全程闭环式”创伤救治流程的转变。

北京大学创伤医学中心按照上述标准在北京、天津等国内 15 个主要城市及地区进行了严重创伤救治规范的试点推广，在每个试点城市建立了区域性创伤救治体系的示范

区，形成了个以 23 个三级医院为核心，涉及 124 家三级或二级医院的闭环式区域性创伤规范化救治体系。多中心前瞻性研究证实，项目实施三年后，救治体系各阶段救治时间明显缩短，严重创伤患者“急救反应时间”缩短 58.29%，“院前转运时间”缩短 51.00%，“急救施救时间” 缩短 48.90%，“呼叫会诊时间” 由项目实施前的平均 17.53min 转变成院内创伤救治团队已了解病情在急诊室等待患者，为创伤患者争取了宝贵的生命救治时间。通过在试点区域内以综合医院创伤救治团队替代独立的创伤救治中心的新模式，使严重创伤患者(ISS 评分≥16)的院内平均死亡率从项目开展前的 33.82%下降至 20.49%，追平国际发达国家水平，死亡率同比下降 39.6%，同比成功多挽救了 2000 余例患者的生命，创伤救治效果达到国际先进水平。该体系的建立可避免在国内大中型城市新建创伤救治中心的重复投入；充分利用了我国现有优质三级综合医院的资源，形成了适合我国现阶段国情的区域性创伤救治体系。

2. 制定适合中国国情的创伤救治规范并以此为教材展开培训和推广

为整体提高我国创伤救治水平，实现中国创伤救治的规范化进程，应在基于大量的创伤患者临床诊疗数据基础上，结合国内外先进的救治规范、理念、技术并结合我国国情，组织创伤领域的相关专家制定创伤尤其是严重创伤救治流程、救治技术等系列规范，并以此为教材展开培训和推广。以解决目前创伤现场救治过程中存在的伤检不规范、救治技术水平低、技术落后，救治人员缺乏系统的专业培训等现状。北京大学创伤医学中心组织中华医学会创伤学分会、急诊医学分会的知名专家学者制定了严重创伤系列救治规范及流程：《严重创伤院前救治流程》《严重创伤院内救治流程》《严重创伤院前救治培训教材》《严重创伤院内急救团队管理实施办法》《院内呼叫系统管理实施办法》，以及颅脑创伤、胸部创伤、关节周围骨折等创伤专科救治规范，并建立了创伤后脏器功能不全早期预警与防治的技术体系。10 年来，北京大学创伤医学中心以“全国严重创伤规范化救治培训基地”为平台先后完成“严重创伤规范化救治培训班”30 余次，累计培训院前急救人员 2000 余人，院内救治人员 3000 余人，使试点区域内的创伤救治能力明显提高。

综上所述，在完善创伤救治体系基础性建设的同时，还需要通过开展院前、院内创伤急救培训，建立严格的培训、考核和奖惩制度，切实将创伤急救人员培训规范化、专业化、制度化，督促并监督创伤救治中心和救治点医院通过开展规范培训和专项演练，提高创伤从业人员的救援能力和水平，以提高我国整体创伤救治水平。

主要参考文献

1. 公安部交管局. http: //www.mps.gov.cn/n2255040/n4908728/c5682934/content.html.
2. Hardaway R M. Traumatic shock alias posttrauma critical illness. Am Surg, 2000, 66(3): 284-290.
3. Wang S Y, Li Y H. Chi G B, et al. Injury-related fatalities in China: an under-recognised public-health problem. Lancet, 2008, 15, 372(9651): 1765-1773.
4. Al-Shaqsi S. Models of International Emergency Medical Service(EMS)Systems.Oman Medical Journal, 2010, 25(25): 320-323.
5. Kosydarbochenek J. Emergency Medical Service(EMS)systems on the world and the Polish system.Polish Journal of

Public Health, 2012; 122(1): 70-74.
6. 赵永春，张永利．院前急救医师必修教材.北京：人民军医出版社, 2007, 1-8.
7. 桂莉，周彬，霍正禄，等．美英日德国的急诊医疗服务体系综观.中国危重病急救医学.2001, 13(6): 325-326.
8. Blackwell T , Kellam J F, Thomason M. Trauma care systems in the Unit States. Injury, 2013, 34: 735-739.
9. Committee on Trauma American College of Surgeons, Trauma Systems Evaluation And Planning Committee. Regional Trauma Systems: optimalelements, integration, and asccessment—Systems Consultation Guide.2010, 1-42.
10. German Society for Trauma Surgery. Whitebook medical care of the severely injured—recommendations on structure, organization, and facilities for the care of the severely injured in the federal republic of Germany.1-32.
11. Westhoff J, Hildebrand F, Grotz M, et al. Trauma care in Germany. Injury, 2009, 34 : 674-683.
12. Roudsari B S, Nathens A B, Arreola-Risa C, et al.Emergency Medical Service(EMS)systems in developed and developing countries. Injury-international Journal of the Care of the Injured, 2007, 38(9): 1001-1013.
13. 郝志梅，田炜．日本急救医疗服务体系的现状及问题.中国卫生事业管理. 2009 2: 139-140.
14. Moore E E, Mattox K L．Trauma．5th ed．New York: McGraw-Hill, 2004: 21-40.
15. 王正国．现代交通医学．第 1 版．重庆：重庆出版社, 201l: 15-37.
16. 姜保国.我国创伤救治面临的挑战.中华外科杂志, 2015, 53(6): 401-404.
17. 姜保国.我国严重创伤救治的现状和救治规范的建立.中华外科杂志, 2012 50(7): 577-578.
18. Jiang B G．Status of road traffic injury rescue and current work in China. Chin Med J, 2011, 124(23): 3850-3851.
19. 寇玉辉，殷晓峰，王天兵，等.严重创伤救治规范的研究与推广．北京大学学报(医学版), 2015, 47(2): 207-209.
20. Jiang B G, Liang S, Remais J V, et al. Transport and public health in China: the road to a healthy future. Lancent, 2017, 390: 1781-1791.
21. 徐世伟，文亮，刘明华，等．急救、手术、ICU 一体化创伤急救模式实践和探讨．创伤外科杂志, 2007, 9(2): 103-111.
22. Wang T B, Yin X F, Jiang B G , et al. Road traffic injury and rescue system in China. Lancet, 2015, 4(25): 1622.
23. 中华医学会创伤学分会交通伤与创伤数据库学组，中华医学会创伤学分会创伤急救与多发伤学组．严重创伤规范化救治.中华创伤杂志, 2013, 29(6): 485-488.
24. 都定元．美国创伤急救体系介绍.中华创伤杂志, 2006, 22(9): 718-720.
25. 李占飞，白祥军．美国创伤中心分级制度简介与在我国建立创伤中心分级认证制度的建议.中华急诊医学杂志首届青年论坛论文集, 2009, 76-78.
26. Yin X F, Wang T B, Jiang B G, et al. Evaluation of the effects of standard rescue procedure on severe trauma treatment in China. CMJ, 2015, 128(10): 1301-1305.
27. 张玲，张进军，王天兵，等．严重创伤院前救治流程：专家共识．创伤外科杂志, 2012, 14(4): 379-381.
28. 刘忠民．急诊创伤外科建设与创伤救治组织系统.中华急诊医学杂志, 2010, 19(5): 559-560.
29. 中国创伤救治联盟.中国城市创伤救治体系建设专家共识.中华外科杂志, 2017.55(11):830-833.

第六章 中国医学科技基础、前沿交叉领域进展

基因编辑技术研究及监管进展

曲 彬 张琳琳 周 琪
中国科学院动物研究所；干细胞与生殖生物学国家重点实验室

基因编辑技术是指直接地、精确地编辑 DNA 的技术。2012 年以前，将突变植入动物细胞是一项昂贵且费力的工作。如今，基因编辑技术已成为生命科学基础研究的核心技术，基于 CRISPR 的基因编辑可以快速改变包括人类在内的几乎任何生物体的 DNA。这项技术正在生物医学研究领域引起一场巨变。

（一）基因编辑技术的研究进展及其应用

1. 基因编辑技术的研究进展

（1）基因编辑技术的发展（图 1）

同源重组（homologous recombination，HR）是一种精确的遗传修饰技术，在自然情况下，同源重组的发生概率极低，大约在百万分之一。对哺乳动物而言，传统的同源重组技术通过受精卵或生殖细胞途径直接建立基因打靶动物是不可能的，只有结合能够进行生殖系嵌合的胚胎干细胞才能实现动物水平上的基因修饰。

人们在寻找新的基因编辑技术的时候发现，自然条件下，基因组也会发生 DNA 的双链断裂（double-strand break，DSB），通常细胞会有两种修复方式：一种是非同源末端连接（non-homologous end-joining，NHEJ），这是一种简单快速但不精确的修复方式，通常会造成插入缺失；另外一种方式是同源介导修复（homology directed repair，HDR），是一种根据同源序列进行的精确的修复方式。但是自然情况，细胞内发生 DSB 的概率非常低，而且研究发现增加一个 DSB，同源重组的效率就能提高 1000 倍以上。随后，能够针对特定序列产生 DSB 的核酸酶等工具逐渐开发出来。

锌指核酸酶（ZFNs）和 TALENs 技术被先后开发出来，这两种基因编辑工具都是依赖特定的蛋白质能够结合特异的 DNA 序列来完成的。通过人工设计的一连串的锌指蛋白识别特定的 DNA 序列，再融合 *Fok*I 核酸内切酶，就可以实现定点切割 DNA。TALENs 相比 ZFNs 组装更容易，大大简化打靶载体构建过程，重要的是 TALENs 脱靶效应更低。

近几年非常火热的 CRISPR-Cas9 技术改变 DNA 的识别方式，利用短的 gRNA 来识别 DNA、通过 Cas9 单倍切割 DNA 的方式实现基因编辑。2013 年 *Science* 杂志发表

a

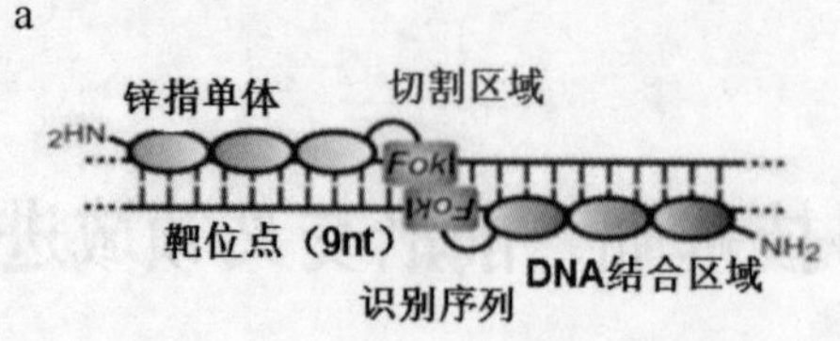

b

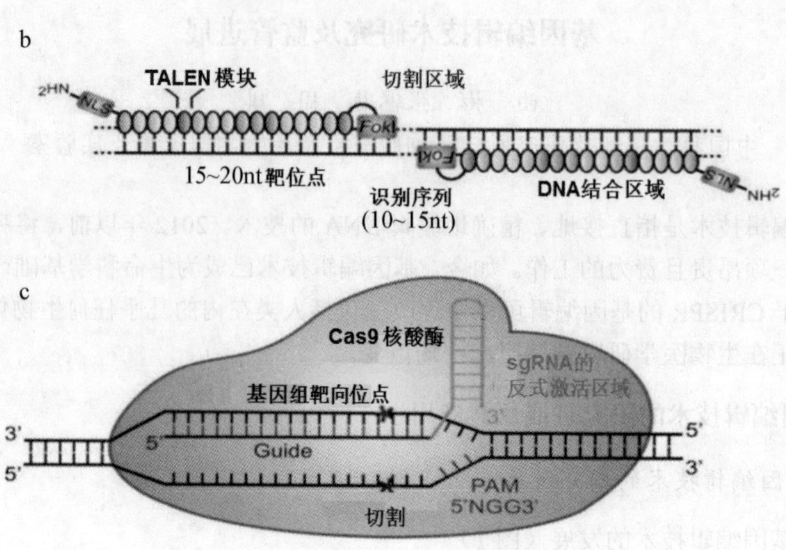

图 1 基因编辑技术的发展

了利用 CRISPR 系统在真核细胞中进行基因编辑，开启了 CRISPR-Cas9 基因编辑系统在全世界的研究热潮。

（2）基因编辑技术的脱靶问题及改善措施

CRISPR-Cas9 技术自发现以来，因为其简便、易操作被广泛应用到基因编辑、动物模型制备等各个领域，然而人们逐渐发现其存在严重的脱靶效应，即影响了设计之外的额外基因靶点。为解决脱靶问题，新的技术如雨后春笋般出现，例如，使用更短的 sgRNA 序列（如 17bp），或用一对 sgRNA 结合 Cas9 切口酶（只能切割 DNA 双链中的一条），或基于 Cas9 蛋白改造的 eSpCas9 和 SpCas9-HF1 蛋白都能够大大降低 CRISPR 系统的脱靶。

而最近也有报道称，CRISPR-Cas9 系统在非靶向的序列中同样具有高度诱变性，但这显然与之前许多文章的结论相反，随后有研究者联合发声质疑文章实验设计与数据的可靠性。尽管如此，当我们以基因治疗的目的开展试验时，运用全基因测序等手段进行完全的脱靶效应检测是非常必要的。

（3）新型基因编辑技术的研发

临床应用的腺相关病毒（adeno-associated virus，AAV）是目前最理想的基因递送系统，但是其包装容量非常有限，因此开发新型的更小的 CRISPR 系统迫在眉睫。2015 年华人学者开发了只有 3159bp 的 SaCas9，能够利用 AAV 系统高效地实现体内编辑，随后又发现了 3900bp 的 cpf1 具有不同的 PAM 识别序列，为基因编辑提供了更多的选择。

2017 年韩国学者开发了 2952bp 的 CjCas9，是目前最小的 CRISPR 系统，结合 AAV9 病毒可以高效编辑 RPE 细胞，为遗传性眼病的基因治疗打下了坚实的基础。

2. 基因编辑技术在医学领域的应用

（1）基因编辑技术在动物水平的基因治疗试验

2016 年，国外学者利用 AAV 病毒递送 CRISPR-Cas9 系统进行体内的基因治疗实验，成功在小鼠中利用同源重组的方式修复了因鸟氨酸氨甲基转移酶（OTC）突变导致的肝脏损伤。2016 年 *Nature* 发表文章利用 Cas9 核糖核蛋白系统以及 AAV6 病毒载体递送同源重组模板从而在造血干细胞中实现高效的同源重组，然后将修复的造血干细胞重新移植回体内，这种策略能够有效地治疗地中海贫血等严重的血液系统疾病。

还有大量的研究人员开发了基于 CRISPR-Cas9 系统的多种多样的基因编辑策略，例如，2017 年美国科学家通过 AAV 递送 CRISPR-Cas9 在体内实现了感光细胞中 *Nrl* 基因敲除，能够有效提高视杆细胞的存活，缓解了视网膜变性的发生。2016 年底，国外学者在 *Nature* 上发表文章，介绍了一种高效的基因整合的方法（homology-independent targeted integration，HITI）能够大大提高基因在体内整合的效率，尤其是在非分裂的神经细胞中也能够实现较高效率的基因整合，为以后开展体内基因治疗奠定了基础。最近我国科学家在 *Cell Research* 发表文章，发现基于 HMEJ（homology-mediated end joining）的方法能有效提高基因整合的效率，在尾静脉高压注射质粒能够实现 50%左右的肝细胞整合。

（2）基因编辑技术在人体中的应用

随着近年来基因编辑技术的飞速发展，我国在基因编辑的应用领域走在了世界的前列。2015 年 4 月 18 日，我国学者利用 CRISPR-Cas9 技术在人类胚胎中针对 β 型地中海贫血症的致病基因进行了修饰，这是全球首次对人胚胎进行的基因编辑尝试。该研究中使用的人类胚胎是医院人工授精过程中废弃的不能正常发育的胚胎，即便如此，还是受到了生命科学界的广泛质疑和激烈讨论。2016 年，我国学者在 3-原核（tripronuclear，3PN）胚胎中对 CCR5 进行编辑，从理论上证明了利用基因编辑技术治疗艾滋病的可能性，但是仍然存在胚胎嵌合、精确编辑效率低等问题。2016 年 7 月 *Nature* 杂志报道我国学者开启了全球首个基于 CRISPR 技术的人体试验，患者处于非小细胞癌症晚期，传统治疗手段均已无效，研究者从患者体内分离 T 细胞，利用 CRISPR 技术进行 *PD-1* 基因的敲除，并在体外扩增，然后回输体内，希望对肿瘤进行杀伤。

3. 基因治疗递送系统的研究进展

高效而安全的基因递送系统是基因治疗的关键，递送的生物大分子包括 DNA、RNA 及蛋白质，递送的方式可以分成病毒系统和非病毒系统（图 2）。

（1）病毒递送系统

a. 腺病毒。腺病毒（adenoviruses）是一种无囊膜的双链 DNA 病毒，最常用的是 AD5 血清型，能够高效地感染分裂和非分裂细胞，几乎能感染所有的细胞类型，包装容量较大，可以容纳 7kb~8kb 的插入片段，而且包装滴度较高，浓缩后可以达到 10^{13}vp/ml。

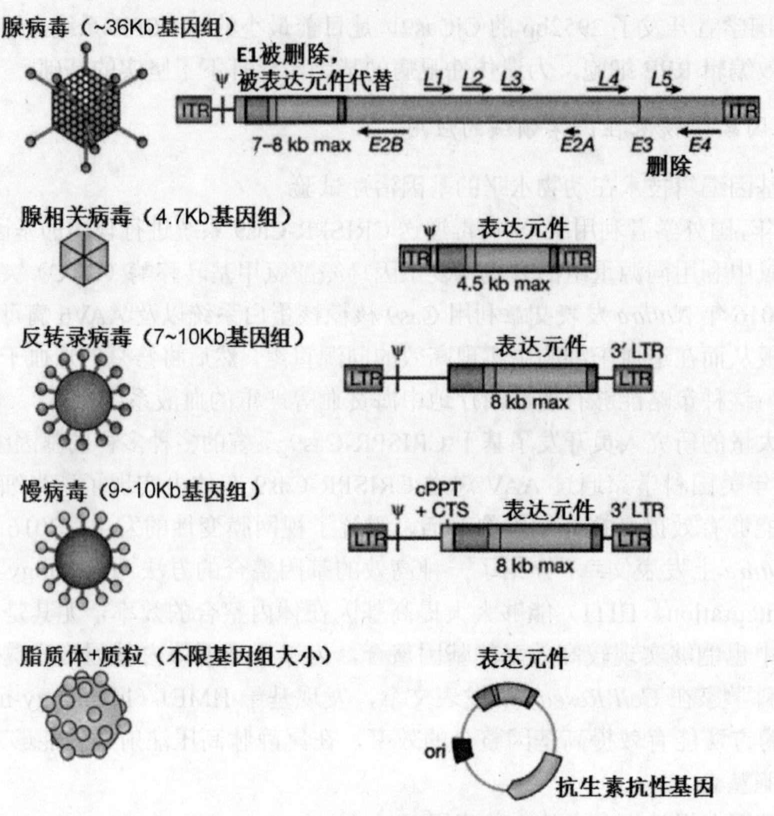

图 2　基因表达和传递的载体系统

动物实验表明腺病毒是瞬时表达，不整合到基因组中。腺病毒对人的致病性较低，而且经过改造剔除部分致病基因，大大提高了安全性。早期腺病毒被认为是基因治疗非常理想的递送系统，但是后来体内注射病毒发现，腺病毒具有很高的免疫原性，先天或者后天的宿主反应会限制基因的表达。早期在囊性纤维病等开展过临床试验，效果并不明显，但是在 1999 年应用腺病毒治疗鸟氨酸氨甲酰基转移酶缺陷症的治疗中，注射高剂量病毒病人因为严重免疫反应而死亡，这大大影响了腺病毒的临床应用。

b. 反转录病毒和慢病毒。反转录病毒和慢病毒属于 RNA 病毒，可以整合到宿主基因组中从而实现长期的基因表达，而且免疫原性较低。但是反转录病毒只能感染分裂期细胞，早期应用反转录病毒治疗重度免疫缺陷的过程中，发现有患者虽然免疫缺陷症状有所缓解，但是出现了白血病，研究发现是由于反转录病毒的整合导致了 *LMO*2 这一原癌基因的激活所致。

慢病毒载体是以 HIV-1 为基础发展起来的，能够高效地感染分裂和非分裂细胞，虽然慢病毒也能随机整合到基因组中，但是并没有发现类似于反转录病毒的严重风险。目前在嵌 T 细胞免疫疗法（chimeric antigen receptor T-cell immunotherapy，CAR-T）中广泛应用。

c. 腺相关病毒 AAV。AAV 是目前已发现的一类结构最简单的单链 DNA 缺陷型病毒，需要辅助病毒（通常为腺病毒）参与复制，能够包装 4.5kb 外源基因。重组腺相关病毒载体（rAAV）来源于非致病的野生型AAV病毒，由于安全性好、广泛感染多种类型细胞、免疫源性低和能在体内长期表达外源基因等特点，被视为最有前途的基因治疗载体，但是也存在包装容量小、宿主可能存在中和抗体等缺点。目前rAAV已经在临床中广泛应用，如2009年《柳叶刀》杂志报道通过AAV2过表达RPE65成功治疗雷伯氏先天性黑蒙症（LCA）2011年《新英格兰杂志》报道通过AAV8过表达凝血因子IX，受试者体内凝血酶表达水平2%~11%之间，出血次数大大减少，除了谷丙转氨酶略微升高没有其他不良反应。2012年欧盟批准了第一例基于AAV的基因治疗药物Glybera上市，开创了基因治疗的新时代。

（2）非病毒递送系统

非病毒递送系统包括物理的方法（包括电穿孔等）、纳米材料介导的方法（包括阳离子脂质体和细胞穿透肽等）。非病毒递送系统的优点是没有包装容量的限制，也不会存在宿主的免疫反应，目前动物实验中表明体内转染效率低。但是人们认为未来非病毒递送系统有可能带来新的转机。

4. 我国基因编辑技术研究监管的现状

我国基因编辑研究工作正在向源头创新转移，现阶段应大力推动该领域的研究及应用，并及时制定严格有效的监管措施和伦理规范，保证基因编辑下游应用快速健康有序发展。截至目前，中国对在基因编辑技术的应用所涉及的一些伦理问题进行了研究和讨论，但是法律和规范等监管措施方面依然存在大量空白。目前的监管制度主要依赖于2003年国家食品药品监督管理总局推行的《人基因治疗研究和制剂质量控制技术指导原则》。

目前基因治疗仅限于体细胞，在向国家药品监督管理局申报临床试验时，除需按本指导原则中“研究内容和制品质量控制”准备材料外，同时需提供下述材料：①国内外研究现状和进展（综述）；②本研究或制品的知识产权情况。

根据用途不同，对产品的生产方法、质量要求及考核标准也不尽相同，但是都要进行体内或体外实验证明产品的有效性。

安全性是最重要的考核标准，对质控合格的基因治疗制剂，需提供以下安全性试验的资料：①总体安全性评估；②分子遗传学的评估；③毒性反应的评估；④免疫学的评估；⑤致癌试验。

（二）发展基因编辑技术研究面临的监管问题

1. 基因编辑技术安全性的监管问题

对质控合格的基因治疗制剂，进行临床使用前必须进行严格的安全性评估。

（1）分子遗传学方面的监管问题

针对CRISPR技术脱靶效应，临床应用前要进行全基因组测序验证脱靶效应，从而确定不会产生脱靶情况并导致其他并发症产生。

对于体内直接治疗方案，必须提供动物体内重组病毒或重组DNA制品导入靶组织与非靶组织的分布情况、基因的表达情况。对于体外回输治疗方案，必须提供经过修饰后的细胞回输体内后的活性和目的基因的表达情况与分布。

（2）毒性反应的评估

毒性反应的评估要综合，主要评估导入的基因可能导致的毒性和评估导入系统的安全性。其中导入的基因可能导致的毒性评估主要包括病毒载体的质量评估及培养细胞的质量评估；导入系统安全性评估应包括急性毒性（最大耐受量）及长期毒性试验。

a. 病毒载体的质量评估。评估标准主要为以下几点：①质粒 DNA 的纯度，质量，内毒素含量；②病毒纯度，滴度，病毒感染能力，纯化方式，其他病毒残留。

b. 培养细胞的质量评估。评估标准主要为以下几点：①细胞的状态要处于最佳状态；②细菌，支原体等检测结果为阴性。

c. 毒性安全性试验剂量。毒性试验所用的剂量，除包括相当于临床使用剂量（按体重或表面积计算）外，尚需有一个较大的剂量范围。剂量范围应包括大于临床使用剂量以确定最大耐受量。给药途径应尽可能模拟临床给药或导入的形式。若改变途径需说明其原因及依据。毒性反应的观察，除常规检测项目外，应包括与基因治疗相关的检测指标。

（3）免疫学的评估

无论病毒型与非病毒型载体系统，均需注意进入体内后的免疫反应有关的问题，包括过敏反应、排斥反应，以及机体的自身免疫反应（如对裸 DNA）等，并对可能发生的免疫反应提出相应的监控及处理措施。主要应考虑以下两种可能会带来免疫反应的情况：病毒系统或者非病毒系统进入人体后的免疫反应；导入的蛋白包括 Cas9 蛋白及其他表达原件对机体可能存在的免疫防疫。

（4）致癌试验

无论是自体或异体细胞，经基因操作后，均需作致瘤试验。对于瘤苗类制品，必须提供该瘤细胞经过何种处理能有效地阻止继续增殖的证据。致癌试验包括软琼脂细胞生长及裸鼠内致癌试验。

对瘤苗类制品，应提供如何去除非肿瘤细胞的方法、步骤及其可靠性的依据。若从肿瘤组织中分离非肿瘤细胞（如淋巴细胞），则必须提供消除肿瘤细胞的方法、步骤及其可靠性（包括致癌试验在内）的依据。

2. 基因编辑技术有效性的监管问题

目前在动物体内，有许多通过基因编辑技术成功治疗疾病的成果，鉴于基因编辑技术已经在动物胚胎基因编辑中取得的成果，科学家们开始试图利用人胚胎进行基因编辑。

虽然这对人类而言是一种进步，但是基因编辑技术还存在许多问题，如脱靶问题，外源基因是否会与人类基因组整合等问题，所以在有效性方面还是要加强监管力度。在进行人基因治疗研究之前，还需要用啮齿类动物、人源化动物模型或者灵长类动物进行长期的有效性评估，评估标准主要有以下两点：①基因表达的效率，表达状态，以及在非靶组织器官中的基因表达分布；②确定基因编辑在靶器官中的编辑效率及疾病治疗的效果。

3. 基因编辑技术伦理方面的监管问题

（1）基因编辑技术的应用范围的界定

从基因编辑到基因疗法技术，中间有明显的障碍，在进行任何临床应用之前，仍有许多问题要研究清楚。在很多问题没有研究清楚或者对伦理的讨论没有达成共识之前，应禁止对正常的可生育的胚胎进行任何的基因编辑。

基因编辑技术对人类生殖细胞或者人类胚胎的修饰应用产生了重要伦理问题。人类追求后代健康、美丽、聪明，这些目标可能需要对人类生殖细胞或者人类胚胎基因进行多次或多个基因的编辑修饰，就有可能制造出事实上的所谓的“无父母婴儿”。所以必须禁止出于生殖目的而使用基因编辑技术改变人类胚胎或生殖细胞。这意味着，用“基因剪刀”帮助自己治病可以，但不能用它来制造完美的下一代。

（2）临床治疗是否要充分公开信息，患者知情同意

在实施治疗前，需向病人说明该治疗方案属试验阶段，它可能的有效性及可能发生的风险，同时保证病人有权选择该方案治疗或中止该方案治疗，以及保证一旦中止治疗能得到其他治疗的权利。严格保护病人的隐私。在病人及家属充分理解并签字后才能开始治疗。

（三）对加强我国基因编辑技术监管的政策建议

虽然我国在基因编辑研究领域已经取得了诸多成果，但是跟美国和欧洲等发达国家相比仍有较大差距，尤其是核心技术专利方面，未来可能会限制我国在基因编辑研究方面的转化应用。国家需要在政策引导和科技布局方面对基因编辑研究进行大力支持，推动我国基因编辑技术的研发及其在生命科学基础研究、特殊疾病治疗等医学领域的应用，防范基因编辑研究可能带来的生物安全风险和伦理争议，推动我国在基因编辑技术应用和监管方面的政策规范制定，提升我国在基因编辑相关科学前沿、重大应用及下游产业化等领域的国际竞争力。

基因编辑技术能够高效地修改人类基因组，能够对传统疗法无能为力的罕见遗传病进行有效治疗，它不同于传统药物，如果没有很好的规范和监管会造成难以估计的灾难。建议成立专门的基因编辑专家委员会，对基因治疗的临床试验进行有效的监督和指导，对治疗策略、生物制剂的安全等各个环节进行充分的评估，确保临床试验的安全进行。

总之，对于基因编辑我们应当有所为有所不为，在禁止可能带来巨大伦理问题的试验的同时，鼓励基因编辑在成体细胞层面的基因治疗。对我国而言，更应该加强基因编辑技术本身的研究，力争做到源头技术的创新。同时我国同样迫切需要科技部和卫生和计生委等相关部门在基因编辑和基因治疗领域明确管理职责，尽快制定基因编辑研究的伦理指导原则，进一步促进我国基因编辑研究的健康快速发展。

致谢：国家自然科学基金（L1624022），中国科学院（2016-SM-C-03）资助。

主要参考文献

1. Mali P, Yang L, Esvelt K M, et al.RNA-guided human genome engineering via Cas9.Science. 2013.339(6121): 823-826..
2. Cong L F, Ran A, Cox D, et al. Multiplex genome engineering using CRISPR/Cas systems. Science.2013.339(6121): 819-823.
3. Dever D P, Bak R O, Reinisch A, et al. CRISPR/Cas9 beta-globin gene targeting in human haematopoietic stem cells. Nature.2016.539(7629): 384-389.
4. Kim E, Koo T, Park S W, et al. *In vivo* genome editing with a small Cas9 orthologue derived from Campylobacter jejuni. Nat Commun.2017.8: 14500.
5. Kleinstiver B P, Pattanayak V, Prew M S, et al. High-fidelity CRISPR-Cas9 nucleases with no detectable genome-wide off-target effects. Nature.2016.529(7587): 490-495.
6. Lheriteau E, Davidoff A M, Nathwani A C. Haemophilia gene therapy: Progress and challenges. Blood Rev.2015.29(5): 321-328.
7. Liang P, Xu Y, Zhang X, et al. CRISPR/Cas9-mediated gene editing in human tripronuclear zygotes. Protein Cell.2015.6(5): 363-372.
8. Maepa M B, Roelofse I, Ely A, et al. Progress and prospects of anti-HBV gene therapy development. International Journal of Molecular Sciences,2015.16(8): 17589-17610.
9. Maguire A M, High K A, Auricchio A, et al. Age-dependent effects of RPE65 gene therapy for Leber's congenital amaurosis: a phase 1 dose-escalation trial. Lancet. 2009. 374(9701): 1597-1605.
10. Nathwani A C, Reiss U M, Tuddenham E G, et al. Long-term safety and efficacy of factor IX gene therapy in hemophilia B. N Engl J Med, 2014. 371(21): 1994-2004.
11. Nathwani A C, Tuddenham E G, Rangarajan S, et al. Adenovirus-associated virus vector-mediated gene transfer in hemophilia B. N Engl J Med. 2011. 365(25): 2357-2365.
12. O'Connor T P, Crystal R G. Genetic medicines: treatment strategies for hereditary disorders. Nat Rev Genet. 2006. 7(4): 261-276.
13. Ran F A, Cong L, Yan W X, et al. *In vivo* genome editing using Staphylococcus aureus Cas9. Nature. 2015. 520(7546): 186-191.
14. Schaefer K A, Wu W H, Colgan D F, et al. Unexpected mutations after CRISPR-Cas9 editing *in vivo*. Nat Methods. 2017. 14(6): 547-548.
15. Sheridan C. Gene therapy finds its niche. Nat Biotechnol. 2011. 29(2): 121-128.
16. Slaymaker I M, Gao L, Zetsche B, et al. Rationally engineered Cas9 nucleases with improved specificity." Science. 2016. 351(6268): 84-88.
17. Suzuki K, Tsunekawa Y, Hernandez-Benitez R, et al. *In vivo* genome editing via CRISPR/Cas9 mediated homology-independent targeted integration. Nature. 2016. 540(7631): 144-149.
18. Yang Y, Wang L, Bell P, et al. A dual AAV system enables the Cas9-mediated correction of a metabolic liver disease in newborn mice." Nat Biotechnol. 2016. 34(3): 334-338.
19. Yao X, Wang X, Hu X, et al. Homology-mediated end joining-based targeted integration using CRISPR/Cas9." Cell Res. 2017. 27(6): 801-814.
20. Yin H, Kauffman K J, Anderson D G. Delivery technologies for genome editing. Nat Rev Drug Discov. 2017. 16(6): 387-399.
21. Yu W, Mookherjee S, Chaitankar V, et al. Nrl knockdown by AAV-delivered CRISPR/Cas9 prevents retinal degeneration in mice. Nat Commun. 2017. 8: 14716.
22. Zetsche B, Gootenberg J S, Abudayyeh O O. et al. Cpf1 is a single RNA-guided endonuclease of a class 2 CRISPR-Cas system. Cell. 2015. 163(3): 759-771.

肠道微生态与疾病研究的现状和展望

李兰娟
浙江大学医学院附属第一医院传染病诊治国家重点实验室感染性疾病诊治协同创新中心

随着现代医学科学技术的发展，人们发现胃肠道、皮肤、口腔、泌尿生殖道、呼吸道等部位存在大量的微生物群，人类与其生存的环境共同构成人体微生态系统，其中以肠道微生态系统最为主要和复杂。肠道微生态的结构和功能在很大程度上与人体的健康和疾病密切相关。当前，肠道微生态与疾病的相互关系及机制已成为国际研究热点。美国国立卫生研究院（NIH）启动了人体微生物组计划（HMP），欧盟启动了人类肠道宏基因组计划（MetaHit）。我国在科技部、国家自然科学基金委的支持下，肠道微生态研究也取得了飞速进展。

（一）肠道微生态与疾病研究进展

1. 肠道微生态与感染性疾病

感染性疾病严重危害人类健康，我国感染患者众多，抗生素使用率高。长期应用抗生素会破坏肠道菌群，导致大量人体正常菌群死亡，耐药致病菌繁殖并且产生毒素，屏障功能下降，加重肠黏膜炎症，导致腹泻，甚至引起内源性感染。2001 年我国学者首次提出感染微生态学理论，强调要从感染发生、发展的多个环节寻找预防和治疗感染的方法，提出“杀菌和促菌”相结合的做法，倡导合理使用抗生素，注重维护人体微生态平衡，保护器官功能。抗生素相关性腹泻（antibiotic associated diarrhea，AAD）的本质是菌群失衡引起的内源性感染，艰难梭菌是其主要致病菌，该细菌一般寄生在人体肠道内。2013 年国外学者报道，采用随机对照临床试验发现粪菌移植治疗艰难梭菌反复感染，效果明显优于抗生素治疗，该研究显示了肠道菌群的保护作用以及通过粪菌移植重建破坏后的肠道微生态对于复杂感染的治疗具有重要的意义。流感严重危害人类健康，国内多个学者均发现 H7N9 型禽流感患者肠道菌群存在失衡现象。我国学者等根据感染微生态理论提出了“四抗二平衡”治疗策略（抗病毒、抗低氧血症和多器官衰竭、抗休克、抗感染治疗；维持水电解质酸碱平衡、调节人体微生态平衡），维持肠道微生态平衡是重要的一个方面，通过益生菌治疗能够降低 H7N9 型禽流感患者内源性感染，除此之外，采用人工肝和益生菌联合治疗能显著减少 H7N9 型禽流感患者内源性感染导致的死亡，益生菌治疗未引起菌血症和败血症。

2. 肠道微生态与肥胖和糖尿病等代谢性疾病

近年来，越来越多的证据显示肠道菌群的改变与肥胖、糖尿病的发生发展密切相关。流行病学调查显示Ⅱ型糖尿病患者的肠道菌群组成发生改变，血浆脂多糖水平上升，肠道菌群的改变可引起体内慢性炎症反应。国内学者使用宏基因组学技术发现Ⅱ型糖尿病患者肠道微生态中度失调、产丁酸盐细菌减少和各种机会性致病菌增多，并指出了 23 个菌种可能成为区分Ⅱ型糖尿病与健康人的生物标志物。国外研究发现肥胖症和Ⅱ型糖尿病患者体内肠道菌群发生改变，其中，肠道屏障功能受损是该疾病的发病原因之一。国外学者研究表明，植入肥胖人群粪便的无菌小鼠，其体质量较植入消瘦人群粪便的无菌小鼠体质量明显增加。

3. 肠道微生态与肝病

由于肝脏与肠道特殊的生理与解剖关系，肠道微生物通过肝-肠循环，在肝脏炎症、损伤、慢性纤维化及肿瘤发生发展中发挥重要作用。国外学者发现由于非酒精性脂肪性肝炎患者肠道中产酒精细菌比例上升，导致血液中内源性乙醇浓度升高，提示产酒精细菌参与非酒精性脂肪性肝炎发病，并指出了产酒精细菌可能作为干预靶点或疾病标志物。近年来，浙江大学医学院附属第一医院学者发现通过测定肠道双歧杆菌与肠杆菌数量比值（B/E 值）可以判断肠道微生态的失衡程度，其中，B/E 值会随着肝脏病情加重逐步降低；肝硬化患者十二指肠黏膜菌群结构出现显著改变，个体之间黏膜菌群差异很大，在属水平上，*Veillonella*、*Dialister* 等在肝硬化患者十二指肠中比例增高，而 *Neisseria*、*Haemophilus* 等在对照组中比例较高。国内学者发现原发性胆汁性肝硬化（primarybiliary cirrhosis，PBC）患者肠道菌群结构和功能也出现显著的变化，PBC 患者肠道条件性致病菌丰度大幅度增加，而且大多数 PBC 患者富集的肠道菌群与肝硬化的恶化和炎症因子升高呈正相关。Chen 等发现慢加急性肝衰竭患者肠道微生态失衡与病死率密切相关，肠道优势菌群如瘤胃球菌和毛螺菌与炎症因子水平显著相关，该类患者肠道巴斯德氏菌科细菌增多，高终末期肝病模型评分与高病死率相关。我国学者还利用元基因组学的研究方法建立了肝病肠道菌群基因集，从肠道菌群发生紊乱的角度揭示肝硬化发生发展的机制，是首次发现肝硬化患者口腔菌移位至肠道这一现象，除此之外，发现了 15 个高特异性和高灵敏性的微生物基因，而且通过这 15 个基因建立了预测疾病的模型。这不仅有助于肝硬化诊断，还能用于对肝硬化疗效的评估。此外，Ren 等发现肝脏缺血预处理可以促进肠道微生态的恢复，通过“肝-肠轴”的正反馈可以进一步改善移植肝功能。

4. 肠道微生态与肠道疾病

正常人对自身的肠道菌处于耐受状态，而在炎症性肠病（inflammatorybowel disease，IBD）患者中这种耐受状态被打破，肠道微生态存在失衡，双歧杆菌等益生菌减少，而硫酸盐还原菌等增多，肠腔内丁酸盐产生下降，肠道通透性增加，肠腔内的细菌抗原及内毒素等促炎物质进入肠黏膜固有层，诱发免疫炎性反应。各种原因导致的肠道菌群结构和功能的改变与肠道炎症性疾病的形成密切相关，目前研究表明 IBD 患者肠道菌群结构发生显著改变，国外研究发现溃疡性结肠炎（ulcerative colitis，UC）患者结肠中空肠弯曲菌的数量与病情活动相关，并且指出重度 UC 与缓解期 UC 有显著差异。近来研究显示，无菌饲养条件下小鼠肠道肿瘤的诱发率较低，肠道慢性炎症增加了致瘤性转化的风险。

5. 肠道微生态与心血管疾病

在心脑血管疾病发生过程中，动脉粥样硬化是其主要的病理基础，高脂饮食及其伴随的内毒素血症和血管内免疫是重要的始动和影响因素，而肠道菌群在此过程中的作用必不可少。研究发现血中较高水平的氧化三甲胺（trimetlylamine oxide，TMAO）与随后的 3 年死亡和非致死性心脏病发作或脑卒中风险有较高相关性，提示调控肠道菌群可为预防和治疗心脑血管系统疾病提供新的可能。2016 年 Zhu 等发现肠道微生物通过产生 TMAO 直接促进血小板的超敏性，增加血栓风险。Wang 等首次在冷榨的特级初榨橄榄油和葡萄籽油中发现了 3,3-二甲基-1-丁醇（DMB）的天然抑制剂可以帮助小鼠降低机体中 TMAO 水平及动脉粥样硬化程度，该研究为开发新型疗法用于治疗心脏疾病提供了新的线索，可通过靶向调节肠道微生物来有效抑制饮食诱导的心脏疾病的发生和进展。

6. 肠道微生态与神经系统疾病

肠道微生物与神经系统的结构发育及功能直接相关，影响着人类大脑的功能。肠道微生物在治疗焦虑症、抑郁症及自闭症等疾病等方面起重要的作用。肠道微生物代谢产生的小分子物质可以作用于小鼠大脑，进而改变小鼠的一些行为能力，如对环境的适应、性行为等，这种代谢小分子还可提高人类自闭症及焦虑症等相关疾病的风险。国外学者发现肠道菌群的改变在自闭症谱系障碍的小鼠模型中导致某些行为异常，提示了益生菌治疗此类疾病具有潜在的益处。这些研究为今后开发人类神经性疾病的治疗方法提供了新的思路。阿尔茨海默症是一种严重的神经系统疾病，目前研究表明该病与肠道菌群关系密切；用无菌动物模型研究发现抗生素、益生菌及饮食干预可导致肠道菌群及肠道生理的改变，并影响宿主的认知行为，从而增加或降低阿尔茨海默症的发病风险。

7. 肠道微生态与肿瘤

肠道菌群与宿主肿瘤的发生关系十分复杂。衰老、抗生素、吸烟、激素、饮食等因素可能造成肠道微生态失调，从而增加肿瘤的发生概率。肠道菌群中的某些成员可能改变菌群与免疫系统之间的平衡，促进慢性炎症及肿瘤的发生。失调的肠道菌群可能不受控制地激活先天免疫系统中的模式识别受体和 Toll 样受体，改变适应性免疫反应的平衡，从而导致肿瘤的发生。在肿瘤治疗过程中，不同的治疗方法可能改变肠道菌群的组成，而肠道菌群也可能影响各种疗法的效果。肠道菌群参与抗肿瘤治疗的作用，例如，环磷酰胺是重要的抗肿瘤药物，可导致小鼠小肠菌群组成的改变及某些革兰阴性菌向次级淋巴器官转移，淋巴器官处的细菌刺激宿主产生一群特殊的 pTh17 细胞及 Th1 记忆细胞的免疫应答，进而刺激抗肿瘤产生免疫反应。但是环磷酰胺对无菌小鼠或用抗生素杀死革兰阴性菌的小鼠无效，说明肠道菌群调节环磷酰胺具有抗癌免疫效应。因此，破坏肠道菌群会导致免疫疗法及铂治疗对皮下肿瘤的疗效降低。微生物能够影响治疗效果，与肿瘤发展相关的菌群“肿瘤微生物”越来越受到关注。

（二）展望

人体微生态与感染性疾病以及多种重大慢性疾病的互作关系及机制已成为国际研究潮流。但是这些互作关系复杂，具体机理尚不清楚。以我国具有特色的重要感染性疾病和重大慢性疾病作为研究对象，以人体微生物组，主要是肠道微生态结构为“靶点”，研究人体微生物组在多种重大慢性疾病发生和发展过程中的结构和功能的动态变化，阐明人体微生态失衡与代谢、免疫调控的网络互作关系，及其在感染性疾病、肥胖症、糖尿病、肝病、冠心病，以及肿瘤等多种慢性病的发生发展中的作用机制，加强转化医学、精准医学和整合医学等的研究，并开发对预防和治疗这些疾病有价值的微生态制剂和功能性食品，为这些重大疾病的治疗和预防提供新思路和新策略，为保障人民健康作出贡献。

主要参考文献

1. Backhed F, Ley R E, Sonnenburg J L, et al. Host-bacterialmutualism in the human intestine. Science. 2005. 307(5717): 1915-1920.
2. Bashan A, Gibson T E, Friedman J, et al. Universality of human microbial dynamics. Nature. 2016. 534(7606): 259-262.
3. Charbonneau M R, O’Donnell D, Blanton L V, et al. Sialylated milk ligosaccharides promote microbiota-dependent growth in models of infant undernutrition. Cell. 2016. 164(5): 859-871.
4. Sonnenburg E D, Smits S A, Tikhonov M, et al. Diet-induced extinctions in the gut microbiota compound over generations.Nature. 2016. 529(7585): 212-215.
5. 郭澄, 张剑萍, 华雪蔚, 等. 从处方分析探讨“全国抗菌药物临床应用专项整治活动”的必要性. 中国药房. 2012, 2(23): 97-101.
6. 李兰娟. 感染微生态学. 北京.人民卫生出版社, 2002: 1-13.
7. van Nood E, Vrieze A, Nieuwdorp M, et al. Duodenal infusion of donor feces for recurrent clostridium difficile. N Engl J Med.2013. 368(5): 407-415.
8. Lu H, Zhang C, Qian G, et al. An analysis of microbiota-targeted therapies in patients with avian influenza virus subtype H7N9 infection. BMC Infect Dis. 2014. 14: 359-370.
9. Qin N, Zheng B, Yao J, et al. Influence of H7N9 virus infectionand associated treatment on human gut microbiota. Sci Rep.2015. 5: 14771.
10. Hu X, Zhang H, Lu H, et al. The effect of probiotic treatment on patients infected with the H7N9 influenza virus. PLoS One.2016. 11(3): e0151976.
11. Gao H N, Lu H Z, Cao B, et al. Clinical findings in 111 cases of influenza A(H7N9)virus infection. N Engl J Med. 2013.368(24): 2277-2285.
12. Vijay-Kumar M, Aitken J D, Carvalho F A, et al. Metabolic syndrome and altered gut microbiota in mice lacking Toll-like receptor 5. Science. 2010. 28(5975): 228-231.
13. Serino M, Blasco-Baque V, Burcelin R. Microbes on-air: gut and tissuemicrobiota as targets in type 2 diabetes. J Clin Gastroenterol. 2012. 46(Supple): S27-S28.
14. Qin J, Li Y, Cai Z, et al. A metagenome-wide association study of gut microbiota in type 2 diabetes. Nature. 2012.490(7418): 55-60.

15. Delzenne N M, Cani P D, Everard A, et al. Gut microorganismsaspromising targets for the management of type 2 diabetes.Diabetologia. 2015. 58(10): 2206-2217.

16. Bäckhed F, Ding H, Wang T, et al. The gut microbiota as an environmental factor that regulates fat storage. Proc Natl Acad Sci USA. 2004. 101(44): 15718-15723.

17. Zhu L, Baker S S, Gill C, et al. Characterization of gut microbiomes in nonalcoholic steatohepatitis(NASH)patients: a connection between endogenous alcohol and NASH. Hepatology. 2013.57(2): 601-609.

18. Lu H, Wu Z, Xu W, et al. Intestinal microbiota was assessed n cirrhotic patients with hepatitis B virus infection. Intestinalmicrobiota of HBV cirrhotic patients. Microb Ecol. 2011. 61(3): 693-703.

19. Chen Y, Ji F, Guo J, et al. Dysbiosis of small intestinal microbiota n liver cirrhosis and its association with etiology. Sci Rep.2016. 6: 34055.

20. Lv L X, Fang D Q, Shi D, et al. Alterations and correlations of the utmicrobiome, metabolism and immunity in patients with primary iliary cirrhosis. Environ Microbiol. 2016. 18(7): 2272-2286.

21. Chen Y, Guo J, Qian G, et al. Gut dysbiosis in acute-onchronicliver failure and its predictive value for mortality. J astroenterolHepatol. 2015. 30(9): 1429-1437.

22. Qin N, Yang F, Li A, et al. Alterations of the human gut microbiomein liver cirrhosis. Nature. 2014. 513(7516): 59-64.

23. Garrett W S, Gordon J I, Glimcher L H. Homeostasis and nflammation in the intestine. Cell. 2010. 140(6): 859-870.

24. Fava F, Danese S. Intestinal microbiota in inflammatory bowel isease: friend of foe. World J Gastroenterol. 2011.17(5): 557-566.

25. Verma R, Verma A K, Ahuja V, et al. Real-time analysis of mucosal lora in patients with inflammatory bowel disease in India. J Clin Microbiol. 2010. 48(11): 4279-4282.

26. O'Keefe S J, Li J V, Lahti L, et al. Fat, fibre and cancer risk in frican Americans and rural Africans. Nat Commun. 2015.6: 6342.

27. Tang W H, Wang Z, Levison B S, et al. Intestinal microbial etabolism of phosphatidylcholine and cardiovascular risk. N ngl J Med. 2013. 368(17): 1575-1584.

28. Zhu W, Gregory J C, Org E, et al. Gut microbial metabolite TMAO nhances platelet hyperreactivity and thrombosis risk. Cell. 2016. 165(1): 111-124.

29. Wang Z, Roberts A B, Buffa J A, et al. Non-lethal inhibition of gut microbial trimethylamine production for the treatment of atherosclerosis. Cell. 2015. 163(7): 1585-1595.

30. Rogers G B, Keating D J, Young R L, et al. MolPsychiatry from gut dybiosis to altered brain function and mental illness: mechanisms and pathways. Mol Psychiatry. 2016. 21(6): 738-748.

31. Maqsood R, Stone TW. The gut-brain axis, BDNF, NMDA and CNS disorders. Neurochem Res. 2016.41(11): 2819-2835.

32. Hsiao E Y, McBride S W, Hsien S, et al. Microbiota modulate behavioral and physiological abnormalities associated with neurodevelopmental disorders. Cell. 2013. 155(7): 1451-1463.

33. Balin B J, Hudson A P. Etiology and pathogenesis of late-onset Alzheimer's disease. Curr Allergy Asthma Rep. 2014. 14(3): 417.

34. Bhattacharjee S, Lukiw W J. Alzheimer's disease and themicrobiome. Front Cell Neurosci. 2013. 7: 153.

35. Hu X, Wang T, Jin F. Alzheimer's disease and gut microbiota.Sci China Life Sci. 2016. 59(10): 1006-1023.

36. Gagliani N, Hu B, Huber S, et al. The fire within: microbes inflame tumors. Cell. 2014. 157(4): 776-783.

37. Zitvogel L, Galluzzi L, Viaud S, et al. Cancer and the gut microbiota: an unexpected link. Sci Transl Med. 2015. 7(271): 271ps1.

38. Viaud S, Saccheri F, Mignot G, et al. The intestinal microbiota modulates the anticancer immune effects of cyclophosphamide.Science. 2013. 342(6161): 971-976.

肿瘤微环境研究进展

王 存 金浩杰 覃文新
上海市肿瘤研究所

肿瘤的发生和转移与肿瘤细胞所处的微环境有着极为密切的关系。肿瘤微环境不仅受肿瘤所在组织的结构、功能和代谢影响，而且与肿瘤细胞自身的状态密切有关。肿瘤细胞可以通过自分泌和旁分泌效应，改变和维持自身所处的微环境，从而有效促进肿瘤的生长和发展。全身和局部组织也可通过代谢、分泌、免疫等全方位的调节，限制或影响肿瘤的发生和发展。肿瘤与肿瘤所处的微环境，两者既是相互依存、相互促进，同时又是相互拮抗、相互斗争的。肿瘤微环境作为现代肿瘤生物学的关键核心问题，受到了越来越多的关注。目前，人们对于肿瘤细胞自身和肿瘤微环境的相互关系有了更加深刻的了解。这不仅对于理解肿瘤的发生发展和侵袭转移等具有重要意义，而且对于肿瘤诊断治疗和预后判断亦有着重要的作用。

近年特别是 2016 年以来，肿瘤微环境研究领域取得了多项有意义的重要发现，特别是肿瘤微环境在肿瘤药物耐受、肿瘤侵袭转移和肿瘤免疫逃逸中的作用。现将国内外在该领域的有关重要进展简要概述如下。

（一）肿瘤微环境与耐药

过去对肿瘤耐药机制的研究大多仅局限于肿瘤细胞本身遗传物质的改变，然而肿瘤细胞遗传物质的改变并非耐药性产生的唯一决定因素。大量研究表明，肿瘤微环境在肿瘤耐药的产生中具有关键作用。肿瘤微环境是肿瘤细胞所处的局部生物环境，其中不但包含肿瘤细胞，还包括各种非肿瘤细胞（间质细胞、免疫细胞、内皮细胞等）、微血管、细胞外基质、各种浸润其中的生物因子（生长因子、细胞因子、趋化因子等）及特殊的理化特征（如低氧、低 pH）等。作为肿瘤微环境中的重要主体，肿瘤细胞自身对于微环境的改造发挥着极其重要的作用。

缺氧微环境可以促进肿瘤细胞对各类治疗产生抵抗，Akt 活性则在肿瘤细胞存活和增殖中具有极为关键的作用。国内学者指出局部缺氧微环境和 Akt 活性具有显著的相关性，该研究指出 pVHL 可以直接结合羟基化 Akt 进而抑制 Akt 活性，而在缺氧的肿瘤组织中 pVHL 失活，Akt 高度活化促进肿瘤细胞耐药。国外学者研究发现衰老微环境与黑色素瘤的治疗反应性相关。来源于老年个体的成纤维细胞可以分泌一类 Wnt 信号通路拮抗剂 sFRP2，它可以通过下调 β-catenin 和 MITF 最终导致氧化还原效用分子 APE1 下调。失去 APE1 可以缓解黑色素瘤细胞对 ROS 介导的 DNA 损伤作出反应，从而导致其对 BRAF 抑制剂耐药。

肿瘤免疫微环境对肿瘤治疗反应具有重要作用。在肝癌研究方面，国内学者研究发现肝癌组织中的中性粒细胞可以招募巨噬细胞和 Treg 细胞从而促进肝癌细胞增殖和 sorafenib 耐药。由于 sorafenib 是进展期肝癌患者的标准疗法。然而，在临床 sorafenib 仅能获得较低的治疗反应性，在亚太地区 sorafenib 的中位生存期获益仅为 2.3 个月。这一研究提示靶向这类中性粒细胞可能是解决 sorafenib 耐药的一个潜在方法。胶质母细胞瘤中巨噬细胞聚集，通过靶向集落刺激因子受体可以有效靶向这类巨噬细胞，从而缓解胶质母细胞瘤的进展，但是对于其发生耐药的分子机制尚不明确。国外学者发现胶质母细胞瘤对 CSF-1R 抑制剂耐药与肿瘤微环境相关。PI3K 信号通路在复发的肿瘤组织中明显激活，而这一激活作用主要是由巨噬细胞旁分泌 IGF-1 所介导的。在阻断 PI3K 或 IGF-1R 的同时使用 CSF-1R 抑制剂能明显延长胶质母细胞瘤动物模型的总体生存率。

由于肿瘤微环境在肿瘤耐药中扮演着极为关键的角色，针对局部微环境的改造为肿瘤治疗提供了新思路。国外学者研究表明靶向抑制 STAT3 联合 gemcitabine 可以通过局部基质重塑并下调胞苷脱氨酶提高胰腺癌治疗反应性。国内学者亦发现槲皮素（quercetin）可以重塑肿瘤微环境进而改善纳米颗粒的渗透和治疗效果。

（二）肿瘤微环境与侵袭转移

肿瘤导致的死亡，90%是由于转移引起的。肿瘤转移是肿瘤细胞、宿主和肿瘤微环境之间一系列复杂、多步骤、多因素相互作用的过程。缺氧是重要的促进转移的微环境因子，多种癌症的临床统计表明缺氧诱导转录因子（HIF-1 和 HIF-2）的表达往往和远端转移的增加、较差的预后密切相关。HIF 信号通路影响转移过程中的多个步骤，包括血管入侵和远端转移灶中肿瘤细胞的生存和生长等。最新研究报道受体酪氨酸激酶 AXL，作为 HIF 的一个新的调控靶点，在乳腺癌、卵巢癌、肺癌中都与转移紧密相关，AXL 抑制剂能使耐药肿瘤细胞对 EGFR 抑制剂、PI3K 抑制剂的敏感性增强。在表皮间质化（EMT）过程中，HIF 不仅能直接通过缺氧应答元件调控 EMT 转录因子如 ZEB1、Snail 和 Twist，还能通过 Notch、TGF-β、Wnt 和 Hedgehog 等信号通路来诱导血管生成和调节糖代谢。此外，缺氧还能促进预转移微环境的生成。在乳腺癌中 HIF 能使赖氨酰化酶（lysyl oxidase，LOX）和 LOX 样蛋白 2/4 表达增加，这些蛋白能改造肺组织的胶原基质进而招募骨髓源性细胞（BMDCs）形成肺的预转移微环境。同时 LOX 能作为一个新的 NFATc1 驱使的破骨细胞生成的调节基因，能够破坏正常的骨稳态，导致骨内预转移微环境的局灶性病变，加速癌症细胞的骨转移。

肿瘤细胞和周围基质细胞之间的相互作用可以系统性地影响肿瘤的恶性发展。细胞外基质（ECM）由 300 多种蛋白组成，主要有纤维蛋白（如胶原蛋白、弹性蛋白、纤连蛋白、层黏连蛋白）和蛋白聚糖。在乳腺癌、肺癌和胃癌等恶性肿瘤中过度的 ECM 沉积（也称纤维化）是肿瘤转移的重要因素。胶原蛋白通过调控肿瘤微环境的物理和生物化学特性来调控肿瘤细胞的极性、迁移和信号传导。成纤维细胞在 EMC 的沉积中也起着关键作用。最新研究表明 IGF2 活化的成纤维细胞通过旁分泌效应对肿瘤微环境中的多种细胞产生影响，一方面驱动内皮细胞参与血管生成，另一方面促进癌细胞侵袭。过量表达 Id1 能诱导肿瘤细胞产生 IGF2，IGF2 能激活并刺激基质成纤维细胞产生 VEGF，VEGF 进而又能诱导微血管渗透，通过正反馈作用增加成纤维细胞、炎症细胞和表皮细胞的浸润。其他基质细胞如淋巴管内皮细胞（LECs）可通过释放趋化因子如 SDF-1 或 CCL21，这类趋化因子分别结合 CXCR4 和 CCR7 阳性的肿瘤细胞，促使其入侵淋巴管，并形成转移。国内学者研究发现，肝癌细胞普遍低表达 *RCAN1.4* 基因，该抑癌基因的低表达一方面可通过自分泌 IGF1 激活 ERK/MAPK/MMP9 级联信号反应促进肿瘤细胞转移，另一方面通过旁分泌 VEGFA 促进血管新生。

外泌体作为一种细胞外的囊泡，这种囊泡结构可以包含各类蛋白和脂质体等。肿瘤来源的外泌体（exosome）能刺激骨髓来源细胞的动员从而介导转移前微环境的形成。胃癌细胞来源的外泌体将 EGFR 转运并整合到肝基质细胞膜，抑制 miR-26a/b 表达从而上调 HGF，分泌的 HGF 又结合到转移细胞的 c-MET 受体上，通过这一系统性调控可以有效形成肿瘤细胞定植的“土壤”。该研究有助于人们深入了解胃癌肝转移的分子机制。小细胞肺癌来源的外泌体能介导 S100 蛋白重塑血脑屏障微环境促进肿瘤脑转移。此外，在多形性成角质细胞瘤的外泌体中发现包含有 MMP9、MMP8、PDGF、IGFBP3 等缺氧调节的蛋白质，表明其有可能参与了转移细胞的缺氧应答。

（三）肿瘤微环境与免疫治疗

肿瘤微环境中的免疫抑制微环境是肿瘤生长与转移的关键因素之一。随着肿瘤研究的深入，人们早已打破机体的免疫系统在肿瘤演进的过程中只发挥抗肿瘤作用的固有思维。浸润于肿瘤微环境的免疫细胞不但不能发挥抗肿瘤作用，与肿瘤细胞接触后亦可促进肿瘤生长、侵袭与转移：一方面肿瘤微环境可招募大量调节性 T 细胞（Tregs）渗透并聚集在肿瘤组织中，通过产生的转化生长因子 β1（TGF-β1）、白细胞介素 4（IL-4）、IL-10 等抑制性分子负调控淋巴细胞、巨噬细胞、树突状细胞及肥大细胞等效应性免疫细胞，形成了促进肿瘤逃逸的免疫抑制微环境；另一方面，肿瘤细胞产生细胞表面分子 PD-L1，当免疫细胞 T 细胞表面的 PD-1 识别 PD-L1 后，形成抑制性共刺激信号，从而使肿瘤细胞逃避 T 细胞摧毁。

目前常见的免疫治疗方法是从患者自身的免疫系统中选择合适的免疫细胞进行扩大培养和改造，然后再将这些遗传工程细胞注射回患者的体内，增强机体对癌症的攻击能力。CAR-T（chimeric antigen receptor T-cell immunotherapy，嵌合抗原受体 T 细胞免疫疗法）细胞免疫疗法被认为是最有前景的肿瘤治疗方式之一。CAR-T 细胞免疫疗法主要是收集肿瘤患者血液中的 T 细胞，通过基因工程技术改造使其表达细胞表面蛋白 CAR，使 T 细胞能识别肿瘤细胞表面的特异性分子。当 CAR-T 细胞输回患者血液之后，能够有效地靶向和杀死癌细胞。CAR-T 疗法对急性白血病和非霍奇金淋巴瘤等血液肿瘤有比较好的疗效。但多个方面限制了该方法在治疗实体瘤上应用，如缺乏特异性的表面标志分子、实体肿瘤广泛存在的免疫抑制微环境、无法有效地将 CAR-T 细胞靶向递送至实体肿瘤内部等。有研究报道，在接受靶向识别截断糖分子 MUC1 蛋白的 CAR-T 治疗后，小鼠模型胰腺肿瘤明显萎缩。另有研究报道，靶向 GPC3 的 CAR-T 细胞在体外和体内实验中均能有效杀伤 GPC3 阳性的肝癌细胞。在近期公布的相关临床试验中，13 名接受 CAR-T 细胞治疗的肝细胞癌患者均耐受良好，且未出现剂量限制性毒性（DLT）或 3 级以上不良反应。正如所有技术一样，CAR-T 技术也经历了一个不断完善的过程，并逐渐走向成熟。随着新的基因编辑技术（如 CRISPR-Cas9 技术）出现，构建更安全有效的 CAR-T 细胞有望成为今后的发展方向。传统的 CAR-T 细胞主要是通过反转录病毒或慢病毒将 *CAR* 基因传递到 T 细胞基因组内，该过程中 *CAR* 基因可能被随机插入到受体细胞的基因组中，存在严重的遗传副作用风险。国外学者利用 CRISPR-Cas9 技术在 T 细胞中定向插入 *CAR* 基因，并递送到特异位置，发现这种精确的方法能长期杀死癌细胞，获得了更安全有效的免疫治疗效果。此外，通过改造或筛选能够识别肿瘤表面特异性分子的 T 细胞受体（TCR）从而达到肿瘤免疫治疗效果的方法也在不断地发展中。在一项针对多发性骨髓瘤的临床实验中，研究人员通过改造患者的 T 细胞，使其表达亲和力增强的 T 细胞受体（TCR），改造后的 T 细胞可特异性靶向骨髓瘤高表达的 NY-ESO-1 和/或 LAGE-1 抗原。利用该遗传工程 T 细胞来治疗 20 名多发性骨髓瘤患者，16 人在治疗后完全缓解或部分缓解，中值无进展存活期为 19.1 个月，总生存期为 32.1 个月。国外学者发现一种能识别 MHC I 类相关 MR1 分子的新型 T 细胞，其对 MR1 阳性肿瘤细胞有很强的鉴别能力，能识别并杀死多种人类肿瘤。这些研究成果提示，具有特定分子表型的癌症患者最可能从免疫治疗中受益。

PD-1 抗体是当前备受瞩目的另一类肿瘤疗法，目前已获得 FDA 批准用于治疗黑色素瘤、肺癌和膀胱癌等实体瘤。有研究指出，PD-1 抗体 Keytruda 可用于治疗携带修复错配缺陷（dMMR）且无法手术或转移性实体瘤，具有广谱抗癌作用。在这项涉及 86 位癌症患者，包含结直肠癌、甲状腺癌和前列腺癌等 12 种癌症类型的临床研究中，癌症免疫疗法药物 Keytruda 治疗 12.5 个月后，86 位患者中有 46 位患者（53%）的肿瘤缩小了至少 30%，而且这 46 位患者中有 18 位患者的肿瘤完全消失了。另一种 PD-1 抑制剂 Nivolumab 也是通过阻止 PD-L1 与 PD-1 结合，激活 T 细胞功能。Chen 等研究发现 Nivolumab 治疗会引起黑色素瘤小鼠的自发性疼痛，其机制是解除了 PD-L1 对产生疼痛的神经细胞的抑制作用，增强了对疼痛的敏感性。因此分析 PD-1 抑制剂治疗时疼痛敏感性的微妙差异，可衡量不同肿瘤患者对免疫治疗的反应性。其他潜在的肿瘤免疫治疗靶点也陆续被发现，如曹雪涛团队通过淋巴细胞亚群基因表达谱分析，发现 Nrdp1 能够通过调节淋巴细胞活化信号分子 Zap70 的多聚泛素化修饰，降低 Zap70 磷酸化水平，最终抑制早期 T 细胞的活化与功能。因此通过靶向抑制 T 细胞的 Nrdp1 表达水平来激发 T 细胞具有潜在的肿瘤治疗效应。来自 Dana-Farber 癌症研究所的科学家们发现，特异性下调肿瘤炎症微环境中 Tregs 的 Helios 蛋白可使它们转变为效应性 T 细胞，从而发挥抗肿瘤作用。

（四）国内与国际对比优势与差距

我国在肿瘤微环境领域的研究已具备一定基础。2016 年有许多相关研究成果发表，例如，上海市肿瘤研究所研究团队和复旦大学附属中山医院周俭团队关于肝癌微环境的研究，对肝癌转移和 sorafenib 耐药提出了原创性见解。我国研究团队在肝癌治疗领域发现靶向 GPC3 的 CAR-T 可有效杀伤肝癌细胞。曹雪涛团队则在淋巴细胞与 T 细胞的活化及外泌体领域做出了重要贡献。但是，对比国外同类研究，我国在该领域总体上仍存在差距。

（五）前景展望

以往的肿瘤研究较多集中于肿瘤细胞自身和肿瘤细胞内发生的分子事件，近年来，肿瘤微环境在肿瘤发生发展恶性演进过程中的作用越来越受到广泛关注。肿瘤治疗的新方法、新策略不仅仅可针对肿瘤细胞，还可以针对肿瘤微环境中的非肿瘤细胞或成分，如针对免疫检查点的肿瘤治疗新技术等。寻找改造肿瘤微环境的有效方法，并将研究成果应用于临床，可提高肿瘤患者生存率，使广大肿瘤患者受益。

主要参考文献

1. Guo J, Chakraborty A A, Liu P, et al. pVHL suppresses kinase activity of Akt in a proline-hydroxylation-dependent manner. Science, 2016; 353(6302): 929-932.
2. Kaur A, Webster M R, Marchbank K, et al.sFRP2 in the aged microenvironment drives melanoma metastasis and therapy resistance. Nature, 2016; 532(7598): 250-254.
3. Zhou S L, Zhou Z J, Hu Z Q, et al. Tumor-associated neutrophils recruit macrophages and T-regulatory cells to promote progression of hepatocellular carcinoma and resistance to sorafenib. Gastroenterology, 2016; 150(7): 1646-1658.e17.
4. Cheng A L, Kang Y K, Chen Z, et al.Efficacy and safety of sorafenib in patients in the Asia-Pacific region with advanced hepatocellular carcinoma: a phase III randomised, double-blind, placebo-controlled trial.Lancet Oncol. 2009; 10(1): 25-34.
5. Quail D F, Bowman R L, Akkari L, et al.The tumor microenvironment underlies acquired resistance to CSF-1R inhibition in gliomas. Science, 2016; 352(6288): aad3018.
6. Nagathihalli N S, Castellanos J A, Shi C, et al. Signal transducer and activator of transcription 3, mediated remodeling of the tumor microenvironment results in enhanced tumor drug delivery in a mouse model of pancreatic cancer. Gastroenterology, 2015; 149(7): 1932-1943.e9.
7. Hu K, Miao L, Goodwin T J, et al. Quercetin remodels the tumor microenvironment to improve the permeation, retention, and antitumor effects of nanoparticles. ACS Nano, 2017; 11(5): 4916-4925.
8. Rankin E B, Giaccia A J. Hypoxic control of metastasis. Science, 2016; 352(6282): 175-180.
9. Tirosh I, Izar B, Prakadan S M, et al. Dissecting the multicellular ecosystem of metastatic melanoma by single-cell RNA-seq. Science, 2016; 352(6282): 189-196.
10. Cox T R, Rumney R M, Schoof E M, et al. The hypoxic cancer secretome induces pre-metastatic bone lesions through lysyl oxidase. Nature, 2015; 522(7554): 106-110.
11. Gilkes D M, Semenza G L, Wirtz D. Hypoxia and the extracellular matrix: drivers of tumour metastasis. Nat Rev Cancer, 2014; 14(6): 430-439.
12. Xu W W, Li B, Guan X Y, et al. Cancer cell-secreted IGF2 instigates fibroblasts and bone marrow-derived vascular progenitor cells to promote cancer progression. Nat Commun, 2017; 8: 14399.
13. Lee E, Fertig E J, Jin K, et al. Breast cancer cells condition lymphatic endothelial cells within pre-metastatic niches to promote metastasis. Nat Commun, 2014; 5: 4715.

14. Jin H, Wang C, Jin G, et al. Regulator of calcineurin 1 gene isoform 4, downregulated in hepatocellular carcinoma, prevents proliferation, migration, and invasive activity of cancer cells and growth of orthotopic tumors by inhibiting nuclear translocation of NFAT1. Gastroenterology, 2017 2. pii: S0016-5085(17)35687-1.
15. Liu Y, Gu Y, Han Y, et al. Tumor exosomal RNAs promote lung pre-metastatic niche formation by activating alveolar epithelial TLR3 to recruit neutrophils. Cancer Cell, 2016; 30(2): 243-256.
16. Zhang H, Deng T, Liu R, et al. Exosome-delivered EGFR regulates liver microenvironment to promote gastric cancer liver metastasis. Nat Commun, 2017; 8: 15016.
17. Wendler F, Favicchio R, Simon T, et al. Extracellular vesicles swarm the cancer microenvironment: from tumor-stroma communication to drug intervention. Oncogene. 2017, 16; 36(7): 877-884.
18. Kucharzewska P, Christianson H C, Welch J E, et al. Exosomes reflect the hypoxic status of glioma cells and mediate hypoxia-dependent activation of vascular cells during tumor development. Proc Natl Acad Sci U S A, 2013; 110(18): 7312-7317.
19. vonBoehmer H, Daniel C. Therapeutic opportunities for manipulating T(Reg)cells in autoimmunity and cancer. Nat Rev Drug Discov, 2013; 12(1): 51-63.
20. Mahoney K M, Rennert P D, Freeman G J. Combination cancer immunotherapy and new immunomodulatory targets. Nat Rev Drug Discov, 2015; 14(8): 561-584.
21. Posey A D Jr, Schwab R D, Boesteanu A C, et al. Engineered CAR T cells targeting the cancer-associated Tn-glycoform of the membrane mucin MUC1 control adenocarcinoma. Immunity, 2016; 44(6): 1444-1454.
22. Bi Y, Jiang H, Wang P, et al. Treatment of hepatocellular carcinoma with a GPC3-targeted bispecific T cell engager. Oncotarget, 2017.8(32):52866-52876.
23. Eyquem J, Mansilla-Soto J, Giavridis T, et al. Targeting a CAR to the TRAC locus with CRISPR/Cas9 enhances tumour rejection. Nature, 2017; 543(7643): 113-117.
24. Rapoport A P, Stadtmauer E A, Binder-Scholl G K, et al. NY-ESO-1-specific TCR-engineered T cells mediate sustained antigen-specific antitumor effects in myeloma. Nat Med, 2015; 21(8): 914-921.
25. Lepore M, Kalinichenko A, Calogero S, et al. Functionally diverse human T cells recognize non-microbial antigens presented by MR1. Elife, 2017; 6. pii:e24476.
26. Le D T, Durham J N, Smith K N, et al. Mismatch-repair deficiency predicts response of solid tumors to PD-1 blockade. Science, 2017.357(6349):409-413.
27. Chen G, Kim Y H, Li H, et al. PD-L1 inhibits acute and chronic pain by suppressing nociceptive neuron activity via PD-1. Nat Neurosci, 2017.20(7):917-926.
28. Yang M, Chen T, Li X, et al. K33-linked polyubiquitination of Zap70 by Nrdp1 controls CD8(+)T cell activation. Nat Immunol, 2015; 16(12): 1253-1262.
29. Nakagawa H, Sido J M, Reyes E E, et al. Instability of Helios-deficient Tregs is associated with conversion to a T-effector phenotype and enhanced antitumor immunity. Proc Natl Acad Sci U S A, 2016; 113(22): 6248-6253.
30. Kim H J, Barnitz R A, Kreslavsky T, et al. Stable inhibitory activity of regulatory T cells requires the transcription factor Helios. Science, 2015; 350(6258): 334-339.

胰腺癌易感基因的发现及其功能研究

郑 健 黄旭东 吴 晨 林东昕
中国医学科学院肿瘤医院病因及癌变研究室

胰腺导管腺癌（本文简称胰腺癌）是发病率相对较低的消化系统恶性肿瘤，2015年我国胰腺癌死亡率位于全部肿瘤的第6位。胰腺癌难以被早期发现，而且癌细胞增殖快，易发生侵袭和转移，对放化疗不敏感。尽管最近 20 年来胰腺癌的临床治疗方法和技术有一定提高，但其总体生存率并无显著改善。因此探究胰腺癌的病因及发病机制，寻找生物标志物用于高危人群或个体的预防、筛查和早期发现，是目前世界范围内胰腺癌研究领域的重要课题。

与其他重大慢性病一样，胰腺癌被认为是基因与环境交互作用产生的结果。人们的生活方式是重要的环境因素之一，已熟知的高危因素是吸烟，此外可能还有过度饮酒、糖尿病和肥胖等。吸烟可促使家族性慢性胰腺炎患者发生胰腺癌的风险显著增高，发病年龄提早。统计资料表明，10%~20%的胰腺癌患者有家族史，说明胰腺癌有遗传致病因素。例如，携带 *BRCA2/BRCA1* 种系突变的乳腺/卵巢癌综合征患者，患胰腺癌的风险较没有突变的人群高 10 倍；而因 *PRSS1* 突变引起的家族性胰腺炎患者发生胰腺癌的风险升高 53 倍；P-J 综合征患者因 *STK11* 基因种系突变，发生胰腺癌的风险比普通人群高 130 倍。然而，虽然这些遗传因素大大增加了个体罹患胰腺癌的风险，但这些突变十分罕见，不是占绝大多数的散发性胰腺癌的致病因素。

近十年来兴起的全基因组关联研究（genome-wide association study，GWAS）是发现复杂性疾病遗传易感基因的有效手段。在 1300 多项发表的 GWAS 中，已鉴定出了大约 6500 个与各种疾病或性状相关的遗传位点。中国医学科学院肿瘤医院病因及癌变研究室研究人员在我国汉族人群中完成了一项大规模的胰腺癌 GWAS，发现 7 个胰腺癌相关易感基因或位点，其中 5 个为我国人群特有，其余 2 个在白种人中也已有报道。在进一步的数据挖掘和验证中，研究组又发现一个位于 17 号染色体编码基因间长链非编码 RNA（lincRNA）*LINC00673* 的 rs11655237 遗传变异（G>A 改变）与胰腺癌易感性相关（OR = 1.26；95% CI = 1.15~1.38；$P = 3.95 \times 10^{-11}$）。这个结果与在白种人中独立进行的胰腺癌 GWAS 结果完全一致，说明该位点是不同人种间相同的胰腺癌易感因素。为了阐明该遗传变异及变异所在的长链非编码 RNA *LINC00673* 的生物学功能及其在胰腺癌发生中的作用机制，研究组开展了一系列研究并获得重要的创新性结果。

研究组通过生物信息学分析和一系列生化实验，发现 rs11655237 G>A 改变在 *LINC00673* 分子上形成一个小 RNA miR–1231 结合位点，即 *LINC00673-A* 等位基因的转录产物可与 miR-1231 结合，而 *LINC00673-G* 等位基因的转录产物不与 miR-1231 结合，这使得不同基因型者细胞中 *LINC00673* 的含量不一样。研究组运用基因高表达和沉默实验，发现 *LINC00673* 高表达能显著抑制正常胰腺细胞及胰腺癌细胞体外增殖能力，而沉

默 *LINC00673* 的表达则明显促进上述细胞的增殖能力，其作用主要是通过影响细胞周期进程而不影响细胞凋亡。裸鼠移植瘤实验也表明高表达 *LINC00673* 的胰腺癌细胞在动物体内生长速度显著低于 *LINC00673* 低表达的胰腺癌细胞。随后研究组研究了 *LINC00673* 是通过什么机制影响胰腺癌细胞的恶性表型。运用生物素标记的 *LINC00673* 正义链及其反义链与细胞液蛋白质孵育并进行 pull-down 实验，然后将 pull-down 下来的蛋白进行质谱分析，发现蛋白酪氨酸磷酸酶 PTPN11 是其中丰度最高的蛋白质。免疫印迹、RNA 免疫共沉淀等实验证明 *LINC00673* 确实通过 5’端 448 个碱基序列与 PTPN11 分子第二个 SH2 结构域发生相互作用。研究组又进行了一系列实验，回答了 PTPN11 与 *LINC00673* 结合的生物学效应，发现在高表达 *LINC00673* 的细胞中，PTPN11 含量显著降低，而敲降 *LINC00673* 后 PTPN11 含量显著升高，提示 *LINC00673* 可能促进 PTPN11 降解。泛素化实验及随后的免疫共沉淀、蛋白质组质谱分析等结果证明，*LINC00673* 与 PTPN11 蛋白结合后招募 PRPF19 促使 PTPN11 泛素化降解。PRPF19 是含 U–box 的 E3 泛素连接酶。进一步的实验结果提示，PTPN11 是 PRPF19 E3 泛素连接酶的特异性底物。截短实验证明 PTPN11 与 PRPF19 相互作用的位置也是 PTPN11 的第二个 SH2 结构域。

通过进一步的表型及机制研究，研究组证明 *LINC00673*-A 或-G 等位基因表达的 *LINC00673* 作用不一样。在 miR-1231 存在下，表达 *LINC00673*-A 的胰腺癌细胞增殖能力明显增强，而表达 *LINC00673*-G 的胰腺癌细胞增殖能力没有发生明显改变；表达 *LINC00673*-A 的胰腺癌细胞发生 G_1 期阻滞，而表达 *LINC00673*-G 的胰腺癌细胞周期进程没有明显改变；表达 *LINC00673*-A 的胰腺癌细胞 PTPN11 泛素化降解显著降低，而表达 *LINC00673*-G 的胰腺癌细胞 PTPN11 泛素化水平没有显著改变。研究组检测了 rs11655237 不同基因型的胰腺癌患者胰腺非肿瘤组织 PTPN11 蛋白的量，结果表明携带 *A* 等位基因的人显著高于 *G* 等位基因的人。这些结果间接证明不同基因型个体靶细胞中 PTPN11 的量不同，与其携带的 *LINC00673* 基因型密切相关。

研究组检测了 *LINC00673* 通过降解 PTPN11 从而介导其下游信号通路改变的状态，发现细胞高表达 *LINC00673* 后，SRC/ERK 信号得到抑制，下游效应基因 *MYC*、*CYCLIN A* 和 *CYCLIN D* 表达下降，而 P27 表达上调；但敲降 *LINC00673* 表达后，SRC/ERK 信号显著激活，下游效应分子表达也随之上调。PTPN11 相关的另一条信号通路是依赖 STAT1 的干扰素反应基因调控，高表达 *LINC00673* 后，STAT1 的表达及其磷酸化激活水平显著升高，而敲降 *LINC00673* 后的结果则相反。研究组在胰腺癌患者胰腺组织中也观察到 *LINC00673* 与 SRC/ERK 信号通路相关分子，以及依赖 STAT1 的分子表达的相关性：*LINC00673* 与 *MYC*、*CCNA2* 及 *CCND1* mRNA 表达量呈负相关，而与 *P27*、*STAT1* 及其下游基因表达量呈正相关。这些结果进一步证明 *LINC00673* 具有通过促进 PRPF19 介导的 PTPN11 泛素化降解，从而一方面抑制 SRC/ERK 癌信号通路，另一方面激活 STAT1 介导的抗癌通路的作用，使细胞保持稳态。然而，由于遗传变异使得 *LINC00673* 能被 miR-1231 识别并结合，导致其在细胞内的含量降低，对癌蛋白 PTPN11 的抗衡减弱，使细胞失去稳态而容易发生癌变（图 1）。这些发现揭示了 lincRNA、miRNA 和蛋白质之间和谐调控对保持细胞稳态的重要性；而扰乱这种和谐调控将引发包括肿瘤在内的疾病。

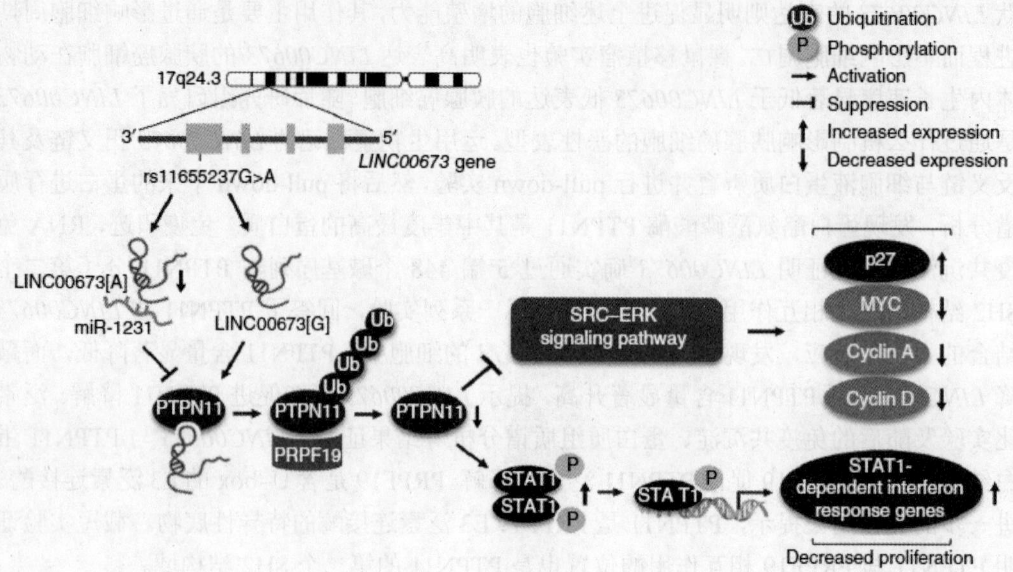

图 1 *LINC00673* 抑制细胞增殖和保持细胞稳定性的作用机制及其遗传变异对该作用的影响

主要参考文献

1. Wu C, Miao X, Huang L, et al. Genome-wide association study identifies five loci associated with susceptibility to pancreatic cancer in Chinese populations.Nat. Genet. 2011.44: 62-66.
2. Zheng J, Huang X, Tan W, et al. Pancreatic cancer risk variant in LINC00673 creates a miR-1231 binding site and interferes with PTPN11 degradation. Nat. Genet. 2016.48: 747-757.
3. Childs E J, Mocci E, Campa D, et al. Common variation at 2p13.3, 3q29, 7p13 and 17q25.1 associated with susceptibility to pancreatic cancer. Nat. Genet. 2015.47: 911-916.

前列腺癌早期诊断标志物的研究进展

孙颖浩　任善成　施晓磊

中国人民解放军第二军医大学上海长海医院

前列腺癌是一种严重威胁男性健康的恶性肿瘤。近二十年来，我国前列腺癌发病率急剧上升，位居男性癌症发病率第 7 位，增长近 10 倍以上。随着我国医疗水平的普遍提高，且逐渐步入老龄化社会，前列腺癌的防治及研究工作已经进入刻不容缓的阶段。尽管近些年来精准医学治疗领域免疫治疗、靶向药物治疗等新型疗法的出现给晚期肿瘤患者提供了多种延长生存期的选择和希望，但是早期诊断和检出仍然是彻底根治肿瘤的重要手段和机会。数据显示，早期局限性前列腺癌的五年生存率要显著优于晚期进展性前列腺癌。在肿瘤发生的早期及时检出并给予治疗，往往能达到良好的效果。而国内患者确诊前列腺癌时的临床分期均较晚，超过 50%的患者确诊时已经发生局部进展或转移，与欧美国家确诊时高达 80%的局限性前列腺癌相比差距巨大。因此，提高我国前列腺癌的早期诊断水平非常重要，早期发现早期治疗能够大大降低社会保障体系的压力。

然而目前对于肿瘤的早期诊断始终存在一个困境，即对于早期局限性前列腺癌，采用 PSA 这样的器官特异性而非肿瘤特异性的诊断指标必然会引起过度诊断和过度治疗的问题。但如若不采用现有的高敏感性的诊断体系，则会漏诊一大批高恶性程度的肿瘤。欧美国家自 20 世纪 90 年代大规模应用 PSA 进行前列腺癌筛查和诊断以来，已经发现了前列腺癌患者肿瘤分期的前移，然而相应的肿瘤特异性死亡率并未发生显著变化。对于这一现象可能存在多种原因：首先，采用 PSA 筛查检出的前列腺癌多数为恶性程度较低的肿瘤，即使不通过 PSA 早期检出也不会发展成为高恶性程度的肿瘤，而是直接发生转移和引起死亡。其次，通过 PSA 检出的一些局限性前列腺癌，可能已经发生了微转移，实际上是一类致命性肿瘤，单纯手术治疗常常达不到治愈和改善预后的效果，也未能及时进行辅助治疗。即使早期检出了这一类肿瘤，但由于未能预测肿瘤恶性程度，使得治疗滞后，而发展为恶性程度较高的肿瘤，因此肿瘤特异性死亡率并未降低。最后，PSA 并不是一种肿瘤特异性的指标，对于前列腺癌的肿瘤生物学和动态变化并不能提供足够的信息。

因此，对于前列腺癌现有早期诊断体系的优化，一方面集中于 PSA 及其相关衍生指标的研究，以期提高诊断特异性，改进现有诊断体系；另一方面针对肿瘤特异性指标诸如肿瘤相关长链非编码 RNA、基因甲基化水平、外泌体等指标的发现和验证，以期发现能够准确预测区分肿瘤恶性程度的分子标志物。理想的前列腺癌早期诊断标志物，能够提供直接的、敏感的和肿瘤特异性的信息。在前列腺癌早期诊断领域，美国食品药品监督管理局（FDA）已经批准前列腺癌健康指数（prostate health index，PHI）和尿液 PCA3（PCa antigen 3）应用于前列腺癌的早期诊断。其他指标包括 4K 评分（4K score）、MD-miniRNA、融合基因 TMPRSS2-ERG、ExoDx Prostate Interlliscore、SChLAP1（Second Chromosome Locus Associated with Prostate-1）、SelectMDx 及 ConfirmMDx 尚在进行临床研究，并显示出良好的诊断效能。

（一）血液标志物

1. PHI

PHI 就是通过血清 tPSA，fPSA 和[-2]proPSA（p2PSA）的数学公式计算得到的危险评分，有助于区分良性前列腺增生和前列腺癌。p2PSA 是 PSA 前体的一种同源异构体，具有不被水解的稳定性。含有 7 个氨基酸的无酶活性 PSA 前体，通过转录后修饰 KLK2 和 KLK4 酶解去除 7 个氨基酸，形成含有 237 个氨基酸的成熟 PSA 分子。当酶解不完全时，会形成多种 PSA 前体的形式，常见的有[-4]proPSA、[-5]proPSA、[-2]proPSA，其中[-2]proPSA 在前列腺癌患者中最常被检测到。一项入组 892 例患者拟行前列腺穿刺的多中心临床试验，发现 PHI 的 AUC 达到了 0.73，且比 PSA 或其他形式的 proPSA 特异性要高。PHI 越高，其检出 Gleason 评分大于 7 分的临床有意义前列腺癌也更多。

2. 4K 评分

4K 评分是通过检测血清中四种激肽释放酶（kallikrein）：总 PSA、游离 PSA、完整

PSA 和 KLK2（kallikrein 2）的表达水平计算得到的危险评分。一项入组 1012 例患者拟进行前列腺穿刺的前瞻性研究，发现 4K 评分诊断的 AUC 为 0.821，高于 PSA 的 0.751。4K 评分可以避免 58%的病人遭受不必要的前列腺活检，同时检出了 231 例 Gleason≥7 的前列腺癌患者。

3. MD-miniRNA

长链非编码 RNA 分子 MALAT-1（metastasis-associated lung adenocarcinoma transcript 1）是以片段的形式稳定存在于血浆中，其表达量最高的一个片段为 MD-miniRNA（MALAT1-derived miniRNA）。前列腺癌病人血液中高表达 MD-miniRNA 来源于前列腺肿瘤。在对 192 个患者血浆进行 MD-miniRNA 表达水平检测时发现，前列腺癌患者血浆中 MD-miniRNA 的表达量显著高于非恶性肿瘤病人。在 PSA 处于 4~10ng/ml 范围内前列腺穿刺阳性和阴性病人的敏感性和特异性分别为 43.5%和 81.6%。

（二）尿液标志物

1. PCA3

PCA3 是特异性高表达于前列腺癌细胞的长链非编码 RNA，是目前已知的具有前列腺癌高度特异性的肿瘤标志物之一。PCA3 评分是患者直肠指诊后留取尿液样本中 PCA3 与 PSA 的 RNA 表达量比值。FDA 已经批准尿液 PCA3 评分用于 50 岁以上既往穿刺阴性的患者，当 PCA3 评分＜25 时，患者重复穿刺阳性的概率较低。

2. TMPRSS2-ERG

TMPRSS2 是Ⅱ型跨膜丝氨酸蛋白酶，其基因受雄激素调节。而 ETS（E twenty-six）是一类转录因子，在前列腺癌中常见 *TMPRSS2-ETS* 两种基因的融合，并表现出融合类型的多样性，其中 *TMPRSS2-ERG* 发生最为频繁。在 48%的局限性 PCa 和 30%初诊转移性 PCa 中 *TMPRSS2* 基因与转录因子 ERG 发生了融合。尿液检测 *TMPRSS2-ERG*，与血清 PSA、尿液 PCA3 联合应用于 PCa 诊断，AUC 达到 0.88，敏感性与特异性分别为 80%和 90%。

3. ExoDx prostate Interlliscore *尿液外泌体检测*

ExoDx 尿液外泌体检测试剂盒是通过检测尿液外泌体中 ERG、PCA3 和 SPDEF 的三种基因表达水平，构建出评分用于穿刺患者的风险预测。一项研究检测了 519 例患者的尿液外泌体中相应基因的表达水平，发现 ExoDx 能够预测高级别前列腺癌，其 AUC 达到 0.77，敏感性和特异性分别为 92%和 34%，显著减少了潜在的不必要穿刺。

4. SelectMDx

SelectMDx 是一种检测尿液中 *HOXC6* 和 *DLX1* 两种基因表达水平的检测试剂盒，主要用于前列腺穿刺患者预测高级别 PCa。一项入组 905 例患者的前瞻性临床试验检测了尿液中 *HOXC6* 和 *DLX1* 基因表达水平用于诊断预测高级别前列腺癌，AUC 达到 0.76，敏感性和特异性分别为 91%和 36%。

5. 尿液基因甲基化

Y 染色体上存在一些相对保守的甲基化位点，其在不同个体间的甲基化水平几乎是一致的，不受年龄和地域等因素的影响，但是这些在癌旁样本中相对保守的甲基化位点，在癌样品中却发生了明显的甲基化变异，通过癌和癌旁样本的染色体甲基化分析对比总共筛选出了 6 个在癌旁中保守且在癌中特异性变化的位点。经过进一步的尿液 DNA 检测验证，最终筛选出了一个特异性甲基化位点 cg05163709，其接受者特征曲线（ROC）分析显示，该位点前列腺癌诊断敏感性和特异性分别达到了 94.6%和 78.3%。

（三）前列腺组织标志物

1. SChLAP1

长链非编码 RNA 分子 SChLAP1 是一种预测前列腺癌进展转移的潜在生物标志物。在一项共入组 1008 例患者的研究中，发现组织中 SChLAP1 的表达水平可以作为预测进展转移的标志物。应用组织原位杂交技术检测前列腺癌组织中 SChLAP1 的表达水平，发现 SChLAP1 高表达能够独立预测患者是否发生恶性进展。同时，研究入组了 230 例拟行前列腺穿刺患者的 DRE 后尿液，检测尿液中 SChLAP1 的表达水平，发现其与 PCA3 或 TMPRSS2-ERG 联用时能够发现单独指标漏诊的 PCa 患者。

2. ConfirmMDx

ConfirmMDx 是一种检测前列腺组织中 DNA 甲基化水平的表观遗传层面的标志物，主要用于预测穿刺阴性患者发生 PCa 的风险。检测试剂盒主要通过检测前列腺穿刺组织石蜡样本中 *GSTP1*、*APC*、*RASSF1* 基因的甲基化水平。对于重复穿刺患者，ConfirmMDx 可用于预测 PCa 风险，阴性预测值达到 90%。一项纳入了 803 例行前列腺穿刺阴性患者的研究，将患者年龄、首次穿刺阴性的病理和甲基化评分构建预测评分，结果发现低甲基化评分患者其发生高级别 PCa 的阴性预测值达到 96%，AUC 达 0.762，提示 ConfirmMDx 能够有效减少不必要的重复穿刺。

国内开展各项研究起步均较晚，对于各项指标的研究和探索均普遍落后国外同行，但也在部分领域迅速发展，完成开创性成果。国内目前尚未有商品化试剂盒投入市场，已经于欧美上市的 PCA3 和 PHI 诊断试剂盒也并未引进国内。中国前列腺癌联盟（China Prostate Cancer Consortium，CPCC）多中心研究显示，中国人群性前列腺穿刺确诊前列腺癌的病理分级要高于欧美国家，Gleason 评分大于 8 分患者所占比例高达 39%。PSA ＜10ng/mL 人群中欧美国家超过 70%穿刺阳性患者人群其 Gleason 评分≤6 分，而 CPCC 数据显示国内仅有 36%的人群属于低级别前列腺癌。而 FDA 批准用于诊断前列腺癌的融合基因 *TMPRSS2-ERG* 在中国人群的表达水平较低，并不适用于中国人群的诊断。种种证据显示，前列腺癌在中国人群和欧美人群中存在显著的种族差异。探索有国人特征的诊断标志物十分必要。

在血液、尿液早期诊断标志物领域，国际上首次发现长链非编码 RNA MALAT-1 某些特殊的片段 MD-miniRNA 可以在血浆/血清中稳定存在，临床血液样本检测表明

MD-miniRNA 具有稳定性好、特异性高、易于检测等优点，是一类新型的肿瘤检测生物标记物。国内学者进一步在尿液中检测到 MALAT-1 能够稳定存在，并对其诊断价值进行了深入的全国多中心临床研究。研究发现尿液 MALAT-1 评分作为前列腺癌的一个独立预测因子，是一种新型的前列腺癌早期诊断分子标志物，可以显著提高诊断准确性。针对 MALAT-1 分子的诊断试剂盒已经完成自主研发，进行依托于中国前列腺癌联盟的前瞻性多中心临床试验。结果提示尿液无创检测 Y 染色体甲基化位点 cg05163709 能够作为前列腺癌早期诊断标志物，DNA 甲基化具有很强的组织特异性，其在液体活检应用中具有独特的优势，将成为肿瘤诊断的重要手段。该技术已经获得国际 PCT 和国内发明专利授权，由公司进行转化和临床应用。

ctDNA 是一类由肿瘤细胞坏死或凋亡释放出的 DNA 分子。液体活检技术是通过直接检测循环肿瘤 DNA（circulating tumor DNA，ctDNA）反映肿瘤基因组层面的改变，是肿瘤的直接监测指标，比其他替代物或下游蛋白、代谢物的肿瘤特异性更高，将在肿瘤的早期诊断、分子分型方面发挥重要的作用，且可能为后续治疗提供基因组层面的信息。目前国内对于前列腺癌早期诊断标志物的探索，不仅仅依赖于各种先进技术的引进，也需要各项软硬件设施的配套，如前列腺癌患者随访数据库的完善，临床样本库的建设等。建议在前列腺癌管理制度和共享机制上进行优化，充分保障各项科学研究的顺利进行，从而实现国内前列腺癌早期诊断标志物领域的弯道超车。

主要参考文献

1. 韩苏军，张思维，陈万青，等. 中国前列腺癌发病现状和流行趋势分析. 临床肿瘤学杂志. 2013; 18(4): 330-334.
2. Ferlay J, Soerjomataram I, Ervik M, et al. GLOBOCAN 2012 v1.0, Cancer Incidence and Mortality Worldwide: IARC CancerBase No. 11 [Internet].
3. Chen R, Ren S, CPCC, et al. Prostate cancer in Asia: a collaborative report. Asian J Urol. 2014; 1(1): 15-27.
4. Siegel R, Ma J, Zou Z, et al. Cancer statistics, 2014. CA: a cancer journal for clinicians. 2014; 64(1): 9-29.
5. Siegel R L, Miller K D, Jemal A. Cancer statistics, 2016. CA: A Cancer Journal for Clinicians. 2016; 66(1): 7-30.
6. Catalona W J, Partin A W, Sanda M G, et al. A multicenter study of [-2]pro-prostate specific antigen combined with prostate specific antigen and free prostate specific antigen for prostate cancer detection in the 2.0 to 10.0 ng/ml prostate specific antigen range. J Urol. 2011; 185(5): 1650-1655.
7. Fossati N, Buffi N M, Haese A, et al. Preoperative prostate-specific antigen isoform p2PSA and its derivatives, %p2PSA and prostate health index, predict pathologic outcomes in patients undergoing radical prostatectomy for prostate cancer: results from a multicentric european prospective study. European Urology. 2015; 68(1): 132-138.
8. Parekh D J, Punnen S, Sjoberg D D, et al. A multi-institutional prospective trial in the USA confirms that the 4Kscore accurately identifies men with high-grade prostate cancer. European Urology. 2015; 68(3): 464-470.
9. Ren S, Wang F, Shen J, et al. Long non-coding RNA metastasis associated in lung adenocarcinoma transcript 1 derived miniRNA as a novel plasma-based biomarker for diagnosing prostate cancer. European Journal of Cancer. 2013; 49(13): 2949-2959.
10. Tinzl M, Marberger M, Horvath S, et al. DD3PCA3 RNA analysis in urine--a new perspective for detecting prostate cancer. European Urology. 2004; 46(2): 182-186; discussion 7.
11. Wei J T, Feng Z, Partin A W, et al. Can urinary PCA3 supplement PSA in the early detection of prostate cancer? Journal of Clinical Oncology: Official Journal of the American Society of Clinical Oncology. 2014; 32(36): 4066-4072.
12. Salami S S, Schmidt F, Laxman B, et al. Combining urinary detection of TMPRSS2: ERG and PCA3 with serum PSA

to predict diagnosis of prostate cancer. Urologic Oncology. 2013; 31(5): 566-571.

13. McKiernan J, Donovan M J, O'Neill V, et al. A novel urine exosome gene expression assay to predict high-grade prostate cancer at initial biopsy. JAMA Oncology. 2016; 2(7): 882-889.
14. Van Neste L, Hendriks R J, Dijkstra S, et al. Detection of high-grade prostate cancer using a urinary molecular biomarker-based risk score. European Urology. 2016; 70(5): 740-748.
15. Yao L, Ren S, Zhang M, et al. Identification of specific DNA methylation sites on the Y-chromosome as biomarker in prostate cancer. Oncotarget. 2015; 6(38): 40611-40621.
16. Prensner J R, Zhao S, Erho N, et al. RNA biomarkers associated with metastatic progression in prostate cancer: a multi-institutional high-throughput analysis of SChLAP1. The Lancet Oncology. 2014; 15(13): 1469-1480.
17. Mehra R, Udager A M, Ahearn T U, et al. Overexpression of the long non-coding RNA SChLAP1 independently predicts lethal prostate cancer. European Urology. 2015.
18. Partin A W, Van Neste L, Klein E A, et al. Clinical validation of an epigenetic assay to predict negative histopathological results in repeat prostate biopsies. J Urol. 2014; 192(4): 1081-1087.
19. Van Neste L, Partin A W, Stewart G D, et al. Risk score predicts high-grade prostate cancer in DNA-methylation positive, histopathologically negative biopsies. The Prostate. 2016; 76(12): 1078-1087.
20. Vickers A J, Cronin A M, Roobol M J, et al. The relationship between prostate-specific antigen and prostate cancer risk: the Prostate Biopsy Collaborative Group. Clinical Cancer Research: An Official Journal of the American Association for Cancer Research. 2010; 16(17): 4374-4381.
21. Ren S, Peng Z, Mao J H, et al. RNA-seq analysis of prostate cancer in the Chinese population identifies recurrent gene fusions, cancer-associated long noncoding RNAs and aberrant alternative splicings. Cell Research. 2012; 22(5): 806-821.
22. Wang F, Ren S, Chen R, et al. Development and prospective multicenter evaluation of the long noncoding RNA MALAT-1 as a diagnostic urinary biomarker for prostate cancer. Oncotarget. 2014; 5(22): 11091-11102.

中医药转化医学发展模式概述

常丽萍　魏　聪　吴以岭
河北以岭医药研究院

（一）转化医学发展态势

转化医学（translational medicine）是倡导实验室与临床研究双向转化的一类医学研究模式，是近 20 年来国际生物医学领域研究的热点，现已成为当前世界医学研究的主导模式之一。其目的是打破基础与临床、药物研发与促进人类健康之间的屏障，缩短从实验室到病床的时间和过程，将基础研究成果快速转化为临床应用，为疾病的诊断和治疗提供更加先进的理念、手段、工具和方法，提高临床医学的诊治水平，使患者和民众受益于科技发展。同时临床上出现的各种问题又能及时反馈到实验室，从而促进开展更深层次的基础研究，推动医学领域全面、可持续性的发展。目前国内外转化医学发展态势不尽相同，针对基础学科的发展与应用学科发展的结合各有侧重。

1. 国际转化医学发展态势

国际转化医学发展的趋势主要集中在打破机构间合作壁垒，通过建立不同的激励措施促进不同学科间的紧密合作。目前国际上开展转化医学研究的国家有 60 余个，主要分布在欧洲和北美地区。自 2003 年美国 NIH 出台转化研究路线图以来，转化医学发展迅速，由 NIH 统一规划、统一部署，重点资助从事全新研究领域的项目，提倡跨学科或多学科团队合作。主要侧重于预防和诊断方面的生物标记物鉴定和应用、药物基因组学和个体化治疗等方面，成为后基因组时代兴起的新学科。随后美国又成立了国家转化科学促进中心，并在其指导下先后建立了 60 余所不同层次的转化医学研究机构，不断培养具有多学科技能的转化研究人员，其转化医学成果产出约占世界的一半。与此同时，欧洲、新加坡、韩国等国家也致力于推动转化医学研究发展，其中英国设立专项基金，以加强科学研究与成果转化相结合，注重研究成果的临床可行性，倡导以患者为中心，从临床中发现和解决问题。

针对国际转化医学中心设施建设，上述研究机构均提出整合原有零散的临床研究、基础研究设施，加强、翻新或整合现有的基础设施。如美国各转化医学研究中心核心实验室的功能定位明确，承担机构职责分明，设施与设备优质、完善，能够保证开展全方位的服务，保证转化医学研究与实践的运转。英国转化医学合作研究中心制订了基础设施方案，帮助高校快速发展转化研究活动，并对研究设备进行了大量投资。

当前转化医学研究的热点主要集中在肿瘤、基础实验和分子生物等方面，其中国际上肿瘤转化研究的热点为肿瘤分子标志物的基础和应用研究，以联合化疗为主的药物疗效优化研究，将免疫学、基因组学与临床医学结合起来的免疫治疗和分子靶向治疗研究等方面。心血管疾病转化研究涉及比较多的是动脉硬化、冠心病、心肌梗死、心力衰竭、缺血性脑血管病等方面，不得不指出的是干细胞及其转化应用、动物模型研究，以及免疫学相关研究发展迅速，成为生命科学与生物技术研究的前沿和热点，具有重要的科学意义和广阔的应用前景。随着基因组学、蛋白质组学、代谢组学的发展，国际转化医学研究趋势逐渐转向为对生物标志物的鉴定和识别，在疾病早期诊断、药物研发，以及个体化治疗中起到重要作用。

2. 我国转化医学发展态势

我国转化医学研究还处于发展阶段，但已成为国家在生物医学领域里一项重大战略决策，各层级转化研究机构如雨后春笋般相继建立，包括上海生物医学转化研究平台、协和转化医学中心、中南大学转化医学研究中心，以及国家转化医学研究中心等 20 余家，预计还将不断建设新的转化医学研究中心并投入使用，这些转化医学中心为推动和加快我国生物医学科研成果转化，提高疾病诊治水平奠定了基础。此外，中国中医科学院中药研究所成立了首个中药转化医学研究中心，标志着我国中医药现代化研究更加重视中药基础研究与临床研究的双向互动。

目前我国已有《转化医学杂志》《转化医学与科研管理》《转化医学研究（电子版）》等转化医学期刊杂志。我国转化医学研究不断增加，其研究领域主要偏重于肿瘤、心血管疾病以及中医药。随着我国科研人员和医务工作者将基础与临床密切结合，不断为基础和临床构建交流和沟通平台，转化医学进入新的发展局面。

国内转化医学研究多为从基础医学研究的角度探索疾病的致病机制和干预措施，如将实验室技术、细胞生物学、生物化学与分子生物学、药理学、应用生物技术等与临床研究中肿瘤、心血管病、中医药、内分泌与代谢病、消化系统疾病等领域相结合的转化医学研究受到了越来越多的关注，成为研究的热点和趋势，而其他临床领域的转化研究相对较少。

（二）我国转化医学应用述评

1. 肿瘤领域

肿瘤是当前转化医学重要的研究领域，其目的是将实验室发现的肿瘤标志物与药物转化为临床疗效。这种以肿瘤标志物为基础的临床研究转化为标准临床实践在肿瘤转化医学研究领域得到大力提倡和发展，成为肿瘤领域联系基础医学和临床研究的重要纽带。另外一个重要的方向是 microRNA 在恶性肿瘤中的基础研究和肿瘤分子靶向治疗药物及其临床疗效研究。

2. 心血管领域

当前越来越多的研究证实心脏标志物在心血管诊疗中发挥着重要作用，对其的研究是转化医学在心血管领域的实践之一。代表性成果是将心脏标志物按功能归为三大类，包括反应心脏功能的标志物如利钠肽，反应心肌损伤标志物如肌钙蛋白，反应心血管炎性标志物如高敏 C 反应蛋白。这些心脏标志物近年在临床得到广泛应用，成为基础学科向临床医学成功转化的良好范例。

3. 中医药领域

转化医学强调基础与临床结合，传统中医药本身即是从临床中来，其理念、思路、目的、方式和手段均与转化医学不谋而合。中医药在长期的临床实践中积累了丰富的经验，通过对临床经验进行相关机理的探索，寻找其内在的本质规律，最终指导临床实践并提高临床疗效。中医药在临床实践中所形成的验方和诊治技术，通过在实验室进行优化、完善，并进一步开发，形成新药和新的诊疗设备，应用于临床，不仅使更多的患者受益，同时还带动和促进中医药产业的发展。

现代科技发展为中医药传承创新提供了有力支撑，鉴于中医药自身的特点，中医药发展转化医学研究的思路与模式必然有别于现代医学。与现代医学比较，中医的根源就来自于临床实践，往往在临床经验和古今医籍中寻求解决临床问题的途径，具有注重整体观，重视健康和治未病，以及辨证论治的特点。发挥中医药特色，把握中医学和转化医学结合的契合点，以临床需求为导向，根据中医药来源于临床，注重名医经验和医籍经典的特点，建立符合中医药特点的转化链。

例如，通过收集整理历代医籍、本草，结合民间验方与名医献方，我国学者整理出以 640 余个方药为主的《抗疟单验方集》。在此基础上开展了相关动物模型筛选等大量实验研究，屠呦呦教授在《肘后备急方》中记载的 “青蒿一握，水一升渍，绞取汁，尽服之”的启示下，采用低沸点溶剂冷浸青蒿叶末制备样品，显示出良好的抑制率。临床试验也证实了青蒿提取物能使疟疾患者退烧，杀灭疟原虫至转阴，疗效确切。这是中医药转化医学的典型范例，屠呦呦教授因此获得了诺贝尔医学或生理学奖。又如血瘀证与活血化瘀研究逐步走向成熟，芳香开窍法治疗冠心病的理论与基础研究不断深入，冠心病痰瘀互阻病机也有了进一步研究，冠心病瘀毒阻络的病机逐步受到重视，其在心血管疾病防治方面取得了长足进展。此外，关于络病理论及其应用研究亦成为中医药转化医学领域研究的一个热点，取得了重大的进展和突破，首次创立了“理论-临床-新药-实验-循证”转化发展新模式，为中医药转化医学发展提供了参考。

（三）“理论-临床-新药-实验-循证”中医药学术转化发展新模式概述

我国学者通过系统梳理历代医学典籍，继承创新，厘清络病概念范畴，提出络病证候类型、辨证方法、治疗原则、药物分类和治法方药，围绕上述重大疾病开展难治性疾病中医病机、干预策略、有效组方的系统研究，建立“络病证治”理论体系，确立脉络病变和气络病变两个学科研究方向，分别构建脉络学说和气络学说。中医络病学列入国家中医药管理局重点学科和优势学科，中医络病诊疗方法列入国家级非物质文化遗产。在理论研究的同时结合当前生物医药的前沿进展和科学技术，遵循中医药学科规律和转化医学思想，创立“理论-临床-新药-实验-循证”的创新中医络病研究转化新模式，并采用国际规范开展临床循证评价和药效作用机制研究。

1. 理论研究——建立“络病证治”理论体系，系统构建指导血管病变的“脉络学说”和指导微血管病变的营卫“由络以通、交会生化”理论

按照中医学术自身发展规律系统研究络脉及络病理论，指出络脉是从经脉支横别出、逐层细分、纵横交错、遍布全身，广泛分布于脏腑组织间的网络系统，是维持生命活动和保持人体内环境稳定的网络结构。络病是广泛存在于多种内伤疑难杂病和外感重症中的病机状态。首次提出络病学研究的理论框架——“三维立体网络系统”，指出各种致病因素伤及络脉或久病久痛入络均可导致络脉病变，建立络病辨证八要和“络以通为用”治疗原则，并按功能重新分类通络药物，初步建立络病理论体系。

在系统构建“络病证治”体系基础上，首次系统构建对于血管病变防治具有重要指导价值的脉络学说。传承创新中医血脉理论，提出脉络学说核心内容——营卫理论，全面研究血管病变发病、病机、辨证与治疗，为提高血管性疾病防治水平提供了理论指导。以“孙络－微血管”为脉络病变深入研究切入点，提出营卫“由络以通、交会生化”异常与“孙络－微血管”病变具有相关性——“孙络－微血管”由络以通、交会生化异常——以微血管内皮细胞为核心和启动因素、神经体液调节与血液成分共同参与、脏腑组织细胞功能结构损伤的多维时空动态演变的复杂病理过程。从而首次形成指导微血管病变性重大疾病防治的新理论，取得中医药治疗微血管病变的突破。

2. 临床研究——建立脉络病变辨证诊断标准，开辟通络治疗临床难治性疾病新途径

在中医理论创新指导下，推动了卫生部国家中医临床重点专科——河北以岭医院心血管病学科建设和发展，完成了 3469 例临床调查揭示脉络病变的共性病机和共性病理环节：络气“虚与滞”为始动病机并贯穿全程，“痰、瘀、热”为病理产物又继发致病，

损伤脉络形体导致的“缩、窄、闭”为共性病理环节，建立脉络病变辨证诊断标准。针对心脑血管病、心律失常、心力衰竭等血管性病变的发生、发展共性规律与病理环节进行探索，提出了“搜题疏通”药物治疗原则、“整合调节——心律失常药物干预新策略”，以及“气血水同治分消”等临床重大、难治性疾病防治新观点，将络病理论应用到上述疾病的治疗当中，形成了一系列以通络中药为核心的优势组方，不仅开辟了通络治疗难治性疾病的新途径，更为创新药物的研发提供了有益借鉴。

3. 新药研发——络病理论、临床应用促进创新专利中药研发

以络病理论为指导建立国内先进水平的高技术创新药物研发平台，建立以中医络病理论创新为指导的新药研发技术体系，具备多个领域知识结构年龄合理的高素质研发团队，创立络病研究与创新中药国家重点实验室，建立石家庄生物医药院士工作站，拥有国家中医药管理局重点研究室、河北省络病重点实验室（GLP 认证）。以学术理论创新为指导，基于临床有效性促进了创新药物研发，形成一批专利新药，包括治疗心脑血管疾病的通心络胶囊，治疗心律失常的参松养心胶囊、治疗慢性心衰的芪苈强心胶囊，治疗糖尿病及其并发症的津力达颗粒，治疗流感感冒的连花清瘟胶囊等 10 余个国家专利中药，处于临床研究阶段的中药 10 余个，临床前在研品种 20 余个，形成处于不同研发阶段的系列专利药物集群。

4. 实验研究——揭示营气与血管内皮相关性，卫气与血管外膜及神经体液调节相关性，以及通络中药干预心脑肾重大疾病异病同治和阻抑心血管事件链的内在机制

围绕脉络学说营卫交感，揭示营气与血管内皮相关性，卫气与血管外膜及神经体液调节相关性；证实了“内皮-中膜-外膜”相互影响在动脉粥样硬化、血管痉挛发病中的作用，全面阐明了血管病变“outside-in”和“inside-out”的发病机制；证实血管外膜损伤可引起动脉粥样硬化的发生，并导致内皮结构和功能障碍，其机制与外膜神经重构、炎症和氧化应激有关，揭示内外膜诱导血管痉挛的不同机制及通络干预不同于西药的独特优势。

围绕脉络学说“营卫由络以通、交会生化”，进一步证实通络药物可对急性心梗、脑梗、糖尿病肾病重大疾病异病同治并有效阻抑动脉硬化早期管壁微血管滋生、易损斑块、急性心梗、心梗后心律失常、心梗后心力衰竭心血管事件链，保护微血管内皮细胞是治疗微血管病变的关键机制，上调微血管内皮细胞源神经调节蛋白（NRG-1）是阻抑心血管事件链的共性关键靶点，初步揭示了通络药物治疗心律失常、慢性心力衰竭由“调”致“平”的“系统效应”，源于复方通络中药的不同药效物质群。大量基础实验的探索，进一步佐证了脉络学说在血管性病变治疗中的理论指导和临床应用价值。基础实验亦成为中医学术成果转化新模式中不可缺少的重要环节。

5. 循证评价——佐证通络药物临床疗效，推动通络中药进入权威指南/共识

采用国际标准随机双盲对照、多中心循证医学研究方法开展通心络胶囊干预颈动脉斑块 1212 例、急性心梗无再流 219 例，急性脑梗死 2010 例，参松养心胶囊治疗心律失

常 1476 例、心功能不全伴室性早搏 465 例、窦缓伴室性早搏 333 例，芪苈强心治疗慢性心衰 512 例等 10 项循证研究，证实通心络胶囊治疗心血管病，参松养心胶囊治疗心律失常，芪苈强心胶囊治疗慢性心力衰竭疗效确切，解决了稳定易损斑块、急性心梗无再流临床难题，为慢性心衰伴早搏国际医学界难题提供了新药物，填补了窦性心动过缓伴早搏药物治疗空白，提高了慢性心力衰竭临床疗效。通心络胶囊治疗冠心病、心梗无再流研究，参松养心胶囊治疗心律失常研究，芪苈强心胶囊治疗慢性心衰循证研究先后被《自然评述·心血管》（*Nature Reviews Cardiology*）、《美国心脏病学会杂志》（*JACC*）、《循环研究》（*Circulation Research*）杂志收录。

治疗心脑血管病的通心络胶囊先后列入《冠状动脉痉挛综合征的诊断与治疗中国专家共识 2015》《急性心肌梗死中医临床诊疗指南 2016》《冠脉微血管疾病诊断和治疗的中国专家共识 2017》《糖尿病中医药临床循证实践指南 2016》等多项指南/共识中；治疗心律失常的参松养心胶囊成为《中国房颤专家共识-2015》推荐维持窦律的首选中成药，《室性心律失常中国专家共识-2016》唯一推荐治疗室性早搏的中成药，并被国家卫生计生委合理用药专家委员会组织编写的《心律失常合理用药指南》收录；治疗慢性心衰的芪苈强心胶囊成为《中国心力衰竭诊断与治疗指南 2014》唯一推荐的复方中药、《心力衰竭中西医结合诊疗专家共识》的首选中成药，为临床重大疾病防治提供新的药物选择。

（四）中医药转化发展趋势

21 世纪，我国医学科学将面临更大的挑战和严峻的考验，大力发展中医药转化医学有望促进基础研究与我国传统资源优势的深度整合，快速提升我国生物医药研发的原始创新能力，并在重大疾病发病机制上取得突破性进展，最终提高我国的综合实力，为全人类医学科学水平和生命健康做出贡献。未来，应以临床专科为转化的出发点和目的地，从临床专科中凝练科学需求，借助中医基础理论研究、生物信息学研究、系统生物学等的现代科学技术阐明理法方药机理，将基础研究成果在临床专科中转化应用，促进临床疗效的提高。

遵循不同学科间的自身发展规律——以临床实践为基础，以理论假说为指导，以创新药物为依托，以临床疗效为标准，创立的“理论+临床+新药+实验+循证”的转化医学发展新模式，即理论创新由临床组方原创来实现，基础研究结果由临床循证研究加以证实，临床研究结果由基础研究数据加以诠释，理论科学价值由临床实验数据加以佐证。提倡以中医为主题多学科交叉，既坚持中医整体、系统、辨证、恒动的气血相关理论特色与思维优势，又汲取了西医学以及系统生物学等新兴学科研究的前沿进展。以理论传承创新、临床重大疾病诊疗、创新药物研发、实验研究数据和临床循证研究密切结合，形成独具特色与优势、符合转化医学的学术转化发展新思路。

随着转化医学不断受到世界各国的广泛关注和重视，如何将临床实践和实验研究有机结合起来，以临床实践为目标，以实验研究为手段，通过临床实践引领现代研究发展方向，以实验研究验证临床，反馈于临床，并最终提高临床水平，是所有临床及科研工作者的重大课题，而转化医学的兴起为建构临床实践与基础研究之间相互有效促进提供了新的发展契机。

主要参考文献

1. Letmann C U, Altuwaijri M M, Li Y C, et al. Translational research in medical informatics or from theory to practice. Methods of Information in Medicine. 2008. 47(1): 1-3.
2. 任成山，徐剑铖.转化医学的概念、研究热点及其前景.中华肺部疾病杂志：电子版.2010.3(6): 456-462.
3. 高广宇，陈美玲，李明媛，等.纳米技术转化医学发展现状及前景展望.药学学报, 2015, 50(8): 919-924.
4. 王敏，刘妮波，张燕舞，等.从文献分析角度聚焦国际转化医学研究发展及现状.基础医学与临床，2011，31(10): 1168-1175.
5. 陈竺.推动转化医学发展应对人民健康挑战.中国科技奖励.2011(3): 6-7.
6. 王桂芳，王恩军，孟明，等.转化医学发展现状与展望.河北人学学报(自然科学版).2013, 33(1): 107-111.
7. 张正，李淮涌，朱智明，等.国内医院转化医学发展动态分析.中国医院管理, 2014, 34(4): 53-55.
8. 曹芳英，朱智明.以心脏标志物为代表的心血管领域之转化医学.转化医学杂志, 2012, 1(1): 49-54.
9. 符秀琼，吕志平，孙学刚.转化中医学：一种沟通中医基础与临床的研究策略.中医杂志, 2012, 53(3): 185-186.
10. 吕仕超，张军平.基于转化医学的中医药防治心血管疾病研究.中国中西医结合杂志, 2015, 35(5): 623-627.
11. Wu Y L. Collateral theory and vascular lesion treatment. The American Journal of Chinese Medicine.2009. 37(2): 241-252.
12. Wu Y L. Construction of the vessel-collateral theory and its guidance for prevention and treatment of vasculopathy. Front Med. 2011. 5(2): 118-122.
13. 吴以岭.络病学.北京：中国科学技术出版社, 2004.
14. 吴以岭.脉络论.北京：中国科学技术出版社, 2010.
15. 吴以岭，袁国强，贾振华，等.脉络学说的学术地位及其应用价值.中医杂志, 2012, 53(1): 3-7.
16. 吴以岭，魏聪，贾振华，等.脉络学说的核心理论——营卫承制调平.中医杂志, 2013, 54(1): 3-7.
17. 吴以岭，魏聪，贾振华，等. 脉络学说概要及其应用. 中医杂志, 2014, 5(33): 181-184.
18. Li X L, Zhang J, Huang J, et al. A multicenter, randomized, double-blind, parallel-group, placebo-controlled study of the effects of qiliqiangxin capsules in patients ith chronic heart failure. Journal of the American College of Cardiology. 2013. 62(12): 1065-1072.
19. Hao P P, Jiang F, Chen Y G, et al. Traditional Chinese medication for cardiovascular disease. Nature Reviews Cardiology. 2014, doi.
20. Hao P P, Jiang F, Cheng J, et al.Traditional Chinese medicine for cardiovascular disease.Journal of the American College of Cardiology. 2017. 69(24): 2952-2966.

水环境全氟化合物污染状况及风险性评估

张雅智 董光辉

中山大学公共卫生学院预防医学系广州市环境污染与健康风险评价重点实验室

全氟化合物（perfluoroalkyl substance，PFAS）是一类碳原子上连接的氢原子全部被氟原子取代的化合物。其自 1951 年由 3M 公司研制成功以来，生产和使用已超过 60 年。由于其优良的热稳定性、化学稳定性、表面活性，以及疏水疏油等性能，被广泛地应用于生产纺织品、皮革制品、家具和地毯的表面防污处理剂等工业生产中和化妆品、纸制食品包装材料等与人们生活息息相关的领域。世界经济与合作组织（Organization for Economic Cooperationand Development，OECD）报道显示，目前已知的 PFAS 有 850 种之多，其中以全氟辛烷磺酸（perfluorooctane sulfonate，PFOS）和全氟辛烷羧酸（perfluorooctane acid，PFOA）为代表（图 1）。由于其结构中特殊的 C-F 键非常稳定，2009 年 5 月斯德哥尔摩公约（POPs 公约）第四次缔约方大会，已经将 PFOS 及其盐类和全氟辛基磺酰氟（PFOSF）列入新增 POPs 名单中，PFAS 成为一种新型持久性有机污染物（persistent organic pollutant，POP）。

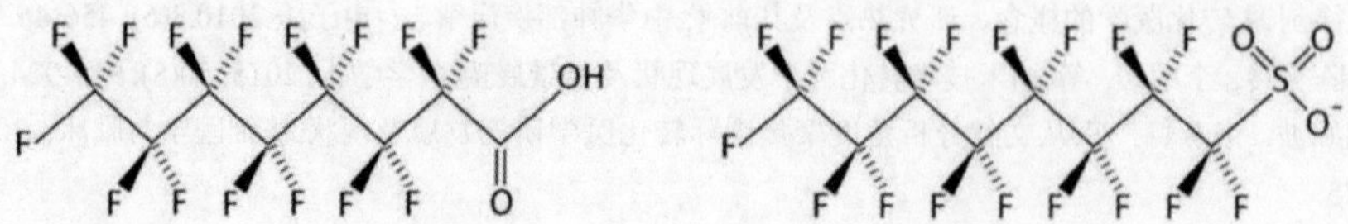

图 1 PFOA（左）和 PFOS（右）的结构式

PFOS 结构式为 $C_8F_{17}SO_3H$，由 17 个氟原子和 8 个碳原子构成，碳链末端为磺酰基团；PFOA 结构式为 $C_7F_{15}COOH$，由 15 个氟原子和 8 个碳原子组成的，碳链末端由羧基取代。其化学性质决定了它不仅持久性强，而且是最难分解的有机污染物。研究显示这些氟化合物可以抵抗灰尘、水、油和脂肪，并具有高化学、热、生物和紫外线的稳定性。其在任何环境下都不能水解、光解或是生物降解。随着 PFAS 的广泛应用，随之而来的是其带来的严重污染问题。早在 2001 年就有研究表明，以 PFOS 和 PFOA 为主的 PFAS 污染已经成为全球性的环境问题。PFAS 污染范围广，在世界范围内的地表水、地下水、沉积物、污泥、土壤、室内灰尘和食物链各级营养水平及人体中均有检出。PFAS 在环境中的浓度分布和潜在健康风险已逐渐引起学术界的关注，成为环境科学的研究热点。

PFAS 可以通过口、呼吸道，以及皮肤接触等多种暴露途径进入人体，有报道显示其中经食物是普通人群的主要摄入途径，而经水则是高污染地区人群的主要暴露途径。进入机体后，PFAS 易于与血浆中的白蛋白相结合，主要分布在血液、肝脏、肾脏中。经由肾脏的尿排泄是 PFAS 的主要排出途径。此外对于女性而言，月经也是一个重要的排泄途径。研究显示，PFOS 和 PFOA 在人体血清中的半衰期平均约为 5.4 年和 3.8 年。另有来自人群调查的证据表明 PFOA 的半衰期具有血清浓度依赖性：高血清浓度地区为 2.9 年，低血清浓度地区可达 8.5 年。考虑到目前普通人群中低暴露水平下 PFAS 可能在体内存在时间更久，其健康效应不容忽视。

然而更值得我们关注的是，自 2002 年欧美国家陆续实施 PFOS 生产和使用禁令后，PFOS 生产逐渐向东南亚国家包括我国转移；UNIDO 报道目前中国已成为全球最大的 PFOS 生产国和消费国，单纯 2003~2008 年，每年生产和使用的 PFOS 量高达 250t，加上日本等国家销往中国的富含 PFOS 的产品，我国每年 PFOS 使用量占全球消耗量的 80%。最近有研究显示，中国已经成为世界上少数 PFOS 的主要生产国之一，自 2002 年以来一直处于迅速增长状态并保持高生产状态。此外中国还是世界上 PFOS 最大的消费国和环境排放国家。且目前我国居民机体 PFOS 负荷正呈逐年增高趋势，如研究报道沈阳地区人群血清 PFOS 浓度从 1987 年的 0.03μg/L 增加到 2002 年的 22.4μg/L，15 年间人群血清中 PFOS 浓度增加了 747 倍。因此，PFAS 环境污染造成的健康危害已成为我国各级政府所面对的重大公共卫生问题之一。

（一）PFAS 的存在水平

由于 PFAS 产品的大量生产、使用和生物富集作用，其已呈现出全球分布的态势。PFAS 能够通过各种包括 $PM_{2.5}$、大气、雨水与降雪及海洋等在内的各种媒介进行全球污染。研究证实，在环境（水体、大气和固体介质等）、人体和动物体内均检测出 PFAS 的存在。

1. 世界范围内水体中 PFAS 污染水平

PFAS 能在水体中大量长期存在，造成河流、水库及海水等各种地表水的污染，国内外已有大量的相关文献报道（表 1）。世界范围内的河流与海水等地表水中均有不同程度 PFAS 污染。全球大部分海域中均可检测到 PFOS 及 PFOA 的存在，2005 年国外学者在北大西洋中测得 PFOS 的质量浓度为 8.636pg/L，在大西洋中部为 13～73pg/L，在东西太平洋中心为 1~78pg/L ，在苏璐海为 17~109pg/L。在韩国西海岸的检测则发现 PFOS 浓度高达 450ng/L，PFOA 达 68.6ng/L。

表 1　世界范围内不同地区海水、河水、地表水中 PFOS 及 PFOA 浓度

地区	PFOS/（ng/L）	PFOA/（ng/L）	参考文献
美国 Cape Fear 河	1~132	1~287	Nakayama et al.，2007
美国加州河	5~56	8~36	Plumlee et al.，2008
加拿大安大略湖	0.26~5.51	0.65~5.5	Silva et al.，2011
意大利波河	1~25	1~1270	Loos et al.，2008
西班牙河水	1.09~9.56	0.79~9.63	Sánchez-Avila et al.，2010
西班牙海水	0.05~8.38	0.07~2.25	Sánchez-Avila et al.，2010
德国莱茵河	1.4~7.3	0.61~4.1	Möller et al.，2010
日本 Yodo 流域	0.4~123	4.2~2568	Lien et al.，2008
日本东京海岸	0.78~17	0.3~63	Sakurai et al.，2010
泰国湄南河	0.7~17.9	0.7~64.3	Kunacheva et al.，2009
斯里兰卡地表水	0.65~44	1.07~12.4	Guruge et al.，2007
印度恒河	0.04~3.91	0.04~23.1	Yeung et al.，2009
新加坡城市水	1.5~24	2.0~21	Chen et al.，2017
韩国西海岸	4.11~450	2.95~68.6	Naile et al.，2010
苏璐海	0.017~0.109	0.076~0.51	Yamashita et al.，2005
北部和中部大西洋	0.009~0.073	0.10~0.439	Yamashita et al.，2005
东西太平洋中心	0.001~0.078	0.015~0.142	Yamashita et al.，2005

同时河流水同样也有不同程度污染，且相对海水各个国家的河流污染水平更高。来自西班牙 6 条河流的数据显示，西班牙地表河流 PFOS 和 PFOA 污染水平为 1.09~9.56ng/L 和 0.79~9.63ng/L。同时值得注意的是 PFAS 以 190g/d 的速度源源不断排放至海水中。对日本及韩国等亚洲发达国家的监测数据同时也显示 PFAS 污染水平较西方国家严重。

2. 我国地表水中 PFAS 污染水平

目前 PFAS 在我国的污染状况也不容乐观。随着我国经济发展及工业化程度的提高，PFAS 生产与使用也日益增加。由于全氟类化合物产品在我国的广泛使用及大量排放，已经在许多河流、海域中检测到 PFAS 存在（表 2）。早在 2004 年国内学者检测到我国部分城市自来水、地面水、地下水和海水样品中均含有 PFOS 污染，他们还检测到长江三峡水库区江水和武汉地区地面水中均广泛存在着 PFOS 和 PFOA 污染，PFOS/PFOA 含量分别高达 37.8ng/L 和 298ng/L。这些结果提示，该水系局部地区可能存在着 PFOS 或 PFOA 污染源。近几年来我国地表水污染情况也同样不容乐观。与其他国家和地区相比较，我国河流中 PFOS 水平大致与欧美及亚洲发达国家相当（与表 1 中相比较）。此外可以看到，我国各大水系具有不同程度的 PFAS 的污染。其中长江水系中太湖及珠三角地区珠江水中 PFOS 和 PFOA 污染严重，最高浓度达到了 394ng/L 和 320.5ng/L，提示太湖附近及珠三角地区环境中存在工业城市活动 PFAS 污染源。河流、水库等地表水是居民饮用水的重要来源，如此广泛的 PFAS 污染势必带来巨大的潜在隐患。

同时，与韩国西海岸及南海岸水相比，我国海水中 PFOS 水平处于较高水平，平均在 50~200ng/L。最近一项来自于中国南海地区 51 个采样点的数据显示，我国珠三角附近海域 PFOS 及 PFOA 水平已至 17.3~1640ng/L 和 30.8~1150ng/L，我国香港地区海水更是达到 3642ng/L 和 2760ng/L，远高于韩国与日本等亚洲发达国家及欧美发达国家附近海域水平（表 1）。此外，我国其他地区海域包括大连、山东半岛和渤海附近海水也有不同程度污染（表 2）。

表 2　我国不同地区海水、河水、地表水中 PFOS 及 PFOA 浓度

水系	位置	PFOS/（ng/L）	PFOA/（ng/L）	参考文献
长江	汉江	0.05~88.9	0.05~256	Wang et al.，2013
	黄浦江（上海）	0~286.0	1.0~402.7	Sun et al.，2017
	海河（天津）	2.0~7.6	4.4~42	Li et al.，2011
	太湖	3.6~394	10.6~36.7	Yang et al.，2011
	太湖	8.9~29.2	49.2~136	Pan et al.，2014
	太湖	7.23~44.34	20.81~43.19	Zhu et al.，2016
淮河	大沽排污管（天津）	1.2~73	14~65	Li et al.，2011
	白洋淀湖（河北）	0.11~1.48	1.70~73.5	Shi et al.，2012
	官厅水库（北京）	0.02~0.52	0.55~2.3	Wang et al.，2012
	白洋淀湖（河北）	0.11~1.48	1.70~73.5	Shi et al.，2012
辽河	辽河（沈阳）	0.66~16.3	9.23~24.5	Sun et al.，2011
	辽河	0.05~31	2.6~82	Wang et al.，2012
黄河	汾河（山西）	0.05~5.7	0.43~15	Wang et al.，2012
	黄河	2.65~41.0	2.01~41.8	Zhao et al.，2016
珠江	珠江（广州）	0.52~11	0.71~8.7	Zhang et al.，2013
	珠三角	5~320.5	0.11~26.48	Pan et al.，2014
海水	大连沿海	0.04~2.25	0.17~37.55	Ju et al.，2008
	山东半岛海水	4.2~25.4	10.49~61.64	Wan et al.，2017
	渤海	<MLQ131	4.06~61900	Chen et al.，2017
	南海	17.3~1640	30.8~1150	Kwok et al.，2015
	香港海水	225~3642	702~2760	Kwok et al.，2015

3. 我国饮用水中 PFAS 污染水平

PFAS 不仅在全球范围内大量长期存在，形成地表水的广泛污染，甚至能造成地下水甚至饮用水等各种水体的污染水中。2009 年，国外学者对东京地区的地下水与泉水样品进行分析，结果表明该地区的地下水中广泛存在 PFOS 污染，其浓度范围为 0.28～133 ng/L。2010 年，国外学者开展了首个针对全欧洲范围内地下水中 POPS 污染状况的调查，研究者分析欧洲 23 个国家的地下水样品，PFOS 的检出率为 48%，其最大浓度和平均浓度分别为 135ng/L 和 4ng/L。不仅在世界范围内有大量报道，我国各城市饮用水中也用不同程度污染。总体而言，我国大部分城市居民饮用水水中 PFOS 及 PFOA 浓度都较低，但存在地区差异：沿海发达城市浓度明显高于内陆地区（表 3）。我国近十年来报道的全国范围内各城市居民饮用水（管网末梢水）PFAS 污染的分布状况结果显示 PFOS 的平均浓度水平分布多在<0.1~6.5ng/L，只有广州和深圳及浙江居民自来水样 PFOS 浓度达到了 10ng/L 以上。其中更值得注意的是深圳和上海这两个国内沿海发达城市 PFOA 浓度更是高达 45.9ng/L 和 78ng/L，其污染水平已与美国、欧洲和日本相当甚至超过发达国家水平，给人们敲响警钟。

表 3　我国不同地区居民饮用水中 PFOS 及 PFOA 浓度

地区	城市	日期	PFOS/ (ng/L)	PFOA /(ng/L)	参考文献
华东	厦门	2006~2008	0.76	2.6	Mak et al.，2009
	南京	2010~2011	5.2	_	Yu et al.，2015
	南京	2006~2008	0.94	5.9	Mak et al.，2009
	南昌	2011	0.28	0.44	Zhang et al.，2011
	济南	2002	1.6	<0.1	Jin et al.，2009
	上海	2006~2008	7.6	78	Mak et al.，2009
华南	台北	2006~2008	5.4	3.7	Mak et al.，2009
	深圳	2006	6.5	3.1	Fujii et al.，2007
	广州	2003	10.3	11.5	Jin et al.，2009
	香港	2006~2008	7	1.1	Mak et al.，2009
	澳门	2006~2008	6.2	1.3	Mak et al.，2009
华北	北京	2006~2008	0.042	0.44	Mak et al.，2009
	天津	2011	0.3	0.89	Zhang et al.，2011
	石家庄	2005	0.9	1.6	Jin et al.，2009
华中	武汉	2006/2008	0.35	5.3	Zhang et al.，2011
	长沙	2005	1.5	3.8	Jin et al.，2009
东北	哈尔滨	2005	0.1	0.1	Jin et al.，2009
	长春	2002	0.6	1.3	Jin et al.，2009
	沈阳	2011	0.24	0.92	Zhang et al.，2011
	沈阳	2006~2008	0.39	0.79	Mak et al.，2009
西南	重庆	2002	0.2	1.1	Jin et al.，2009
西北	银川	2002	0.9	<0.1	Jin et al.，2009
	西安	2004	0.4	<0.1	Jin et al.，2009
	乌鲁木齐	2006	<0.1	<0.1	Jin et al.，2009
	阿图什	2006	<0.1	<0.1	Jin et al.，2009

4. 动物和人体中 PFAS 污染水平

由于 PFAS 产品的大量使用使得其以各种途径进入到人类及动物的生活环境介质中，通过食物链的传递放大，PFOS 在全球生态系统中已经造成广泛的污染，即使在北极圈生物体内都可以检测到高浓度 PFOS。目前在许多动物组织和人体中发现了 PFAS 的存在。2008 年国内学者采集的中国 8 个地区的鸡蛋样品中 PFOS 检出率为 100%，浓度也达到了 45.0～86.9ng/g 湿质量，显著高于英国（1ng/g 湿质量）和西班牙（0.077～0.088ng/g 湿质量）鸡蛋中 PFOS 的浓度水平。

而目前更值得关注的是，PFAS 正在生态系统中通过食物链途径的生物浓缩和生物放大进行生物种群间的转移，最终高浓度的蓄积在食物链高位食肉动物，最终蓄积在人体内。人群血清流行病学调查显示，在不同种族地区的人口中均发现有 PFAS 污染。但由于暴露源及人群等不同因素的影响，世界各国人群血样中 PFOS、PFOA 的水平随地区和时间而不同，浓度范围跨度大。环境检测数据提示 PFOS 的血清平均浓度范围在 10~75μg/L 之间，全球普通人群 PFOA 的平均血清浓度为 2~8μg/L。高污染地区的人群血清 PFOA 浓度明显升高，可达 81 300μg/L（中位数）。总体来说，人群中 PFOS 水平要高于 PFOA。图 2、图 3 分别总结了近年来包括欧洲、亚洲和美国、加拿大及我国在内的世界各国报道普通人群血清（或血浆）中的 PFOS、PFOA 浓度水平。2004 年，国外学者分析来自 9 个国家的 473 例血样发现其中 PFOS 为主要检出物，范围在<3~>30 μg/L，

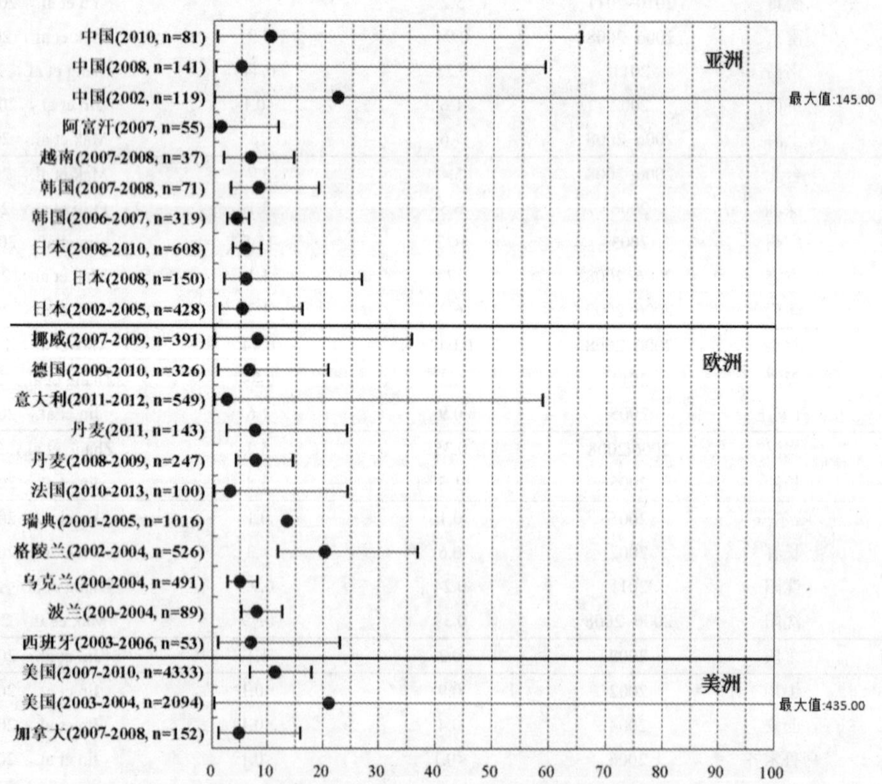

图 2 全球各地区报告普通人群中 PFOS 检测水平（中位数，四分位间距）（μg/L）

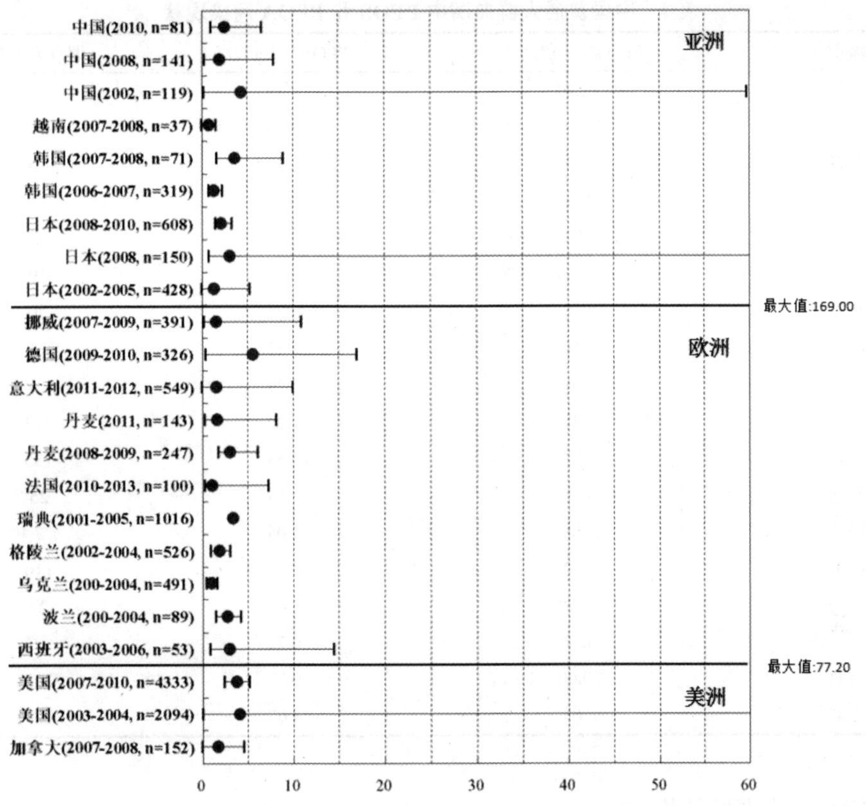

图 3 全球各地区报告普通人群中 PFOA 检测水平（中位数，四分位间距）(μg/L)

其次才为 PFOA。来自美国的全国健康和营养状况调查（NHANES）结果显示，在 2007~2010 年间，美国普通人群血清中 PFOS 的中位浓度为 11.3μg/L（四分位间距 7.0~18.0μg/L），PFOA 为 3.7μg/L（四分位间距 2.5~5.2μg/L），PFHxS 为 1.8μg/L（四分位间距 1.0~3.1μg/L）。我国人群中 PFOS 及 PFOA 水平达到或者超过了欧美发达国家水平。来自国内学者 2002 年发表的血清血检测结果显示我国正常人群体内 PFOS 和 PFOA 暴露水平分别为 22.4μg/L 及 4.3μg/L（沈阳）和 7.4μg/L 及 1.0μg/L（重庆）。最近一项来源于天津的横断面调查结果显示，普通人群 PFOS 及 PFOA 体内负荷分别达到了 10.30μg/L 和 2.47μg/L，高于其他亚洲国家水平，诸如 2008 年日本普通居民（5.83μg/L 和 2.1μg/L）及 2006~2007 年韩国不同地区民众（4.15μg/L 和 1.30μg/L）的调查结果。

我国许多城市人口中也检出 PFAS 的存在。我国各城市中已报道的不同人群中 PFOS 及 PFOA 浓度水平结果（表 4）可以看到国内各大城市特别是沿海发达城市人群血清中均检测出不同浓度的 PFOS 污染，其中职业暴露人群血清中 PFOS 浓度更是高达 10.4mg/L。而在普通人群中，沈阳及石家庄 PFOS 含量分别高达 22.4μg/L 和 33.3μg/L，远高于国内其他城市及亚洲欧美等国家。最近的一项研究结果发现，我国台湾地区儿童体内 PFOS 负荷高达 29μg/L，与国外相比处于较高的污染水平。即使在远离工业污染的新疆地区，居民体内也可检测到 PFOS 污染（1.92μg/L）。国内如此广泛的 PFOS 污染现状和人体负荷不得不引起相应重视。

表 4 中国普通人群血清中 PFOS 和 PFOA 污染现状

城市	PFOS/（μg/L）	PFOA/（μg/L）	调查人群数
沈阳	22.40	4.30	119
天津	7.32	4.78	141
石家庄	33.30	2.38	129
青岛	3.86	1.42	21
武汉	18.70（普通人群）	–	9
	10 400（职业人群）	–	39
长沙	3.28	0.25	20
广州	2.60	2.35	–
南宁	1.09	1.29	14
重庆	7.40	1.00	112
原阳	1.47	1.43	133
昆明	3.06	1.13	25
海口	1.68	1.05	7
乌鲁木齐	1.92	0.01	110
兰州	10.00	1.40	27
呼和浩特	6.62	0.72	16
台北	29.00	0.52	225
香港	8.68	4.02	153

（二）PFASs 的毒性评价

动物实验表明，PFOS 的大鼠一次经口半数致死剂量（LD50）为 251mg/kg，按照 WHO 定义标准，PFOS 应属于中等毒性物质。目前有越来越多的动物实验证据结果显示 PFAS 存在诸多健康危害。多数研究集中于 PFOS 和 PFOA，有关其他 PFAS 诸如 PFHxS，PFNA 知之甚少。动物实验已经证实 PFAS 能够导致一系列健康损害效应，主要包括肝毒性、发育毒性、免疫毒性和神经毒性等。此外，体外实验研究也显示 PFAS 可对机体的内分泌系统产生损伤，并具有胚胎发育毒性和遗传毒性，表明其可能为一种全身毒性物质。

人群流行病学方面，PFOS 和 PFOA 也与人类多种健康问题相关。免疫系统是人体对外源性化合物最为敏感的系统之一，最近一项综述了 24 项流行病学研究证据显示，PFOS/PFOA 与包括免疫标志物、过敏性疾病及哮喘等免疫相关疾病密切相关，虽然两者没有明确的因果联系。PFAS 与新生儿惊厥和儿童注意力缺陷的发生也有密切相关关系。此外已经有大量证据表明 PFAS 可影响人体心血管系统，引发缺血性心脏病，骨关节系统，干扰正常人群尤其是女性和儿童甲状腺功能，诱发甲状腺功能低下及影响机体胆固醇、胰岛素、尿酸等代谢并与代谢综合征的发生密切相关。PFAS 不仅对普通人有健康影响，孕前暴露与新生儿生长发育也密切相关。研究者利用系统综述的方法回顾了 14 项已有证据，得出高浓度 PFOS/PFOA 在大多数研究中能够降低新生儿的出生体重，即使只有一些有统计学意义。此外，其还能降低男性精液质量及诱发育龄男性不育等。

近年来，PFAS 与癌症的相关性研究逐步走入人们视线。目前，有两篇亚慢性动物致癌研究报道了 PFAS 能够引发大鼠癌症。其中显示 PFOA 能够引发大鼠肝腺瘤，睾丸间质细胞腺瘤和胰腺腺细胞瘤。PFOS 也会引起大鼠的肝腺瘤。同时这些也研究提示 PFAS 可能通过激活以下核受体引发大鼠肿瘤的生成：包括过氧物酶体受体（PPARa）、内源性雄烷受体（CAR）和孕烷 X 受体（PXR）。此外，最近的一些体外研究报道也提到 PFOS 能够诱导一些细胞的 DNA 链断裂，以及改变大鼠肝细胞中 miRNA 的表达量，这也从正面支持了 PFOS 能够诱发改变某些 miRNA 的表达，从而通过调控这些 miRNA 的表达量继而导致包括胰腺癌，黑色素瘤及结直肠癌等多种癌症的发生。目前实验室研究已经能够证明 PFOA 和 PFOS 的暴露会诱发大鼠肿瘤的发生，增加了我们对这些非基因毒性化合物的作用效应和机制的理解。但由实验动物到人外推结果的不确定性，有关暴露时是否能够增加癌症的发生率相关的人群流行病学证据就显得尤为重要。

最早进入人们视线的便是其引发的职业人群健康损害效应。早在 2003 年，来自于全球最大 PFOS 生产商 3M 公司的一项职业队列研究就指出：PFOS 能够增加曾经在高暴露 PFOS 岗位工作的工人中膀胱癌的死亡数量[标准化死亡率 SMR=12.7，95%CI（2.63~37.35）]。此后，在 2007 年，国外学者在添加了问卷和死亡证明等信息后，用相同的队列研究 PFOS 与膀胱癌之间的相关关系时发现，与之前研究一致，曾经高暴露于 PFOS 组的工人膀胱癌标准化发病率为 1.74（95%CI：0.64~3.79）要高于全工人组 1.28（95%CI: 0.64~2.29）。相较于低暴露组，高暴露组工人患膀胱癌的相对危险度分别为 0.83（95%CI：0.15~4.65），1.92（95%CI：0.30~12.06）和 1.52（95%CI：0.21~10.99）。这也进一步提示在职业人群中，高暴露 PFOS 与膀胱癌的发生存在相关关系。最后国外学者在 3M 公司 1895 位退休前工人做了一项横断面研究，分析了包括膀胱癌在内的其他癌症与 PFOS 之间联系，发现高暴露组 PFOS 能够增加患大肠癌，黑色素瘤及前列腺癌的风险，虽然这种联系没有统计学意义，OR 值分别为 1.69（95%CI：0.68~4.17），1.01（95%CI：0.25~4.11）和 1.08（95%CI：0.44~2.69）。

PFOA 也被证实在职业人群高暴露状态下与癌症相关。在 1997 年杜邦公司对 3537 名职业 PFOA 暴露工人 1947 至 1989 年近 40 年的随访调查发现，PFOA 暴露与胰腺癌死亡率成正相关，高暴露人群 10 年患病风险是低暴露人群的 3.3 倍(95% CI: 1.02~10.6)。紧接着国外学者将相同队列继续随访 13 年至 2002 年后，继续研究 PFOA 暴露与癌症相关关系再次发现与低暴露组相比较，高暴露组工人胰腺癌死亡率明显增加。国外学者再次继续将这个职业队列研究随访至 2008 年，同时运用职业暴露矩阵结合 PFOA 浓度（中位数浓度 580ng/mL，范围 160 ~2880ng/mL）分析 1308 名工人不同工种间累计浓度与健康效应之间联系。发现在所有癌症种类间，高 PFOA 暴露能够增加肾癌[8 例患者，SMR=2.66，95%CI（1.15~ 5.24）]和间皮细胞瘤的死亡风险。

目前有越来越多的流行病学证据显示这种联系不仅存在于高暴露状态，在低暴露的普通人群中同样存在。与职业人群调查研究中 PFAS 与膀胱癌和胰腺癌相关不同，普通人群调查结果发现其与乳腺癌联系更为密切。一项来自于1993~2006年丹麦普通人群的大型队列研究提示，血浆中 PFOS 浓度与胰腺癌[发病率比为1.38（95%CI：0.99~1.93）]，膀胱癌[发病率比为0.7（95%CI：0.46~1.07）]，前列腺癌[发病率比为0.91（95%CI：

0.51~1.65）]和肝癌[发病率比为0.59（95%CI：0.27~1.27）]之间并无显著相关关系。但在一项针对格陵兰岛因纽特人的调查发现，PFOS 能够增加女性乳腺癌的患病风险1.01倍（95%CI：1.033~1.02），在调整各项混杂因素后这种正相关仍然存在[OR=1.03，95%CI（1.001~1.07）]。这可能与 PFOS 能够干扰女性体内激素代谢相关。在随后的巢式病例对照研究中，进一步发现同样是在因纽特人相同人群中，经分层分析后，高 PFOS A 组是低暴露乳腺癌患病相对风险的1.89倍（RR=1.89，95%CI：1.01~3.54）。随后一项于2007~2011年间在瑞典人群中开展的病例对照研究，采集200名病例和185名对照分析了 PFAS 暴露与前列腺癌发病风险的相关性。结果显示除了有遗传因素者外[PFOS 家族史>8.3 ng/mL，OR=2.7，95%CI：（1.04~6.8）]，相较于高低暴露水平，普通人群高暴露于 PFOS 并不会增加患前列腺癌的风险[PFOS > 8.3ng/mL，OR =1.0，95%CI：（0.6~1.5）]。

国外学者利用2005~2006年美国 C8计划分析居住在 PFOA 工厂附近居民体内 PFOA 暴露与健康效应之间联系，结果得出相同城市中居住在6个被 PFOA 污染区域并饮用当地被污染井水的居民患肺癌和非霍奇金淋巴瘤的风险是非污染区居民的1.2倍（95%CI：1.1~1.3）和1.2倍（95%CI：1.0~1.5）。在1995年 PFOA 污染最为严重的 Little Hocking 供水区，当地居民患睾丸癌的风险甚至达到了普通居民的5.6倍（95%CI：1.6~15.6）。另一项来自于 C8计划的研究中，国外学者在2008~2011年进行了一项基于参与者在2005~2006年的横断面 C8健康项目同时结合 Parkersburg 工厂的工人额外死亡率回顾性队列研究课题。研究发现累计 PFOA 暴露量与肾癌和睾丸癌呈现正相关关系，风险比（HR）分别为1.10（95%CI：0.98~1.24）和1.34（95%CI：1.00~1.79）。同时对于睾丸癌而言，PFOA 暴露量与癌症的发生存在计量反应关系，即 PFOA 浓度越高，患睾丸癌癌症风险越大（趋势 P=0.02）。基于PFAS在环境与人体内的累积性和毒性，2014年6月 PFOA 已被国际癌症研究机构列为2B 级致癌物。

至今，国内外在 PFAS 的研究方面已经取得了一些的成果。上述研究证实，PFAS 在水体中已呈全球分布态势，在人体和动物体中也检测出 PFAS 的存在，但在其他环境介质中 PFAS 的存在研究比较少，有待进一步深入；多数研究集中于 PFOS 和 PFOA，有关其他 PFAS 诸如 PFHxS、PFNA 知之甚少。PFAS 在动物体内的毒理性实验研究已取得一些研究结论，包括基因表达、发育毒性、生殖毒性、免疫毒性、致癌性、神经毒性、肝脏毒性、干扰内分泌和干扰甲状腺功能等方面的毒性评价，但其健康效应深入的内在机理并不十分清楚；同时也有研究表明 PFOS 可以增强细胞膜的通透性，从而增强其他污染物的毒性，但这些化合物的单独及联合污染物的毒性都有待于进一步研究，也是以后 PFOS 重点研究方向之一。

主要参考文献

1. 金一和, 刘晓, 秦红梅, 等. 我国部分地区自来水和不同水体中的 PFOS 污染. 中国环境科学，2004. (2), 39-42.
2. 王欣悦, 郭晖, 高立超. 全氟辛烷磺酸和全氟辛酸与高尿酸血症的关系. 广东医学, 2014. (6), 949-951.
3. Ahrens L, Shoeib M, Harner T, et al. Wastewater treatment plant and landfills as sources of polyfluoroalkyl compounds to the atmosphere. Environ Sci Technol, 2011. 45(19), 8098-8105.
4. Alexander B H, Olsen G W. Bladder cancer in perfluorooctanesulfonyl fluoride manufacturing workers. Ann

Epidemiol, 2007. 17(6), 471-478.

5. Alexander B H, Olsen G W, Burris J M, et al. Mortality of employees of a perfluorooctanesulphonyl fluoride manufacturing facility. Occup Environ Med, 2003. 60(10), 722-729.
6. Bach C C, Bech B H, Brix N, et al. Perfluoroalkyl and polyfluoroalkyl substances and human fetal growth: a systematic review. Crit Rev Toxicol, 2015. 45(1), 53-67.
7. Barry V, Winquist A, Steenland K. Perfluorooctanoic acid(PFOA)exposures and incident cancers among adults living near a chemical plant. Environ Health Perspect, 2013. 121(11-12), 1313-1318.
8. Beesoon S, Webster G M, Shoeib M, et al. Isomer profiles of perfluorochemicals in matched maternal, cord, and house dust samples: manufacturing sources and transplacental transfer. Environ Health Perspect, 2011. 119(11), 1659-1664.
9. Benbrahim-Tallaa L, Lauby-Secretan B, Loomis D, et al. Carcinogenicity of perfluorooctanoic acid, tetrafluoroe-thylene, dichloromethane, 1, 2-dichloropropane, and 1, 3-propane sultone. Lancet Oncol, 2014. 15(9), 924-925.
10. Bonefeld-Jorgensen E C, Long M, Bossi R, et al. Perfluorinated compounds are related to breast cancer risk in Greenlandic Inuit: a case control study. Environ Health, 2011. 10, 88.
11. Bonefeld-Jorgensen E C, Long M, Fredslund S O, et al. Breast cancer risk after exposure to perfluorinated compounds in Danish women: a case-control study nested in the Danish National Birth Cohort. Cancer Causes Control, 2014. 25(11), 1439-1448.
12. Buck R C, Franklin J, Berger U, et al. Perfluoroalkyl and polyfluoroalkyl substances in the environment: terminology, classification, and origins. Integr Environ Assess Manag, 2011. 7(4), 513-541.
13. Butenhoff J L, Kennedy G L, Jr. Chang S C, et al. Chronic dietary toxicity and carcinogenicity study with ammonium perfluorooctanoate in Sprague-Dawley rats. Toxicology, 2012. 298(1-3), 1-13.
14. Chang E T, Adami H O, Boffetta P, et al. A critical review of perfluorooctanoate and perfluorooctanesulfonate exposure and immunological health conditions in humans. Crit Rev Toxicol, 2016. 46(4), 279-331.
15. Cheng W, Yu Z, Feng L, et al. Perfluorooctane sulfonate(PFOS)induced embryotoxicity and disruption of cardiogenesis. Toxicol In Vitro, 2013. 27(5), 1503-1512.
16. Cho C R, Lam N H, Cho B M, et al. Concentration and correlations of perfluoroalkyl substances in whole blood among subjects from three different geographical areas in korea. The Science of the Total Environment. 2015. 512-513: 397-405.
17. Coperchini F, Awwad O, Rotondi M, et al. Thyroid disruption by perfluorooctane sulfonate(PFOS)and perfluorooctanoate(PFOA). J Endocrinol Invest, 2017. 40(2), 105-121.
18. Dong G H, Tung K Y, Tsai C H, et al. Serum polyfluoroalkyl concentrations, asthma outcomes, and immunological markers in a case-control study of Taiwanese children. Environ Health Perspect, 2013. 121(4), 507-513.
19. Dorian C. Perfluorooctane Sulfonate(PFOS)Production and Use: Past and Current Evidence. UNIDO Regional Office in China. 2009.
20. Elcombe C R, Elcombe B M, Foster J R, et al. Hepatocellular hypertrophy and cell proliferation in Sprague-Dawley rats from dietary exposure to potassium perfluorooctanesulfonate results from increased expression of xenosensor nuclear receptors PPARalpha and CAR/PXR. Toxicology, 2012. 293(1-3), 16-29.
21. Elcombe C R, Elcombe B M, Foster J R. et al. Hepatocellular hypertrophy and cell proliferation in Sprague-Dawley rats following dietary exposure to ammonium perfluorooctanoate occurs through increased activation of the xenosensor nuclear receptors PPARalpha and CAR/PXR. Arch Toxicol, 2010. 84(10), 787-798.
22. Ericson I, Marti-Cid R, Nadal M, et al. Human exposure to perfluorinated chemicals through the diet: Intake of perfluorinated compounds in foods from the Catalan(Spain)Market. Journal of Agricultural and Food Chemistry, 2008. 56(5), 1787-1794.
23. Eriksen K T, Sorensen M, McLaughlin J K, et al. Perfluorooctanoate and perfluorooctanesulfonate plasma levels and risk of cancer in the general Danish population. J Natl Cancer Inst, 2009. 101(8), 605-609.
24. Fujii S, Polprasert C, Tanaka S, et al. New POPs in the water environment: distribution, bioaccumulation and treatment

of perfluorinated compounds-a review paper. Journal of Water Supply Research and Technology-Aqua, 2007. 56(5), 313-326.

25. Gao Y, Fu J, Cao H, et al. Differential accumulation and elimination behavior of perfluoroalkyl Acid isomers in occupational workers in a manufactory in China. Environ Sci Technol, 2015. 49(11), 6953-6962.
26. Giesy J P, Kannan K. Global distribution of perfluorooctane sulfonate in wildlife. Environ Sci Technol, 2001. 35(7), 1339-1342.
27. Gilliland F D, Mandel J S. Mortality among employees of a perfluorooctanoic acid production plant. J Occup Med, 1993. 35(9), 950-954.
28. Gleason J A, Post G B, Fagliano J A. Associations of perfluorinated chemical serum concentrations and biomarkers of liver function and uric acid in the US population(NHANES), 2007-2010. Environ Res, 2015. 136, 8-14.
29. Grice M M, Alexander B H, Hoffbeck R, et al. Self-reported medical conditions in perfluorooctanesulfonyl fluoride manufacturing workers. J Occup Environ Med, 2007. 49(7), 722-729.
30. Han X, Nabb D L, Russell M H, et al. Renal elimination of perfluorocarboxylates(PFCAs). Chem Res Toxicol, 2012. 25(1), 35-46.
31. Hansen K J, Clemen L A, Ellefson M E, et al. Compound-specific, quantitative characterization of organic: Fluorochemicals in biological matrices. Environmental Science & Technology, 2001. 35(4), 766-770.
32. Harada K, Inoue K, Morikawa A, et al. Renal clearance of perfluorooctane sulfonate and perfluorooctanoate in humans and their species-specific excretion. Environ Res, 2005. 99(2), 253-261.
33. Hardell E, Karrman A, van Bavel B, et al. Case-control study on perfluorinated alkyl acids(PFAAs)and the risk of prostate cancer. Environ Int, 2014. 63, 35-39.
34. Hoffman K, Webster T F, Weisskopf M G, et al. Exposure to Polyfluoroalkyl Chemicals and Attention Deficit/Hyperactivity Disorder in U.S. Children 12-15 Years of Age. Environmental Health Perspectives, 2010. 118(12), 1762-1767.
35. Houde M, Czub G, Small J M, et al. Fractionation and Bioaccumulation of Perfluorooctane Sulfonate(PFOS)Isomers in a Lake Ontario Food Web. Environmental Science & Technology, 2008. 42(24), 9397-9403.
36. Hung H, Katsoyiannis A A, Brorstrom-Lunden E, et al. Temporal trends of Persistent Organic Pollutants(POPs)in arctic air: 20 years of monitoring under the Arctic Monitoring and Assessment Programme(AMAP). Environmental Pollution, 2016. 217, 52-61.
37. Jeon J, Kannan K, Lim H K, et al. Bioaccumulation of Perfluorochemicals in Pacific Oyster under Different Salinity Gradients. Environmental Science & Technology, 2010. 44(7), 2695-2701.
38. Jin Y, Saito N, Harada K H, et al. Historical trends in human serum levels of perfluorooctanoate and perfluorooctane sulfonate in Shenyang, China. Tohoku Journal of Experimental Medicine, 2007. 212(1), 63-70.
39. Jin Y H, Dong G H, Shu W Q, et al. Comparison of perfluorooctane sulfonate and perfluorooctane acid in serum of non-occupational human from shenyang and chongqing areas. Wei sheng yan jiu = Journal of Hygiene Research. 2006. 35: 560-563.
40. Jin Y H, Liu W, Sato I, et al. PFOS and PFOA in environmental and tap water in China. Chemosphere, 2009. 77(5), 605-611.
41. Kannan K, Corsolini S, Falandysz J, et al. Perfluorooctanesulfonate and related fluorochemicals in human blood from several countries. Environ Sci Technol, 2004. 38(17), 4489-4495.
42. Kwok K Y, Wang X H, Ya M, et al. Occurrence and distribution of conventional and new classes of per- and polyfluoroalkyl substances(PFASs)in the South China Sea. J Hazard Mater, 2015. 285, 389-397.
43. Lau C, Anitole K, Hodes C, et al. Perfluoroalkyl acids: a review of monitoring and toxicological findings. Toxicol Sci, 2007. 99(2), 366-394.
44. Li L, Zhai Z, Liu J, et al. Estimating industrial and domestic environmental releases of perfluorooctanoic acid and its salts in China from 2004 to 2012. Chemosphere, 2015. 129, 100-109.
45. Lien N P H, Fujii S, Tanaka S, et al. Contamination of perfluorooctane sulfonate(PFOS)and perfluorooctanoate

(PFOA)in surface water of the Yodo River basin(Japan). Desalination, 2008. 226(1-3), 338-347.

46. Loos R, Locoro G, Comero S, et al. Pan-European survey on the occurrence of selected polar organic persistent pollutants in ground water. Water Res, 2010. 44(14), 4115-4126.

47. Lundin J I, Alexander B H, Olsen G W, et al. Ammonium perfluorooctanoate production and occupational mortality. Epidemiology, 2009. 20(6), 921-928.

48. Mak Y L, Taniyasu S, Yeung L W, et al. Perfluorinated compounds in tap water from China and several other countries. Environ Sci Technol, 2009. 43(13), 4824-4829.

49. Mariussen E. Neurotoxic effects of perfluoroalkylated compounds: mechanisms of action and environmental relevance. Arch Toxicol, 2012. 86(9), 1349-1367.

50. Murakami M, Kuroda K, Sato N, et al. Groundwater Pollution by Perfluorinated Surfactants in Tokyo. Environmental Science & Technology, 2009. 43(10), 3480-3486.

51. Naile J E, Khim J S, Wang T, et al. Perfluorinated compounds in water, sediment, soil and biota from estuarine and coastal areas of Korea. Environ Pollut, 2010. 158(5), 1237-1244.

52. OECD. Hazard Assessment of Perfluorooctane Sulfonate(PFOS)and Its Salts. 2002.

53. Olsen G W, Burris J M, Burlew M M, et al. Plasma cholecystokinin and hepatic enzymes, cholesterol and lipoproteins in ammonium perfluorooctanoate production workers. Drug Chem Toxicol, 2000. 23(4), 603-620.

54. Olsen G W, Burris J M, Ehresman D J, et al. Half-life of serum elimination of perfluorooctanesulfonate, perfluorohexanesulfonate, and perfluorooctanoate in retired fluorochemical production workers. Environ Health Perspect, 2007. 115(9), 1298-1305.

55. Pan C G, Ying G G, Liu Y S, et al. Contamination profiles of perfluoroalkyl substances in five typical rivers of the pearl river delta region, south china. Chemosphere,2014. 114: 16-25.

56. Prevedouros K, Cousins I T, Buck R C, et al. Sources, fate and transport of perfluorocarboxylates. Environ Sci Technol, 2006. 40(1), 32-44.

57. Sakr C J, Symons J M, Kreckmann K H, et al. Ischaemic heart disease mortality study among workers with occupational exposure to ammonium perfluorooctanoate. Occup Environ Med, 2009. 66(10), 699-703.

58. Sanchez-Avila J, Meyer J, & Lacorte S. Spatial distribution and sources of perfluorochemicals in the NW Mediterranean coastal waters(Catalonia, Spain). Environ Pollut, 2010. 158(9), 2833-2840.

59. Seals R, Bartell S M, Steenland K. Accumulation and clearance of perfluorooctanoic acid(PFOA)in current and former residents of an exposed community. Environ Health Perspect, 2011. 119(1), 119-124.

60. Shoeib M, Harner T, G M W, et al. Indoor sources of poly- and perfluorinated compounds(PFCS)in Vancouver, Canada: implications for human exposure. Environ Sci Technol, 2011. 45(19), 7999-8005.

61. Steenland K, Woskie S. Cohort mortality study of workers exposed to perfluorooctanoic acid. Am J Epidemiol, 2012. 176(10), 909-917.

62. Uhl S A, James-Todd T, Bell M L. Association of osteoarthritis with perfluorooctanoate and perfluorooctane sulfonate in NHANES 2003-2008. Environ Health Perspect, 2013. 121(4), 447-452.

63. Vested A, Ramlau-Hansen C H, Olsen S F, et al. Associations of in utero exposure to perfluorinated alkyl acids with human semen quality and reproductive hormones in adult men. Environ Health Perspect, 2013. 121(4), 453-458.

64. Vestergren R, Cousins I T. Tracking the pathways of human exposure to perfluorocarboxylates. Environ Sci Technol, 2009. 43(15), 5565-5575.

65. Vieira V M, Hoffman K, Shin H M, et al. Perfluorooctanoic acid exposure and cancer outcomes in a contaminated community: a geographic analysis. Environ Health Perspect, 2013. 121(3), 318-323.

66. Wang F, Liu W, Jin Y, et al. Prenatal and neonatal exposure to perfluorooctane sulfonic acid results in aberrant changes in miRNA expression profile and levels in developing rat livers. Environ Toxicol, 2015. 30(6), 712-723.

67. Wang M, Chen J, Lin K, et al. Chronic zebrafish PFOS exposure alters sex ratio and maternal related effects in F1 offspring. Environ Toxicol Chem, 2011. 30(9), 2073-2080.

68. Wang T, Wang Y, Liao C, et al. Perspectives on the inclusion of perfluorooctane sulfonate into the Stockholm

Convention on Persistent Organic Pollutants. Environ Sci Technol, 2009. 43(14), 5171-5175.

69. Wang Y, Yeung L W Y, Yamashita N, et al. Perfluorooctane sulfonate(PFOS)and related fluorochemicals in chicken egg in China. Chinese Science Bulletin, 2008. 53(4), 501-507.
70. Wang Y, Zhang X, Wang M, et al. Mutagenic effects of perfluorooctanesulfonic acid in gpt delta transgenic system are mediated by hydrogen peroxide. Environ Sci Technol, 2015. 49(10), 6294-6303.
71. Wang Z, Cousins I T, Scheringer M, et al. Global emission inventories for C4-C14 perfluoroalkyl carboxylic acid(PFCA)homologues from 1951 to 2030, Part I: production and emissions from quantifiable sources. Environ Int, 2014. 70, 62-75.
72. Webster G M, Rauch S A, Ste Marie N, et al. Cross-Sectional Associations of Serum Perfluoroalkyl Acids and Thyroid Hormones in U.S. Adults: Variation According to TPOAb and Iodine Status(NHANES 2007-2008). Environ Health Perspect. 2015.
73. Xiao F, Halbach T R, Simcik M F, et al. Input characterization of perfluoroalkyl substances in wastewater treatment plants: source discrimination by exploratory data analysis. Water Res, 2012. 46(9), 3101-3109.
74. Xie S, Wang T, Liu S, et al. Industrial source identification and emission estimation of perfluorooctane sulfonate in China. Environ Int, 2013. 52, 1-8.
75. Yamaguchi M, Arisawa K, Uemura H, et al. Consumption of seafood, serum liver enzymes, and blood levels of PFOS and PFOA in the Japanese population. J Occup Health, 2013. 55(3), 184-194.
76. Yamashita N, Kannan K, Taniyasu S, et al. A global survey of perfluorinated acids in oceans. Mar Pollut Bull, 2005. 51(8-12), 658-668.
77. Yang L, Zhu L, Liu Z. Occurrence and partition of perfluorinated compounds in water and sediment from Liao River and Taihu Lake, China. Chemosphere, 2011. 83(6), 806-814.
78. Zareitalabad P, Siemens J, Hamer M, et al. Perfluorooctanoic acid(PFOA)and perfluorooctanesulfonic acid(PFOS)in surface waters, sediments, soils and wastewater-A review on concentrations and distribution coefficients. Chemosphere, 2013. 91(6), 725-732.
79. Zeng X W, Qian Z, Vaughn M, et al. Human serum levels of perfluorooctane sulfonate(PFOS)and perfluorooctanoate (PFOA) in Uyghurs from Sinkiang-Uighur Autonomous Region, China: background levels study. Environ Sci Pollut Res Int, 2015. 22(6), 4736-4746.
80. Zhang T, Sun H, Qin X, et al. PFOS and PFOA in paired urine and blood from general adults and pregnant women: assessment of urinary elimination. Environ Sci Pollut Res Int, 2015. 22(7), 5572-5579.
81. Zhang Y, Beesoon S, Zhu L, et al. Biomonitoring of perfluoroalkyl acids in human urine and estimates of biological half-life. Environ Sci Technol, 2013a. 47(18), 10619-10627.
82. Zhang Y, Beesoon S, Zhu L, et al. Isomers of perfluorooctanesulfonate and perfluorooctanoate and total perfluoroalkyl acids in human serum from two cities in North China. Environ Int, 2013b. 53, 9-17.
83. Zhou Z, Shi Y, Vestergren R, et al. Highly elevated serum concentrations of perfluoroalkyl substances in fishery employees from Tangxun lake, China. Environ Sci Technol, 2014. 48(7), 3864-3874.